国家卫生健康委员会“十三五”规划教材
专科医师核心能力提升导引丛书
供专业学位研究生及专科医师用

核医学

Nuclear Medicine

第 3 版

主　审　张永学
主　编　李　方　兰晓莉
副主编　李亚明　石洪成　张　宏

人民卫生出版社
·北　京·

图书在版编目（CIP）数据

核医学 / 李方，兰晓莉主编. —3版. —北京：人民卫生出版社，2021.3
ISBN 978-7-117-31314-8

Ⅰ. ①核… Ⅱ. ①李…②兰… Ⅲ. ①核医学－医学院校－教材 Ⅳ. ①R81

中国版本图书馆CIP数据核字（2021）第037300号

核 医 学
Heyixue
第3版

主　　编：李　方　兰晓莉
出版发行：人民卫生出版社（中继线 010-59780011）
地　　址：北京市朝阳区潘家园南里19号
邮　　编：100021
E - mail：pmph @ pmph.com
购书热线：010-59787592　010-59787584　010-65264830
印　　刷：北京盛通印刷股份有限公司
经　　销：新华书店
开　　本：889 × 1194　1/16　印张：27
字　　数：762千字
版　　次：2002年9月第1版　2021年3月第3版
印　　次：2021年5月第1次印刷
标准书号：ISBN 978-7-117-31314-8
定　　价：158.00元
打击盗版举报电话：010-59787491　E-mail：WQ @ pmph.com
质量问题联系电话：010-59787234　E-mail：zhiliang @ pmph.com

编　　委（按姓氏笔画排序）

马庆杰　吉林大学中日联谊医院
王荣福　北京大学第一医院
石洪成　复旦大学附属中山医院
田　梅　浙江大学医学院附属第二医院
田　蓉　四川大学华西医院
兰晓莉　华中科技大学同济医学院附属协和医院
朱小华　华中科技大学同济医学院附属协和医院
刘建军　上海交通大学医学院附属仁济医院
李　方　中国医学科学院北京协和医院
李　林　四川大学华西医院
李　彪　上海交通大学医学院附属瑞金医院
李小东　北京大学国际医院
李亚明　中国医科大学附属第一医院
李思进　山西医科大学第一医院
杨敏福　首都医科大学附属北京朝阳医院
吴　华　厦门大学附属第一医院
汪　静　空军军医大学西京医院
张　宏　浙江大学医学院附属第二医院
张永学　华中科技大学同济医学院附属协和医院
赵　军　同济大学附属东方医院
赵长久　哈尔滨医科大学附属第四医院
胡　硕　中南大学湘雅医院
徐　浩　暨南大学附属第一医院（广州华侨医院）
高再荣　华中科技大学同济医学院附属协和医院
景红丽　中国医学科学院北京协和医院
韩星敏　郑州大学第一附属医院
霍　力　中国医学科学院北京协和医院

主编助理

刘　芳　华中科技大学同济医学院附属协和医院
罗亚平　中国医学科学院北京协和医院

主审简介

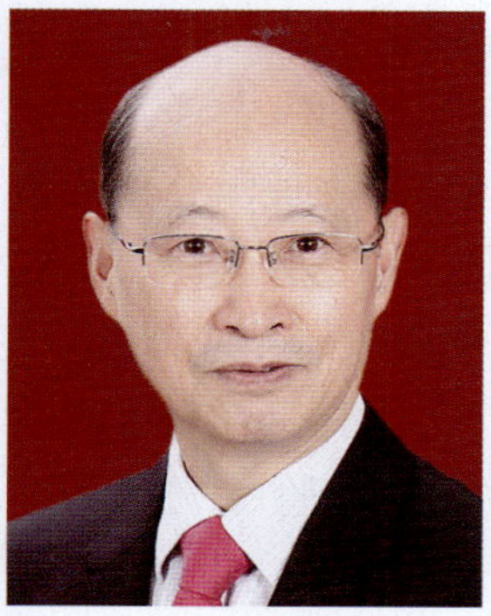

张永学 二级教授，主任医师，博士研究生导师，湖北省分子影像重点实验室主任，湖北省核医学质控中心主任。1987—2015年任华中科技大学同济医学院附属协和医院核医学科主任、教研室主任。先后担任华中科技大学同济医学院附属协和医院核医学分子影像研究所所长、协和医院学术委员会主任、华中科技大学分子影像研究中心主任、华中科技大学临床医学专业学位教育指导委员会副主任。曾任中国核学会核医学分会理事长、中华医学会核医学分会副主任委员、中国医师协会核医学医师分会副会长、中国医学装备协会核医学专业委员会副主任委员、湖北省医学会核医学分会主任委员、《中华核医学与分子影像杂志》副总编辑等。

1992年起享受国务院特殊津贴，1998年获教育部“全国优秀教师”称号，先后获宝钢教育基金会优秀教师奖，湖北省优秀研究生指导教师、“湖北科技精英”称号，华中科技大学教学名师、特聘教授、华中学者特聘岗教授。2014年获中国医师协会颁发的“中国医师奖”，2018年获人民网和健康时报颁发的“国之名医，卓越建树”奖。

主编学术专著或教材17部，副主编18部，参编专著28部。先后担任教育部面向21世纪课程国家“十一五”“十二五”本科生规划教材《核医学》第1版至第3版主编；全国高等学校医学研究生“国家级”规划教材《实验核医学》和《核医学》第1版及第2版主编，第3版主审；临床医学八年制规划教材《核医学》第1版及第2版主编，第3版主审；人民卫生出版社全国高校联盟考试试题库《核医学》主编，中华医学百科全书（核医学卷）主编。担任《中华医学杂志》《中华医学杂志英文版》等10余本杂志编委。

发表学术论文300余篇，其中SCI收录60余篇。先后主持科技部“863计划”目标导向类项目、国家自然科学基金重点项目、国家重大仪器专项子项目、国家卫生健康委员会临床重点学科项目各1项，国家自然科学基金面上项目6项。获湖北省科技进步一等奖2项、三等奖2项，教育部科学技术进步奖二等奖、中华医学科技奖二等奖各1项，申请技术发明专利4项。培养核医学研究生80余人，其中博士生36人，培养博士后2人。

主 编 简 介

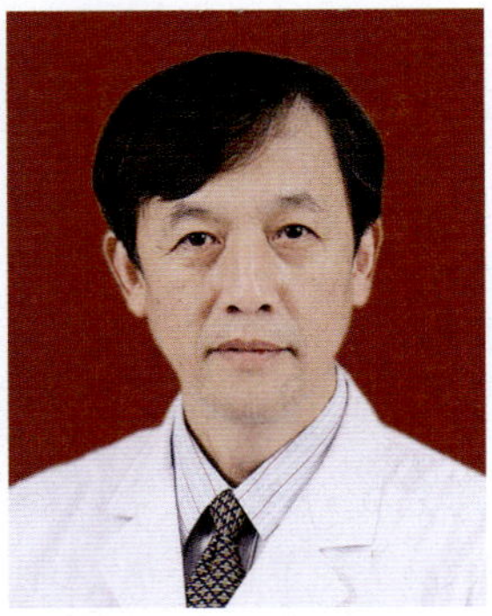

李　方　中国医学科学院北京协和医院核医学科主任医师，博士生导师，核医学分子影像诊疗北京市重点实验室主任，核医学教研室主任。学术任职有：中国医学装备协会核医学分会主任委员，中国生物物理学会分子影像学专业委员会副主任委员，中国研究型医院学会甲状旁腺及骨代谢疾病专业委员会副主任委员，《国际放射医学核医学与分子影像杂志》副总编辑等。

从事临床核医学，包括影像诊断、放射性核素治疗。研究重点为核医学分子影像的临床应用研究，以及组织实施放射性新药的临床试验。

承担课题有国家重点研发计划课题数字诊疗装备研发专项、国家自然科学基金面上项目、首都临床特色应用研究项目、国家卫生健康委员会内分泌重点实验室项目、教育部科学技术研究重大项目、国家重大新药创制科技重大专项项目、中国医学科学院医学与健康科技创新工程协同创新团队项目等。承担国际多中心临床研究、国际多中心药物临床研究项目，牵头国内临床药物试验多项。

近5年署名发表的学术论文60余篇，其中SCI论文30余篇，主编出版专著3部。先后获国家科学技术进步奖二等奖、华夏建设科学技术奖二等奖、教育部科学技术进步奖二等奖、北京市科学技术进步奖一等奖和二等奖、中华医学会中华医学科技奖三等奖及北京协和医院医疗成果奖多项。

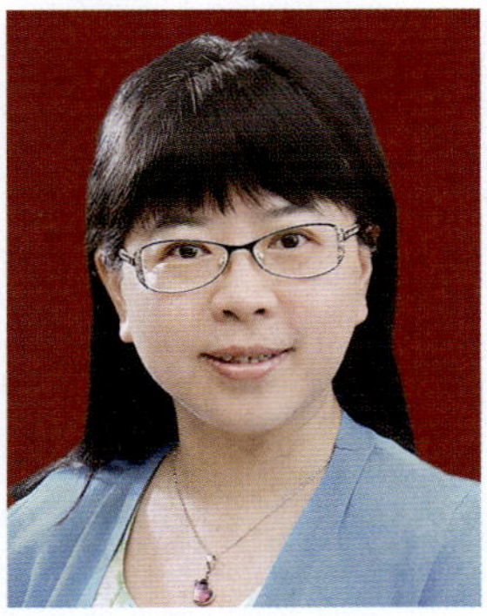

兰晓莉　二级教授，主任医师，博士生导师。华中科技大学同济医学院附属协和医院核医学科主任、教研室主任，华中科技大学医学影像系副主任。现任中国核学会核医学分会副理事长，中华医学会核医学分会委员，中国医学影像技术协会核医学专业委员会副主任委员，中华医学会核医学分会PET学组副组长。担任*European Journal of Nuclear Medicine and Molecular Imaging*编委、*EJNMMI Research*副主编、*American Journal of Nuclear Medicine and Molecular Imaging*高级编委、《中华核医学与分子影像杂志》《中国医学影像技术》《中国临床医学影像杂志》等国内权威期刊常务编委。湖北省杰出青年基金及第七届湖北省青年科技奖获得者。

从事核医学临床和科研工作20余年。临床以PET/CT、PET/MR诊断为专长，2018年获得“国之名医•优秀风范”称号。科研上在多模态分子影像、报告基因显像做了大量工作。先后主持国家自然科学基金重点项目1项、面上项目4项。2018年以第一完成人获得湖北省科技进步一等奖，曾获中华医学会中华医学科技奖二等奖、教育部科学技术进步奖二等奖等奖项。发表学术论文200余篇（其中SCI收录100余篇），获得国家发明专利3项，以主编、副主编和编委身份参与编写核医学领域专著和教材20余部。

副主编简介

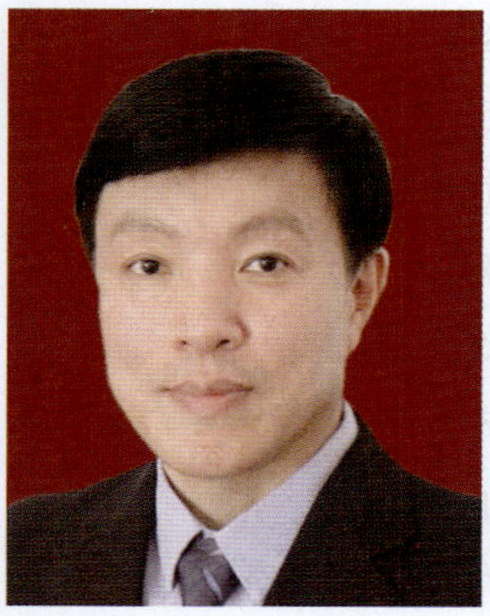

李亚明　二级教授，博士生导师，中国医科大学影像医学与核医学学科带头人，中国医科大学附属第一医院核医学科主任，享受国务院政府特殊津贴。先后担任中华医学会核医学分会前任主任委员，中国核学会核医学分会理事长，《中华核医学与分子影像杂志》总编辑，东亚核医学联合会主席，辽宁省普通高等学校医学技术类专业教学指导委员会主任委员。主编"十一五""十二五"普通高等教育本科国家级规划教材。主持多项中华医学会医学教育分会和中国高等教育学会医学教育专业委员会课题，主持辽宁省教育科学"十二五""十三五"规划教学课题和辽宁省视频公开课建设项目。获辽宁省普通高等学校本科教学名师、辽宁省优秀教师称号，获中国医科大学教学成就奖。培养研究生70余人。

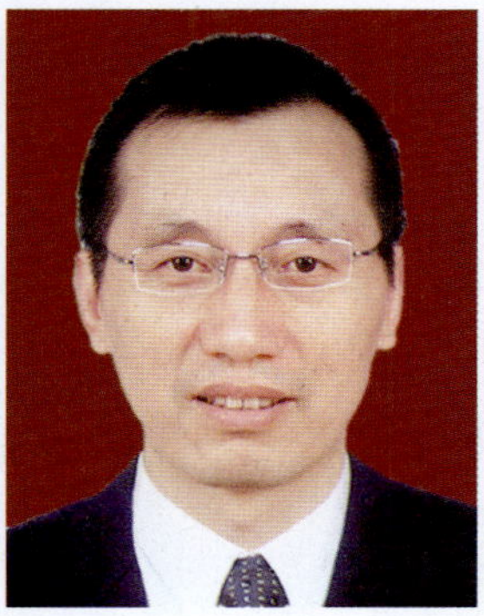

石洪成　教授，主任医师，博士生导师。1964年5月出生于辽宁省抚顺市。现任复旦大学附属中山医院核医学科主任，复旦大学核医学研究所所长，上海市影像医学研究所副所长。美国核医学研究院荣誉会员，任中华医学会核医学分会副主任委员、上海市医学会核医学分会候任主任委员、《中华核医学与分子影像杂志》副主编等职。曾荣获上海市"十佳医生""国之名医"等荣誉称号。

以第一作者或者通讯作者身份发表论文180余篇，其中SCI收录100余篇。主编《PET/CT影像循证解析与操作规范》等三部专著。担任多部国家级规划教材《核医学》副主编。主译《人类行为的脑影像学SPECT图谱》。承担多项国家自然科学基金项目和科技部国家重点研发计划资助项目课题。

副主编简介

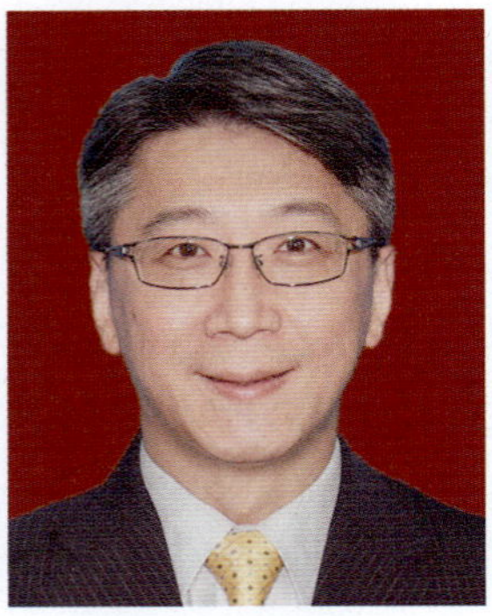

张　宏　1969年1月出生于湖北武汉。浙江大学"求是"特聘教授、国家杰出青年科学基金获得者、国家"万人计划"领军人才、国家科技部中青年科技创新领军人才、国家重点研发计划首席科学家。现任浙江大学生物医学工程与仪器科学学院院长、浙江大学核医学与分子影像研究所所长、浙江大学医学PET中心主任、浙江大学医学院附属第二医院核医学科主任。浙江省医学会核医学与放射医学防护分会前任主任委员，现任中华医学会核医学分会委员、浙江省医师协会核医学医师分会副会长和浙江省数理医学学会核医学专委会名誉主任委员。

从事核医学教学工作20余年，参编多部核医学国家级规划教材。近年在国家自然科学基金和科技部有关项目资助下，在重大疾病的分子影像精准诊治研究领域开展了系统深入的工作并取得了系列成果，在国际权威期刊发表相关论文100余篇，研究成果获得教育部科学技术进步奖一等奖、中国产学研合作创新成果一等奖。担任*Journal of Nuclear Medicine*、*European Journal of Nuclear Medicine and Molecular Imaging*等国际核医学领域主流学术期刊编委。

全国高等学校医学研究生“国家级”规划教材
第三轮修订说明

进入新世纪，为了推动研究生教育的改革与发展，加强研究型创新人才培养，人民卫生出版社启动了医学研究生规划教材的组织编写工作，在多次大规模调研、论证的基础上，先后于 2002 年和 2008 年分两批完成了第一轮 50 余种医学研究生规划教材的编写与出版工作。

2014 年，全国高等学校第二轮医学研究生规划教材评审委员会及编写委员会在全面、系统分析第一轮研究生教材的基础上，对这套教材进行了系统规划，进一步确立了以“解决研究生科研和临床中实际遇到的问题”为立足点，以“回顾、现状、展望”为线索，以“培养和启发读者创新思维”为中心的教材编写原则，并成功推出了第二轮（共 70 种）研究生规划教材。

本套教材第三轮修订是在党的十九大精神引领下，对《国家中长期教育改革和发展规划纲要（2010—2020 年）》《国务院办公厅关于深化医教协同进一步推进医学教育改革与发展的意见》，以及《教育部办公厅关于进一步规范和加强研究生培养管理的通知》等文件精神的进一步贯彻与落实，也是在总结前两轮教材经验与教训的基础上，再次大规模调研、论证后的继承与发展。修订过程仍坚持以“培养和启发读者创新思维”为中心的编写原则，通过“整合”和“新增”对教材体系做了进一步完善，对编写思路的贯彻与落实采取了进一步的强化措施。

全国高等学校第三轮医学研究生“国家级”规划教材包括五个系列。①科研公共学科：主要围绕研究生科研中所需要的基本理论知识，以及从最初的科研设计到最终的论文发表的各个环节可能遇到的问题展开；②常用统计软件与技术：介绍了 SAS 统计软件、SPSS 统计软件、分子生物学实验技术、免疫学实验技术等常用的统计软件以及实验技术；③基础前沿与进展：主要包括了基础学科中进展相对活跃的学科；④临床基础与辅助学科：包括了专业学位研究生所需要进一步加强的相关学科内容；⑤临床学科：通过对疾病诊疗历史变迁的点评、当前诊疗中困惑、局限与不足的剖析，以及研究热点与发展趋势探讨，启发和培养临床诊疗中的创新思维。

该套教材中的科研公共学科、常用统计软件与技术学科适用于医学院校各专业的研究生及相应的科研工作者；基础前沿与进展学科主要适用于基础医学和临床医学的研究生及相应的科研工作者；临床基础与辅助学科和临床学科主要适用于专业学位研究生及相应学科的专科医师。

全国高等学校第三轮医学研究生“国家级”规划教材目录

1	医学哲学（第 2 版）	主　编	柯　杨　张大庆
		副主编	赵明杰　段志光　边　林　唐文佩
2	医学科研方法学（第 3 版）	主　审	梁万年
		主　编	刘　民　胡志斌
		副主编	刘晓清　杨土保
3	医学统计学（第 5 版）	主　审	孙振球　徐勇勇
		主　编	颜　艳　王　彤
		副主编	刘红波　马　骏
4	医学实验动物学（第 3 版）	主　编	秦　川　谭　毅
		副主编	孔　琪　郑志红　蔡卫斌　李洪涛　王靖宇
5	实验室生物安全（第 3 版）	主　编	叶冬青
		副主编	孔　英　温旺荣
6	医学科研课题设计、申报与实施（第 3 版）	主　审	龚非力　李卓娅
		主　编	李宗芳　郑　芳
		副主编	吕志跃　李煌元　张爱华
7	医学实验技术原理与选择（第 3 版）	主　审	魏于全
		主　编	向　荣
		副主编	袁正宏　罗云萍
8	统计方法在医学科研中的应用（第 2 版）	主　编	李晓松
		副主编	李　康　潘发明
9	医学科研论文撰写与发表（第 3 版）	主　审	张学军
		主　编	吴忠均
		副主编	马　伟　张晓明　杨家印
10	IBM SPSS 统计软件应用	主　编	陈平雁　安胜利
		副主编	欧春泉　陈莉雅　王建明

11	SAS 统计软件应用（第 4 版）	主　编　贺　佳 副主编　尹　平　石武祥
12	医学分子生物学实验技术（第 4 版）	主　审　药立波 主　编　韩　骅　高国全 副主编　李冬民　喻　红
13	医学免疫学实验技术（第 3 版）	主　编　柳忠辉　吴雄文 副主编　王全兴　吴玉章　储以微　崔雪玲
14	组织病理技术（第 2 版）	主　编　步　宏 副主编　吴焕文
15	组织和细胞培养技术（第 4 版）	主　审　章静波 主　编　刘玉琴
16	组织化学与细胞化学技术（第 3 版）	主　编　李　和　周德山 副主编　周国民　肖　岚　刘佳梅　孔　力
17	医学分子生物学（第 3 版）	主　审　周春燕　冯作化 主　编　张晓伟　史岸冰 副主编　何凤田　刘　戟
18	医学免疫学（第 2 版）	主　编　曹雪涛 副主编　于益芝　熊思东
19	遗传和基因组医学	主　编　张　学 副主编　管敏鑫
20	基础与临床药理学（第 3 版）	主　编　杨宝峰 副主编　李　俊　董　志　杨宝学　郭秀丽
21	医学微生物学（第 2 版）	主　编　徐志凯　郭晓奎 副主编　江丽芳　范雄林
22	病理学（第 2 版）	主　编　来茂德　梁智勇 副主编　李一雷　田新霞　周　桥
23	医学细胞生物学（第 4 版）	主　审　杨　恬 主　编　安　威　周天华 副主编　李　丰　吕　品　杨　霞　王杨淦
24	分子毒理学（第 2 版）	主　编　蒋义国　尹立红 副主编　骆文静　张正东　夏大静　姚　平
25	医学微生态学（第 2 版）	主　编　李兰娟
26	临床流行病学（第 5 版）	主　编　黄悦勤 副主编　刘爱忠　孙业桓
27	循证医学（第 2 版）	主　审　李幼平 主　编　孙　鑫　杨克虎

28	断层影像解剖学	主　编　刘树伟　张绍祥 副主编　赵　斌　徐　飞
29	临床应用解剖学（第 2 版）	主　编　王海杰 副主编　臧卫东　陈　尧
30	临床心理学（第 2 版）	主　审　张亚林 主　编　李占江 副主编　王建平　仇剑崟　王　伟　章军建
31	心身医学	主　审　Kurt Fritzsche　吴文源 主　编　赵旭东 副主编　孙新宇　林贤浩　魏　镜
32	医患沟通（第 2 版）	主　审　周　晋 主　编　尹　梅　王锦帆
33	实验诊断学（第 2 版）	主　审　王兰兰 主　编　尚　红 副主编　王传新　徐英春　王　琳　郭晓临
34	核医学（第 3 版）	主　审　张永学 主　编　李　方　兰晓莉 副主编　李亚明　石洪成　张　宏
35	放射诊断学（第 2 版）	主　审　郭启勇 主　编　金征宇　王振常 副主编　王晓明　刘士远　卢光明　宋　彬 李宏军　梁长虹
36	疾病学基础	主　编　陈国强　宋尔卫 副主编　董　晨　王　韵　易　静　赵世民 周天华
37	临床营养学	主　编　于健春 副主编　李增宁　吴国豪　王新颖　陈　伟
38	临床药物治疗学	主　编　孙国平 副主编　吴德沛　蔡广研　赵荣生　高　建 孙秀兰
39	医学 3D 打印原理与技术	主　编　戴尅戎　卢秉恒 副主编　王成焘　徐　弢　郝永强　范先群 沈国芳　王金武
40	互联网 + 医疗健康	主　审　张来武 主　编　范先群 副主编　李校堃　郑加麟　胡建中　颜　华
41	呼吸病学（第 3 版）	主　编　王　辰　陈荣昌 副主编　代华平　陈宝元　宋元林

42 消化内科学（第 3 版）
主　审　樊代明　李兆申
主　编　钱家鸣　张澍田
副主编　田德安　房静远　李延青　杨　丽

43 心血管内科学（第 3 版）
主　审　胡大一
主　编　韩雅玲　马长生
副主编　王建安　方　全　华　伟　张抒扬

44 血液内科学（第 3 版）
主　编　黄晓军　黄　河　胡　豫
副主编　邵宗鸿　吴德沛　周道斌

45 肾内科学（第 3 版）
主　审　谌贻璞
主　编　余学清　赵明辉
副主编　陈江华　李雪梅　蔡广研　刘章锁

46 内分泌内科学（第 3 版）
主　编　宁　光　邢小平
副主编　王卫庆　童南伟　陈　刚

47 风湿免疫内科学（第 3 版）
主　审　陈顺乐
主　编　曾小峰　邹和建
副主编　古洁若　黄慈波

48 急诊医学（第 3 版）
主　审　黄子通
主　编　于学忠　吕传柱
副主编　陈玉国　刘　志　曹　钰

49 神经内科学（第 3 版）
主　编　刘　鸣　崔丽英　谢　鹏
副主编　王拥军　张杰文　王玉平　陈晓春
吴　波

50 精神病学（第 3 版）
主　编　陆　林　马　辛
副主编　施慎逊　许　毅　李　涛

51 感染病学（第 3 版）
主　编　李兰娟　李　刚
副主编　王贵强　宁　琴　李用国

52 肿瘤学（第 5 版）
主　编　徐瑞华　陈国强
副主编　林东昕　吕有勇　龚建平

53 老年医学（第 3 版）
主　审　张　建　范　利　华　琦
主　编　刘晓红　陈　彪
副主编　齐海梅　胡亦新　岳冀蓉

54 临床变态反应学
主　编　尹　佳
副主编　洪建国　何韶衡　李　楠

55 危重症医学（第 3 版）
主　审　王　辰　席修明
主　编　杜　斌　隆　云
副主编　陈德昌　于凯江　詹庆元　许　媛

56	普通外科学（第3版）	主　编　赵玉沛 副主编　吴文铭　陈规划　刘颖斌　胡三元
57	骨科学（第3版）	主　审　陈安民 主　编　田　伟 副主编　翁习生　邵增务　郭　卫　贺西京
58	泌尿外科学（第3版）	主　审　郭应禄 主　编　金　杰　魏　强 副主编　王行环　刘继红　王　忠
59	胸心外科学（第2版）	主　编　胡盛寿 副主编　王　俊　庄　建　刘伦旭　董念国
60	神经外科学（第4版）	主　编　赵继宗 副主编　王　硕　张建宁　毛　颖
61	血管淋巴管外科学（第3版）	主　编　汪忠镐 副主编　王深明　陈　忠　谷涌泉　辛世杰
62	整形外科学	主　编　李青峰
63	小儿外科学（第3版）	主　审　王　果 主　编　冯杰雄　郑　珊 副主编　张潍平　夏慧敏
64	器官移植学（第2版）	主　审　陈　实 主　编　刘永锋　郑树森 副主编　陈忠华　朱继业　郭文治
65	临床肿瘤学（第2版）	主　编　赫　捷 副主编　毛友生　沈　铿　马　骏　于金明 吴一龙
66	麻醉学（第2版）	主　编　刘　进　熊利泽 副主编　黄宇光　邓小明　李文志
67	妇产科学（第3版）	主　审　曹泽毅 主　编　乔　杰　马　丁 副主编　朱　兰　王建六　杨慧霞　漆洪波 曹云霞
68	生殖医学	主　编　黄荷凤　陈子江 副主编　刘嘉茵　王雁玲　孙　斐　李　蓉
69	儿科学（第2版）	主　编　桂永浩　申昆玲 副主编　杜立中　罗小平
70	耳鼻咽喉头颈外科学（第3版）	主　审　韩德民 主　编　孔维佳　吴　皓 副主编　韩东一　倪　鑫　龚树生　李华伟

全国高等学校第三轮医学研究生“国家级”规划教材评审委员会名单

吴文源 吴忠均 吴雄文 邹和建 宋尔卫 张大庆 张永学
张亚林 张抒扬 张建中 张绍祥 张晓伟 张澍田 陈 实
陈 彪 陈平雁 陈荣昌 陈顺乐 范 利 范先群 岳寿伟
金 杰 金征宇 周 晋 周天华 周春燕 周德山 郑 芳
郑 珊 赵旭东 赵明辉 胡 豫 胡大一 胡翊群 药立波
柳忠辉 祝墡珠 贺 佳 秦 川 敖英芳 晋红中 钱家鸣
徐志凯 徐勇勇 徐瑞华 高国全 郭启勇 郭晓奎 席修明
黄 河 黄子通 黄晓军 黄晓琳 黄悦勤 曹泽毅 龚非力
崔 浩 崔丽英 章静波 梁智勇 谌贻璞 隆 云 蒋义国
韩 骅 曾小峰 谢 鹏 谭 毅 熊利泽 黎晓新 颜 艳
魏 强

前　　言

2002年，研究生国家级规划教材《核医学》(第2版)出版。这本教材力求在核医学高端人才培养中，配合核医学住院医师规范化培训，培养会看病、看好病的优秀核医学医师，同时培养具有创新性思维并具有基于临床实践提出问题、分析问题、解决问题能力的研究生。为反映核医学最新的教学进展和最新研究成果，同时响应教育部、国家卫生健康委员会第三轮全国高等学校医学专业研究生国家级规划教材《核医学》(第3版)建设要求，我们再次集结国内高校具有丰富临床教学、科研经验的核医学优秀教师，多数为中青年的博士生导师，对本书进行了修订。

研究生专业教育的目标是培养学生较强的自主学习能力、独立处理问题的能力和创新精神。《核医学》研究生教材的教学目的包含两方面：临床能力规范化培训和科研素质的培养，本次修订的内容也应围绕这两方面进行。在临床能力培训方面，着重培养读者在核医学领域的临床思考、分析能力，达到教会读者将核医学基础理论知识与其他临床学科和基础医学知识点融会贯通并应用于实践的目的。在科研素质的培养方面，本书将以“授人以渔”为中心思想，在较深的基础理论之上，结合临床相关方面的需求、难点、待解决的问题，教会读者如何在目前的核医学临床实践中寻找应该发展的科研方向。

第2版《核医学》分实验技术篇和临床研究篇两大部分，前者侧重科研方法和进展，后者侧重临床应用。第3版《核医学》拟在此基础上，将临床应用和科研方法及进展整合在同一章节，针对具体的临床方向展开科研进展方面的论述，以便于读者理解。本书还列举了几个核医学新的研究热点、基于新技术和新方法的核心研究临床科研成果的研究思路、历程作为范例，教会读者如何提炼科研思路、如何进行研究设计。

第3版《核医学》的编写思路借鉴了PBL、CBL的思想，避免照本宣科罗列知识点，注重引导并培养读者思考的能力，可适当地以“提出问题”或病例展示作为切入点进行知识点的说明，使读者能够“知其然并知其所以然”，读后方能灵活掌握、运用该知识点，并能够将类似的学习和思考方法运用到将来的学习和工作中。

作为国家级研究生规划教材，本书有相当一部分内容侧重科研素质培养。但本书在科研方面的内容，本着普适性、探索性和精品性的原则，避免“高精尖”技术进展的简单罗列。本书在科研素质培养方面旨在引导读者了解临床为何需要该科研新技术、该技术如何诞生、完善、如何发挥作用、有何优势与缺点，进而让读者举一反三，真正达到授人以渔的目的。

本教材的编写过程中，得到了人民卫生出版社各级领导以及各位编委的大力支持和帮助，在此表示衷心的感谢。但由于各位编委研究重点的不同，本书各章编写中存在着一定的差异性，很难统一到一个模式下，疏漏和偏颇之处在所难免，恳请广大读者批评指正。

编　者

2020年6月

目 录

绪　论

核医学(nuclear medicine)是研究核技术在医学上的应用及其理论的一门新兴学科。它作为现代医学以及核技术医学应用的重要组成部分受到了医学界的广泛关注,发展十分迅速。无论是在疾病的临床诊治中,还是在医学科学的基础与临床研究领域,核医学技术都有独特的优势。如果说20世纪五六十年代核医学仅仅是探索疾病的一个神秘而鲜为人知的技术,那么,经过60多年的发展,当今的核医学已是集核技术、计算机技术、生物技术等当代尖端技术于一体、多学科融合的现代化学科。尤其是进入21世纪以来,PET/CT、SPECT/CT和PET/MR的广泛应用以及核素治疗技术的不断普及,不仅丰富了核医学的学科内涵,也提升了核医学的诊疗质量和学科地位,促进了核医学事业的蓬勃发展。核医学诊疗已成为临床不可缺少的重要手段。

一、核医学的发展历程回顾

核医学的发展大致可以分为初创阶段、发展阶段和高级阶段三个具有代表性的时期。

1. 初创阶段　20世纪60年代之前是核医学发展的初创阶段。1896年法国物理学家贝可勒尔(Becqurel)发现了放射现象;1898年化学家玛丽•居里(Marie Curie)发现了镭(88号元素,Ra),并将这种化合物放出的辐射现象取名为"放射",称铀的射线为贝可勒尔射线,此后又发现了钋(Po)和钍(Th)等天然放射性元素,人类也第一次将放射性同位素(Ra)用于治疗癌症。1901年,法国医师亨利•亚利山大•丹拉斯(Henri Alexander Danlos)将放射性镭与结核性的皮肤病变接触,试图达到治疗目的;1923年,化学家Hevesy应用天然的放射性核素^{212}Pb研究大豆中铅的分布转移,后来又应用^{32}P研究磷在活体的代谢途径等,第一次用放射性物质来进行生命科学示踪研究,并首先提出了"示踪技术"的概念,也被后人尊称为"基础核医学之父"。1926年,美国波士顿内科医师布卢姆加特(Hermann Blumgart)等首先应用放射性氡研究人体动、静脉血管床之间的循环时间,在人体内第一次应用了示踪技术,布卢姆加特也被誉为"临床核医学之父"。1930年,加利福尼亚大学伯克利分校的物理学家劳伦斯(Ernest Orlando Lawrence)研发出第一台回旋加速器,为人工生产短半衰期放射性核素创造了条件。1935年,法国科学家Joliot和他的妻子Irène Joliot-Curie(注:玛丽•居里的女儿)用α粒子轰击铝(^{27}Al)箔生成半衰期只有两分钟的放射性^{30}P,第一次用人工核反应产生放射性核素。1938年,芝加哥大学物理学家Fermi等应用中子辐照和慢中子核反应生产出新的放射性核素,并于1942年建立了世界上第一座核反应堆,使人工放射性核素实现了批量生产,为核医学的发展提供了必要的条件。1938年塞格瑞(Segre)和西博格(Seaborg)发现了^{99m}Tc,并于1957年由特克尔(Tucker)等人制造成发生器,这种性能优良的短半衰期核素发生器至今仍广泛应用于临床。

20世纪50年代,放射性探测技术发展迅速,盖革计数器逐步被闪烁晶体探测器取代,各种功能测定得以应用。1951年美国加利福尼亚大学的卡森(Benedict Cassen)研制出第一台扫描机,通过逐点打印获得器官的放射性分布图像,标志着核医学影像的问世。1952年,美国宾夕法尼亚大学的戴维•库赫(David Kuhl)设计了扫描机光点打印,1959年他又研制双探头扫描机进行断层扫描,并首先提出了发射式重建断层技术,从而为日后发射式计算机断层显像(ECT)的研制奠定了基础。1959年,美国科学家Solomon Berson和Rosalyn Yalow建立了放射免疫分析法,并首先用于测定血浆胰岛素浓度,后来逐步发展到能测定人体各种激素或微量物质，阐明了人体各种激素的分泌、调节及其规律，成为20世纪人体微量物质检测技术发展的里程碑。

核医学初创阶段完成了从发现放射现象到放射性核素的批量生产，从示踪技术的建立到放射性测量与显像技术的问世，为后来的核医学学科形成奠定了基础。

2. 发展阶段 20世纪60至90年代核医学经历了大发展时期，放射性核素示踪技术广泛应用于医学研究，阐明了基础医学与临床医学中某些疑难问题，如RNA-DNA逆转录、遗传密码、胆固醇的合成与代谢、细胞周期以及细胞膜受体、人体各种激素与微量物质的定量分析、人体各脏器的功能测定与功能显像等，为20世纪医学的发展作出了巨大贡献。60年代初，国外商用扫描机的应用并引入中国，70年代初国产扫描机问世，并由黑白扫描发展为彩色扫描。1957年，安格(Anger)研制出第一台γ照相机并于60年代后逐步广泛用于临床，使核医学影像由原始的逐点打印方式进入动态快速成像模式，核医学影像进入现代化；1972年，库赫博士作为主要成员应用三维显示法和^{18}F-脱氧葡萄糖(^{18}F-FDG)测定了脑局部葡萄糖的利用率，成为正电子发射断层显像(PET)和单光子发射计算机断层显像(SPECT)的基础，故人们称库赫博士为“发射式断层之父”。20世纪70年代，电子计算机广泛应用于核医学领域，核医学成像由定性分析进入定量分析、由平面影像进入断层影像阶段，促进了SPECT和PET显像的发展，心、脑、甲状腺、肾、肾上腺、骨骼、肝脾、消化道等各器官的功能显像进入临床应用。1976年，首台SPECT问世后很快推广应用，1998年美国GE公司又推出了称为“Hawkeye”的SPECT/CT；1974年，首台商业PET诞生，1992年全身PET用于临床，1995年Townsend等研制出集PET与CT于一体的PET/CT；1998年，第一台专用PET/CT的原型机安装在美国匹兹堡大学医学中心。同时，核素治疗特别是^{131}I治疗、转移性骨肿瘤治疗等得以广泛开展，形成了核素显像、核素治疗与体外分析技术三足鼎立的格局。

在这个阶段核医学的主要特征是：核素动态显像、发射式断层显像在临床上得到普及，PET显像在有限的范围内得以推广，但是还是作为一种最奢侈的设备主要用于脑代谢功能研究为主。^{99}Mo-^{99m}Tc发生器广泛应用，放射免疫分析从20世纪70年代普及推广到90年代中期又大部分被非放射标记免疫分析取代，使得全国约三分之一以放射免疫分析为主要业务的核医学科随着化学发光等非放射标记免疫技术的兴起而消失。核医学功能影像从20世纪六七十年代独树一帜到八九十年代受到CT、超声和磁共振影像的激烈竞争，核医学许多显像检查几乎被淘汰出局，核医学科面临前所未有的竞争和动荡，也不断寻求生存的契机。80年代，核素治疗的发展在某种程度上缓解了核医学的竞争压力，使核医学诊断与治疗并重的学科发展方向得以确立。

3. 高级阶段 进入21世纪，核医学显像仪器得到了飞跃发展，形成了以多模态影像为特征的分子功能影像时代。20世纪90年代末，以GE公司的Hawkeye为代表的SPECT/CT及其符合线路成像的广泛应用，随后西门子公司和飞利浦公司又相继推出SPECT/CT，其CT配置也由早期的X线球管发展到现在的4～16排CT为主导的诊断级CT，使核医学影像的质量大为改善，定位更加准确。2009年，美国GE公司推出了半导体晶体的心脏专用SPECT、乳腺显像专用机等，常规的显像仪器质量也在不断提高。2000年PET/CT在北美放射学年会上展出，2001年应用于临床，早期为4排螺旋CT，2002年后又陆续推出了16排CT，近年普遍配备64排CT的PET/CT，这些发展促进了以PET为代表的分子功能影像与以CT为代表的形态学影像实现了完美的结合，成为当今多模态分子影像的代表，被誉为“世纪分子”的^{18}F-FDG也成为21世纪最有价值的显像剂之一，此外一些新的分子影像探针也陆续用于临床。据估计，目前全球有PET/CT超过5 000台，其中美国约有2 000台，“十三五”期间中国有近400台投入使用，而进入“十四五”我国PET/CT的配置将得到进一步发展，其数据将增加到800台以上，而且高端的PET/CT设备已实现了国产化，近年内将有更快速增长。然而，由于CT对软组织分辨率差，加之CT的辐射剂量问题，给广泛的应用带来一定的障碍和担忧。因此，集PET与MR与一体的PET/MR成为近年来人们关注的热门话题。

2007年，飞利浦推出将PET与MR于一个房间独立运行的PET-MR，称为PET-MR模式，并配备了3T磁共振扫描仪；2008年亿仁公司也介绍了国产的分体式PET-MR机型，通过机械手将患者分别转运到不同房间的两台机器进行PET和MR成像；2012年，美国GE医疗集团也推出将PET/CT与MR于不同房间的复合型机型，称之为PET/CT-MR模式，优点是可以同时获得PET、CT和MR三种不同模式的图像，患者只需要一次定位，缺点是患者需要通过专用转运床进行人工转运到两台不同机器上检查，两种影像不是同时采集，存在配准校正问题，也比较费时，还不是真正的同机融合，同时也没有解决CT辐射剂量问题。2011年西门子医疗集团推出的首款集PET和3T MR于一体的PET/MR机批准上市，实现了PET/MR同机融合成像，探测器采用雪崩二极管（ADP），磁共振成像的磁体置于PET的探测器环内，两种影像可以同时采集，不存在图像配准问题。2014年美国GE医疗推出了首款带飞行时间（time of flight，TOF）技术的全数字式硅光电倍增管（silicon photomultiplier，SiPM）的TOF-PET/MR一体机，并采用3T静音磁共振，真正实现了PET与MR信息同时、同步采集，MRI的多序列、多参数以及磁共振波谱信息，为某些疑难疾病的诊断提供了重要的依据，将PET/MR推向了一个成熟的新高度，一上市就引起医学影像界的广泛关注。近年来PET/CT和PET/MR的国产化进程也得到了迅猛发展，以联影为代表的多家公司开展PET/CT和PET/MR的研制，联影公司先后推出全球首款112环PET/CT和探测视野达2米的全身PET/CT，近年也推出了高清PET/MR一体机等。然而，人们也注意到，目前的PET/MR并不能取代PET/CT，PET/MR在显示脑、腹部器官等软组织方面明显优于PET/CT，而且辐射剂量降低了70%左右。但是，PET/MR采集时间长，价格昂贵，性价比不够高，也难以像PET/CT一样迅速地做全身显像，在肺部显像方面不优于PET/CT，在衰减校正方面也有一定技术问题。

近年来，新的显像剂研究也取得一定进展，尤其是正电子显像剂研制方面，除了常规的^{18}F-FDG外，^{18}F或^{11}C标记的乙酸、胆碱、胸腺嘧啶核苷（fluorothymidine，FLT）代谢显像，^{18}F-FMISOM乏氧显像等都相继用于临床。此外，^{68}Ga标记成纤维活化蛋白抑制剂（^{68}Ga-fibroblast-activated protein inhibitor，^{68}Ga-FAPI）PET/CT显像也受到广泛关注，这些新显像剂的应用弥补了常规^{18}F-FDG显像的不足，提高了疾病诊断和鉴别诊断的能力；单光子显像剂方面，^{99m}Tc标记的奥曲肽生长抑素受体显像、RGD整合素受体新生血管显像、雌激素受体显像、乏氧显像等也比较成熟。

二、20世纪中叶核素示踪技术对生命科学的贡献

1923年，化学家Hevesy首次通过测定放射性^{210}Pb在动植物内的分布，建立了放射性核素示踪技术，1934年又用^{32}F研究植物的代谢及人体的生理过程，测定骨骼无机物组成及交换，促进了人类对生命过程的化学本质及生命活动的物质基础的认识。1943年Hevesy获得诺贝尔奖，被誉为基础核医学之父。

20世纪50年代科兰纳（Khorana）用已知组成的2～4个一组的核苷酸序列人工合成mRNA，在细胞外的转译系统中加入放射性标记的氨基酸，然后分析合成的多肽中氨基酸组成。尼伦伯格（Nirenberg）在进一步研究中确定三联码即为该氨基酸的遗传密码，科兰纳用此法破译了全部遗传密码，从而与尼伦伯格分别获得1968年的诺贝尔奖。

1951年，Howard首次用^{32}P-磷酸盐标记根端细胞的DNA，通过放射自显影测量细胞周期，发现^{32}P不是在细胞分裂期，而是在静止期的一段时期掺入，静止期实际上是DNA合成的旺盛期，因此提出了细胞周期的概念。此后，谢尔曼（Sherman）用^{3}H-TdR标记法测定多种细胞的周期时间，进一步证实细胞周期的普遍性。细胞周期的发现是20世纪50年代细胞学的重大发现，它不仅使人们认识细胞的奥秘，还对细胞周期调控的研究奠定了基础。此外，应用放射性核素标记配体分子证实了细胞膜及细胞内的受体（receptor），从而为细胞结构和功能研究产生了重大影响。

1952年美国微生物学家赫尔希（Alfred Day Hershey）和蔡斯（Chase）在T2噬菌体的研究中，分别以^{35}S和^{32}P标记蛋白质和DNA进行噬菌体的示踪研究，证明了DNA是主要的遗传物质，于

1969 年获诺贝尔奖。1956 年，Kornberg 用 ^{32}P 标记 DNA 前体物脱氧鸟苷三磷酸的第一个磷酸，证明大肠杆菌抽出液中存在 DNA 聚合酶，后证明这种酶是 DNA 损伤时的修复酶，于 1959 年获诺贝尔奖。

1958 年，Meselson 和 Stahl 应用 ^{15}N 示踪技术确证了 DNA 的半保留复制模型，阐明 DNA 自身复制机制；1963 年，Bermardhall 等用 ^{3}H 标记 DNA，^{32}P 标记 RNA，证明了 DNA 在 RNA 合成过程中起模板作用；1968 年，尼伦伯格应用 ^{14}C-苯丙氨酸的多肽化证明遗传信息是从 DNA 提供 mRNA 传递到蛋白质的，也就是“中心法则”，又称遗传密码的翻译，并获诺贝尔奖。

20 世纪 50 年代前后，在当时的实验条件受限的情况下，同位素示踪法由于方法简便、灵敏度高而发挥了重要作用，阐明了医学领域一系列的重大理论问题，促进了生命科学和医学科学的迅速发展。应用放射性 ^{58}Fe 研究缺铁性贫血及铁的代谢，^{131}I 研究甲状腺功能及碘代谢，^{14}C 研究胆固醇合成、代谢与转化过程，发现凡是在体内能转化为乙酰辅酶 A 的化合物都可以作为生成胆固醇的原料，以及 ^{14}C 放射自显影研究植物的光合作用过程，发现了光合作用的“三碳途径”等，这一系列发现在生命科学领域产生了重大影响。

三、核医学的专业构成与分类

传统的核医学分类方法以其应用的范围侧重点不同，将核医学分为实验核医学和临床核医学两部分。20 世纪七八十年代，国内许多高等医药院校相继设立了实验核医学研究室或教研室，并开设实验核医学研究生公共课程，2002 年，人民卫生出版社出版了我国第一部研究生规划教材《实验核医学》。经过数十年的发展，核医学的学科内容也发生了根本变化，目前独立的实验核医学机构已经为数很少，单纯依靠科研和教学存在的非临床核医学科室几乎没有生存空间。但是，实验核医学作为整个核医学学科的基础并没有消失，并作为核医学的理论和基础融入临床核医学之中，临床核医学的各种诊疗技术和研究都离不开实验核医学的基本理论和方法。在独立的实验核医学机构萎缩的同时，另外一个承载着实验核医学功能的研究机构应运而生，这就是以核医学为基础的分子影像研究中心或研究平台的兴起。近十年来，国内外许多大学先后建立多学科融合的分子影像研究中心或重点实验室，甚至是省部级重点实验室，并获得大量资金的投入，研究设备也有了进一步更新，小动物 PET/CT、小动物 SPECT/CT、小动物 MR 以及光学成像等先进的设备已成为当今实验核医学研究的重要工具，为核医学基础和临床前研究创造了条件，不断充实和扩展了实验核医学的学科内容。因此，随着学科的发展其学科结构也在发生根本变化。

根据应用目的不同，核医学学科可分为诊断核医学、治疗核医学和临床前研究。

1. 诊断核医学 包括核素显像诊断、功能诊断和体外分析诊断。其中显像诊断又分为 γ 照相、SPECT、PET/CT 和 PET/MR 显像诊断；功能诊断主要包括各脏器功能测定，如甲状腺功能、肾脏功能、心脏功能、胃肠道功能、呼气试验、骨矿含量测定等。

2. 治疗核医学 一个核医学科能否开展核素治疗是衡量该科室是临床科室还是医技科室的重要标志，因为有核素治疗，核医学科也像其他临床科室一样承担门诊和病房工作，是集诊断和治疗于一体临床科室。核素治疗分为内照射治疗和外照射治疗，核医学目前应用较多的是内照射治疗，如 ^{131}I 治疗甲状腺功能亢进（以下简称甲亢）和分化型甲状腺癌及其转移灶；^{89}Sr 治疗转移性骨肿瘤、^{32}P 治疗血液系统疾病、^{177}Lu-PSMA 治疗去势抵抗的前列腺癌；放射性核素标记的单克隆抗体、配体等生物靶向治疗；放射性核素介入治疗等。外照射治疗主要有 β 射线敷贴治疗、粒子植入近距离治疗等。

3. 临床前分子影像 临床前分子影像研究是当前核医学研究的重要内容，是新时期实验核医学的不断深入，如应用小动物 PET/CT、小动物 SPECT 以及磷屏成像等进行科学研究，包括新的放射性药物或者探针研究，药物分布和药代动力学研究，医学基础理论研究等。临床前分子影像以及分子核医学研究是核医学发展的动力，为临床核医学的不断发展创造了条件。

随着学科的发展，学科内容和分类也在不断变化，人们常常根据核医学的诊疗方法学不同，将核医学的技术可分为核素显像、核素治疗和体外分析三个方面；而随着学科的不断成熟，按照疾病系统也可将核医学分为心血管核医学以及肿瘤、消化、内分泌、泌尿、神经、骨骼、造血与淋巴核医学等各系统学科，但此分类一般仅作为核医学各亚专科的学科研究方向使用。

四、核医学的发展前沿与方向

我国核医学的起步较国外晚很多年。1956年，在西安的第四军医大学举办了我国第一个生物医学同位素应用训练班，1957年又举办了第二期，标志着我国核医学的诞生。1958年，在北京举办了第一期同位素临床应用训练班，有10名学员参加，成为核医学进入临床应用的起点，也为我国各院校培养了第一代核医学的学科带头人。20世纪60年代，我国核医学有了较大发展，各省相继开展了临床应用工作，同位素和核探测仪器的研制取得重要成绩，国内开始生产脏器功能测定仪、γ计数器和扫描机等。20世纪70年代，核医学的应用在全国得到了普及，功能测定、脏器扫描和体外放射分析成为疾病诊断的常规手段。1977年，核医学成为高等医学院校本科生必修课，此后，教育部和原卫生部先后组织编写了多版本科生、临床医学七年制、八年制以及研究生规划教材，并将核医学科的设立作为三级甲等医院的重要条件之一。1980年，中华医学会核医学分会成立，2013年学会更名为中华医学会核医学与分子影像学会，1981年创办了《中华核医学杂志》，2012年更名为《中华核医学与分子影像杂志》。这一切标志着我国核医学的发展与成熟，我国核医学与世界发达国家的水平差距逐渐缩小，各种显像仪器的引进与发达国家基本同步，高端核医学仪器部分实现了国产化。

随着SPECT/CT、PET/CT和PET/MR的广泛应用，核医学的发展已进入一个新的高潮，多模态、多功能成像已经成为当前核医学影像的主流，传统的缺乏优势的检查项目正在被逐步淘汰，一些优势项目正在不断兴起，不同的影像技术之间由竞争走向融合，实现了优势互补。

核医学的发展及方向大致可以归纳为以下几个方面。

1. 核素显像：从功能影像到分子功能影像

核素显像是核医学十分重要的内容，无论是常规的SPECT显像还是PET/CT显像，其共同特点都是功能影像，或者分子功能影像。常规SPECT显像作为核医学的传统项目，仍然是核医学的基础。

（1）常规SPECT显像：临床上，^{99m}Tc-MIBI心肌灌注显像对冠心病心肌缺血的早期诊断与危险度分层是最常用的基本手段；^{99m}Tc-MDP骨骼显像是目前早期诊断骨转移性肿瘤最敏感的方法；肾动态显像判断分肾功能、肾小球滤过率及尿路通畅情况；肺通气与灌注显像诊断肺栓塞；消化道出血显像诊断胃肠道出血；甲状腺旁腺显像诊断甲状旁腺功能亢进；全身骨髓显像判断全身骨髓活性等都是非常有用的常规手段，数十年经久不衰。而SPECT/CT多模态显像的发展，使常规的功能影像定位更准确，对于疾病的诊断与鉴别诊断价值更大。

（2）新的SPECT显像剂研究：随着新的放射性药物的发展，一些新的SPECT分子影像技术也初步用于临床，如^{99m}Tc或者^{111}In标记的奥曲肽生长抑素受体显像用于神经内分泌肿瘤的诊断和评估；^{99m}Tc-RGD整合素受体显像评价新生血管形成；^{99m}Tc-annexin V细胞凋亡显像；^{99m}Tc-HL91肿瘤乏氧显像；放射性核素标记的单抗、微型抗体等用于恶性肿瘤的特异性显像诊断等具有很好的应用前景。

（3）新型PET/CT、PET/MR分子显像探针的发展：目前95%以上的患者使用^{18}F-FDG为PET显像剂，而且近95%以上的应用于是肿瘤诊断、分期和疗效评估，成为肿瘤诊疗过程中不可或缺的手段，仅5%～10%用于心肌活性和脑功能评价。^{18}F-FDG在肿瘤评价中的某些不足也逐步显露出来。因此，新的显像剂的研发成为核医学分子影像发展的主要内容。目前初步用于临床的显像剂有：用于肿瘤诊断、鉴别诊断和疗效与复发监测的正电子代谢显像药物，如^{18}F、^{11}C标记的胆碱、乙酸、氨基酸等；^{18}F标记雌激素受体用于乳腺癌等；反映肿瘤细胞增殖的^{18}F-FLT显像；反映组织乏氧的^{18}F-FMISO显像；^{18}F-RGD血管生成显像；^{64}Cu标记某些肿瘤单抗；^{18}F-FHBG报告基因显像监测基因治疗和干细胞移植治疗等。近年来，随着^{68}Ge-^{68}Ga发生器的应用，应用^{68}Ga标记PSMA用于前列腺癌显像，^{68}Ga标记的DOTATATE用于神经内分泌肿瘤显像及^{68}Ga标记 FAPI 显像等成为热点，新的正电子显像剂的应用将在很大程度上弥补常规 ^{18}F-FDG 显像对某些恶性肿瘤阳性率低和特异性差的不足，是对常规 ^{18}F-FDG 显像的重要补充。

（4）多模态、多参数成像技术的发展：随着影像设备的发展，加之不同的影像均有各自的优势，也有不可逾越的缺点，因此，多模态成像技术的发展成为必然趋势。目前最成功的多模态成像为 PET/CT，已经成为核医学不可缺少的仪器。近几年来，SPECT/CT 的临床应用也越来越普遍，不仅可以对病灶进行精确定位，而且一次显像可以提供更多的诊断信息，大大提高了核医学成像的准确性。尽管 PET/MR 应用于临床的时间还不长，获得的数据还不多，但是初步的应用可以证明在某些疾病的诊断可以弥补 PET/CT 的不足。多模态成像除了同机进行不同模式成像外，也包括使用多功能分子探针进行不同模式和功能的显像，如在一个特异性的分子探针上同时连接放射性核素和磁共振成像的造影剂，将多功能探针引入体内后可以行核素显像和磁共振成像，从而反映不同的功能信息。

（5）影像组学与人工智能诊断的发展与应用：近年来随着信息技术的迅速发展，影像组学（radiomics）的应用受到人们的广泛关注，尤其是放射学和超声影像领域已成为研究的热点。影像组学的英文“radiomics”原意为放射组学，显然目前看来使用放射组学一词太局限，不能很好反映当今影像组学所涉及的领域，如磁共振影像、超声成像以及光学成像等非放射影像。随着影像组学的不断发展，或许使用“imageomics”取代“radiomics”更合适，尽管这个词目前在词典里还没有，正如新出现的名词诊疗一体化（theranostics）一样。而且随着该领域的进一步发展，还会逐步形成分子影像组学（molecular imageomics）。影像组学分析利用现代数据采集与信息分析技术高通量地从 MRI、PET 及 CT 等不同影像中提取海量高维影像特征信息，定量分析病灶特征，获取通过人眼不能观察到的纹理信息，解析影像纹理特征（texture features）与疾病的发生、发展、病理、疗效、预后甚至基因表达等之间的关系，用于疾病的生物学分型、分期、治疗决策、疗效和预后判断等。将影像组学的特征信息与基因组学信息、临床大数据库信息进行关联和整合分析，用于疾病及其疾病转归的预测，也称为影像基因组学（image genomics），是当今医学研究的热点课题。

此外，医学影像大数据库的建立、人工智能（artificial intelligence，AI）诊断、远程医疗与移动医疗诊断也是当今医学影像发展的重要领域，目前已有较多关于应用 AI 诊断 CT 肺结节、神经影像诊断等的报道，甚至其准确性超过人肉眼分析，但是由于核医学影像的复杂性和影响因素较多，目前才刚刚起步，相信在今后的几年内会有较大的发展，特别是建立在影像组学和大数据基础上的人工智能辅助诊断将是医学影像发展的重要方向之一。

2. 核素治疗：从靶向治疗到诊疗一体化 20 世纪 30 年代，随着人工放射性核素的研制成功，核素治疗得到了进一步发展，1936 年，^{32}P 用于白血病的治疗，1942 年 ^{131}I 用于治疗甲状腺功能亢进症。尽管核素治疗不像核素诊断的发展那样迅速，但随着核医学发展方向的转移、新的治疗药物的研制以及新的治疗方法的建立，核素治疗的应用范围不断扩大，核素内照射治疗将成为临床上继内科药物治疗、外科手术治疗和外照射放疗之后又一重要的治疗手段。

（1）常规核素治疗技术普及应用：核素治疗与常规化学药物治疗或放疗有本质的区别。一是核素治疗是利用核射线治疗疾病；二是核素治疗药物对病变组织具有选择性或靶向性，对正常组织损伤很小；三是核素治疗作用持久；四是方法安全、简便、经济。对某些疾病，核素治疗方法已经占有重要地位，如 ^{131}I 治疗甲状腺功能亢进症已经成为多数患者的首选，^{131}I 对于分化型甲状腺癌根治术后清除残留甲状腺及其转移灶已经得到医学界的广泛认同，提高了甲状腺癌的治愈率，降低了复发率，同时也改善了患者的预后；^{89}Sr 治疗转移性骨肿瘤及其骨痛等也已成为临床上常规有效的治疗手段。我国核素治疗发展非常迅速，每年核素治疗的患者达数十万人次之多。

（2）放射性核素靶向治疗的发展：核素治疗发展的方向将是靶向治疗，包括合适的放射性核素研究以及携带放射性核素的载体研究两个方面。尤其是靶向载体研究是核素治疗成败的关键，也是治疗核医学研究的热点。从理论上讲，放射性核素生物靶向治疗具有双重治疗作用，其疗效应该优于单纯的生物靶向治疗和核素治疗。利用抗体、配体等与靶细胞上的抗原或受体等分子结合发挥生物杀伤作用，而靶向药物携带的放射性核素发射的射线还具有直接破坏病变细胞的功效。

如何将放射性核素通过特异性的靶向载体带到病变细胞内从而杀伤病变细胞？是近 20 多年来核医学界一直关注的课题。目前研究较多的为单克隆抗体、受体配体以及纳米脂质体等介导的放射性核素靶向治疗。尤其是放射免疫治疗（radioimmunotherapy，RIT）是目前最成熟的方法，如针对 B 细胞淋巴瘤 CD20 抗原高表达而研发的 ^{131}I- 利妥昔单抗、^{131}I- 托西莫单抗（^{131}I-tositumomab）、^{131}I-Rituximab、^{90}Y- 替坦异贝莫单抗（^{90}Y-ibritumomab）。此外，针对乳腺癌的单抗曲妥珠（Trastuzumab，anti-HER2）、结肠癌 CEA 单抗以及肺癌、肝癌、前列腺癌等都相继有治疗用放射性药物的应用报道。

近年来，以受体介导的放射性核素靶向诊断与治疗得到迅速发展，以生长抑素受体为靶点的放射性核素标记奥曲肽显像诊断与治疗，如 ^{68}Ga/^{90}Y- 奥曲肽或 ^{68}Ga/^{177}Lu- 奥曲肽等取得了良好效果；而应用 ^{68}Ga/^{177}Lu 标记的前列腺特异性膜抗原（PSMA）已经用于去势抵抗的前列腺癌显像诊断与靶向治疗，成为放射性核素诊疗一体化（theranostics）的典型代表。

可以预料，未来治疗核医学的发展，将会改变过去传统的临床治疗思维与模式。尤其对于肿瘤疾病，核素治疗将成为化学治疗、手术治疗、生物靶向治疗及外照射治疗等综合治疗中必不可少的手段之一，在某些方面可代替外照射治疗或化疗，而具有特异性、靶向性的治疗方法以及介入性局部治疗手段终将取代全身损伤性治疗方法，成为现代治疗学的重要部分。

五、核医学研究生培养及要求

根据研究生培养目标的不同，目前我国核医学博士、硕士研究生分为科学学位和临床医学专业学位两类。两种类型的研究生其培养方案和培养目标不同，学位课题选题和学位论文的要求也不同，两种类型的研究生毕业考试和考核要求差别也较大。但是，无论是科学学位还是专业学位研究生，其共同之处是在研究生学习期间都需要进行学位课题的选题、设计、研究、论文总结、论文发表和答辩等环节，在学位课题选题、设计和培养中需要根据不同类型的培养目标，制订培养方案。

（一）科学学位研究生

核医学科学学位研究生是以培养核医学高层次科研型人才为主要目标的学位教育。目前多数院校的核医学研究生学制基本相同，硕士和博士研究生均为三年，硕博连读或提前攻读博士者为五年，但是可以根据需要延长。科学学位研究生毕业后进入医院工作还需要按照住院医师规范化培训要求参加临床科室或二级学科内轮转，轮转期各单位要求不一样，一般是 2～3 年，通过临床考核及执业医师考核才能具有独立执业的资格。博士、硕士研究生在学习期间除了完成必要的学位课程外，还需要紧密结合核医学发展的前沿领域及其实际条件进行学位课题研究，发表较高质量的学位论文，其中博士学位研究生至少在国际权威期刊上发表一篇 SCI 收录的论文，在毕业前参与申报国家级科研课题，培养科学研究的综合能力，通过学位论文答辩。科学学位研究生在选题和研究中需要注意以下问题：

1. 学位课程要求 核医学前沿科学研究大多涉及到分子影像和生物靶向治疗研究等分子核医学内容，需要扎实的相关专业的理论基础，特别是分子生物学、生物化学方面的基础，因此在选择学位课程时，应该加强该领域的学习和提高。

2. 学位课题要求 在学位课题选题时除了考虑课题的原创性、新颖性和解决学科发展中的疑难问题外，还要注重研究项目的科学性，依据充分，具有一定的应用前景和科学意义，进入正式实验研究前完成开题报告。

3. 技术方法与实验手段要求 采用的技术手段具有先进性，实验设计尽可能完善，避免出现不应有的设计缺陷导致整个实验结果的可信性降低；研究生实验记录必须完整，实验数据必须真实可信，实验结果必须保留原始数据和图像存档，以防日后对实验结果产生质疑时备查。

4. 高质量学位论文 科学学位研究生尤其是博士研究生学位论文是反映博士生所取得的

创新性研究成果的总结，是博士生培养质量的主要标志。由于学科领域不同，不可能有统一的研究生学位论文质量评价标准，而只能根据所发表的期刊权威性来衡量，如要求在攻读博士学位期间发表 3 篇以上学术论文，其中 1 篇以上论文在 SCI 收录的国际权威期刊上发表等。

5. 临床技能要求 无论是科学学位研究生，还是临床医学专业学位研究生，毕业之后大多要从事核医学临床诊疗工作，因此在研究生学习期间，必须参加核医学临床实践工作，基本掌握核医学的临床技能，具有独立处理核医学诊疗中常见问题的能力，毕业时基本达到高年住院医师（硕士学位）或初年主治医师（博士学位）水平。

（二）临床医学专业学位研究生

临床医学专业学位研究生是以培养高素质临床医师为目标的学位教育。经过硕士三年、博士三年，或硕博连读或提前攻读博士五年的规范化培养，系统掌握核医学的基础理论、专业知识和临床技能，能独立完成本学科常见病的诊断、鉴别诊断和治疗技术，能指导下级医师开展诊疗工作。有明确的研究方向，具备较强的临床科研素质和论文总结及撰写能力，在医疗、教学和科研方面全面发展的创新型人才。

临床医学专业学位研究生除了在相关临床专业科室轮转外，还需要在本专业各岗位轮转学习两年以上，初步掌握核医学的基本理论、基本诊疗技术和方法，能掌握 SPECT 显像、体外分析技术和常规核素治疗技术的基本原理、诊疗方法、显像报告书写；博士研究生能熟悉 PET/CT 图像处理、存储、报告书写；能够独立承担核医学临床常规诊疗工作，通过住院医师第二阶段综合考核和执业医师考试，毕业时达到主治医师水平，能直接进入科室独立胜任核医学临床诊疗工作。

临床医学专业学位研究生在学习期间也必须开展研究工作，但是以临床研究为主，密切结合临床相关问题开展科学研究和临床总结，如针对核医学新的诊疗方法、技术改进，方法学比较，疾病诊断与鉴别诊断、疾病分期、病情程度估计、疗效与预后监测等问题进行研究。博士研究生在毕业时要求在核心（或以上）期刊发表 2～3 篇与临床研究相关的学术论文，同时积极参与课题申报和课题实施，博士研究生至少申报一次国家级课题。

核医学是一门快速发展的年轻学科，核医学的发展需要多学科的相互融合和支撑。没有生物医学的发展就不可能正确认识新的特异性分子靶点和分子影像，没有放射化学研究进展就不可能发展适用于临床诊疗的放射性药物和分子探针，而没有核医学探测仪器的进步，影像质量就得不到改善。因此，核医学专业的研究生与其他以形态学为主的影像学科研究生相比，除了要掌握解剖学和病理学知识外，还需要掌握生理学与病理生理学、生物化学与分子生物学以及辐射生物学等相关学科领域的新知识，才能正确理解核医学功能分子影像技术的特点，认识核素靶向治疗的优势。核医学的研究领域十分丰富，涉及的相关学科知识点较多，刚刚步入核医学领域的研究生如何将过去所学的医学知识融入到核医学的每一个细胞之中，如何从众多的核医学分支中找到自己的切入点并碰撞出火花，产生自己独特的思维并付诸实施，是核医学研究生需要认真思考的问题，也是核医学学科持续发展的源泉。

（张永学）

参 考 文 献

[1] 张永学. 实验核医学 [M]. 北京：人民卫生出版社，2002.

[2] 张永学. 医学影像技术丛书 核医学分册 [M]. 武汉：湖北科学技术出版社，2000.

[3] 张永学. 核医学 [M].2 版. 北京：人民卫生出版社，2014.

第一章　核医学物理基础

第一节　原子的基本概念

一、原子结构

物质都是由原子组成的。原子是很微小的粒子，半径为 10^{-8}cm 左右，不同元素的原子具有不同的性质，但是原子的基本结构大致相同。1869 年，门捷列夫制作出了第一张元素周期表，揭示了化学元素间的内在联系。1911 年，卢瑟福提出了原子的核式模型，即原子是由一个原子核（带有正电荷）和若干个绕核运动的电子所组成的。原子核的半径不到原子半径的万分之一，但占有原子质量的 99.9% 以上。1913 年，玻尔在卢瑟福的核式模型基础上，提出了众所周知的玻尔原子模型，即：原子由处于原子中心的原子核（nucleus）和带负电荷的核外电子（electrons）组成（图 1-1）。

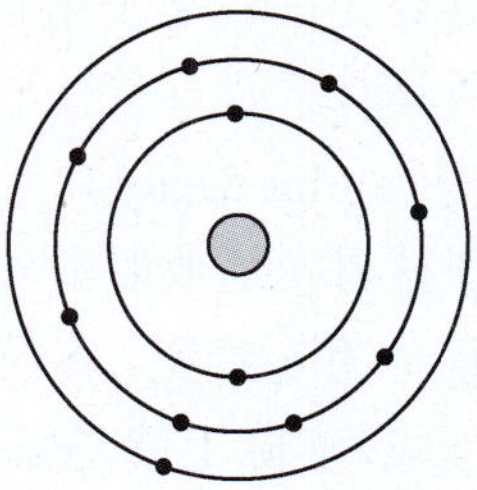

图 1-1　原子结构模式图

通常采用 $^{A}_{Z}X_{N}$ 表示原子的核结构，其中 X 代表元素符号，Z 代表质子数，N 代表中子数，A 代表原子的质量数（mass number）。因为元素符号本身就确定了质子数，并且 N = A − Z，故原子结构亦可简便地只标记元素符号和质量数，即 ^{A}X，如 ^{131}I、^{18}F。质子带一个正电荷，中子呈电中性，核外电子带负电荷，原子核中质子所带的正电荷数目与核外电子所带的负电荷数目相等，所以原子本身呈电中性。

（一）原子核

原子核由质子（proton）和中子（neutron）组成，它们统称为核子（nucleon）。原子核内部存在两种作用力：带正电荷的质子之间的静电排斥力和核子之间的核力（nuclear force）。核力是短程力，只有在原子核尺度上才显现出来，作用范围在 1.5×10^{-15}m 之内。核力在大于 0.8×10^{-15}m 时表现为吸引力，且随距离增大而减小，超过 1.5×10^{-15}m 时，核力急速下降几乎消失；而在距离小于 0.8×10^{-15}m 时，核力表现为斥力，从而使核子既能紧密结合，又不会无限接近。核力能抗拒库仑斥力而使质子紧密结合在一起。核的稳定性除了与核子的数量有关外，还取决于核内质子和中子的比例。

（二）核外电子

电子环绕着原子核在一定的轨道上不断高速地旋转着，这些确定的轨道组成一系列壳层，用字母 K、L、M、N、O、P、Q 等来表示。一般来说，各壳层里能容纳的最大电子数目可以用 $2n^2$ 来表示，其中 n = 1 代表 K 壳层，n = 2 代表 L 壳层，依次类推。不同壳层上的电子所具有的能量不同。K 层电子离核最近，与原子核的相互吸引力最强，其电子带有的位能最低，L 层次之，愈外层受到原子核的吸引力愈小，故其位能也愈高。

核外电子都首先占据着能量低的轨道，这种状态即称为基态（ground state）。当原子中的电子从外界吸收光子或与其他粒子相互作用而获得能量时，内层电子会跃迁到较高能级的外层轨道上，这种电子被激发到较高能级但尚未电离的状态称为激发态（excited state）。处于激发态的原子不稳定，会通过放出光子释放能量，使外层电子跃迁到内层，整个原子即从激发态回到基态。

（三）原子质量单位与能量单位

常用的质量单位是公斤（kg）或克（g），但是质子、中子和电子的质量都十分微小，如一个氢原子

质量只有 1.6773×10^{-24}g，一个铀原子质量也不过 3.915×10^{-22}g，用 g 做单位不方便，因此采用原子质量单位(atomic mass unit)，用 u 来表示，它的定义是规定自然界中最丰富的同位素 $^{12}_{6}C$ 原子质量的 1/12 为原子质量单位，约为 1.660540×10^{-27}kg。

在核物理中，能量的基本单位是电子伏特(eV)，即 1 个电子在电势差为 1 伏特的电场中加速可获得的能量，称为 1eV。质量和能量的关系由爱因斯坦质能方程 $E=mc^2$ 计算。C 是光在真空中的传播速度，根据这个公式，1u=931.478MeV。

二、核素、同位素、同质异能素

（一）核素

原子核的质子数、中子数和原子核所处的能量状态均相同的原子属于同一种核素(nuclide)。例如 $^{1}_{1}H$、$^{12}_{6}C$、$^{14}_{6}C$、$^{198}_{79}Au$ 表示不同的核素。

（二）同位素

凡原子核具有相同的质子数而中子数不同的元素互为同位素(isotope)。如 ^{125}I、^{131}I、^{132}I 均有 53 个质子，但中子数不同，在元素周期表中处于同一位置，是同一元素——碘元素。一种元素往往有几种甚至几十种同位素。一个元素所有同位素的化学和生物性质几乎都一样，但物理性质可能有所不同。

（三）同质异能素

核内中子数和质子数都相同但能量状态不同的核素彼此称为同质异能素(isomer)。原子核与核外电子一样，也可以处于不同的能量状态，最低能量状态为基态，激发态是继发于某些核反应、核裂变及放射性衰变后形成的，原子核可暂时处于较高能量的状态。对于激发态的核素，在原子质量数的后面加一小写的“m”来表示，例如 ^{99m}Tc 是 ^{99}Tc 的激发态，^{99m}Tc 与 ^{99}Tc 互为同质异能素。

第二节 放射性核衰变

原子核分为两大类，一类原子核稳定存在，不会自发地发生核内成分或能级的变化，或发生概率非常小，此类核素称为稳定性核素(stable nuclide)。另一类原子核为不稳定性原子核。不稳定的原子核能够自发地转变成别的原子核或者发生核能态变化，在这个过程中伴有各种射线的发射，这类核素称为放射性核素(radioactive nuclide)。放射性核素的原子核自发地放出射线，同时转变成另一种原子核的过程称为放射性核衰变(radioactive decay)，简称核衰变(decay)。

原子核只有当中子和质子的数目保持一定的比例，才能稳定结合。对于原子量较小的核素，Z/N=1 时原子核是稳定的。当质子数较多时(一般为 Z>20)，质子数多了，斥力增大，必须有更多的中子使核力增强，才足以克服斥力，保持核稳定。如果原子核中质子数过多或过少，或者中子数过少或过多，原子核便不稳定。因此，核衰变具有自发性，是由原子核内部因素决定的，不受核外因素影响。人工放射性核素的制备就是用核反应堆或加速器产生的高能中子或带电粒子轰击稳定性核素，引起核反应，改变其核内质子与中子的比例，从而使之变为放射性核素。

一、放射性核衰变的类型

不稳定的原子核能自发地放出射线并转变成另一种核素。衰变前不稳定的核素常被称为母核，衰变后生成的新的核素称为子核。有的子核也是不稳定的，将继续衰变，直至转变成稳定性核素，即 A→B→C。衰变前后的核子数、电荷数和质能转换都遵守守恒定律。核衰变时释放的衰变能，大部分由衰变过程中发射出的粒子携带，少部分为子核所具有。

（一）α 衰变(alpha decay)

不稳定原子核自发地放射出 α 粒子而变成另一个核素的过程称为 α 衰变。α 粒子是由两个质子和两个中子组成，实际上就是氦原子核 $^{4}_{2}He$，见图 1-2。α 衰变可用下式表示：

$$^{A}_{Z}X \rightarrow {}^{A-4}_{Z-2}Y + {}^{4}_{2}He + Q$$

式中，X 表示衰变前的核素，即母核；Y 表示衰变后的核素，即子核；Q 为衰变过程放出的能量(以 MeV 为单位)，称为衰变能，它在数值上等于 α 粒子的动能与子核反冲动能之和。母核放出 α 粒子后，转变成原子序数减少 2、质量数减少 4 的子核，同时放出结合能——衰变能 Q。例如：

$$^{226}_{88}Ra \rightarrow {}^{222}_{86}Rn + {}^{4}_{2}He + 4.937MeV$$

α 衰变发生在原子序数大于 82 的重元素核素。α 粒子的速度约为光速度的 1/10 左右，在空气中射程约 3～8cm，在水中和机体内的射程为 0.06～0.16mm。其质量大且带 2 个单位正电荷，穿透力弱、射程短，很容易被物质吸收，一张纸就能阻挡 α 粒子的通过，因而不能用于核医学显像。由于其能量容易传递给物质，所以要特别注意防止 α 衰变的放射性物质进入体内。但 α 射线射程短，能量单一，对局部组织的电离作用强，有目的地引入体内后，可以对核素附近的生物组织产生破坏而不损害远处组织。故 α 射线在体内恶性肿瘤的放射性核素内照射治疗方面具有潜在的优势。

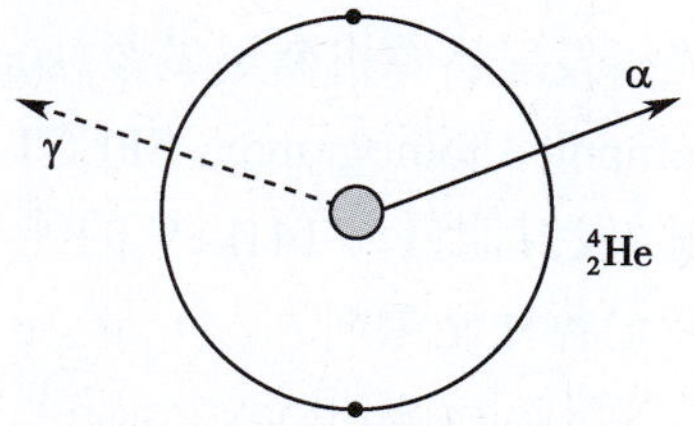

图 1-2 α 衰变模式图

（二）β 衰变

核衰变时放射出 β 粒子或俘获轨道电子的衰变称为 β 衰变（bata decay）。β 衰变后的核素原子序数可增加或减少，但其质量数不变。β 衰变可分为 β^- 衰变、β^+ 衰变和电子俘获三种。

1. β^- 衰变 放射性核素的核内放射出 β^- 射线的衰变方式称为 β^- 衰变。β^- 衰变时放出一个 β^- 粒子（电子）和反中微子（antineutrino，$\bar{\upsilon}$），核内一个中子转变为质子。因而子核比母核中子数减少 1，原子序数增加 1，原子质量数不变，见图 1-3，可用下式表示：

$$^A_ZX \rightarrow {}^A_{Z+1}Y + \beta^- + \bar{\upsilon} + Q$$

例如：^{32}P 衰变可表示为：

$$^{32}_{15}P \rightarrow {}^{32}_{16}S + \beta^- + \bar{\upsilon} + 1.711MeV$$

反中微子是一种静止质量几乎为零的中性粒子，在 β^- 衰变中总是有反中微子伴随放射出来。

β^- 射线的本质是高速运动的负电子流。衰变能量 Q 随机分配给 β^- 粒子和反中微子，因而 β^- 粒子的能量分布从零到最大形成连续的能谱。一种 β^- 衰变核素发射 β^- 粒子的平均能量约等于其最大能量的三分之一。β^- 粒子穿透能力虽然较 α 粒子强，但是在组织中的射程仅为数毫米，能被铝箔和机体组织吸收，因而不能用于核素显像。核素治疗常用的放射性核素多是 β^- 衰变核素，例如 ^{131}I、^{32}P、^{89}Sr 等核素。

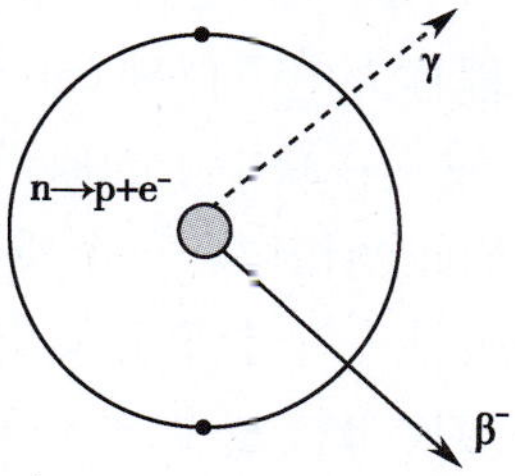

图 1-3 β^- 衰变模式图

2. β^+ 衰变 由于核内中子缺乏而放射出正电子的衰变，称为正电子衰变，也叫 β^+ 衰变。衰变时发射一个正电子（positron）和一个中微子（neutrino，υ），原子核中一个质子转变为中子。β^+ 衰变时母核和子核的质量数无变化，但子核的核电荷数减少一个单位，原子序数减少 1 位，见图 1-4。β^+ 衰变可用下式表示：

$$^A_ZX \rightarrow {}^A_{Z-1}Y + \beta^+ + \upsilon + Q$$

例如，^{18}F 衰变可表示为：

$$^{18}_{9}F \rightarrow {}^{18}_{8}O + \beta^+ - \upsilon + 1.655MeV$$

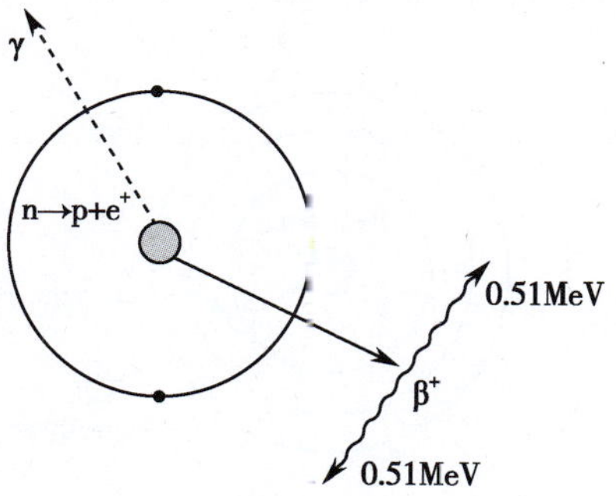

图 1-4 正电子衰变模式图

β^+ 粒子与 β^- 粒子相似，都是连续能谱。β^+ 衰变的核素，都是人工放射性核素，天然的核素不发生 β^+ 衰变。正电子射程仅 1～2mm，在与物质相互作用并完全耗尽其动能前，与物质中的自由电子结合，正负两个电子的静止质量转化为两个方向相反、能量各为 0.511MeV 的 γ 光子而自身消失，这一过程称为湮灭辐射（annihilation radiation）。正电子发射断层显像仪（positron emission tomography，PET）的显像原理就是通过探测湮灭辐射事件中产生的两个方向相反、能量皆为 511keV 的 γ 光子，并借助符合电路对这一事件进行空间定位，从而显示正电子核素及其标记化合物在体内代谢分布。

3. 电子俘获衰变 原子核俘获一个核外轨道电子使核内一个质子转变成一个中子和放出一个中微子的过程称为电子俘获（electron capture, EC）衰变。EC 发生在缺中子的原子核，与正电子衰变时核结构的改变相似。一个质子俘获一个核外轨道电子转变成一个中子并放出一个中微子，子核的原子序数比母核减少一个单位，质量数不变。其衰变过程可用下式表示：

$$^{A}_{Z}X + e^{-} \rightarrow {}^{A}_{Z-1}Y + \upsilon + Q$$

例如：

$$^{125}_{53}I + e^{-} \rightarrow {}^{125}_{52}Te + \upsilon + 0.035\ 5MeV$$

电子俘获衰变时，核结构的改变可能伴随其他射线的放出。因为内层电子最靠近核，被俘获的概率最大。当发生电子俘获衰变时，内层轨道少了一个电子出现空位，使原子处于激发态。外层轨道电子向内层补充，两层轨道之间的能量差转换成特征 X 射线（characteristic X ray），或者将能量传递给一个更外层轨道的电子，使之脱离轨道而释出成为自由电子，这种电子称为俄歇电子（Auger electron），见图 1-5。

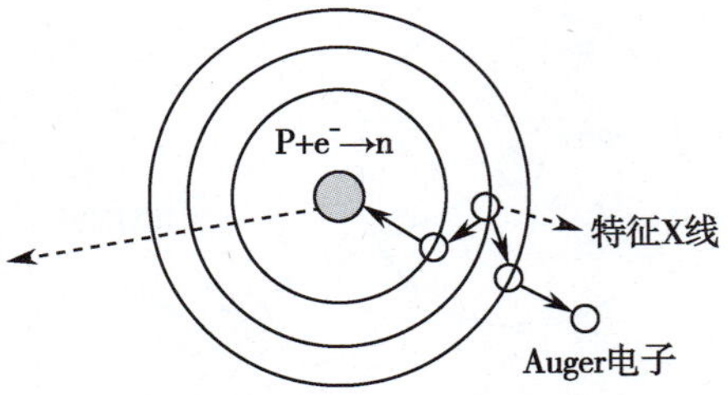

图 1-5 电子俘获模式图
原子核俘获一个内层电子，外层电子向内层补充，两层轨道之间能量差转换成特征 X 射线或俄歇电子释放

（三）γ衰变和内转换

1. γ 衰变 激发态的原子核以放出 γ 射线（光子）的形式释放能量而跃迁到较低能量级的过程称为 γ 衰变（γ decay）。有些放射性核素在发生 α 衰变、β 衰变或核反应之后，核仍处于不稳定的激发态，并即刻向基态或低能态跃迁，并以 γ 光子的形式放出多余的能量。有时一次核衰变要经过多次跃迁才回基态，因此就有多组能量不同的 γ 射线。

γ 射线的本质是中性的光子流，电离能力很小，穿透能力强。在 γ 衰变的过程中核的原子序数和质量均不改变，仅能级改变，所以又称为同质异能跃迁（isomeric transition, IT），用下式表示：

$$^{Am}_{Z}X \rightarrow {}^{A}_{Z}X + \gamma$$

例如，^{99m}Tc 衰变可表示为：

$$^{99m}Tc \rightarrow {}^{99}Tc + \gamma + 141keV$$

核素 ^{99}Mo 衰变时放出 β 射线，半衰期为 66.02 小时，产生子体放射性核素 ^{99m}Tc，^{99m}Tc 发射 γ 射线回复到基态 ^{99}Tc，半衰期为 6.02 小时。在多数情况下，原子核处在激发态的时间不到 1 微秒，甚至无法测出其时间间隔，可认为这两种衰变是同时进行的。例如 ^{131}I 衰变可认为同时放出 β 射线和 γ 射线，放出能量合适的、单纯 γ 射线的核素最适合单光子发射计算机断层显像（single photon emission computed tomography, SPECT）；^{99m}Tc 发生 γ 衰变时，发射能量为 141keV 的纯 γ 射线，已广泛用来标记各种显像剂。

2. 内转换（internal conversion） 核素的原子核由激发态向基态或由高能态向低能态跃迁时，将多余的能量直接传给核外壳层电子，使壳层电子获得足够的能量后发射出去，这一过程称为内转换。因内转换放射出的电子称为内转换电子（internal conversion electron）。内转换发生后，在原子的 K 层或 L 层留下空位，还会产生特征 X 射线和俄歇电子（图 1-6）。

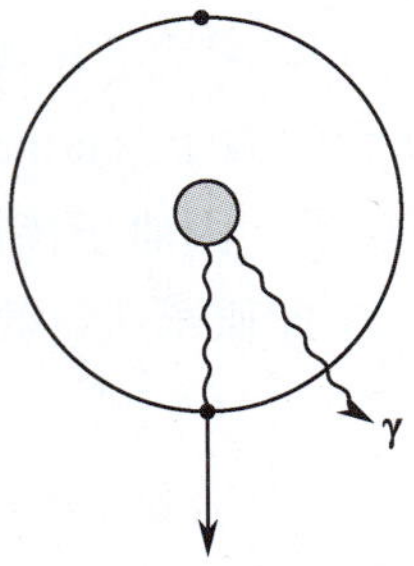

图 1-6 内转换模式图

二、放射性核素衰变的基本定律

（一）衰变规律

放射性核素的衰变是一种自发的过程，放射性核素的衰变与周围环境如温度、压力、湿度等无关，也不是瞬间同时完成的。就放射性核素的单一个体而言，什么时候发生核衰变完全是随机的，但是对大量放射性样品的整体来说，是遵循指数递减规律进行衰变的，核衰变速度完全由核

子组成不稳定程度和不稳定核数目的多少决定。不同放射性核素每个原子核在单位时间内发生衰变的概率不同，即有不同的衰变常数，以 λ 表示。对整个放射源，λ 表示发生衰变的原子核数占当时总核数的百分数；对单个原子核，λ 表示原子核发生衰变的概率，即可能性。

放射性核素单位时间内衰变的原子核数（即衰变率 $\frac{dN}{dt}$）与现有的原子核总数 N 呈正比，即：

$$\frac{dN}{dt}=-\lambda N$$

将上式积分，得：

$$N=N_0e^{-\lambda t}$$

式中，N、N_0 分别是经过时间 t 衰变后剩下的原子核数和 $t=0$ 时的原子核数，λ 为衰变常数，负号表示原子核由于衰变而逐渐减少。从上式可以看出放射性核素是按指数规律衰减的。

如果说呈指数递减的衰变规律反映了放射性原子核衰变的“共性”，那么衰变常数 λ，则反映了每种放射性核素的“个性”。迄今尚未发现任何两种放射性核素具有相同的衰变常数值，因此 λ 值也就成为表征放射性核素衰变速率的一个特征参数。

（二）半衰期

在核医学中常用的半衰期有物理半衰期、生物半衰期和有效半衰期。

1. 物理半衰期　放射性核素的衰变速率通常以物理半衰期（physical half life，$T_{1/2}$）表示，$T_{1/2}$ 系指放射性核素数目因衰变减少到原来的一半所需的时间。λ 与 $T_{1/2}$ 之间的关系为：

$$\lambda=\frac{0.693}{T_{1/2}} \quad 或 \quad T_{1/2}=\frac{0.693}{\lambda}$$

各种放射性核素的半衰期长短不一，半衰期长的核素衰变得慢，可长达 10^{10} 年，半衰期短的核素衰变得快，可短至 10^{-10} 秒；衰变常数大的放射性核素衰变得快，衰变常数小的衰变得慢。一般把半衰期短于 10 小时的核素称为短半衰期核素，短半衰期核素是临床诊断中应用最为广泛的放射性核素，如 ^{99m}Tc、^{18}F 等。

物理半衰期是每一种放射性核素所特有的，可通过测定半衰期确定核素种类，甚至推断放射性核素混合物中的核素种类。

衰变常数和半衰期都是描述放射性核素衰变速率的特征量，衰变常数大或者半衰期短的放射性核素衰变得快，而衰变常数小或半衰期长的放射性核素衰变得慢。

2. 生物半衰期和有效半衰期　在核医学中，进入人体内的放射性核素除自身衰变外，还可以通过机体代谢排出体外。进入生物体内的放射性核素或其化合物，由于生物代谢从体内排出到原来的一半所需的时间，称为生物半衰期（biological half life，T_b）；由于物理衰变与生物的代谢共同作用而使体内放射性核素减少一半所需要的时间，称为有效半衰期（effective half life，T_e）。三者关系如下：

$$\frac{1}{T_e}=\frac{1}{T_{1/2}}+\frac{1}{T_b}$$

$$T_e=\frac{T_{1/2}\times T_b}{T_{1/2}+T_b}$$

（三）放射系列和放射平衡

许多放射性核素并非一次衰变就达到稳定，有些放射核素衰变后形成的子核（daughter nuclide）仍为放射性核素，子核又以本身的规律继续衰变，直至衰变成稳定性核素。这样，一系列递次衰变的放射性核素及其最终产物（稳定性核素）就构成了放射性衰变系列，简称放射系列（radioactive series）。每个放射系列都有一个“始祖”核素，它具有最长的半衰期，系中每一个放射性核素都是由前代的放射性核素通过 α 或 β 衰变产生，系列最后终止于一个稳定核素。通常以“始祖”核素来命名这个系列，比如自然界天然存在的铀系、锕系、钍系三种放射系列，便是分别以 ^{238}U、^{235}U、^{232}Th 为母核。其中锕系母核是铀的同位素 ^{235}U，俗称锕铀（AcU）。这三个系列经过若干次衰变，最终变成稳定性铅。如 $^{238}U(T_{1/2}=4.47\times10^9y)\rightarrow{}^{234}Pu+{}^{4}_{2}He+Q$，经 14 次系列衰变后，最终变成稳定性的 ^{206}Pb。天然放射系列衰变是环境中天然本底辐射的来源之一。

当母核半衰期很长，而子核的衰变远比母核快，经过一定时间衰变后，子体核素与母体核素的原子核数以一定的比例达到平衡，两者的衰变率基本相等，称为长期平衡（secular equilibrium）。例如锡－铟核素发生器等属于这一类，$^{113}Sn(T_{1/2}=115d)\rightarrow{}^{113m}In(T_{1/2}=1.66h)\rightarrow{}^{113}In$。

当母核的半衰期比子核长但相差不大时，经过一定时间衰变后，母核数逐渐减少，子核数先是逐步增加到最大值，以后随母核减少而减少，子体原子核数与母体原子核数在比例上保持不变，故称暂时平衡（transient equilibrium）。若时间再长，经一定时间后，达到子体与母体以相同衰变率衰变。故这种情况也可以是长期平衡与暂时平衡共存，很有利于核医学应用。钼 - 锝核素发生器就属于这一类，^{99}Mo（$T_{1/2}=66.02$h）→^{99m}Tc（$T_{1/2}=6.02$h）→^{99}Tc（$T_{1/2}=2.12\times10^5$y）→^{99}Ru。

（四）放射性活度

放射性活度（radioactivity，A）是表示单位时间内发生衰变的原子核数，过去习惯称之为放射性强度。即

$$A=-\frac{dN}{dt}$$

放射性活度等于衰变常数与处于某一特定能态的该核素的原子核数目之乘积，即 $A=\lambda N$，故上式可写成：

$$A=A_0e^{-\lambda t}$$

式中 A_0 是 $t=0$ 的放射性活度。从上式可知，放射性活度变化服从指数规律，决定放射性强弱的既包括 λ，也包括 N。

在新的国际制单位（SI）中，放射性活度的单位是贝可（Becquerel，Bq），定义为每秒一次衰变。即

$$1Bq=1S^{-1}$$

放射性活度的旧制单位是居里（Curie，Ci），1 居里表示每秒 3.7×10^{10} 次核衰变。居里与贝可的换算关系是

$$1Ci=3.7\times10^{10}Bq$$

$$1Bq\approx2.7\times10^{-11}Ci$$

对核医学通常使用的放射源的活度，居里的单位较大，为方便使用，通常采用较小的单位，如毫居里（mCi）、微居里（μCi）等；贝可相对太小，通常用 kBq（10^3Bq）、MBq（10^6Bq）、GBq（10^9Bq）等。

$$1mCi=37MBq$$

$$1\mu Ci=37kBq$$

为了表示各种物质中的放射性核素含量，通常还采用比活度（specific activity）及放射性浓度（radioactivity concentration）。

比活度定义为单位质量或单位摩尔物质中含有的放射性活度，单位是 Bq/g、MBq/g、MBq/mol 等。

放射性浓度定义为单位体积溶液中所含的放射性活度，单位是 Bq/ml、mCi/ml 等。临床核医学使用放射性浓度较多。

第三节 射线与物质的相互作用

射线的运动空间充满介质，射线就会与物质发生相互作用，射线的能量不断被物质吸收。这种相互作用亦称射线的物理效应，是我们了解辐射生物效应、屏蔽防护以及放射性检测、核素显像和治疗的基础。

一、带电粒子与物质的相互作用

1. 电离作用（ionization） α、β 等带电粒子（charged particles）通过物质时，与介质原子的轨道电子产生静电作用，使其获得能量从原子中逸出，成为带负电荷的自由电子，而原子则变成带正电荷的离子，形成正负离子对，这一过程称为电离作用。在电离过程中，带电粒子本身动能减少，但仍可以产生若次类似的效应直到动能消耗完毕，这是带电粒子的初级电离。初级电离所形成的电子通常也有较高的动能，可在物质中行进继续引起物质电离，称为次级电离。通常，次级电离占总电离的 60%～80%。

带电粒子引起电离作用的结果是在它经过的路径四周形成许多离子对。在单位路径长度上形成的离子对数目称为电离密度（ionization density）或称比电离（specific ionization），它是衡量射线粒子电离能力的指标。反映带电粒子电离作用强弱的另一个常用指标是传能线性密度（linear energy transfer，LET），表示射线在其单位长度轨道上消耗的平均能量，单位是 keV/μm。决定电离密度大小的因素有三个方面：带电粒子所带的电荷量、粒子行进的速率和被带电粒子作用的物质密度。入射粒子的电荷量越大，速度越慢，电离作用越强。所以，α 粒子的电离本领比 β 粒子大得多。

2. 激发作用（excitation） 带电粒子通过物质时，如果原子的核外电子所获得的能量还不足以使其脱离原子，而只能从内层轨道跳到外层轨道，这时原子从稳定状态变成激发状态，这种作用称为激发作用。被激发的原子极不稳定，很快

由激发态退回到稳定的基态，同时释放出多余的能量。

电离和激发作用是一些探测器工作的理论基础，是射线引起物理、化学变化和生物效应的机制之一。

3. 散射作用(scattering) β射线由于质量小，行进途中易受介质原子核静电场的作用而改变原来的运动方向，这种现象称为散射。一般情况下，带电粒子在物质中通过可能经过多次散射。

4. 轫致辐射(bremsstrahlung) 高速运动的带电粒子通过物质时，在原子核静电场的作用下，运动速度突然降低，这时入射粒子的运动方向发生偏转，部分或全部动能转变为具有连续能谱的电磁辐射，这种现象称为轫致辐射。

轫致辐射的强度和β粒子的反向散射的概率随屏蔽物质的原子序数增大而增大，还随β粒子的能量增加而增加。因此，β射线的屏蔽要用原子序数低的材料制成，如铝、塑料、有机玻璃等。α射线由于自身质量数大、运行速度慢，较少产生轫致辐射。

由β射线产生轫致辐射与X射线球管产生X射线的机制相同，但是由于X射线球管产生的电子的能量主要取决于管电压，因而在靶上激发出X射线的电子束的能量是近似单一的。

5. 切连科夫辐射(Cherenkov radiation) 当带电粒子的运动速度大于在该介质中的光速时，会发出的一种微弱的以短波长为主的辐射，称为切连科夫辐射，其特征是蓝色辉光。产生这种辐射的过程称为切连科夫效应。

切连科夫辐射是强偏振辐射，其电矢量在传播方向与粒子运动方向组成的平面内。可用于制成探测高速粒子的切连科夫计数器。它具有计数率高、分辨时间短、能避免低速粒子干扰、准确测定粒子运动速度等优点。

6. 吸收作用(absorption) 带电粒子使物质的原子发生电离和激发的过程中，射线的能量全部耗尽，射线不再存在，称作吸收。α粒子失去全部动能后，俘获两个自由电子而成为中性的氦原子；β^-粒子最终成为自由电子停留在物质中；β^+粒子则通过湮没辐射作用而消失。

粒子在物质中沿运动轨迹所经过的距离称为路程，而路程沿入射方向投影的直线距离称为射程(range)。带电粒子的能量损失与粒子的动能和吸收物质的性质有关，所以射程能比较直观地反映带电粒子贯穿本领的大小。

二、光子与物质的相互作用

γ射线和X射线及轫致辐射等属于电磁辐射，都是中性光子流，既不带点又无静止质量，因此光子与物质的相互作用与带电粒子与物质的相互作用有显著的不同。光子趋于在一次碰撞中失掉大部或全部能量；不能直接是物质电离或激发，而是通过产生的次级电子是物质电离或激发。光子与物质相互作用的方式主要有三种：光电效应、康普顿效应和电子对效应。

1. 光电效应(photoelectric effect) 当入射光子与物质原子中的轨道电子作用时，光子把全部能量移交给某个轨道电子，使其脱离轨道发射出去成为自由电子，而γ光子本身消失，这个过程称为光电效应(图1-7)。光电效应中发射出来的自由电子称为光电子。γ光子的能量一部分消耗于光电子脱离原子束缚(即克服核外电子的结合能)，其余部分就作为光电子的动能。

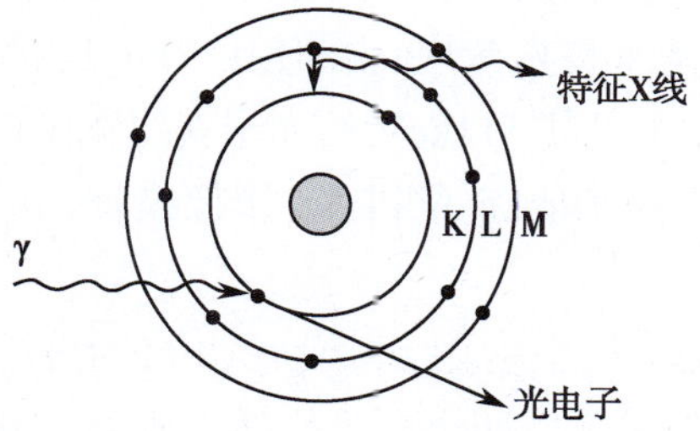

图1-7　光电效应

光子被原子内层电子吸收，全部能量被电子吸收使之成为自由的光电子，其位置由外层电子填补，同时发射出特征X射线或俄歇电子

与一般的电离过程不同，光电效应最容易发生在受核束缚最强的壳层电子，即K层电子，其次是M层电子。放出光电子的原子，由于电子壳层有空位产生，原子处于不稳定状态，此空位立即被外层电子填充，随即发射出特征X射线或俄歇电子。当光子的能量小于0.8MeV时，在高原子序数的材料中产生光电效应的可能性最大，即很容易屏蔽电磁辐射。

2. 康普顿效应(Compton effect) 当入射光子和原子中的一个电子发生弹性碰撞时，入射光子只将部分能量交给轨道电子并使其脱离轨道而释放，而入射光子本身则成为能量较低的散射光子并与自己初始运动方向成 θ 角而运动，这种现象称为康普顿效应(图 1-8)，又称为康普顿散射，所产生的电子称为康普顿电子。

康普顿效应总是发生在束缚最松的外层电子上。当光子能量在 0.8～4MeV 之间时，对任何物质来说康普顿效应的发生概率都占主导地位。

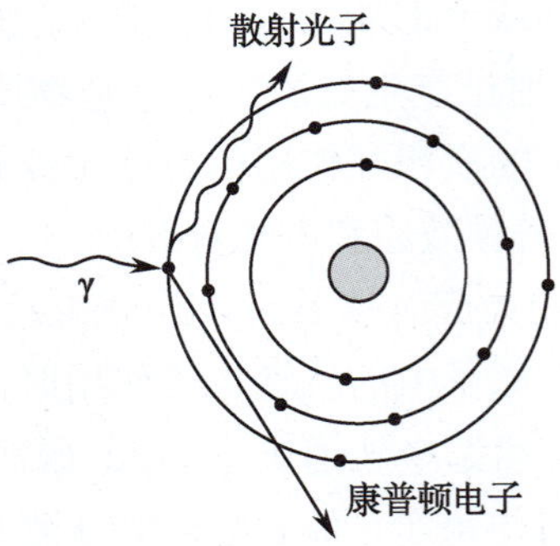

图 1-8　康普顿效应

光子将部分能量传递给核外电子，使之成为康普顿电子发射出来，而光子能量减少，改变方向运行

对于软组织而言，光子能量为 200keV～2MeV 时主要是康普顿效应。在使用 PET 进行正电子显像时，由于其 511keV 的光子在组织中散射，可导致组织和病灶定位错误，影像模糊，需对其进行校正。

3. 电子对生成(pair production)　当入射光子的能量大于两个电子的静止质量(1.02MeV)时，在原子核静电场作用下，入射光子的能量可全部被吸收而产生一对电子(正电子和负电子)，光子本身消失，这一过程称为电子对生成或电子对效应(图 1-9)。超过 1.02MeV 的多余能量将转化为正、负电子的动能。当光子能量为 5～10MeV 时，软组织中的主要效应为电子对效应。一般常用的 γ 射线和 X 线能量较低，几乎不发生电子对生成。

光子与物质的这三种作用形式与入射光子的能量和物质的原子序数有关。能量低的光子和高原子序数的物质，以光电效应为主；中等能量的 γ

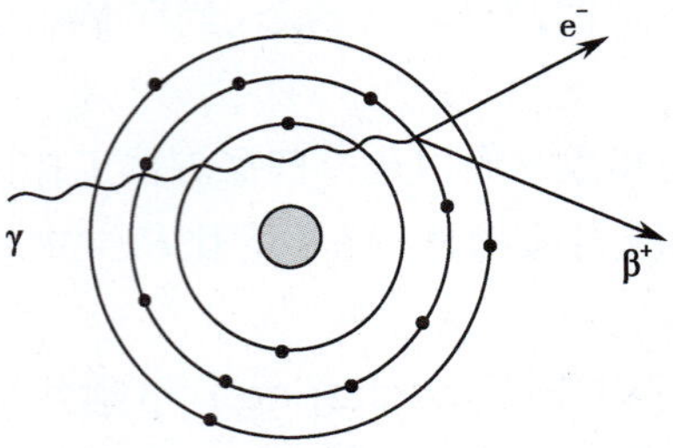

图 1-9　电子对形成效应

能量大于 1.022MeV 光子穿过物质时，光子与原子核电场的相互作用过程中，突然消失而产生一对正、负电子，其能量转变为电子对的动能

射线以康普顿散射为主；电子对效应主要发生在高能光子和高原子序数的物质的作用中。

当光子通过物质时，因为发生光电效应、康普顿效应和电子对效应，引起射线的吸收或减弱。γ 射线与物质相互作用产生光电子、康普顿电子、生成电子对等次级电子，这些次级电子也如 β 射线等带电粒子一样，能引起物质的电离和激发。

小　结

物质都是由原子组成的，原子由原子核和电子组成。原子核由质子和中子组成，它们统称为核子。原子核的质子数、中子数和原子核所处的能量状态均相同的原子属于同一种核素。凡原子核具有相同的质子数而中子数不同的元素互为同位素。核内中子数和质子数都相同但能量状态不同的核素彼此称为同质异能素。放射性核衰变包括 α 衰变、β 衰变、γ 衰变和内转换。

放射性核素的衰变是按指数规律衰减的，其半衰期有物理半衰期、生物半衰期和有效半衰期。放射性活度的国际制单位是贝可，旧制单位是居里。为了表示各种物质中的放射性核素含量，还采用比活度及放射性浓度。

带电粒子与物质的相互作用方式分为电离作用、激发作用、散射作用、韧致辐射、切连科夫辐射及吸收作用。光子与物质相互作用产生三个效应：光电效应、康普顿效应和电子对效应。

（胡　硕）

参 考 文 献

[1] Mettler FA，Guiberteau MJ. Essentials of nuclear medicine and molecular imaging[M]. 7th ed. Amsterdam：Elsevier，2018.

[2] 安锐，黄钢．核医学 [M]．3 版．北京：人民卫生出版社，2015.

[3] 谭建．Nuclear medicine[M]．北京：清华大学出版社，2018.

第二章 核医学仪器

核医学仪器是用于探测和记录放射性核素发出射线的种类、能量、活度以及随时间变化规律和空间分布的装置。根据用途不同，可分为显像仪器（包括γ相机、SPECT与SEPCT/CT、PET与PET/CT和PET/MR等），体外放射性样品计数测量仪器（γ计数仪、液体闪烁计数仪），脏器功能测定仪器（如甲状腺功能测定仪、肾图仪等），放射性药物合成与分装仪器，辐射防护测量仪器（如个人剂量监测仪，表面污染及场所剂量监测仪等），放射源活度测量仪器（活度计）等。核医学仪器的飞速发展，促进了核医学诊疗水平的不断进步。本章主要介绍显像仪器。

第一节 放射性探测仪器的基本原理

无论何种核医学仪器，其基本的原理或者说功能都是基于放射性探测与记录，本质上都是一种“放射性探测仪器”。故在了解核医学显像仪器之前，本节主要介绍放射性探测的基本原理以及放射性探测仪器的基本结构和常见类型。

一、放射性探测的基本原理

放射性探测是用探测仪器把射线能量转换成可记录和定量的光能、电能等，通过一定的电子学线路分析计算，表示为放射性核素的活度、能量、分布的过程，其探测原理是基于射线与物质相互作用产生的各种效应，主要有以下三种。

（一）电离

各种射线无论是带电粒子或γ射线、X射线，均可引起物质电离，产生相应的电荷数或电离电流。由于射线的电离能力与其活度、能量、种类有一定的关系，故收集和计量这些电荷数或电离电流，即可得知射线的性质和活度。根据此原理制成的探测器称为电离探测器，如电离室、正比计数器和盖革计数器等经典探测器。

（二）激发

带电粒子能直接激发闪烁物质（如NaI晶体），当被激发的闪烁分子退回到低能级时发出荧光。γ射线是通过与物质相互作用的光电效应、康普顿效应或电子对生成效应产生次级电子，再由次级电子激发闪烁物质发出荧光。荧光的亮度和数量分别与射线的能量和数量呈正比。通过光电倍增管将荧光转化为电信号并放大，经电子学线路处理分析，即可测得射线的性质和活度。根据该原理制成的探测器称为闪烁探测器，目前最常用的核医学显像与功能测量仪器都是采用基于该原理的探测器。

（三）感光

核射线与普通光线一样，可使X射线胶片和核乳胶感光，其基本原理是：α、β射线等带电粒子或γ射线与感光材料相互作用产生的次级电子，可以使胶片或核乳胶中的卤化银形成潜影，显影时潜影中的感光银离子被还原成黑色的金属银颗粒，银颗粒的多少与射线的强弱呈正比。经定影处理后，可以根据黑影的有无、浓淡程度（黑度）和所在位置，对放射性进行定性、定量和定位的观察。

二、放射性探测器的种类

放射性探测仪器基本结构通常包括两部分：放射性探测器和后续电子学单元。放射性探测器通常被称为探头，其作用是使射线在其中发生电离或激发，再将产生的离子或荧光光子收集并转变为可以记录的电信号，因此实质上它是一个将射线能量转变为电能的换能器。后续电子学单元是由一系列电子学线路和外部显示装置构成，可以将放射性探测器输入的电信号进行放大、运算、分析、选择等处理，并加以记录和显示，从而完成对射线的探测、分析过程。

（一）固体闪烁探测器

固体闪烁探测器（solid scintillation detector）是目前核医学中应用最广泛的核射线探测仪器之一，闪烁型探测器主要用于核医学显像仪器、功能测定仪器以及体外β、γ射线测量仪器等。探测器的基本结构包括晶体、耦合剂、光电倍增管、前置放大器等部分（图 2-1）。

1. 晶体 用于放射性测量的闪烁晶体是在放射线或原子核粒子作用下发生闪烁现象的晶体材料，其作用是将射线的辐射能转变为光能，因此又被称为闪烁体（scintillator）。用于γ射线探测最常用的晶体之一是碘化钠晶体，它是以 NaI 为基质材料按 0.1%～0.4% 的比例掺以适当浓度的碘化铊（TlI）生长而成，其中 Tl^+ 作为激活离子，在吸收射线能量后成为发光中心，可以提高探测效率，因此碘化钠晶体通常表示为 NaI（Tl）。

2. 光学耦合剂 光学耦合剂涂布于晶体与光电倍增管之间，其作用是有效地把光传递给光电倍增管的光阴极，以减少全反射。常用的光学耦合剂是硅油、硅脂等材料，具有很高的透光导光效率，并且在发光波段没有明显的自吸收。

3. 光电倍增管 光电倍增管（photomultiplier tube，PMT）是一种光电转换器件，其作用是将晶体探测到的微弱光信号通过光电效应按比例放大，转换成可被精确分析的电信号，因此它也是一种光电转换放大器件。光电倍增管由光电发射阴极（光阴极）、聚焦电极、多个电子倍增极及电子收集极（阳极）等组成（图 2-2）。

当晶体产生的荧光光子射到光阴极时，它发出光电子，光电子的数量与入射荧光光子的数量呈正比。这些光电子随后被聚焦在面积比光阴极小的第一个电子倍增极的表面上。8～19 个倍增极构成电子倍增系统，由一个稳定的高压电源维持着各极之间，以及最后一个打拿极与阳极之间的电位差（约 100V）。当入射光照射到光阴极而释放出电子时，电子在真空中被电场加速，打到第一个倍增极上。一个入射电子的能量给予倍增极中的多个电子，从而每一个入射电子平均使倍增极表面发射几个电子。二次发射的电子又被加速打到第二个倍增极上，电子数目再度被二次发射过程倍增，如此逐级进一步倍增，直到电子聚集到阳极为止。通常光电倍增管约有 12 个倍增极，电子放大系数（或称增益）可达 10^8，称之为光电倍增管的放大系数。阳极是收集电极，接受由最后一个倍增极发射来的电子流。大量负电子的涌来，使阳极电位发生瞬时下降。阳极在外电源

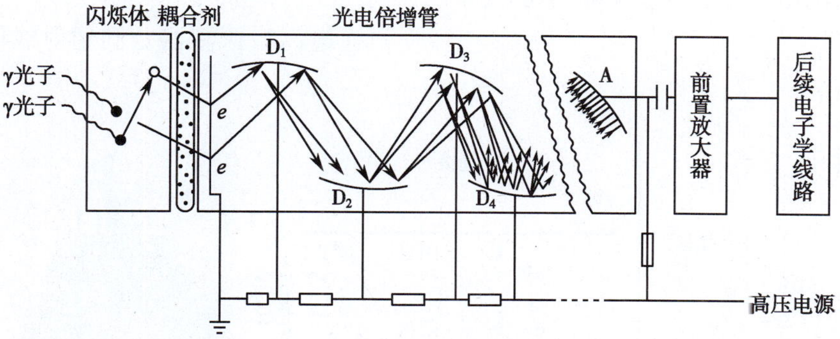

图 2-1 固体闪烁计数器基本结构示意图

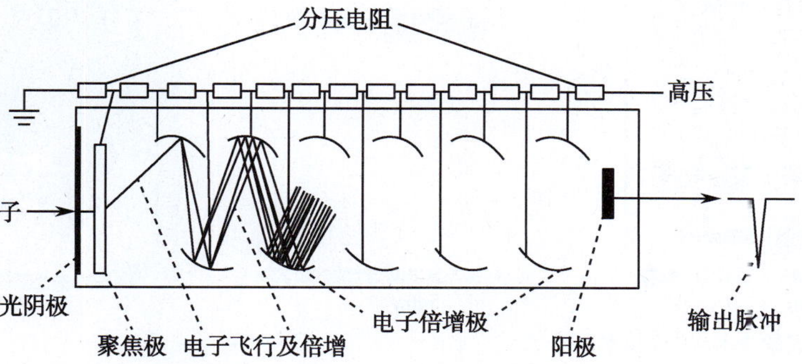

图 2-2 光电倍增管结构和原理示意图

支持下迅速将电位回复到初始状态，其结果是在阳极端输出一个电脉冲信号。电脉冲的数量和高度可分别反映射线的活度和能量。

硅光电倍增管（Silicon photomultiplier，SiPM）是20世纪90年代末出现的一种新型的光电倍增管。每个硅光电倍增管由大量的（几百到几千个）雪崩二极管（avalanche photo diode，APD）单元组成，每一个单元由一个APD和一个大阻值淬灭电阻串联而成，这些微元并联成一个面阵列。为硅光电倍增管加上反向偏压后，每个微元的APD耗尽层有很高的电场，此时若外界有光子打进来，会和半导体中的电子空穴对发生康普顿散射，打出电子或空穴，高能的电子和空穴随即在电场中加速，打出大量的次级电子和空穴，即雪崩。此时每个微元电路中电流突然变大，在淬灭电阻R上降落的电压也变大，APD中的电场瞬间变小，即APD输出一个瞬时电流脉冲后雪崩停止，不同微元的淬灭电阻阻值相同，所以理论上讲每个微元会输出等大的脉冲。在硅光电倍增管的动态范围内，它输出电流的大小就和发生雪崩的微元数呈正比。

与传统的PMT相比，SiPM具有增益高、灵敏度高、偏置电压低、对磁场不敏感、结构紧凑等特点，最近几年来在核医学领域发展和应用迅速，采用SiPM探测器核医学显像设备PET/CT和PET/MR已经问世。

4. 前置放大器 前置放大器一般紧跟在光电倍增管的输出端，对信号进行跟踪放大，同时与后续分析电路的阻抗相匹配，以减少信号在传输过程中由于衰减而导致的畸变和损失，便于后续电路分析处理。光电倍增管输出的脉冲信号一般只有几毫伏至几百毫伏，需要经过前置放大器放大到几伏至几十伏，才能触发电子测量仪器而被记录下来。

（二）半导体探测器

半导体探测器是20世纪60年代开始发展起来的新型探测器，主要采用半导体材料，如硅、锗等。探测原理是晶体内部产生电子和空穴对，产生的电子和空穴对的数量和入射光子的能量呈正比。带负电的电子和带正电的空穴分别向正负电极移动，形成的电脉冲，其强度与入射光子的能量呈正比。目前，国外新研制出半导体探测器为碲锌镉（cadmium-zinc-telluride，CZT）探测器。CZT探测器探测效率高，与传统的碘化钠闪烁体探测器相比，具有更高的能量分辨率（图2-3）。在常温下，CZT半导体探测器可以直接将γ射线转化成电信号。目前，CZT探测器已经用于心脏专用型SPECT、乳腺专用γ照相机、小动物PET、小动物SPECT等核医学仪器。

（三）电离型探测器

电离型探测器是利用射线能使气体分子电

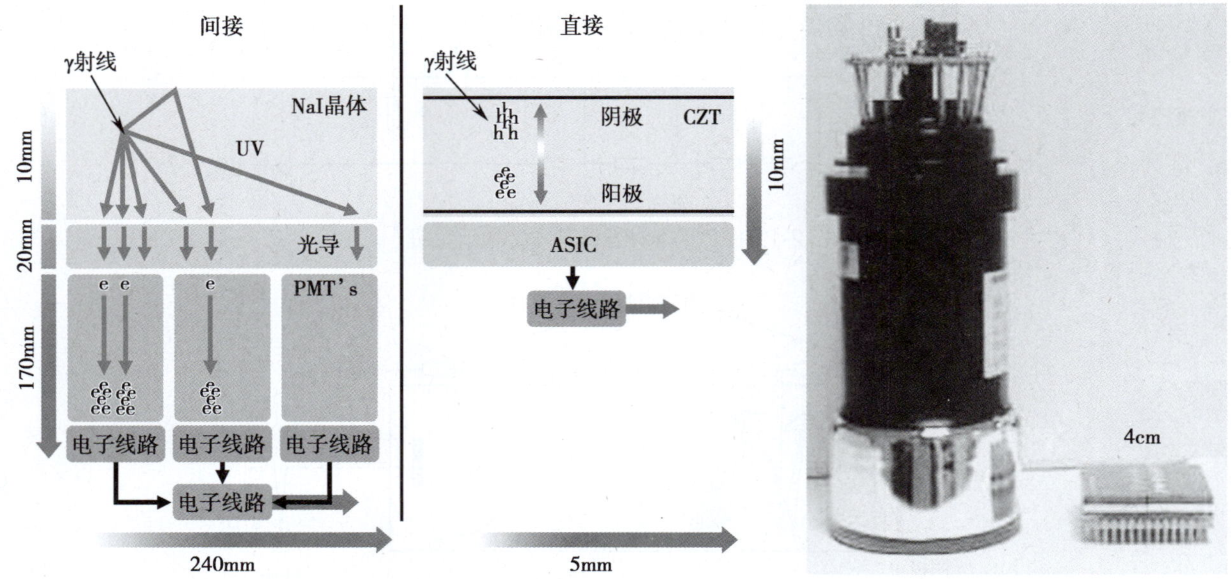

传统成像技术与CZT技术比较　　PMT与CZT

图2-3 半导体CZT探测器探测原理及与传统探测器的比较

离的原理设计的探测器，常采用玻璃、塑料或石墨等材料构成一个充满惰性气体的密闭的圆柱形管，管子的中央有一个金属丝为阳极（anode），与电源的阳极相连，管壁内衬一层薄金属为阴极（cathode）与电源阴极相连。电离型探测器的工作原理是：射线使气体分子电离，在电场作用下，带正电荷的离子向阴极移动，带负电荷的离子向阳极移动，在电路中就可产生一次电压变化，形成一个电脉冲。电脉冲的数量及电信号的强弱与射线的数量及能量呈一定关系。电离型探测器主要有电离室、盖革计数器及正比计数器（proportional counter）等类型，主要用于测定放射源活度和辐射防护仪器。

（四）感光材料探测器

利用前述射线可使感光材料感光的原理探测射线。放射自显影技术即是基于这一技术建立的。

第二节　SPECT 和 SPECT/CT

单光子发射型计算机体层显像仪（single photon emission computed tomography，SPECT）和 SPECT/CT 是目前临床核医学最主要的单光子成像设备。SPECT 是在 γ 相机的基础上发展起来的核医学影像设备，它实际上是在一台高性能 γ 相机（γ camera）的基础上增加了探头旋转装置和图像重建的计算机软件系统，因此其基本机构主要由探头、旋转运动机架、计算机及其辅助设备等三大部分构成，其中 SPECT 的探头结构也由准直器、晶体、光导、光电倍增管组成，其外形可以是圆形或矩形，有单探头、双探头或多探头等不同类型。

一、平面成像原理

平面成像即获得人体二维图像。一次成像获得人体二维图像的核医学成像设备是 γ 照相机，于 1957 年美国加利福尼亚大学的 Hal Anger 研制成功。目前，γ 照相机有多种类型，如 NaI（Tl）单晶体和多晶体 γ 照相机。随着射线探测技术的发展，半导体探头的 γ 照相机也已经应用于临床。但 NaI（Tl）单晶体探头的 γ 照相机仍是主流，本部分以其为例介绍基本结构和成像基本原理。

（一）基本结构

NaI（Tl）单晶体探头的 γ 照相机主要由准直器（collimator）、晶体（crystal）、光电倍增管（photomultiplier tube，PMT）矩阵，位置电路与能量电路，以及图像显示、存储装置和处理系统等组成。其中准直器、晶体、光电倍增管矩阵等构成可单独运动的部分，四周有外壳及屏蔽层保护，称为探头。

1. 准直器　准直器是由单孔或多孔铅或铅钨合金制作而成的装置，位于探头的最下层。其作用是允许一定方向入射的 γ 射线通过，阻挡并吸收其他方向入射的 γ 射线，使受检者体内放射性核素的分布能够投影到 γ 照相机探头的晶体相应位置，以保证仪器的分辨率和图像对病灶定位的准确性。实际应用中，来自受检者体内的 γ 射线绝大部分（约 90%）被准直器阻挡吸收，仅有小部分 γ 射线能够进入探头产生显像信号，因此 γ 照相机的灵敏度低。图像质量受准直器准直孔间壁厚度和准直孔大小的影响。

根据应用要求的不同，准直器分为多孔型和针孔型两大类。多孔型准直器中常用的有：①平行孔准直器，其应用最广泛，特点是通过平行孔准直器投射到晶体上的 γ 射线分布与被显像物体的大小相同；②发散孔准直器，主要用途是在小晶体的 γ 照相机上对大器官成像；③汇聚孔准直器，主要用途是小器官显像。针孔型准直器则只适合用于小器官而又要求高分辨率的显像，如甲状腺、腕关节等。

针对所使用放射性核素衰变产生 γ 射线能量的不同，每一种准直器的设计包括低能、中能和高能之分。按临床显像检查目的不同，每种能量的准直器又有通用型、高分辨率型和高灵敏度型供选择。

评价准直器性能的参数主要有：①几何参数，包括准直器的孔数、孔径、孔长及孔间壁厚度，其决定准直器的空间分辨率、灵敏度和适用 γ 射线的能量范围等。②空间分辨率（spatial resolution），是指准直器能够区别两个邻近点源的能力，评价指标通常为点源或线源响应曲线最大高度的一半处的全宽度（full width at half maximal，FWHM），FWHM 越小表示空间分辨率越好。③灵敏度（sensitivity），是指准直器允许 γ 射线的通过率。准直器越厚，准直孔越小，孔间壁越厚，灵敏度就越低；反之灵敏度则越高。

探测显示同样能量的γ射线时，若提高准直器的空间分辨率，将导致灵敏度的降低；若提高灵敏度则将导致空间分辨率下降。低能准直器的空间分辨率通常好于高能准直器，其灵敏度也优于高能准直器。

2. 晶体 晶体位于准直器与光电倍增管之间，其作用是将通过准直器的入射γ射线转换为闪烁光。NaI（Tl）晶体密封于铝容器中，相对于光电倍增管的一面可透光，并在射线入射面和周边涂有反光物质（氧化镁），提高晶体产生的光子投射入光电倍增管的效率。

晶体形状取决于γ照相机的探头视野，最常见为圆形和矩形。晶体大小从直径25～50cm，目前矩形大视野NaI（Tl）晶体尺寸达到50×60cm。晶体厚度为6.4～12.7mm（2/8～4/8英寸），最常用为9.5mm（3/8英寸）。

晶体厚度是影响γ照相机成像性能的因素之一。厚晶体可提高对γ射线完全吸收的概率，增加探测灵敏度，但同时也因多次康普顿散射概率的增加，降低图像分辨率。因此，γ照相机通常采用较薄的NaI（Tl）晶体，以获得较高的图像分辨率，但存在部分γ射线穿透晶体而使探测效率降低的不足，特别在高能核素（如正电子湮没辐射产生的511keV γ光子）成像时变得尤为突出。目前，用于高能核素成像的NaI（Tl）晶体厚度多采用15mm（5/8英寸），并对晶体进行特殊切割加工处理，以获得较高的射线探测灵敏度，同时保证低能核素成像的分辨率。

3. 光电倍增管（PMT） 详见本章第一节。

4. 位置电路和能量电路 位置和能量电路是γ射照相机成像的核心组件，其主要作用是将PMT输出并经ADC转换和放大后的数字脉冲信号，转换为确定晶体闪烁光产生位置的X、Y信号及确定入射γ射线的能量信号（Z信号）。

当入射γ射线与晶体相互作用产生闪烁光时，最靠近闪烁点的PMT接受的光量最多，随着与闪烁点距离的增加，PMT接受的光量逐渐减少。通过计算每个光电倍增管输出的X、Y脉冲信号的相对大小，便可确定γ射线在晶体中产生闪烁点的位置坐标，该位置坐标即图像大小与γ射线能量的高低无关。能量电路的输出信号（Z）幅度是所有PMT探测到的光强度之和，反映整个晶体接收γ射线能量后所产生的闪烁光，因此代表了γ射线在晶体中损失的能量，并与射线能量呈正比。

Z脉冲信号通过脉冲高度分析器（pulse height analyser，PHA）进行能量鉴别，以确定其是否为有效闪烁事件，从而选择性记录进入预设核素能量窗的目标脉冲信号，排除本底信号和其他干扰信号，进而形成放射性核素的客观分布图像。实际应用中，根据显像所用放射性核素能量的不同，可通过调节PHA的阈值和测量道的窗宽获得高质量图像。

现代γ照相机的位置电路和能量电路中，均利用计算机对X、Y、Z信号作进一步校正，其中对X、Y信号所做的校正称为线性校正，以纠正闪烁点计算位置的偏差；对Z信号所做的校正称为能量校正，目的是使相同能量的入射γ射线在晶体的任何位置所产生的能谱相同。通过能量和线性校正，能够有效地避免能量响应和线性因素对图像均匀性的影响，从而提高γ照相机系统的性能。

5. 显示存储装置和输出设备 目前的γ照相均利用计算机实现对图像采集信号的显示、存储和处理。一个入射γ光子所产生的Z信号通过脉冲高度分析器后，与该γ光子的X、Y位置信号一起进入计算机的显示与记录装置。通过预置计时或计数采集方式，在采集期间内，进入γ照相机探头并通过PHA的γ光子被显示在采集计算机的显示屏上，形成一幅完整的放射性核素分布图像。

采集结束后，图像原始数据以文件形式自动存储于采集计算机的硬盘中，并同时传输至后处理计算机工作站存储和进一步处理。由于计算机硬盘容量有限，检查患者的图像原始数据需定期拷贝到其他存储介质如光盘或外存储服务器等，便于长期保存。经过处理后用于诊断报告的图像可通过激光相机、彩色激光或喷墨打印机、干式相机等设备输出。

（二）成像基本原理

γ照相机成像基本原理如图2-4所示。引入受检者体内的显像剂，其放射性核素衰变产生的γ射线通过准直器，按一定规律将放射性核素的分布投射到晶体。γ射线与晶体相互作用产生的

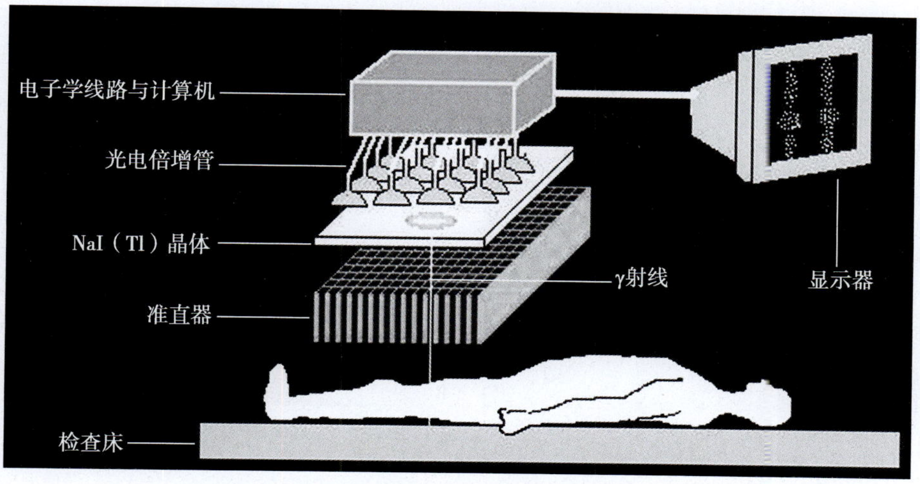

图 2-4 γ照相机成像基本原理示意图

闪烁光被呈矩阵排列的各光电倍增管（PMT）接收。对每一次闪烁事件，各 PMT 接收闪烁光子的数目随闪烁点距离的增加而减少，因此输出的电脉冲幅度不同。位置电路根据各 PMT 的位置和输出脉冲幅度确定闪烁点的位置，并输出相应幅度的 X、Y 位置信号，其经能量信号归一化处理，使得位置信号的幅度即图像的大小与γ射线的能量无关。能量电路将各 PMT 脉冲累加，其幅度与入射γ射线能量呈正比，作为能量（Z）信号经脉冲高度分析器（PHA）处理，以甄别是否符合显像γ射线的能量。当γ射线的能量处于 PHA 设定的测量道宽内，PHA 即输出一个脉冲，使计算机图像矩阵中与γ射线入射位置对应的像素的计数增加 1。通过预置计时或计数采集足够的入射γ射线，图像矩阵中的计数分布则代表受检者体内的放射性核素分布。计算机将像素计数分布经色表转换为灰度或颜色分布，并显示在显示器屏幕上，从而得到一帧放射性核素显像图。

γ照相机仅能提供平面二维图像信息，临床用于局部静态显像、动态显像，还可进行全身显像。

二、SPECT 成像原理

SPECT 是通过γ照相机旋转采集获得体内放射性示踪剂分布的三维信息图像并重建为各向断层图像，提高了病变显示的对比度，有助于探测和检出机体深部小病灶。

（一）SPECT 的基本结构

SPECT 的基本结构即在γ照相机的基础上，增加了探头旋转运动机架、断层采集及其图像重建软件系统，检查床床板采用低衰减材料制成。此外，PMT 的磁屏蔽作用有所增强，以克服探头旋转过程中地球磁场变化对 PMT 性能的影响。对系统的均匀性、线性、稳定性等要求均高于γ照相机。

旋转机架由机械组件、运动控制电路、电源保障系统、机架操控器及运动状态显示器等构成，其主要作用包括：①根据操作控制命令，完成不同显像采集条件时探头所需的各种运动，如圆周断层运动、预置定位运动，以及在检查床配合下进行直线全身显像运动等；②将心电 R 波触发信号、预置的探头位置及角度信号等传输至计算机，并接受计算机指令完成相应的动作；③为整个系统（探头、机架、计算机及其辅助设备等）提供稳定的各种规格高低压、交直流电源。

低衰减材料制成的检查床床板有助于最大限度地降低对γ射线的衰减作用，检查床的上下运动及其床板的伸缩移动可通过自动或手动控制方式完成。SPECT 配备的计算机工作站及其专用软件则能实现对机架运动的控制、系统性能检测、各种成像方式采集及其处理（包括图像重建）等功能。这些改进在使设备具有断层成像功能的同时，也提高了平面成像性能。

根据探头的数量，有单探头、双探头和三探头 SPECT。目前，主流的 SPECT 为双探头，与单探头相比，明显提高了全身显像和断层显像的采集速度及工作效率（图 2-5）。

（二）SPECT 成像基本原理

SPECT 成像的基本原理与 CT 扫描是相同

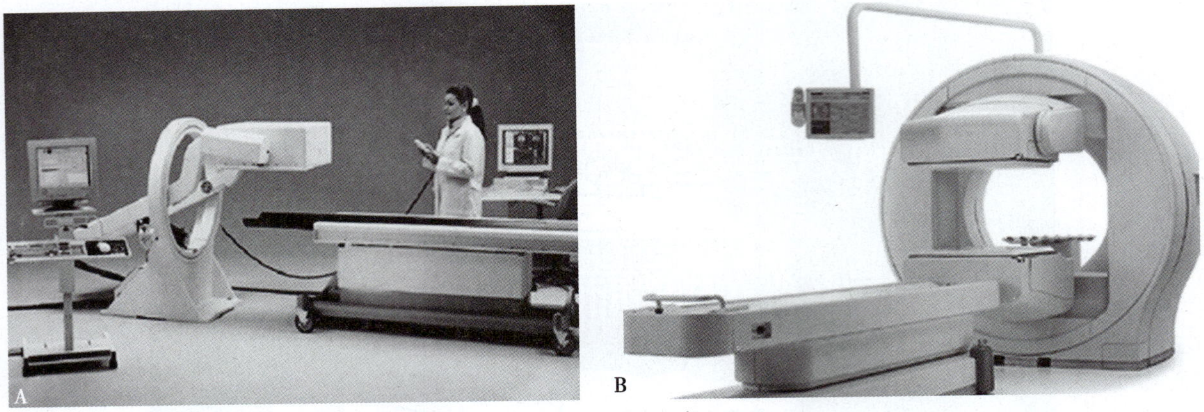

图 2-5 单探头 SPECT（A）和双探头 SPECT（B）

的，首先探头围绕受检部位旋转采集若干帧平面投影图像，然后利用图像重建技术处理，从而获得受检区域的横断层、冠状断层、矢状断层或任意方向断层面图像。

1. 投影图像采集 患者受检部位置于 SPECT 探头视野内，准直器表面与旋转轴平行（多数情况下，旋转轴与受检者的长轴平行）。采集可根据需要从某一角度开始，探头随机架旋转围绕受检者旋转 180°～360°，在预定时间内每隔一定角度（3°或 6°）采集一帧投影图像，获得受检部位在各方位（角度）的放射性分布信息（图 2-6）。

2. 断层图像重建 采集得到的投影数据经过计算机图像重建软件处理，获得所需的不同断层图像。图像重建方法有多种，最为常用的有如滤波反投影法（filtered back projection，FBP）、迭代法等。

FBP 法基本的过程为：①将投影图像数据作傅里叶变换，得到其频率分布；②投影的频率分布经斜坡滤波器滤波，得到修正的频率分布；③将修正的频率分布作傅里叶反变换，得到修正的投影；④将修正的投影作反投影，得到放射性实际分布的断层图像。通过对采集的一系列投影图像重建处理，首先得到横断层图像，以此为基础产生冠状断层、矢状断层或任意方向的断层图

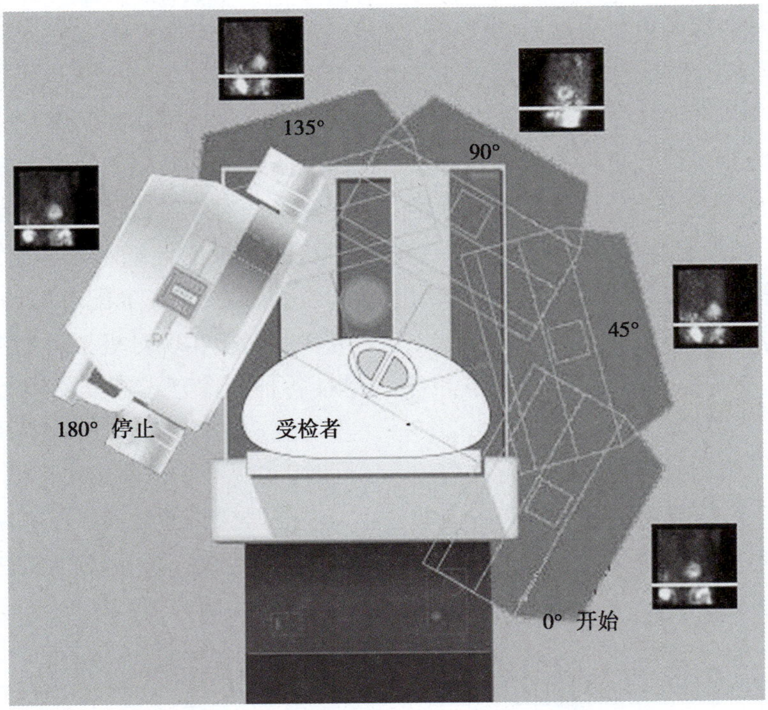

图 2-6 SPECT 投影图像采集示意图

像。本方法的优点是快速和精确，但要求具有完整的采集数据，只适用于完全角度（360°采集）的投影图像重建。

迭代法重建是以收敛为基本特征的算法处理，从一个假设的初始图像出发，通过多次迭代运算和比较，使重建数据与实际图像数据一致。迭代法求解过程是：在重建开始时任意给出一组初始横断面估计数据，通常设定一个各像素全为1的数据矩阵，矩阵大小与原始采集矩阵一致。由初始估计数据进行模拟投影数据计算，将计算所得的投影数据与原始投影数据比较，获得各个像素的修正量。以此为依据，对初始图像数据矩阵值进行调整。调整后的图像按上面步骤重复进行，经过多次循环迭代，直至达到预定精度。为了加快收敛速度，减少运算时间，提高图像质量，人们提出了很多快速算法，其中有序子集最大期望值法（ordered subset expectation maximization，OSEM）是最为常用的一种快速迭代重建算法，OSEM方法在每一次迭代过程中将投影数据分成N个子集，每一个子集对重建图像各像素点值校正以后，重建图像便被更新一次，所有的子集运算一遍，称为一次迭代过程，它所需要的运算时间与FBP重建的时间基本相等。迭代法具有很多优点，如能较好地校正空间分辨率和探测效率变化的影响，有效地校正射线散射和衰减的影响，较好地抑制噪声等，故利用其重建的图像质量优于FBP法。对一些不完全角度采集的投影可采用迭代法进行图像重建。

近年来，在核医学断层影像设备（包括SPECT和PET）中都配置有FBP和OSEM影像重建软件，它们各有优缺点，在实际应用过程中可以根据具体情况选择使用。

三、SPECT/CT

放射性核素显像的原理是建立在器官组织血流、功能和代谢变化的基础之上，不仅能够显示脏器和病变的位置、形态、大小等解剖结构，更重要的是可以同时提供有关脏器、组织和病变的血流、功能、代谢和排泄等方面的信息，甚至是分子水平的代谢和生化信息，对于异常病变探测的灵敏度很高，可以在疾病的早期尚未发生形态结构改变时诊断疾病。但是由于SPECT显像在单位面积上的光子通量比X线CT小10^3～10^4倍，成像的信息量不是很充分，加之传统闪烁晶体的固有分辨率一般也只有4mm左右，在对细微结构的精确显示方面远不及CT。而CT的优势在于解剖分辨率非常高，可以观察解剖及形态的细微变化，但无法显示病变的功能、代谢以及分子水平的变化。因此，SPECT与CT具有高度的互补性。SPECT/CT即是SPECT和CT两种显像技术相结合形成的一种新的核医学显像仪器，将SPECT和CT这两种设备安装在同一个机架上，两种显像技术的定位坐标系统相互校准，在两次扫描期间患者处于同一个检查床上且保持体位不变，可以防止因患者移位产生的误差，在一定程度上也解决了时间配准的问题。一次显像检查可分别获得同一部位的SPECT图像和CT图像，并可通过相应的软件自动配准产生同一部位的SPECT/CT融合图像，实现了SPECT功能代谢影像与CT解剖形态学影像的同机融合。

目前，常规SPECT/CT已成为核医学单光子成像的主流仪器，这类仪器配备的CT以多排螺旋CT为主，也有平板CT。CT的作用主要包括：①通过图像融合，对SPECT显示的病灶提供准确的解剖定位；②利用CT扫描数据对SPECT采集数据进行衰减校正，提高SPECT图像质量；③提供病灶CT影像学描述，增加诊断信息。功能图像与结构图像的有机融合，有助于弥补各自成像技术的不足，从而提高对疾病诊断的准确性（图2-7）。

四、半导体探测器SPECT

基于Na（Tl）晶体的传统SPECT探测器技术存在对γ射线转换效率低造成系统灵敏度低、能量分辨率不佳、衰减及散射影响大、重建图像的空间分辨率低、探测器体积大、屏蔽材料笨重等不足，SPECT的成像速度和图像分辨率受到很大限制。

半导体探测器是近年发展起来的探测器，探测原理前面已经介绍。基于CZT半导体探测器的SPECT具有以下的特点：①CZT探测器取代传统SPECT的晶体和PMT，缩小了探测器体积，整体探测器可高度集成化。屏蔽探测器所需材料少，探头重量轻；②直接从CZT探测器获得γ射线的位置和能量信号；③能量分辨率更高为

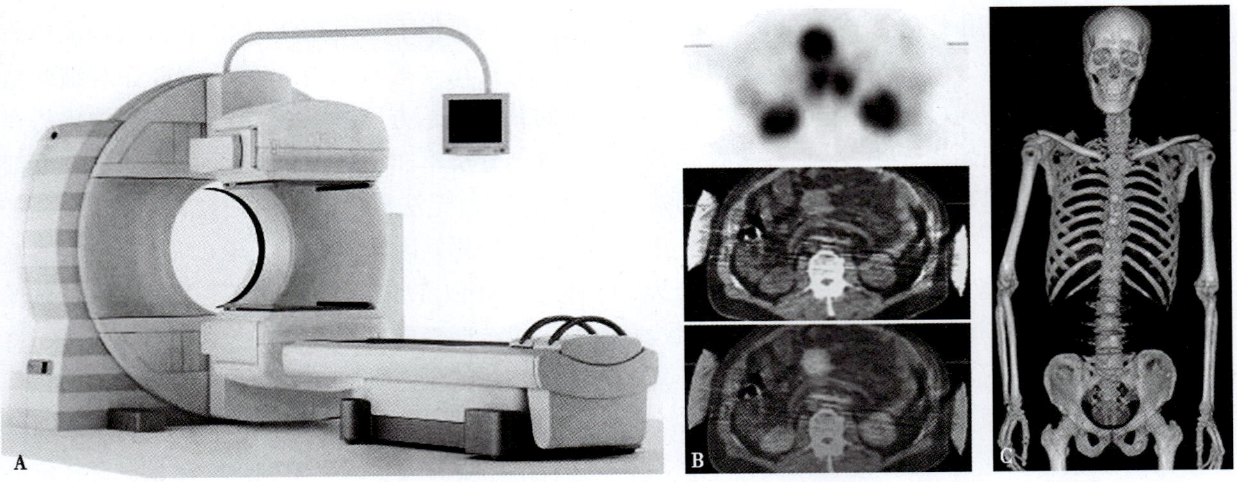

图 2-7 SPECT/CT（A）、SPECT/CT 断层及其融合图像和双探头 SPECT（B）三维融合容积图像

5%～6.2%，明显优于传统 SPECT 的 9.5%～12%。系统灵敏度是传统 SPECT 的 8 倍。系统空间分辨率可达 2.46mm，而传统 SPECT 为 4～8mm。实际应用中，能够有效地减少显像剂用量，缩短成像时间，并获得高质量图像。

CZT 探测器具有模块结构特点，在 SPECT 探测器制作中可方便进行组合，以设计成各种专用的 SPECT。目前，基于 CZT 半导体探测器的心脏专用 SPECT 和 SPECT/CT 以及乳腺专用 CZT 双探测器成像仪已投入临床使用。临床研究显示：图像质量明显提高，对心肌缺血灶的显示优于传统 SPECT；^{99m}Tc-MIBI 心肌灌注显像采集时间仅需 2～3 分钟，并可进行心肌血流量和冠状动脉血流储备测定。采用 CZT 双探测器的 ^{99m}Tc-MIBI 显像能清晰显示小于 1cm 的乳腺癌病灶。基于 CZT 探测器的通用型 SPECT/CT 也已推出商品化设备（图 2-8）。

五、SPECT 的图像采集

SPECT 的图像采集根据临床需要和成像方式可进行静态采集和动态采集，平面采集和断层采集，局部采集和全身采集，以及门控采集等。其中除了断层 / 门控断层采集必须 SPECT 完成，其他成像方式普通 γ 照相机亦可进行。根据临床需要还可进行单核素采集或多核素采集。

一般而言，断层采集是利用 SPECT 探头绕患者旋转 180°～360°，每隔一定角度（3°～6°）采集 1 帧图像，获得靶器官各个方向的放射性分布信息，经过电子计算机重建断层图像。以下下介绍若干与 SPECT 图像采集有关重要的采集参数或采集条件。

（一）矩阵（matrix）

是指将视野分割成若干正方单元，以 X 和 Y 方向分割数表示，如 64×64，128×128，256×256 等。在一定范围内矩阵越大，图像的分辨率越高。分辨率最终受到探头系统分辨率的限制，因此，像素的大小等于 1/2FWHM（半高宽）最为合适。旋转型 γ 照相机的 FWHM 多为 12～20mm，因此要求像素为 6～10mm，对大视野探头采用的是 64×64 矩阵。如果矩阵增到 128×128，每一像素的计数将会下降 4 倍，这会大大降低统计学的可靠性。

（二）断层旋转采集方式

断层旋转采集方式有两种：步进采集和连续采集。一般认为这两种采集方式的结果没有明显区别。步进采集的设置，以被检查脏器的中心为旋转中心，探头旋转 360°（双探头 180°，三探头 120°），每步进 5.6° 或 6° 采集一帧，共采集 64 或 60 帧，每帧 25～30 秒。心脏显像，可旋转 180°，同时适当增加投影数（步进 3°）和采集时间，以提高影像质量。

（三）旋转半径

人体前后径一般小于左右径，以略大于二分之一横径为探头旋转半径，则探头旋转到前位和后位时探头表面必然与体表之间存在一定距离，模型试验证明这种距离将降低分辨率。如果探头

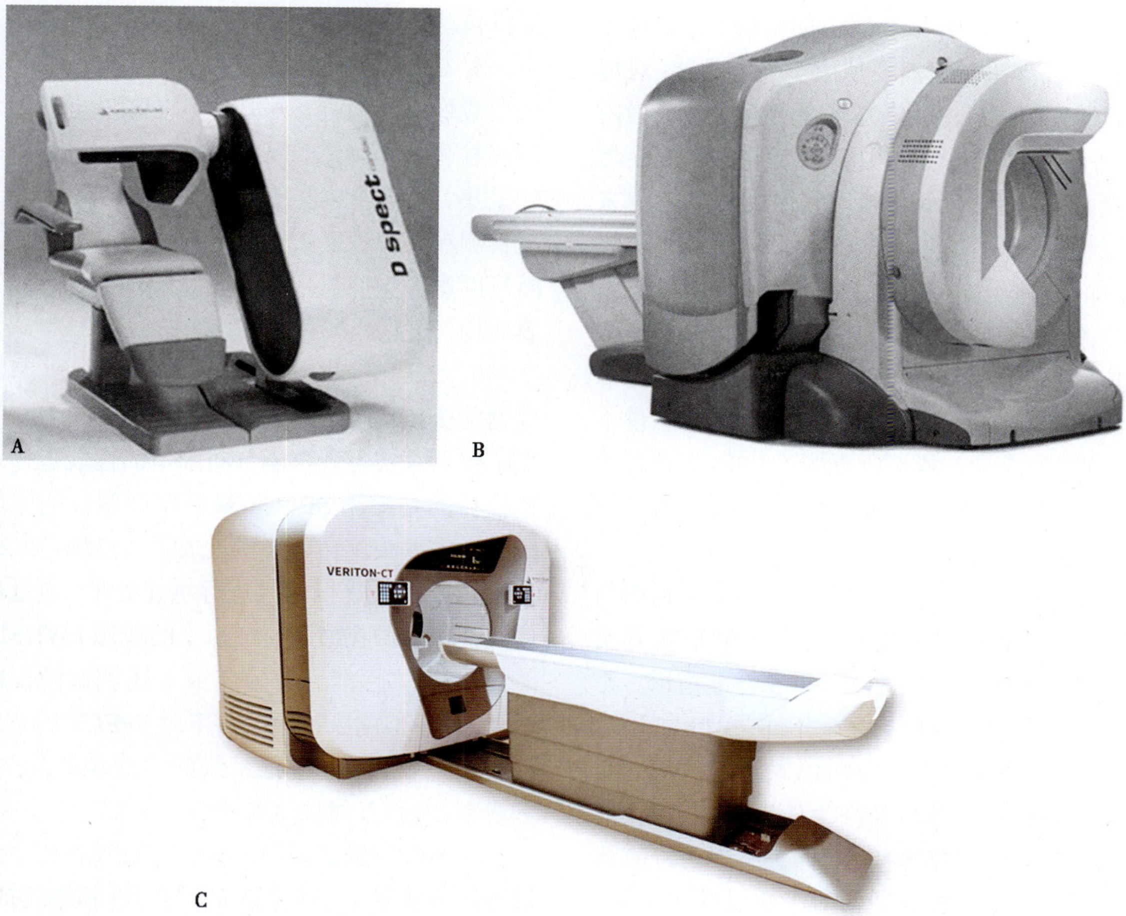

图 2-8　CZT 探测器心脏专用 SPECT（A）和 SPECT/CT（B）以及 CZT 探测器通用型 SPECT/CT（C）

沿椭圆形轨迹或按体表轮廓轨迹旋转采集，这一情况将得到明显改进。模型试验表明，这种改进使 FWHM 减少 1.5～2.5mm，病变对比度提高 2.8 倍。探头非圆形轨迹旋转由计算机控制，也可保持探头仍进行圆形旋转，由计算机控制检查床上、下、左、右移动来实现探头表面尽量贴近患者体表，这样可有效提高分辨率。进行脑断层显像时，还必须注意使探头尽量贴近头颅旋转而避开双肩的干扰，否则影像质量将明显下降。

（四）采集时间

采集时间包括每投影剖面的采集时间和总的采集时间，它们的选择依据为断层图像的统计精度要求。一般而言，SPECT 重建影像所需的原始信息不应少于 10×10^6 计数。例如，采取步进式采集，6°/step，共采集 60 帧，则每帧（每个投影剖面）的采集计数应为 1.67×10^5。在正式采集开始前，将探头置于 0° 或 180° 位置用计数采集方式，即可求出每次投影所需采集时间及总采集时间。总采集时间一般不宜过长，因为患者的体位尤其是受检部位的固定十分重要，如果患者不能坚持而中途发生身体移动，就会前功尽弃。患者情况特殊时，应根据情况决定患者能耐受的时间；小儿及不能配合的成年人，还应事先给予镇静剂。

六、SPECT 和 SPECT/CT 的质量控制

SPECT/CT 日常质量控制与 SPECT/CT 图像质量密切相关，是获得高质量图像和进行正确影像学诊断的前提。SPECT/CT 分为 SPECT 性能指标、CT 性能指标及 SPECT/CT 整体性能指标。因此 SPECT/C 质量控制也分为 SPECT 质量控制、CT 质量控制及 SPECT/CT 质量控制。质量控制体系和指标复杂繁多，此处选取若干常用者介绍。

（一）SPECT 日常质量控制

1. 系统本底　指在 SPECT 在带有准直器、周围无任何放射源的情况下空机采集测得放射性计数和分布。SPECT 工作中，可能会对设备造成放射性污染，而放射性污染会在图像上产生伪影。记录系统本底，可以避免这种伪影的出现。方

法：每日工作前记录每个探头的系统（有准直器状态）本底，如果一日内要使用2种准直器，对每种准直器分别记录。判断本底是否在允许范围内（每分钟计数≤2k），如果超出允许范围，要确定污染位置，并进行去污，直到本底达到允许范围方可进行临床显像。在工作过程中，随时观察系统本底，如果本底超出允许范围，要重复上述去污。

2. 能峰 SPECT工作中，仪器设置的能峰位置应与显像剂核素能峰准确吻合一致。能峰偏移的直接后果是计数下降，导致图像信息量不足，影响图像质量。能峰检查按照SPECT自带的程序进行，对^{99m}Tc，能峰偏移应在±3keV内。每周一次。

3. 固有均匀性 均匀性是指探头受到均匀照射时产生均匀图像的能力，是反映SPECT真实再现核素分布浓度变化的一项重要性能指标。影响均匀性的主要原因包括晶体不均匀、PMT增益不一致、位置电路线性差及PHA峰位漂移等。系统的不均匀性将导致显像产生伪影，影响图像质量。固有均匀性是指SPECT探头不适用准直器时测量得到的均匀性。通常对平面显像，要求系统的非均匀性误差控制在3%～5%。对SPECT系统的非均匀性误差则要求控制在小于1%，因为采集的平面投影误差在图像重建过程中将被放大，如平面投影1%的误差，通过SPECT重建可放大到20%，从而使断层图像产生严重伪影。固有均匀性检测要求每周一次。

4. 旋转中心校正 SPECT的旋转中心（center of rotation，COR）是一个虚设的位于旋转轴上的机械点。采集断层投影数据时，探头围绕该中心旋转。图像重建算法要求探头的COR与每帧投影图像矩阵的中心重合在一起。旋转中心的漂移将导致断层图像轻则模糊，重则点源呈圆环状伪影，而患者的重建断层图像则表现为分辨率和对比度降低。影响COR漂移的主要因素包括探头或机架旋转运动过程中的不稳定性、电子学线路的不稳定性、A/D信号的非线性及地磁场等。

SPECT均配有专用的COR校正软件。将点源固定于COR位置，探头旋转360°（双探头则各自旋转180°）采集120帧投影图像，计算每一帧的漂移因子，得到COR校正数据。校正因子的计算及患者断层采集时COR漂移的校正均由计算机自动完成。常规质控要求每季度一次。

5. 断层均匀性测试 目的是检测SPECT横断层成像的均匀性。一般采用充满含^{99m}Tc溶液的圆柱体模型，置于视野中心，探头行步进式旋转采集，重建横断层图像，并进行衰减校正。通过目测观察模型横断层影像判断系统均匀性。如断层面影像无明显环状伪影和“冷”区或“热”区，表明均匀性好，满足临床诊断要求。

6. 断层空间分辨率测试 空间分辨率是指仪器能分辨的两个点源或线源间的最小距离，是反映仪器真实再现核素分布细节的性能指标。本质控目的是检测SPECT横断层面图像的空间分辨率。在探头旋转中心附近放置一点源，以20cm为旋转半径采集投影并进行重建处理，通过剖面曲线计算点源在横断层图像上的线源FWHM。

7. 总体性能评价 完成上述测试校正的基础上，在近似临床使用条件下对SPECT的总体性能进行测试，主要包括系统断层成像的均匀性、分辨率、线性及对比度等指标。

总体性能测试采用SPECT模型，在模型内放置冷区分辨率、热区分辨率、均匀性和线线插件，进行断层采集和重建，通过对断层图像定性观察和半定量与定量分析，评价系统的相应性能。如模型放射性均匀分布区域在断层图像上出现圆环状伪影，表明均匀性校正不当；若图像经衰减校正，可通过剖面曲线分析评价其均匀性。观察模型断层图像上能够分辨的最小冷（热）区插件，以评价系统的分辨率。对可分辨的冷区通过剖面曲线分析或利用感兴趣区（region of interest，ROI）技术计算T/NT比值，评价系统的对比度。常规质控要求每个月一次。

（二）SPECT/CT中CT的日常质量控制

目前的SPECT/CT中CT有三种档次，各种档次的CT均能为SPECT提供衰减校正和不同程度的定位。①诊断级CT，最大管电流≥200mA；②定位级CT，最大管电流为30mA，提供的诊断信息有限；③大致定位级CT，最大管电流为2.5mA，基本上不能提供诊断信息。

对不同用途的CT，其质量控制的要求不同，各种档次的CT，使用前均应进行球管预热及空气校准。

对于诊断级CT，应按照专用CT的质量控制标准进行日常质量控制。我国现行的CT的质量控制检测标准为"GB17589-2011X射线计算机断层摄影装置质量保证检测规范"，该标准中规定了CT稳定性检测的要求。如果检测结果达不到后文第十八章表18-1中的"合格标准"，则应停止使用，报修。

（三）SPECT/CT整体日常质量控制

SPECT/CT整体日常质量控制为对SPECT和CT的融合精度的检测。当SPECT图像与CT图像融合出现偏差时，会导致SPECT图像上病灶定位偏差，严重影响诊断准确性。方法：采用设备附带的质控程序进行或对点源或线源断层图像分析。按照设备出厂给出的允许值判定是否在允许的范围内。如果检测结果超过允许值范围，则应停止使用，报修。

第三节　PET、PET/CT和PET/MR

一、PET

正电子发射断层显像（positron emission tomography，PET）既是一种利用示踪原理显示活体生物学过程的医学影像技术，也表示使用这一技术的成像设备。与传统SPECT成像技术相比，PET具有两个重要特点：①显像剂用发射正电子的核素标记，常用的 ^{11}碳（^{11}C）、^{15}氧（^{15}O）、^{13}氮（^{13}N）是组成人体最基本元素的同位素，^{18}F 的性质则与氢极为相似。这些核素置换生物分子中的同位素，制备得到的示踪剂保持了原有生物分子的生物学特性和功能，能够客观显示体内的生物代谢信息。②采用电子准直和符合探测技术定位正电子示踪剂的分布，显著提高了系统的灵敏度和空间分辨率，获得高质量图像。

PET于20世纪70年代问世，90年代前主要安装在国外一些大学和研究机构用于科学研究。90年代后，随着生产正电子核素设备的小型化和自动化合成正电子示踪剂技术的成熟，PET逐渐在临床得以推广。随着图像融合技术的发展，2001年PET/CT应用于临床，目前已成为正电子成像的主流设备。

（一）PET的基本结构

PET的总体结构与SPECT基本相似，包括探头、机架、电子学线路、数据采集和图像处理计算机工作站、检查床等。

1. 探头　PET的探头是由若干探测器环排列构成。探测器由晶体、光电倍增管和相关电子线路组成，许多探测器紧密排列成环，多个探测器环再排列成一个圆筒。探测器环越多，探头的轴向视野越大，一个床位成像获得的横断层面也就越多。探测器由晶体、光电倍增管（PMT）、放大和定位电路组成，安装于有保护和光屏蔽作用的外壳内，多以模块化方式按一定次序紧密排列在探测器环周上（图2-9）。探测器环之间大都有可自动伸缩的栅隔，由射线屏蔽效率高的铅或钨等重金属制成，用于二维模式采集，以阻止来自其他环中的γ光子干扰。探测器是PET的核心组件，对其性能有如下要求：①高探测效率；②短符合分辨时间；③高空间分辨率；④高可靠性和稳定性。

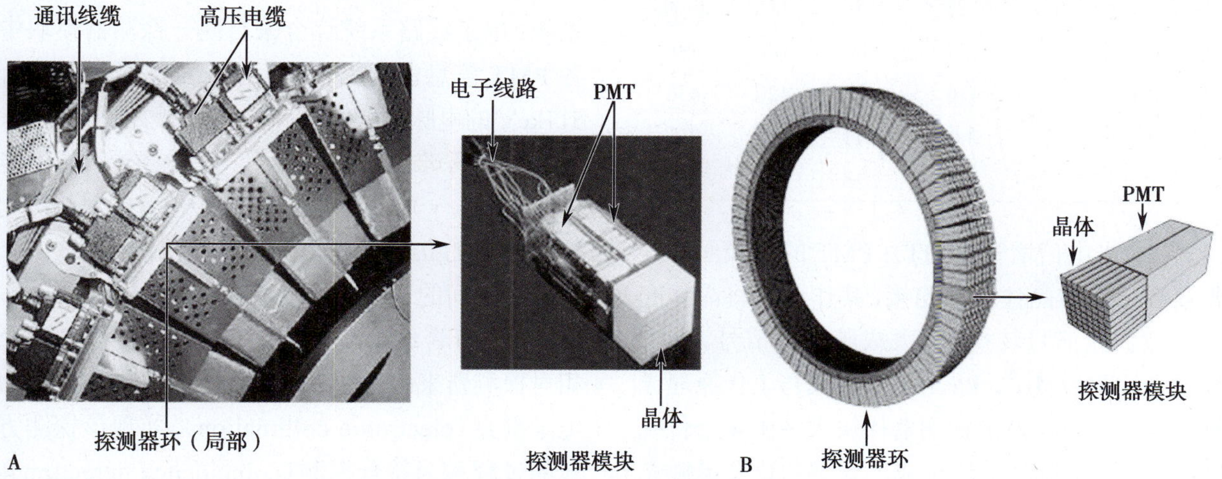

图2-9　PET探测器环与探测器模块组成（A）及其示意图（B）

(1) 晶体：其主要作用是将入射的高能γ射线转换为可见光。理想晶体的性质包括：①高密度和高原子序数，对高能γ射线探测效率高；②短余辉时间，能得到好的符合定时；③高光输出，发光效率高；④能量分辨率好，清楚辨识全能事件；⑤发射波长接近400nm，与PMT响应匹配最佳；⑥透明且折射率接近1.5，保证产生的可见光无阻挡地传至PMT；⑦辐射硬化，确保晶体特性的稳定；⑧不潮解，使得包装简单；⑨牢固，易于制造小晶体单元；⑩易于生产，产品价格合理。总体要求为时间分辨好、阻止高能γ射线能力强、光产额高。

目前，PET探测器常用的晶体有：①锗酸铋(BGO)晶体，其密度大，探测效率高，稳定性好，但衰减常数大，光子产额低；②硅酸镥(LSO)晶体，其密度大，探测效率高，光子产额高，但价格较高，有剩余荧光噪声；③硅酸钆(GSO)晶体，其密度大，探测效率高，光子产额高，无剩余荧光噪声，但价格较高。上述晶体与NaI(Tl)晶体性能比较见表2-1。每个探测器模块中的晶体可由一块晶体切割成不同深度的小条晶体组成，也可直接用独立的小晶体条粘合而成，后者的分辨率特性优于前者。

表2-1　PET探测器常用晶体性能比较

性能指标	晶体种类			
	NaI(Tl)	BGO	LSO	GSO
物理密度 /g•cm^{-2}	3.67	7.13	7.40	6.70
光子产额 /%	100	15	75	30
能量分辨 /%	8	10.2	10	8.5
线衰减系数 /cm^{-1}	0.35	0.96	0.87	0.70
衰减常数 /ns	230	300	40	60
发射波长 /nm	410	480	420	430
衰减长度 /cm	3.0	1.11	1.22	1.5
折射率	1.85	2.15	1.82	1.85

(2) 光电倍增管(PMT)：PMT的阴极面通过光耦合材料与晶体紧密连接，其作用是将晶体产生的微弱光信号转换、放大成脉冲电信号，放大倍数高达10^6～10^9。PMT基本组成与工作原理详见本章第一节。PET探测器模块大多由4个传统PMT与64条微晶体块构成。新型的位置灵敏光电倍增管(position sensitivity photomultiplier tube, PSPMT)则可组合为1×64结构，即1个PSPMT通过锥形光导体与64块晶体构成一个探测单元，无须通过光分布计算来确定PMT的位置，使探测器的稳定性和系统的分辨率与灵敏度均得到提高，制造成本降低。近两年采用硅光电倍增管(SiPM)取代传统PMT的数字化探头PET/CT已进入临床应用，成像性能获得进一步提高。

2. 电子学线路与计算机系统　PET的电子线路的构成包括放大、甄别、采样保持、符合线路、模拟/数字转换(A/D转换)、数据缓存、定位计算等。计算机系统的作用包括数据采集与处理、图像重建、图像显示与分析，参数计算及图像输出等。

(二) PET成像的基本原理

事实上，PET成像的原理应该包括两个部分，即PET显像剂示踪的生物化学原理和PET探测与影像重建的物理学原理，前者见各有关章节，此处仅阐述后者。

1. 湮灭辐射(annihilation radiation)的符合探测　富含质子不稳定核素标记的显像剂注入人体后定位于组织器官，该核素因衰变发射的正电子在组织中很短的距离内(1～2mm)与电子结合发生湮灭作用，产生两个能量相等(511keV)、方向相反的γ光子；这一对γ光子几乎同时到达探测器环上互成180°位置的两个探测器，通过与各自探测器晶体的作用转化为可见光，其产生数量与入射γ光子的能量有一定的比例关系；晶体产生的可见光中小部分投射到与之紧密相连的PMT光阴极上，通过光电效应而转变为光电子，经逐级放大后以电流的形式输出至后续电子线路系统；电子线路系统综合来自同一探测器模块中各PMT信息，经脉冲高度分析器选择能量符合511keV的电脉冲，并分别输入符合线路进行甄别。

2. 电子准直与符合探测　正电子湮灭辐射产生的反方向γ光子对，只有在两个位置相对的探测器所形成的立体角范围内才能被探测到，这两个探测器之间的连线称为响应线(line of response, LOR)或符合线，这种利用湮灭辐射特性和两个相对探测器来确定湮灭事件发生位置的方法称为电子准直(electronic collimation)，实现该探测方式的过程称为符合探测(coincidence detection)。符合探测技术的电子线路即符合线路(coincidence

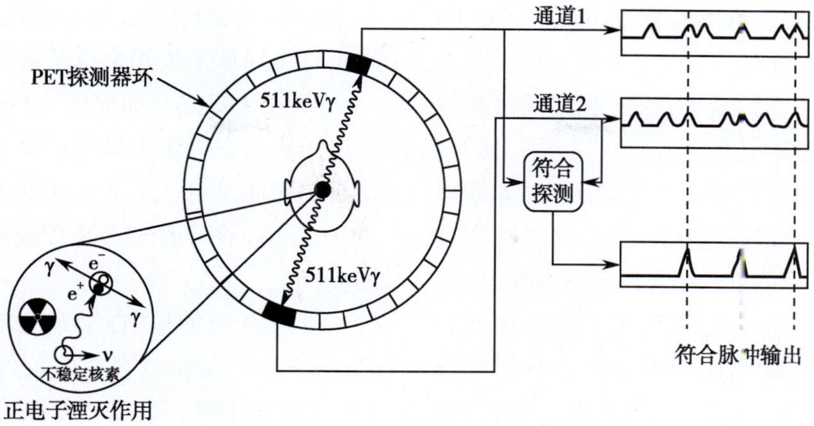

图 2-10　PET 符合探测原理示意图

circuit）中设置有一个时间窗（符合窗时间，通常≤15 纳秒），只有在符合窗时间内进入的定时脉冲被认为是来自同一湮灭事件产生的 γ 光子对，从而被符合电路记录，否则被认为来自不同湮灭事件而不予记录（图 2-10）。

实际上，符合探测所记录的事件中包含有三种情况：①真符合（true coincidence），指来源于同一湮灭事件的两个反方向 γ 光子，在到达晶体前均未与介质发生任何相互作用，且在符合窗时间内被探测器捕获，被符合电路记录；②散射符合（scatter coincidence），湮灭辐射生成的 γ 光子在飞行过程中因康普顿效应而改变运动方向，形成散射光子，与其他飞行中的 γ 光子在符合窗时间内进入两个相对的探测器，并被记录；③随机符合（random coincidence），来源于不同湮灭事件的两个 γ 光子，在符合窗时间内被两个相对的探测器捕获并记录。其中，真符合含有精确的定位信息，是 PET 成像真正需要的原始数据；散射符合与随机符合均含有错误的定位信息，严重影响重建图像质量，需加以校正。

3. 飞行时间（time of flight，TOF）技术　正电子湮灭辐射生成的 γ 光子对具有两个特性：一个是产生的同时性，另一个是运动方向的直线性。传统 PET 技术利用了反方向光子运动的直线性，通过电子准直在符合时间窗内探测记录符合计数，但无法确定湮灭事件位于 LOR 上的具体位置，仅能通过间接图像重建方法（FBP 或 OSEM）来估算。

20 世纪 80 年代初提出的 PET 飞行时间技术，利用了 γ 光子对的直线性和同时性，湮灭辐射如发生在 LOR 的中点，则 γ 光子对同时达到各自探测器。发生在 LOR 其他位置的湮灭 γ 光子对达到探测器的时间均有差异，该时间差称为飞行时间。因此，通过测量湮灭辐射 γ 光子对的飞行时间和先到达探测器的光子，采用 TOF 重建可直接确定湮灭事件发生在 LOR 上的精确位置（图 2-11），此为 PET TOF 技术。该技术旨在从探测采集和图像重建两方面提高 PET 的空间分辨率和系统灵敏度，并于 2006 年应用于临床，已成为提高 PET 图像质量的一种重要途径。

PET 系统甄别飞行时间的能力即为时间分辨率（TR）。TR 越高，一方面探测 γ 光子对时所丢失的计数相对越少，有助于提高系统的灵敏度；另一方面 PET TOF 定位湮灭事件的精度越高。采用 TOF 技术提高了 PET 图像的信噪比（signal noise ratio，SNR），从而提高图像质量，且小病灶（1.0～2.0cm）对比度提高程度明显优于大病灶（>5.0cm）。

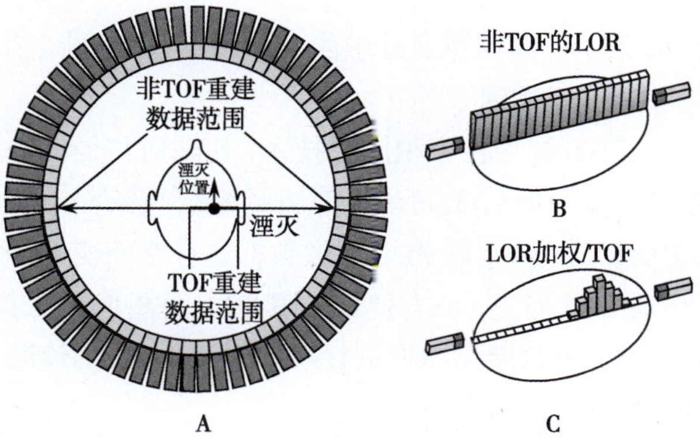

图 2-11　TOF 图像重建方法示意图（A）；传统 PET 图像重建方法（B）和 TOF PET 重建方法（C）所采集的 LOR 数据比较示意图

采用TOF技术的PET具有以下优点：①3D采集能降低随机和散射符合计数率，有利于改善体重过高者的PET图像质量；②对相同活度放射源的采集数据量提高了几十万倍，因此采用低剂量示踪剂也能够获得高对比度图像质量，降低患者所受辐射剂量；③缩短显像时间，提高检查效率；④提高定量参数（SUV、T/NT）计算精度。

4. 图像重建 符合探测所得原始数据是若干条含有正电子示踪剂在体内分布信息的符合线。采集结束后，将经随机符合校正后所有符合线组成原始的正弦图数据（投影数据）。并对三维采集数据进行预处理，通过PROMIS算法补充不完整的符合线数据，以满足三维算法重建图像的要求；或采用单层、多层或傅里叶重组等方法，将三维数据转换为二维数据，用于二维算法重建图像。在此基础上，按如下流程完成图像重建。

（1）校正前准备：计算衰变校正系数、衰减校正系数、弓形几何校正位置、散射校正滤波函数、重建平滑滤波函数等。

（2）投影数据校正：包括探测器效率归一化校正、散射符合校正、弓形几何失真校正、组织衰减校正、死时间校正、辐射衰变校正等。

（3）投影数据平滑滤波处理。

（4）对处理后的投影数据实施图像重建运算。目前主要有两种方法：①滤波反投影法（FBP），其优点为运算速度快，但存在高分辨率和低噪声的矛盾，特别在显像剂分布陡变的区域会形成伪影；②有序子集最大期望值法（OSEM），其具有较好的分辨率和抗噪声能力，但数据计算量大，所需运算时间长。OSEM重建方法已基本取代了滤波反投影重建法。

（5）计算图像文件中的参数：如像素尺寸、刻度因子、定标因子等。

PET是一种容积成像技术，其轴向与径向分辨率几乎相同，故可沿任意方向断层显示而不产生伪影。此外，对PET图像数据进行空间变换不造成信息丢失，可方便地将其断层面图像与CT或MRI解剖断层图像进行融合，提供更多的诊断信息。

（三）PET图像采集

PET图像采集包括发射扫描（emission scan）和透射扫描（transmission scan）。发射扫描方式有2D采集、3D采集、静态采集、动态采集、门控采集以及局部采集和全身采集等。

1. 发射扫描 如前所述，进入体内的是产生正电子核素在组织中释放正电子并与负电子发生湮没辐射而发射γ光子。PET对这些光子对进行采集，确定示踪剂位置及数量的过程，叫做发射扫描。

（1）2D采集和3D采集：2D采集是在环与环之间有隔板（septa）存在的条件下进行的采集方式。2D采集时，隔板将来自其他环的光子屏蔽掉，只能探测到同环之间的光子对信号。3D采集是在撤除隔板的条件下进行的一种快速立体采集方式，探头能探测到来自不同环之间的光子对信号，使探测范围扩大为整个轴向视野。3D采集探测到的光子对信号高于2D采集的8～12倍，使系统的灵敏度大大高于2D采集。但3D采集的散射符合及随机符合量也明显增多，信噪比低，需要进行散射校正。目前PET主要采用3D采集。

（2）静态采集和动态采集：静态采集是临床最常用的显像方式。将显像剂引入体内，经过一定时间，当显像剂在体内达到平衡后再进行采集的一种显像方式；动态采集是在注射显像剂的同时进行的一种连续、动态的数据采集方法，获得连续、动态的图像序列，观察显像剂在体内的时间和空间变化，研究显像剂在体内的动态变化过程。

（3）门控采集：包括心脏门控采集和呼吸门控采集。心脏和呼吸运动具有周期性特点，利用门控方法采集心动、呼吸周期同步的同步信息，以消除心脏及呼吸运动的影响。

（4）局部采集和全身采集：局部采集多用于某些脏器（如脑、心脏等）或身体的某些部位的显像；全身采集主要用于恶性肿瘤的诊断及全身评估。

2. 透射扫描 未配置CT的PET透射扫描是利用棒源（如^{68}Ge）围绕身体旋转，采集射线从体外透射人体后所剩余的光子。透射扫描和空白扫描的结果相结合可以计算得到组织的衰减系数。透射扫描的目的是对发射扫描数据进行衰减校正。不过，现在临床应用基本为PET/CT，衰减校正由CT扫描数据来完成，不需要用^{68}Ge棒源进行透射扫描。同时CT扫描还提供形态学图像并与 PET 图像进行图像融合。必须保证透射扫描与发射扫描期间患者的位置不变，否则衰减校正后的重建图像中将会出现严重的伪影。

（四）PET 性能指标及质量控制

1. 空间分辨率（spatial resolution） 指 PET 系统能分辨的两个点源间的最小距离，通常以点源扩展函数的 FWHM 来表示，包括轴向、径向和切向分辨率。空间分辨率受正电子成像理论及探测技术的限制，并与 PMT 性能、探测器设计、采集方式及重建算法等有关。目前临床专用 PET 的分辨率达 4mm（^{18}F）。

2. 探测效率（detector efficiency） 是指当一个 γ 光子通过探测器时能够被记录下来的概率，用 $1-e^{\mu d}$ 表示（d 为晶体厚度，μ 为吸收系数），主要取决于晶体的性能。符合探测时两个光子均被吸收的几率为 $(1-e^{\mu d})^2$。通常光子被吸收就能被探测，故探测器的符合探测效率 $\eta=(1-e^{\mu d})^2$。

3. 灵敏度（sensitivity） 是指 PET 系统在单位时间内单位活度或比活度条件下所获得的符合计数。灵敏度的决定因素包括探测器的探测效率及其所覆盖的立体角，并与 PET 的设计构造及数据采集方式有关。2D 采集时被探测到的湮灭事件不超过 3%，3D 采集时可增加 5 倍。

4. 死时间（dead time） PET 同时存在两种类型的死时间。当两个 γ 光子几乎同时到达同一块微晶体时，由于“脉冲堆积”效应，导致计算出的光子能量因超出能窗上限不被记录，使这两个光子被“丢失”。刚好使两个 γ 光子入射产生的重叠脉冲的能量不超过能窗限制时的时间间隔称为死时间，又称“瘫痪”类型死时间。

若两个 γ 光子到达探测器晶体的时间间隔很短，在第一个光子被系统接受处理时，第二个到达光子因系统处在不应期，不被“接待”而丢失。此不应期称为“非瘫痪”类型死时间，使探测器的计数率具有饱和特性。

因此，随着入射 γ 光子数量的增加，探测器的计数率呈现上升区、饱和区、“瘫痪”区变化。提示显像剂的用量应适当，以保持探测器工作在上升区。死时间与晶体的荧光衰减时间及探测系统的设计和性能有关。

5. 时间分辨率（time resolution，TR） 是指湮灭辐射 γ 光子对被探测记录到的时间间隔分布曲线的半高宽（t_{FWHM}），反映 PET 系统剔除随机符合计数的能力。t_{FWHM} 越小，TR 越高，该指标与晶体、PMT、后续电路及探测系统的设计有关。

随机符合计数与符合时间窗宽呈正比，而符合时间窗宽取决于时间分辨率，或窗宽过小，则在降低随机符合计数的同时将损失过多的真符合计数。在时间响应为 Gaussian 分布时，符合时间窗宽一般选择为时间分辨率的两倍。

6. 能量分辨率（energetic resolution） 是指入射 γ 光子所产生的脉冲能谱分布曲线的半高宽（E_{FWHM}）与入射光子的能量比，该值越小，能量分辨率越高，反映 PET 系统对散射符合计数的甄别能力。利用能窗下限可排除低能量的散射光子。能量分辨率主要由晶体的光产额、阻止能力及 PMT 的性能决定。

7. 均匀性（uniformity） 均匀源在图像上各点会出现计数的偏差，用相对偏差大小（非均匀性）来评价 PET 的均匀性，相对偏差越小，均匀性越好。均匀性分为断层均匀性、体积均匀性和系统均匀性。

8. 噪声等效计数（noise equivalent counts，NEC） 是指在无散射和随机符合计数条件下，达到相同的信噪比所需的真符合计数，即 NEC 相等的两幅图像的信噪比相等。

9. 散射分数（scatter fraction，SF） SF 是散射符合计数在总符合计数（真符合计数 + 散射符合计数）中所占的百分比。SF 反映 PET 系统对散射计数的敏感程度，分为断层散射分数和系统散射分数。

10. PET 日常质量控制要求 见表 2-2。

二、PET/CT

PET/CT 是由正电子发射计算机断层（PET）与 X 线计算机断层（CT）有机组合而成的集功能 / 解剖成像于一体的新型医学成像设备，受检者一次检查能分别得到同一部位 PET、CT 的三维断层图像和容积图像，并生成自动配准的融合图像。PET/CT 组合了 PET 分子功能影像和 CT 形态学影像，是医学影像技术发展的一个重大进展，20 世纪 90 年代后期开始应用于临床以来，发展迅速，目前临床应用的 PET 已经完全被 PET/CT 取代。

表 2-2 PET 日常质量控制要求

项目	目的	方法	合格标准	频度
探测器工作状态	保证 PET 探测器在正常工作状态	采用设备附带的校准源（Ge-68、Na-22 等）或自制 18F 源等对 PET 探测器性能进行检测	设备出厂给出的合格标准	每周
SUV 验证（定标、校准）	保证 SUV 的准确性	采用设备附带的程序及方法进行	设备出厂给出的合格标准	每半年
空间分辨力	保证图像质量	按照 PET 自带的 NEMA NU2 测试程序进行。检测用点源为置于毛细玻璃管内高浓度的一小滴 ^{18}F 溶液。毛细管的内径≤1mm，^{18}F 溶液在管内的长度≤1mm。分别将点源置于以下 6 个位置： $x=0$，$y=1$cm，$z=0$ $x=0$，$y=10$cm，$z=0$ $x=10$cm，$y=0$，$z=0$ $x=0$，$y=1$cm，$z=$L/4 $x=0$，$y=10$cm，$z=$L/4 $x=10$cm，$y=0$，$z=$L/4 按照设备自带的 NEMA 测试文档进行采集，采集结束会给出分辨率结果：中心及 10cm 处的横向及轴向分辨率	设备出厂给出的合格标准	每半年
灵敏度	保证图像质量	按照 PET 自带的 NEMA NU2 测试程序进行。检测用线源为长度为 700mm，内充满活度足够低的 ^{18}F 溶液，使计数丢失＜1%，随机符合＜5% 的真实符合。检测用模体为 5 个长为 700mm、壁厚为 2.5mm、内径为 3.9mm、7.0mm、10.2mm、13.4mm、16.6mm 的铝套管。按照设备自带的 NEMA 测试文档进行采集，采集结束会给出分辨率结果	设备出厂给出的合格标准	每季度

注：此表由中国医学科学院肿瘤医院耿建华教授提供

（一）PET/CT 的结构

PET/CT 是由 PET 和多排螺旋 CT 组合而成，在同一个机架内有 PET 探测器、CT 探测器和 X 线球管，共用同一个扫描床、图像采集和图像处理工作站（图 2-12）。如果受检者在 CT 和 PET 扫描期间体位保持不变，重建的 PET 和 CT 图像在空间上是一致的。

（二）PET/CT 的图像采集

PET/CT 图像采集包括 CT 扫描和 PET 扫描，通常先进行 CT 图像采集，再进行 PET 图像采集。关于 PET 图像采集，发射扫描与前面所述的 PET 图像采集相同，但是采用棒源进行的透射扫描可由 X 线 CT 扫描代替，因此，可以不用进行 PET 透射扫描。在 PET/CT 检查中，CT 扫描可以用于

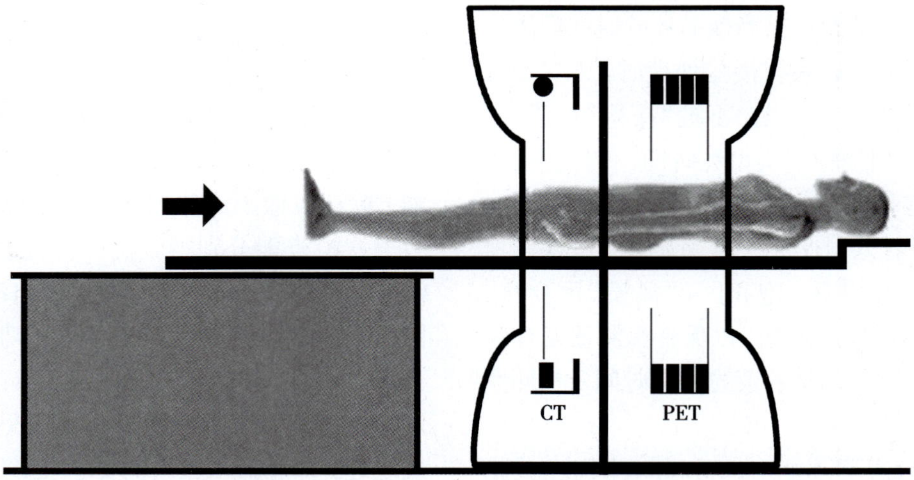

图 2-12 PET/CT 结构示意图

衰减校正、解剖定位或CT诊断。如果CT扫描仅用于衰减校正和解剖定位，可采用低mA/s设置，以减少患者的辐射剂量；如果用于CT诊断，建议采用标准mA/s设置，以优化CT扫描的空间分辨率。

（三）PET/CT的功能特点

PET/CT具有PET和CT各自的全部功能，但它绝不是两者功能的简单叠加，也非PET和CT异机分别成像所能代替。

1. CT与PET前后排列在同一成像轴上，两种扫描方式采用同一机架、检查床和图像处理工作站，实现同机图像融合（图2-13），保证了图像融合的精度与速度。同时PET/CT的整体结构设计保证了其中PET和CT仍能保持各自独立的功能。

2. 采用CT的X射线对PET图像进行衰减校正，与传统PET透射扫描所使用的棒源相比，使全身显像时间缩短约40%，大大提高了设备的检查通量；衰减校正后的PET图像质量也优于传统PET图像，分辨率提高了25%以上，校正效率也提高了30%。

3. PET/CT采用高分辨率的多排螺旋CT，CT图像不仅对PET图像异常浓聚灶精确定位，而且能够提供病灶的解剖影像信息。诊断级CT图像与PET功能影像的诊断优势相互补充，提高了对疾病诊断的准确性，特别在肿瘤、神经性疾病和冠心病诊疗中具有极其重要的价值。

4. PET/CT中两种仪器均设计有足够大的探测环直径，以便安放放射治疗模拟定位装置，从而应用融合图像辅助肿瘤放射治疗生物靶区的勾画和放疗计划的制定。

三、PET/MR

PET/CT应用的推广及其技术的不断完善，极大地促进了肿瘤、神经精神疾病、心脏病等疾病诊疗水平的提高。不过较之CT图像，MR比

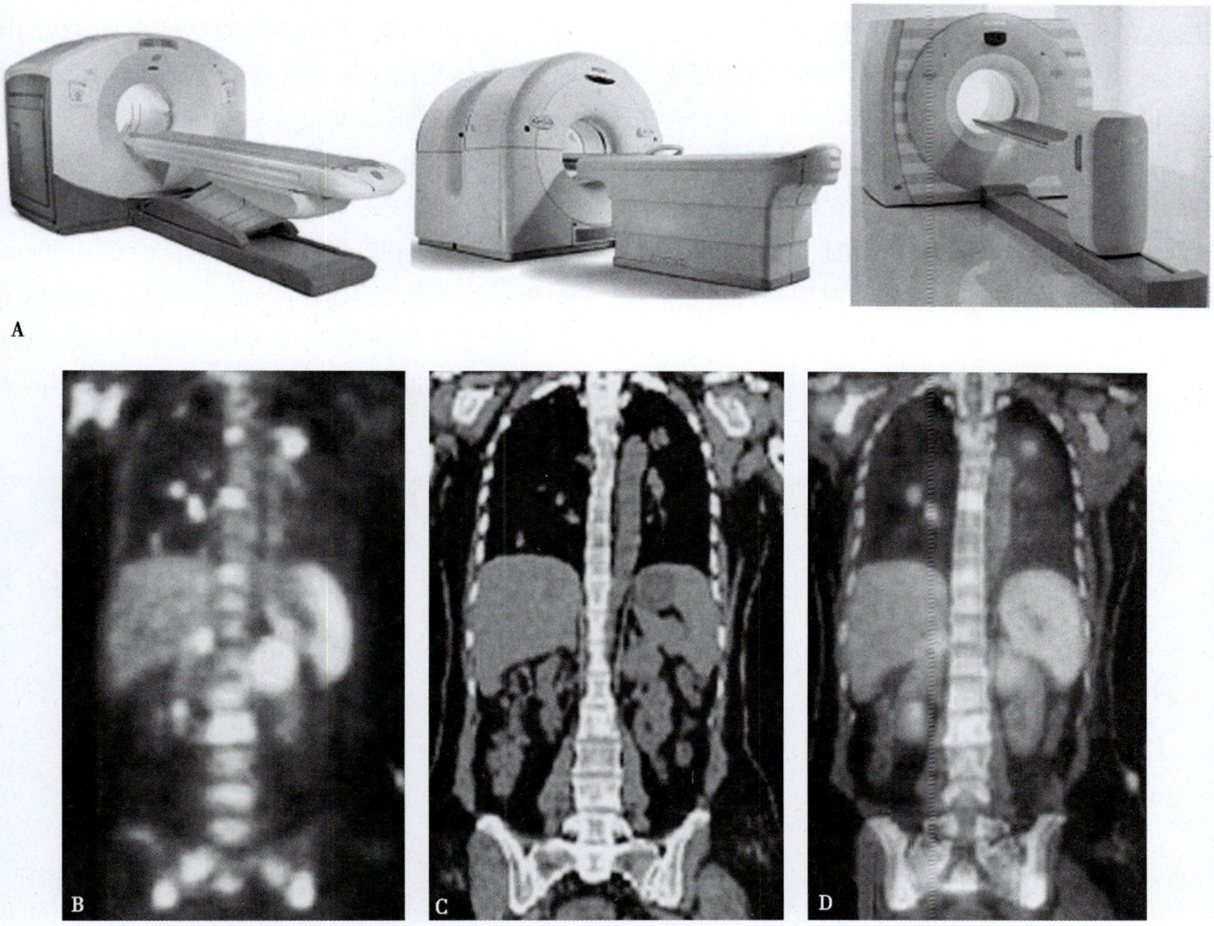

图2-13　PET/CT（A）；冠状断层PET（B）、CT（C）及PET/CT融合（D）图像

CT 具有更好的软组织对比度及空间分辨率，无辐射，同时还能够提供磁共振波谱成像、弥散成像、灌注成像、功能性磁共振成像（fMRI）等功能影像信息，因此，PET 和 MR 的图像融合可能为临床提供更丰富的解剖及功能代谢诊断信息。自 21 世纪之初 PET/MR 的研发快速发展，目前，国内外多家制造商已经推出适合临床应用的一体式 PET/MR 机。

（一）PET/MR 的类型和结构特点

用于临床的 PET/MR 根据两个采集系统相对位置的不同有以下三种。

1. MR 与 PET 同轴前后串连排列（与 PET/CT 相似）安装于同一检查室 两者之间设置有一旋转检查床。受检者先进行 MRI 检查，完毕后保持体位不变，将检查床旋转换位再进行 PET 显像。

2. PET/CT 与 MR 位于邻近不同的检查机房内 受检者先接受 PET/CT 扫描，完毕后保持体位不变，通过特制的检查床转运装置送至另一检查机房进行 MRI 检查。该系统与串连式的 PET/MR 系统都是一种可充分发挥其各自设备优势的集成解决方案，可避免 PET 与 MRI 间的相互干扰对彼此图像质量的影响。但两者均为非同步采集，属于异机融合，融合图像质量易受采集时间不同所致的体位移动、体内器官移位、图像配准等因素的影响。此外，由于 MRI 采集速度较慢，故这两种结构的 PET/MR 检查时间相对较长，工作效率较低。

3. 一体式 PET/MR 将 PET 与 MR 组装于同一机架内，使两者真正达到同步全身采集，从而实现共同编码的准确性，无须运动校正，节省采集时间，同一生理状态时的精准图像融合，为临床疾病的诊断和科学研究增添了一种更加安全、准确的全新双模式分子影像技术，是 PET/MR 的发展方向。目前，国内外多家制造商已经推出适合临床应用的一体式 PET/MR，已成为 PET/MR 的主流机型。

2006 年，美国田纳西州 Knoxville 医学中心在北美放射学年会上，报道了全球首例一体式专用 PET/MR（图 2-14A）用于脑 PET/MR 成像。2010 年，在北美放射学年会上正式发布了世界首款一体式全身型 PET/MR（Biograph mMR）（图 2-14B），同年第一台 mMR 落户德国慕尼黑工业大学，标志着该技术正式进入临床。

经过近 10 余年的发展，PET/MR 技术日臻成熟，在整体结构设计上，PET/MR 和 PET/CT 有很大的区别。PET/CT 中两个探测器在空间上前后分离，导致 PET 和 CT 不能同空间同时采集数据。一体式 PET/MR 的 PET 探测器嵌于 MR 梯度线圈和体线圈之间，在 PET 探测器接收 γ 射线的同时，MR 体线圈正常发射射频信号或进行信号采集，两者覆盖的空间位置中心一致，从而实现两种模态同步化。PET/MR 探测器的基本结构从中心受检者向外空间依次为：① MR 体线圈，位于受检者体表；② PET 晶体环，直径 60～70cm；③ PET 的光电转换器件，与晶体环相连；④ MR 梯度线圈；⑤主磁场线圈；⑥磁场屏蔽线圈（图 2-15）。早期 PET 中的 PMT 不能在 MR 磁场中工作，且

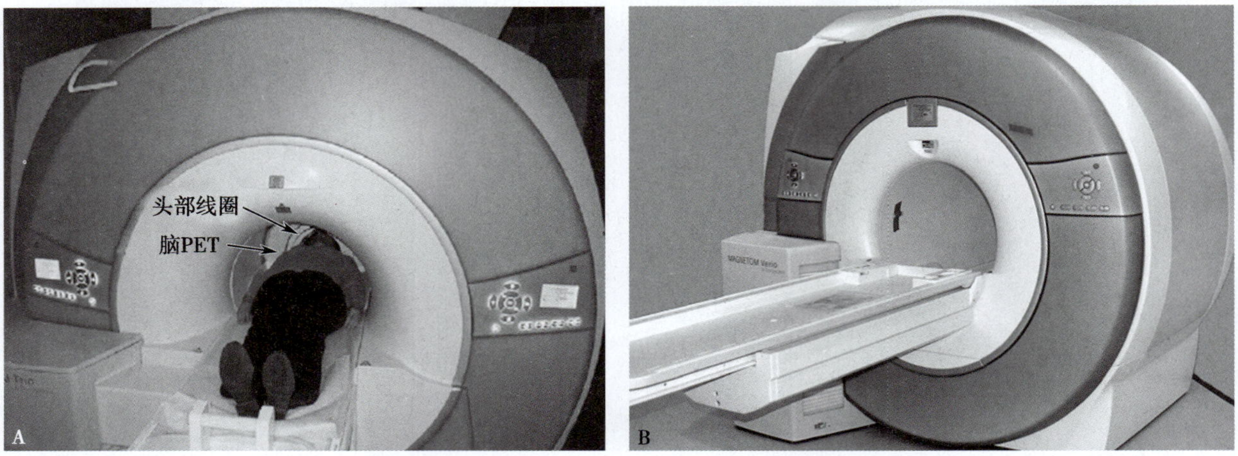

图 2-14 一体式脑 PET/MR（A）与全身 PET/MR（B）

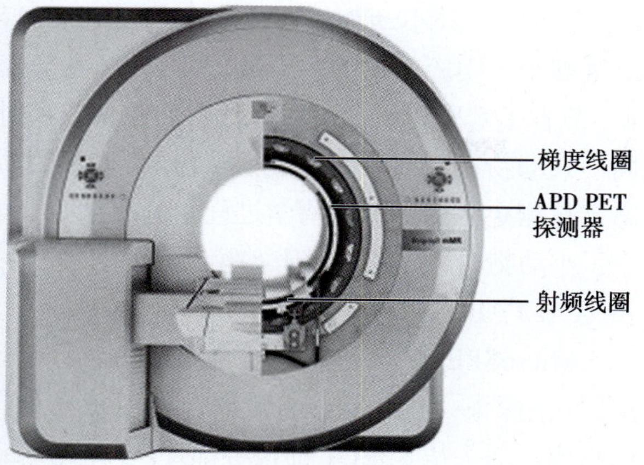

图 2-15 一体式全身 PET/MR 探头大体结构

PMT 的体积大，难以整合到 MR 的探测器中，为了研发一体化的 PET/MR，须使用能在磁场中工作的 PMT 替代品。在早期的研发工作中使用雪崩二极管（APD）替代 PMT，第一台一体式全身 PET/MR（西门子 Biography mMR）即采用该技术。虽然 APD 的增益较 PMT 差，但是 APD 体积小，光电转换效率较 PMT 高，并且可以在磁场中正常工作，只是其时间分辨率差，无法使用 TOF 技术。随着探测器技术的发展，硅光电倍增管（SiPM）的成本降低，其时间分辨率及增益优势突显出来，逐渐替代 APD 成为了高能射线成像设备探测器中的主力光电转换器件。与 APD 相比，SiPM 增益高，对磁场的敏感度更低，特别是其时间分辨率性能好，可以使用 TOF 技术，并且可以使 PET 探测器实现数字化，已成为 PET/MR 及 PET/CT 中最有前途的探测技术。

（二）PET/MR 的功能优点

一体式 PET/MR 不仅两种模态在成像时间上具有同时性，而且在空间上基于硬件的图像配准，避免了传统基于软件的图像配准所带来的误差，因此可以在时间和空间上实现精确融合，真正实现了 PET 和 MR 两种模态同步化成像和图像融合。

PET/MR 临床应用历史不长，但初步应用已经显示其具有诸多的优点，例如：① PET/MR 系统可以实现 PET 扫描与 MR 信号采集同步进行，不仅避免了 PET 与 MRI 二次扫描所致定位偏差的可能性，还真正实现了代谢和生理功能上的同步，有助于对疾病的精确诊断，这在神经系统疾病和脑功能研究中显得尤为重要；②与 CT 相比，MRI 具有更好的软组织对比度，对于于颅内、头颈部、乳腺、肝脏、盆腔、泌尿生殖系统及其他软组织内原发肿瘤与转移瘤的探测具有优势，从而为肿瘤患者提供更加准确的分期；③联合 PET 心肌灌注 / 代谢成像和心脏 MR 成像（CMR）对于心脏功能、心肌缺血和存活评价更为准确全面；④ MR 成像软件可保证多次扫描的定位一致性，便于治疗前后的随访观察比较，从而为临床诊断的准确性提供了可靠的保障；⑤ PET/MR 辐射剂量低，尤其适用于小儿相关疾病或是希望累积辐射剂量尽量达到最低水平的患者；⑥全身 PET/MR 显像属于“一站式”影像学诊断，大大优化了检查流程。不过 PET/MR 价格昂贵、检查费时，相较于 PET/CT 的价值已获得广泛认可，其成本 - 效益关系还需进一步论证。

四、小动物 PET 和 SPECT

小动物核医学显像仪器主要包括小动物 PET（microPET）、小动物 SPECT 或（microSPECT），是专门用于小动物活体实验研究的断层显像仪器，主要提供功能代谢和生物分布等信息。随着多模态成像技术的日益发展和成熟，小动物影像设备从单功能显像仪器逐步发展为双功能显像仪器（microPET/CT、microSPECT/CT）及三功能（microPET/SPECT/CT）显像仪器等多模态成像平台。小动物显像仪器比临床用的设备具有更高的灵敏度和空间分辨率，可显示小动物的组织器官结构。对小动物进行活体成像并可获取定量参数，获得示踪剂在活体内的动态信息。小动物显像仪器突破了传统的研究方法需要在不同时间点处死实验动物进行测定的实验方法，无需牺牲大量实验动物，缩短了实验周期，为生物医学研究尤其是转化医学研究提供了新的更为有效方法。

（一）MicroPET 及 microPET/CT

MicroPET 即小动物正电子发射型断层显像仪，是由封闭多环型探测器、电子前端放大与符合系统、电子计算机系统以及检测台构成（图 2-16）。探测原理与临床 PET 相同，但探测的灵敏度和空间分辨率大大提高，空间分辨率可达到 1mm。

MicroPET/CT 与临床 PET/CT 一样，将 microPET 与 microCT 整合在同一机架内，共用同一个检测台（图 2-17），采用 micro-CT 数据对 microPET 图像进行衰减校正，提高了 microPET/CT 的整体性能。实现了 microPET 图像与 microCT 图像的同机融合，使 microPET 功能代谢影像与 microCT 解剖形态影像取长补短，优势互补，为动物实验提供更多的科学信息。

MicroPET 及 microPET/CT 已经广泛用于药物研发、肿瘤、心、脑疾病及基因组学研究。相对于传统的体外检测技术，microPET 及 microPET/CT 可对同一只小动物进行无损伤的反复实验，大大减少了实验动物的使用数量，缩短了实验周期，节省了实验费用。更为有优势的是实现了对同一只动物在不同时间点进行观测，可连续的动态定量测定示踪剂的生物学过程和分布，大大缩小了小动物的个体差异对于实验结果的影响。

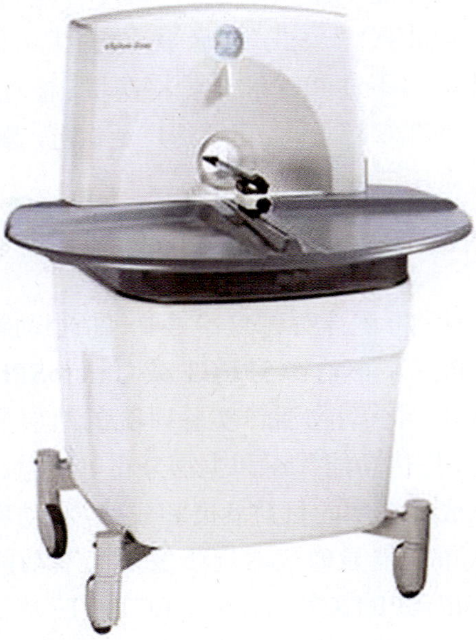

图 2-16　MicroPET

（二）MicroSPECT 及 microSPECT/CT

MicroSPECT 小动物单光子发射型计算机断层仪，由探头、机架、检测台及图像采集处理工作站组成。探头是 SPECT 的核心部件，多采用 NaI（Tl）闪烁晶体探测器，最新产品为全环状 CZT 半导体探测器，大大提高了探测的灵敏度、能量分辨率及空间分辨率。microSPECT 与临床 SPECT 一样是基于单光子放射性核素示踪剂的成像技术。采用单光子核素标记的示踪剂引入小动物体内，在体外无创伤地探测 γ 射线，经电子计算机重建后获得示踪剂在动物体内的分布图像，可以连续动态地定量测量，获得示踪剂的代谢状况或生物分布等功能性信息。

MicroSPECT/CT 如同临床 SPECT/CT 一样将 microSPECT 和 microCT 整合在同一个架内，共用同一个检测台（图 2-18）。实现了 microSPECT 功能代谢影像与 microCT 解剖形态影像的同机融合，实现了小动物实验的无创伤活体、连续、动态、定量的检测。

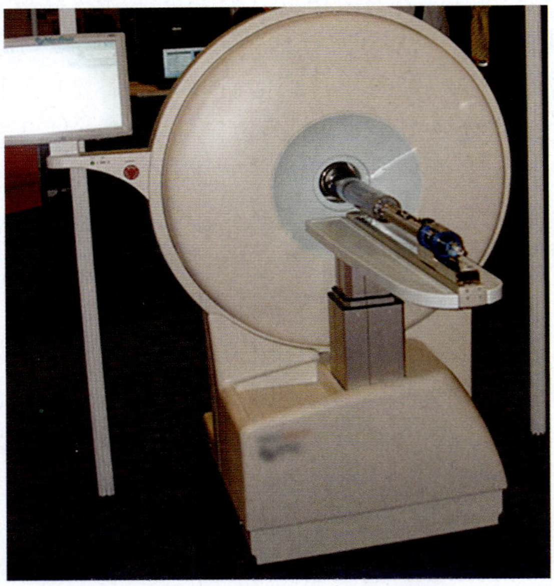

图 2-17　Micro-PET/CT

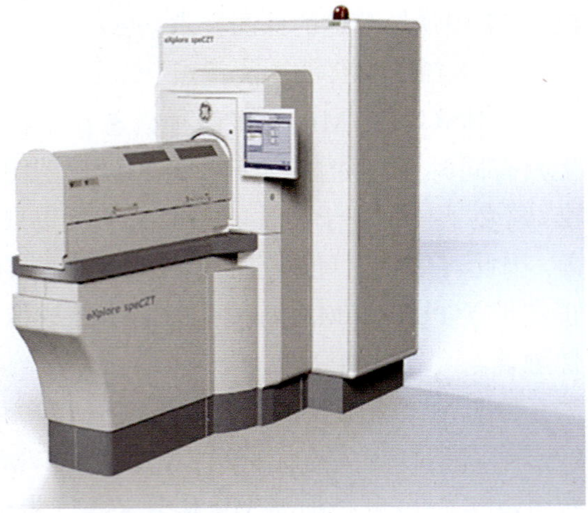

图 2-18　MicroSPECT/CTMicroSPECT 及 microSPECT/CT 主要应用于药物研发和疾病研究等生物医学基础研究

单光子核素大多具有来源方便、价格便宜、易于标记等优点，单光子成像设备也比正电子成像设备价格低廉，对于临床 SPECT 成像的转化研究具有优势

（三）MicroPET/SPECT/CT

MicroPET/SPECT/CT 是将 microPET、microSPECT 及 microCT 组合在同一个整合式机架内，共用同一个检测台，是“三合一”的一体化多模态成像平台（图 2-19）。具有 microPET、microSPECT、microCT 各自及其组合功能，兼有观测单光子示踪剂和正电子示踪剂并进行 CT 成像融合的功能，一台显像仪器可提供多种影像的复合信息，可根据研究要求灵活选用成像方式。

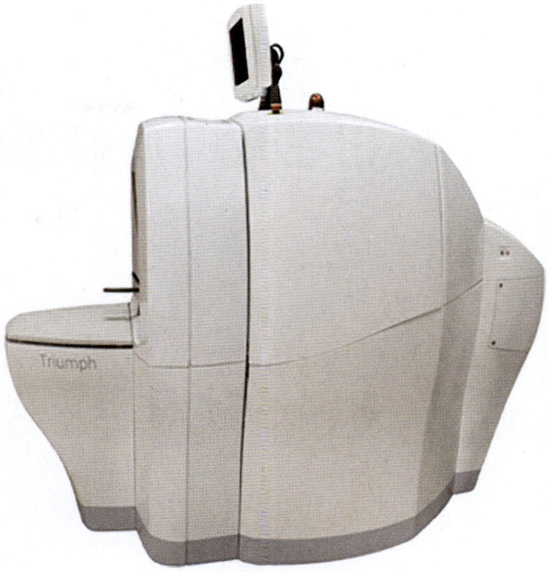

图 2-19 MicroPET/SPECT/CT

（吴 华）

参考文献

[1] 张永学，黄钢. 核医学 [M]. 2 版. 北京：人民卫生出版社，2010：17-46.

[2] 王荣福，安锐. 核医学 [M]. 9 版. 北京：人民卫生出版社，2018：15-27.

[3] 赵周社，徐家骅. 基于碲锌镉半导体探测器技术的单光子发射型计算机成像仪设备和临床应用进展 [J]. 世界医疗器械，2009，15（4）：72-74.

[4] Ben-Haim S，Kacperski K，Hain S，et al. Simultaneous dual-radionuclide myocardial perfusion imaging with a solid-state dedicated cardiac camera[J]. Eur J Nucl Med Mol Imaging，2010，37（9）：1710-1721.

[5] Mullani NA. Additional gains with time-of-flight PET at high counting rates：lessons learned from early time-of-flight PET systems[J]. J Nucl Med，2010，51（9）：1491-1493.

[6] Conti M. Focus on time-of-flight PET：the benefits of improved time resolution[J]. Eur J Nucl Med Mol Imaging，2011，38（6）：1147-1157.

[7] 吴文凯，赵周社. PET 飞行时间技术的现状和再认识 [J]. 中华核医学杂志，2011，31（5）：354-356.

[8] 郑堃，朱朝晖，李方. PET/MRI 多模式分子成像技术新进展 [J]. 现代仪器，2011，17（4）：1-4.

[9] Pichler BJ，Kolb A，Nagele T，et al. PET/MRI：paving the way for the next generation of clinical multimodality imaging applications[J]. J Nucl Med，2010，51（3）：333-336.

[10] Schreiter NF，Nogami M，Steffen I，et al. Evaluation of the potential of PET-MRI fusion for detection of liver metastases in patients with neuroendocrine tumours[J]. Eur Radiol，2012，22（2）：458-467.

[11] Herzog H. PET/MRI：Challenges，solutions and perspectives[J]. Z Med Phys，2012，22（4）：281-298.

[12] 陈英茂，耿建华，田嘉禾，等. PET/MR 设备配置条件与选型评估 [J]. 中国医学装备，2019，16（3）：31-34.

[13] 阮伟伟，刘芳，孙逊，等. 一体化 TOF-PET/MR 的临床应用与挑战 [J]. 中国医学影像技术，2018，34（12）：1905-1907.

[14] 邝忠华，李成，李兰君，等. 高分辨率及高灵敏度小动物 PET 研究进展 [J]. 原子核物理评论，2016，33（3）：336-343.

第三章　放射性药物

第一节　放射性药物的基本概念

一、概述

放射性药物（radiopharmaceutical）是指含有放射性原子的一类特殊药物分子或制剂，可用于疾病的临床诊断、治疗和科学研究。获得国家药品监督管理部门批准文号的放射性药物又称为放射性药品。临床上使用的放射性药物绝大多数是放射性核素标记化合物，但某些放射性核素本身如 ^{131}I、^{89}Sr 等可直接用于临床诊断和治疗。放射性药物一般由放射性核素和被标记物两部分组成。放射性核素发射的射线用于示踪探测或疾病治疗，而被标记物主要起靶向性作用，可以是化合物、抗生素、血液成分、生化制剂（多肽、激素等）、生物制品（如单克隆抗体），其化学或生物学性能决定放射性药物在体内的生物学分布。

二、放射性药物的特点

放射性药物与普通药物不同，主要有以下几个特点。

（一）具有放射性

放射性药物与普通药物不同，主要是利用其放射性核素发出的粒子或射线达到医学诊断和治疗的目的，属于核医学科管理，在制备、运输、贮存和使用过程中应严格遵守国家制订的《放射性药品管理办法》等有关法规。

（二）具有不恒定性

由于放射性药物中的放射性核素会自发地进行放射性衰变，放射性活度会随时间增加而不断减少。临床常用的放射性药物有效期比较短且不能长期贮存，因此，从生产、制备、质量控制到临床应用，要强调“记录时间”的观念，每次使用时均需根据特定核素的物理半衰期作衰减校正。

（三）脱标及辐射自分解

放射性药物在贮存过程中，放射性核素有可能会脱离被标记物，使其放射化学纯度及比活度改变。另外，某些被标记物对放射性核素发出的粒子或射线的物理效应、化学效应及生物效应较敏感，发生化学结构变化或生物活性丧失，导致放射性药物在体内的生物学行为改变，这种现象称作辐射自分解（radiation self-decomposition）。发生辐射自分解的程度，通常与放射性药物的放射性浓度或比活度呈正比，还与放射性核素的射线种类、能量有关，放射性浓度、比活度越高，辐射自分解作用越明显；电离密度大而射线能量低、射程短的 β^- 射线辐射自分解作用越强。

（四）计量单位及引入量

放射性药物以放射性活度为计量单位，而不是采用化学量。与普通药物的一次用量（克或毫克水平）相比，放射性药物引入的化学量相对少得多，如 ^{99m}Tc 标记的放射性药物，一次静脉注射 370MBq（10mCi），其中 ^{99m}Tc 的化学质量仅为 10^{-10}～10^{-9}mol，其他组分也不过毫克水平，因此几乎不会在体内引起化学毒性。

三、放射性药物的分类

放射性药物种类繁多，通常按照临床核医学的用途将其分为体外放射性药物和体内放射性药物两大类。体外放射性药物主要指放射性核素标记的体外免疫诊断试剂；体内放射性药物又可分为诊断用放射性药物和治疗用放射性药物，本章将主要介绍体内放射性药物。

（一）按临床应用将放射性药物分为诊断用和治疗用放射性药物

1. 诊断用放射性药物　将放射性核素或标记化合物引入体内后，通过 γ 射线探测装置记录其在体内的分布和随时间变化的过程，从而测定脏器功能和诊断疾病。单光子发射型药物以 ^{99m}Tc 及其标记化合物为代表，而正电子发射型药物以 ^{18}F 标记化合物为代表，分别应用 SPECT 和 PET 进行全身各脏器显像或功能测定，用于肿瘤、心脑血管疾病、骨、肝、肾、神经系统等疾病的诊断。

2. 治疗用放射性药物 利用放射性核素发射的射线（尤其是 β 或 α 粒子）作用于生物组织后产生的辐射生物效应，使病变组织或细胞受到破坏而达到治疗目的。用于治疗的放射性药物，通常选择纯 β^- 或 α 发射体核素，且具备合适的射线能量、物理半衰期。内照射使用的放射性药物一般具有较强的组织靶向性，从而使病变组织具有较高的放射性浓聚，而正常组织则摄取较少，有效避免正常组织受到不必要的照射。治疗用放射性药物品种还较少，只占放射性药物种类的 20%，主要包括临床上常见的 ^{131}I、^{90}Y、^{89}Sr、^{153}Sm、^{32}P、^{186}Re 等放射性核素标记的化合物。^{177}Lu、^{223}Ra、^{225}Ac 等标记肿瘤靶向治疗药物近年来逐步进入临床应用，如 ^{177}Lu-PSMA-617，^{225}Ac-PSMA-617 用于治疗转移性去势抵抗性前列腺癌，^{177}Lu-DOTA-TATE 治疗广泛转移的神经内分泌肿瘤。

临床常用的放射性药物种类简要归纳见表 3-1。

（二）根据放射性药物的化学形态归类

根据放射性药物的化学形态，可将其大致归纳如下（表 3-2）：

表 3-1 常用的诊断用和治疗用放射性药物分类

用途分类	药物名称	主要用途
脑显像	^{99m}Tc-ECD，^{99m}Tc-HMPAO，^{99m}Tc-MRP20，^{99m}Tc-N-PR13，^{99m}Tc-BATO-2MP，^{123}I-IMP	评价局部脑血流，脑血流贮备功能
	^{123}I-IBZM，^{123}I-β-CIT，^{18}F-Dopa，^{11}C-Spiperone，^{11}C-Raclopride，^{99m}Tc-TRODAT-1，^{123}I-Ioflupane	多巴胺受体显像研究
	^{123}I-IQNB，^{11}C-Nicotine，^{11}C-QNB	乙酰胆碱受体显像研究
	^{123}I-Ketanserin，^{76}Br-2-Ketanserin	5-HT 受体显像研究
	^{123}I-Morphine，^{123}I-IA-DNP，^{11}C-DPN，^{11}C-CFN	阿片肽受体显像研究
	^{18}F-FLORBETAPIR，^{18}F-FLUTEMETAMOL，^{18}F-FLORBETBEN	Aβ 斑块显像
	^{99m}Tc-DTPA，^{111}In-DTPA	脑池显像
	^{99m}Tc-DTPA，^{99m}Tc-GH，^{99m}Tc-BICISATE	脑血管显像
	^{18}F- 脱氧葡萄糖（FDG），^{15}O-H_2O	脑葡萄糖和氧代谢与功能研究
心肌显像	^{201}Tl，^{99m}Tc-Sestamibi，^{99m}Tc-Teboroxime，^{99m}Tc-N-NOET，^{99m}Tc-Tetrofosmin，^{13}N-NH_3，^{82}Rb	评价心肌血流灌注
	^{11}C- 棕榈酸，^{18}F-FDG，^{11}C- 乙酸	心肌脂肪酸、葡萄糖和氧代谢研究
	^{123}I-MIBG，^{11}C-MQNB，^{11}C- 心得安	心肌受体显像研究
	^{99m}Tc- 焦磷酸盐，^{111}In-AM	急性心肌梗死显像诊断
	^{99m}Tc-PnAO- 硝基咪唑，^{99m}Tc-HL91	心肌乏氧显像
肾显像	^{131}I-OIH，^{99m}Tc-MAG_3，^{99m}Tc-EC	肾小管分泌型肾显像
	^{99m}Tc-DTPA	肾小球滤过型肾显像
	^{99m}Tc-DMSA	肾皮质结合型肾显像
肾上腺	^{131}I-19- 碘胆固醇，^{131}I-6-IC，^{131}I-6β-INC	肾上腺皮质功能显像
	^{131}I-MIBG，^{123}I-MIBG	肾上腺髓质功能显像
肿瘤	^{67}Ga，^{201}Tl，^{99m}Tc-MIBI，^{111}In- 博来霉素，^{99m}Tc-PMT，^{99m}Tc（V）-DMSA，^{18}F-FDG，^{111}In-DTPA-D-PHe1-octreotide，^{99m}Tc-octreotide，^{68}Ga-DOTA-TATE	亲肿瘤阳性显像
骨骼显像	^{99m}Tc-MDP，^{99m}Tc-EDTMP 或 ENTMP，^{99m}Tc-DHPE，^{18}F-NaF，^{99m}Tc-PYP	了解骨质代谢活性

续表

用途分类	药物名称	主要用途
血栓显像	^{99m}Tc-laminin 衍生物	诊断血栓
肺显像	^{99m}Tc-MAA	评价肺血流灌注，诊断肺栓塞
	^{99m}Tc-DTPA 雾化颗粒，^{133m}Xe 气体，^{127}Xe，^{81m}Kr	评价肺通气功能
淋巴	^{99m}Tc-DX，^{99m}Tc- 微胶体，^{99m}Tc-Sb_2S_3，^{99m}Tc-TILMANOCEPT	淋巴功能，诊断淋巴道阻塞
消化系统显像	^{99m}Tc-SC，^{99m}Tc- 植酸钠	肝脾吞噬功能
	^{99m}Tc-HIDA，^{99m}Tc-EHIDA，^{99m}Tc-PMT	胆系功能与胆道通畅情况
	^{99m}Tc-RBC，^{131}I-ROSE BENFAL	肝血池显像
	^{99m}Tc-DTPA，^{99m}Tc-SC	胃排空现象、胃食道返流显像
	^{99m}Tc-Fanolesomab	阑尾炎诊断
内分泌系统显像	$^{99m}TcO_4^-$	甲状腺显像
	^{123}I/^{131}I-NaI	甲状腺吸碘试验，甲状腺显像，功能性状腺癌转移灶显像
	^{201}TlCl，^{99m}Tc-MIBI，^{99m}Tc-P53	甲状旁腺显像
炎症显像	^{67}Ga-Citrate，^{111}In/^{99m}Tc-WBC	炎症显像
治疗药物	^{131}I-NaI	治疗甲亢，甲状腺癌转移灶等
	^{89}Sr-$SrCl_2$，^{186}Re-HEDP，^{153}Sm-EDTMP，^{223}$RaCl_2$	治疗转移性骨肿瘤
	^{32}P，^{90}Y，^{198}Au	^{32}P 治疗某些血液病，肿瘤疾病；^{32}P，^{90}Y 敷贴治疗皮肤病等
	^{131}I-CEA-McAb，^{131}I-AFP，^{131}I-MIBG ^{177}Lu-PSMA，^{90}Y-Ibritumomab，^{177}Lu-DOTA-TATE，^{223}Ra-Dichloride	某些肿瘤的特异性靶向治疗（如去势抵抗前列腺癌、神经内分泌肿瘤和非霍奇金淋巴瘤等）

表 3-2 各种放射性核素标记的放射性药物

化学形态	放射性药物
无机阳离子	^{24}Na（^{42}K，^{45}Ca，^{47}Ca）- 氯化物，^{64}Cu- 氯化铜，^{85}Sr（^{87m}Sr，^{89}Sr，^{90}Sr）- 氯化锶，^{131}Cs（^{81}Rb，^{86}Rb）- 氯化物，^{197}Hg（^{201}Hg，^{201}Tl）- 氯化物
无机阴离子	^{18}F- 氟化物，^{77}Br- 溴化物，^{32}P- 磷酸盐，^{35}S- 硫酸盐，^{51}Cr- 铬酸盐，^{123}I（^{125}I，^{131}I）- 碘化物
有机分子和生命物质	^{131}I（^{113m}In，^{99m}Tc）-HSA（人血清白蛋白），^{131}I（^{111}In）- 纤维蛋白原，^{99m}Tc- 纤维蛋白溶酶，^{75}Se- 硒蛋氨酸，^{51}Cr（^{111}In，^{113m}In，^{99m}Tc）- 红细胞（热变性红细胞），^{51}Cr（^{111}In）- 白细胞（血小板，淋巴细胞）
取代标记物	^{57}Co（^{58}Co）- 博来霉素（维生素 B_{12}），^{131}I- 四溴酞磺酸钠（玫瑰红，邻碘马尿酸）
聚合物和颗粒物	^{131}I（^{123}I，^{111}In，^{99m}Tc）-MAA 大聚物（直径 35～65μm）或微球（直径 1～10μm，10～35μm，35～65μm）
胶体	^{198}Au- 胶体，^{90}Y- 枸橼酸胶体，^{99m}Tc- 硫化锝胶体，^{99m}Tc- 硫化锑胶体
络合物	各种 ^{99m}Tc、^{111}In、^{113m}In 的络合物，^{67}Ga（^{59}Fe）- 枸橼酸盐，^{169}Yb-DTPA
气溶胶	^{99m}Tc-DTPA，雾化的 ^{99m}Tc- 硫化物，^{99m}Tc 的气溶胶团（1-3μm）
气体	^{133}Xe，^{85}Kr，^{81m}Kr，$^{11}CO_2$，^{11}CO，$^{13}N_2$，$^{15}O_2$，$C^{15}O_2$，$C^{15}O$

第二节 放射性核素来源

医用放射性核素主要通过核反应堆、加速器和放射性核素发生器等方式生产。

一、核反应堆生产

核反应堆（nuclear reactor）是一种可控制的重核裂变链式反应的装置。通过核反应获得放射性核素的原理是利用核反应堆提供的高通量中子

流照射靶材料，吸收中子后的靶核发生改变，成为不稳定的（放射性）核素。这是目前医用放射性核素的主要来源。

主要生产方式包括：①从核燃料的裂变产物中分离提取，如 ^{131}I、^{133}Xe、^{99}Mo 等常用核素都是 ^{235}U 的裂变产物；②利用核反应堆强大的中子流轰击各种靶核，吸收中子后的靶核发生重新排列，变为不稳定的新核素（放射性核素），$^{31}P(n,\gamma)^{32}P$，$^{50}Cr(n,\gamma)^{51}Cr$、和 $^{88}Sr(n,\gamma)^{89}Sr$ 等。

核反应堆生产放射性核素的优点包括生产量大、辐照操作简单、能同时辐照多种样品等。缺点包括多为富中子核素，通常伴有 β^- 衰变，不利于制备诊断用放射性药物；核反应产物与靶核大多数属同一元素，化学性质相同，难以得到高比活度的产品。

二、加速器生产

加速器（accelerator）分为直线加速器和回旋加速器，生产医用放射性核素的加速器一般为后者。回旋加速器是通过电流和磁场使带电粒子（如质子、氘核及 α 粒子）得到加速，轰击靶核后引起的核反应产生放射性核素。产物一般为短半衰期的缺中子核素，主要分为两类。

第一类核素适用于 γ 照相机或 SPECT 显像，如 ^{67}Ga、^{111}In、^{131}I、^{201}Tl 等。其特点是：①同位素核的能量 $<1.02MeV$，以电子俘获衰变方式进行衰变；②半衰期较长，适于远途运输和使用。

第二类核素适用于 PET 或双探头符合线路探测成像，如 ^{11}C、^{13}N、^{15}O、^{18}F 等。此类核素与第一类不同的是：①同位素核的能量 $>1.02MeV$，以 β^+ 衰变方式进行衰变，发射正电子，后者在组织中湮灭时放出两个能量相同、方向相反的 γ 光子；②是短半衰期或超短半衰期核素，如 ^{11}C、^{13}N 或 ^{15}O 标记的药物只能在回旋加速器附近就地使用，^{18}F 标记化合物能够在近距离范围内运输和使用。

三、发生器生产

放射性核素发生器（radionuclide generator）是一种定期从较长半衰期的放射性母体核素中分离出衰变产生的较短半衰期的子体放射性核素的装置，现在已有多种核素发生器作为商品成品供应，是医用放射性核素的主要来源之一。在发生器中随着母体核素的衰变，子体核素不断增长衰变直至达到放射性平衡。用合适的分离手段就可从母体核素中得到无载体的子体放射性核素。母体不断衰变，上述分离过程可反复进行。所以发生器可在一段时间内重复使用，直到母体核素的放射性活度减少到很低为止。这一现象如同母牛挤奶，因此放射性核素发生器常被人称为“母牛”。一般要求母核放射性核素要有几周以上的半衰期，以保证从工厂运输到用户和用户有一定的使用期。以母子体系分离方法的不同，可分为色谱柱子发生器、萃取发生器和升华发生器。

核素发生器的应用可以得到半衰期很短的一些放射性核素，如 ^{99m}Tc、^{113m}In、^{68}Ga、^{81m}Kr 和 ^{82}Rb 等。特别是临床上广泛使用的 ^{99m}Tc，因其理想的显像能量、物理半衰期和与多种化合物结合的能力，目前大约 85% 的核医学显像技术均使用 ^{99m}Tc 标记放射性药物。

临床上使用的 ^{99m}Tc 由钼 - 锝发生器（^{99}Mo-^{99m}Tc generator）产生，钼 - 锝发生器具有以下的优点：

1. 操作简便、使用安全、有较好的价格 / 效果比。

2. 可以得到高纯度的放射性核素，并能制得高放射化学纯度和化学纯度的放射性药物。市售的 ^{99}Mo-^{99m}Tc 发生器无菌、无热源，用等渗生理盐水作为淋洗液。淋洗液可直接用于患者。

3. 母体核素 ^{99}Mo 半衰期为 66 小时，可以有一周以上的期间释放可使用量的 ^{99m}Tc。用 ^{99m}Tc 可以制得为数众多且适合绝大多数组织器官显像用的放射性药物。

4. ^{99}Mo-^{99m}Tc 发生器属于色谱柱子（chromatographic column）型发生器。用三氧化二铝（alumina，Al_2O_3）作吸附柱。Al_2O_3 对母体核素 ^{99}Mo 有很强的亲和力，子体核素 ^{99m}Tc 则几乎不被吸附。淋洗液用生理盐水，则仅有 ^{99m}Tc 被洗出。

由于母体核素的不断衰变产生子体核素，因而核素发生器可以反复淋洗制得子体核素。但为了保证有效的使用剂量，两次淋洗之间必须有一定的时间间隔以保证子体核素在分离柱上的再积聚。

在实际工作中，医疗机构所使用的放射性药物通常由三种方式获得：一是从核药房直接购买标记好的药物制剂；二是从相应的企业购买放射性核素或核素发生器以及用于标记药物的配套药盒，按照配制说明自行标记制备；三是购买放射性核素和被标记物原材料，自行研究和标记新药。

第三节 放射性药物的标记与制备

一、基本要求

（一）对适宜制备放射性药物的放射性核素的要求

1. 对诊断用放射性核素的要求

（1）适宜的射线种类和能量：诊断用放射性核素应发射高能 γ 射线、高能 X 射线或正电子（β^+），最好不发射或少发射生物效应高的 β 射线、俄歇电子或 α 射线，以减少机体不必要的辐射损伤。γ 射线具有很强的穿透能力，使得体外探测得以进行，其最佳能量范围为 100～300keV。能量太低，射线在体内自吸收较多，使探测效率减低；能量太高，探测器的准直效果差，影响仪器的空间分辨率。正电子发射核素与 PET 联用能获得清晰度高的图像，因为 β^+ 粒子湮灭时放出两个能量（511keV）相同、方向相反的光子，更有利于空间定位。

（2）合适的物理半衰期：用于诊断的放射性核素，其物理半衰期（$T_{1/2}$）应在满足诊断检查所需时间的前提下尽可能较短，以便在诊断完成后放射性核素迅速衰减，将辐射损伤减少到最低限度。一般 $T_{1/2}$ 以数十分钟至数天为宜，过长的物理半衰期会增加患者内照射的时间，使其接受辐射剂量增大，还会带来放射性废物处理上的困难以及患者活动所造成的环境污染等问题。

（3）毒性小：体内使用的放射性核素及其衰变产物的毒理效应应尽可能小或无，且容易从体内清除，以减少不必要的机体损伤。毒性大但有确切疗效的，在临床使用时药物剂量必须严格控制在安全范围内。

（4）合适的化学性质：这些核素应具有合适的化学状态和较强的化学活泼性，以便将他们制成可供临床使用的各种放射性标记化合物。此外，还应具有较高的放射性核纯度和化学纯度，减少毒副作用和杂质放射性的干扰和危害。

2. 对治疗用放射性核素的要求

（1）所发出的射线应具有较强的辐射电离作用和生物效应，同时穿透能力应较弱，这样，它们既能有效地破坏病变组织又不会对相邻的正常组织器官造成辐射损伤。通常选用发射 α，β^- 射线或中子，不发射或少发射 γ 射线和 X 射线的放射性核素，α、β^- 射线电离密度大，传能线密度高，相对辐射生物效应强，因而治疗效果好。但射线能量不宜过大，以免射程长而损伤周围组织，一般 α 射线能量小于 6MeV，β^- 射线能量小于 1MeV 为宜。

（2）$T_{1/2}$ 不可太短也不宜太长，应该能维持一段持续作用的时间，使受照组织能够累积足够的照射剂量，确保治疗效果，一般以 1～5 天为最佳。

（二）对放射性药物的要求

1. 理想的生物学性能 体内诊断用的放射性药物应具有良好的定位和排泄性能，即放射性药物进入机体后能迅速特异性地进入靶器官或组织，靶/非靶器官的放射性比值高，并有合适的滞留时间，诊断完成后，能尽快通过泌尿道、肠道、呼吸道等排出体外。用于体外诊断的放射性药物应具有良好的示踪性能，即放射性药物的化学和生物学特性应与未经标记的原物质一致，这就要求制备过程中：①尽可能采用同位素标记；②非同位素标记时，要使标记前后分子量差别很小，且标记位置离该化合物的主要功能基团较远；③在标记过程中，保持反应条件温和，以防损伤被标记物质；④提高放射性药物的比活性。

2. 简单的制备过程 供体内使用的放射性核素一般皆具有较短的半衰期，加上辐射防护的要求，标记制备放射性药物的过程要尽可能简单、快速。理想的制备方法是“一步法”标记，即预先将标记过程中所需的除放射性核素以外的所有物质通过简单混合或使其产生预反应而制成放射性药物的半成品药盒，标记时只需将放射性核素加入即可标记成功。

3. 良好的稳定性 与普通药物不同，放射性药物的稳定性包括化学稳定性、辐射稳定性、标记稳定性和体内稳定性等方面。①化学稳定性要求放射性药物应具有确定的、较为稳定的化学结构，使其在制备和贮存过程中不易发生分解、氧化、还原等化学变化生成复杂的副产物而影响药物的使用性能和有效使用期；②辐射稳定性要求放射性药物对自身辐射作用的耐受能力强，不发生或很少发生辐射自分解；③标记稳定性要求放射性药物中放射性核素的原子或基团与被标记的化合物牢固结合，不因时间、温度、介质等的影响而脱落；④体内稳定性要求放射性药物引入体内后，不会因为介质条件的改变或生物活性物质（如酶等）的作用而发生分解、变性或标记核素的脱落。

4. 适宜的化学量 体内使用的放射性药物的用药量，应遵循全身和靶器官照射剂量尽可能低的原则，即在能够获得清晰的图像或足够的放射性计数率的前提下，有适宜的比活性和载体使用量。

5. 其他 如适宜的物理性状和pH、无菌、无热原、无毒性、较高的放射性核素纯度和放射化学纯度等。

二、放射性核素标记方法

（一）同位素交换法

同位素交换法（isotope exchange method）是利用同一元素的放射性同位素与稳定同位素在两种不同化学状态之间发生交换反应来制备标记化合物，其反应如下：

$$AX+BX^{*} \rightarrow AX^{*}+BX$$

式中，X和X^{*}分别为同一元素的稳定同位素和放射性同位素；AX为待标记化合物；BX^{*}为放射性同位素的简单化合物。AX与BX^{*}混合，在特定条件下发生同位素交换反应，除了同位素效应外，并不引起体系中这两种化合物化学状态的改变，它们的理化和生物学性质是相同的。交换反应是可逆反应，可通过调节反应条件（温度、pH等）和加入催化剂以控制反应的进行。利用同位素交换法制备标记化合物不需要前体，方法简便，易于操作，适宜于稀有、结构复杂的有机化合物的标记，在改善反应条件后，可提高放射性核素利用率和产物的放射性比活度。但总体来说，较难得到高比活度的产品，稳定性也较差。同位素交换法常用于放射性I、P、S的标记。

（二）化学合成法

化学合成法（chemical synthesis method）应用化学反应将放射性核素的原子“引入”到所需的化合物分子结构中去，是制备标记化合物的主要方法。原则上凡能用化学合成法制备的各种化合物也可用相同的方法制备标记化合物，两者原理相近，但也有差别。不同之处在于：①合成的路线可能不同；②合成所需要的前体常需自行合成；③需要考虑放射性核素标记的位置；④为了提高放射性核素利用率，常在合成的最后一、二步引入放射性核素。化学合成法能制备高比活度的标记化合物，标记位置明确，稳定性佳，产品易于纯化。合成法应用最广的是用^{11}C标记有机化合物和^{131}I标记多肽、蛋白质等生物大分子物质。^{11}C的标记化合物的原料是由加速器生产的初级产品$^{11}CO_2$和^{11}CO（两者可通过氧化还原互相转化），然后用$^{11}CO_2$作原料，通过各种成熟的方法制备$H^{11}CHO$、$H^{11}CN$和$R^{11}COCl$等常用的有机合成中间体，再从此类中间体，进一步合成各种^{11}C标记的药物。

（三）生物合成法

生物合成法（biosynthesis method）是指在活体内或试管中，利用生物活体（动、植物或细菌）的生理代谢或离体酶的生物活性，将简单的放射性物质转化成为具有生物活性的核素标记化合物的一种方法。本法可合成一些结构复杂、具有生物活性而又难以用化学合成法制备的放射性标记化合物。胰腺显像用的^{75}Se-蛋氨酸曾以生物合成的方法制备，但是用生物合成法得到的标记化合物成分复杂，放射性核素的利用率相对较低。

（四）金属络合法

上述方法多用于非金属放射性核素的标记，而目前在核医学中应用广泛的金属放射性核素标记的药物，如^{99m}Tc、^{67}Ga、^{68}Ga、^{111}In、^{113m}In或^{201}Tl等的标记药物，一般采用金属放射性核素直接形成络合物的方法进行标记，此法即称为金属络合法（metal complexing method）。络合法的大部分放射性药物是将放射性核素以共价键或配位键的形式络合到被标记的分子中，被标记分子本身并不含所用放射性核素的同位素。双功能螯合剂法也属于此类，其特点是先把某种双功能螯合剂络合在被标记的分子上，再将放射性核素标记到螯合剂上，形成“放射性核素-螯合剂-被标记物”的复合物。此种方法大多用于标记多肽、单克隆抗体等。由于螯合剂的存在，被标记物有可能出现理化和生物学性质的改变，临床应用时要注意。这类标记方法的特点是标记反应对试剂浓度、pH、离子强度等反应条件极其敏感。

第四节 放射性药物的质量控制

为确保放射性药物在临床应用中的安全性、有效性和稳定性，必须根据国家制订的标准对放射性药物进行严格的质量控制（quality control，QC）。其内容主要包括物理鉴定、化学鉴定和生物学鉴定三个方面。

（一）物理鉴定

包括性状、放射性核素纯度、放射性活度与比活度鉴定。

1. 性状 在有效防护措施的条件下，一般应按照生产厂家提供的说明书来判断放射性药物的物理状态、颜色、透明度，观察有无异物、异常絮状物或沉淀等。放射性药物一般为注射剂或口服溶液。大多数为无色澄清液体。少数放射性药物有颜色，如胶体磷[^{32}P]酸铬注射液为绿色的胶体溶液；^{51}Cr-酸钠注射液为淡黄色澄清液体；^{131}I-马尿酸钠注射液为淡棕色液体等。还有个别的放射性药物是含有颗粒的悬浮剂，它们应具有大小合适的颗粒度，如^{99m}Tc-聚合白蛋白（^{99m}Tc-macro-aggregated albumin，^{99m}Tc-MAA）的粒子大小应该在10～100μm，^{99m}Tc-硫胶体（^{99m}Tc-sulfur colloid，^{99m}Tc-SC）的粒子大小应在1μm以下。

2. 放射性核素纯度 放射性核素纯度（radionuclide purity），也称为放射性纯度（radioactive purity）是指特定放射性核素的活度占总活度的百分比。放射性核素纯度与含有的放射性杂质数量有关，与非放射性杂质的量无关。放射性药物中如果混有放射性核杂质，不仅给受检者增加不必要的辐射危害，同时也会影响显像的质量。因此，各种放射性药物的质量标准中都应明确规定放射性核纯度的指标，如高^{99m}Tc酸钠的放射性核杂质^{99}Mo不得超过0.1%。

3. 放射性活度与比活度 放射性活度（radioactivity）是放射性药物的一个重要指标，准确测定放射性活度对于获得高质量成像图像及降低不必要的辐射剂量具有重要意义。用药剂量不足会明显降低诊断质量或治疗效果，而剂量过高则会使患者接受额外辐射剂量或治疗过度，因此使用前必须精确确定其活度。比活度（specific activity）是指单位质量的某种放射性物质所含的放射性活度。一般放射性药物质量标准中活度测定值均在标示值的±10%，治疗用放射性药物的活度测定值应控制在标示值的±5%为好。

（二）化学鉴定

包括pH、放射化学纯度及化学纯度鉴定。

1. pH 放射性药物绝大部分是注射液，特定的pH对保证放射性药物的稳定性非常重要。pH的测定应采用精密pH试纸或酸碱度计监测，检测的pH应该符合说明书的质控范围。由血液的缓冲能力强，放射性药物的pH允许在3～9之间，但最佳的药物应为pH为7.4的等渗溶液。

2. 放射化学纯度 放射化学纯度（radiochemical purity）简称放化纯度，是指以特定化学形式存在的放射性活度占总放射性活度的百分比，是衡量放射性药物质量最重要的指标之一。常用的测定方法有纸层析或薄板层析法、高效液相层析法和凝胶电泳法。放射性药物中的放射化学杂质可以从制备过程或药物的自身分解中产生。由于放射化学杂质可能对人体有害或影响放射性药物的体内分布，因此应对其进行控制，一般控制在5%～10%，即放射化学纯度不低于90%～95%。

3. 化学纯度 化学纯度（chemical purity）是指以特定化学形式存在的某物质的质量占总质量的比例，与放射性无关。化学杂质一般是生产过程带入的，过量的化学杂质可能引起毒副反应或影响放射性药物的制备和使用。化学纯度的质控内容主要是控制化学杂质或载体含量。

（三）生物学鉴定

包括无菌、无热原、毒性效应、生物活性与生物分布等的鉴定。

1. 无菌及无热原 放射性药物大多数是注射液，必须无菌和无热原。无菌通常采用灭菌或除菌方法，对于热稳定性好的制品，多选用灭菌方法；对于热稳定性差或短半衰期核素标记的放射性药物，多采用微孔滤过膜过滤法除菌。热原亦称内毒素，是黏多糖或微生物代谢产生的蛋白。主要通过在放射性药物制备过程中严格无菌操作来预防，可用家兔法和鲎试剂法查验，详见《中华人民共和国药典》。

2. 毒性效应 放射性药物的毒性包括两方面，一是被标记物的化学毒性，另一个是放射性核素产生的辐射安全性。通常放射性药物一次成像使用量很小，其化学毒性甚微，通常在获准临床应用前，已通过异常毒性及急、慢性毒性试验。放射性核素产生的辐射安全性问题主要为内照剂射量，估算体内辐射剂量（medical internal radiation dose，MIRD）值应符合国家有关法规。

3. 生物活性与生物分布 生物活性指放射性药物在体内的生物学行为特征。根据标记化合物的生物性质，以及示踪实验的具体要求，可进行特异性结合试验和生物特性测定试验。例如：受体的生物活性可通过受体与配体的结合率以及受体后途径的激活进行验证，免疫活性的测定则可通过抗原 - 抗体结合率的测定来比较等。生物学分布是指放射性药物在生物体内的分布状态，特别是在靶器官或靶组织中的浓聚程度、摄取量及清除速率等。动物实验及放射自显影对放射性药物的生物活性及分布的检测有重要价值。

第五节 脏器功能显像及治疗常用的放射性药物

用于各脏器疾病显像的放射性药物是核医学的重要组成部分，研发具有特异性的核医学显像剂是放射性药物研究人员所面临的重要课题。随着近年来基因组学、蛋白组学、细胞和分子生物学的快速发展，人类逐渐从分子水平去研究和认识疾病，开始通过分子影像来全面、系统地认识和阐明疾病、病变组织的代谢活动程度、生物变化过程、病变细胞基因表达、病变细胞存活与否，以及细胞内生物活动状态等。以下对脏器功能显像及治疗常用的放射性药物作系统介绍，具体见相应各章节论述。

一、脑显像药物

脑科学是现代生命医学科学研究的热点之一。随着现代核医学影像技术的迅速发展，如 SPECT/CT、PET/CT 和 PET/MRI 的临床应用，不仅可以同时反映解剖结构和功能代谢信息，还可以反映活体状态下，组织脏器的血流、功能、代谢和受体密度等其他手段很难获得的信息，提供精确定位、准确定量，从分子水平上展示脑内生理、病理变化，在脑科学研究、神经精神疾病的诊断和治疗等方面，发挥着越来越重要的作用。

（一）脑血流灌注显像剂

1. SPECT 脑血流灌注显像剂 ^{99m}Tc- 六甲基丙二胺肟（^{99m}Tc-d，1-hexamethylpropylene amine oxime，^{99m}Tc-HMPAO）能自由地通过正常的血脑屏障（blood-brain barrier，BBB），迅速为脑组织所摄取。静脉注射此显像剂 30～40s 后，人脑摄取达高峰，其在脑内的分布与脑血流呈正比，一旦进入脑组织后即在脑组织内固定分布，注射后 1 小时内脑组织中的放射性变化不大，直至 1.5 小时后才稍有下降，脑内滞留量占全身 3.5%～7.0%。脂溶性 ^{99m}Tc-HMPAO 最初被动运输穿过 BBB，进入脑细胞，迅速转化变成水溶性化合物后不能再反向通过 BBB 回到血流中。脂溶性的 ^{99m}Tc-HMPAO 在所有组织中包括血液中可转化为水溶性化合物。^{99m}Tc-HMPAO 由于脂溶性的特点也能被其他器官所摄取，尤以肝和肺的摄取较高，但肝、肺的摄取并不影响脑显像的质量。该显像剂主要是通过肠道排出体外，少量从尿中排除。在临床研究中已证明 ^{99m}Tc-HMPAO 是安全的。^{99m}Tc-HMPAO 的缺点主要是体外稳定性差，配制后要求尽快注射，不能超过半小时，配制不当或放置时间过长均会导致游离 $^{99m}TcO_4^-$ 过多，影响显像的质量。

^{99m}Tc- 双半胱乙酯（^{99m}Tc-ethylcysteinate dimer，^{99m}Tc-ECD）是一种较理想的脑显像剂，其体内分布与 ^{99m}Tc-HMPAO 相似，脑摄取率 6.5%±1.9%，1 小时摄取率 5.2%，其标记配制方便，放化纯度高，体外稳定性较好，标记后可放置 6 小时以上，脑与头面部软组织的放射性本底低，更容易得到清晰的图像。^{99m}Tc-ECD 主要缺点是其体内稳定性相对较差，到注射 4 小时后，1/4 的 ^{99m}Tc-ECD 被清除，因此要在注射显像剂后尽快完成显像。此外，^{99m}Tc-ECD 在正常人脑中的分布并不是均匀的，在距状裂及小脑处摄取较高，在基底节、上下枕部及颞枕部摄取较低，并且在上前额、顶皮质、扣带回和海马部位的摄取随年龄增长而减低，在小脑部位的摄取随年龄增长而增高（图 3-1）。^{99m}Tc-HMPAO 和 ^{99m}Tc-ECD 在脑内的分布不尽相同，在基底节、丘脑等处均有差异。

除了上述的几种脑血流灌注显像剂外，尚有其他部分脑显像剂由于各种原因未能在临床得到广泛应用，如 ^{133}Xe、^{201}Tl-DDC、^{99m}Tc-MRP20 和 ^{99m}Tc-T691 等。

2. PET 脑血流灌注显像剂 ^{15}O-H_2O 加速器产生的 ^{15}O 与 400～600℃的木炭反应生成 ^{15}O-CO_2。^{15}O-CO_2 通入水中或 ^{15}O-O_2 与氢直接反应制得 ^{15}O-H_2O。半衰期仅 2 分钟，需回旋加速器在线生产，可在短期内对同一患者进行反复检查。应用 ^{15}O-H_2O 可以评价人脑的血流情况。脑组织

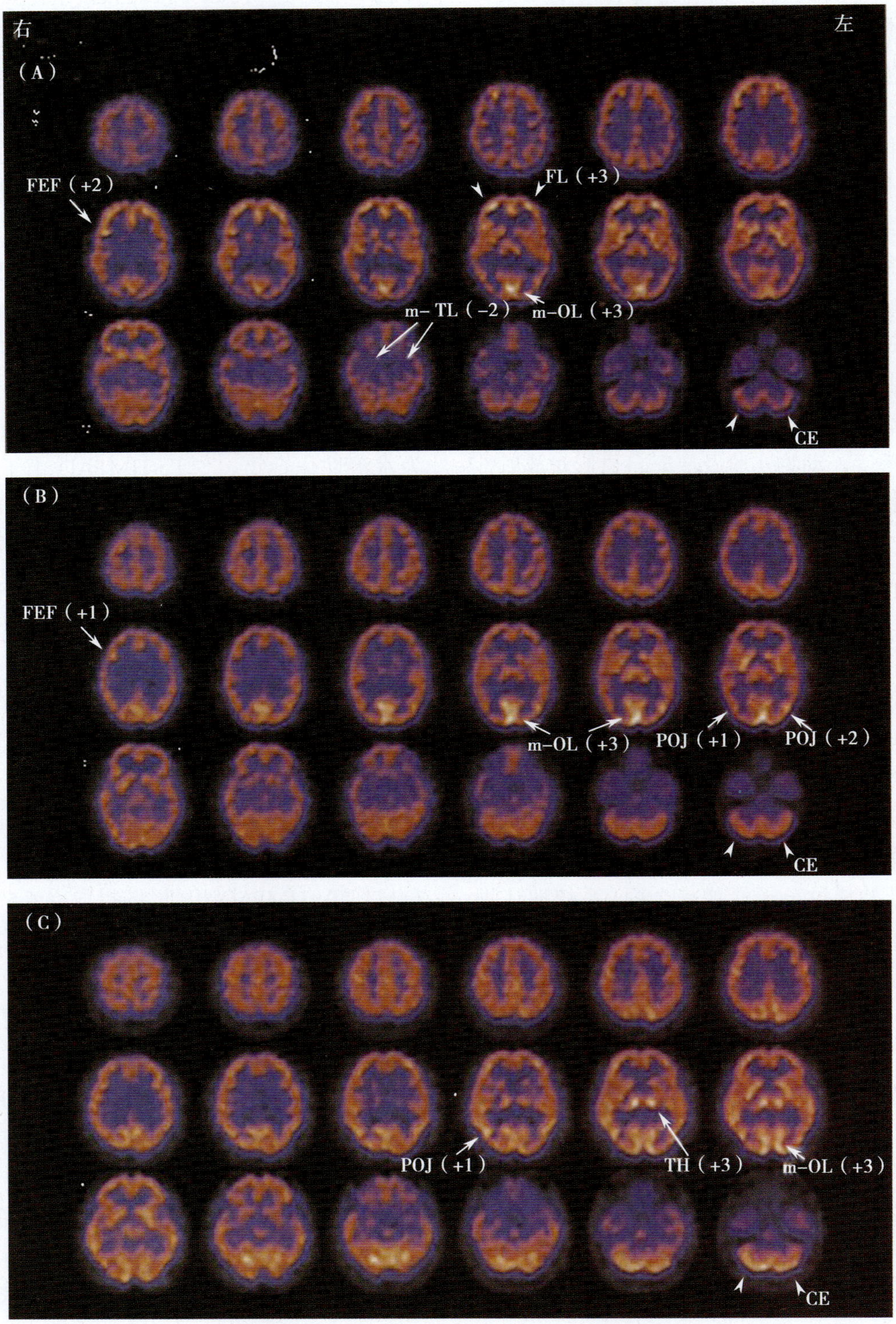

图 3-1 三位健康志愿者的 ^{99m}Tc-ECD SPECT 横断面图像

分别为图(A)25 岁男性，图(B)49 岁女性，图(C)82 岁女性。图像结果所示在上前额、顶皮质、扣带回和海马部位的摄取随年龄增长而减低，在小脑部位的摄取随年龄增长而增高

摄取量与脑血流呈线性关系，是目前公认的 CBF（全脑血流量）或 rCBF（局部脑血流量）定量测定的金标准。

$^{13}NH_3 \cdot H_2O$ 由加速器生产，半衰期 10 分钟，静脉注射后，NH_3 以 NH_4^+ 的形式存在于血液中，其血浆清除率非常高，注射后 5 分钟仅有不超过 2% 的注射剂量存在于血内。人脑对示踪剂的摄取非常迅速，因此短时间内脑摄取可以达到峰值，而放射性从脑内的洗脱速率很低，半衰期大约为 60～70 分钟，图像质量明显优于 SPECT，为性价比较高的 PET 脑血流显像剂。

（二）脑代谢显像剂

1. 糖代谢 葡萄糖几乎是脑细胞能量代谢的唯一来源，常用显像剂 ^{18}F 标记的氟代脱氧葡萄糖（^{18}F-FDG）是放射性标记的葡萄糖类似物，具有与葡萄糖相同的细胞转运和已糖激酶磷酸化过程。^{18}F-FDG 经静脉注射后，通过 BBB 到达脑组织细胞内，在已糖激酶作用下转化为 ^{18}F-FDG-6-P，后者不再参与葡萄糖的进一步代谢而滞留于脑细胞内。利用 PET 观察和测定 ^{18}F-FDG 在脑内的分布，从分子水平评价脑神经细胞的代谢，从而早期诊断疾病，主要应用于癫痫、阿尔茨海默病（Alzheimer's disease，AD）、亨廷顿舞蹈病（Huntington's disease，HD）等功能性疾病（图 3-2）。

2. 氨基酸代谢 氨基酸代谢显像主要反映脑内蛋白质合成代谢水平。正常成人大脑内的神经元细胞多为成熟的细胞，故无明显的蛋白质合成。肿瘤细胞在糖代谢旺盛的同时，对氨基酸的转运速度加快，以满足肿瘤细胞生长、增殖的需求。常用的示踪剂有 ^{11}C-MET（甲基 -L- 蛋氨酸），^{11}C-TYR（酪氨酸），^{18}F-FET（氟代乙基酪氨酸），^{123}I-IMT（碘代甲基酪氨酸）等。目前，临床最常用的是 ^{11}C-MET，^{11}C-MET 在脑肿瘤组织学分级及评价预后、复发等方面优于 ^{18}F-FDG。例如，与 ^{18}F-FDG 比较，^{11}C-MET 在病理分级较低的脑胶质瘤有较高的浓聚。此外，其在显示肿瘤细胞的增殖力时，也表现出较高的优越性。^{11}C-MET 主要缺点是其半衰期较短，在研究细胞活力方面不及 ^{18}F-FDG。

3. 胆碱代谢 常用的显像剂为 ^{11}C- 胆碱（^{11}C-CH，^{11}C-Cho），胆碱通过特异性转运体进入细胞，在细胞内的代谢途径为：胆碱→磷酸胆碱→胞嘧啶二磷酸胆碱→磷脂酰胆碱。终末产物磷脂酰胆碱合成细胞膜。因此，细胞对于胆碱的摄取速度反映了细胞膜的合成速度。^{11}C- 胆碱可作为肿瘤细胞增殖、细胞分裂的指标，是直接或间接反映肿瘤细胞增殖、细胞分裂的示踪剂，较代谢显像更特异（图 3-3）。

（三）脑受体显像剂

1. 多巴胺能神经递质、受体和转运蛋白显像 ^{11}C-NMSP（^{11}C-N-methylspiperone）是螺环哌啶酮类似物，一种对多巴胺 D_2 受体有很高亲和力的神经药物。利用 ^{11}C- 二氧化物制备的 ^{11}C- 甲基碘化物使酰胺氮甲烷化获得高比活度的 ^{11}C-NMSP（9 990MBq/μmol）。体内受体结合分析表明，^{11}C-NMSP 在富含有多巴胺 D_2 受体的纹状体结

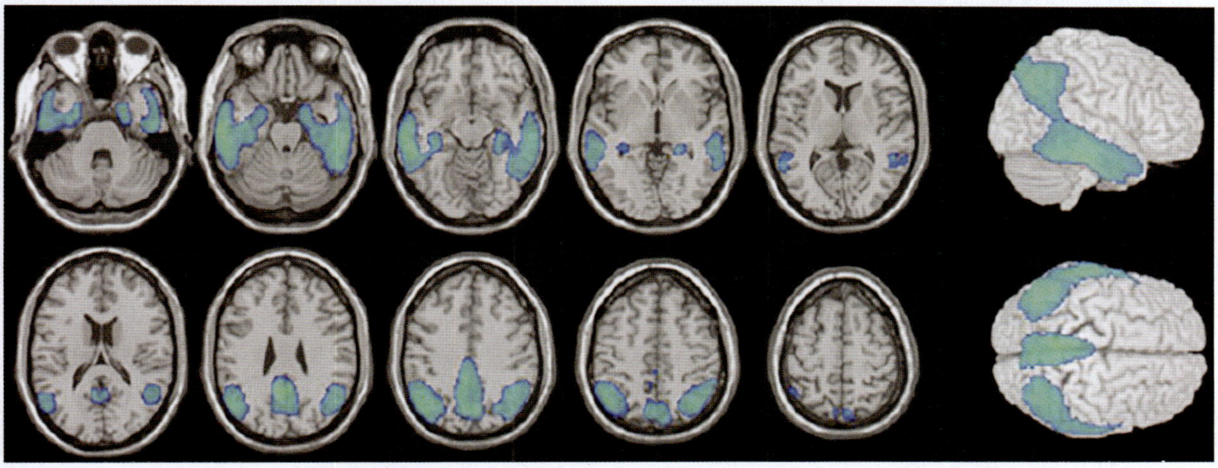

图 3-2 健康志愿者与 AD 患者的 ^{18}F-FDG PET 与 MRI 融合图像的比较

结果所示 AD 患者较健康志愿者脑代谢明显减低，尤其是在双侧顶叶皮质、后扣带回以及双侧颞叶皮层

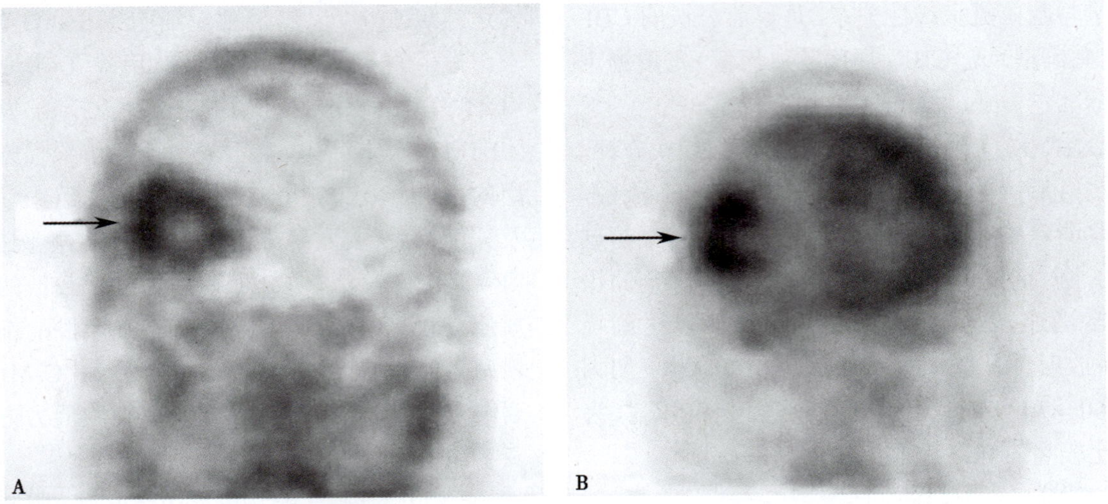

图 3-3 胶质母细胞瘤患者

A. ^{11}C-Choline PET 断层显像示右侧大脑前叶放射性增加，中心坏死；B. ^{18}F-FDG PET 断层显像提示同样部位放射性浓聚

合最高，在多巴胺受体分布较少的小脑内结合最少，因此常用小脑放射性摄取作为非特异性结合对照区。研究发现 ^{11}C-NMSP 与多巴胺 D_2 受体及 5- 羟色胺受体均可结合，后者亲和力仅为前者的 1/5。这种缺乏完全特异性是其优点之一。因为 PET 技术可以识别 D_2 受体和 5- 羟色胺受体位点，故在静脉注射 ^{11}C-NMSP 前给予一定剂量能够阻断 D_2 受体，但并不会阻断 5- 羟色胺受体的氟哌啶醇，就可获得完全性的 5- 羟色胺受体特异性结合。

^{11}C-NMSP 还可以用于脑功能的研究。我国学者张宏等较为全面地分析了恐怖音乐引起的 D_2 受体在脑内的变化，发现 ^{11}C-NMSP 在双侧尾状核区聚集显著降低，这提示恐怖音乐触发了突触后 D_2 受体的下调。其次，恐怖音乐刺激后 ^{11}C-NMSP 在右侧杏仁核的结合显著增加，而杏仁核被视为脑内重要的结构，它能在接受外界信息的同时判断及其意义并产生情绪反应。第三，发现 ^{11}C-NMSP 在额叶、颞叶和枕叶皮质区结合增加。该研究从受体水平提供了恐怖音乐触发单胺受体功能变化的证据（图 3-4、图 3-5）。

^{11}C- 雷氯必利（^{11}C-raclopride）D_2 受体显像示纹状体与大脑皮质（特异性 / 非特异性）摄取比值较高。雷氯必利是苯甲酰胺类精神安定药，对中枢神经系统 D_2 受体具有高度的选择性和亲和力，与 D_2 受体的结合迅速、可逆，非特异性结合非常少，对 D_1 受体、5- 羟色胺及 α_1- 肾上腺素能等受体无结合能力，是研究 D_2 受体分布的理想示踪剂。正常人该配体的基底神经节呈现特异的局部摄取，而皮质和小脑摄取较少，以静脉注射后 2～4 小时特异性最高，服用抗精神病药物者特异性结合降低。有研究者对 PD 患者药物治疗期间连续进行受体显像发现，症状改善患者的纹状体分布正常。因此，PET 多巴胺 D_2 受体显像是一种有望作为诊断和鉴别诊断锥体外系疾病的方法，且可用于监测疗效和预测预后。

^{11}C-β-CFT（^{11}C-2β-carbomethoxy-3β-（4-fluorophenyl）-tropane）是属于多巴转运蛋白显像剂。多巴转运蛋白是位于神经突触前膜的膜蛋白，主要调控突触间隙多巴胺的浓度，控制脑内多巴胺的水平。在中枢神经系统，多巴转运蛋白仅存在于多巴胺能神经元，是多巴胺能神经元最好的标志。研究表明，早期帕金森病患者的基底节区多巴转运蛋白较正常人降低 65% 左右。^{11}C-β-CFT 合成路径较成熟，合成效率较高，并且较易得到。利用 ^{11}C-β-CFT 进行 PET 成像来观测脑内多巴胺神经元系统的变性，纹状体内 ^{11}C-β-CFT 摄取明显降低，以壳核后部区域最为显著，与病理学上受损最严重的区域一致。同时，^{11}C-β-CFT 小脑摄取在注射 15 分钟后达到高峰后迅速下降，而纹状体摄取在注射 20 分钟后缓慢增加，在注射显像剂 1 小时后纹状体 / 小脑比值达到稳定。利用

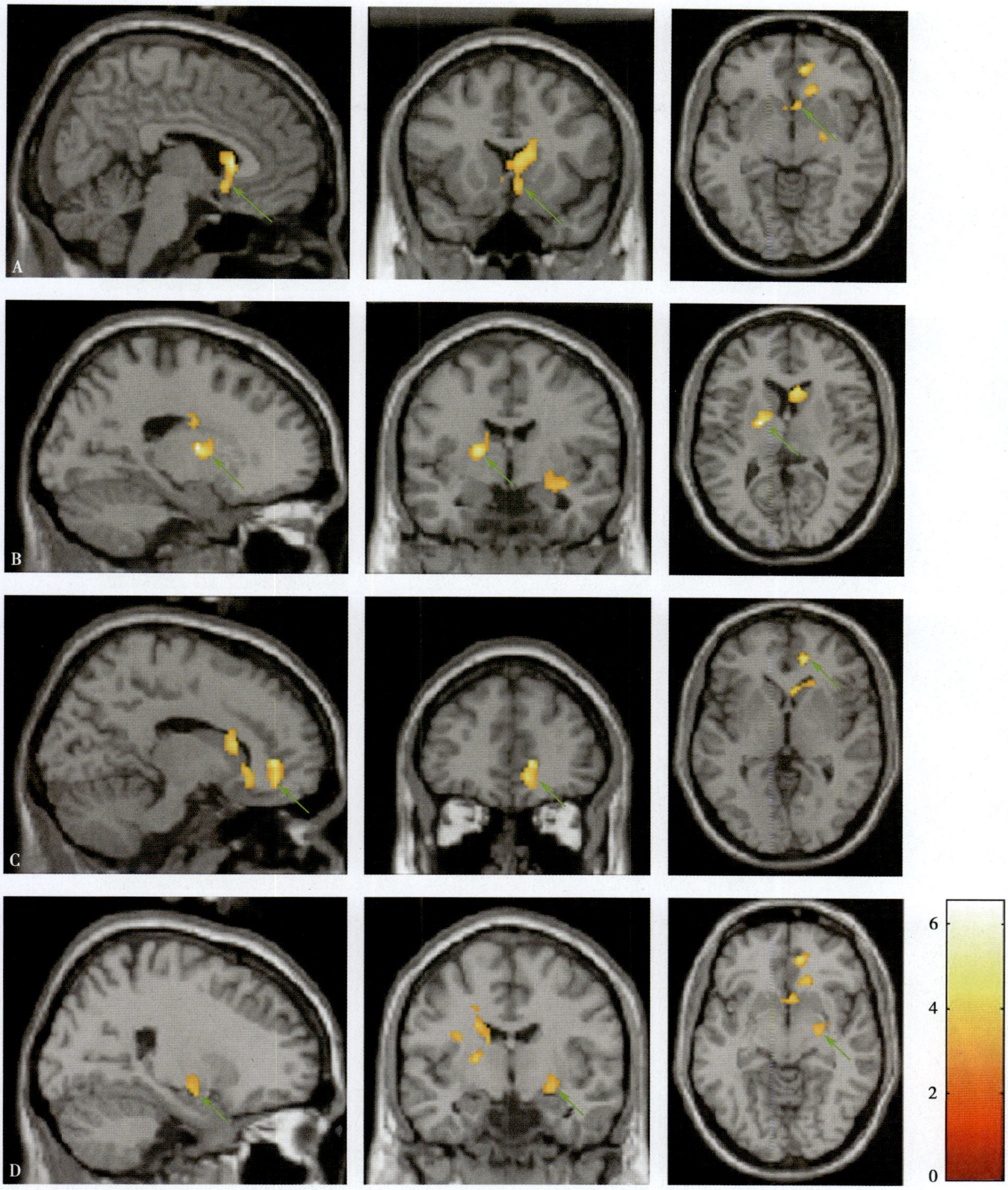

图 3-4　^{11}C-NMSP PET 断层显像放射性减低的脑区

^{11}C-β-CFT 进行显像，检测多巴转运蛋白的变化可作为 PD 的早期诊断甚至亚临床诊断的客观指标（图 3-6）。

^{18}F- 多巴（^{18}F-dopa）为多巴胺神经递质显像剂，它为 L- 多巴类似物，是多巴胺能神经元的神经递质，它能穿透 BBB，入脑后分布在纹状体，经摄取、储存、释放以及与多巴胺受体进行特异性结合而发挥生理效应。利用 ^{18}F 多巴在纹状体摄取和清除速率及其在中枢和外周血中代谢变化的规律，可直接或间接地了解中枢神经系统多巴胺受体的功能和活力，有助于对累及多巴胺系统脑功能活动疾病的诊断。用 ^{18}F-dopa PET 对正常

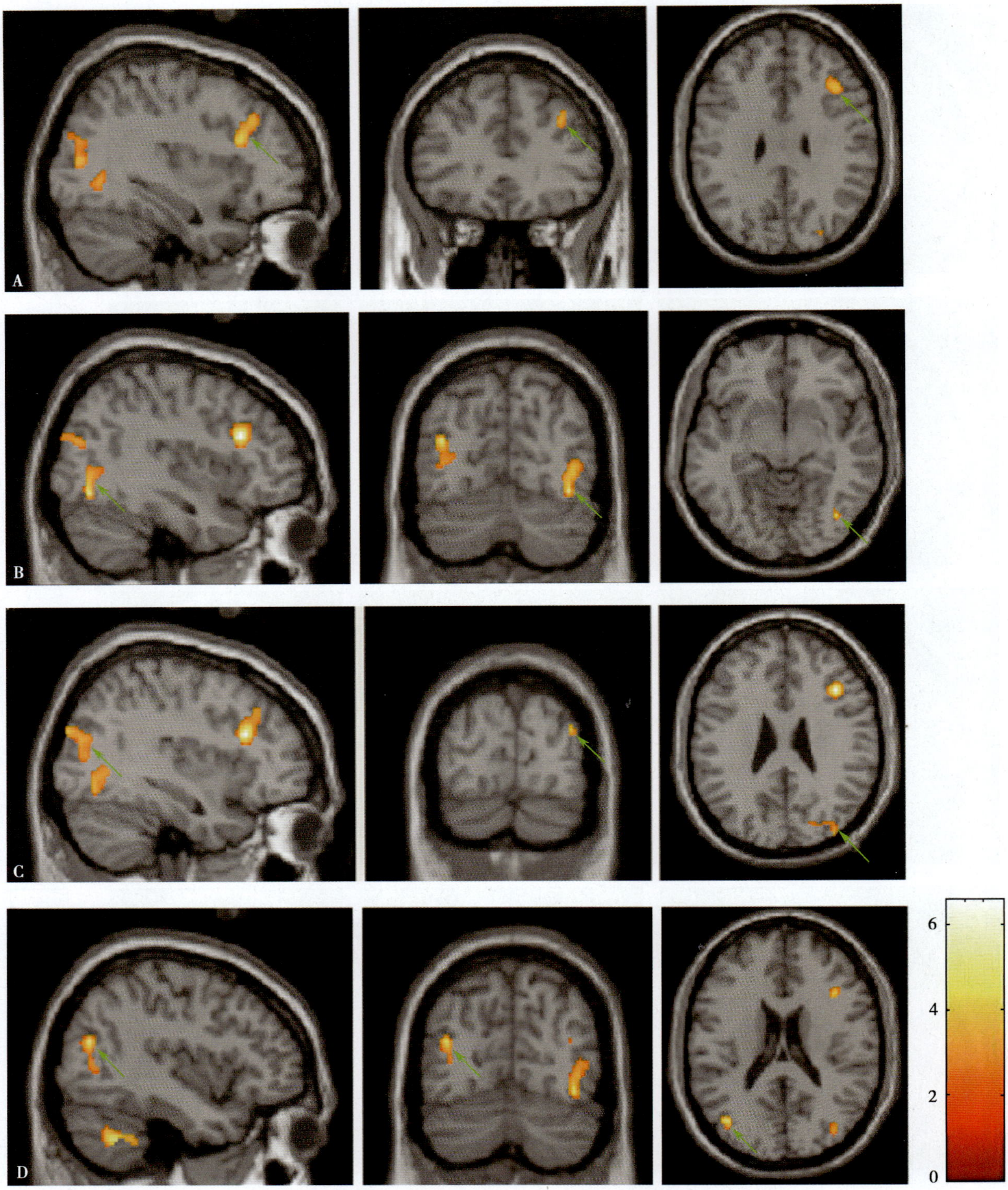

图 3-5 ^{11}C-NMSP PET 断层显像放射性增加的脑区

对照和 PD、精神分裂症等神经系统疾病进行显像，发现注药后 90～120 分钟正常对照者的纹状体放射性浓聚，影像结构清晰；而各种神经精神病患者纹状体呈不同程度的放射性减低或缺损，给予积极治疗后临床症状改善或明显改善者的再次显像显示纹状体放射性呈不同程度的增高。

2. 乙酰胆碱类受体显像剂 ^{11}C 或 ^{123}I-QBN 和 ^{11}C-nicotine 已用于人体 PET 和 SPECT 乙酰胆碱受体显像。用于阿尔茨海默病和早老性痴呆患者，观察到前者大脑皮质和海马 M_2 毒蕈碱受体分布密度明显减低；后者脑皮质摄取 ^{11}C-nicotine 明显降低，并得到尸检结果印证。因此，乙酰胆

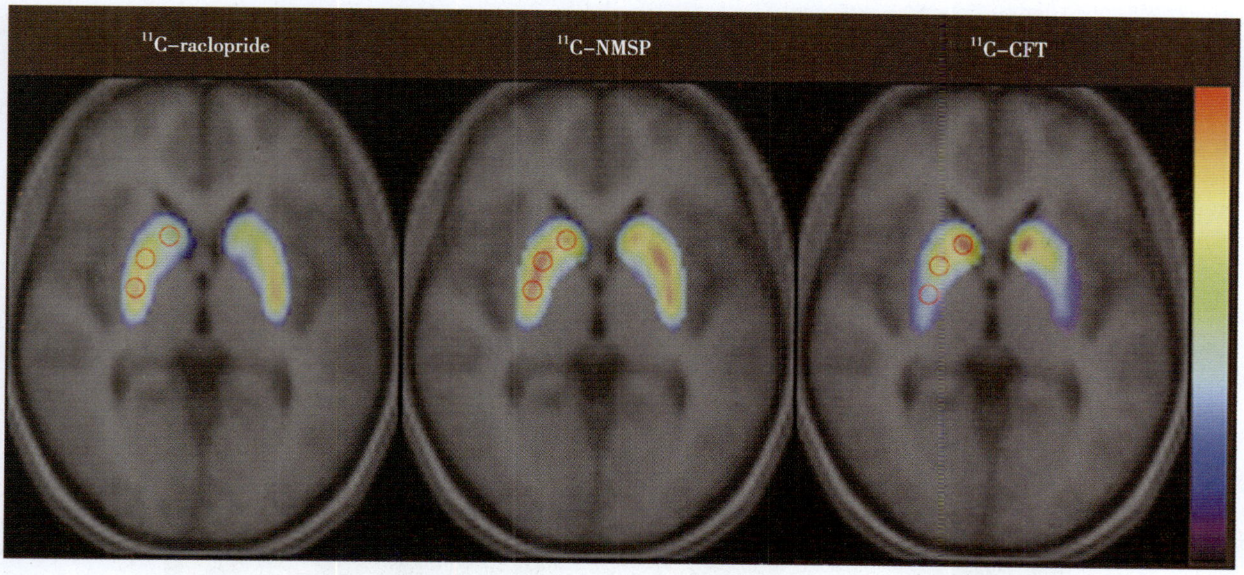

图 3-6　帕金森患者的 ^{11}C-raclopride、^{11}C-NMSP、^{11}C-β-CFT 三种显像剂的 PET 与 MRI 融合图像

碱受体显像在研究探讨阿尔茨海默病的病因与病理变化具有重要意义。

3. 苯二氮䓬类受体显像剂　苯二氮䓬（benzodiazepine，BZ）受体是脑内主要的抑制性受体。经大量实验证明，^{11}C-Ro-15-1788（苯二氮䓬类药物中毒的解毒剂）和 ^{123}I-Ro16-0154（Ro-15-1788 类似物）为较理想的 BZ 受体显像剂，并已用于活体显像。目前研究结果表明，AD、狂躁症和原发性癫痫等神经精神疾病均与其活性减低有关。苯二氮䓬类受体的研究对癫痫灶的定位和早老性痴呆诊断以及监测疗效有临床应用价值。

4. 脑 β 淀粉样蛋白显像剂　^{11}C-PIB（Pittsburgh compound B），属于硫磺素衍生物类，可与淀粉样蛋白特异性结合的分子探针，已成为 AD 研究的热点，并为与其他疾病鉴别诊断的发展提供依据。正常人群中脑皮质区无淀粉样蛋白物质沉积，动态显像显示早期分布相（0～15 分钟）是在静脉注射 PIB 后穿透血脑屏障快速进入脑内，形成早期的血流相并迅速到达高峰，大脑皮质区、皮质下核团、脑干及小脑的放射性分布都较高；随着时间的推移，PIB 逐渐开始在大脑中洗脱，20 分钟后所有的脑实质区域的放射性活性均低于脑白质，理想状况下 30～40 分钟后大脑皮质、神经核团、小脑的 PIB 洗脱后仅少许分布，白质区呈本底水平分布。^{11}C-PIB PET 显像在 AD 高危人群的危险度分析、AD 药物治疗后脑内淀粉样蛋白的评价、与其他脑部疾病的鉴别诊断等方面具有重要意义。此外，由于 ^{11}C 的半衰期较短暂，需要较高应用要求，因此具有较理想半衰期及能量的 ^{18}F 放射性标记的探针应运而生，如 ^{18}F-FDDNP、^{18}F-AV45、^{18}F-florbetaben（FBB）等。临床研究表明，与 ^{11}C-PIB 比较，^{18}F-FBB 探针在 AD 患者与健康老年对照组的脑白质非特异性摄取更高（图 3-7）。

5. 其他受体显像剂　如阿片受体研究发展迅速，其生理作用极为广泛，主要与麻醉药成瘾有关。国外已用 ^{11}C-DPN（^{11}C- 特培洛啡）、^{11}C-CFN（^{11}C -4- 碳 - 甲氧基，芬太尼）和 ^{123}I-DPN 或 ^{123}I-O-IA-DPN 进行人脑阿片受体显像，发现颞叶癫痫灶放射性浓聚明显增高。同时阿片受体显像还可用于观察和评价吗啡类药物成瘾性和依赖性的临床研究或药物戒断治疗的研究。^{11}C-CFN 阿片受体显像可直接观察美沙酮治疗阿片成瘾患者时美沙酮占据阿片受体位点的程度，从而提供一种监测美沙酮药效和合理用药的有效手段。

二、心肌显像药物

放射性核素心肌显像是一种无创而灵敏的检查手段，广泛应用于心肌缺血和心肌梗塞的早期诊断，并显示出较好的诊断正确性。早期的 ^{201}Tl 和 ^{99m}Tc 标记化合物成为心肌灌注显像的主要药物并应用至今，大大促进了心肌显像的发展。近

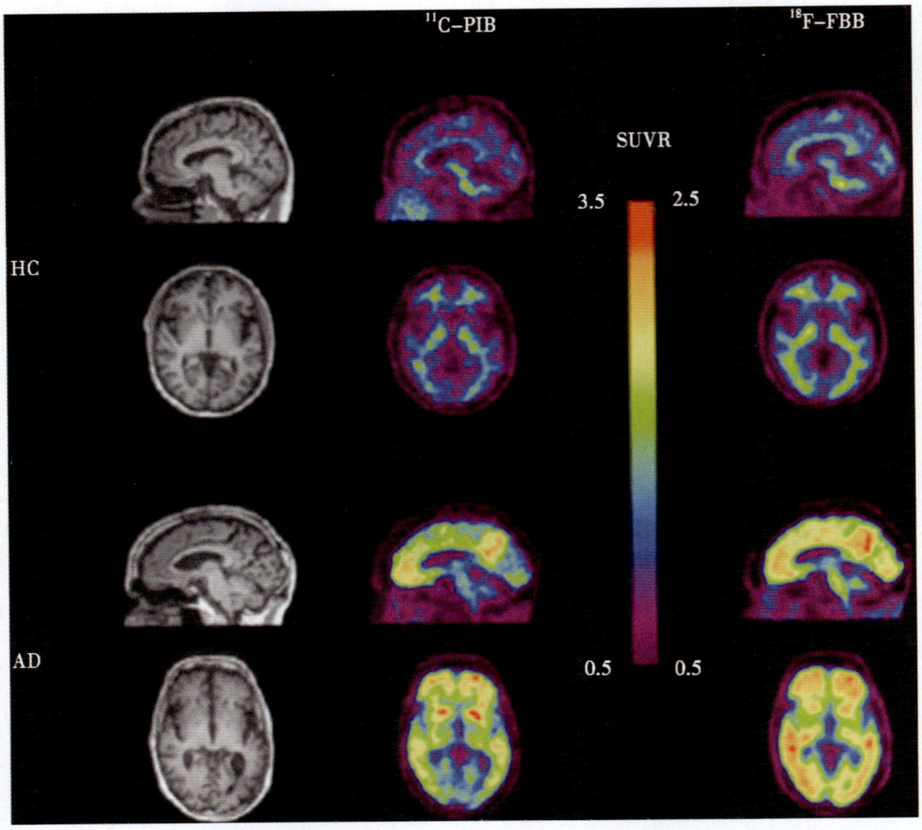

图 3-7 68 岁健康老年对照对象(HC)与 84 岁 AD 患者(AD)的 MRI、^{11}C-PIB PET 及 ^{18}F-FBB PET 图像，分别为矢状图与横断图

结果显示，^{18}F-FBB 探针在 AD 患者与健康老年对照组的脑白质非特异性摄取较 ^{11}C-PIB 更高

年来，随着 PET/CT 应用的不断普及，正电子药物心肌血流灌注显像和代谢显像的临床应用也逐渐增多。

(一) 心肌灌注显像剂

^{201}Tl 由回旋加速器生产，在衰变过程中发射 69～83keV 的 X 射线(88%)和 135keV、165keV、167keV 的 γ 射线(12%)，$T_{1/2}$ 为 74 小时。由于 ^{201}Tl 相对较长的 $T_{1/2}$，其使用剂量较小，通常给予 74～111MBq(2～3mCi)。^{201}Tl 首次通过心肌的提取分数约为 85%，早期心肌摄取量与心肌的血流量呈正比。一旦 ^{201}Tl 进入心肌细胞，将连续不断地进行交换而透过细胞膜，这一过程与 Na^+-K^+-ATP 泵有关，是主动摄取。心肌对 ^{201}Tl 的摄取是有活性的心肌细胞存在完整的细胞膜的标志。^{201}Tl 在心肌细胞内的实际半衰期约为 85 分钟，但由于 ^{201}Tl 在细胞内有持续的再蓄积作用，故其在心脏的有效半衰期为 7.5 小时。^{201}Tl 显像的一个独特的优点是在一次静脉注射后能同时获得负荷和静息心肌血流灌注影像，这一特点的主要原因是 ^{201}Tl 有再分布现象。再分布是指正常心肌对 ^{201}Tl 的清除在 2 小时内可达 30%，但是缺血心肌在这段时间内清除明显减少，甚至不断摄取显像剂，导致 2 小时后的延迟显像缺血部位显像剂分布增多，使早期显像中缺血部位的放射性稀疏或缺损区消失或明显减轻，将早期显像与延迟显像对比分析就可以对冠状动脉内血流灌注情况和心肌活性进行评价。

^{99m}Tc-MIBI(^{99m}Tc-2 methoxy-isobutyl-isonitrile)是一种亲脂性的一价阳离子络合物，静脉注射后随血流到达心肌，其心肌分布与局部心肌血流呈正比关系。^{99m}Tc-MIBI 可通过被动弥散方式进入心肌细胞线粒体，并牢固地与细胞膜结合，首次心肌的提取分数约为 65%，低于 ^{201}Tl 的提取率，但由于其注射剂量相对较大，以及在细胞内滞留时间较长和其后再循环过程中被心肌摄取，故在心肌的绝对净计数仍可以与 ^{201}Tl 相比。在注射显像剂后 1～2 小时的常规显像时间内，该显像剂的结合是相对牢固的，半清除时间大于 5 小时，

而没有明显的再分布现象，因此，注射显像剂后几小时内的显像仍然反映注射当时的心肌血流分布。为了评价患者在静息时和运动负荷时的心肌血流灌注，则需进行两次注射药物后分别显像（图 3-8）。该显像剂主要从肝胆和肾脏排出，故胆囊的显影有时会干扰心肌显像。

^{99m}Tc-tetrofosrnin（P53）是一种带正电荷的脂溶性二膦络合物，是继 ^{99m}Tc-MIBI 之后又一种重要的心肌灌注显像剂。P53 在心肌内的动力学分布与 ^{99m}Tc-MIBI 相似，在静脉注射后通过被动扩散机制迅速被心肌所摄取（注射剂量的 1.2%），并在 4 小时内保持稳定。^{99m}Tc-tetrofosrnin 具有心脏摄取快且滞留时间短，肝胆排泄快等特点。此外，血液本底清除快，无明显再分布，能实现运动负荷及静息显像，缩短检查时间，且标记后不需煮沸加热，尤其适合于进行一日法显像。该显像剂的心 / 肝与心 / 肺的比值提高，有利于获得较清晰的心肌图像，且无邻近器官的放射性干扰，是具有良好生物学特性的心肌显像剂。

^{13}N-NH_3 是常用的正电子发射心肌灌注显像药物。^{13}N 由回旋加速器生产，^{13}N-NH_3 通过自由扩散方式进入心肌细胞，在心肌内首次通过的提

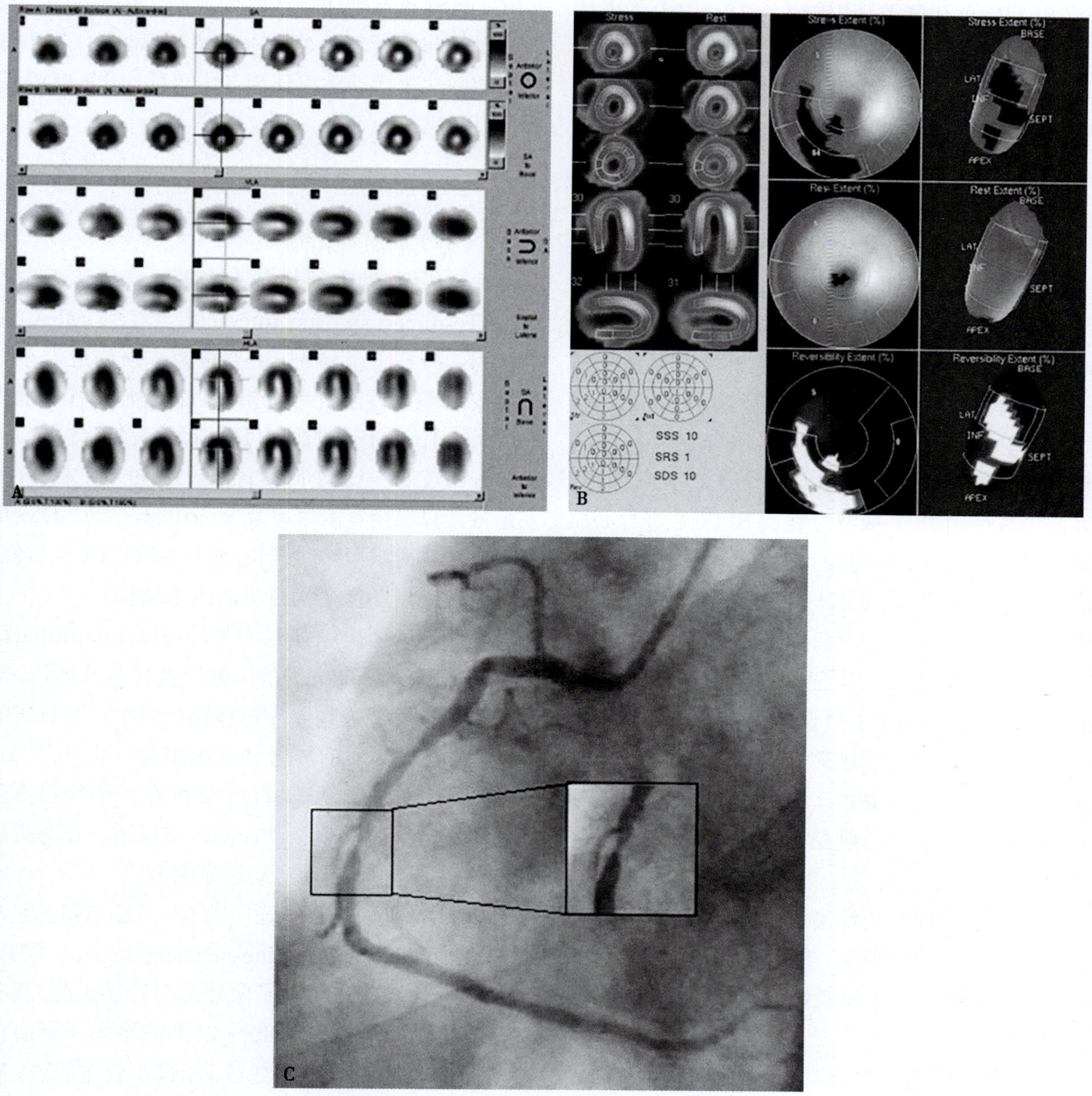

图 3-8 ^{99m}Tc-MIBI 心肌静息及负荷显像（A）、定量分析（B）以及冠状动脉造影图像（C）

结果所示 SPECT 图像示心肌后间壁缺血，与冠状动脉造影显示的右冠状动脉重度狭窄结果一致

取率接近 100%。但 $^{13}N-NH_3$ 参与细胞代谢，可在谷氨酰胺合成酶的作用下转变为谷氨酸或谷氨酰胺，但首次通过摄取率不受代谢的影响。静脉注射 $^{13}N-NH_3$ 370～555MBq（10～15mCi）后 3 分钟开始进行 PET 心肌灌注显像。

$^{15}O-H_2O$ 是回旋加速器生产的显像剂，$T_{1/2}$ 为 2 分钟。在血流量为每分钟 80～100ml/100g 的条件下，首次通过的摄取率为 96%，心肌对 $^{15}O-H_2O$ 的摄取与冠状动脉的血流量呈正相关。其缺点是半衰期较短，技术要求高。

^{82}Rb 是由 ^{82}Sr-^{82}Rb（^{82}锶-^{82}铷）发生器生产，但 ^{82}Sr 的 $T_{1/2}$ 为 25 天，经电子俘获衰变为 ^{82}Rb，一个 ^{82}Sr-^{82}Rb 发生器可使用约 1 个月。由于 ^{82}Rb 的 $T_{1/2}$ 仅 78 秒，故可以在短时间内重复检查。^{82}Rb 被心肌摄取的机制与钾离子相似，通过 Na^+-K^+-ATP 酶主动转入细胞内。在正常情况下，心肌细胞对 ^{82}Rb 的首次提取率为 65%～70%。

（二）心肌代谢显像剂

1. 心肌葡萄糖代谢显像剂 葡萄糖是心肌细胞工作的重要能量来源物质，用 ^{18}F 标记的 FDG 是当前最常用和最重要的葡萄糖代谢显像剂。定量显示代谢过程是心肌葡萄糖代谢显像的特点。^{18}F-FDG 的结构类似于葡萄糖，与葡萄糖不同的是，它在己糖激酶作用下经磷酸化后，不再参与进一步的代谢过程，而滞留在心肌细胞内，因此可以应用 PET 或符合线路 SPECT 进行心肌代谢显像。^{18}F-FDG 显像可有效地鉴别低血流灌注状态但仍存活的组织与不可逆性损害的心肌组织。

2. 心肌脂肪酸代谢显像剂 ^{123}I 标记的游离脂肪酸是目前 SPECT 显像常用的心肌代谢显像剂。^{123}I 标记的游离脂肪酸（FFA）类似物包括直链 ω 位苯基十五烷酸（IPPA）和支链 β 位苯基十五烷酸（DMIPP）。正常心脏禁食状态下和运动时，乳酸水平上升，乳酸作为心肌的主要能量来源。此时将放射性核素标记游离脂肪酸静脉注射后，能迅速被心肌细胞所摄取，参与心肌的脂肪酸代谢过程，应用 SPECT 可以描绘出心肌脂肪酸代谢活性的图像。

3. 有氧代谢显像剂 ^{11}C- 醋酸（^{11}C-acetate）已在心肌有氧代谢显像中得到应用。在心肌中，醋酸盐首先通过合成酶被转化为乙酰辅酶 A，然后在线粒体内经三羧酸循环氧化为 $^{11}C-CO_2$，因此，$^{11}C-CO_2$ 的清除反映了心肌的血流和代谢状态，可用于直接估计心肌有氧代谢。在静息状态下，静脉注射 ^{11}C- 醋酸盐后血液清除曲线的初始部分其衰减常数与心肌耗氧量呈线性关系，通过对曲线进行动力学分析，能准确反映心肌耗氧量和人体线粒体氧化通量。给予多巴酚丁胺后，心肌对 ^{11}C- 醋酸盐的摄取均匀地增加。在心肌梗死患者中，心脏对 ^{11}C- 醋酸盐的摄取和清除均减慢，表明局部心肌耗氧量减低。^{11}C- 醋酸盐心肌显像在心肌活性研究中的补充作用在于区别急性心肌梗死患者存活与非存活的心肌。此外，由于 ^{11}C- 醋酸盐不受底物活性的影响，不需要进行有关血清胰岛素和葡萄糖水平测量，故在伴有糖尿病的慢性冠状动脉疾病患者中可能比 ^{18}F-FDG 显像更有用。

三、肾脏及肾上腺显像药物

（一）肾脏显像剂

1. 肾脏静态显像剂 ^{99m}Tc- 二巯基丁二酸（^{99m}Tc-dimercaptosuccinic acid，^{99m}Tc-DMSA）是常用的肾皮质显像剂，主要被肾皮质的近端小管上皮细胞及近髓肾单位摄取、浓聚而滞留于肾皮质。^{99m}Tc-DMSA 的优点是肾实质聚集比较高，肾外分布较低，且 2 小时后肾浓聚达 40% 左右，并可定量计算出全肾浓集率及分肾功能。^{99m}Tc-DMSA 在肾实质内浓聚时间较长，进行 SPECT/CT 显像，可通过断层图像明确肾脏的内部结构。

^{99m}Tc- 葡庚糖酸盐（^{99m}Tc-glucoheptonate，^{99m}Tc-GH）经静脉注射后，部分被肾小球滤过，部分被肾小管重吸收并滞留在肾皮质中。随着时间的延长，肾皮质的放射性逐渐增加。由于 ^{99m}Tc-GH 既能通过肾小球滤过，又可在肾小管内排泌和聚集数小时，因此 ^{99m}Tc-GH 不仅适合作为肾静态显像剂，也可成为肾动态显像剂。

2. 肾脏动态显像剂 ^{99m}Tc- 二乙三胺五醋酸（^{99m}Tc-diethylenetriamine-pentaacetic acid，^{99m}Tc-DTPA）是目前肾动态显像最常用的显像剂，属肾小球滤过型显像剂。90% 以上的聚集于肾脏的 ^{99m}Tc-DTPA 经肾小球滤过，无肾小管重吸收，随尿液排出体外，30 分钟时约有 70%～80% 排入膀胱。由于 ^{99m}Tc-DTPA 全部被肾小球滤过而无肾小管分泌和重吸收，故 ^{99m}Tc-DTPA 的血浆清除率等于肾小球滤过率（glomerular filtration rate，GFR），利用 ^{99m}Tc-DTPA 肾图曲线可计算 GFR，用以了解肾小球滤过功能。

^{99m}Tc- 巯基乙酰基三甘氨酸（^{99m}Tc-ercaptoacetyltriglycine，^{99m}Tc-MAG_3）和 ^{99m}Tc- 双半胱氨酸（^{99m}Tc-ethulenedicysteine，^{99m}Tc-EC）均属肾小管分泌型显像剂，性能类似于 ^{131}I-OIH。^{131}I-OIH 是经典的肾小管分泌型显像剂，但由于 ^{131}I 的物理性能不理想，使用剂量受限，影响图像质量，已逐步被 ^{99m}Tc 标记的药物取代。^{99m}Tc-MAG_3 的血浆蛋白结合率约为 90%，肾提取分数约为 50%，明显高于 ^{99m}Tc-DTPA，因此可以获得比 ^{99m}Tc-DTPA 更高质量的肾脏影像，更适合用于小于 2 岁的婴幼儿和肾功能较差的患者。此显像剂主要由肾小管分泌，<2% 经肾小球滤过。利用 ^{99m}Tc-MAG_3 肾图曲线可计算肾脏有效血浆流量（ERPF）。^{99m}Tc-EC 的血浆蛋白结合率低于 ^{99m}Tc-MAG_3，100% 经肾小管分泌，其他性能与 ^{99m}Tc-MAG_3 相似。

（二）肾上腺显像剂

1. 肾上腺皮质显像剂 ^{131}I-6- 碘甲基 -19- 去甲基胆固醇（NP59）是常用的肾上腺皮质显像剂，有较高的亲肾上腺皮质功能，靶 / 本底比值高，图像清晰，肾上腺摄取速度快，检查时间短。肾上腺皮质所分泌的激素，化学结构上属于甾体类，与胆固醇相似，合成这些激素的原料是胆固醇。放射性胆固醇进入肾上腺皮质细胞是肾上腺皮质显像的基础。肾上腺皮质核素显像有助于临床对 Cushing 综合征及肾上腺癌的诊断，并能进行肾上腺术后残留组织功能的判定和复发灶的检出、异位肾上腺的定位诊断和其他影像学检查发现的病灶定性诊断。

2. 肾上腺髓质显像剂 ^{131}I- 间位碘代苄胍（^{131}I-metaiodobenzylguanidine，^{131}I-MIBG）或 ^{123}I-MIBG 是临床上常用的肾上腺髓质显像剂。MIBG 是肾上腺素能神经元阻滞剂溴苄胺和胍乙啶的类似物，也是去甲肾上腺素的功能类似物。经静脉注射的肾上腺髓质显像剂 ^{131}I-MIBG 或 ^{123}I-MIBG 可进入肾上腺髓质细胞的嗜铬储存囊泡内而浓聚于肾上腺髓质；在肾上腺素能神经末梢，^{131}I-MIBG 或 ^{123}I-MIBG 可通过再摄取进入儿茶酚胺储存囊泡而浓聚于富含交感神经的组织或病变中。应用 γ 照相机或 SPECT 可进行肾上腺髓质显像，使富含交感神经的组织或病变显像，为嗜铬细胞瘤、肾上腺髓质增生等病变的定性诊断和功能判断，特别是肾上腺髓质以外的嗜铬细胞瘤的定位诊断、恶性嗜铬细胞瘤转移范围的确定和疗效观察等提供了简便、有效的方法，尤其是全身显像更是核医学检查的独特优点。

四、肿瘤显像药物

恶性肿瘤是威胁人类生存最严重的疾病之一，其发病率有明显的上升趋势。肿瘤的诊断和治疗已成为医学上亟待解决的重大难题，而核医学显像是肿瘤早期诊断、疗效判断及预后评价的重要手段之一。核医学显像是通过示踪技术对疾病进行无创伤性诊断的一种显像方法，具有探测灵敏度高、无创性、反映机体生理或病理功能等特点。随着各种先进显像设备的发展以及各类肿瘤显像剂的研发应用，核医学分子显像对恶性肿瘤细胞某些基本特征的阐述已成为临床核医学的一个重要内容。

（一）肿瘤代谢显像剂

^{18}F-FDG 是一种与天然葡萄糖结构相类似的放射性核素标记化合物，也是可示踪葡萄糖摄取和磷酸化过程的显像剂。通过 PET 成像后，可反映机体器官、组织和细胞利用葡萄糖的分布和摄取水平。绝大多数恶性肿瘤细胞具有高代谢特点，尤其是糖酵解作用明显增强，因此，肿瘤细胞内可积聚大量 ^{18}F-FDG，经 PET 显像可显示肿瘤的部位、形态、大小、数量及肿瘤内的放射性分布。同时肿瘤细胞的原发灶和转移灶具有相似的代谢特性，通过一次注射 ^{18}F-FDG 就能进行全身显像，对于了解肿瘤的全身累及范围具有独特价值。^{18}F-FDG 主要用于恶性肿瘤的诊断、临床分期、评价疗效、监测复发及预后判断等。

^{11}C- 蛋氨酸（^{11}C-methionine，^{11}C-MET）是临床应用较广泛的氨基酸显像剂，主要反映肿瘤细胞氨基酸的转运状态。氨基酸代谢显像诊断恶性肿瘤主要基于两个方面的机制，一是肿瘤组织氨基酸转运体高表达，使氨基酸进入肿瘤细胞的速度加快，二是肿瘤细胞增殖快，对氨基酸需求量增加。肿瘤细胞合成蛋白质作用增强，所有转运和利用氨基酸的能量增强；肿瘤组织摄取

^{11}C-MET 与恶性程度相关，并且明显高于正常组织，而且肿瘤细胞对蛋氨酸的摄取具有分子立体结构特异性，摄取 L- 蛋氨酸明显高于 D- 蛋氨酸。而某些肿瘤细胞转甲基通道活性增强，这是使用 ^{11}C-L-MET 作为亲肿瘤显像剂的另一重要理论基础。^{11}C-MET 进入体内后在体内转运，可能参与体内蛋白质的合成，或转化为 5- 腺苷蛋氨酸作为甲基的供体。正常生理分布主要见于胰腺、唾液腺、肝脏和肾脏。^{11}C-MET 的时间放射性曲线表明，静脉注射后 5 分钟，正常脑组织和肿瘤组织就能迅速摄取 MET，并且脑肿瘤组织标准化摄取值（SUV）明显高于正常组织，注射后 10 分钟，肿瘤 SUV 达到峰值，且稳定保持在高水平上。临床多用于恶性肿瘤的鉴别诊断及放、化疗疗效监测，特别对脑胶质瘤意义更大（图 3-9）。

^{11}C- 胆碱（^{11}C-choline）主要反映细胞磷脂代谢水平，是较常用的胆碱代谢显像剂。在肿瘤细胞内胆碱主要参与磷脂代谢，由于肿瘤细胞具有短倍增时间、代谢旺盛的特点，肿瘤细胞膜的合成同样比正常细胞快。^{11}C- 胆碱在肿瘤细胞内的代谢最终产物磷脂胆碱是细胞膜的重要组成成分，故肿瘤细胞摄取 ^{11}C- 胆碱的速率可以直接反映肿瘤细胞膜的合成速率，成为评价肿瘤细胞增殖的指标。对于颅内肿瘤、前列腺癌、膀胱癌的诊断具有肿瘤 / 非肿瘤放射性比值高，肿瘤显像清晰等优点。^{11}C- 胆碱也可用于肺癌、食管癌、结肠癌、甲状腺癌及肝癌等的诊断，在一定程度上可弥补 ^{18}F-FDG 的不足。

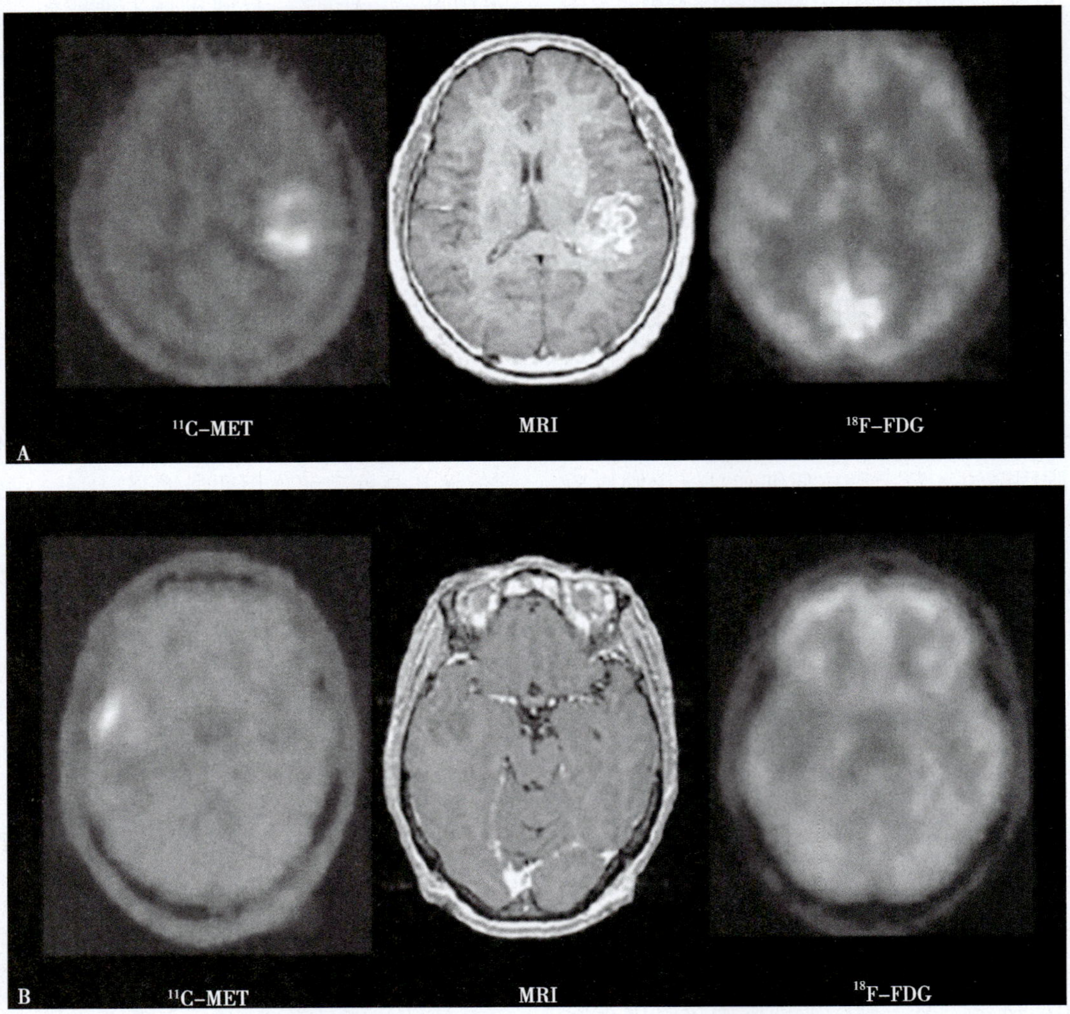

图 3-9 恶性脑胶质瘤患者的 ^{11}C-MET、^{18}F-FDG PET 扫描图像以及 MRI 图像

A. 恶性脑胶质瘤患者 ^{11}C-MET PET 图像中显示病灶高代谢，而在 ^{18}F-FDG PET 图像中呈低代谢；B. 所示 46 岁低级别脑胶质瘤患者经手术切除及化疗后 ^{11}C-MET PET 图像示右侧岛叶区高代谢，^{18}F-FDG PET 图像中呈低代谢

（二）肿瘤乏氧显像剂

^{18}F-fluoromisonidazole（^{18}F-MISO）是一种硝基咪唑类的乏氧显像剂。恶性肿瘤内多存在乏氧组织，是肿瘤侵袭性及对放、化疗抵抗的重要原因之一。乏氧显像可以显示肿瘤乏氧状态，为制订肿瘤放疗计划提供客观依据。^{18}F-MISO 可经主动扩散通过细胞膜进入细胞，硝基在硝基还原酶的作用下被还原，在非乏氧细胞内，硝基还原产物可立即被氧化；而在乏氧细胞内，硝基还原产物则不能发生再氧化，还原产物与细胞内大分子物质发生不可逆性结合，滞留于乏氧细胞中，其浓聚程度与乏氧程度呈正比。研究结果证明，对于放射治疗的细胞在有氧状态下比在乏氧状态下更敏感，因此，乏氧显像可用于预测放疗效果，指导放疗计划的制定。此外，还有 ^{18}F-FAZA、^{18}F-FETNIM 和 ^{18}F-EF5 等硝基咪唑类乏氧显像剂。

（三）肿瘤受体显像

^{111}In-DTPA-D-phe-octreotide 是生长激素抑制素受体（SSTR）显像剂。天然的生长抑素在体内被酶迅速降解，不易用放射性核素标记。20 世纪 80 年代末，一种 8 肽衍生物 octreotide（奥曲肽）被人工合成，与生长抑素具有一致的生物学特性，生物半衰期延长至 50～100 分钟，经过 ^{123}I 标记后可以进行 SSTR 肿瘤显像。此外，^{111}In、^{99m}Tc、^{186}Re、^{18}F、^{11}C、^{64}Cu 和 ^{68}Ga 直接标记或通过整合剂间接标记 octreotide 的衍生物，也同样具有受体介导结合特性，能被 SSTR 阳性的肿瘤所摄取。一般于静脉注射后 6 和 / 或 24 小时显像，24 小时的本底低，腹部影像不受肝胆干扰。^{111}In-DTPA-Dphe-octreotide 受体显像已广泛用于多种肿瘤和疾病的诊断，尤其是神经内分泌肿瘤的诊断。^{111}In-DTPA-Dphe-octreotide 通过肾脏分泌，有肝脏低本底和腹部积累；与生长抑素受体 2- 和 5- 亚型存在数目正相关。^{111}In-DTPA-Dphe-octreotide 显像已成为神经节细胞瘤、胃肠胰肿瘤和胃泌素瘤有效的诊断方法；灵敏度在 60%～90% 之间，检出率均在 80% 以上。此外，其不仅应用于 SSTR 表达阳性肿瘤的定位诊断、分期及预后评价等（图 3-10），间接显示肿瘤细胞表面 SSTR 的表达程度，指导临床医生选择恰当的治疗方法；还可对是否选择 SSTR 介导的靶向治疗以及治疗效果进行评估。

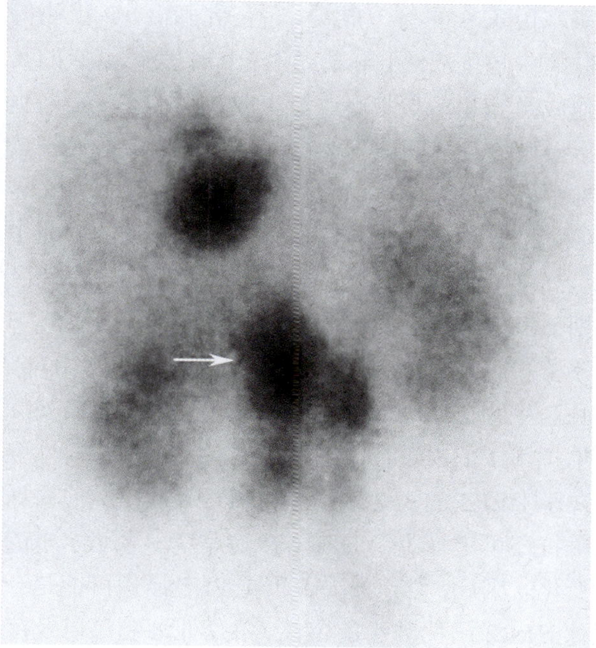

图 3-10 肠类癌肿瘤肝转移患者的 ^{111}In-DTPA-Dphe-octreotide SPECT 扫描图像（箭头所示为原发灶）

^{18}F-FES（16α- 氟 -173- 雌二醇）是雌激素受体显像剂，主要用于评价乳腺癌肿瘤组织的雌激素受体表达状况。传统的雌激素受体检测是采用免疫组化方法对手术标本进行分析，属于离体标本检测，特别是在肿瘤复发或转移时，仍采用原来手术标本结果推断复发或转移病灶的情况会产生较大误差。^{18}F-FES PET 显像可无创伤地显示活体的雌激素受体空间分布及密度，为临床雌激素治疗提供依据。

叶酸是一种水溶性 B 族维生素，对核苷酸生物合成等细胞过程至关重要，其细胞内叶酸转运可通过叶酸受体（folate receptor，FR）介导。FR 在许多上皮性肿瘤中有不同程度的表达，而在正常组织中表达较少。靶向 FR 可作为一种有效的、毒性较小的抗癌方法，故评估 FR 表达可成为肿瘤诊断和预后评估的有力手段。^{99m}Tc-EC20 将叶酸衍生物 EC20 和 ^{99m}Tc-EC20 结合，现在已经成为临床研究应用最为广泛的 SPECT 显像剂。近年来一些研究者开发出可用于 PET 的叶酸受体显像剂，如 ^{68}GA-NOTA-folate、folate-NOTA-Al^{18}F 等，但结果尚需进一步研究验证。

（四）肿瘤抗体或抗体片段显像剂

^{89}Zr- 曲妥珠单抗是一类靶向标记人类表皮生长因子 2（HER2）受体的单克隆抗体。HER2 是原

癌基因家族的另一成员，它在乳腺癌、卵巢癌等肿瘤中过度表达，与表皮生长因子受体家族的其他成员一起参与肿瘤血管生成、识别、转移、增殖以及细胞存活间的异源二聚体化等。放射性核素标记的曲妥珠单抗已用于体内非侵袭性 HER2 显像。^{89}Zr- 曲妥珠单抗在 HER2 阳性表达的肿瘤中呈高度特异性摄取，而 ^{18}F-FDG 和 ^{18}F-FLT 不能区别 HER2 阳性肿瘤和阴性肿瘤。卵巢癌 SK-OV-3 移植瘤对 ^{89}Zr- 曲妥珠单抗的摄取高达 30% ID/g，且其生物分布与 ^{111}In- 曲妥珠单抗相似。曲妥珠单抗用于 HER2 阳性乳腺癌的治疗，其有效性取决于 HER2 的表达水平。研究表明，^{89}Zr- 曲妥珠单抗还可定量监测 HER2 在治疗疗后表达水平的变化。因此，^{89}Zr- 曲妥珠单抗 PET 显像可能是一种 HER2 阳性肿瘤的定性、治疗计划制订以及疗效监测的有效工具。

五、多肽类显像药物

放射性标记的多肽类已逐步成为一类重要的放射性药物。与其他放射性配体相比，多肽具有以下特点：是许多基本生物功能所必须的物质；免疫原性及毒性低；其分子量通常较小，可较快地从血液及正常组织器官中快速清除，提供高的靶 / 本底比；小分子肽易于合成，易于结构修饰，特别适于半衰期不长的放射性核素标记。这些基本特性为发展小分子肽类放射性药物提供了基础。目前在临床上，基于小分子肽的放射性药物已经在肿瘤、血栓、炎症等受体表达丰富的病灶诊治过程中有较为广泛的应用。

^{99m}Tc-NC100692 是少数已应用于临床的放射性标记环状 RGD 肽的 SPECT 显像剂。整合素 $\alpha_v\beta_3$ 在肿瘤血管生成过程中的活化的内皮细胞中高表达，并在调节肿瘤的生长、局部侵袭和转移的形成发挥重要作用；其也在各种肿瘤细胞的细胞膜上高表达，如卵巢癌、神经母细胞瘤、乳腺癌和黑色素瘤等。此外，整合素 $\alpha_v\beta_3$ 可与三肽，即精氨酸 - 甘氨酸 - 天冬氨酸（RGD）的氨基酸序列特异性结合。通过含有 RGD 序列的显像剂可对肿瘤进行早期诊断以及治疗疗效的评估等。研究表明，22 个乳腺癌患者中有 19 个可通过 ^{99m}Tc-NC100692 SPECT 显像检测到（图 3-11），检测率可达 86%。并且进一步通过对乳腺癌和肺癌患者

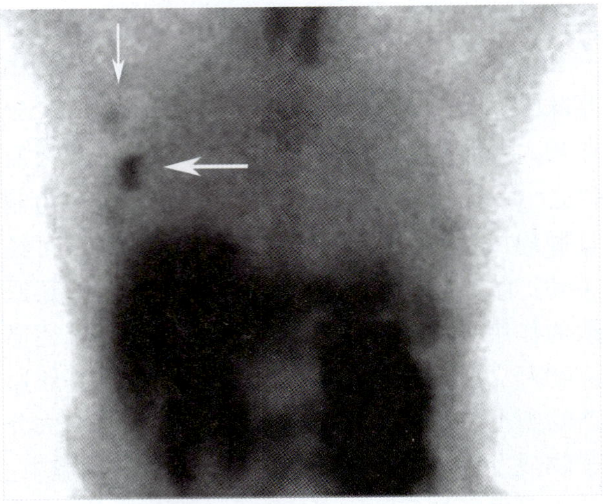

图 3-11 浸润性导管癌患者 ^{99m}Tc-NC100692 SPECT 扫描图像

粗箭头示浸润性导管癌摄取，细箭头示腋窝淋巴结摄取

的转移灶的检测表明 ^{99m}Tc-NC100692 对在肺脏和脑内的转移灶具有高度敏感性，而骨骼和肝脏内的转移灶敏感性相对较差。

^{18}F-Galacto-RGD 是第一个进入临床试验阶段的用于整合素 $\alpha_v\beta_3$ 显像的 PET 显像剂。通过对 9 名患有不同类型肿瘤的患者，如恶性黑色素瘤淋巴结转移、恶性黑色素瘤伴有远处转移、软骨肉瘤及肾细胞癌的骨转移癌等，进行 ^{18}F-Galacto-RGD PET 扫描，结果显示 ^{18}F-Galacto-RGD 迅速通过肾脏排泄且各种肿瘤摄取之间的较大差异，表明整合素 $\alpha_v\beta_3$ 的表达存在异质性，为不同类型肿瘤的靶向治疗提供重要信息。在另外一组肿瘤切除术的患者中发现，免疫组化结果所示的整合素 $\alpha_v\beta_3$ 的表达水平与 ^{18}F-Galacto-RGD PET 显像结果一致。此外，观察到的各种不同类型肿瘤 SUV 的差异中，黑色素瘤转移的淋巴结及软组织肉瘤的 SUV 值最高（图 3-12）。此外，临床应用的整合素受体显像剂还有 ^{18}F-arg-gly-asp（RGD）肽等。

^{99m}Tc-P280 是一种已用于临床的血栓显像剂。P280 为含有 26 个氨基酸的多肽，它含有两个 RGD 序列与 GPⅡb/Ⅲa 受体高度亲和，序列中含有环状的甲硫氨酸和 D 构型氨基酸，从而保证肽链的稳定性。另外，肽链上的两个 N_3S 核可用于 ^{99m}Tc 标记并保证其标记率。^{99m}Tc-P280 目前已经用作临床血栓探测放射性药物，Ⅲ期临床数据表明，综合考虑二次或多次连续显像的结果可以提

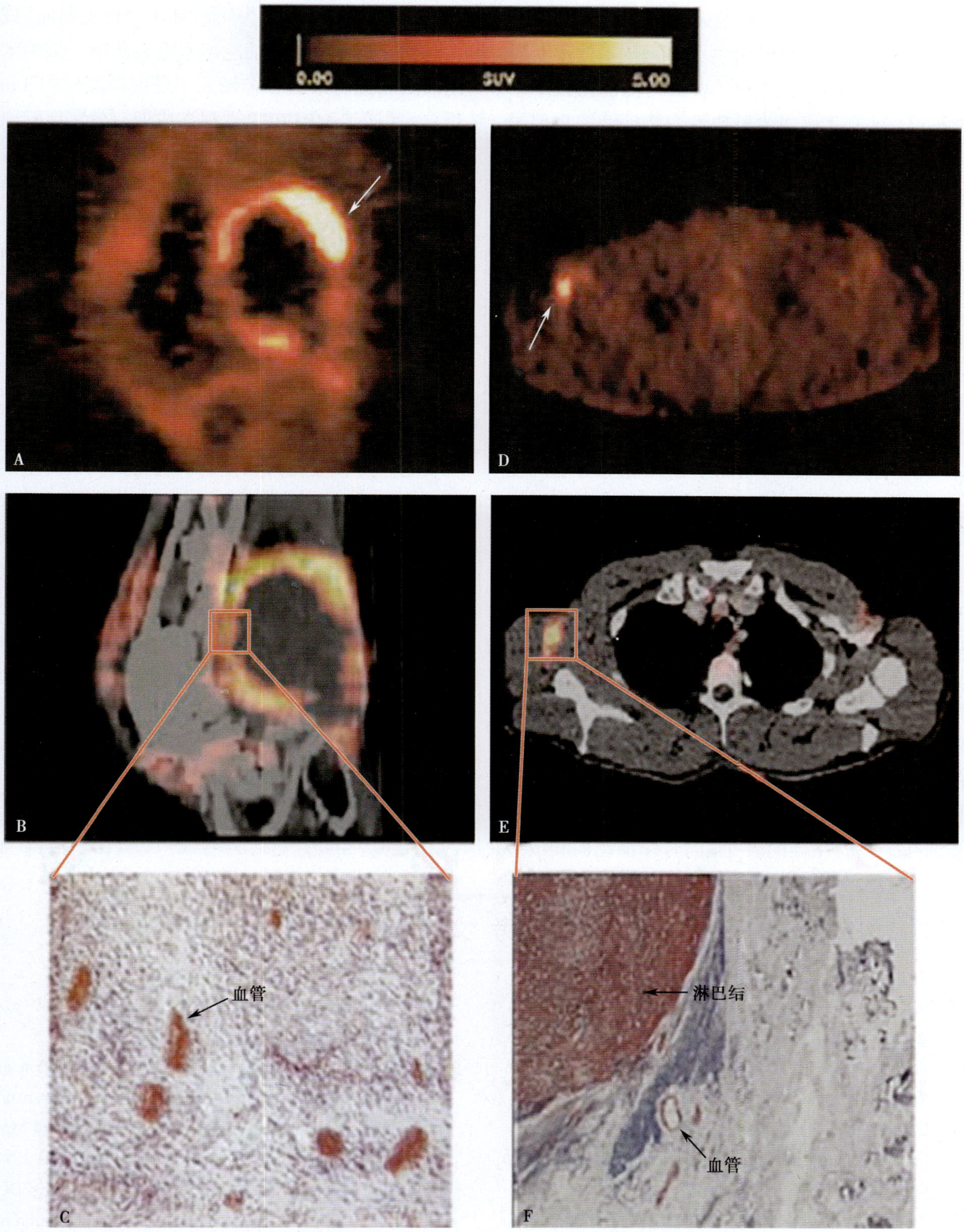

图 3-12 肿瘤患者的 ^{18}F-Galacto-RGD PET 扫描图像

图 A～C 分别为右膝关节软组织肉瘤患者的 PET 图像、PET 与 CT 融合图像以及免疫组化结果。图 D～F 分别为恶性黑色素瘤伴右腋下淋巴结转移患者的 PET 图像、PET 与 CT 融合图像以及免疫组化结果高检出率，基本认为其可以代替 ^{125}I 标记的纤维蛋白原。但是，其对肺栓塞的诊断仍有待进一步研究。

近年来，随着材料化学及标记技术的不断发展，无机纳米粒子的制备、表征与功能化技术不断提高，目前其已成为靶向性生物探针的重要类型，并应用于诊疗一体化。已有研究将配位硅的萘酞菁包裹进五代聚丙烯亚胺的疏水内核中，再用聚乙二醇进行修饰，从而获得具有近红外（near-infrared，NIR）荧光成像与肿瘤光治疗功能的诊疗一体化纳米材料。脂质体作为影像探针存在的重要问题在于其稳定性不足，易于分解。但硅质体通过在脂质体的磷脂双层上再修饰了一层有机硅聚合物网络，能够大大增强其稳定性。有学者将紫杉醇和四氧化三铁纳米粒子包入硅质体中从而形成组装体，可用于 MRI 的诊疗一体化探针。有研究团队创新性地提出 Bi^{3+} 离子辅助的无模板法，构建了具有多酶样活性和 RONS 清除性能的空心普鲁士蓝纳米酶（hollow Prussian blue nanozymes，HPBZs）。体内外实验均表明，所构建的 HPBZs 可以通过减轻氧化应激、抑制炎症反应以及对抗细胞凋亡等方式缓解脑缺血损伤，并且该结构可以结合特定显像配体和 / 或放射性核素，作为潜在的靶向分子显像剂。另有研究团队首先将具有清除 ROS 功能的超小氧化铈纳米晶和具有磁共振成像增强作用的超小氧化铁纳米晶修饰在介孔氧化硅的表面，同时修饰靶向和放射性核素标记配体 ^{68}Ga-NOTA-T807，利用介孔氧化硅纳米粒子较大的孔洞体积负载具有抑制 Tau 聚集作用的药物亚甲蓝，从而设计出一种集靶向、成像与治疗于一体的多功能纳米组装药物。该纳米组装药物能有效结合神经元中过度磷酸化的 Tau 蛋白，并通过 MRI/PET 双模态成像有效实现脑部定位。随后超小氧化铈纳米晶自催化清除 ROS，与负载的药物亚甲蓝协同抑制 Tau 蛋白的过度磷酸化和磷酸化 Tau 蛋白的聚集。体外及体内实验均证明，该复合多靶点治疗策略具有较好的协同治疗效果，能有效抑制神经元的凋亡，保持神经元的活性。该研究为今后设计多功能纳米药物、治疗阿尔茨海默病提供了一种全新的思路。

分子核医学利用放射性示踪技术不仅可以观察到体内生化过程的变化信息，还可以将以这种生化过程异常变化为表型的疾病与其相关的基因型联系起来，从而把人们对于疾病的认识以及诊断和治疗提高到一个崭新的水平。因此，分子核医学是分子影像的重要分支和起源。在分子核医学领域中，分子影像探针是极其重要的组成部分，并且国内外已经开发出上百种分子探针。其中，少数分子探针已经进入临床试验阶段，另外大多数还处于临床前动物实验研究阶段。总之，研究和开发放射性核素的显像药物，以及合成新型多模式探针将是未来核医学持续发展的重要动力和源泉。

（田　梅）

参考文献

[1] 张永学. 核医学 [M]. 3 版. 北京：人民卫生出版社，2015.

[2] 卢光明，徐海波. 分子影像学 [M]. 北京：人民卫生出版社，2018.

[3] Chun Li，Mei Tian. Drug Delivery Applications of Non-invasive Imaging：Validation from Biodistribution to Sites of Action[M]. Hoboken：Wiley-Blackwell，2013.

[4] Zhang K，Sun Y，Wu S，et al. Systematic imaging in medicine：a comprehensive review[J]. Eur J Nucl Med Mol Imaging，2020：1-23.

[5] Arbizu J，Prieto E，Martínez-Lage P，et al. Automated analysis of FDG PET as a tool for single-subject probabilistic prediction and detection of Alzheimer's disease dementia[J]. Eur J Nucl Med Mol Imaging，2013，40（9）：1394-1405.

[6] Tian M，Zhang H，Oriuchi N，et al. Comparison of ^{11}C-choline PET and FDG PET for the differential diagnosis of malignant tumors[J]. Eur J Nucl Med Mol Imaging，2004，31（8）：1064-1072.

[7] Zhang H，Zheng X，Yang X，et al. ^{11}C-NMSP/^{18}F-FDG microPET to monitor neural stem cell transplantation in a rat model of traumatic brain injury[J]. Eur J Nucl Med Mol Imaging，2008，35（9）：1699-1708.

[8] Zhang Y，Chen Q，Du F，et al. Frightening music triggers rapid changes in brain monoamine receptors：a pilot PET study[J]. J Nucl Med，2012，53（10）：1573-1578.

[9] Ishibashi K, Ishii K, Oda K, et al. Competition between ^{11}C-raclopride and endogenous dopamine in Parkinson's disease[J]. Nucl Med Commun, 2010, 31(2): 159-166.

[10] Villemagne VL, Mulligan RS, Pejoska S, et al. Comparison of ^{11}C-PiB and ^{18}F-florbetaben for Aβ imaging in ageing and Alzheimer's disease[J]. Eur J Nucl Med Mol Imaging, 2012, 39(6): 983-989.

[11] Caglar M, Mahmoudian B, Aytemir K, et al. Value of ^{99m}Tc-methoxyisobutylisonitrile (^{99m}Tc-MIBI) gated SPECT for the detection of silent myocardial ischemia in hemodialysis patients: clinical variables associated with abnormal test results[J]. Nucl Med Commun, 2006, 27(1): 61-69.

[12] Kim S, Chung JK, Im SH, et al. ^{11}C-methionine PET as a prognostic marker in patients with glioma: comparison with ^{18}F-FDG PET[J]. Eur J Nucl Med Mol Imaging, 2005, 32(1): 52-59.

[13] Bach-Gansmo T, Danielsson R, Saracco A, et al. Integrin receptor imaging of breast cancer: a proof-of-concept study to evaluate ^{99m}Tc-NC100692[J]. J Nucl Med, 2006, 47(9): 1434-1439.

[14] Haubner R, Weber WA, Beer AJ, et al. Noninvasive visualization of the activated alphavbeta3 integrin in cancer patients by positron emission tomography and [^{18}F]Galacto-RGD[J]. PLoS Med, 2005, 2(3): e70.

[15] Zhang K, Tu M, Gao W, et al. Hollow Prussian blue nanozymes drive neuroprotection against ischemic stroke via attenuating oxidative stress, counteracting inflammation, and suppressing cell apoptosis[J]. Nano Lett, 2019, 19(5): 2812-2823.

第四章　辐射防护及辐射生物安全

核科学技术在能源、医学、科技以及工农业等各个领域发挥了越来越重要的作用，给人类社会带来极大的社会效益和经济效益。核科学技术在给我们带来难以取代益处的同时，如果防护不当也会产生潜在的辐射危害，所以绝对不能被忽视。实践证明，放射性核素带来的危害可以通过有效的措施加以控制，可使其带来的利益远大于可能产生的危害。这就需要我们对核医学工作人员进行培训，使其掌握辐射防护及辐射生物安全知识和措施。对于医学研究生而言更是如此，除了常规的核医学诊疗外，还要利用放射性核素进行医学研究，对辐射防护需要有更深层次的理解和掌握，才能在今后的研究工作中趋利避害。

第一节　辐射生物安全

一、辐射生物学效应和作用机制

（一）电离辐射生物学效应

电离辐射生物学效应（ionizing radiation biological effect）是指通过放射性物质的照射（包括内部及外部照射），将辐射能量传递给有机体所引起的任何改变的统称。

射线与物质相互作用可直接导致生物分子的电离和激发，以及由此而产生的自由基（radicals）导致的继发作用。水是生物体内含量最多的物质，当放射线作用于水分子时，引起水分子的激发和电离。被激发的水分子处于不稳定的较高能量状态，激发能可转变为振动能引起化学键断裂，产生氢自由基和氢氧自由基。自由基可以直接作用于生物大分子，如：①核酸分子、蛋白质分子等。对核酸分子主要作用于碱基、磷酸二酯键、核糖。②通过脂质过氧化作用造成体内包括细胞膜、线粒体膜、溶酶体膜、核膜等生物膜（biological membranes）的损伤，使生物膜的能量传递、物质转运、信息识别等功能受到影响。

人体内，损伤和修复几乎是同时存在的。无论是大分子的损伤还是自由基产生造成的损伤，体内都有完善的修复机制。在一定剂量范围内，损伤因素解除后，机体在短期内就会恢复正常。对于辐射引起组织细胞的损伤，生物机体具有完善的防御机制和修复体系。除了辐射等外源性因素产生自由基以外，正常情况下机体自身生物氧化过程中也生成自由基，机体内存在清除自由基的酶类以达到自我保护的作用。

（二）辐射剂量单位

辐射剂量单位分为国际单位及辐射传统单位，国际辐射单位与测量委员会（International Commission on Radiation Units and Measurement，ICRU）提出建议，逐渐用国际单位制取代原有的辐射传统单位。为方便查阅对比以往书籍及文献，本书将原辐射传统单位也简略介绍。

1. 照射量　照射量（exposure）是表示射线空间分布的辐射剂量，即在离放射源一定距离的物质受照射线的多少，以X射线或γ射线在空气中全部停留下来所产生的电荷量来表示。国际制单位以在单位质量受照物质中射线能量全部转换成的同一符号电量的值来表示，即库仑•（千克）$^{-1}$，简写为C•（kg）$^{-1}$。照射量传统的单位是伦琴（roentgen，R），1伦琴表示X射线或γ射线在1kg的空气中全部能量被转换成电能所产生的电荷量为2.58×10^{-4}库仑。照射量除了与放射源的活性大小有关，还与被照物体与放射源的相对位置有关。离放射源越远，受照的照射量越小。

2. 吸收剂量　吸收剂量（absorbed dose）定义为单位质量的受照物质吸收射线的平均能量。单位是戈瑞（gray，Gy），1Gy表示1千克受射线照射物质吸收射线能量为1焦耳，简写为J•（kg）$^{-1}$。

传统的吸收剂量的单位是拉德(rad)。

$$1rad = 0.01J/kg \qquad 1Gy = 100rad$$

吸收剂量难于直接测量，一般是通过测定照射量来求得。在放射性核素治疗和放射治疗决定靶区处方剂量常用吸收剂量计算。

3. 当量剂量 当量剂量 H_{TR}(equivalent dose)表示经辐射的权重因子 W_R 加权的吸收剂量，单位为 J/kg，是衡量射线生物效应(biological effects)及危险度(hazard)的辐射剂量，国际制单位是希沃特(sievert，Sv)，旧制单位是雷姆(rem)

$$1Sv = 100rem$$

当量剂量(equivalent dose)不仅与核射线辐射所产生的吸收剂量有关，还与辐射本身的性质(射线的电荷、动能和质量等)有关。生物体在受到同样剂量的吸收剂量照射时，产生的生物效应可以是不相同的。当量剂量 $H_{TR}Sv$ 可以用组织器官(T)从某种射线得到的吸收剂量 D_{TR} Gy 乘上该射线的权重因素 W_R(weighting factor)求得：

$$H_{TR} = D_{TR} \cdot W_R$$

γ射线、X射线、β射线、正电子的 $W_R = 1$，即：

$$1Sv = 1Gy$$

(三) 辐射生物学效应及分类

按剂量 - 效应关系把辐射生物学效应分为确定性效应和随机效应。

1. 确定性效应(deterministic effects) 是在通常情况下存在着剂量阈值的一种辐射效应，损伤的严重程度与所受辐射剂量呈正相关，剂量不超过阈值不会发生有害效应。受照剂量超过阈值时，剂量越高则效应的严重程度越大，一般是指在短时间内受较大剂量照射时发生的急性损害。

2. 随机效应(stochastic effects) 研究的对象是群体，是指效应发生的概率与受照剂量相关的效应。这类效应被认为不存在剂量的阈值，即随机性效应发生概率与受照剂量的大小有关，而该效应的严重程度与剂量大小无关，遗传效应和辐射诱发癌变等即属于随机性效应。

二、辐射防护的目的

辐射防护所关心的是，既要保护辐射工作人员个人、他们的后代以及全人类的健康，又要允许进行那些有利于人类的但可能产生辐射照射的必要活动。因此，防护的目的是：在不过分限制对人类产生有益的实践基础上，有效地保护人类，以避免确定性效应的发生，并将随机性效应的发生率降低到尽可能低的水平，以推动合理的应用防护手段来降低辐射损害。

辐射防护的目的有两点：①防止有害的确定性效应；②限制随机性效应的发生率使之达到可以接受的水平。

三、外照射防护

(一) 时间

通过熟练的操作、科学有效的工作流程和工作场所分区分流，可尽量缩短与核射线接触的时间。

(二) 距离

对于点源，某一位置的辐射剂量率与该位置与放射源的距离的平方成反比，再加上空气的吸收，因而离开放射源越远，人体受到的辐射剂量率就越小。在放射性核素生产和医疗实践中，可用机械手和长柄钳等取用、分装放射源。

(三) 设置屏蔽

在人体与放射源之间设置屏蔽(shield)，使射线逐步衰减和被吸收是一安全而有效的措施。X、γ射线通过屏蔽材料时辐射剂量呈指数衰减。屏蔽X、γ射线常用铅、钨等重元素物质(high atomic number material)作屏蔽材料，墙壁可采用钢筋混泥土。β射线常用有机玻璃、铝、塑料等低原子序数物质(low atomic number material)做屏蔽材料。能量较高的β射线还应注意防护轫制辐射。

四、内照射防护

内照射防护的目的是尽可能防止放射性核素通过各种途径(如：呼吸道、消化道、皮肤、黏膜、伤口等)进入体内，一旦进入体内后应通过各种方法促进其排出，把放射性核素的年摄入量控制在国家规定的限值内。

内照射防护的基本措施包括在规定的区域内进行放射性操作，避免场所及环境污染，定期进行放射性污染检查和监测，对放射性物品进行屏蔽储藏。当我们置身于有可能存在较高浓度的气载放射性核素的环境中时，应该加强通风换气，必要时，可以佩戴口罩、面罩等个人呼吸保护器具，通过过滤尽量避免放射性核素的吸入。置身于这种环境时，还要注意避免饮食饮水，离开后要及时洗手或淋浴，以防将放射性核素直接摄入体内。

第二节 辐射防护原则

人类受到的照射可分为两种情况，一是由于实践活动引起的照射，如从事放射性操作的职业人员；另一种是已存在的照射，如天然存在的放射线对人类的照射。

为了实现辐射防护的目的，对于各种放射性实践活动引起的照射国际放射防护委员会（ICRP）提出了辐射防护的三项基本原则，即：①辐射实践的正当化；②辐射防护的最优化；③个人剂量限值。这三项基本原则是互相关联的，在实践中不可偏向任何一项，它们构成了辐射防护体系的主体。

一、辐射实践的正当化

任何引入新的照射野或照射途径，或扩大受照人员范围，或改变现有辐射源的照射途径网络，从而使人员受照射或可能受到照射或受照射人数增加的人类活动，称为辐射实践。为了防止不必要的照射，在引入伴有辐射照射的任何实践之前，都必须经过正当性判断。即由实践获得的净利益远远超过付出的代价时，称为实践正当性，否则为不正当实践。

正当性在医疗照射意味着一次比较准确的诊断或治疗中使患者获得了健康上的改善。从医学角度判断，接受这种照射应当比辐射可能诱发的随机效应或确定性效应的危险更为重要。反之，回避这种照射意味着对患者的健康带来的危险将大于预期的辐射危险。如果核医学医生和建议患者做核医学检查或治疗的临床医生，认为使用照射给患者带来的净利益远高于辐射引起的辐射损伤，那么这种专业上的判断就构成了使患者接受这种照射的正当理由。

二、辐射防护的最优化

最优化原则：在考虑了经济和社会因素之后，一切辐射都应当保持在可合理达到的尽可能低的水平。辐射防护最优化的本质是在付出代价与所得的净利益之间进行权衡，求得以最小的代价获得最大的净利益。

辐射防护的正当化只回答了某种实践是否可以进行，至于如何进行，则是辐射防护最优化要回答的问题。最优化要求，将受照射剂量降低到可合理达到的尽可能低的水平，其核心实际上就是研究如何在有限的资源下，最大限度地降低对工作人员和公众的辐射危险。辐射防护最优化应在计划的立项阶段就予以考虑，贯穿于整个辐射实践中，包括设施的选址、设计、操作、运行和退役的全过程，并定期评审，以确定是否调整。

三、个人剂量限值

对受控源事件中个人受到的有效剂量或当量剂量不得超过的数值称为个人剂量限值。个人剂量限值是与人相关的，不超过该限值保证个人接受的照射不会发生确定性效应，但对随机效应只保证限制在可以接受的水平，不能保证随机效应不发生。

个人剂量限值是不可接受剂量范围的下限，它不是“安全”与“危险”之间的一条分界线，也不能视为防护体系严格程度的唯一量度。个人剂量限值只适用于可控源或实践，不适用于事故照射、正常的天然辐射照射、室内氡照射等已存在的照射。对于公众照射的剂量限值仅能用于人类可合理控制的辐射源；对于医疗照射，由于受照者本人直接享受利益，因此不适用于剂量限值。

剂量限值又称为当量剂量限值（equivalent dose limit），为了实现正当化和最优化而设立的具体的量化标准，受照射人员所接受的当量剂量不应超过规定的限值。剂量限值的确定，除了要考虑到受照本人及后代的健康不受影响外，还要考虑到社会对辐射危害的可接受程度。

（一）职业照射个人剂量限值

必须对任何从事辐射工作的人员的职业照射加以控制，以其职业照射的个人剂量限值连续5年内年平均有效剂量低于20mSv，任何单一年份内不超过50mSv；一年中晶状体所受当量剂量低于150mSv；四肢及皮肤低于500mSv；对于年龄在16至18岁的实习人员，从事放射性工作的孕妇、哺乳期妇女等不应在一年的有效剂量有可能超过15mSv工作条件下工作，不能接受事先计划的特殊照射（应急照射）。从事放射性工作的育龄妇女所接受的照射，应严格按均匀的月剂量率加以控制。未满 16 岁者，不得参加放射性工作。

（二）公众成员的剂量限值

从事各种实践活动导致公众人员的照射不得超过下列剂量限值：

1. 一年中有效剂量为 1mSv。

2. 在特殊情况下，连续 5 年的年平均剂量不超过 1mSv，某一单一年份可提高到 5mSv。

3. 一年中晶状体所受的当量剂量低于 15mSv。

4. 一年中四肢、皮肤所受剂量低于 50mSv。

上述用于获准实践的剂量限值原则，不适用于医疗照射中对患者受照剂量的控制。受检者的给药活度应遵从核医学《临床技术操作规范》中给药的放射性活度指导水平的规定。

第三节　辐射源及放射性废物管理

一、辐射来源

辐射由天然辐射和人工辐射两部分组成。天然辐射源存在于宇宙空间和地壳物质中，人工辐射源来自人类的一些辐射实践活动或辐射事件。

（一）天然本底辐射

天然存在的各种辐射源称为天然辐射源，天然辐射源对人类的照射称为天然本底辐射（natural background radiation），包括来自大气层外的宇宙辐射和来自地壳物质中存在的天然放射性核素产生的陆地辐射。

1. 宇宙辐射　宇宙辐射（cosmic radiation）来自宇宙空间，包括多种带电粒子，其来源和能量各不相同。

（1）初级辐射：银河宇宙射线、太阳粒子等初级宇宙射线对地球形成的辐射称为初级辐射。地球上的人类和生物由于受到大气层、电离层和电磁层的保护而免受初级宇宙射线的直接作用。

（2）次级辐射：当初级宇宙射线进入大气层后与空气中的氮、氧等原子的核发生反应而释放出次级质子、中子、介子、重子等形成次级宇宙射线，由后者形成的辐射称为次级辐射，可使商业飞行和空中旅行人员受到一定的外照射伤害。

（3）宇生核素：宇宙射线在大气层、生物圈和岩石圈中通过不同的核反应而产生的放射性核素称为宇生放射性核素，简称宇生核素。宇宙射线与大气层中的气体相互作用产生的放射性物质是宇生放射性核素的主要来源，对人类的影响同于宇宙射线，但部分核素随着尘埃或雨雪降落到地表也可能产生内照射。

2. 陆地辐射（terrestrial radiation）　在自然环境中，天然放射性核素有两类：即原生放射性核素及宇生放射性核素。它们自从地球形成以来就存在于地壳之中，具有和地壳同样长的历史。在露天，人体受到的 γ 射线外照射有很大一部分来自土壤沙石中的天然放射性核素发射的 γ 射线。构成室内外照射和工作职场外照射另一种重要因素就是氡及其子体。由于房屋结构、类型及建筑材料不同，室内氡气的浓度差别也很大，故建筑材料既是辐射源又是屏蔽材料。陆地辐射对人体既存在外照射又存在内照射，地域差异较大。

3. 年均天然辐射剂量　生活在地球上的人每时每刻都会受到天然本底的辐射照射。这种辐射有的来自外层空间，有的来自地表、土壤、水体中存在的天然放射性核素。全球平均年剂量为 2.4mSv，来自地面 γ 射线的为 0.5mSv，吸入（主要是室内氡及子体）产生的为 1.2mSv，放射性核素摄入体内后导致的剂量是 0.3mSv。对于正常的天然本底水平的辐射照射，不需要采取特殊的防护措施。

（二）人工辐射源

世界上主要的人工辐射源有医疗照射、放射性核素的生产与使用、核武器爆炸、核能及其他能源的生产和核事故照射等。

1. 医疗照射　由医疗照射所致人体的有效当量剂量，其中 90%～95% 来自 X 射线诊断及治疗、^{60}Co 及直线加速器放疗等，由核医学进行的诊断与治疗对医疗照射整体剂量的贡献不到 5%～10%。对于医疗照射所导致的人体危害不可估计过高，而且接受医疗照射主要是患病个体。

2. 放射性核素辐射源

（1）临床诊疗应用：核医学诊断在临床上可分为体内诊断和体外诊断。体内诊断是将放射核素引入体内，用仪器进行脏器显像或功能测定；体外诊断是采用放射分析的方法，对患者体液或组织标本的生物活性物质在体外进行微量分析。

核医学治疗同样分为将放射性核素引入体内进行治疗和放射性核素外照射敷贴治疗等，我国每年约有数千万人次接受核医学诊治。

（2）示踪技术的应用：利用微量短半衰期放射性核素动态追踪，探寻示踪物质的运动过程及规律，这一技术广泛用于医药、农药、兽药、肥料的吸收、分布、残留及植物固氮等机制研究、人畜疾病的诊断及高新技术领域里的科学研究等。

（3）辐照技术的应用：采用核素照射来处理烟道废气，在达到除硫、降低和消除温室气体的目的的同时，还可以回收和再利用这类废物，生成肥料，提高经济效益。同样，辐照技术在处理轻工业废水方面也有较好的应用。辐照技术在防治害虫繁殖、食物保鲜、杀菌消毒等方面也有着广泛应用。

（4）核探测技术的应用：已广泛应用于工业无损探伤、离子烟雾报警器、放射性避雷针、核子秤、地质勘探等工业生产和科学研究领域。

（5）辐射加工技术的应用：辐射加工是采用电离辐射对材料进行加工处理的一种工艺，它能使材料的品质或性能得以改善或合成新的产品，被广泛地应用于聚烯烃材料的辐射交联与降解。另外，利用核素发射的 γ 射线诱发农作物种子基因突变，获得新的突变体，从而筛选培育成优良品种，称为辐照育种。

3. 核武器爆炸 1945 年美国投向日本广岛和长崎的两颗原子弹，使人类遭到空前的灾难。从 1945 年到 1990 年，全世界已经公布的核试验至少有 1 900 多次，大气层核试验产生的大量放射性碎片对全球的陆地、水域等造成广泛污染，人们将从空气、水及食品中吸入或食入放射性核素，对人体产生内外照射危害。

4. 能源生产与矿石开采 全世界的电力供应主要来自燃煤发电、水力发电、风力发电及核能发电等。燃煤发电对环境的影响大于核电，除排放大量有毒的化学物质及有毒的重金属外，所排放的放射性核素高于同等发电量的核电设施。石材板材在装修中大量应用，其带来的辐射照射较低，只需根据《天然石材产品放射性防护分类控制标准》严格分类使用就可将对人体产生的内外照射控制在安全范围。

5. 核电生产 核电生产包括铀矿开采、铀矿的运输、水冶、^{235}U 浓缩、核燃料元件制造、核反应堆的生产、废料处理和增殖性核素的回收再循环、放射性废物处理与存放等，每一步骤都可能使生产人员受到职业性的照射。制作的核电池利用放射性同位素不断衰变放出的能量转变为电能，是目前人类进行太空探索唯一可用的能源，所以一般只为太空、深海和终年积雪的高寒地区等特殊环境或特殊军事目的的设备提供电力。

6. 事故照射 在军用或民用核设施以及在放射性物质运输中都可能发生事故，其中有的造成了相当严重的环境污染，甚至造成人员伤亡。

（三）其他人工辐射

大量吸烟者、核潜艇工作人员、原子破冰船工作人员、放射性物品押运人员等都会不同程度的增加人工辐射。乘飞机旅行 2 000 公里受到的辐射剂量约为 0.01mSv；每天吸烟 20 支，受到的年辐射剂量为 0.5mSv。

二、放射性废物

放射性废物是指含有放射性核素或者被放射性核素污染，其浓度（比活度）或总活度大于国家审管机构确定的清洁解控水平，它所引起的照射未被排除，但预期不会再利用的各类废弃物。清洁解控水平是审管机构制定的以放射性浓度（比活度）或总浓度所表示的一组数值，当含有或致污染的放射性核素量小于或等于该数值时，可解除对该废物或该污染的物料的审管控制。

放射性废物的特点是它们不能用任何物理、化学或生物学等处理方法来改变其放射性的本质，只能靠其自然衰变。

（一）放射性废物的分类

放射性废物按状态可分为气态废物、液态废物和固态废物；按照废物最小化的原则区分放射性废物与解控废物，不能混同处理。

放射性废物管理的目的是：①保护环境和人类健康；②不给后代留下不适当的负担；③建立超越国界的法律框架，控制废物产生和使其最少化；④考虑废物产生和管理之间的相互依赖关系，为废物设施的安全建立标准。

（二）放射性废物处理的基本途径和方法

放射性废物不同于普通生活垃圾，应按特殊垃圾处理。应按废物的形态及其中的放射性核素的种类、半衰期、活度水平和理化性质等，根据放射性废物分类要求将放射性废物进行分类收集和分别处理。放射性废物处理是指通过改变废物特性以获得安全和经济利益的作业活动。放射性废物处理是把不同状态废物中的放射性核素分离出来，使之与人类的环境尽可能的隔离，或在严格规定的条件下把流出物中的放射性核素尽可能均匀地分散到环境中去。处理的基本方法是减容、净化（去污）和改变放射性废物的组成。

1. 固态废物的处理 固态废物包括：带有放射性的试纸、注射器、敷料、玻璃瓶等，应暂存在加有屏蔽防护措施和电离辐射标志的许可场所（废物库）和专用容器中，不同类别废物应分开存放，桶周围、容器表面应标明核素名称、废物的类别、入库的时间等。核医学产生的固体废物，若为较短半衰期核素如 ^{18}F（109.8 分钟）、^{99m}Tc（6.02 小时）、^{153}Sm（46.3 小时）、^{201}Tl（73.0 小时）、^{67}Ga（78.1 小时）、^{32}P（14.3 天）等，半衰期小于 15 天的固体废物可采用放置衰变法。在密封、防护的条件下，将这些废物贮存在专门的污物桶内，污物桶周围应加有屏蔽防护措施和电离辐射标志，存放的放射性固体废物应标明核素种类、放置的时间等。放置 10 个半衰期后，用仪器测量已无放射性时或放射性比活度降低至 7.4×10^4Bq/kg 以下后，可按一般非放射性废物处理。对于半衰期较长的放射性核素，可采用集中贮存方法，由专门机构妥善保管处理。

2. 液态废物的处理 在核医学的诊断、治疗过程中，液态放射性废物主要是来自放射性药物标记、分装、注射后的残留液、事故应急时清洗产生的放射性废水、核素诊疗病员产生的放射性排泄物。遵循以贮存衰变为主的原则，采用槽式或推流式多级放射性废液衰变池，并按相关要求排放。

3. 气态废物的处理 放射性药物的分装、标记等需在通风橱内操作。对产生气态放射性废物的核医学场所应设置独立的通风系统，合理组织工作场所的气流，对排出工作场所的气体进行过滤净化，避免污染工作场所和环境。更换下来的过滤器按放射性固体废物进行收集、处理。

第四节 放射性药物内照射剂量

一、诊断用放射性药物内照射防护

核医学 SPECT、PET 检查作为现代影像医学的重要组成部分，被越来越多的临床医生及患者所认可和接受。尤其是 PET/CT、SPECT/CT 将核医学的功能影像与放射线 CT 的解剖断层影像完美结合，大大提高了临床诊断的准确率。核医学影像学检查是利用放射性核素或其标记化合物在体内代谢分布的规律，在体外获得脏器和组织功能结构影像的一种示踪技术。在此期间要考虑放射性药物对患者的内照射剂量，使其达到可接受的范围；下文列出常用单独使用核医学检查项目活度指导水平（表 4-1）。

表 4-1 典型成年受检者在常用核医学诊断中的活度指导水平

检查项目	放射性核素	化学形态	检查项目的最大活度 /MBq
骨			
骨断层显像	^{99m}Tc	MDP 和磷酸盐化合物	925
脑			
脑显像（静态的）	^{99m}Tc	TcO_4^-	555
脑断层显像	^{99m}Tc	ECD	1 110
泪腺 泪引流	^{99m}Tc	TcO_4^-	3.7
甲状腺			
甲状腺显像	^{131}I	碘化钠	18.5
	^{99m}Tc	TcO_4^-	185
甲状腺癌转移灶	^{131}I	碘化钠	148
甲状旁腺显像	^{99m}Tc	MIBI	740

续表

检查项目	放射性核素	化学形态	检查项目的最大活度 /MBq
肺			
肺通气显像	^{99m}Tc	DTPA 气溶胶	1 480
肺灌注显像	^{99m}Tc	MAA	185
肝和脾			
肝和脾显像	^{99m}Tc	SC	296
胆道系统功能显像	^{99m}Tc	EHIDA	185
脾显像	^{99m}Tc	标记的变性红细胞	111
肝断层显像	^{99m}Tc	SC	222
心血管			
首次通过血流检查	^{99m}Tc	TcO_4^-	740
	^{99m}Tc	DTPA	555
心和血管显像	^{99m}Tc	HAM	740
心血池显像	^{99m}Tc	标记的正常红细胞	740
心肌显像	^{99m}Tc	PYP	555
心肌断层显像	^{99m}Tc	MIBI	1 110
	^{201}Tl	氯化亚铊	111
胃，胃肠道			
胃 / 唾液腺显像	^{99m}Tc	TcO_4^-	37
美克尔憩室显像	^{99m}Tc	TcO_4^-	370
胃肠道出血	^{99m}Tc	SC	370
	^{99m}Tc	标记的正常红细胞	555
食管通过和胃 - 食管反流	^{99m}Tc	SC	37
胃排空	^{99m}Tc	SC	74
肾，泌尿系统			
肾血流、功能显像	^{99m}Tc	DTPA	740
	^{99m}Tc	MAG_3	370
	^{99m}Tc	EC	370
其他			
肿瘤或脓肿显像	^{67}Ga	柠檬酸盐	370
	^{201}Tl	氯化物	185
肿瘤显像	^{99m}Tc	DMSA，MIBI	370
神经外胚层肿瘤显像	^{123}I	MIBG	370
	^{131}I	MIBG	37
淋巴结显像	^{99m}Tc	标记的硫化锑胶体	37
脓肿显像	^{99m}Tc	HM-PAO，标记的白细胞	370
下肢深静脉显像	^{99m}Tc	标记的正常红细胞	每侧 185
	^{99m}Tc	大分子右旋糖酐	每侧 185

注：本表资料来自 IAEA 第 40 号安全报告的附录Ⅵ

对育龄妇女、孕妇、哺乳妇和儿童等特殊患者的应采取更为严格的防护措施。例如使用除标记的邻碘马尿酸钠以外的所有 ^{131}I 放射性药物及 ^{22}Na、^{67}Ga、^{201}Tl、^{75}Se-蛋氨酸类放射性药物的哺乳妇女，应停止哺乳至少 3 周；凡使用 ^{131}I、^{125}I、和 ^{123}I 标记的邻碘马尿酸钠以及除标记的红细胞、磷酸盐和 DTPA 以外的所有的 ^{99m}Tc 化合物的哺乳妇女，应停止哺乳至少 12 小时；凡使用 ^{99m}Tc-红细胞、磷酸盐和 DTPA 类放射性药物的哺乳妇女，应停止哺乳至少 4 小时。对儿童，应根据临床实际需要和患儿的体重、体表面积或其他适用的准则尽可能减少放射性药物用量。

二、治疗用放射性药物内照射防护

治疗用放射性药物常常是通过静脉注射或口服等方式引入患者体内，是利用放射性药物在靶器官的内照射达到治疗的目的。所以其防护主要指非靶器官的内照射防护。如：^{131}I 治疗甲亢或分化型甲状腺癌术后时，常要求患者在用药后大量饮水，主动排空膀胱，降低其他非靶组织的放射性药物剂量，以达到降低内照射损伤的目的。

第五节 核医学诊断技术的辐射剂量

核医学的 SPECT 及 PET 检查均使用放射性核素作为示踪剂，且将放射性药物引入体内，根据放射性药物在体内分布的差异诊断疾病。故在检查中患者势必要接收部分辐射照射，受照的剂量与核素的剂量、种类、能量大小有关。下表列出常用的放射性核素显像对人体造成的平均有效剂量，见表 4-2。

表 4-2 各种核医学检查项目的有效剂量

检查项目	平均有效剂量 /mSv	给药剂量 /MBq
脑（^{99m}Tc-HMPAO）	6.9	740
脑（^{99m}Tc-ECD）	5.7	740
甲状腺扫描（$^{99m}Tc^-$）	2.4	185
甲状旁腺（^{99m}Tc-MIBI）	6.7	740
心脏负荷试验（^{99m}Tc-MIBI 1d）	9.4	1 100
肺灌注（^{99m}Tc-MAA）	2.0	185
肺通气（^{133}Xe）	0.5	740
肺通气（^{99m}Tc-DTPA）	0.2	1 300
肝脾（^{99m}Tc-硫胶体）	2.1	222
胃肠道出血（^{99m}Tc 标记红细胞）	3.9	555
肾（^{99m}Tc-DTPA）	1.8	370
肾（^{99m}Tc-MAG_3）	2.6	370
骨（^{99m}Tc-MDP）	5.3	925
白细胞（^{99m}Tc）	8.1	740
白细胞（^{111}In）	6.7	18.5
肿瘤（^{18}F-FDG）	7.0	370
吸碘率试验（^{131}I-NaI）*	8.88	0.37

注：本表检查项目使用剂量均为成人。*：假定甲状腺摄碘率为 35%

随着多模态显像（SPECT/CT、PET/CT）技术在临床大量应用，患者是否受到过量辐射照射的问题也引起关注，尤其是全身 PET/CT 检查除了放射性药物引起的内照射外，从头到脚还将接受 CT 的外照射。一项对多家医疗机构研究显示（表 4-3），尽管行全身 PET/CT 检查，其当量剂量在可接受范围，甚至远低于局部增强 CT 检查。

表 4-3 全身 PET/CT 检查的有效当量剂量

检查机构	检查种类	有效当量剂量 /mSv
医院 1	PET	7.0
	局部增强 CT	18.6
医院 2	PET/CT	10.2
	局部增强 CT	14.1
医院 3	PET/CT	7.0
	局部增强 CT	17.6
医院 4	PET/CT	7.0
	局部增强 CT	14.1

注：PET/CT 使用 CT 工作电流在 30～60mA

近年来，随着人们对辐射安全的重视，低剂量螺旋 CT 扫描技术（low dose computed tomography，LDCT）应运而生，较常规 CT 剂量降低 75%～90%，却不影响肺部成像，同样具有 CT 所具备的敏感性。该方法采用螺旋 CT 容积扫描技术，依据受试者体重，将管电压控制在 100～140KV 以下；管电流 < 60mAs，采用最大密度投影重建，辐射暴露剂量可控制在 5mSv 以内。SPECT/CT 及 PET/CT 中所安装的 CT 往往是用于辅助定位，不必按常规螺旋 CT 参数设置。如将 LDCT 技术在 SPECT/CT 及 PET/CT 中推广，有望进一步降低融合显像的辐射剂量。

核医学的各种核素显像多采用发射γ射线为主的放射性核素，虽然将药物引入体内，但由于其用量较低不足以致癌及引发生殖遗传问题。尽管如此，无论是工作人员还是受检者，都应规范化地按操作流程执行，合理使用防护用品，尽可能降低受检者及工作人员的受照剂量。

（马庆杰）

参考文献

[1] 中华人民共和国国家卫生和计划生育委员会. 职业性外照射个人监测规范: GBZ 128—2016[S]. 北京: 中国标准出版社, 2016.

[2] 中华核医中华医学会核医学分会. 2016年全国核医学现状普查结果简报[J]. 中华核医学与分子影像杂志, 2016, 36(5): 479-480.

[3] 易艳玲. 临床核医学诊疗中的辐射剂量与防护研究[D]. 上海: 复旦大学, 2012.

[4] 刘兰, 陈跃. 核医学显像的辐射安全调查[J]. 泸州医学院学报, 2015, 38(4): 379-381.

[5] 郑钧正. 电离辐射医学应用的防护与安全[M]. 北京: 原子能出版社, 2009: 259.

第五章 放射性核素示踪技术与显像

放射性核素示踪技术（radionuclide tracer technique）是以放射性核素或其标记化合物为示踪剂，应用射线探测方法来检测它的行踪，用于研究被标记的化学分子在生物体系或外界环境中的客观存在及其变化规律的一类核医学技术。是在不影响生物体系原有状态的条件下，对体内微量生物活性分子进行定量、定性及定位的动态检测，是系统研究生命现象最关键的技术方法。放射性核素显像是通过图像显示的方式无创、动态、定量、可视化放射性核素或其标记化合物在生物系统中的摄取、转化、代谢、排泄等生物学过程，从而揭示生命现象的本质、生命活动的物质基础、组织细胞新陈代谢的变化规律，以及疾病的发病原因和药物的作用机制，是现代分子影像学最重要的组成部分。

第一节 放射性核素示踪技术

放射性核素示踪技术诞生于20世纪20年代。1923年匈牙利化学家George de Hevesy首先用天然放射性铅（^{212}Pb）研究铅盐在豆科植物内的分布和转移，揭示了示踪磷从土壤→植物→动物→土壤的生态循环，此后又用^{32}P对更多的生物学过程进行研究，建立了同位素示踪方法（isotopic indicator trace method）。为此，1943年Hevesy获诺贝尔化学奖，1959年又获原子能和平利用奖，并被尊称为“实验核医学之父”。

一、基本原理

放射性核素示踪技术的主要原理是基于放射性核素标记化合物与非标记化合物的同一性和可测量性这两个基本性质。放射性标记化合物与非标记化合物具有相同的化学性质和生物学行为。选择适当的放射性核素标记到被研究物质的分子结构上，将之引入生物机体或生物体系（如离体细胞、无细胞酶体系等）中，放射性标记物与被研究物质相类似的过程参与代谢及转化过程。应用核素检测设备通过对标记物所发射核射线的动态检测，对所获得数据进行处理分析，可间接了解被研究物质在生物机体或生物体系中的动态变化规律，从而得到定位、定性及定量结果，最后结合研究目的作出客观评价。

（一）同一性

同类元素的所有同位素化学性质相同，生物体或生物细胞不能区别同一元素的各个同位素，其在生物体内所发生的化学变化、免疫学反应和生物学过程也都是完全相同的。放射性核素标记的化合物和相应的非标记化合物具有相同的化学及生物学性质。因此，利用放射性同位素标记的化合物或某类细胞成分进行示踪实验，可以不改变化合物的原有结构，也不影响该化合物的原有性质。例如，应用放射性^{131}I来研究稳定性^{127}I的生物学行为；用^{3}H标记的胸腺嘧啶核苷（^{3}H-TdR）研究细胞增殖功能等。

（二）可测量性

放射性核素标记的化合物和相应的非标记化合物又有所不同，放射性标记的化合物在生物体系或外界环境的代谢过程中，可自发地发出各种不同类型的射线，这些射线可以被放射性探测仪器测定或用感光材料记录，因而可以对标记的物质进行精确的定位、定性及定量研究。放射性核素标记化合物在体内的化学性质和生物学行为主要取决于被标记物，而其放射性核素部分，只是在示踪剂的代谢转化过程中起到信号源的作用，提示其标记物客观存在。

二、基本类型

放射性核素示踪技术按其被研究的对象不

同，分为体内（*in vivo*）示踪技术和体外（*in vitro*）示踪技术。

（一）体内示踪技术

又称在体示踪技术。它是以完整的生物体作为研究对象，通过体外检测或标本测量，用于了解研究物质的吸收、分布、转运及排泄过程，揭示其在机体内的动态变化规律。体内示踪技术建立在动力学分析的基础之上，代表性的体内示踪技术主要有以下几种。

1. 物质吸收、分布及排泄的示踪研究 通过将放射性标记的化合物引入体内，不同时间测定体液及脏器中的放射性分布，可以了解该化合物在体内的代谢规律。物质的吸收、分布和排泄示踪研究常用于药物的药理学、药效学和毒理学研究，对药物的筛选、给药途径和剂型选择等方面都具有重要的价值。

2. 放射性核素稀释法 是利用稀释原理对微量物质做定量测量或测定液体容量的一种核素示踪方法。化学物质在稀释前后质量相等，利用已知比放射性（或放射浓度）和质量（或容量）的放射性示踪剂，加到一个未知质量或容量的同质体系中，放射性示踪剂将被稀释，比放射性或放射性浓度下降，下降的程度与其被稀释的程度相关。计算公式为：

$$S_1 \cdot m_1 = S_2 \cdot (m_1 + m_2) \quad \text{或者}$$

$$C_1 \cdot V_1 = C_2 \cdot (V_1 + V_2)$$

式中，S_1 和 C_1 为示踪剂稀释前的比放射性和放射性浓度，S_2 和 C_2 为示踪剂稀释后的比放射性和放射性浓度，m_1 和 V_1 为示踪剂稀释前的质量和容积，m_2 和 V_2 为稀释后同质待测物的质量和容积。

根据求知对象的不同，可分为直接稀释法或正稀释法（direct dilution method）和反稀释法（reverse dilution method），它们所依据的原理和计算公式基本相同。放射性核素稀释法比一般化学分析方法简单，灵敏度高，广泛地用于研究人体各种成分的重量或容量，如测定身体水总量、全身血容量（包括红细胞容量和血浆容量）、细胞外液量、可交换钠量和可交换钾量等。

3. 放射自显影术 放射自显影术（autoradiography，ARG）是根据放射性核素的示踪原理和射线能使感光材料感光的特性，借助光学摄影术来检查及记录被研究样品中放射性示踪剂分布状态的一种核技术。根据观察范围和分辨率不同，可分为宏观自显影、光镜自显影和电镜自显影三类。放射自显影术具有定位精确、灵敏度高、可定量分析等优点，广泛用于药理学、毒理学、细胞学、血液学、神经学、遗传学等学科领域。

4. 放射性核素功能测定 放射性示踪剂引入机体后，动态观察机体脏器或组织的某一功能状态给出定量结果，为临床诊断及医学研究提供功能评价。通常将放射性药物在相关脏器中的特征性消长过程以一定的曲线形式表现出来，并根据示踪剂与脏器相互作用的特点选择恰当的数学模型对曲线或采集的数据进行定量及定性分析，获得反映该脏器某一功能状态的结果，并判断功能异常的性质、程度。例如甲状腺吸 ^{131}I 率测定，肾功能测定，心功能测定，胃排空功能测定等。

5. 放射性核素显像技术 以放射性示踪原理为基础，将放射性核素或其标记化合物引入体内后，在体外获得脏器和组织功能结构影像的一种示踪技术。在对脏器的功能和形态进行观察的同时，也可以显示出脏器和组织的形态、位置、大小和结构变化，并且可以进行动态显像和定量分析。同时图像上的放射性分布特点即反映了脏器的功能状态，这是核医学显像与其他显像方法的最主要区别之一。以 PET/CT、SPECT/CT、PET/MR 等为代表的融合影像技术的出现，真正实现了解剖结构影像与功能、代谢、生化影像的实时融合，成为影像医学的发展方向。

（二）体外示踪技术

又称离体示踪技术，以从整体分离出来的组织、细胞、血液及体液等简单系统为研究对象，多用于某些特定物质的定量测定、转化规律，以及某些精细结构的功能研究。体外示踪技术的优点是：在体外条件下进行，它减少乃至避免了众多的体内因素对实验结果的直接影响，同时也避免了受检者本人直接接触射线的可能。不足之处是它只能表示生物样品离开机体前的瞬间状态，不能进行动态观察，对结果的解释需要结合临床情况。

1. 物质代谢及转化的示踪研究 物质进入生物机体后，在酶促反应作用下，经过转化、分解等中间代谢步骤，生成代谢产物，参与机体生命活动过程。弄清各种代谢物质的前体、中间代谢产物、最终产物的转化条件及其相互关系，是正确认识生命现象本质的物质基础。放射性核素示踪技术是目前最常用的方法之一，它不仅能够对前体、中间产物、最终产物作出定性分析，还能用于研究前体转化为产物的转化速度、转化条件、转化机制以及其他因素对转化的影响。例如，用 ^{3}H-TdR 掺入 DNA 作为淋巴细胞转化的指标观察细胞免疫情况；^{125}I-UdR（尿嘧啶核苷）掺入 RNA 试验检测肿瘤细胞增殖速度，研究各种抗肿瘤药物；通过标记不同前体（如某种氨基酸、各种核苷酸等）研究蛋白质、核酸等生物大分子的结构、合成过程及功能。

物质转化的示踪研究可在整体、离体及无细胞体系中进行。整体实验多以实验动物为研究对象，在正常的生理条件下观察某物质在体内转化的全过程，可以获得较为可靠的结论，这是最理想的方法，但是由于机体内环境有各种交换方式和代谢旁路，多因素参与代谢过程，因而不易弄清物质转化的细节。另外，由于内源性物质对待测标记物的稀释作用，使参与代谢反应的示踪剂减少，所得测量结果误差较大，难以作出准确判断。离体实验（包括无细胞反应体系）可以人为控制反应和实验条件，有利于在分子水平阐明物质转化过程的具体步骤、转化条件及影响因素。但是离体实验破坏了生物机体代谢反应的完整性，所得到的实验结果只能看做是一种可能性，为了得到可靠的结论，应作系统分析或经整体实验加以验证。例如，离体实验证明，胸腺嘧啶是 DNA 的有效前身物，但在整体动物实验中发现 ^{3}H- 胸腺嘧啶掺入 DNA 很少，表明胸腺嘧啶并不是 DNA 的有效前身物。用标记的胸腺嘧啶核苷（^{3}H-TdR）做进一步的掺入实验，证明 ^{3}H-TdR 才是机体合成 DNA 的前身物。

2. 细胞动力学分析 细胞动力学（cell kinetics）是研究各种增殖细胞群体增殖、分化、迁移和衰亡等过程的变化规律以及体内外各种因素对它们的影响和调控。通过细胞动力学规律的研究，可以揭示正常及异常细胞的增殖规律及特点，为临床诊疗及病因研究提供实验依据。细胞动力学研究的范畴很广，其中以细胞周期测定最为常用，也最为重要，常用于肿瘤分化及增殖规律研究、肿瘤的同步化治疗、造血细胞研究等方面。放射性核素示踪技术测定细胞周期的常用方法有标记有丝分裂百分数法（放射自显影法）和液体闪烁法。

3. 活化分析 活化分析（activation analysis）是通过使用适当能量的放射线或粒子照射待测样品，使待测样品中某些稳定的核素通过核反应变成放射性核素，然后进行放射性测量和能谱分析，获得待测样品中稳定性核素的种类与含量的超微量分析技术。根据照射源的不同，活化分析可以分为中子活化分析、带电粒子活化分析、光子活化分析三类，其中以中子活化分析应用最广。活化分析的灵敏度高，精密度好，准确率高，抗干扰能力强，可以区别同一元素的各个同位素及其组成；并且可进行多元素同时测定，在同一份试样中可同时测定多种元素，适合生物医学样品中痕量元素的测定；化学分离工作比较简单，可在不破坏证物的情况下进行法医学鉴定。活化分析最主要的问题就是所使用的活化源十分昂贵，需反应堆或加速器，极大地限制了它的应用。

4. 体外放射分析 在体外，用放射性核素标记抗原、抗体或受体的配体，以特异性结合反应为基础，对微量生物活性物质进行放射性定量分析的一类技术，包括放射免疫分析、免疫放射分析、受体放射分析以及酶蛋白与底物间的酶促分析等。

三、方法学特点

与其他类型的示踪方法（如酶标、荧光标记等）相比，放射性核素示踪技术具有以下特点。

（一）灵敏度高

由于射线的特性、放射性测量仪器的检测能力以及标记化合物的比放射性可以很高，在以放射性核素作为示踪物时，可以精确地探测出极微量的物质，可达到 10^{-18}～10^{-14}g 水平，这对研究体内或体外微量生物物质的含量具有特殊价值。例如，1Ci 的 ^{32}P 仅有 3.52μg，即 3.52×10^{-6}g，而放射性测量仪器可以精确地测出 10^{-9}Ci 或更弱的放射性，也就是对于 ^{32}P 来说，其灵敏度可达 10^{-15}g 数量级。

（二）方法简便、准确性好

由于测定对象是核射线，而标记化合物（示踪剂）中放射性核素放出的射线不受其他物理和化学因素的影响，同时放射性测量不受反应体系中其他非放射性杂质的干扰，省去了许多可能导致误差的分离、提纯等步骤，减少了待测物化学量的损失，简化了实验程序，提高了实验结果的可靠程度，可以获得准确的结果。

（三）合乎生理条件

应用放射性示踪剂，可使用生理剂量乃至更微小的示踪剂量来研究物质在生物体内的变化规律。由于这类方法灵敏度高，所需化学量剂量小，不致扰乱和破坏体内生理过程的平衡状态，可以在完整无损的生物机体或培养细胞体系条件下进行实验，属于非破坏性实验方法，反映的是被研究物质在生理剂量和原有生理状态下的代谢情况，所得结果更加真实。

（四）定量、定位与定性研究相结合

放射性核素示踪技术不仅能准确地定量测定和进行动态变化的研究，而且也可以进行定位观察。如放射自显影方法可确定放射性标记物在器官或组织标本中的定位和定量分布，并可与电子显微镜技术结合，进行亚细胞水平的定位分析，使功能与结构的研究统一起来。

（五）缺点与局限性

①需要专业的实验条件，例如专用的放射性实验室、放射性测量仪器、严格的放射性操作程序、放射性防护设备和辐射污染检测仪器等。②需要具有一定专业训练的技术人员。该类方法是一个多环节、微量精密操作的实验过程，许多环节均可影响到实验结果，为获得可靠结果，必要的专业训练是不可或缺的。③由于放射性核素本身的特点，可能会对实验对象、工作人员产生不同程度的放射性生物效应。因此在实验设计和预防措施上，都应予以相应的考虑。

第二节 放射性核素示踪动力学与功能测定

一、放射性核素示踪动力学

体内各种物质皆处于摄入、合成、分解、转移和排出的动态过程，要了解各种物质的代谢规律及其在疾病状态中的变化，一般不能简单地依靠定量或定位分析，而需用核素示踪法观察标记物的动态变化，并通过数学运算求出有关的动力学参数。这种利用放射性核素示踪技术定量地研究机体对某种物质代谢反应的动力学性质和规律称为示踪动力学。

放射性核素示踪动力学的基本概念涉及两个方面：一是示踪概念，即这类方法具有示踪技术的基本特点，需要遵守核技术应用的基本规则；二是动力学概念，其核心是动态观察及定量分析。将复杂的机体简化为适当的物理模型，并用相应的数学模型对实验数据加以解析，使得到的动力学参数值尽可能地反映真实情况，通过分析和比较以了解该物质在体内过程中的量变规律和本质特征。

（一）模型系统

隔室模型（compartment model）是把一个完整的机体比拟为由一个或多个“隔室”所组成的系统，隔室以示踪物在体内的运转速度为基础，某些脏器及组织接受和清除示踪物的速率常数相同或相近时，可将它们看做一个隔室，主要是用来描述示踪物在体内空间的配置状态。由几个室所组成的模拟系统叫做隔室系统，而在隔室系统计算中建立起的微分方程组叫做隔室系统的数学模型。

由于隔室是以物质在体内的转移速率为基础划分的，因此又将其分为一室或多室模型。一室模型是将机体看做单个的储存库，示踪物进入机体后能迅速、均匀地分布于整个机体，在体内各部位的转移速率大体近似，血中示踪物放射性浓度的变化能定量地反映全身各部位示踪物放射性浓度的变化。多室模型是把机体看做多个彼此有密切联系又有各自特点的隔室所组成，示踪物以不同的室间转移速率通过各室然后排出机体。由于示踪物首先在血液中出现，通过血液循环示踪物质转运至机体的其他部位，所以一般使用多室模型。血液及富含血液的脏器称为中心室（central compartment），中心室以外的其余部分称为周边室（peripheral compartment）。如果周边室的脏器组织速率常数差别较大，又分为两个或多个周边室。显然对隔室划分得越细则模拟得越确切，但计算起来则越复杂。一般采用二室模型便可满足需要，必要时也可采用三室或多室模型。

（二）速率动力学类型

示踪物质进入机体后按其物理、化学及生物学性质，以不同机制通过脏器或组织的生物膜系

统进行转移，转移速度与其性质及特点有关。按其转移机制可分为脂溶扩散、膜孔扩散、主动转运、胞饮运转和易化扩散等。不论以哪种机制发生转移，示踪物质皆是从膜的一侧转移至另一侧的，在膜的两侧随时间呈递增或递减现象，这种随时间而变化的关系可在适当的坐标系，以时间 - 放射性曲线的方式加以表达。曲线的变化规律及示踪物质的转移量可通过适当数学关系式加以概括并分为线性和非线性两种类型，反映这种量变关系的动力学分别称为线性动力学及非线性动力学。

线性动力学指示踪物质由生物膜的一侧转移到另一侧，其转移量的变化与时间呈线性关系。根据示踪物质通过生物膜系统时的机制，从数学模型上可将其分为零级动力学及一级动力学。非线性动力学指示踪物质由生物膜转移时其量变与时间呈非线性关系。这些物质在通过生物膜时需要相应的酶或载体参与，其转移速率在一定条件下可出现饱和，即在低浓度是表现为一级动力学特征，但在高浓度时则表现为零级动力学，当浓度介于两者之间时则表现两类动力学的逐步移行特征。

（三）基本方法

包括示踪剂的选择、物理与数学模型的选择。

选择示踪剂应注意：被标记物质要符合研究目的的需要；放射性核素的标记位置要在整个实验过程保持稳定，不致明显脱落下来影响检测结果；示踪物质的比活度应能满足实验要求，稀释后放射性样品的放射性浓度能满足放射测量误差的控制；示踪物的放射性浓度应能满足实验要求，又不致引起不必要的放射性生物效应；示踪物的放化纯度高，以免放射性杂质对放射测量造成严重干扰。

物理与数学模型的选择是否合理直接关系到结果是否可信，选择模型的基本原则是使选用的模型尽可能接近机体的实际情况。在核医学领域应用示踪动力学方法大体有两类情况，一是对示踪物质如放射性药物进行动力学研究，观察并分析这些物质在体内过程中的量变规律；二是选择适当的示踪物质，对被检者机体的某些功能状态进行研究，如功能测定等。在合理选择模型的基础上正确分析数据甚为重要。

（四）主要应用领域

1. 在药物研究上的应用 应用示踪动力学分析研究药物、生理活性物质等是药物代谢动力学研究的重要方法。应用放射性核素标记的被研究药物，引入体内后示踪动力学研究可以阐明药物在体内代谢过程中的量变规律，是各种新药进入临床使用前不可缺少的研究阶段，它为新药设计、剂型研究、药物结构与疗效关系研究和选择合理的给药方案等提供重要依据。临床核医学中各种显像剂的研制与应用也都需要示踪动力学方法。

2. 为各种脏器功能研究提供了方法学基础

（1）脏器功能测定：借助示踪动力学理论及方法对脏器的某种功能状态进行评价，在临床核医学中已广为采用，例如肾小球滤过率测定、放射性肾图等肾功能检查。在常规的放射性肾图检查中经典的分析方法是将肾图曲线分为三段，即示踪剂出现段（a 段），聚集段（b 段）及排泄段（c 段），并在此基础上给出若干定性及半定量指标，虽然它能在一定程度上有临床意义，但不够确切。例如聚集段不仅反映肾对 ^{131}I- 碘马尿酸的分泌功能，而且还在一定程度上反映了肾的排泄功能，排泄功能的好坏对聚集段的斜率有相当的影响，采用示踪动力学方法分析肾图可提供更多的定量指标评价肾功能。又如在肾小球滤过率测定中由于 ^{99m}Tc-DTPA 只经肾小球滤过，而不被肾小管重吸收，因而 ^{99m}Tc-DTPA 从肾小球的滤过率相当于 ^{99m}Tc-DTPA 从血液中被廓清的能力，以此反映肾小球滤过能力的测定原理依据是示踪动力学。

（2）脏器血流量测定：在临床核医学中常用的有有效肾血流量测定、有效肝血流指数测定等，它从血流量大小变化反映脏器功能状态。以有效肾血浆流量测定为例，由于 ^{131}I- 碘马尿酸能被肾小管上皮细胞吸收，然后排入肾小管腔内而不被重吸收，因而它对 ^{131}I- 碘马尿酸的廓清能力可反映肾的有效血流量。一次静脉给药，血液放射性浓度的时相变化呈两相曲线可解析出有效肾血浆流量。

（3）容量测定：应用示踪动力学方法可作表观分布容积的计算。这类容量测定与在体外条件下静态测定不同，其主要区别是示踪物质进入机体后可能参与代谢过程或由不同途径排离机体，时间越长，这类变化越明显，如果不予以校正势必产生误差，加以示踪物质在体内达到均匀分布需要一定时间，而通常采集的样品为末梢静脉血，所测放射性程度难以反映全身的均值。为获得在给予示踪物质当时的全身均值则需借助适当的模型及数据处理获得推算值用于计算。

（4）时间参数的测定：在核医学领域用示踪动力学方法测定的时间参数有各种类型的半衰期以及相应的各种速率常数。例如在血液系统 ^{59}Fe 的血浆廓清率、转换率测定、红细胞半寿期测定、各种激素在血浆中的半衰期测定及放射性药物在血中的半衰期测定等。

二、放射性核素功能测定

放射性核素功能测定通常是指机体的脏器或组织的某一功能状态，通过动态观察后给出定量结果，为医学研究及临床诊断提供功能评价的放射性核素示踪技术。放射性核素功能测定，由于目的及对象不同，在方法学上彼此差别很大，但其基本原理和方法学特点是基本一致的。

（一）基本原理

放射性药物引入机体后根据其理化及生物学性质参与体内一定的代谢过程，并动态地分布于有关脏器和组织，通过检测仪器可观测其在有关脏器中的特征性消长过程，这种过程常表现为一定的曲线形式，根据其与脏器的相互作用特点选择适当的数学模型对曲线进行定性及定量分析就可得到反映该脏器某一功能状态的结果。

机体通过各种机制适应内外环境的变化，以保持其动态平衡。应用动态变化的观点来分析和认识物质在体内的运动规律，将这些变化规律加以量化，比起定性资料，更能揭示事物的本质。

（二）类型与特点

1. 示踪技术 使用放射性药物作为示踪剂，采用放射性测量作为定量手段，具有放射性核素示踪技术的基本特点。这类测定技术具有灵敏度高、检测方便、对受检者的原有状态影响较轻等优点。

2. 动态观察 测定要经历一定的时间过程，即在测定时间内要进行动态观察其运动规律。因此在测定中时间是一个重要因素。这比定性资料及静态的定量资料更客观，更有助于对事物本质的认识。

3. 定量分析 测定通常都是以适当的定量指标来表达其结果，为临床诊断和动态观察提供客观分析的指标。为此常需将实验数据进行必要的加工处理，必要时还需选择适当的数学模型加以模拟，借助电子计算机对数据进行处理。这些条件如果处理欠妥，则将对结果及其评价产生重大影响。

（三）基本方法

1. 根据放射性药物在体内过程中的量变规律，可用适当的数学模型加以模拟，获得动力学参数值作为评价的基础。

根据检测目的的需要，选择适当的放射性药物引入机体，根据药物在血液或某些脏器中的变化规律，在预定的时间间隔采集生物样品，经过必要的制备后作放射性测量，将所得数据绘制成时间 - 放射性曲线（time-activity curve，TAC）。根据曲线特征，选择合适的数学模型对数据进行处理，最后获得动力学参数值用于功能评价。

这种方法学类型在核医学领域中应用很广，是许多功能测定的方法学基础，例如：有效肾血流量测定、肾小球滤过率测定，肝有效血流量测定，红细胞寿命测定，铁的血浆廓清率等。在放射性药物研究上，更是不可缺少的研究方法，例如各种显像剂的临床前实验研究。

2. 应用功能特异性的示踪剂与被检脏器发生相互作用所形成的特征性 TAC 作为定量分析的基础进行功能评价。

具有功能特异性的示踪剂在与被检脏器作用时，可因其功能状态的不同而使特征性的 TAC 出现变化，根据其变化特点，可评价该脏器的功能状态。功能特异性的示踪剂经口服或静脉途径引入体内后，将功能测定仪的闪烁探头对准被检脏器的相应体表位置，间断或者连续获取示踪剂通过该脏器时所出现的放射性计数率，绘制成 TAC，并以正常群体所获得的结果求得正常值及其正常范围作为临床评价的相对标准。

这类方法的临床价值受多种因素的影响。首先，与示踪剂的功能特异性好坏有密切关系，示踪剂的功能特异性越好对功能状态的解释能力越好，因此示踪剂的选择很重要。其次，这类测定缺乏或者未采用合理的数学模型作为评价功能状态的定量指标，只是以正常群体的结果作为比较的标准，因此这些定量数据所代表的生理或病理意义不够确切，常常需要结合临床或其他结果综合解释。最后是检测方法的合理性及稳定性，对检测结果的影响颇大，如示踪剂的质量、给药方式、测定条件等。因此，进行这类测定时，方法学务求规范化。

3. 利用示踪剂经血流通过被检脏器或组织的生理通道解剖学特点，而获得 TAC，作为评价功能状态的基础。

功能测定仪的闪烁探头置于被检脏器或其他适当部位的体表，将示踪剂以"弹丸"形式快速注入静脉内，示踪剂随血流进入被检脏器，仅仅是将其作为解剖生理通道通过而不与被检脏器发生作用，功能测定仪可自动记录下示踪剂通过该脏器的时相曲线，根据曲线的特征变化作为评价脏器功能。

由于这类测定是以被检脏器或组织生理通道的解剖学特征为基础的，因此在评价其结果时也应在此基础上进行分析。例如在心、肺功能的测定中，首先需要理解正常生理通道所表达的放射性时相曲线的特点，在此基础上解释病理状态出现的异常曲线。通过对曲线的分析和计算，可获得多种参数用于评价脏器功能。例如，心功能测定可以获得十余种参数，分别反映心脏的收缩功能、舒张功能、心室容量负荷等。

4. 应用动态显像获得定量数据，转换为 TAC，进行功能评价。

放射性核素动态显像检查可获得一系列脏器影像，选择反映功能状态的感兴趣区，利用感兴趣的面积变化与放射性计数率之间的关系特点，将其转换为 TAC 并据此进行功能评价，如心功能、肾功能等。

功能测定仪进行脏器功能评价时，往往受到探头体表对位等因素的影响，容易产生测量误差，可提供的信息量也非常有限。例如利用肾图仪进行肾功能测定时，肾下垂比较常见，正常人肾脏位置也有一定的变异，若探头不能准确对准肾脏常常会导致错误的结论；心功能仪无法区别左心室与右心室。根据动态显像提供的系列图像，借助感兴趣区技术获得的 TAC，不仅可克服上述缺陷，而且把脏器的形态与功能结合起来进行动态分析，可为临床诊断提供更有价值的资料。事实上，随着 γ 相机和 SPECT 的普及，越来越多的单位都是利用这种方法获得功能评价的指标，例如肾功能测定、心功能测定、胃排空功能测定等。

第三节　放射性核素显像技术

放射性核素显像技术（radionuclide imaging technique）是根据放射性核素示踪原理，利用放射性核素或其标记化合物在体内代谢分布的特殊规律，从体外获得脏器和组织功能结构影像的一种核医学技术。在技术上涉及三个方面：显像技术、放射性显像剂和影像分析技术。放射性核素显像技术作为临床核医学的重要组成部分，其发展主要取决于显像剂和显像设备的不断进步。目前，核医学显像已由传统的功能影像向分子功能影像，分子、功能影像与高分辨率形态影像相结合的方向发展。

一、方法学原理

放射性核素显像技术的基本原理为：不同类型的放射性核素显像剂在体内有其特殊的分布、代谢规律，显像剂选择性地聚集在特定的组织、脏器或病变部位，使其与邻近组织之间的放射性分布形成一定的浓度差，显像剂中的放射性核素可发出 γ 射线，可被放射性测量仪器在体外探测、记录到这种放射性浓度差，在体外显示出组织、脏器或病变部位的形态、位置、大小以及功能变化。短时间内自动连续成像或者一定时间内多次显像，可以获得特定组织、脏器的系列图像，通过计算机处理可计算出特定区域的 TAC 及相应的参数，从而将定量分析与定位、定性诊断有机结合起来。

二、显像剂定位机制

与超声、CT、MRI 等以解剖学改变为基础的影像技术相比，两者本质的区别是：放射性核素显像是建立在脏器、组织和细胞对显像剂特异性摄取或结合的基础之上的。不同脏器显像需要的显像剂不同，同一脏器的不同功能或不同的显像目的需要的显像剂也不尽相同。不同的显像剂在特定的脏器、组织或病变部位中选择性聚集的机制不同，概括起来主要有以下几种类型：

（一）合成代谢

脏器和组织的正常代谢或合成功能需要某些元素或化合物，元素的放射性同位素或放射性核素标记的化合物引入体内后，可被脏器和组织选择性摄取。例如，甲状腺能选择性摄取碘元素合成甲状腺激素，用放射性 ^{131}I 作为示踪剂，根据甲状腺内 ^{131}I 分布的影像可判断甲状腺的位置、形态、大小，以及甲状腺结节的功能状态；^{18}F 标记的脱氧葡萄糖（^{18}F-2-fluoro-2-deoxy-D-glucose，^{18}F-FDG）与一般葡萄糖一样，能被心肌细胞、脑细胞和肿瘤组织摄取，却不能被其利用而在细胞内聚集，可用正电子发射计算机断层显像（PET）观察和分析心肌、脑灰质和肿瘤的葡萄糖代谢状况。

（二）细胞吞噬

单核巨噬细胞具有吞噬异物的功能，放射性胶体颗粒（如 ^{99m}Tc- 硫胶体）经静脉注入体内后，被单核吞噬细胞系统的巨噬细胞作为异物所吞噬，常用于含单核巨噬细胞丰富的组织如肝、脾和骨髓的显像。放射性胶体在脏器内分布的多少主要随胶体颗粒的大小而异，通常小于 20nm 的颗粒在骨髓中的浓集较多；中等大小的颗粒主要被肝的库普弗细胞吞噬；大颗粒（500～1 000nm）主要浓聚于脾。白细胞亦具有吞噬胶体颗粒的功能，在体外进行放射性标记后注入血液，被标记的白细胞（如 ^{99m}Tc-HMPAO-WBC）可聚集于炎症或血栓部位，经体外探测获取图像可作深部感染灶和血栓的定位诊断。淋巴系统具有吞噬、输送和清除外来物质的功能，将放射性标记的微胶体或右旋糖酐（如 ^{99m}Tc- 右旋糖酐）注入皮下或组织间隙后，可迅速经淋巴液和毛细淋巴管进入淋巴回流，通过显像了解相应区域淋巴管的通畅情况和引流淋巴结的分布情况。

（三）循环通路

某些显像剂进入血管、蛛网膜下腔或消化道等生理通道时既不被吸收也不会渗出，仅借此解剖通道通过，经动态显像可获得显像剂流经该通道及有关脏器的影像。例如，经静脉“弹丸”式快速注入放射性药物后，它依序通过腔静脉、右心房、右心室、肺血管床、左心房、左心室、升主动脉、主动脉弓而到达降主动脉，用以判断心及大血管的畸形等先天性心血管疾病和某些获得性心脏疾患；将放射性药物（如 ^{99m}Tc-DTPA）经腰椎穿刺注入蛛网膜下腔，显像剂进入脑脊液循环，蛛网膜下腔间隙（包括各脑池）相继显影，可以测得脑脊液流动的速度、通畅情况以及脑脊液漏的部位；不被胃黏膜吸收的放射性显像剂（如 ^{99m}Tc-DTPA）标记的食物摄入胃内后，经胃的蠕动将其排入肠道，通过动态显像可以了解胃排空功能。

（四）选择性浓聚

病变组织对某些放射性药物有选择性摄取浓聚作用，静脉注入该药物后在一定时间内能浓聚于病变组织使其显像。例如锝[^{99m}Tc]焦磷酸盐注射液（technetium[^{99m}Tc] pyrophosphate injection，^{99m}Tc-PYP）可渗入或结合于急性心肌梗死患者坏死的心肌组织中而不被正常心肌所摄取，据此可进行急性心肌梗死的定位诊断；某些亲肿瘤的放射性药物（如 ^{67}Ga）与恶性肿瘤细胞有较高的亲和力，可进行恶性肿瘤的定位、定性诊断。

（五）选择性排泄

肾脏和肝脏对某些放射性药物具有选择性摄取并排泄的功能，不仅可显示脏器的形态，还可观察其分泌、排泄的功能状态以及排泄通道的通畅情况。例如静脉注入经肾小管上皮细胞分泌（^{99m}Tc-EC，^{99m}Tc-MAG3）或肾小球滤过（^{99m}Tc-DTPA）的放射性药物后进行动态显像，可以显示肾脏的形态，分泌或滤过功能以及尿路通畅情况；^{99m}Tc-HIDA 及 ^{99m}Tc-PMT 等显像剂经肝多角细胞分泌至毛细胆管并随胆汁排泄到肠道，可显示肝、胆囊、胆道的功能及通畅情况。此外分化较好的肝癌细胞亦具有摄取和分泌 ^{99m}Tc-PMT 的功能，但癌组织无完整的胆道系统，无法将药物排泄到正常胆道系统而呈持续显影，据此可作延迟显影对肝癌细胞进行阳性显像。

（六）通透弥散

进入体内的某些放射性药物借助简单的通透弥散作用可使脏器和组织显像。例如，静脉注入放射性 ^{133}Xe 生理盐水后，放射性惰性气体 ^{133}Xe 流经肺组织时从血液中弥散至肺泡内，可同时进行肺灌注显像和肺通气显影；某些放射性药物，如 $^{99m}TcO_4^-$、^{99m}Tc-GH 等可以通过受到破坏的血 -

脑脊液屏障弥散至颅内的病变区，形成局部放射性浓聚的“热区”，可用于颅内占位性病变的定位诊断；某些不带电荷、脂溶性小分子放射性药物（如 ^{99m}Tc-HMPAO），能透过正常的血 - 脑屏障并较长期地滞留于脑组织，其在脑组织中的聚集量与血流量呈正比，据此可进行脑血流显像。

（七）离子交换和化学吸附

骨组织中构成无机盐的主要成分是羟基磷灰石[$Ca_{10}(PO_4)_6(OH)_2$]晶体，有机物主要是骨胶原纤维和骨黏蛋白等。^{85}Sr 和 ^{18}F 分别是钙和氢氧根离子的类似物，可与骨羟基磷灰石上的 Ca^{2+} 和 OH^- 进行离子交换，使晶体含量丰富的骨骼显像。锝[^{99m}Tc]亚甲基二膦酸盐注射液（technetium[^{99m}Tc] methylenediphosphonate injection，^{99m}Tc-MDP）主要吸附于骨的无机物中，可使骨骼清晰显像；未成熟的骨胶原对 ^{99m}Tc 标记的磷酸化合物的亲和力高于羟基磷灰石晶体，并且非晶形的磷酸钙的摄取显著高于成熟的羟基磷灰石晶体，因此成骨活性增强的区域显像剂摄取明显增加。

（八）特异性结合

某些放射性核素标记化合物具有与组织中特定分子结构特异性结合的特点，可使组织显影，从而达到特异性的定位和定性诊断的目的。例如，利用放射性核素标记某些受体的配体作显像剂，引入机体后能与相应的受体特异性结合，可以了解受体的分布部位、数量和功能等，称为放射受体显像（radioreceptor imaging）；利用放射性核素标记的抗体或抗体片段与体内相应抗原特异性结合，可使富含该抗原的病变组织显影，称为放射免疫显像（radioimmunoimaging，RII）；利用放射性核素标记的反义寡核苷酸可与相应的 mRNA 或 DNA 链的基因片段互补结合，可进行反义显像（antisense imagining）和基因显像（gene imagining）。

由此可见，放射性核素显像是从功能的角度来观察脏器和组织的结构变化，属于功能结构影像。医学影像学的发展趋势已从过去的强调速度和分辨率朝着功能和分子影像方向迈进，核医学影像的本质就是基于分子水平的功能影像，从这方面讲，核医学已占据优势。

三、显像类型与特点

放射性核素显像的方法从不同的角度出发可以分为不同的类型。

（一）根据影像获取的状分类

1. 静态显像（static maging） 当显像剂在脏器内或病变处的浓度达到高峰且处于较为稳定状态时进行的显像称为静态显像。此显像能够采集足够的放射性计数用以成像，所得影像清晰而可靠，适于详细观察脏器和病变的位置、形态、大小和放射性分布。

2. 动态显像（dynamic imaging） 显像剂引入体内后，以设定的显像速度动态采集脏器的多帧连续影像或系列影像，称为动态显像。利用计算机感兴趣区（region of interest，ROI）技术可以提取每帧影像中同一个感兴趣区域内的放射性计数生成 TAC，进而计算出动态过程的各种定量参数。

为了进一步提高诊断效能，将动态显像与静态显像联合进行，动态显像获得局部灌注和血池影像，一定的时间后进行静态显像，两者相结合，称之为多时相显像（multiphase imaging）。如静脉注射骨骼显像剂后先进行动态显像获得局部骨骼动脉灌注和病变部位血池显像，延迟 3 小时再进行显像得到反映骨盐代谢的静态显像，称为骨骼三相显像。

（二）根据影像获取的范围分类

1. 局部显像（regional imaging） 仅限于身体某一部位或某一脏器的显像称为局部显像。这种方法一般使用较大的采集矩阵（如 256×256 或 512×512），得到的信息量大，图像清晰，分辨率较高，在临床上最为常用。

2. 全身显像（whole body imaging） 利用放射性探测器沿体表作匀速移动，依序采集全身各部位的放射性，将它们合成为一幅完整的影像称为全身显像。注射一次显像剂即可完成全身显像，可在全身范围内寻找病灶，并且有利于机体不同部位或对称部位放射性分布的比较分析，常用于全身骨骼显像、全身骨髓显像、探寻肿瘤或炎性病灶等。

（三）根据影像获取的投影方式分类

1. 平面显像（planar imaging） 将探测器置

于体表的一定位置采集脏器或组织影像的方法称为平面显像，所得影像称平面影像。平面影像由脏器或组织在该方位上各处的放射性叠加所构成。叠加的结果可能掩盖脏器内局部的放射性分布异常，为弥补这种不足，常采用前位、后位、侧位和斜位等多体位显像的方法，达到充分暴露脏器内放射性分布异常的目的。尽管如此，较小的，尤其是较深的病变仍不易被发现。

2. 断层显像(tomography) 用可旋转的或环形的探测器，连续或间断采集多体位平面影像数据，经计算机重建成为各种断层影像的方法称为断层显像。断层影像在一定程度上避免了放射性的重叠，能比较正确地显示脏器内放射性分布的真实情况，有助于发现深部结构的放射性分布轻微异常，检出较小的病变，并可进行较为精确的定量分析。

(四)根据影像获取的时间分类

1. 早期显像(early imaging) 显像剂注入体内 2 小时以内所进行的显像称为早期显像，此时主要反映脏器血流灌注、血管床和早期功能状况，常规显像一般采用这类显像方法。

2. 延迟显像(delay imaging) 显像剂注入体内 2 小时以后，或在常规显像时间之后延迟数小时至数十小时所进行的再次显像称为延迟显像。一些病变组织由于细胞吸收功能较差，早期显像血液本底较高，图像显示不满意，易误诊为阴性。通过延迟显像可降低本底，给病灶足够时间吸收显像剂，以改善图像质量，提高阳性检出率。有时周围非靶组织的清除较慢，需要足够的时间让显像剂从非靶组织中洗脱，以达到理想的靶/非靶比值。例如，^{99m}Tc-MIBI 可同时被正常甲状腺组织和功能亢进的甲状旁腺组织所摄取，但两种组织对显像剂的清除速率不同。静脉注射 ^{99m}Tc-MIBI 后 15～30 分钟采集的早期影像主要显示甲状腺组织，2～3 小时再进行延迟显像，甲状腺影像明显减淡，而功能亢进的甲状旁腺组织显影明显。

(五)根据病变组织对显像剂摄取与否分类

1. 阳性显像(positive imaging) 又称为热区显像(hot spot imaging)，指显像剂主要被病变组织摄取，而正常组织一般不摄取或摄取很少，在静态影像上病灶组织的放射性比正常组织高而呈"热区"改变，如心肌梗死灶显像、亲肿瘤显像、放射免疫显像等。

2. 阴性显像(negative imaging) 又称冷区显像(cold spot imaging)，指显像剂主要被有功能的正常组织摄取，而病变组织基本上不摄取，在静态影像上表现为正常组织器官的形态，病变部位呈放射性分布稀疏或缺损。临床上的常规显像，如心肌灌注显像、肝胶体显像、甲状腺显像等均属此类型。

(六)根据显像剂摄取时机体的状态分类

1. 静息显像(rest imaging) 当显像剂引入人体或影像采集时，受检者在安静状态下，没有受到生理性刺激或药物干扰时所进行的显像，称为静息显像。

2. 负荷显像(stress imaging) 受检者在药物或生理性刺激干预下所进行的显像称为负荷显像，又可称为介入显像(interventional imaging)。借助药物或生理刺激等方法增加某个脏器的功能或负荷，通过观察脏器或组织对刺激的反应能力，可以判断脏器或组织的血流灌注储备功能，并增加正常组织与病变组织之间放射性分布差别，从而提高诊断的灵敏度。临床检查时常用的负荷方法有运动负荷试验、药物负荷试验和生理性负荷试验，如心脏运动负荷试验、脑血流药物负荷显像等。

(七)根据显像剂发出射线的种类分类

1. 单光子显像(single photon imaging) 使用探测单光子的显像仪器(如 γ 照相机、SPECT)对显像剂中放射性核素发射的单光子进行的显像，称为单光子显像，是临床上最常用的显像方法。

2. 正电子显像(positron imaging) 使用探测正电子的显像仪器(如 PET、符合线路 SPECT)对显像剂中放射性核素发射的正电子进行的显像，称为正电子显像。需要指出的是，用于正电子显像的仪器并非探测正电子，而是探测正电子产生湮没辐射时发出的一对能量相等(511keV)、方向相反的光子。正电子显像主要用于代谢、受体和神经递质显像。

应当特别强调的是，核医学显像方法很难用一种简单的方式进行分类，上述分类只是为了便于描述和比较，仅具有相对意义，事实上同一种显像方法从不同的角度出发，可以分成不同的类型。例如，口服 ^{131}I 后 24 小时所进行的甲状腺显像，既是一种静态显像，也可以算是局部显像、平面显像或静息显像。又如，PET 显像既可分为发射扫描、透射扫描，也可分为 2D 采集和 3D 采集，但它们都属于断层显像。^{18}F-FDG PET 显像时，既可被肿瘤组织摄取而显影，也可被正常的心肌、脑组织所摄取，因此很难界定该显像是阳性显像还是阴性显像。

四、图像分析要点

核医学显像是以脏器和组织的生理、生化和病理生理变化为基础，以图像方式显示放射性示踪剂在某一器官、组织或病变部位的分布、摄取、代谢和排出过程，可观察到细胞、分子甚至基因水平的变化，综合地反映器官功能和形态的改变。因此对于核医学图像的分析判断，必须掌握科学的思维方法，运用生理、生化和解剖学知识，排除各种干扰，密切结合临床表现及其他影像学方法的结果，对所获得图像的有关信息进行正确分析，才能得出符合客观实际的结论，避免出现人为的诊断失误。对于核医学图像进行分析判断应注意以下几个方面。

（一）图像质量的基本要求

进行图像分析首先应当对已获得的核医学图像质量有一个正确的评价。按照严格的显像条件和正确的方法进行图像采集和数据处理，是获得高质量图像的基本保证。一个良好的图像应符合被检器官图像清晰、轮廓完整、对比度适当、病变部位显示清楚、解剖标志准确以及图像失真度小等要求。可能影响到图像质量的因素是多方面的，比如放射性示踪剂的放射化学纯度、显像时间、受检者的体位、采集的放大倍数和矩阵大小、计算函数的选择等。对不符合质量标准的图像要及时分析原因并进行复查。因某种原因不能复查者，在进行图像分析时要认真考虑到这些机械或人为的误差对图像的临床评价带来的影响，以免得出错误结论。

（二）正常图像的认识

认识和掌握正常图像的特点是识别异常，准确诊断的基本条件。核医学图像中所表现出的脏器和组织的位置、形态、大小和放射性分布，都与该脏器和组织的解剖结构和生理功能状态有密切的关系。一般来说，实质性器官的位置、形态、大小，与该器官的体表投影非常接近，放射性分布大致均匀，较厚的组织显像剂分布相对浓密。比如，甲状腺显像时，正常甲状腺呈蝴蝶形，两叶显像剂分布均匀，峡部及两叶周边因组织较薄，显像剂分布较两叶的中间部分略为稀疏。另外，还应当把脏器形态和位置的正常变异与病理状态严格区分开来，如果把正常变异误认为是异常病变，可能导致假阳性。例如大多数正常肝脏呈三角形，但有 30% 的肝脏呈其他形状，正常变异的类型可达 38 种；部分正常的甲状腺可见锥体叶。

对于断层图像，首先应正确掌握不同脏器断面影像的获取方位与层面。例如，对于大多数器官的断层是取横断面、矢状面、冠状面，而心脏断层时，由于心脏的长、短轴与人体躯干的长、短轴不相一致，其差异又因人而异，故心脏断层显像时分别采用短轴、水平长轴和垂直长轴的断层方法。其次，还需对各断层面的影像分别进行形态、大小和放射性分布及浓聚程度的分析。

（三）异常图像的分析要点

核医学方法所获得的图像最常见的有静态平面图像、动态图像和断层图像等类型，对于不同的图像类型应从不同的角度进行分析判断。

1. 静态图像分析要点　①位置：注意被检器官与解剖标志和毗邻器官之间的关系，确定器官有无移位、异位或反位，必须在排除了正常变异后方能确定是否有位置的异常；②形态：受检器官的外形和大小是否正常，轮廓是否清晰，边界是否完整。如果器官失去正常形态时，还应判明其是受检器官内部病变所致还是器官和邻近组织的病变压迫所致；③放射性分布：一般是以受检器官的正常组织放射性分布为基准，比较判断病变组织的放射性分布是否增高或降低（稀疏）、缺损；④对称性：根据机体多数器官组织都有对称性的特点，判断显像剂分布异常时，应充分比较对侧相同部位的放射性分布情况。

2. 动态图像分析要点　除了上述要点之外，还应注意以下两点：①显像顺序：是否符合正常的血运和功能状态，如心血管的动态显像应按正常的血液流向；②时相变化：时相变化主要用于判断受检器官的功能状态，影像的出现或消失时间超出正常规律时（如影像出现时间延长、缩短或不显影等)，提示被检器官功能异常。

3. 断层图像分析要点　断层图像的分析判断较之平面图像要困难得多，必须在充分掌握正常断层图像的基础上进行判断。单一层面的放射性分布异常往往不能说明什么问题，如果连续两个以上层面的同一部位出现放射性分布异常，则提示病变的可能。

（四）影响图像质量的常见原因

核医学显像都是基于显像仪器对视野内放射性核素客观存在的探测，任何改变显像剂性质和分布状态的因素，都可能造成图像的异常，而这种异常与受检者的生理和病理状态无关，即出现伪影或图像质量下降。引起图像伪影和图像质量下降的原因甚多，大体可以分为以下几方面。

1. 来自放射性核素显像剂的原因

（1）制剂不当：使用锝标化合物时，一般是从钼-锝发生器中淋洗出游离 $^{99m}TcO_4^-$ 加以标记，还原剂的含量会对标记结果产生影响。经常使用的还原剂是二价锡 Sn^{2+}，如含量过少，就会导致过锝酸根离子量增多，可在唾液腺、甲状腺、胃等处出现核素分布；相反，则出现过多的锝胶体聚集在肝、脾、单核吞噬细胞系统内。为便于 ^{67}Ga 溶于水，其内含有枸橼酸盐成分，如果此成分过多，则显像剂在骨骼的亲和力要超过肿瘤和炎症病灶。

（2）配制方法的错误：标记液容量过大时，需要的标记时间长，标记率会降低。例如，标记 DMSA 时，如采用 2ml $^{99m}TcO_4^-$ 淋洗液标记，15 分钟标记率可达 95% 以上，但体积为 10ml 时，15 分钟时标记率仅为 70%。

（3）标记核素本身质量不佳：连续数日不用的钼-锝发生器内含有大量的 ^{99}Tc，如周末未用，下周一淋洗得到的 $^{99m}TcO_4^-$ 淋洗液中则含有较多的 ^{99}Tc，使标记率较低。

（4）其他放射性药物成分的混入：在药品的标记或注射时使用已用于调制其他药品的注射器或针头，会使标记率下降，药物变性。

2. 来自受检者的原因

（1）被检者体位移动：平面显像、断层显像过程中，如果被检者体位发生移动，会产生伪影降低图像质量，在断层显像时产生局限性的热点或缺损。运动引起心肌 SPECT 断层伪影的实验研究结果显示，当模型移动 10mm 以上时，在图像上可产生明显的伪影，表现为心肌壁内交替出现的浓聚区与稀疏或缺损区。所以检查时要做适当的固定，嘱患者检查过程中不要移动身体，对幼儿或精神性疾病患者还应根据情况给予镇静、催眠剂。

（2）吸收衰减带来的伪影：男女体形及肥胖程度的不同会对正常影像造成影响，有时会被误认为异常。如乳腺癌患者乳房切除术后行骨显像时，切除侧的肋骨由于软组织较薄，会显得核素分布略增浓；乳房引起的衰减会造成前壁心肌的核素分布降低，尤其是在 201Tl 显像时，由于其能量较低，这种衰减伪影更为明显。

（3）被检者体内外异物造成的伪影：患者衣服上的饰品，体内的植入物，胃肠检查时残留的钡剂等，都会引起射线的异常衰减，产生低放射性伪影。

（4）散射引起的伪影：在某一部位如有过量的核素存在或注射显像剂漏出血管，对周围组织产生的散射可产生伪影。

（5）核素污染引起的伪影：如皮下有大量漏出，可造成引流淋巴结内出现显像剂分布；注射部位如有药液漏出可形成局部热点；准直器、扫描床、患者衣服及皮肤如沾有放射性的尿液、唾液、泪液、汗液，也呈现"热点"，容易被误认为是异常表现。

（6）前次核素检查体内残留放射性的影响：短时间内进行两种或两种以上的核素显像检查时，如对前次放射性药物的物理、生物半衰期考虑不足，会产生意想不到的伪影。

3. 来自仪器的原因

（1）探头均匀性降低：晶体、光电倍增管、电子学线路的故障都可引起均匀性降低，特别是 SPECT 断层显像时，容易产生环形伪影，因此日常的均匀度校正尤为重要。

（2）旋转中心偏离：SPECT 断层显像时，如探头旋转中心发生偏离，依其程度及方向的不同会产生特有的伪影。

（3）检查过程中电压变化：工作电压是否稳定直接影响着系统的均匀性、分辨率和线性度，检查过程中如电压发生改变，依其性质的不同会产生各种伪影。

4. 来自显像技术方面的原因

（1）准直器选择不当：如所装的准直器与所

采集光子的能量不匹配，会产生各种伪影，即无论是低能核素显像时装上了高能准直器，还是高能核素显像时装配了低能准直器均会导致图像质量下降。

（2）能窗设定不当：能窗的设定值与所采集的光子能量不匹配时，会引起图像质量降低。

（3）采集计数不足或过多：采集到足够的放射性计数是获得高分辨率图像的前提条件。如果计数过低，信噪比下降，分辨率降低；计数过多，最高计数的像素处会产生“溢出现象”，使真正的计数无法显示而产生伪影。

（4）不正确的图像采集时间：每一种检查都会依据显像剂在体内不同的动力学变化情况，确定图像开始采集的最佳时间，如果采集过早，血本底过高，靶/非靶比值小，影像显示不清。

（5）数据处理方面的原因：滤波截止频率的选择对重建后的图像质量有很大影响：截止频率过低（即截去高频较多）使影像平滑，但降低分辨率；截止频率过高使影像呈涨落很大的花斑样，同样会降低分辨率。

（五）密切结合临床进行分析判断

核医学影像如同其他影像学方法一样，图像本身一般并不能提供直接的疾病诊断和病因诊断依据，除了密切联系生理、病理和解剖学知识外，还必须结合临床相关资料以及其他相关检查结果进行综合分析，才能得出较为符合客观实际的结论，否则会造成某些人为的错误。

五、核医学影像与其他影像的比较

放射性核素显像是建立在器官组织血流、功能和代谢变化的基础之上的，与CT、MRI和超声等主要建立于解剖结构改变基础上的影像学方法相比，有以下几个显著特点。

（一）有助于疾病的早期诊断

放射性核素显像能从细胞或分子水平提供有关脏器、组织和病变的血流、代谢等方面的信息，可以在疾病的早期尚未发生形态结构改变时对疾病做出早期诊断。例如，大多数短暂性脑缺血发作（TIA）患者已出现持续性低血流灌注情况，但缺血区域并未形成明显的结构变化，此时行局部脑血流断层显像可显示病变部位显像剂分布明显减少，而CT和MRI常常不能显示异常；肿瘤组织在发生骨转移后，放射性核素骨显像可见病变部位有明显的骨质代谢活跃病灶，而X线检查往往要在数个月后病变部位发生明显的骨钙丢失时才能发现病理改变。

（二）可用于定量分析

根据放射性核素显像动态影像的相关数据可计算出多种功能参数进行定量分析，与静态显像相配合提供疾病更早期的影像，有利于疾病的随访观察和疗效评价。

（三）具有较高的特异性

放射性核素显像可根据显像目的要求，选择某些脏器、组织或病变特异性聚集的显像剂，这些组织单靠形态学检查常常难以确定，甚至根本不可能显示。例如，在神经系统疾病的受体研究中，放射性核素受体显像是目前唯一能够在活体显示受体功能与分布的影像学方法。

（四）安全、无创

放射性核素显像基本上采用静脉注射显像剂，然后行体外显像，属于无创性检查；显像剂的化学量甚微，不会干扰机体的内环境，过敏和其他毒副反应极少见；受检者的辐射吸收剂量低于同部位的X线检查。

（五）对组织结构的空间分辨率不及其他影像学方法

与以显示形态结构为主的CT、MRI和超声检查相比较，核医学图像的主要缺陷是信息量小，图像分辨率低，这是由于方法学本身的限制。出于安全使用放射性核素的考虑，显像剂的使用剂量（放射性活度）受到一定的限制，而且注入人体的放射性核素发出的射线只有极少一部分被用于显像，在单位面积上的光子通量比CT小10^3～10^4倍，成像的信息量不是很充分，加之闪烁晶体固有分辨率的限制，使得影像的清晰度较差，对细微结构的精确显示远不及CT、MRI和超声检查。

核医学显像与CT、MRI、超声同属医学影像技术，它们的显像原理、技术优势和应用范围各有不同。在临床上，应根据需要适当联合应用功能性显像和形态学显像，获得最为全面而必要的信息，以对疾病做出早期、准确的诊断，为及时而正确的治疗以及疗效评价提供帮助。

（王　成　刘建军）

参考文献

[1] 谭天秩. 临床核医学 [M]. 北京：人民卫生出版社，2003.
[2] 周申. 核医学 [M]. 北京：人民卫生出版社，1995.
[3] 张永学. 核医学 [M]. 北京：科学出版社，2009.
[4] 张永学，黄钢. 核医学 [M]. 北京：人民卫生出版社，2010.
[5] 张永学. 实验核医学 [M]. 北京：人民卫生出版社，2002.

第六章　体外分析技术

60多年前，放射免疫分析法的建立开创了微量物质高灵敏测量的先河，彻底改变了人类对内分泌等疾病的认识和诊疗策略，促进了临床相关学科的发展。20世纪90年代开始，在放射性标记免疫分析基础上发展起来的酶标记、化学发光、时间分辨荧光等标记免疫分析逐步取代了放射标记的免疫分析，但放射性标记免疫分析自身的特点（优势），仍然是临床上测定生物活性物质常用的方法。放射免疫分析推动了临床医学的发展，促进了医学检测技术的进步。

第一节　标记免疫分析的历史回顾

1950年，美国免疫学家Pressmen应用放射性碘标记抗原研究了抗原-抗体的结合反应。1953—1956年间，美国生物学家Berson和Yalow应用放射性碘标记蛋白质，研究了蛋白质代谢，并意外地发现接受外源性胰岛素治疗的糖尿病患者血清中存在胰岛素抗体。进一步研究发现非标记抗原能竞争性地抑制标记抗原与抗体的结合，且可根据其结合能力检测出未知抗原量，从而于1959年成功地建立了一种新的体外分析方法，这就是放射免疫分析法（radioimmunoassay，RIA）。

利用放射性核素标记抗原与待测抗原共同与特异性抗体竞争性结合的原理，高灵敏地测定血浆胰岛素含量，从而开辟了医学历史上检测微量物质的新纪元，此后又建立了以过量抗体为结合剂的非竞争性结合的免疫放射分析法。1960年Ekins等利用甲状腺激素结合球蛋白（thyroid-binding globulin，TBG）作为甲状腺激素的特异结合剂，建立了总甲状腺素（total thyroxin 4，TT_4）的竞争蛋白结合分析（competitive protein binding assay，CPBA），进一步阐明了竞争性抑制原理。1970年Lefkowitz在竞争抑制结合反应原理基础上，利用某些激素受体与激素呈特异结合的特性，以组织受体蛋白质为结合剂建立了放射受体分析法来测定配体含量，其后又应用放射性核素标记配体与特异性受体结合，建立了受体的放射配体结合分析（radioligand binding assay of receptors，RBA），简称受体放射分析（radioassay of receptors），用于测定受体结合容量。

在此后的20多年里，这一新的分析技术迅速发展并渗透到临床医学的各个领域，如内分泌学、肿瘤学、心脏病学、免疫学、病毒学、药理学、血液学、消化病学、神经病学、妇产科学等，并被临床广泛应用，尤其是机体各种内分泌激素测定、肿瘤标志物测定、抗原与抗体检测等，是临床诊断不可缺少的手段，可测定的生物活性物质达300种以上，极大地推动了医学科学的发展，提高了临床诊断疾病的准确性。随着方法学的不断改进和成熟，在传统的放射免疫分析基础上，又相继建立了非竞争性（饱和）免疫分析法。由于该技术对医学发展的巨大贡献，1977年，Yalow荣获诺贝尔医学奖，也是临床核医学领域获得的第一个诺贝尔奖项。

放射性标记免疫分析法具有灵敏度高、特异性好，可以测量10^{-12}～10^{-9}g水平的微量物质，试剂成本相对较低以及测量仪器与试剂兼容性好等优点。但放射免疫分析也有许多缺点，特别是放射性标记抗原或抗体的货架期比较短，药盒的有效期通常只一个月左右，自动化程度低，人为操作误差较大。因此，人们一直在寻求新的非放射标记物作为示踪的手段，其中酶标记免疫分析、化学发光标记免疫分析、荧光免疫分析等新的方法学被广泛应用。非放射标记免疫分析同样具有很高的灵敏度，能检测到10^{-15}g水平的微量物质，试剂货架期长、自动化程度高、出结果快、结果更加准确，并逐步成为放射标记免疫分析的替代技术，特别是化学发光分析已经成为当今体外分析方法的主导技术。

第二节 放射标记免疫分析

根据放射性标记免疫分析技术的反应类型不同，可以将其分为放射免疫分析法和免疫放射分析法两类。

一、放射免疫分析法

放射免疫分析是竞争性放射分析中创建最早，应用最广的一种体外放射分析技术。利用放射性核素标记抗原（*Ag）与非标记抗原（含待测抗原及标准品，简称 Ag）与特异性抗体（Ab）产生竞争性结合反应为基础。在这个反应体系中，标记抗原和待测抗原的化学性质和免疫活性完全相同，故与特异性抗体具有相同的亲和能力，其基本反应式见图 6-1。

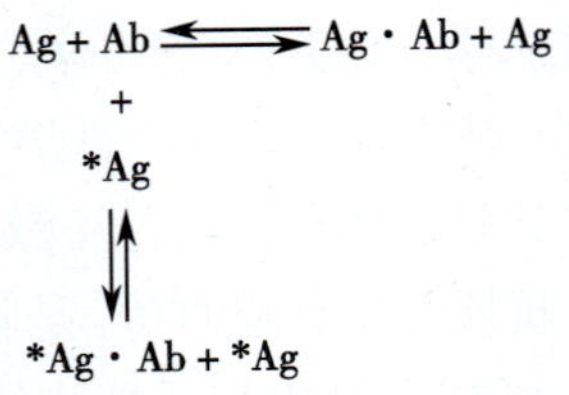

图 6-1 放射免疫分析反应原理

*Ag：标记抗原；Ag：待测抗原或标准抗原；Ab：特异性抗体；*Ag•Ab：标记抗原抗体复合物；Ag•Ab：待测抗原抗体复合物

从上述反应式可以看出，当只有标记抗原和特异性抗体时，只产生 *Ag•Ab 复合物，并保持动态平衡，如同时加入非标记抗原（待测抗原或标准品），因为标记抗原和特异性抗体是限量并保持一定比例，则 *Ag•Ab 复合物的量和非标记抗原的量呈负相关。即非标记抗原量越多，Ag 和 Ab 结合量越多，而 *Ag•Ab 复合物则因非标记抗原量的增加而减少；反之，如 Ag 量少则 *Ag•Ab 复合物量就必然增多。因此在放射免疫分析中，用已知浓度的标准品和一定量的标记抗原和限量的抗体反应，可测得已知不同浓度标准品的 *Ag•Ab 复合物结合百分率，以此为纵坐标，以不同标准品含量为横坐标所得曲线即为竞争抑制剂量反应曲线，同时测定的未知浓度的样本，可根据该样本的结合率从剂量反应曲线中查出其被测物的浓度（图 6-2）。

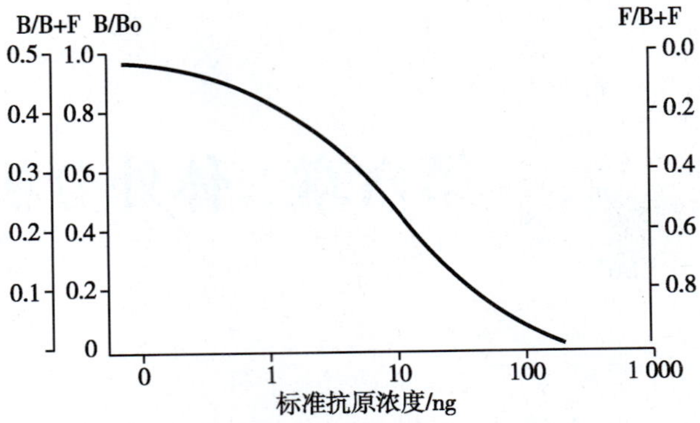

图 6-2 RIA 剂量反应曲线

非竞争性结合法又称二步法或饱和分析法，它在反应步骤上不同时加入抗原和标记抗原与特异抗体竞争反应结合，而是先将非标记抗原（标准品和待测样品）与抗体混合温育，形成 Ag•Ab 复合物，达到平衡后再向反应液中加入标记抗原 *Ag，其 *Ag 再与剩余的抗体结合位点结合，形成结合的标记物和游离的标记物。同样可以根据测定其 *Ag•Ab 复合物结合百分率绘制标准曲线和查出待测抗原的浓度。

非竞争性结合分析法的优点是可提高测定的灵敏度，因为可以确保未标记待测抗原在没有标记抗原竞争的情况下充分与特异性抗体结合，提高了结合的竞争力。而在竞争性结合分析法时，低浓度样品的待测抗原与抗体的结合往往易被标记抗原的竞争性结合而忽略掉，故灵敏度相对较低。

二、免疫放射分析法

1968 年，Miles 和 Hales 建立了一种非竞争性的标记免疫分析技术，将放射性核素标记在抗体上，为了与放射免疫分析法区别，称之为免疫放射分析（immunoradiometric assay，IRMA）。

IRMA 和 RIA 的主要不同点为：① RIA 是标记抗原，IRMA 是标记纯化的抗体；② RIA 所使用的抗体是限量的，而 IRMA 所使用的抗体是过量的，待测抗原或标准抗原与过量的标记抗体产生结合反应。其基本反应表达如下：

$$Ag + {}^*Ab \rightleftharpoons Ag \cdot {}^*Ab + {}^*Ab$$

当待测抗原或标准抗原与过量的标记抗体完全结合反应后，采用不溶性吸附剂将剩余的放射性核素标记抗体吸附弃除，测定 Ag + *Ab 复合物的放射性计数。待测抗原或标准抗原的含量越多，所结合的标记抗体也就越多，放射性计数也越高，待测抗原含量与放射性计数呈正比关系，根据其已知浓度的标准抗原获得的标准曲线即可获得待测抗原的含量，其剂量反应曲线与 RIA 完全不同（图 6-3）。

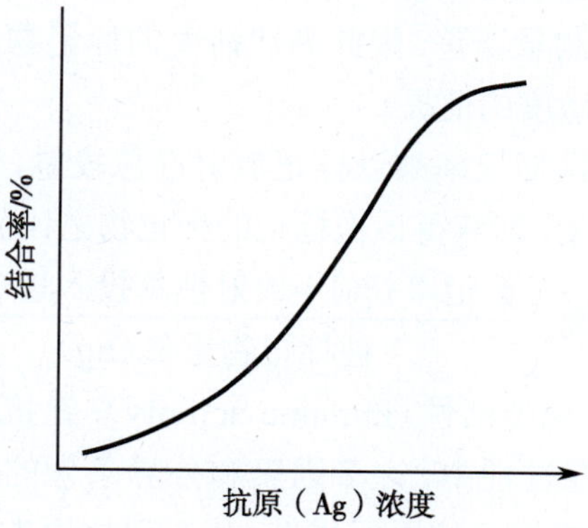

图 6-3　IRMA 剂量反应曲线

与 RIA 相比，IRMA 具有许多优势，首先 IRMA 系统中标记抗体，不会改变抗原的免疫活性，而抗体是大分子蛋白，含有多个酪氨酸，标记抗体比标记抗原更容易且稳定；其次 IRMA 使用过量抗体，反应迅速，应用固相技术容易分离，操作简便；更重要的是目前越来越多开展的双位点 IRMA（双抗体夹心法）使用了针对不同抗原决定簇的两种抗体，如采用纯化抗体或单克隆抗体，避免了交叉反应，特异性和灵敏度（包括测量范围）都大大提高，精密度也优于 RIA。双位点夹心法是 1971 年 Addison 建立的，该法先将抗体包被在固相载体上（如试管壁或塑料珠）制成固相抗体，然后与待测抗原结合，生成固相抗体 - 抗原 - 标记抗体复合物，溶液中未被结合的剩余标记抗体予以洗去，随着待测抗原量的增加，固相支撑物上的放射性也增多，检测更加方便、可靠，不需要离心分离。

但是双位点 IRMA 仅适合测定蛋白质、酶等大分子化合物，而 RIA 可适合一切半抗原及大分子化合物。

三、受体放射分析

受体放射分析是研究受体亲和力、受体容量和特性最基本、最主要的方法。它是应用放射性核素标记配体并与相应的受体蛋白质特异性结合，测定受体亲和力和数量、研究受体特性及其亚型的重要方法。受体放射分析的基本原理与 IRMA 相似，用放射性核素标记配体，与组织、细胞或含有受体的制剂一起温育，使受体与配体充分结合，形成受体 - 配体复合物，终止反应后，通过离心分离去除未被结合的标记物，测定结合部分的放射性，即可计算出配体结合的受体量。如下式所示：

$$R + {}^{*}L \rightleftharpoons R\cdot{}^{*}L + {}^{*}L$$

式中 R 为受体浓度，$^{*}L$ 为标记配体浓度，$R\cdot{}^{*}L$ 为受体与标记配体结合复合物浓度。受体与配体的结合也服从质量作用定律，对某种受体而言，均以相同的亲和性以单分子与特定的配基相结合，其结合后产生的生物效应也应相同，尽管不同亚型的生物效应可能不全相同，结合反应却表现出相同的特性。受体与配基的结合并非线性关系，而是曲线关系。随着配体浓度升高，复合物浓度先快速上升，然后逐渐缓慢上升，直到受体与配体的结合达到饱和为止，形成饱和曲线（图 6-4），曲线的高度主要反应受体的数量，曲线上升的快慢则主要反应受体与的配基的亲和力（亲和力越大，上升越快）。

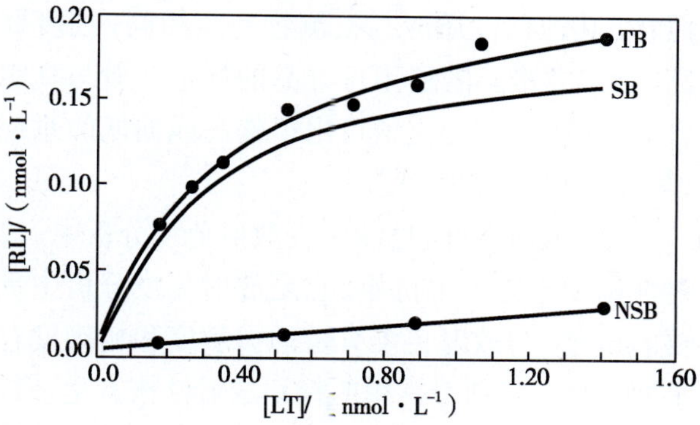

图 6-4　受体放射分析饱和曲线。数量固定，亲和力固定时，复合物浓度和配基浓度的关系，TB 代表总结合，SB 代表特异结合，NSB 代表非特异结合

受体放射分析具有灵敏度高、特异性强、专一性好等特点，放射性核素标记配基一般不会改变其结合活性，具有严格构型和构象的标记配基才能与特定的受体相结合；受体制剂还有多用性，同一组织和细胞上有不同的受体，因此某种组织的受体制剂可用多种配基作受体结合分析，

而且人和动物间的受体存在相容性，用动物的受体制剂多数可用于人类的配体分析，给受体研究带来了方便。

四、放射标记免疫分析基本方法

体外放射标记免疫分析方法的类型较多，各自的原理有所不同，但是基本环节和要素大致是相同的，其方法都离不开试剂的制备和反应条件的选择，主要试剂包括放射性核素标记抗原或抗体、待测抗原、已知浓度的标准品和结合剂。分析试剂目前都有商品化药盒供应，用户仅仅需要简单的稀释；主要分析环节包括加样、反应条件选择、结合与游离部分的分离、放射性测量以及标准曲线拟合与测定值的查询等。

（一）主要分析试剂及要求

1. 抗原 在放射性标记免疫分析中，抗原是非常重要的试剂，抗原是指能和特异性抗体相结合的物质，其中包括半抗原（hapten）。在体外标记免疫分析中，已知浓度的标准品、未知浓度的待测物、质量控制样品以及放射性标记物都是以抗原形式存在。

（1）标准品抗原：一般来说，标准品是抗原中的“纯品”，是分析中定量的依据，其作用类似于分析天平的砝码，是恒量待测物质浓度的定量参照物，其理化性质应与被测物完全相同，纯度要高，含量要准。若所用标准品的标定含量与真实含量有差距，则测定值可出现偏高或偏低的系统误差，严重影响准确度。

（2）放射性标记抗原：在放射免疫分析中，放射性标记物为标记抗原，它是放射免疫分析中重要的试剂，与放射免疫分析的灵敏度和精确度有重要关系。目前最常用的标记放射性核素是 ^{125}I，早期也使用 ^{3}H 等。^{125}I 半衰期适中（约 60 天），既易于商品化与贮存，又有利于废物的处理；^{125}I 只发射低能的 γ 射线（28keV 和 35keV），容易测量，辐射自分解小，其标记物有足够的稳定性；此外，碘的化学性质活泼，容易标记，测量设备简单，是目前体外放射分析中应用最广的核素。

放射性标记抗原的质量要求主要有五个方面。

1）放射性标记率：将标记后收集的标记物溶液进行放射性测定，与标记时的放射性物质投量之比，即可求得该次标记的标记率。

$$放射性标记率(\%)=\frac{标记物总\ cpm\ 数}{标记放射性投入总\ cpm}\times 100\%$$

2）比活度（specific activity）：比活度越大，表明标记物的用量越小，只有标记物的用量等于或低于被测物的最小量，才能得到较好的灵敏度。标记物的化学用量越小，分析的灵敏度越高，但同时还需使每一反应管中有足够的放射性活度，以减少测量误差，因此高比活度的标记物是确保较高灵敏度的前提。

根据标记率乘以标记放射性总投量，除以被标记物量，即获得该次标记的标记物之比活度。

$$比活度=\frac{标记率(\%)\times 放射性总投入量(\mu Ci)}{被标记物重量(\mu g)}$$

3）免疫活性（immune activity）：在抗原的标记、储存过程中，许多因素和外界条件的变化都可以造成标记抗原的损伤，使标记抗原失去免疫活性。造成免疫活性损伤的主要因素有：①在蛋白质中引入碘原子代替氯原子时使分子结构发生变化而引起碘化损伤；②标记在蛋白质分子的放射性使蛋白质成为碎片引起放射损伤；③碘化反应时氧化反应和还原反应引起的化学损伤；④随着贮存时间的延长，标记蛋白质的聚合、脱碘等导致标记抗原质量下降。

4）放射化学纯度（radio chemical purity）：是指该标记物的放射性活度占标记产物总放射性活度的百分率。一般要求标记物的放射化学纯度在 95% 以上，若放射性杂质过多，标准曲线的斜率降低，将会影响测定的灵敏度。

5）稳定性（stability）：是指标记抗原在合理储存的条件下，保持其全部性能不变的程度。许多因素都可以影响其性能的稳定性，如标记方法、标记位置、置换水平，理化环境等都会使放射性核素从放射性标记抗原的分子上脱落下来，或造成标记分子聚合或分离，使放化纯度明显下降。

（3）待测抗原：在标记免疫分析中，待测抗原是指样品中需要测定的微量物质，包括血清或血浆中的各种激素、蛋白质、药物浓度等，测定待测抗原的浓度是体外分析的目的所在。

2. 抗体 抗体也称为抗血清，抗体的质量直接影响放射标记免疫分析的灵敏度和准确性。因此制备、获得高质量的抗体是建立放射免疫分析关键环节。抗体制备一般是由专业的公司完成，市场上一般可获得商品化的产品。根据体外放射标记免疫分析的类型不同，抗体的用途也不同，在RIA中，抗体起特异性结合剂的作用，而在IRMA中，由于放射性核素标记的是抗体，因此抗体不仅起着特异性结合剂的作用，也是放射性测量的示踪物。

反映抗体质量的指标主要包括抗体的滴度、特异性和亲和力。尤其是抗体的特异性将决定测定结果的准确性，抗体的亲和力将决定测定方法的灵敏性，两者尤为重要。

(1) 抗体滴度：滴度又称稀释度。在RIA中，抗体的用量（工作浓度）对标准曲线斜率有较大影响。选择合适的抗体滴度，也就是选择反应体系中的最佳抗体工作浓度。Ekins建议选用抗体和标记抗原结合率（即零管结合率）为50%时的抗体滴度作为抗体工作浓度，此时标准曲线斜率最高，即灵敏度最高；而Yalow等人则建议在标记抗原比活度较低时，采用零管结合率为33%时的抗体滴度，可获得最灵敏的曲线。因此，目前普遍认为，选择在零管结合率为35%～50%间的抗体滴度比较合适，即零管结合率最低不能低于25%，最高不超过70%。较低的零管结合率虽然可能提高灵敏度，但标准曲线的可用范围亦变小，如选用结合率过高的抗体工作稀释度，则灵敏度降低，影响最小检测值，对低浓度样本测定的准确性也降低。

当然，被选定的抗体稀释度越高越好，既节约了抗体的用量，又能在反应体系中减少抗体所含其他物质对测定的干扰。必须指出的是抗血清不等于抗体，抗血清内可能还含有其他物质的抗体，而非单一的特异抗体，目前广泛使用的单克隆抗体相对比较特异。

测定方法：将抗血清稀释成不同浓度，分别加入一定量的标记抗原，在适当的反应条件下达到平衡后，分离结合与游离部分，计算不同稀释度的抗血清与标记抗原的结合百分率，以结合百分率为纵坐标，以抗血清稀释度为横坐标，绘制抗血清稀释曲线（图6-5），选用标记抗原被结合50%时所对应的抗血清稀释度作为抗血清的滴度（工作浓度）。

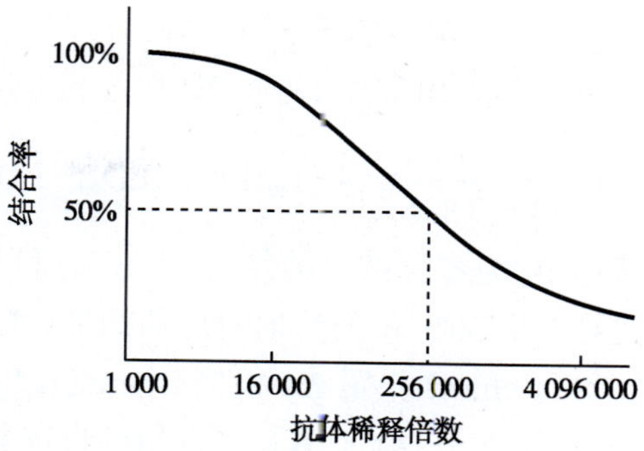

图6-5 抗血清稀释曲线和工作浓度选择

(2) 抗体特异性：抗体的特异性指抗体对被测物质（抗原）的专一性。主要取决于抗体与被测物质的类似物的交叉反应程度。因为在生物体复杂的内环境中，许多生物活性物质都有很相似的结构类似物。如甲状腺激素中的三碘甲状腺原氨酸（T_3）和甲状腺素（T_4）；雌激素中的雌二醇、雌三醇；绒毛膜促性腺激素（hCG）与促甲状腺激素（TSH）结构相似；消化道的多肽激素的结构类似物和免疫决定簇的片段更为复杂。抗体和其被测物的类似物交叉反应越小，特异性就越强，分析方法的准确性越好。如果特异性不高而要求预先去除样本中可能引起交叉的物质，不仅增加操作步骤，还可引入额外的操作误差。

此外，不同动物被免疫后所得抗体（抗血清）的特异性也不同，所以在选用有效抗血清时亦必须对抗体特异性进行测定。

抗体特异性测定常用50%置换法来测定交叉反应的百分率。即将被测物质和其类似物，分别作竞争抑制曲线，比较两者在其结合率为零管结合率50%时（$B/B_0=50\%$）的剂量响应浓度，其比值即为交叉反应百分率，也就是该抗体对被测物某种类似物的相应活力。

$$交叉反应百分率=\frac{被测物量(B/B_0=50\%)}{类似物量(B/B_0=50\%)}\times 100\%$$

例如：以T_3抗血清对T_4的交叉反应为例，当剂量反应曲线显示T_3 B/B_0为50%时的响应剂量为50pg，而T_4置换B/B_0 50%时响应剂量为25ng，则该T_3抗血清对T_4的交叉反应率为50pg/25ng×100%=0.2%。即表示当血样中含有100ng T_4时，带给血样中T_3的误差值为0.2ng，实际上我们平时测定的T_3值内就包含了T_4的交叉反应值在内。

(3) 抗体亲和力：抗体的亲和力与亲和常数（Ka）测定是衡量免疫反应是否牢固的一个重要标准，也是鉴定抗体或其他结合剂质量最常用的方法。亲和常数测定的方法有两种。

1）利用常规RIA中的几个参数代入下式求Ka：

$$Ka = 6 \times \frac{B_0\%}{(1 - B_0\%)} \times (4 - B_0\%) \times (3ED_{50} - ED_{25})$$

式中 B_0 为零标准管的结合率，ED_{50} 和 ED_{25} 分别为结合率50%和25%时对应的剂量。

2）Scatchard作图法：根据Scatchard函数 $B/F = Ka \times [Ab_0] - Ka \times [B]$，若以[B]为自变量，B/F为因变量，则可得一直线方程，其斜率即为−Ka（图6-6）。

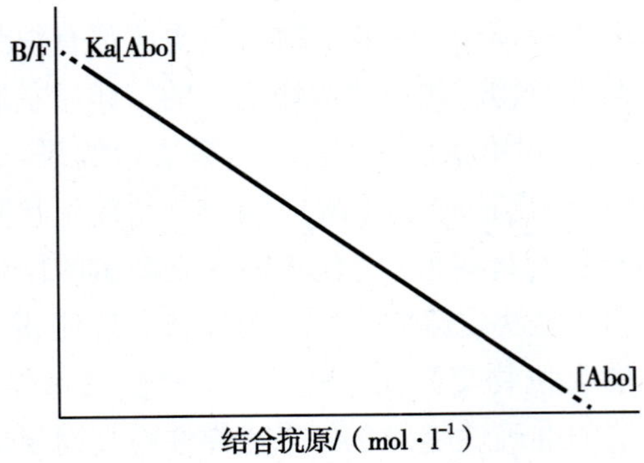

图6-6 Scatchard作图法计算抗体Ka

在其他条件相同时，Ka值大的抗体，B/F值大，方法的灵敏度高；抗体工作浓度小时，方法的灵敏度高；在选择抗体时应考虑小的工作浓度、强的特异性和合适的亲和力。

（4）单克隆抗体在标记免疫分析中的应用 通过人-鼠杂交瘤技术或基因工程技术等方法制备的单克隆抗体问世，对医学生物学的很多领域有着极大的推动作用，尤其对免疫分析技术的进展影响深远。

1）特异性更高：多克隆抗体是一个大的抗体群体，易受众多抗原类似物的交叉反应影响，而单克隆抗体仅针对抗原中一个特定的决定簇，对类似结构有极强的识别能力，故应用单克隆抗体建立的标记免疫分析具有更高的特异性。

2）高度均一性：只要保持杂交瘤细胞的稳定，即可获得大量同质的专一性抗体，使IRMA方法更特异、灵敏、稳定，在临床上得到广泛应用。如应用单克隆抗体技术建立的IRMA第二代和第三代"超敏"TSH测定彻底改变了甲状腺疾病的诊断策略，使临床对血清TSH浓度的测定由早期的 $<10\mu IU/ml$，发展到现在可检测到 $0.001\mu IU/ml$ 以下的水平，从而有效的鉴别甲状腺功能正常与甲状腺功能亢进症，对于指导甲状腺癌根治术后和 ^{131}I 清甲治疗后抑制治疗也有重要作用。

（二）基本方法

体外标记免疫分析过程主要包括试剂制备、加样、结合反应、分离技术、放射性测量与计算、标准曲线的拟合和获得测定结果。

1. 结合反应条件选择

（1）反应方式

1）竞争性结合反应：竞争性结合反应是将待测抗原、标记抗原和抗体同时加入反应体系，使待测抗原和标记抗原同时与特异性抗体产生竞争性结合反应，RIA为这类反应。

2）非竞争性结合反应：也称为饱和分析法，IRMA都是采用此类反应。先将待测抗原与抗体在适当的反应体系中充分结合反应，形成抗原-抗体复合物，然后再加标记的第二抗体再进行反应，此法可增强待测抗原的结合能力，提高灵敏度。

（2）反应介质：反应介质是指在反应体系中加入的一些促进反应的物质或益于反应进行的物质，如缓冲液和一些必需的添加剂。缓冲液可在反应体系中起缓冲作用，针对不同的检测目的，缓冲液的pH和离子强度都不尽相同，一般以pH为7.4～7.8为宜，离子强度为0.05～0.1mol/L；有些缓冲液中还需要加入兔血清和小牛血清，以使抗原抗体复合物沉淀更加完全或减少试管对微量抗原、抗体的吸附，保证实验的准确性。某些分析方法还需添加剂，如血管紧张素测定时，为了抑制肽类激素的分解，需加入一定的抑肽酶、8-羟基喹啉和二巯基丙醇等。

（3）反应时间和温度：反应时间长短与温度有关，温度升高可加速分子运动，抗原与抗体碰撞机会增多，使反应加速。反应温度每升高10℃（不超过37℃），抗原-抗体结合达到平衡的速度提高一倍，但温度升高会使抗原-抗体反应的亲和力下降；而温度过高（60℃）时，则会使抗原、抗体再解离，甚至变性；温度越低，结合速度越慢，但结合牢固，更易于观察。因此，不同分析项目需要选择合适的反应时间和温度。

2. 分离技术 分离方法是放射免疫分析中非常关键的环节，反应结束后将结合部分与游离部分的放射性进行有效的分离。从分离技术原理上可分为物理分离法（如离心沉淀、活性碳和磁性微粒分离等）、化学分离法（如离子树脂、饱和硫酸铵和聚乙二醇等）和免疫分离法（如第二抗体、蛋白沉淀剂即 PR 试剂等）；从分离试剂的存在形式上可分为液相分离、固相分离、磁分离和屏蔽分离技术等。理想的分离方法主要要求：①结合部分（B）和游离部分（F）分离完全；②分离技术稳定，受环境因素影响小；③非特异性结合低，一般应小于 5%；④分离试剂来源方便，易于操作等。目前在免疫放射分析中，采用抗体包被试管行固相免疫分离法是最简便、有效的方法，分离速度快，不需要离心，在临床应用最广泛。

3. 标准曲线制作 标准曲线（standard curve）是由已知标准含量抗原加入反应体系中制作成的一条剂量反应曲线，它是刻度待测物含量的准则。一般是在反应体系中加入已知抗原（标准品）、标记抗原和抗体，待结合反应达到平衡后，分离结合与游离部分并测量结合部分（B）的放射性，然后计算出 B/B_0 的百分率（B_0 为不含已知抗原的最大放射性结合管）。标准曲线以 $B/B_0\%$ 为纵坐标，标准抗原的浓度为横坐标，绘制出 $B/B_0\%$ 随标准抗原量变化的曲线，这条曲线即为标准曲线。

由于以 $B/B_0\%$ 为纵坐标的标准曲线在低剂量区或过高剂量区时误差较大，现已少用。目前多以结合率 $B/B_0\%$ 的 logit 值为纵坐标，以标准抗原浓度的 log 值为横坐标，用最小二乘法对各离散点进行直线回归而得出标准曲线（图 6-7）。当然，选用哪种指标和哪种拟合方式还需根据不同检测项目和不同的方法、不同的要求来定。目前已普遍采用计算机进行数据处理，自动绘制标准曲线和直接打印显示样品的含量，操作容易且简便。

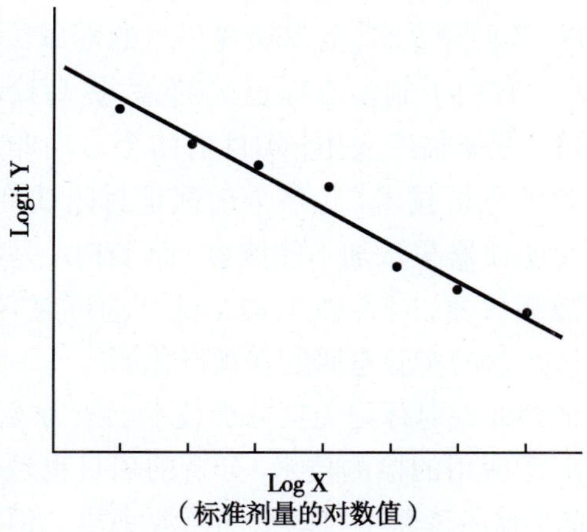

图 6-7 Logit-log 制作标准曲线

第三节 非放射标记免疫分析

放射标记免疫分析法虽然灵敏、特异、结果准确且得到了临床上广泛认同，但是其方法学本身的缺陷使得分析难以自动化、分析时间较长、不适合急诊检测和试剂货架期短等缺点。自 20 世纪 90 年代开始，在放射标记免疫分析理论上建立起来的一些非放射标记免疫分析法得到了迅速发展，如酶免疫分析、荧光免疫分析、化学发光免疫分析、时间分辨荧光免疫分析及电化学发光免疫分析等相继问世，它们的反应原理与放射标记免疫分析相同，只是示踪物不是放射性物质，而是发光物质，该技术不仅保留了放射标记免疫分析的优势，也克服了放射标记免疫分析的某些不足，操作简便，灵敏度高，稳定性好，自动化程度高，从取样、加样、结合反应到打印测定结果全部自动化，出结果快，试剂至少可存放半年以上，因此很快在临床上得到了普及。

一、化学发光免疫分析

化学发光免疫分析可以分为直接化学发光免疫分析、化学发光酶免疫分析和电化学发光免疫分析，目前应用最多最广泛的是直接化学发光免疫分析和电化学发光免疫分析。

（一）直接化学发光免疫分析

直接化学发光免疫分析（direct chemiluminescence immunoassay，CLIA）是利用化学发光物质经催化剂的催化和氧化剂的氧化形成一个激发态的中间体，当激发态的中间体回到稳定的基态时，同时发射出光子，测定光子产额可用以定量被测物的数量。实际上 CLIA 包括免疫反应系统和化学发光反应系统两个部分。目前常用的标记化学发光物质主要是吖啶酯类化合物（acridinium ester，AE）。AE 是一类发光效率较高的化学发光剂，将其标记于抗原或抗体上，通过启动发光试剂（$NaOH-H_2O_2$），在 1 秒种内产生强烈、快速的闪烁发光；经光密度测定仪可以测定出被测物的含量，其灵敏度与放射免疫分析相当，甚至优于放射免疫分析。根据分子大小 CLIA 可以分为两种：测定小分子抗原采用竞争法；大分子抗原采用夹心法。夹心法非特异性结合少，本底低，与分子结合不会减少所产生的光亮，从而增加灵敏度。

（二）电化学发光免疫分析

电化学发光免疫分析（electrochemiluminescence immunoassay，ECLIA）是继直接化学发光分析技术之后出现的一种新的发光分析技术。电化学发光的反应在电极表面进行，发光底物为三联吡啶钌 $Ru(bpy)_3^{2+}$，用三丙胺（TPA）来激发光反应，在阳极表面，这两种物质可同时失去电子，发生氧化反应。在电极板上二价的 $Ru(bpy)_3^{2+}$ 迅速被氧化成三价 $Ru(bpy)_3^{3+}$，与此同时 TPA 也在电极板上被氧化成阳离子自由基 TPA^{+*}，TPA^{+*} 自发地释放一个质子而变成非稳定分子 TPA^{*}，将一个电子传递给 $Ru(bpy)_3^{3+}$，形成激发态的 $Ru(bpy)_3^{2+*}$。$Ru(bpy)_3^{2+*}$ 在衰减时发射一个波长为 620nm 的光子，重新回到基态 $Ru(bpy)_3^{2+*}$。这一过程在电极表面反复进行，产生高效、稳定的连续发光，并不断增强。

ECLIA 和 CLIA 的主要区别在于标记物不同。一般的 CLIA 是标记催化酶（如辣根过氧化物酶、微过氧化物酶等，又称间接化学发光免疫分析）或标记化学发光分子（如苯巴比妥、吖啶酯等），这样的发光反应一般发光不稳定，为间断的、闪烁性发光，而且在反应过程中易发生裂变，导致反应结果不稳定。此外，检测时需对结合相、游离相进行分离，操作步骤多，测试成本较高。而 ECLIA 则不同，它为电促发光，它所采用的发光试剂标记分子是三联吡啶钌 $Ru(bpy)_3^{2+}$。$Ru(bpy)_3^{2+}$ 在三丙胺阳离子自由基（TPA^{+}）的催化以及三角形脉冲电压激发下，可产生高效、稳定的连续发光，同时，由于 $Ru(bpy)_3^{2+}$ 在发光反应中的再循环利用使发光得以增强、稳定，而且使检测步骤简化，也更易于自动化。

二、时间分辨荧光免疫分析

1983 年，Soini 和 Kojola 用新型的荧光物质作为标记物建立了时间分辨荧光免疫分析（time-resolved fluorescent immunoassay，TrFIA）技术。TrFIA 基本原理是利用具有双功能基团的三价稀土离子（如镧系元素）及其螯合物作为示踪剂标记抗原，其被激发后产生的荧光寿命比一般荧光长，因此可待短寿命的本底荧光衰退后再进行测量（即所谓延迟测量），减少干扰，提高灵敏度和准确度。镧系元素本身对能量吸收较低，发出荧光也较弱。当与某些有机配体（螯合物）结合后，经紫外光或激光激发，才能有效地吸收激发能量，将能量传递给镧系离子，显示强的离子荧光。镧系元素最常见的螯合剂为多氨基、多羟基类螯合剂，如乙烯三氨基五酸酐（DTPAA）等，这是一种溶解度高、稳定性好、螯合能力强的双功能螯合剂。三价的镧系元素中 Eu^{3+}、Sm^{3+}、Tb^{3+}、和 Dy^{3+} 发射的离子荧光最强，Eu^{3+} 最为常用，Sm^{3+} 则多用于双标记测定。镧系元素的荧光有两个特性：①镧系离子与有机配体（螯合剂）结合后，其荧光信号的寿命比非特异的本底荧光要长出几个数量级，Eu^{3+} 在 50～1 000μs 间，Sm^{3+} 为 10～50μs，而非特异荧光仅为 0.01μs；②所发射的荧光谱显示发光谱的激发峰与发射峰之间有较大的峰移和比较窄的发射峰，一般峰移可大于 200nm，其激发峰谱在 305～340nm，而发射光谱则不同，Eu^{3+} 为 613nm，Sm^{3+} 为 597nm。

Eu^{3+} 等镧系元素作为标记物的 TrFIA 具有以下特点：①标记技术如同放射免疫分析一样，也属原子标记技术，但为非放射性，对被标记物损伤小，稳定性好，药盒寿命远长于 RIA，可达 1 年；②测量原理为延迟测量，彻底地清除了非特异荧光本底的干扰，被誉为“零”本底测定，在规定的测量时间内，实际荧光测定达 1 000 次之多，故其灵敏度比其他非放射标记免疫分析为高，特异性也好；③由于可应用的镧系元素有 Eu、Tb、Sm、Dy 等四种之多，且其荧光信号的寿命长短各异，因此有利于制备双标记试剂盒，提高检测的灵敏度，方便临床应用；④目前的全自动非放射标记免疫分析技术，几乎全部都是封闭试剂，不同公司的仪器与试剂不能兼容，而 TrFIA 是唯一的开放型仪器，对各种 TrFIA 试剂均可兼容，有利于试剂盒的实验室研制和国产化。

体外非放射标记免疫分析技术已成为当前国内外广泛应用的检测技术，分析的项目也越来越多，成为临床诊断不可缺少的重要手段。但是发光分析的缺点为试剂和仪器成本相对较高，远远高于放射免疫分析，试剂兼容性差，一家公司的化学发光仪只能使用同一公司生产的配套试剂。

第四节　标记免疫分析的质量控制

在临床上和研究工作中，无论采用哪种标记免疫分析技术都需要考虑分析的质量控制（quality control，QC），并采用合适的质控方法和指标对测定结果进行质量监测，以保证检测结果和实验数据的可靠性。质量控制分为内部质量控制（quality control within laboratory）和外部质量控制（外质控或室间质控）。内质控是指一个实验室内、一个测定方法中产生的误差，包括批内误差和批间误差；一个实验室内，一种测定项目在不同方法（包括两种药盒）之间产生的误差。而外部质控是指同一个测定方法，在不同实验室之间产生的误差或一种测定项目用不同的方法（或药盒）在各实验室之间产生的误差，又称为实验室间的质控（external quality assessment，EQA）。

通常对于一个实验室而言，主要是内部质量控制，尤其是控制批间误差，使得测定结果具有连续性和可比性。

一、误差的来源及分类

体外放射标记免疫分析是一类灵敏度很高的超微量分析技术，许多因素都可能影响分析结果而产生误差，与此相比，非放射标记免疫分析自动化程度较高，仪器质量监测比较完善，产生误差的人为因素比较少。体外分析质量控制的目的和任务就是对分析工作的质量，特别是对分析误差进行经常性的检查，并针对发现的问题及时采取对策，使分析误差控制在可以接受的范围。

（一）系统误差（systematic error）

是由于一些可以确定的原因而引起的误差，如仪器故障，试剂变质等。

（二）随机误差（random error）

是指多种难以确定且无法控制的原因所引起的误差，如技术不熟练、设备性能不稳定等。

（三）监控方法

常用控制方法有准确度（accuracy）、偏差系数（coeffient bias，CB）、精密度（precision）、精密度图（precision profile，PP）、反应误差关系（respone error relationship，RER）、平均批变异系数（average batch coeffient of variation，ABCV）和质控血清样品等。

二、实验室内质控指标和评价标准

实验室内质控（internal quality control，IQC）是指在一个实验室内，为保证分析系统能给出可接受和可重复的结果而采用的措施。又分为实验室内批内质控和批间质控。

（一）总放射性计数

总放射性计数（total activity，T）是体外放射标记免疫分析常用的质控指标。计数误差是导致精密度误差的原因之一，T 是反映测定管放射性总活度的指标。合适的 T 值应在 10 000～50 000 计数 / 分钟（cpm）之间，放射性活度计数小于 5 000cpm 提示误差较大，cpm 过高并不能改善精密度。

（二）最大结合率

最大结合率（B_0%）是指仅有标记物与结合剂之间的结合百分率，反映结合剂质量的指标之一，一般要求 B_0% 在 40%～60% 之间。

（三）非特异性结合率

非特异性结合率（NSB%）主要反映标记物质量，是在没有结合剂存在的情况下，标记物与其他物质的结合百分率。NSB 增高主要见于标记物脱落、辐射自分解、缓冲液和分离试剂质量差等。一般要求 NSB% 应小于 10%。

（四）标准曲线的稳定性

1. 有效剂量值 ED_{75}、ED_{50}、ED_{25}　利用这些有效剂量值，可以有效监测标准曲线的稳定性。

2. 截距、斜率和相关系数（logit-log 坐标转换）　①截距（α）表示零标准管的结合率所对应的剂量值，反映该批测定的最小可测剂量，一般要求尽可能小；②斜率（b）表示该批测定的灵敏度，它与结合剂的亲和常数（K）密切相关，K 值越大，检测的灵敏度越高，但斜率过大，可测范围变窄，因此需合理选择，以 45° 斜率为宜；③相关系数（r）反映各标准管之间的相关程度，其数值应达 0.99 以上。

（五）反应误差关系

反应误差关系（RER）是反映复管平行性误差的指标。实验反应的误差随反应的增大而增大，呈接近直线的关系，控制这种误差可用 RER

来衡量。RER的简便计算公式为：

$$RER=0.707\,1\times\frac{\sum(A-B)}{\sum[(A+B)/2]}$$

（六）平均批间变异

平均批间变异（ABCV）是整批实验全部样品（包括标准品及非特异管）的平均反应变异系数（coffient of variance，CV），是整批分析质量评价的参考指标。其计算公式如下：

$$ABCV=\left(\sqrt{\sum d^2}/2n\right)/\bar{X}$$

WHO规定，样品计数变异系数CV% = 12%为评价样品精密度的边界值，而一次实验由诸平行样品引起的批平均变异系数则需小于4%。

（七）精密度和精密度图

1. 精密度（precision） 是指同一样本重复测量中产生相同实验结果能力的统计学指标，是单一结果的可信度。批内精密度是同一样本一次测量中重复多管的精密度，是长期质控的基线。批间精密度是表示同一样本在不同的时间内测试结果的重复能力。精密度高，实验结果可信度高。精密度计算公式如下：

P = 100 − 变异系数（CV）

2. 精密度图（precision profile，PP） 是用来检测标准曲线可信工作范围的有效方法。具体做法是：以标准剂量各剂量点变异系数（CV%）为纵坐标，以剂量浓度为横坐标作图。CV%在10%以下的曲线范围为可信工作范围（图6-8）。

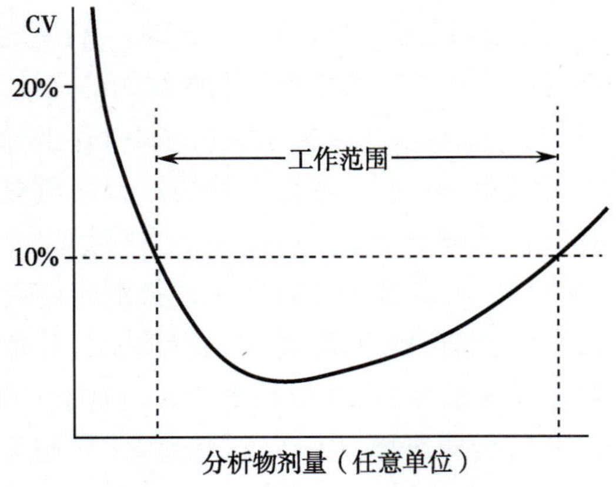

图6-8 精密度图

（八）准确度和偏差系数

准确度是指测定值与真值之间的相符程度，也可用偏差系数（CB）表示。一般CB应小于10。

准确度 =（100 − CB）

CB = [（真值 − 测定值）/ 真值] × 100

反映测量偏差还可以用回收率（recovery）测定来表示。测定方法是：在样品试管内加入已知量的分析物，经过测定的全过程后，比较加入量与测得量之间的一致程度，理论上应为100%。若样品中的待测物与加入的纯标准品在免疫学上的性质是相同的，而且其方法是正确的，则其测量值和理论值应相近，故计算回收率可了解测定值的准确度。回收率的希望值为90%～110%之间。在进行回收率测定时应该在该药盒的检测范围内同时观察低值、正常值和高值等三个不同浓度上的回收率。计算公式如下：

回收率 = [（回收管测得值 − 对照管测得值）/ 回收管内加入的已知量] × 100%

回收率测定也可以用系列已知浓度的分析物加入到样品管内测定回收率，理想的结果应是：在直角坐标系上为通过原点呈45°的等角平分线。

（九）灵敏度（sensitivity）

是指测定方法的最小检测量。实际上取决于最小可测量的结合率与零标准结合率之间的差别。常用的测定最小检测值方法有两种。在多管测定各标准管的结合率后，一是以B/T值作出剂量反应曲线，以零管结合率均值减去2SD的结合率的剂量响应值为最小可测量值。另一种是采用 B/B_0 计算法绘出剂量反应曲线，B/B_0 = 90%时剂量响应值即为最小可测量值。

（十）批内漂移监测

批内漂移是一种常见而又难以察觉的偏差，迄今为止尚无一种简便有效的监测方法。

（十一）Shewart质控图

Shewart质控图（又称Levey-Jen-Nings作图法）是一种利用质量控制血清样品值作图的实验误差检测分析方法，是临床检验误差常用的批间指标之一（图6-9）。

Shewart质控图有两种标准：一是允许有5%的点超出±1SD，1%的点超出±2SD（n=20时）；另一种标准是，在同一方向不多于3点超出±1SD，同一方向不多于2点超出±2SD和不允许超过±3SD存在（n=10时）。

（十二）Youden图的绘制和应用

由Youden设计的简单的2-样本作图法也常被用来评价精密度和偏差。它实际上是一种复

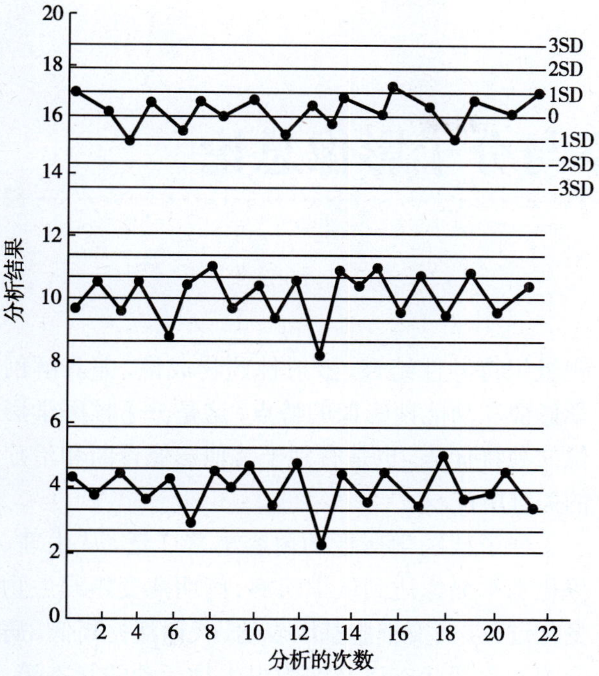

图 6-9　Shewart 质控图

第 13 次检测时中低值 QC 均超过检测范围

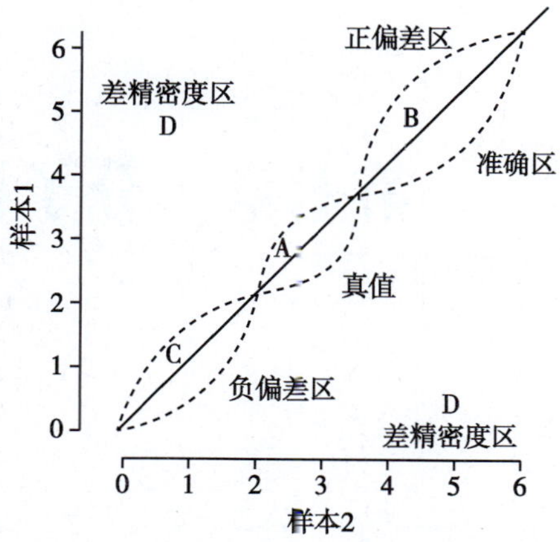

图 6-10　2- 样本 Youden 图

管测定的比较，但常是在不明情况下被测试的两份编号不同的未知样本，实际上是一份样本的复份。以相同的剂量值作纵坐标和横坐标，将每个操作者的一个结果对另一个结果作图。从图 6-10 可见，精密度好的结果应该在 45° 线上或附近，无偏差的测定（A）结果应靠近中心点（真值）。结果如近 45° 线但远离中心，这测定虽是精密的但有偏差（B 和 C）。离 45° 线较远的地方（D）是不精密的测定。因此 Youden 图可分为 5 个区：准确区，正、负偏差区和两个差精密度区。

Youden 图的用途主要有以下方面：①评价和比较不同操作者的精密度和偏差，用以评比、考核、考查操作水平；②评价和比较批内误差—漂移；③评价和比较批间误差，将同一样本作批间测定以估价批间精密度和偏差；④评价和比较不同实验室的精密度和准确度。因而 Youden 图除用于检查批内漂移外，还可用于外部质量控制的监测。

三、实验室间常用质控方法

实验室间质量控制是为了评价单个实验室的特征，并减少实验室间的偏差和改进实验室之间的精密度，由统一的机构所采取的统计学方法和措施，目前国内外有较多专门平台负责质控样品的供应和日常监测，各检测单位只需定期提供质控网络提交质控样品的测量数据，其结果可与国际上万家以上的实验室测定结果进行比对，获得本次监测的偏差，其评价更加科学。具体措施多采取下述几类方法。

1. 利用统一发放的 QC 测定值作精密度图，监测测定结果的精密度和曲线的可用范围，宏观分析单个实验室和某一地区的精密度。

2. 利用统一发放的 QC 血清测定值作 Shewart 图，评价单个实验室检测误差或某一地区的准确度。

3. 优化标准曲线的拟合方式和其他手段。

（张永学）

参 考 文 献

[1] 张永学. 实验核医学 [M]. 北京：人民卫生出版社，2002.

[2] 刘长征，王浩丹，胡雅儿. 实验核医学与核药学 [M]. 北京：人民卫生出版社，1999.

[3] 吴华. 核医学临床指南 [S]. 北京：科学出版社，2000.

[4] 张永学. 医学影像技术丛书　核医学分册 [M]. 武汉：湖北科学技术出版社. 2000.

[5] 张永学. 核医学 [M]. 2 版. 北京：人民卫生出版社，2014.

第七章　分子核医学与分子影像总论

第一节　分子核医学

分子核医学（molecular nuclear medicine）是核医学示踪技术和分子生物学技术相互交融而形成的新的核医学分支学科，也可称为核医学分子影像（molecular imaging of nuclear medicine）。分子核医学利用核素示踪技术，展现活体生物体内发生于细胞、亚细胞和分子水平的生化反应和变化过程，为临床诊断、治疗和医学研究提供分子水平信息，实现从分子水平上认识疾病。分子核医学为反映机体内基因表达、蛋白质相互作用、细胞分裂增殖及畸变过程提供了一种新的影像方法。分子核医学是当今分子影像中最为重要和成熟的组成部分，不仅包括显像诊断，还包括由基因、受体、抗体等介导的核素靶向治疗等。

一、分子核医学的基本概念

分子核医学的概念始于 20 世纪 90 年代初，得益于与核医学相关的分子生物学的发展。1995 年美国核医学杂志《分子核医学》增刊发表了相关研究报告，提出分子核医学的概念，逐步确立了分子核医学在医学发展进程中的重要作用。近十余年来，分子核医学发展迅猛，取得了长足的进步，PET 和 SPECT 已经进入临床应用。然而还有许多重要的分子核医学技术和方法仍处于实验研究阶段，需要多学科共同协作以突破技术难关从而加快临床应用的步伐。

分子识别（molecular recognition）是分子核医学技术和研究手段的共同理论基础，如抗原与抗体的结合、受体与配体的结合、许多多肽类药物与相应靶细胞的结合、反义探针与癌基因的分子识别、酶与底物的识别等。因此，核医学诊断与治疗的本质是放射性药物（显像剂）与靶器官或靶组织特异性结合，放射性药物成像，兼具解剖学影像和功能性影像的特点，这是分子核医学影像的独特优势，也是有别于其他影像诊断和治疗的关键所在。

分子核医学影像的内容丰富广泛，从生理、生化水平显像达到认识疾病、阐明病变组织生物变化过程、病变细胞基因表达、代谢活性高低、病变细胞存活状态以及细胞内生物活动的状态等，其中有两个最重要的研究领域，一是受体研究，二是基因研究。受体、基因水平的变化（或生化变化）是导致各种疾病的代谢、功能及解剖学结构异常的根本原因。受体显像是分子核医学的代表性工作，运用放射性配体可以准确显示受体的分布、密度与功能，是分子核医学影像开创的一种十分精细的诊断方法，它可以精确反映细胞间和细胞内的生物学过程，特别是观察执行基因编码指令的蛋白质生化过程。受体的研究涉及细胞之间和细胞与其他分子之间的识别，信息跨膜转导（或传递）和细胞的生理病理反应等生命基本过程。疾病的发生往往反映在受体数目和亲和力的改变、信息转导功能的异常，而这些均与受体基因缺陷和突变有关。分子核医学不仅可以通过体外受体放射分析测定生物样品中受体的容量、亚型及其活性，还可应用显像仪器直接探测活体内受体的密度、功能与分布，这也是目前在活体内能安全、无创地获得受体功能与分布信息的唯一方法。研究表明，用放射性核素标记的配体可以显示脑内神经受体分布（图 7-1）。

个体的基因型可以由生化过程来表达，分子核医学利用放射性示踪技术不仅可以观察到体内生化过程的变化信息，还可以将这种以某种生化过程异常变化为表型的疾病与其相关的基因型联系起来，从而使人们对于疾病的认识以及诊断和治疗提高到一个崭新的水平。分子核医学可用于

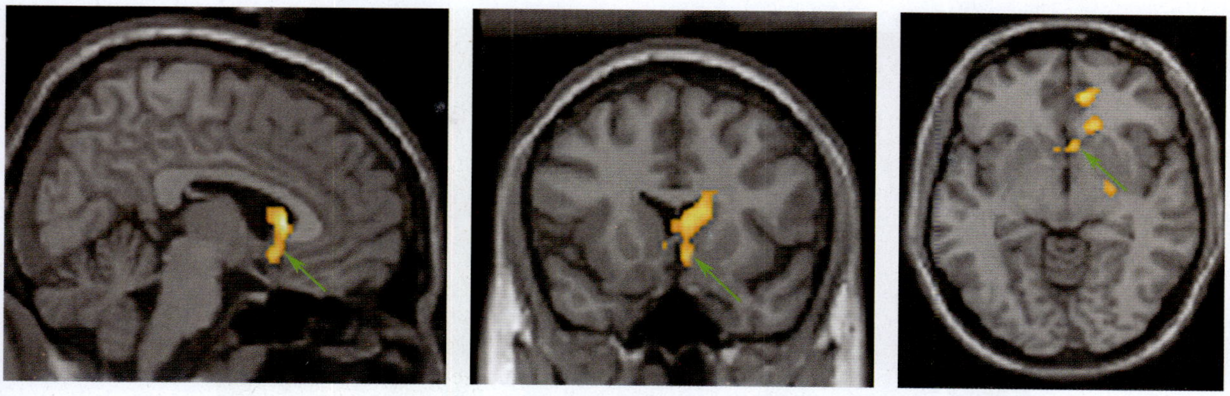

图 7-1 人脑多巴胺 D_2 受体 PET 显像

PET 图像经 SPM 处理，脑内放射性核素标记的配体信号呈现显著降低，提示多巴胺 D_2 受体异常分布

疾病相关分子改变的诊断、治疗监测和药物开发等，也被称为是一个能监测疾病发生分子学途径的学科领域。分子核医学促进人们逐步认识到分子机制才是疾病发病的基础这一新的概念。

二、分子核医学影像的特点

分子核医学的核心理论基础是分子识别。建立无创性的分子影像技术需要具备三要素：一是必须选择合适的结合靶点；二是设计与该靶点能特异性结合、高亲和力的标记探针或配体，且具备足够的放大信号便于实现高灵敏的探测；三是需要灵敏度高、分辨率好的成像仪器。细胞内常见的靶点包括 DNA 序列、mRNA 序列、受体蛋白质、酶以及抗原等，而相应的探针有反义寡核苷酸、受体配体、底物、多肽类物质以及抗体等。在分子核医学中，理想的放射性诊断药物需具备以下条件：药物进入体内后靶与非靶的比值高、血中清除速度快，射线的种类、射线能量合适，药物在病变组织蓄积的量和滞留的时间合适、药物来源方便等。但是用于分子靶向治疗的放射性药物则要求放射性药物在靶组织内有较长滞留时间。通常大多数标记探针（特别是核医学使用的探针）能够自由穿过细胞膜，定位于细胞内或参与细胞代谢，从而使整个细胞被标记而显影。

分子核医学的显像方法较多，许多分子显像剂在临床上已应用多年，成为当前某些疾病诊断的重要方法，其中代谢显像、受体显像、多肽药物显像、单抗放射免疫显像等已经成功地用于临床诊断，而处于临床前期研究阶段的分子核医学技术还有反义与基因显像、细胞凋亡显像、乏氧显像等。

三、分子核医学的主要内容

分子核医学是分子影像学的重要组成部分，正在不断发展和走向成熟。分子核医学的主要技术有代谢显像、放射免疫显像、受体显像、标记反义探针基因显像、报告基因显像、肽类放射性药物的研究以及细胞凋亡、乏氧显像等。分子核医学技术不仅可以进行分子水平的显像诊断，通过进一步的发展和深入研究，还有可能开发出新的靶向治疗药物，将使以诊断为主的分子核医学逐步发展成为诊断与治疗并重的新的领域。

（一）代谢显像

代谢显像（metabolism imaging）是目前在临床应用最为广泛、成熟的核医学技术之一，也是分子核医学显像的一项重要内容，主要包括葡萄糖、氨基酸、核酸、胆碱等生物大分子的代谢研究及应用。其中，^{18}F-FDG 是最常见、最重要的代谢显像剂，已广泛应用于：肿瘤早期诊断、良恶性鉴别、分级及分期、预后评估及疗效监测等（图 7-2）；神经精神疾病，如老年痴呆症的诊断和鉴别诊断，以及脑功能研究等（图 7-3）；同时用于心肌细胞活性测定，可以区别心肌病变是坏死还是可逆性缺血（如冬眠心肌），为冠心病患者血运重建治疗提供重要依据，被认为是判断心肌细胞活性的"金标准"。^{18}F-FDG 是葡萄糖的类似物，但因其结构差异（2 位碳原子上的羟基被 ^{18}F 取代），使两者的代谢途径相似但又有所不同。^{18}F-FDG 与葡萄糖一样通过相同途径被转运进入细胞，当其进入胞质后与葡萄糖一样在己糖激酶的作用下被磷酸化形成 6- 磷酸氟代脱氧葡萄糖，与葡萄糖代

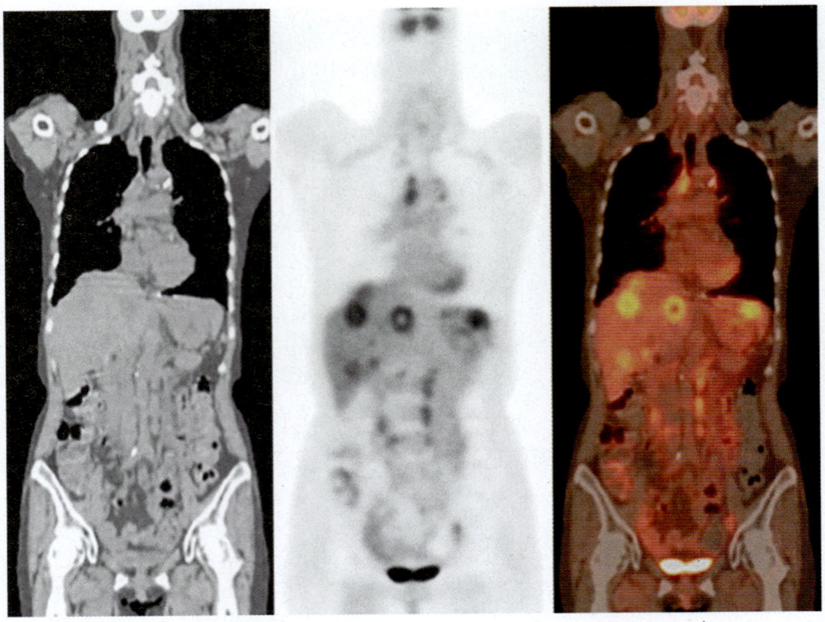

图 7-2 ⅡA 期大细胞神经内分泌子宫颈癌患者根治性子宫切除术，同步放化疗后伴多发转移，^{18}F-FDG PET/CT 代谢显像

冠状断面的 CT、PET 和融合图像，示纵隔、肝和腹腔大血管旁见高代谢灶

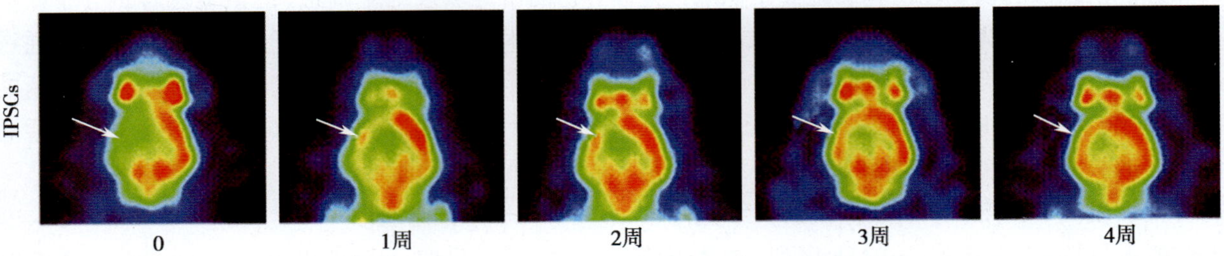

图 7-3 多功能干细胞（iPSCs）治疗大鼠脑梗的 ^{18}F-FDG PET 代谢显像

^{18}F-FDG PET 显像显示大鼠脑梗缺血区的葡萄糖代谢在 iPSCs 细胞移植后随着时间推移有明显葡萄糖代谢增加，提示 iPSCs 细胞移植的良好治疗效果

谢不同的是，6- 磷酸氟代脱氧葡萄糖不能再进一步参与糖代谢的过程（由于结构的改变，不能像葡萄糖一样被磷酸己糖异构酶催化由葡萄糖 -6- 磷酸转变为果糖 -6- 磷酸），因此被滞留（陷入）在细胞中。利用 ^{18}F-FDG 作为显像剂，通过 PET 的显像方式显示出 ^{18}F-FDG 摄取、浓聚和分布的位置，^{18}F-FDG 摄取增多则反映局部的葡萄糖代谢增高。例如，肿瘤细胞糖代谢增加，^{18}F-FDG 的摄取也就相应增多，6- 磷酸氟代脱氧葡萄糖也就“陷入”在胞质中不断浓聚。由于肿瘤组织中葡萄糖 -6- 磷酸酯酶的含量极低甚至缺乏，因此 6- 磷酸氟代脱氧葡萄糖也不能被再被转化为 ^{18}F-FDG。^{18}F-FDG 有助于鉴别病灶的良恶性，但是，大量的研究报道显示很多类型的良性病变也可能由于代谢增高而导致 ^{18}F-FDG 的摄取增加，甚至是摄取的明显增高，包括肉芽肿性病变、良性肿瘤、自身免疫性疾病和闭塞性细支气管炎伴机化性肺炎（BOOP）等。因此，^{18}F-FDG 的摄取可以反映细胞的存活状态，但其摄取的程度并非判断病变良恶性的特异性指标。

除了目前最常用的葡萄糖代谢显像外，还可进行氨基酸、脂肪酸、乙酸、胆碱、核酸及氧的代谢显像，用以反映正常或病变组织的不同代谢行为。目前，氨基酸显像剂 ^{11}C- 甲基 -L- 蛋氨酸（^{11}C-methyl-L-methionine，^{11}C-MET）已在临床上广泛应用，主要用于脑肿瘤诊断和放疗后复发、坏死的鉴别诊断。反映细胞胆碱代谢的显像剂 ^{11}C-胆碱（^{11}C-choline，^{11}C-CH）、^{18}F-氟胆碱（^{18}F-F-choline，^{18}F-FCH）在血液中清除快，可在较短时间内得到清晰的肿瘤影像。主要经肝胆系统排泄，几乎不经泌尿系统排泄，是较好的泌尿系肿瘤的PET显像剂，并已应用于前列腺癌诊断。^{18}F-FLT也是一种反映肿瘤细胞增殖状态较为理想的核酸代谢显像剂，目前认为在适型放疗中确定生物靶区具有重要的临床意义。但是 ^{18}F-FLT 肝脏摄取较高，可能限制了其在肝脏肿瘤中的应用。

（二）放射免疫显像

放射免疫显像（radioimmunometric imaging，RII）与放射免疫治疗（radioimmunometric tharepy，RIT）一直是分子核医学的研究热点。RII 是一种高亲肿瘤性的显像方法，将放射性核素标记某些特定的单克隆抗体注入体内后，能够特异性地与相应靶抗原结合使其显影。但近些年的临床实践表明，该法还有许多技术难题尚未解决而影响其进一步发展，如产生人抗鼠反应（HAMA）、分子量大血液清除慢、肿瘤与非肿瘤（T/NT）比值低、穿透能力差、靶组织分布不均匀等缺点。随着这些缺点的暴露，研究方向逐渐转移到对 Fab′、$F(ab')_2$、Fab、ScFv，甚至超变区肽段（分子识别单元）的研究。ScFv 是由重链可变区与轻链可变区联接起来的多肽链，分子量大约为 Fab 的一半，但其亲和力和特异性与 Fab 相同。ScFv 的肿瘤穿透能力较为完整的抗体分子高（约 100 倍），T/NT 高达 40，为 Fab′ 的 3 倍和 Fab 的 2 倍。并且，ScFv 能均匀分布于肿瘤，而完整抗体分子则主要聚集于近血管区域。此外，利用基因工程重组技术合成的双价微型抗体，以及生物素（biotin，B）-亲和素（avidin，A）预定位技术被引入放射免疫显像技术，有望克服放射免疫显像与治疗中的某些不足。

近年来抗体的研究取得了重要进展，具有前景的技术主要有以下几种。

1. Affibody Affibody 的功能类似于抗体，其分子量较小，仅有 7kDa 左右，但其结合位点与抗体相似，具有稳定性好，耐高温，易大量生产，价格低等特点。目前研究较多的有放射性核素 ^{18}F、^{99m}Tc 和 ^{111}In 标记的靶向人表皮生长因子受体 2（human epidermal growth factor receptor 2，HER2）的 Affibody 分子影像探针，这些探针已被成功应用于 PET 显像和 SPECT 显像，用来检测肿瘤 HER2 表达。在 SKOV3 肿瘤模型中，一些放射性标记的 Affibody 蛋白，如 ^{99m}Tc-maEEE-ZHER2：342、^{99m}Tc-ZHER2：2395-C、^{111}In-CHX-A-DTPA-ZHER22395-C 等，在注射后 1 小时显示高成像对比率，成像效果较好。其中，^{99m}Tc-ZHER2：2395-Cys 的靶 / 非靶组织比值最高，显示了高度肾脏摄取，中度肝脏摄取和所有其他器官的低摄取。在 HER2 中度表达的 LS174T 结肠癌模型中，^{99m}Tc-ZHER2：2395-Cys 也显示了较好的显像效果。

基于 affibody 分子的表皮生长因子受体靶向探针也已开发。基于抗 EGFR affibody 探针显像的研究，如 ^{111}In-BZ-DTPA（ZEGFR：1907）和 ^{111}In-BZ-DTPA-（ZEGFR：1907）2，表明此类探针可用于表皮生长因子受体阳性表达的肿瘤显像。^{111}In-BZ-DTPA-ZEGFR：1907 表现的体内生物学活性与放射性标记的抗 HER2 affibody 分子探针相似，均具有快速肿瘤靶向性和高肾脏摄取等特点，提示放射性核素标记的 affibody 分子是极具前景的探测恶性肿瘤 EGFR 水平的分子探针。

2. 微型抗体 双链抗体 -diabody 也是目前研究的热点之一。研究证明，^{18}F 标记的抗 HER2 diabody（微型双功能抗体）能够与乳腺肿瘤细胞产生的 HER2 受体结合，用于肿瘤显像。也有报道应用 ^{18}F 标记的抗癌胚抗原（CEA）T84.66 微型双功能抗体用于肿瘤模型的显像。这种微型双功能抗体比天然抗体的分子量小，体内清除迅速。应用基因工程技术生产的抗体（片段）都可以称为基因工程抗体，目前基因工程抗体都是在单链抗体的基础上改进的，如 diabody、miniantibody、（scFv）2 等。单链抗体主要来源于抗体库筛选以及从杂交瘤细胞中克隆抗体轻重链进行组装获得。现在较多的都用人源抗体库，筛选人源单链抗体，而很少采用鼠源的抗体。由于微型双功能抗体对靶抗原亲和性高，因此还可用于放射性核素标记后的恶性肿瘤治疗。

此外，纳米抗体（nanobody）也逐渐成为分子核医学的研究热点之一，一些纳米抗体已展示良好的生物学特性。在不同的肿瘤均可见到内皮生长因子受体（epidermal growth factor receptor，

EGFR）的高表达，而这种致癌受体的表达为免疫显像诊断和治疗开辟了新的途径。体内外的研究表明，^{99m}Tc-8B6 纳米体（nanobody）能够与 EGFR 高表达细胞的 EGFR 选择性结合，在鼠肿瘤模型 SPECT 显像显示出肿瘤病灶摄取较高（5.2%±0.5%），并具有特异性高、血液清除快（半清除时间 1.5 小时）的优点。应用 ^{99m}Tc-8B6 nanobody SPECT 显像能够分辨出体内中、高度 EGFR 过度表达的肿瘤，其良好的生物分布特性适合于体内肿瘤的显像诊断。

利用基因工程技术生产的微型抗体或纳米体必将取代传统的完整抗体和单抗，成为分子核医学探针研究的新亮点。

（三）受体显像

受体显像（receptor imaging）是利用放射性核素标记的配体（ligand）与靶组织中相应的高亲和力受体产生特异性结合，反映体内受体空间分布、密度和亲和力的一种无创性方法，具有配体-受体结合的高特异性以及放射性探测的高敏感性。目前，受体显像主要应用于肿瘤、心血管疾病和神经精神疾病。肿瘤受体显像主要有神经多肽、类固醇和生长抑素受体显像等，已应用于多种肿瘤的诊断、分期、治疗方案选择与预后评价。神经受体显像研究发展迅速，主要神经受体显像剂有各种放射性核素标记的靶向多巴胺受体、乙酰胆碱受体、5-羟色胺受体、γ 氨基丁酸-苯二氮䓬受体、肾上腺素能受体和可卡因受体等的显像剂。其中，多巴胺受体显像剂研究最活跃也较成熟，主要应用于各种运动性疾病、精神分裂症、认知功能研究和药物作用及其疗效评价等。其次，^{18}F、^{11}C、^{64}Cu 和 ^{68}Ga 等正电子核素放射性标记奥曲肽（octreotide）及其类似物进行的肿瘤生长抑素受体（somatostatin receptor，SSTR）显像与治疗已用于肺癌、类癌、甲状腺髓样癌、嗜铬细胞瘤和胃肠胰腺神经内分泌肿瘤等。SSTR 显像不仅应用于 SSTR 表达阳性肿瘤的定位诊断、分期及预后评价等，间接显示肿瘤细胞表面 SSTR 的表达程度，指导临床医生选择恰当的治疗方法，还可对是否选择 SSTR 介导的靶向治疗进行评估以及治疗效果评价。但是，SSTR 显像有一定的局限性，例如肾脏和肝脏的摄取较高而影响周围转移灶的鉴别，此时还需结合其他影像学方法分析。此外，雌激素受体显像可对乳腺癌患者抗雌激素治疗进行监测与治疗评估。

受体显像的发展也促进了受体介导的放射配体治疗的研究。配体与相应的膜受体结合，除了能传递细胞信息、引起细胞发生生理、生化改变等生物效应外，还可通过内化（internization）过程与受体一起不断地进入细胞内。进入细胞浆的配体和受体可在溶酶体酶的作用下被降解，而受体也可再循环返回至胞膜，成为影响和调节细胞膜受体浓度的重要环节。某些配体与受体之间的结合还可诱导细胞凋亡，若利用放射性核素标记来抑制特异性配体的生物降解，使放射性配体通过与受体结合而聚集在细胞浆内，利用其放射性核素衰变时发射的射线，有效地杀伤细胞，达到治疗目的。

近年来，应用小分子蛋白质和多肽类放射性药物进行受体显像也是分子核医学研究的重要课题。小分子蛋白质和多肽是属于纳米级别的分子，并具有良好的药代动力学性质：血液清除快，非靶组织摄取低，导致低背景信号。其清除率和排泄途径可以通过改变蛋白质序列和标记方法得到优化。以此类小分子蛋白质和多肽为基础的成像方法通常具有肿瘤穿透能力强，毒性低，免疫原性低等特点。并且可以在较短的时间内获得这些框架蛋白的突变体，从而靶向不同的生物标志物。因此，小分子蛋白质和多肽将在分子探针的发展中发挥巨大作用。各种配体都有相应的受体，在与受体结合后，通过信号转导系统与某些细胞的生化过程或生理过程相联系，配体与受体的相互作用则是一种重要的分子识别系统。此外，肽易于合成（小分子量肽段可用肽合成仪，大分子量肽段可用基因重组技术），用于显像只需取大分子肽与结合有关的部分肽段，并可根据标记的需要将其与受体结合无关的羧基端延长，为放射标记提供方便。小分子蛋白质和多肽类放射性药物进行受体显像在分子核医学显像与治疗中有重要的发展前景，将有可能成为 21 世纪放射性药物发展的支柱。

（四）反义基因显像

反义显像（antisense imaging）是利用核酸碱基互补原理，将放射性核素标记的人工合成的特定反义寡核苷酸引入体内后，通过体内核酸分子杂交而与相应的靶基因结合，与病变组织中过度表达的DNA或mRNA发生特异性结合的过程，特异地识别出过度表达癌基因的组织以及监测治疗后抑癌基因的表达水平，通过定位和定量特异的靶基因，从而达到在基因水平早期、定性诊断疾病或评价疗效的目的。反义显像具有不引起免疫反应、探针分子小、易进入肿瘤组织等优点。但目前，选择合适的放射性核素及适宜的探针标记合成方法是反义显像的关键。要求寡核苷酸探针具有易批量生产、体内稳定性好、靶向性和特异性高等特点。因此，必须对反义寡核苷酸进行化学修饰，增强其细胞通透性和膜内稳定性；利用受体或脂质体介导反义寡核苷酸定向导入靶细胞；选择合适的放射性核素采用简单的标记方法制备高标记率、高比活度、高特异和高生物活性的放射性寡核苷酸探针。

此外，利用聚集于靶基因局部的放射性核素发射的射线，破坏相应的致病基因，引起DNA链的断裂和损伤，以达到基因放射治疗目的。通过监测基因（或部分基因）的变化来探究机体所产生的生化反应或表现型基因，追踪表现型与基因间的关联，用于疾病的分子诊断和生物治疗计划的制定与监测。在这些研究领域中，核医学分子影像将会发挥越来越重要的作用。

在基因显像方面，多药耐药基因的显像研究可作为一个典型的例子。研究发现，导致肿瘤化疗失败的原因之一是肿瘤对化疗药物的多药耐药（multidrug resistance，MDR）。多药耐药是指由一种药物诱发，对该药耐药的同时，对其结构和作用机制无关的化疗药物产生交叉耐药。人类大多数MDR肿瘤都有多药耐药基因（mdr1）的过度表达，其表达产物P-糖蛋白（P-gp）在肿瘤的耐药机制中起重要作用。这种蛋白质存在于癌细胞的细胞膜，会将细胞内的抗癌药物排到细胞外，导致抗癌药物疗效降低。近年研究表明，临床常用的心肌灌注显像剂^{99m}Tc-甲氧基异丁基异腈（MIBI）与耐药性的抗癌药物通过相同的途径从癌细胞内排到细胞外，这一信息对于癌症的化疗计划和预测化疗的疗效相当有用，当某些恶性肿瘤行^{99m}Tc-MIBI显像肿瘤时，肿瘤病灶不显影者，提示可能存在多药耐药基因，预示化疗效果不佳。并且，^{99m}Tc-MIBI具有P-gp底物的特征，采用^{99m}Tc-MIBI显像可无创、动态监测MDR的变化，具有潜在的临床应用价值。

（五）凋亡显像

凋亡显像（apoptosis imaging）指通过体外显像的方法检测细胞自发及诱发性凋亡的位置及程度。细胞凋亡（程序性细胞死亡），是细胞死亡的一种可诱导的有机组织死亡的能量需求形式，其细胞的消失不伴有炎症反应出现，而坏死则是混乱无序的，没有能量需求，导致局部炎性改变，常常继发于突发的细胞内成份释放。凋亡可以由细胞核受到严重损伤而诱导产生，如射线照射或线粒体内受到病毒侵袭等，也可通过外部的信号诱导，如fas配体与fas受体之间的相互作用诱导。凋亡不仅参与疾病的发生与发展，还对疾病的治疗起重要作用。凋亡显像对于肿瘤治疗疗效的监测和某些疾病的诊断有重要价值。经研究表明，细胞膜上磷脂酰丝氨酸（phosphatidylserine，PS）是用于凋亡监测的靶物质，而35KD的生理蛋白——膜联蛋白Ⅴ（annexin Ⅴ）对细胞膜上的磷脂酰丝氨酸微分子具有很高的亲和力。利用annexin Ⅴ与PS的高度亲和作用可以早期检测细胞调亡的发生，具有高度时效性。annexin Ⅴ可以通过螯合剂HYNIC（hydrazinonicatinamide）和N2S2与^{99m}Tc直接耦合到巯基基团上进行放射性标记。通过PET、SPECT等核医学影像设备进行探测，可了解活体内肿瘤部位的放射性摄取、细胞的调亡情况（图7-4）。目前，凋亡显像主要用于肿瘤治疗效果监测、心脏移植排异反应监测、急性心肌梗死与心肌炎的评价等，尤其是对肿瘤化疗疗效的监测具有重要的价值。

四、分子核医学影像学技术在疾病诊断、治疗、研究方面应用的优势

分子核医学是分子影像领域最有发展前途、最成熟的学科领域，分子核医学影像技术具有传统成像手段所不及的高灵敏度和精确性，它从分子水平无创伤、实时、活体、特异、精细地实现疾病病理生理过程的可视化，有可能使许多亚临床状态的疾病和隐匿的遗传性疾病得以明确诊断，从而为早期准确地诊断、治疗疾病提供科学依据；利用聚集于靶点局部的放射性核素发射的射线达到靶向放射治疗的目的。

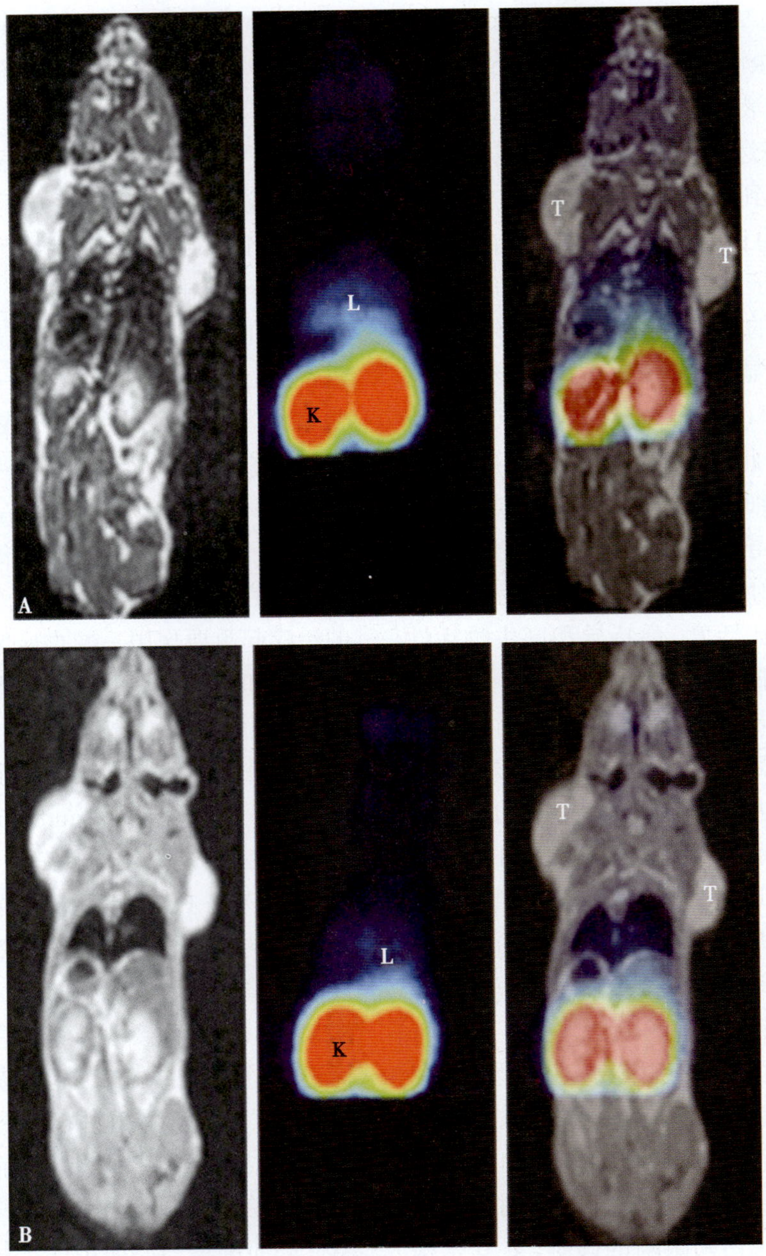

图 7-4 鼠肿瘤模型化疗药物诱导肿瘤细胞凋亡的显像

横断面像所示分别为小鼠 MRI、PET、融合图像。A 为环磷酰胺处理前的显像，B 为环磷酰胺处理后的显像。图中 T 表示肿瘤位置

随着核医学与分子生物学等多学科交融发展以及核医学设备的不断推陈出新，分子核医学不仅能够从糖、脂肪、核酸、蛋白质等代谢方面，实现多角度和多环节对细胞的分裂、增殖及畸变过程的显像，还将进一步从细胞的信息传导、通路及其相互作用等基本生物过程方面，来阐明生命活动的本质和机制。分子核医学将成为医学研究领域中不可或缺的重要组成部分，为推动人类医学的进步发挥着至关重要的作用。

第二节 分子影像

一、分子影像概述

分子影像（molecular imaging）是分子生物学与现代影像技术相结合的一门新兴医学影像技术。它是以体内特定分子作为靶标，在体外通过现代影像技术显示活体动物或人体内分子水平的

功能、代谢和形态变化，直接显示细胞或分子水平的生理和病理过程。

分子影像技术的发展，已使医学影像从传统地单纯反映病变异常形态，逐渐发展为能反映生物体内分子表达、疾病的代谢、供血状态、供氧水平以及其他病理生理学信息等。

传统医学影像诊断主要显示生物组织病变的解剖变化，而分子影像能显示生物组织的分子水平的生理和病理变化。更重要的是分子影像能在分子水平发现疾病，在患者尚未出现临床症状前实现疾病的诊断，提高早期诊治疾病的水平，真正实现疾病的早诊断、早治疗，这是对疾病诊治的革新。

二、现代分子影像技术的主要特点

分子影像是以分子生物学为基础，分子靶向为主要作用原理，结合现代医学影像技术，在分子水平进行成像的一种成像模式。其靶向分子主要有：启动疾病发生的分子、促进疾病发展和转归的分子、评估治疗效果的分子等等。

活体分子影像成像的条件：

1. 确定与目标靶分子有高度靶向作用和特异结合的物质分子。

2. 将该物质分子标记(例如放射性核素，荧光，磁性材料等)，制备特异性高、亲和力强的作用于靶分子的靶向探针(例如核医学显像剂)。

3. 分子靶向探针能克服体内生物传递屏障(血管、组织间隙、细胞膜、血脑屏障等)到达靶器官，并与靶分子结合。

4. 采用敏感、快速和高分辨力的成像系统。

三、常用寻找和鉴别有效靶向分子的方法

细胞分子生物学的发展，让人们逐渐认识了调控肿瘤、心、脑疾病的分子机制及关键调控分子，开发针对这些疾病发生、发展关键分子靶点的诊断、治疗成为新趋势。

核医学不仅需要开发针对这些新靶点的特异性配体，用放射性核素标记这些配体进行显像，还需要解决这些放射性核素标记配体在体内的有效性，即能到达靶组织，穿过血-脏器屏障，透过细胞膜，到达靶组织前不被分解等问题。

(一) 利用染色体杂交技术

通过对比病变细胞和正常细胞之间染色体组的异同，寻找缺失或者异位的染色体片段，并通过分子生物学技术鉴别致病基因。

(二) 基因组族谱技术

通过基因芯片分析千万基因的表达，比较病变细胞和正常细胞之间的差别，鉴别调控细胞异常生长的特殊途径。例如某个基因在生理状态下不表达而在病理状态下表达增加，那么该基因表达的蛋白就是一个很好地靶向诊断、靶向治疗的分子靶点。

(三) 蛋白质组学技术

蛋白质组学技术可比较病变组织和正常组织之间差异蛋白的表达，并通过分子生物学方法和生物信息学确定该差异表达蛋白的特性和种类，这种差异表达蛋白也可开发为靶向诊断、靶向治疗的分子靶点。

蛋白磷酸化是蛋白激活过程中的一个化学变化，现在蛋白质组学技术可以保持蛋白的磷酸化状态，使其反映取材时(比如活检标本)蛋白的激活状态。

在现代分子影像技术中，以核医学成像技术SPECT/CT，PET/CT，PET/MRI为代表的分子影像得到了快速发展，特别是以PET为主要技术的分子显像在研究和应用中展现出很大的优势。

核医学显像是最早实现的分子影像，它是以分子水平的靶向作用为基础，以疾病发生过程中产生的关键分子为靶分子，通过放射性核素标记与靶分子高度靶向性和特异结合的物质分子(称为显像剂或示踪剂)，并将其引入体内后，可进行体外放射性核素显像，在活体内直接观察到疾病起因、发生、发展等一系列的病理生理变化和特征。简言之，核医学显象就是利用放射性药物能选择性地分布于特定的器官或病变组织的特点，将放射性药物引入患者体内，在体外描记放射性药物在体内分布的方法。

四、分子影像基本原理及分类

无论是核医学分子影像，还是磁共振、光学或是超声分子成像模式，尽管不同的显像模式获取信息的方式以及信号源不同，但是其分子探针与靶组织或靶分子结合的机制都是相同的，都以

分子识别作为分子影像的共同理论基础和原理。根据分子影像的原理和方法不同，常用的分子影像技术大致可以分为以下几类。

1. 根据标记分子探针与靶分子结合的类型或原理不同，大致可将分子影像的原理分为以下几种类型：①代谢显像；②放射免疫显像；③受体显像；④反义显像；⑤报告基因显像等。除此之外，分子影像常用的细胞凋亡显像、乏氧显像等，也都是以分子识别为基础的。随着新的特异性靶分子的不断发现，新的分子影像探针也会不断涌现（已在本章第一节详述）。

2. 根据获取分子信息的信号源不同，其成像原理可以分为以下几类。

（1）核医学分子影像：采用放射性核素标记某些小分子物质作为分子探针，其信号源来自于放射性核素衰变中发射的γ射线。放射性核素又可分为单光子发射型核素与正电子发射型核素，前者应用SPECT显像，后者采用PET或PET/CT显像。核医学分子影像的优点是探测分子信号的灵敏度较高，可达毫摩尔或微摩尔级，其缺点是解剖分辨率较低，常规显像仅能分辨5～10mm以上的病灶。

（2）磁共振分子成像：其成像的信号源与核素显像差异较大，用于标记示踪分子的物质多为能够产生对比增强信号的磁性粒子，如氧化铁纳米颗粒、Gd离子等。磁共振分子影像的优点是具有较高的解剖分辨率，可达微米级，缺点是固有的灵敏度较低，难以探测到分子影像要求的纳摩尔级的分子探针。

（3）光学分子成像：采用发光物质标记探针，利用荧光显微镜或生物发光成像仪器进行显像，包括绿色荧光和红色荧光等。近年来，基于放射性核素产生的切连科夫光学成像受到关注。光学成像的灵敏度比较高，也有较高的分辨率，但是其深度穿透力较差，常常不能有效地探测深部组织。

（4）超声分子影像：多采用能够被超声仪器识别、含有空气的微泡作为识别信号，将微泡连接在某些具有靶向性的特异性分子上，引入机体后与相应的靶点特异性结合而进行病灶成像。超声影像具有较高的解剖分辨率，但是用于超声分子影像的探针很少，目前主要是依据对气泡的探测能力作为识别信号，因此还无法确定其最小可测探针的化学量。

3. 根据一次成像获取的信息量不同分为单一模式和多模式分子影像。

（1）单一显像模式：一次成像仅获得某一种生物学或形态学信息的影像，如核素显像的分子功能信息，或CT、MR的形态学或功能信息。单一成像模式的不足是获得的信息单一，单一的功能信息其图像解剖分辨率低，难以对病变进行精确定位，而单一的形态学影像虽然解剖分辨率较高，但是难以反映分子水平功能信息，因此单一模式成像都存在某些不足，难以满足临床应用需求。

（2）多模式成像：多模式成像克服了各自的不足，可以实现优势互补，是具有发展前景的分子影像技术。由于不同的分子影像模式采用的信号源不同，其图像的分辨率和敏感性也具有较大差异，通常以MRI、CT以及超声为代表的以解剖形态学成像为主的影像模式，获得分子功能信息需要使用毫摩尔（mM）级甚至微摩尔级（CT）血药浓度的造影剂才能被探测，因此其固有的物理敏感性受到一定的限制；但是MRI和CT的空间分辨率却很高，大约为25～100μm和50～200μm，MRI略优于CT。超声影像的敏感性目前还未见相关的信息报道，但是其分辨率也可与CT相媲美，可达50～500μm。以SPECT、PET为代表的以分子功能成像为主的影像模式，在灵敏度上比CT、MRI和超声影像要高几个数量级，纳米级的放射性示踪剂即可被探测出来，但是空间分辨率比较差，PET约为1～2mm，SPECT略差。光学成像的灵敏度略优于MRI，但是空间分辨率与SPECT、PET相似。由于不同影像手段都有各自的优点和不足，因此将不同影像技术之间进行融合，实现优势互补，充分发挥多模式影像既能显示疾病过程中病理生理学变化又能高分辨率地展现形态学变化的优势。多模式成像已成为当今医学影像发展的必然结果，目前PET/CT和SPECT/CT在临床上已经得到比较广泛的应用，PET/MRI也已用于临床。融合影像使检测疾病早期发生过程成为可能，而疾病的早期诊断将大大增加治疗干预成功的可能性。而且，由于从分子水平对疾病进行特征化、可视化处理，在临床上能够对患者的治疗及治疗反应进行早期监测，通过对治疗反应进行分层和量化，有助于临床医生选择更有效的治疗方法、优化治疗方案和制订个体化治疗决策。例如通过对肿瘤发生过程中关键标记分子（marker）的分子影像显像，可以早期诊断肿瘤发生、发展、转移、复发，从而在疾病的发生、形成的阶段进行有效地干预，逆转、阻止或延缓其发生；在治疗上，根据治疗药物的作用靶点影像的变化，药物作用过程中一些关键的标记分子是否改变，可在治疗过程中或治疗后早期评价治疗疗效。

第三节　人工智能与分子影像技术

一、人工智能概述

人工智能（artificial intelligence，AI）是研究、开发用于模拟、延伸和扩展人智能的理论、方法、技术及应用系统的一门新的技术科学，其领域研究包括机器人、语言识别、图像识别、自然语言处理和专家系统等。"AI"一词由约翰•麦卡锡在1956年提出，随着科学技术及经济社会的不断进步，特别是在移动互联网、大数据、超级计算、传感网、脑科学等新理论新技术的持续推动下，AI加速发展，呈现出深度学习、跨界融合、人机协同、群智开放、自主操控等新特征。大数据驱动知识学习、跨媒体协同处理、人机协同增强智能、群体集成智能、自主智能系统成为人工智能的发展重点，受脑科学研究成果启发的类脑智能蓄势待发，芯片化硬件化平台化趋势更加明显，人工智能发展进入新阶段。当前，新一代人工智能相关学科发展、理论建模、技术创新、软硬件升级等整体推进，正在引发链式突破，推动经济社会各领域从数字化、网络化向智能化加速跃升。

近年来，随着语音识别、图像识别和自然语言处理等技术的惊人突破，AI深入到医疗健康的各个领域，包括精准医疗、智能诊疗、健康管理、医疗数据收集、医学影像分析以及新药研发等。AI算法，特别是深度学习，已经在分子影像识别任务中取得了显著进步；尤其是从卷积神经网络到变分自动编码器的各种方法已经在分子影像领域进行了大量的应用，并迅速推进了分子影像的发展。

二、分子影像与AI技术

分子影像是21世纪医学影像技术发展的方向，医学影像技术也将从目前以解剖学影像诊断为主的阶段逐步走向以分子水平的功能影像诊断为主的阶段。影像技术设备的发展及图像分析诊断水平的提高在分子影像发展过程中起着非常重要的作用。首先，作为信息采集源头的分子影像成像设备，其成像质量会显著影响疾病的检测、诊断与治疗。AI技术可提升医学影像成像质量及扫描效率，并使其成像质量趋于标准化。其次，医学图像分析判读并提取具有诊疗意义的关键信息是临床工作中非常重要的环节。AI辅助诊断和治疗可以承担繁琐的病灶筛查工作，并迅速地从海量数据中提取出与诊疗相关的有价值的信息，从而挖掘出隐藏在分子影像图像信息背后的深度特征及联系，同时避免了人工阅片带来的主观性差异。

（一）加快分子影像成像速度

在分子影像扫描过程中，成像速度始终是倍受关注的重要因素之一。分子影像与AI技术相结合，提升其成像速度是目前的研究热点。DeepPET是一种运用深度卷积算法的成像技术，可快速采集和处理PET数据来创建高质量的图像，并克服改进了常规PET图像重建的两个主要瓶颈，即缺乏优化高级图像重建的自动化手段和昂贵的运算费用。

（二）提高分子影像成像质量

医疗信息中有超过90%是影像信息，提高图像质量一直是研究热点之一。与传统的PET相比，低剂量PET/CT必然会造成图像噪声的增加和对比度的下降，进而影响图像质量，这就对成像技术及算法提出了很高的要求。研究表明，基于残差编码解码器（residual encoder-decoder）的PET图像增强方法，和传统的非局部均值（non-local means，NLM）、块匹配三维滤波（block-matching and 3D filtering，BM3D）等方法相比，可以在0.5%正常剂量的情况下得到高质量的PET增强结果，同时处理一张2D PET图像的时间仅为19ms，远少于传统方法所需的处理时间。

（三）解决分子影像图像配准

在影像分析中，经常需要比较不同患者的影像或将同一患者在不同时间、不同影像设备上取得的医学影像进行叠加比较。这就需要图像配准把不同影像映射到同一个空间，使得影像里的每个像素都一一对应起来。传统配准方法要优化的参数非常多，配准一组三维影像往往非常耗时。AI 基于深度学习强大的学习能力，不同的深度学习模型可用于解决图像配准问题。

（四）优化分子影像图像分割

图像分割在医学影像分析中用来标注影像中不同的组织和器官。图像分割方法可以分为三类：①对每个像素按所属器官进行分类，常见的方法有阀值法，区域生长等；②对组织器官的边界进行定位，代表方法有 snake、level set、active appearance model 等；③利用图像配准技术将已经分割好的影像配准到待分割的影像上。这样就可以把器官分割的信息映射到待分割影像上。近年来深度学习在图像分割方面取得了巨大的成功。大多数深度学习方法都属于像素分类。U-NET 是其中最为流行的方法之一，该方法主要用于二维医学影像的分割，后来逐步扩展到三维影像的分割。如果将其他功能影像和分割后的解剖图像配准，还可以计算特定组织器官内的生理信息。这更有助于在临床试验中精确地捕捉到药物疗效相关的信息。

随着 AI 技术的不断发展，特别是分子影像领域中机器学习以及深度学习技术的应用，使得用更短的时间、更少的放射剂量获取更高质量的分子影像成为可能，也使得图像解释更为省时、精确。

三、分子影像与 AI 结合在疾病中的应用

由于人工智能在分子影像诊断中能够发现影像与临床信息之间的潜在关系、识别人眼无法分辨的高阶影像特征，人工智能联合分子影像具有极高的临床应用潜力。目前在分子影像中，AI 的应用主要体现在三个方面：①病变的发现与定位；②通过分析可疑病变的形状体积、组织病理学、疾病分期或分子谱来对其进行定性；③监测疾病进展并评估预后及疗效。尽管分子影像与 AI 结合的应用越来越广泛，但目前的研究主要集中在肿瘤、神经系统和心血管疾病，这三种疾病都是导致死亡的主要原因，所以对其进行早期诊断和长期监测至关重要。

在肿瘤分子影像中，基于 AI 技术的计算机辅助检测（CAD）可提供大量的肿瘤描述元，定位定性并筛选病灶，分析肿瘤内部的异质性和变异性，为医疗决策提供支持，有效降低假阳性率和减少过度诊断。① AI 可以根据量化的数据来帮助影像科医生判断肿瘤的良恶性；② AI 可以通过检测肿瘤范围或肿瘤多灶性来协助确定分期；③ AI 在图像分割上，用 2D 或者 3D 测量的方式可以界定出异常的程度，这些信息除了帮助诊断之外，还可以计算放射治疗中的剂量；④值得一提的是，AI 将肿瘤的影像学特征与生物特征整合起来，形成“影像组学”，更好地为临床检查提供帮助；与此同时，AI 在监测肿瘤疗效及预后方面也将发挥更大的作用，传统的肿瘤监测通常被局限在预先定义的（诸如肿瘤直径等）指标里，而 AI 可以捕捉大量的肿瘤特征，从而更好地预测肿瘤的发展和治疗效果。

例如，临床中不确定的肺结节大多是偶然发现的，有 12% 的结节是恶性的；而在发现结节之后，通常需要 3～13 个月的时间进行后续检查以确诊。AI 技术出现后可帮助临床医生实现以下方面。①良恶性结节区分：结合四个量化评分（短轴直径、轮廓、凹陷和纹理）的模型，区分肺部良恶性结节的准确率高达 74.3%；②评估与风险分析：计算机辅助结节评估和风险分析（CANARY）工具，基于图像标志物无创地捕获肿瘤的表型并提示其潜在的病理生理变化，对结节进行风险分层，从而识别出其中较为危险的亚群；③异质性分析：肿瘤的异质性（ITH）与非小细胞肺癌（NSCLC）的预后息息相关，借助 AI 对肺癌瘤内特征的全面描述，为异质性的定性和定量提供了帮助；④微环境变化：通过 AI 影像来识别肿瘤微环境，进而评价肿瘤的发展；⑤免疫治疗评估：通过识别与免疫治疗相关的放射生物标志物来评估免疫治疗的效果；⑥靶向治疗评估：通过识别与突变相关的影像学表型来对活检结果进行补充，避免因无法识别出瘤内异质性所导致的耐药和转移。中枢神经系统（CNS）肿瘤多样化，因此各种脑部肿瘤之间往往难以鉴别，AI 可帮助 CNS 影像实现：①亚型识别，利用“影像组学”识别 CNS 肿瘤的不同分子亚型、组织病理学亚型，以及鉴别 CNS 与其他临床表现相似的肿瘤；②肿瘤勾画，半自动算法可以应用于立体定向放射、术后残留体积计算及跟踪肿瘤生长变化等领域之中；

③优化CNS诊断，利用机器学习可以区分出放射性坏死造成的强化或假脱位这些在传统影像学检查中难以被解决的问题；④治疗评估，以影像为基础的标志物检测可以对CNS肿瘤的治疗效果进行预测，从而能够选择出治疗达到预期效果的患者，以避免无效治疗和降低药物毒性所带来的风险。同样，乳腺癌是一种多样化的疾病，而三阴性乳腺癌的影像检查中没有典型的恶性肿瘤信号，疾病通常发现较晚。AI技术可通过预定义算法和深度学习的方法，在乳腺3D超声、MRI和断层融合影像中自动检测乳房病变；同时应用计算机视觉技术，包括全数字平板乳腺机（FFDM）和动态对比增强核磁（DCE MRI），可以提取乳腺图像中薄壁组织的密度与特征，从而用于乳腺癌的风险预测；通过动态对比评估将肿瘤异质性予以量化，从而提示肿瘤内部血管生成的情况以及治疗的敏感性；并且通过影像为基础的标志物检测来进行预后评估和治疗效果的评价。

此外，在神经系统疾病分子影像中，使用卷积神经网络从^{18}F-FDG PET分子影像判断受试者是否罹患阿尔茨海默病，可在临床确诊前75.8个月准确预测，敏感性与特异性均优于人工判断。而在心脏疾病分子影像中，最近美国食品和药物管理局（FDA）批准的使用AI的Arterys Cardio DL应用程序，也是FDA批准的第一个用于临床的基于云计算和深度学习的分析软件。Arterys Cardio DL可以分析传统的心脏核磁共振图像，进行全自动而且可编辑的心室分割，可在10秒之内完成一张图像的处理工作。它能够自动地画出心室的内外轮廓，提供心室功能的准确计算，其准确度可与有经验的医生进行的手动分析相媲美。

目前，分子影像与AI结合也面临着诸多困难。①数据的获取方面：数据是深度学习算法所需的核心资源，仅掌握算法而缺乏数据无法获得较好的训练效果。但是目前医院之间的数据共享和互通程度较低，获取大规模的多样性数据对AI技术研发是一个考验。来自于单一医院的训练集无疑会导致模型的过拟合现象，使得产品在其他医院难以直接应用。同时，由于疾病的多样化，发病率低的病变集数量可能过少，出现模型诊断偏倚。②在数据标注方面：深度学习要结合先验知识对模型进行训练，训练集需要事先标注，而大多数标注依赖人工识别，因此数据标注将耗费大量的人力、物力和时间。除此之外，分子影像标注的标准往往存在较多争议，不同的国家、国际组织、学会和医院可能执行各自的体系，不同的医师对征象的认识也缺乏一致性。③数据的共享需要克服法律和伦理方面的问题。④AI对结果的可解释性及对医患关系的责任存在着挑战。因此，建立标准影像数据库势在必行，只有建立标准数据库才能从根本上解决图像的临床代表性、多样性、标注的权威性与规范性及数据的可溯源性等问题，从而加速AI在分子影像领域的研发和应用。

尽管目前AI技术有着各种局限性，但随着科技的进步、AI的发展及更大的训练数据的应用，AI在分子影像领域的发展具有更为广阔的前景；尤其在肿瘤的诊治，心脑血管疾病的早期发现以及神经退行性疾病无症状诊断等领域都将发挥重要的作用。因此，AI在分子影像领域的广泛应用，将极大提高医疗精准化水平。

第四节　分子影像诊治一体化

诊治一体化（theranostics）一词由John Funkhouser于1998年首次提出，其将诊治一体化定义为“根据疾病状态干预或治疗手段的能力”。随着疾病诊治一体化的发展，其定义也更为广泛，目前普遍认为，诊治一体化是一种将疾病的诊断或监测与治疗有机结合的新型生物医学技术。近年来，研究人员开发了一系列能够实现疾病诊治一体化的核素标记分子，为人类健康带来新契机。由于诊治一体化将诊断和治疗功能整合为一体，因此，相对于单一的诊断或治疗手段具有明显的优势。基于分子影像的疾病诊治一体化在患者诊断、分层、个体化医疗、实时监测治疗过程和反馈治疗效果等方面均展现巨大潜力。目前，临床上已有部分核素标记分子探针被用于肿瘤的诊治（表7-1）。

以生长抑素受体为靶点的核素标记化合物在神经内分泌肿瘤的临床诊治应用中受到广泛关注。神经内分泌肿瘤是一种起源于肽能神经元和神经内分泌细胞的异质性肿瘤，大多数神经内分泌肿瘤高表达生长抑素受体。研究表明，生长抑

表 7-1 目前临床上应用于疾病诊治的核素标记分子探针

临床适应证	诊断剂	治疗剂
甲状腺功能亢进或甲状腺癌	^{123}I- 碘化物	^{131}I- 碘化物
肾上腺素能肿瘤	^{123}I- 碘苄胍	^{131}I- 碘苄胍
前列腺癌骨转移	^{99m}Tc- 亚甲基二膦酸盐	^{123}Ra- 氯化物
非霍奇金淋巴瘤	^{111}In- 替伊莫单抗	^{90}Y- 替伊莫单抗
神经内分泌肿瘤	^{68}Ga-DOTA TATE	^{177}Lu-DOTA TATE
前列腺癌	^{68}Ga-DKFZ-PSMA-11	^{177}Lu-DKFZ-PSMA-617

素及其类似物具有抗肿瘤活性，阻滞肿瘤细胞周期，诱导肿瘤细胞凋亡，抑制肿瘤血管生成，抑制细胞外因子合成与分泌，并拮抗其促肿瘤生长等作用。经典的生长抑素类似物为人工合成的奥曲肽，DOTA-3- 酪氨酰基 - 奥曲肽（DOTA-TATE）是一种常见的奥曲肽类似物，利用 ^{68}Ga 标记 DOTA-TATE 的 PET/CT 成像具有高检出率和高空间分辨率特点，在小病灶的诊断检出方面表现出优势，有助于神经内分泌肿瘤的早期诊断、分期分型、治疗及预后评估。^{64}Cu 作为一种新型放射性核素，与放射性核素 ^{68}Ga（$T_{1/2}$=68 分钟）相比，放射性核素 ^{64}Cu（$T_{1/2}$= 12.7 小时；β^+: 0.653MeV；β^-: 0.578MeV）具有更长的半衰期，可与各种化合物偶联。^{64}Cu 经 β^+ 衰变产生的 511KeV 光子可被 PET 探测，用于肿瘤的 PET 成像；另外，^{64}Cu 产生的 β^- 粒子，可用于肿瘤的生物靶向放射性配体治疗。^{64}Cu-DOTA-TATE PET 成像在神经内分泌肿瘤的分子靶向诊治研究中表现出独特的临床应用优势。此外，^{131}I 标记的间碘苄胍（metaiodobenzylguanidine，MIBG）也被报道用于神经内分泌肿瘤的诊治。^{131}I 可结合特定配体，并同时发射 γ 和 β 射线，其发射的 β 射线对肿瘤细胞有杀伤作用，适用于肿瘤的放射性配体治疗；发射的 γ 射线可被 SPECT 探测，用于肿瘤的探测和治疗效果监测。MIBG 为去甲肾上腺素的功能性类似物，主要通过主动转运被神经内分泌细胞特异性摄取和滞留，^{131}I-MIBG 首次报道被用于治疗嗜铬细胞瘤患者，随后在 1986 年，被报道用于治疗神经母细胞瘤患者，此后，^{131}I-MIBG 开始用于神经内分泌肿瘤的治疗。

近年来，前列腺特异性膜抗原（prostate-specific membrane antigen，PSMA）作为靶分子，在前列腺癌影像学诊断和放射性配体治疗的应用中受到广泛关注。前列腺癌是除肺癌之外最常见的癌症，为西方国家男性第二大致死性疾病，男性前列腺癌患者的诊治是全球健康保健的重大挑战之一。前列腺癌是一种异质性肿瘤，尽管过去几十年前列腺癌的诊断和治疗方面已取得一定进展，但仍有部分高危前列腺癌患者经历生化复发、局部复发或者远处转移等。分子影像在前列腺癌患者的临床决策过程中如前列腺癌初期诊断、分期、治疗、治疗后复发、再分期等，扮演着关键的角色。PSMA 是一种在前列腺癌中高表达的跨膜蛋白，其靶向的配体复合物通过细胞内化作用以较高浓度被滞留于细胞内，从而用于前列腺癌的诊断和靶向治疗。目前，以 PMSA 为靶分子，用 ^{18}F 或 ^{68}Ga 标记其小分子抑制剂的 PET/CT 成像在评价高危前列腺癌初诊分期、治疗后复发的再分期等方面获得令人满意的结果。有报道对 ^{68}Ga-PSMA-11 PET/CT 成像与传统成像在中高危前列腺癌患者的淋巴结分期进行比较，以组织病理学结果作为金标准，结果显示 ^{68}Ga-PSMA-11 PET/CT 成像对前列腺癌患者转移性淋巴结的检测敏感性、特异性和准确率分别为 65.9%、98.9% 和 88.5%，而其他解剖成像（CT、MRI）为 43.9%、85.4% 和 72.3%；与传统成像（CT 扫描和骨扫描）或胆碱 -PET 成像相比，^{18}F 或 ^{68}Ga 标记的特异性 PMSA 配体 -PET 成像灵敏度和特异性更高，尤其是在局部区域治疗后低 PSA 浓度的前列腺癌患者的分期和再分期中。除成像诊断外，部分发射 α 或 β 射线的放射性核素如 ^{60}Y 或 ^{117}Lu，其标记的 PSMA 小分子抑制剂 DKFZ-PSMA-617 已经用于前列腺癌患者的放射性配体靶向治疗（图 7-5）。

恶性肿瘤如前列腺癌、乳腺癌及肺癌等常发生骨转移，且近半数患者伴有骨痛。^{188}Re 标记的亲骨性 1- 羟基 -1，1- 二膦酸钠乙烷（即依替膦酸盐，HEDP）为新型肿瘤骨转移靶向放射性治疗药物。^{188}Re 半衰期为 16.98 小时，可同时发射 β 和 γ 射线，其中，发射的 β 射线最大能量为 2.12MeV，如此高能的 β 射线在软组织的最大射程为 10.4mm，平均射程为 3.1mm，对周围组织损伤小，适用于肿瘤内照射治疗。HEDP 通过与代谢活跃的骨转移灶的羟磷灰石结合，浓聚于骨转移灶，将 ^{188}Re

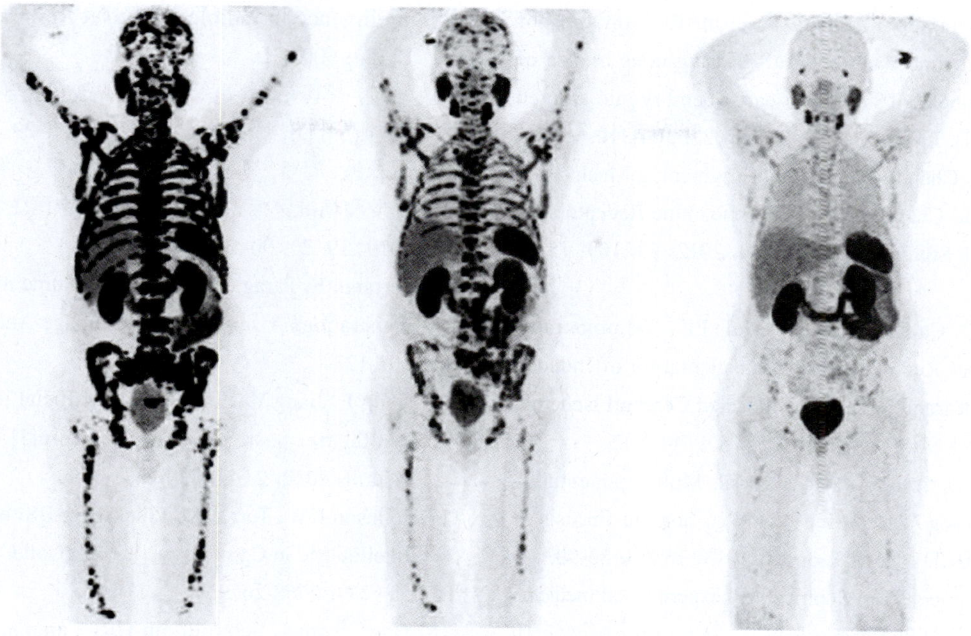

图 7-5　一名 75 岁转移性去势耐受前列腺癌患者，经 ^{177}Lu-PSMA-617 治疗前、治疗两周期后和治疗四周期后 ^{68}Ga-PSMA PET 成像

靶向肿瘤骨转移病灶，发射 β 射线，发挥 ^{188}Re 辐射治疗作用。^{188}Re 的辐射作用一方面可直接引起生物大分子的损伤导致肿瘤细胞凋亡；另一方面，可电离水分子，产生过氧化氢等活性氧自由基，间接加速肿瘤细胞凋亡。同时，利用放射性药物治疗转移性骨痛的可能机制为：①骨转移灶受 β 射线辐射后体积减小，从而减轻骨组织间及受损骨膜的压力；②射线作用于细胞，抑制传递疼痛化学物质的分泌；③抑制前列腺素等炎性物质的产生；④放射性膦酸盐类药物在成骨细胞活跃区沉积，对缓解疼痛有一定作用。药效学研究显示，^{188}Re-HEDP 的镇痛作用属于末梢性，而非中枢性镇痛作用，且有抑制恶性肿瘤骨侵袭的作用。此外，^{188}Re 可同时发射 155KeV 能量的 γ 射线，用于 SPECT 显像，监测药物在体内的生物分布情况。

分子影像在疾病早期精确诊断方面具备独特优势，同时，随着分子影像探针开发和分子影像设备的快速发展，利用分子探针的独特性能，拓展分子影像学的应用领域，实现其在疾病诊治一体化的应用，不仅对分子影像学的发展具有重要的价值，而且对推动细胞分子生物学，病理生理学及转化医学的发展具有深远的意义。基于分子影像介导的多模式疾病诊治一体化手段，能够有效评估疾病的最佳治疗时间窗、实时监测治疗效果、减少治疗的副作用等，为疾病的精准诊治带来新希望。

（张　宏）

参 考 文 献

[1] 王世真. 分子核医学 [M]. 北京：中国协和医科大学出版社，2001：305-312.

[2] 张永学，黄钢. 核医学 [M]. 北京：人民卫生出版社，2010：106-135.

[3] 张永学，李亚明. 核医学 [M]. 2 版. 北京：人民卫生出版社，2014：118-131.

[4] Tolmachev V，Rosik D，Wållberg H，et al. Imaging of EGFR expression in murine xenografts using site-specifically labelled anti-EGFR 111In-DOTA-Z EGFR：2377 Affibody molecule：aspect of the injected tracer amount[J]. Eur J Nucl Med Mol Imaging，2010，37(3)：613-622.

[5] Cai W，Olafsen T，Zhang X，et al. PET imaging of colorectal cancer in xenograft-bearing mice by use of an 18F-labeled T84.66 anti-carcinoembryonic antigen diabody[J]. J Nucl Med，2007，48（2）：304-310.

[6] Zhang Y，Chen Q，Du F，et al. Frightening Music Triggers Rapid Changes in Brain Monoamine Receptors：A Pilot PET Study[J]. J Nucl Med，2012，53（10）：1573-1578.

[7] Wang JC，Cao FF，Han F，et al. PET Demonstrates Functional Recovery after Transplantation of Induced Pluripotent Stem Cells in a Rat Model of Cerebral Ischemic Injury[J]. J Nucl Med，2013，54（5）：785-792.

[8] Scalera JE，Soto JA，Jara H，et al. Multiexponential T（2）analyses in a murine model of hepatic fibrosis at 11.7 T MRI[J]. NMR Biomed，2013，26（1）：83-90.

[9] Jones T，Price P. Development and experimental medicine applications of PET in oncology：a historical perspective[J]. The Lancet Oncology，2012，13（3）：e116-e125.

[10] Stahl S，Graslund T，Eriksson Karlstrom A，et al. Affibody Molecules in Biotechnological and Medical Applications[J]. Trends Biotechnol，2017，35（8）：691-712.

[11] Chakravarty R，Goel S，Cai W. Nanobody：the "magic bullet" for molecular imaging?[J]. Theranostics，2014，4（4）：386-398.

[12] Hosny A，Parmar C，Quackenbush J，et al. Artificial intelligence in radiology[J]. Nat Rev Cancer，2018，18（8）：500-510.

[13] 韩冬，李其花，蔡巍等. 人工智能在医学影像中的研究与应用 [J]. 大数据，2019，5（1）：1-29.

[14] 谢志勇，周翔. 基于机器学习的医学影像分析在药物研发和精准医疗方面的应用 [J]. 中国生物工程杂志，2019，39（2）：90-100.

[15] Ferrante E，Paragios N. Slice-to-volume medical image registration：A survey[J]. Med Image Anal，2017，39：101-123.

[16] Jiang F，Jiang Y，Zhi H，et al. Artificial intelligence in healthcare：past，present and future[J]. Stroke Vasc Neurol，2017，2（4）：230-243.

[17] Johnson KW，Torres SJ，Glicksberg BS，et al. Artificial Intelligence in Cardiology[J]. J Am Coll Cardiol，2018，71（23）：2668-2679.

[18] Haggstrom I，Schmidtlein CR，Campanella G，et al. DeepPET：A deep encoder-decoder network for directly solving the PET image reconstruction inverse problem[J]. Med Image Anal，2019，54：253-262.

[19] 萧毅，刘士远. 肺结节影像人工智能技术现状与思考 [J]. 肿瘤影像学，2018，27（4）：249-252.

[20] Bi WL，Hosny A，Schabath MB，et al. Artificial intelligence in cancer imaging：Clinical challenges and applications[J]. CA Cancer J Clin，2019，69（2）：127-157.

第八章 核医学影像思维

核医学影像学是一门新兴的、充满前景与挑战的临床医学学科，它的形成和发展在临床医疗实践中有着举足轻重的作用。在其快速的发展过程中，经历了扫描仪、伽马照相机、单光子显像的两维影像的时代，后又经历了 SPECT、PET 断层影像的三维影像阶段，影像信息逐渐增多并建立了立体的概念，核医学影像诊断思维脉络逐步形成。另一方面，随着放射性药物临床应用的不断丰富，核医学从最初的某些特定疾病中的影像识别，到疾病所表现的特定的分子特征变化，逐步建立起对应放射性药物在系统疾病中的核医学影像诊断思维方法和模式。

随着医学影像技术的快速发展，核医学单光子与正电子影像技术与现代医学影像技术的融合，特别是 SPECT/CT、PET/CT 的不断升级和 PET/MR 的推出与应用，给核医学影像诊断技术带来了更大的机遇与发展空间。实际上，在目前核医学影像诊断的实践中，核医学的影像思维模式大量借鉴了现代放射影像学的一些方式和方法。最初 CT 的引进单纯作为定位与衰减校正的工具，而后 CT、MR 成为与核医学影像并行的不可或缺的诊断手段，其诊断的思维方法在核医学影像多探针、多模态的应用中不断丰富核医学影像思维的内涵，成为一种独特的影像诊断思维的方式。

第一节 核医学影像特点与思维

一、核医学影像的特点

核医学影像的成像设备主要有单光子发射计算机断层显像仪（SPECT）和正电子发射断层显像仪（PET），以及融合成像设备（SPECT/CT、PET/CT、PET/MRI）。这些设备都是基于放射性核素产生的 γ 光子成像，本质上是定位人体内发射出的 γ 光子的位置，经过后处理重建得到核医学图像以反映体内放射性药物的分布位置及相应的定量参数，因此核医学影像离不开放射性药物。SPECT 常用的放射性核素有 ^{99m}Tc、^{123}I、^{111}In 等，PET 常用的放射性核素有 ^{18}F、^{11}C、^{13}N、^{15}O 等，这些放射性核素可标记在不同的化合物上进行显像。不同的放射性药物具有不同的结合靶点与代谢特点，反映不同的生理或病理特征，运用不同的放射性药物将得到不同的核医学影像。在这一点上核医学影像与磁共振有些许相似：不同的磁共振序列反映了疾病某个方面的特征，如含水量、脂肪含量、水分子扩散、质子密度、血流灌注等。然而与之不同的是，核医学所用的放射性药物在通过特定的结合靶点或代谢特点反映某种疾病特征时，其诊断的特异性往往要高得多。在多模态融合显像时代，核医学影像的分子特征信息结合 CT、MR 的特征的综合影像诊断是影像学发展和应用的大势，核医学医师也应兼具核医学分子影像和放射影像的临床基础，方能更好地体现核医学影像的优势。

二、核医学影像临床思维

（一）了解核医学影像的"特异性"

核医学影像诊断的本质是通过特定的示踪剂反映疾病某个方面的病理生理特征。核医学图像的判读其实很简单，通常是通过图像上病变的浓与淡来判断其是否具有某个分子特征。例如，在 ^{18}F-FDG PET 图像中，我们通过病灶摄取高低来判断其葡萄糖代谢是否活跃（图 8-1A）；在生长抑素受体显像中，通过病灶的摄取判断其是否表达生长抑素受体（图 8-1B）；在消化道出血显像中，通过扫描野中是否有异常的放射性浓聚来判断该部位是否有标记的红细胞聚集（图 8-1C）；在肾动态显像中，通过肾脏放射性浓聚变化的情况判断肾脏对示踪剂的滤过和排泄功能（图 8-1D）等等。

相比 CT、MR 而言，核医学图像的数据量不多，因为并不体现精细的结构，单个像素也比较大。在了解核医学影像正常图像表现的基础上，能够比较容易地判读核医学图像，但是解读起来并不那么简单。核医学影像的核心是放射性示踪剂，这些示踪剂反映疾病不同的病理生理及分子特征，之所以选取这些示踪剂运用于核医学影像的临床诊断和评估，正是因为其反映的某个病理生理及分子特征能够比较特异性地与某种疾病挂钩。例如，^{18}F-FDG 作为最常用的 PET 显像剂，其最主要的作用是判断病变良恶性。^{18}F-FDG 与葡萄糖结构类似，其通过葡萄糖转运蛋白进入细胞，并在细胞内己糖激酶的催化作用下反应生成 6- 磷酸脱氧葡萄糖，这与葡萄糖进入细胞和在细胞内被代谢的第一步反应是一样的。因此，如果在 ^{18}F-FDG PET 图像中，病灶越浓，代表着 ^{18}F-FDG 摄取越高，即葡萄糖代谢越活跃；而由于肿瘤的 Warburg 效应，即恶性肿瘤不管在何种状态下总是优先以糖酵解的方式供能（因为糖酵解产能速度快），来为肿瘤提供更多的 ATP 用于细胞生长、增殖，所以恶性肿瘤的葡萄糖代谢比正常组织或良性病变要活跃的多。基于这样的原理，在 ^{18}F-FDG PET 图像中，如果病灶越浓，代表葡萄糖代谢越活跃，说明可能是恶性肿瘤（图 8-1A）；反之，如果病灶摄取不高，代表葡萄糖代谢不活跃，说明可能是良性病变。

类似的，在生长抑素受体显像中，由于所用的放射性示踪剂是能够与细胞表面的生长抑素受体特异性、高亲和力结合的配体，因此生长抑素受体显像的图像中病灶越浓，代表病灶表达生长抑素受体的密度越大。生长抑素受体显像最主要的适应证是诊断和评估神经内分泌肿瘤，因为神经内分泌肿瘤恰好具有高表达生长抑素受体这一分子特征。所以，在生长抑素受体显像中，病灶摄取高，代表表达生长抑素受体密度大，说明是神经内分泌肿瘤（图 8-1B）；反之，病灶摄取不高，代表不表达生长抑素受体，说明不是神经内分泌肿瘤。再比如在消化道出血显像中，通常用 ^{99m}Tc

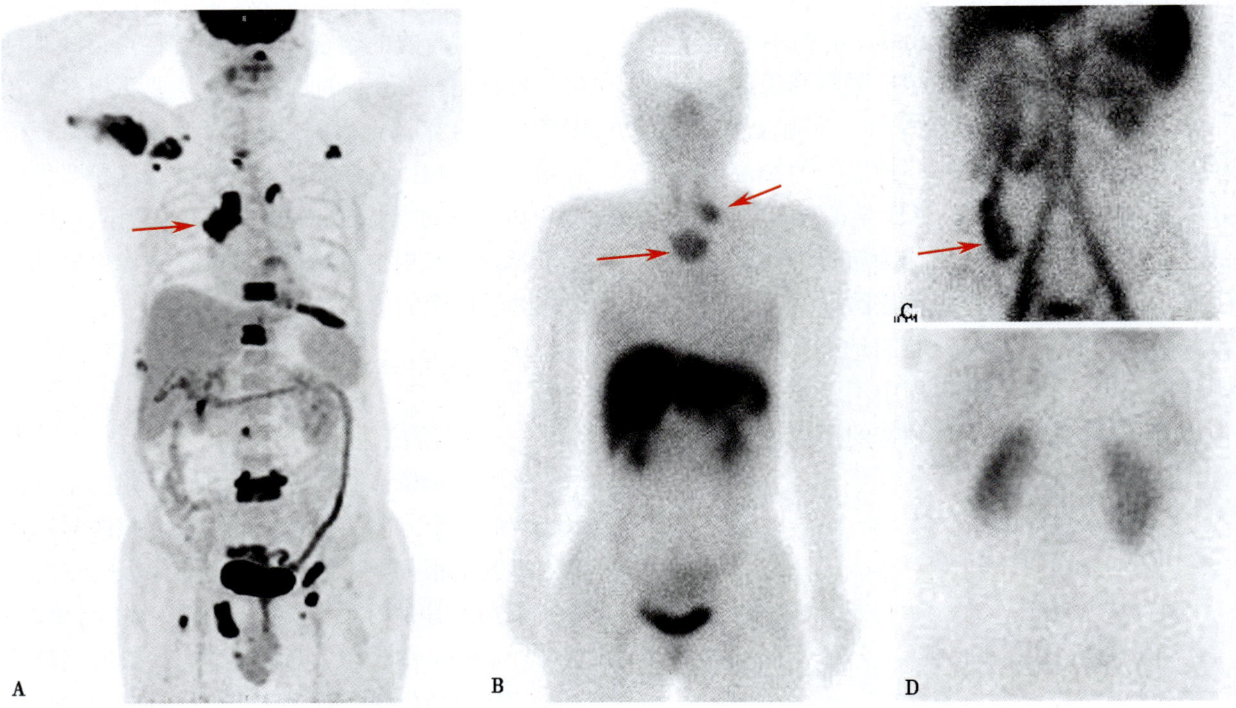

图 8-1 核医学影像示例

A. ^{18}F-FDG PET 最大密度投影图，患者为肺癌伴全身多发骨转移，病灶 ^{18}F-FDG 摄取异常浓聚（长箭头），提示葡萄糖代谢活跃；B. ^{99m}Tc-HYNIC-TOC 生长抑素受体显像，患者为嗜铬细胞瘤术后纵隔及颈部淋巴结转移，病灶放射性摄取异常增高（长箭头），提示生长抑素受体表达增高；C. ^{99m}Tc-RBC 消化道出血显像，患者为回盲部出血（长箭头），出血部位异常浓聚并呈肠型；D. ^{99m}Tc-DTPA 肾动态显像功能期图像，双肾实质示踪剂浓聚较好，提示滤过功能基本正常标记的红细胞进行显像，^{99m}Tc 标记的红细胞在出血部位随其他红细胞一同漏入消化道，从而在核医学图像中有所显示，能够指示消化道出血部位（图 8-1C）；在肾动态显像中，利用完全被肾小球滤过而没有重吸收和排泌过程的示踪剂 ^{99m}Tc-DTPA，可以通过肾脏放射性浓聚变化来计算肾小球滤过的功能（图 8-1D）。

由此可见，解读核医学影像的第一步，要先充分了解每一种示踪剂所反映的病理生理基础和显像原理，才能将图像中的“浓与淡”与某个特定的病理生理过程及分子特征结合起来，才能够对每一张核医学影像做出初步的解读。通过学习本书，读者应该能够熟练掌握这些基础知识和技能。

（二）打破核医学“特异性”影像的局限

核医学的每一种示踪剂、每一种显像方法几乎都是基于某种功能或分子特征的“特异性”设计的，这种设计模式使得核医学影像背后的意义变得简单、直接、易懂。在认识到每一种示踪剂所反映的病理生理基础和分子特征之后，可以根据其原理基础作出“是”或“否”的初步判断。比如，根据 ^{18}F-FDG PET 图像中病灶的浓与淡判断是否为恶性肿瘤；根据生长抑素受体显像中病灶摄取判断是否为神经内分泌肿瘤；根据消化道出血显像中腹盆部是否有异常摄取判断有无出血；根据肾动态显像中肾脏浓聚判断肾小球滤过功能是否正常。但实际上，在临床实践中我们并不能够完全用这样的方式来解读核医学影像，因为核医学的每一种示踪剂和显像方法几乎都不具备完美的特异性和敏感性。

以 ^{18}F-FDG PET 为例，除恶性肿瘤之外，活动性的炎症同样可以表现为 PET 图像中的浓聚灶，因为活化的炎症细胞的葡萄糖代谢可以很活跃，这一点与恶性肿瘤相似，因此恶性肿瘤与活动性炎症的 ^{18}F-FDG 摄取有一定程度的重叠（图 8-2A）；另外有部分良性或良性倾向的肿瘤比如腮腺 Warthin 瘤、多形性腺瘤、冬眠瘤、甲状腺腺瘤、胰腺实性假乳头状瘤、肾上腺腺瘤、嗜酸性腺瘤、子宫肌瘤等等也可能由于瘤内某些肿瘤或非肿瘤细胞的葡萄糖代谢活跃而表现为 ^{18}F-FDG 摄取增高（图 8-2B）。这些因素会导致 ^{18}F-FDG PET 影像的“假阳性”。另一方面，一些恶性肿瘤的 ^{18}F-FDG 摄取可能不太高，比如表现为肺磨玻璃结节的早期肺腺癌由于肿瘤细胞密度低可能表现为类似良性病变的 ^{18}F-FDG 摄取（图 8-2C）；高分化的肝细胞癌由于细胞内葡萄糖磷酸酶的作用，可将细胞内生成的 6- 磷酸葡萄糖 / 脱氧葡萄糖催化生成葡萄糖 / 脱氧葡萄糖（^{18}F-FDG 进入细胞内催化反应第一步的逆反应），进而将 ^{18}F-FDG 移出细胞外，造成其 ^{18}F-FDG 摄取不高的“假阴性”表现（图 8-2D）。由此可见，^{18}F-FDG PET 图像中病灶的“浓与淡”虽与病变的葡萄糖代谢活跃程度相关，但还不能完全递推为病变的良恶性。

再以生长抑素受体显像为例。由于神经内分泌肿瘤具有高表达生长抑素受体的特征，所以我们采用这种核医学影像方法来判断病变是否为神经内分泌肿瘤。实际上除神经内分泌肿瘤之外，多种肿瘤也可以或多或少地表达生长抑素受体，如脑膜瘤、乳腺癌、肾细胞癌、淋巴瘤、前列腺癌、非小细胞肺癌、甲状腺癌等等，甚至一些活动性的炎症由于存在活化的淋巴细胞，在生长抑素受体显像中也可表现为阳性。另一方面，部分神经内分泌肿瘤如胰岛素瘤、高级别的神经内分泌肿瘤由于缺乏生长抑素受体表达，可能为生长抑素受体显像假阴性；另外，由于不同类型的生长抑素受体示踪剂（如 ^{99m}Tc、^{111}In、^{68}Ga 标记的生长抑素类似物）与生长抑素受体亲和力的差别、核医学显像仪器的差别（SPECT 或 PET 采集）等因素，也可能在核医学技术层面上造成生长抑素受体显像假阴性的结果（即病灶高表达生长抑素受体但显像为阴性）。

再来看消化道出血显像。消化道出血显像基于 ^{99m}Tc 标记的红细胞与正常红细胞一同经出血部位漏入消化道来判断是否有出血及出血部位，原理直接明了。但由于核医学显像设备采集灵敏度、分辨率等因素限制，出血速率至少需 >0.05ml/min 并有 2～3ml 以上的出血量方能被消化道出血显像探测到；此外，在正常显影范围以外的异常摄取并不完全等同于存在消化道出血，如肝血管瘤、异位脾、腹主动脉瘤、富血供肿瘤、非肠道的出血或血肿等情况就可能造成假阳性表现，因此对于消化道出血显像的判读通常需满足 4 条标准：采集期间新出现血管外的局灶性摄取、随时间延长摄取增高、摄取增高区顺行或逆行移行、定位于肠腔。另外，除 ^{99m}Tc 标记的红细

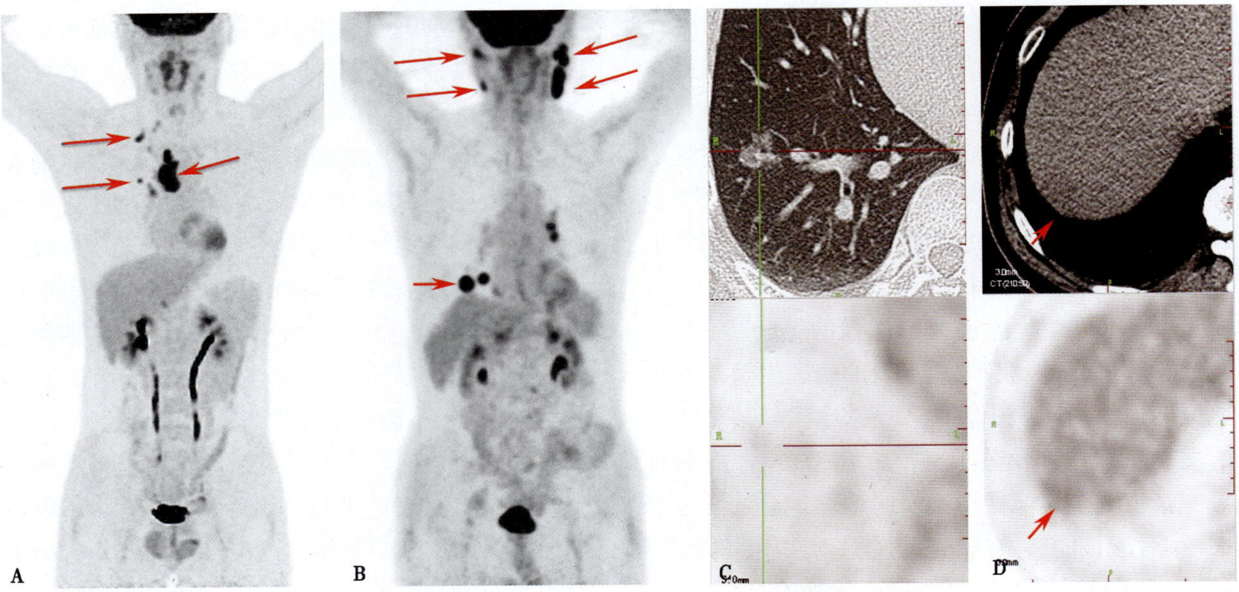

图 8-2 ^{18}F-FDG PET 假阳性及假阴性示例

A. 肺及淋巴结结核，^{18}F-FDG 摄取异常增高（长箭），葡萄糖代谢活跃；B. 直肠癌术后肺转移，转移灶 ^{18}F-FDG 摄取增高（箭头）；双侧腮腺多发 Warthin 瘤，^{18}F-FDG 摄取亦增高，增高程度似恶性肿瘤（长箭）；C. 肺腺癌，^{18}F-FDG 摄取不高，肿瘤表现为磨玻璃密度，肿瘤细胞密度低。D. 肝细胞肝癌，^{18}F-FDG 摄取与正常肝实质相似，葡萄糖代谢不活跃

胞外，^{99m}Tc-SC（一种胶体显像剂）也可作为消化道出血的显像剂，它与 ^{99m}Tc 标记的红细胞在循环本底放射性的清除、显像时间窗、适用的出血类型（间断或持续性出血）、对患者一般情况的要求等方面各有优缺点，了解不同示踪剂的特点，方能选出最适合的检查方法。同样的，肾动态显像虽然可以根据肾脏对 ^{99m}Tc-DTPA 摄取程度来计算肾小球滤过率，但我们也要了解曲线拟合、深度校正、背景校正、灌注过度等因素对肾小球滤过率计算的影响，还需要结合图像表现综合判断，也不能只是机械地读取数据。

对于核医学影像而言，在了解其示踪原理的设计基础之后，还需要跳出核医学这种“特异性”示踪影像的局限，这就要求我们要掌握每一种病变、疾病所对应的病理生理变化和分子特征，方能做出更准确的影像解读。

第二节　核医学多模态融合影像思维

核医学影像有其独一无二的特点和优势，这是超声、CT、MR 不能替代的。认识到它的特点之后便会了解到，纵然是特征性的功能影像、分子影像，很多时候并不能解决所有的临床问题。所以我们需要融合影像，这不仅仅是核医学各种示踪剂应用之间的融合，还是核医学与其他影像模态的融合。要与其他影像模态融合，绝不是只依靠成像设备的融合，更重要的是我们如何去解读。

以 ^{18}F-FDG PET/CT 中孤立性肺结节的诊断为例，如前所述，第一步我们知道 ^{18}F-FDG PET 中结节摄取高代表其葡萄糖代谢活跃，很大可能是恶性肿瘤如肺癌，反之摄取不高代表其葡萄糖代谢不活跃，很可能是良性病变。然后我们知道肺部活动性炎症如结核性肉芽肿、真菌感染等也可以具有很高的葡萄糖代谢活性，也表现为 ^{18}F-FDG PET 高摄取，而表现为肺磨玻璃结节的早期肺腺癌的 ^{18}F-FDG PET 摄取往往不高。接下来需要的就是融合影像的判断了。在 ^{18}F-FDG PET/CT 中，CT 的用处首先是用于 PET 的衰减校正和定位，然后是利用 CT 信息来帮助修正对 ^{18}F-FDG PET 图像的解读。对于孤立性肺结节，CT 的征象通常包括分叶、毛刺、胸膜牵拉、血管集束、空泡征、钙化、卫星灶等等，每一种征象代表不同的病理改变基础，例如毛刺通常代表结节直接向临近的支气管血管鞘内浸润、或局部淋巴管扩张、或结节中的促结缔组织增生反应，这种征象多见于肺癌，在结核肉芽肿等病变中也可以出现，但毛刺的形态会有所不同；再比如胸膜牵拉是结节的促结缔组织反应而形成的结缔组织带牵扯胸膜向内收缩，而胸膜没有增厚、粘连，这种征象最常见于肺癌。如果一个孤立性的实性的肺结节，^{18}F-FDG PET 摄取高，CT 上又有分叶、毛刺、胸膜牵拉、血管集束征，则可以诊断为肺癌；如果是一个 ^{18}F-FDG PET 摄取不高的孤立性肺结节，而 CT 上表现为磨玻璃密度，边界较清晰，又有分叶、空泡，结节中央还有少许实性成分，那么我们也要修正为肺癌的诊断（图 8-2C）。最后，在融合影像的基础上，合理地结合必要的临床信息，验证影像诊断是否正确、合理，有无遗漏之处。

再以鼻咽部肿物的病例为例。某男性患者，48 岁，主诉发现鼻咽部肿物 1 个月，EBV 抗体（+），^{18}F-FDG PET/CT 与 MR 如图 8-3。病灶位于鼻咽旁间隙，FDG 摄取明显增高，根据病变部位和代谢特点，涎腺来源的肿瘤如多形性腺瘤、Warthin 瘤、唾液腺恶性肿瘤、副神经节瘤、神经鞘瘤、淋巴结来源的病变均可有类似的葡萄糖代谢特征。这时的影像鉴别就需要从多模态融合影像角度去考虑。由于核医学影像本身的空间分辨率低，不足以提供精细的解剖细节，因此病变起源的准确定位还需要依靠 CT、MR。这个病例中肿物的内侧外侧有明显的脂肪间隙，MR 显示颈动脉位于肿物后方，因此从病灶定位上可以判定为起源于咽旁间隙的肿瘤，包括来源于交感神经链的神经鞘瘤、起源于咽旁间隙的小唾液腺肿瘤（80%～90% 都是良性的多形性腺瘤），可以除外鼻咽癌、淋巴瘤、副神经节瘤。多形性腺瘤最大的特点就是它的多形性，病理上它既含有上皮来源成分，又含有肌上皮来源的间质样成分，所以肿瘤的成分可以很复杂很不均质，出血、坏死、钙化、纤维成分、透明样变性等等均可出现。从生物学行为来说，这是一个良性肿瘤，一般为单发，生长比较缓慢，边界很清楚，而且极容易形成分叶。神经鞘瘤的影像学特点与它的组织学成分亦息息相关，它在组织学上有 Antoni A 区和 B 区两种成分，A 区的细胞成分很丰富，在 MRI T_2WI 上一般呈现相对较低信号，B 区有丰富的疏松黏液样组织，在 MRI T_2WI 上一般呈现相对较高信号，此外 B 区易发生囊性变，形成 T_2WI 上的更高信号。磁共振上 T_2WI 上呈现不均匀高信号，内可见片状低信号，T_1WI 上呈与肌肉均匀等信号，增强以后肿瘤明显强化，T_2WI 上的低信号区相对不强化，这一片 T_2WI 低信号很有可能是纤维成分，所以本例更倾向于多形性腺瘤而非神经鞘瘤，因为

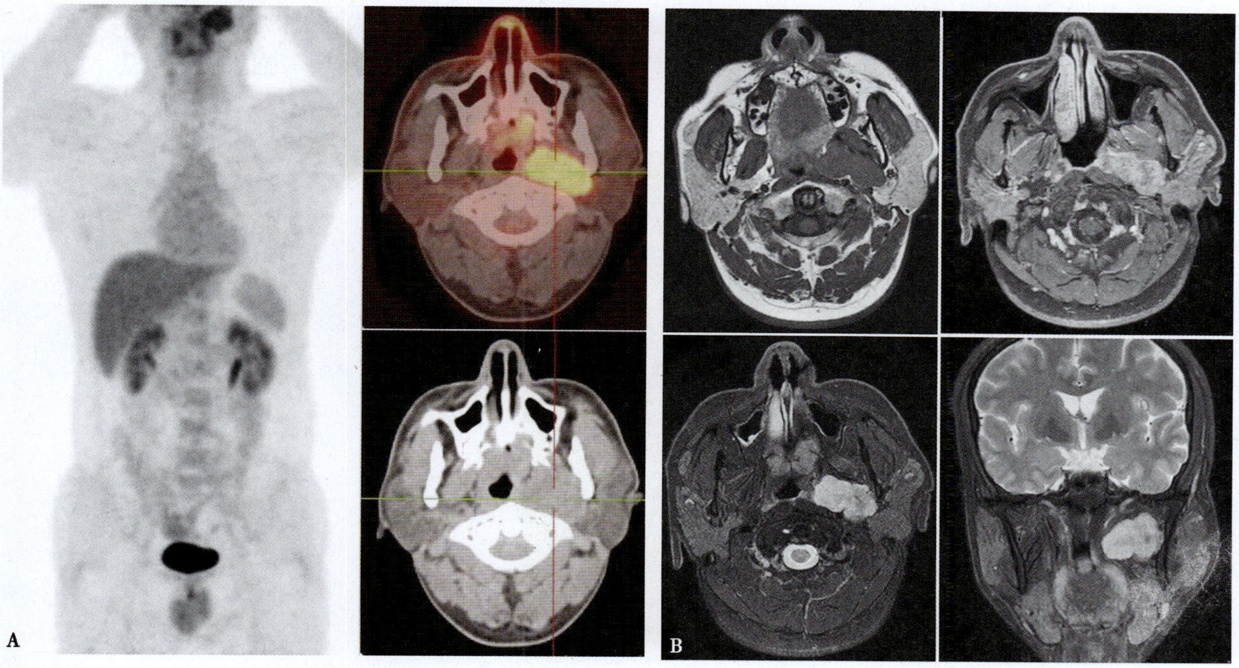

图 8-3 A. ^{18}F-FDG PET/CT 见左侧咽旁间隙肿物 FDG 代谢明显增高；B. 磁共振平扫及增强见左侧咽旁间隙肿物呈 T1 等信号，T2 不均匀高信号，增强后明显强化

神经鞘瘤 T_2WI 的低信号对应的应是 Antoni A 区的富细胞成分，增强以后强化程度应相对更高。此外，本例肿物有明显分叶，这一点与多形性腺瘤的分叶倾向十分吻合。最后患者手术病理证实为多形性腺瘤。

在多模态融合影像的时代，核医学影像绝不只是孤立的核医学图像判读，而是要与其他形式的影像融合起来解读。在临床实践中，大量的病例由于核医学影像本身的局限性和疾病的复杂性，影像诊断的思维过程可能具有模糊的一面。这需要核医学医师在打好核医学和融合影像的基础上，结合影像和临床信息做出综合判断，这就对核医学医师提出了更高的要求：核医学医师不仅仅要有核医学和融合影像的基础，在这之前还要有临床各学科知识的坚实基础。

第三节 核医学多分子探针影像思维

核医学影像的基础是示踪剂，每一种示踪剂都是有特定功能和指向的分子探针。与 CT 的影像诊断思维不同，核医学影像思维较少通过病变细节的征象去分析、判断，而是通过示踪剂本身代表的病理生理变化以及全身多病灶的综合分析。有时候一种核医学影像可能不能完全解答临床提出的问题，可能需要多分子探针影像去解决。如何选择合适的分子探针去解决临床问题，是核医学医师需要掌握的技能。我们可以通过以下几个病例体会核医学多分子探针影像诊断的奥妙。

病例 1：女性患者，44 岁，低热，左后背痛 1 个月，胸部 CT 发现肺内多发结节、甲状腺结节，当地医院考虑甲状腺癌肺转移，行甲状腺右叶全切 + 左叶大部切除术，病理经多次会诊考虑为结节性甲状腺肿伴淋巴细胞性甲状腺炎。术后 3 个月复查胸部 CT 无明显变化。^{18}F-FDG PET/CT 如图 8-4A。

肺内结节多发、分布随机、边缘光滑，首先考虑转移瘤。由于肿瘤的 Warburg 效应，恶性肿瘤大多表现为葡萄糖代谢活跃，FDG 摄取增高。而这个病例中肺结节恰好代谢不高，这样的分子特征就需要从葡萄糖代谢不活跃的肿瘤方向去考虑原发灶来源：如甲状腺癌、分化较好的肝细胞癌、肾癌、前列腺癌、胃印戒细胞癌等。再看纵隔淋巴结，纵隔淋巴结分布在上纵隔，以气管周围及血管间隙为主，代谢轻度增高，淋巴结伴有明显的钙化灶。多数情况下出现钙化提示慢性炎性改变，但在原发灶有钙化或骨化倾向的恶性肿瘤，转移灶也可以出现钙化或骨化，比如骨肉瘤、乳腺癌、卵巢癌、胃肠道黏液腺癌、甲状腺癌、睾丸癌等。结合肺内结节和纵隔淋巴结本身的特点——代谢不太高并且容易出现钙化，加上淋巴结与颈部距离近，原发灶为甲状腺癌的可能性最大。

影像诊断最终需要与临床印证。患者已行甲

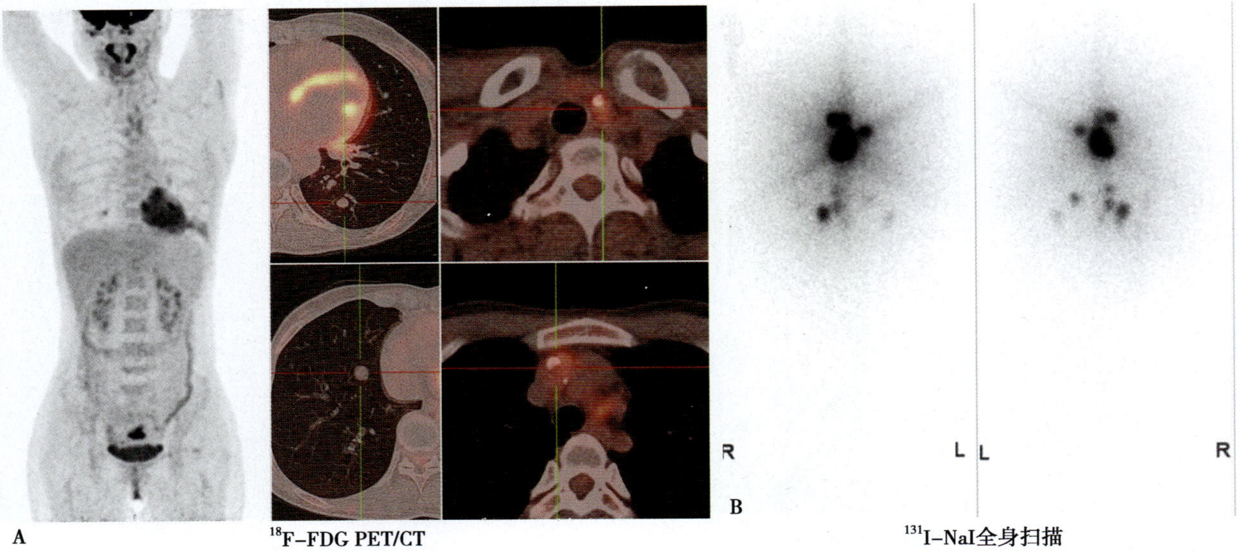

图 8-4 A. 患者 ^{18}F-FDG PET/CT 显像，肺内多发类圆形结节，边缘光滑，代谢低于纵隔血池；上纵隔多发代谢轻度增高淋巴结，伴钙化；B. ^{131}I-NaI 全身扫描见颈部残余甲状腺，上纵隔及颈部多发淋巴结转移，肺内多发转移

状腺患侧全切＋对侧大部切除，病理经多方会诊均考虑为结节性甲状腺肿伴淋巴细胞性甲状腺炎，这一结果与影像诊断相悖。虽然 ^{18}F-FDG 主要用于肿瘤的诊断和评估，但 ^{18}F-FDG 并不是肿瘤特异性的示踪剂，更不是甲状腺癌特异性。这时我们可以运用核医学多分子探针影像的特点，利用其他示踪剂来解决这个问题。碘是甲状腺激素的重要原料，约 1/5 经口服摄入的碘通过钠碘转运体介导被甲状腺滤泡细胞摄取，用于合成甲状腺素。由于分化型甲状腺癌的转移灶也表达钠碘转运体，具有摄取碘的功能，因此可以利用放射性碘进行核医学显像用于甲状腺癌术后评估残余甲状腺和寻找转移灶，这一方法极具特异性。基于这样的分析和考虑，患者行 ^{131}I-NaI 全身扫描（图 8-4B），显像结果显示颈部残余甲状腺、上纵隔淋巴结、肺结节均为阳性，证实为甲状腺癌转移。

病例 2：女性患者，49 岁，左腰痛伴发现腹膜后肿物 2 年余。患者 2 年前无明显诱因出现左侧腰痛，偶伴头痛、出冷汗、双手指尖麻木，无恶心、呕吐，就诊当地医院发现腹膜后肿物，查 24 小时尿儿茶酚胺、游离皮质醇、血 ACTH、醛固酮正常。既往因外伤行左肾及脾切除术。因患者有头痛、大汗症状，加上发现腹膜后肿物，临床的鉴别诊断首先是副神经节瘤 / 嗜铬细胞瘤。

患者先行腹部增强 CT，提示左侧腹膜后肿物明显不均匀强化。核医学影像中有两种方法适用于副神经节瘤 / 嗜铬细胞瘤，一是生长抑素受体显像，由于副神经节瘤 / 嗜铬细胞瘤的细胞膜具有表达大量生长抑素受体的特征，因此利用放射性核素标记的生长抑素激动剂（或拮抗剂）能够特异性地与副神经节瘤 / 嗜铬细胞瘤上的生长抑素受体结合，达到诊断的目的；二是去甲肾上腺素类似物间位碘代苄胍（meta-iodobenzylguanidine，MIBG）显像，MIBG 能选择性地被嗜铬组织细胞摄取，它通过细胞膜上的去甲肾上腺素转运蛋白进入细胞，然后经囊泡单胺转运蛋白储存于细胞浆内的去甲肾上腺素能神经内分泌颗粒内，^{131}I 或 ^{123}I 标记的 MIBG 便能够特异性地被副神经节瘤 / 嗜铬细胞瘤摄取。患者行生长抑素受体显像（图 8-5A）和 ^{131}I-MIBG 显像（图 8-5B），提示左侧腹膜后肿物表达生长抑素受体，但不摄取 ^{131}I-MIBG。

^{131}I-MIBG 显像诊断副神经节瘤 / 嗜铬细胞瘤极具特异性，文献报道其诊断嗜铬细胞瘤的敏感性为 85%～88%，特异性为 70%～100%；诊断副神经节瘤的敏感性为 56%～75%，特异性为 84%～100%；对于无功能性头颈部的副神经节瘤、腹膜后肾上腺外的副神经节瘤、较小病灶、出血坏死较多及转移性病灶探测效能相对较低。而生长抑素受体显像除能够诊断副神经节瘤 / 嗜铬细胞瘤之外，其他类型的神经内分泌肿瘤、脑膜瘤、乳腺癌、肾细胞癌、淋巴瘤、甲状腺癌、活

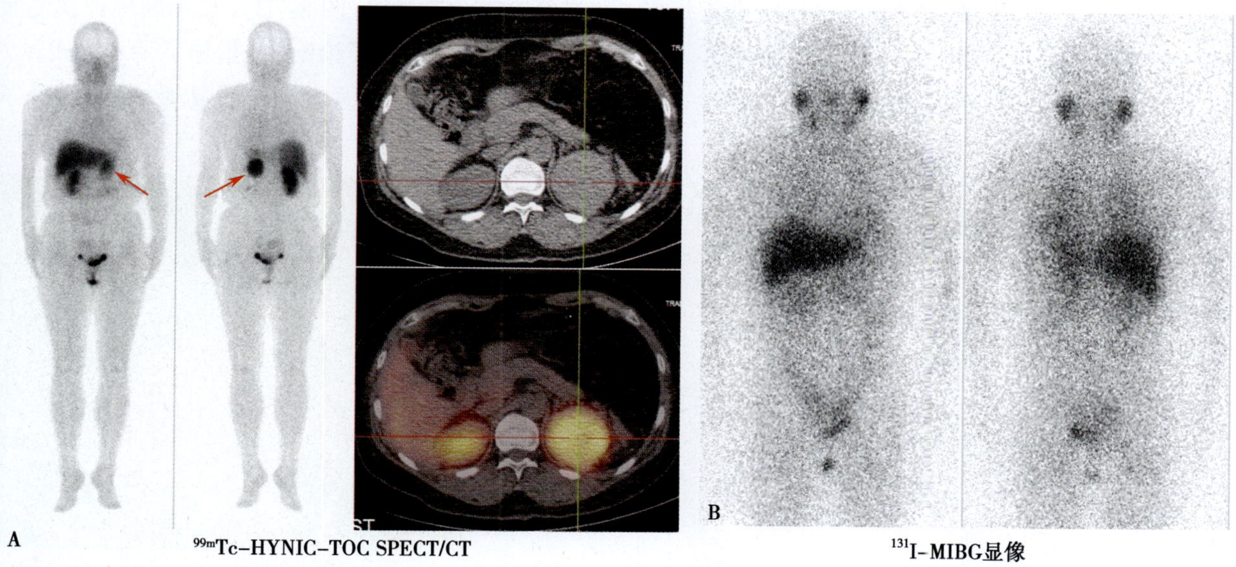

图 8-5 A. ^{99m}Tc-HYNIC-TOC 生长抑素受体显像见左侧腹膜后肿物摄取异常增高（箭头）；B. ^{131}I-MIBG 显像，左侧腹膜后肿物未见异常放射性摄取

动性炎症等在生长抑素受体显像中也可表现为阳性。另外，正常的脾脏白髓由于含大量淋巴细胞，因此生长抑素受体显像中脾脏具有很高程度的生理性摄取。本例患者既往因外伤行左肾及脾切除术，若在术后副脾代偿性增大，也可能形成腹膜后肿物。因此本例的鉴别诊断除副神经节瘤/嗜铬细胞瘤之外，还需考虑到副脾。在前面的影像方法不能确诊的情况下，我们需要考虑选择用哪种方法解决这一问题。

核医学影像中有脾显像，通常用 ^{99m}Tc 标记的热变性红细胞或 ^{99m}Tc 标记红细胞、^{99m}Tc-SC 胶体进行显像。本例患者行 ^{99m}Tc 标记红细胞显像（图 8-6），结果显示左腹膜后肿物异常浓聚，明确了其为副脾的诊断。

病例 3： 女性患者，61 岁，反复饥饿感伴出汗、间断意识障碍 11 年，症状发作时测血糖 1.6mmol/L，同步胰岛素及 C 肽水平升高，临床怀疑胰岛素瘤可能。胰岛素瘤是最常见的功能性胰腺神经内分泌肿瘤，它是一种血供丰富的肿瘤，最常用的胰岛素瘤影像学诊断方法是腹部增强 CT 或辅以胰腺灌注 CT 以及腹部磁共振，典型的胰岛素瘤表现为持续强化及高血流灌注。患者行胰腺灌注 CT 和磁共振均未见异常（图 8-7A、图 8-7B）；行超声内镜检查胰腺未见异常，肠系膜上动脉造影亦未见异常。由于胰岛素瘤属于神经内分泌肿瘤，生长抑素受体显像也可用于诊断胰岛素瘤，但患者行生长抑素受体显像未见明显异常（图 8-7C）。虽然临床高度怀疑胰岛素瘤，但已行所有常规影像学检查均无有意义的提示。到底是患者并不存在胰岛素瘤，还是肿瘤很隐匿现有的影像学方法还没有找到呢？这种情况下核医学影像还能做些什么？

由于胰岛素瘤 90% 都是良性的，葡萄糖代谢一般不活跃，所以尝试 ^{18}F-FDG PET/CT 来诊断胰岛素瘤并不合适。除了生长抑素受体显像之外（包括 ^{68}Ga 标记的生长抑素类似物），临床上并没有特异性的针对胰岛素瘤的示踪剂。实际上，胰岛素瘤与其他胰腺神经内分泌肿瘤不同，其表达生长抑素受体的概率仅约 50%，因此即便是生长抑素受体显像对其检出率也不高。这种临床现状就对核医学多分子探针影像提出了进一步的要求——需要研发、探索能够提高胰岛素瘤检出率的分子探针。

胰岛素瘤起源于胰岛 β 细胞，以胰腺 β 细胞为靶点的胰高血糖素样肽（glucagon-like peptide-1，GLP-1）受体显像正是针对上述临床问题研发的胰岛素瘤分子影像定位诊断的新技术。GLP-1 受体在胰岛素瘤中的表达程度非常高，受体密度约为正常胰岛 β 细胞的 6～12 倍，并且 90% 以上的胰岛素瘤都具有表达 GLP-1 受体这一分子特征。此外，GLP-1 受体仅在少数几种神经内分泌肿瘤如胃泌素瘤、VIP 瘤、嗜铬细胞瘤、支气管类癌等有较低程度的表达，且表达几率低，并且上皮来源的肿瘤及淋巴瘤几乎不表达该受体。这奠定了以 GLP-1 受体为靶点的分子影像在胰岛素瘤影像诊断中具有很高敏感性和特异性的基础。本例患者用 ^{68}Ga-exendin-4 作为 GLP-1 受体示踪剂进行 PET/CT 显像（图 8-7D），显示胰尾部胰岛素瘤，帮助临床明确了诊断，并指导了手术方式。

分子探针是核医学影像的灵魂，每一种分子

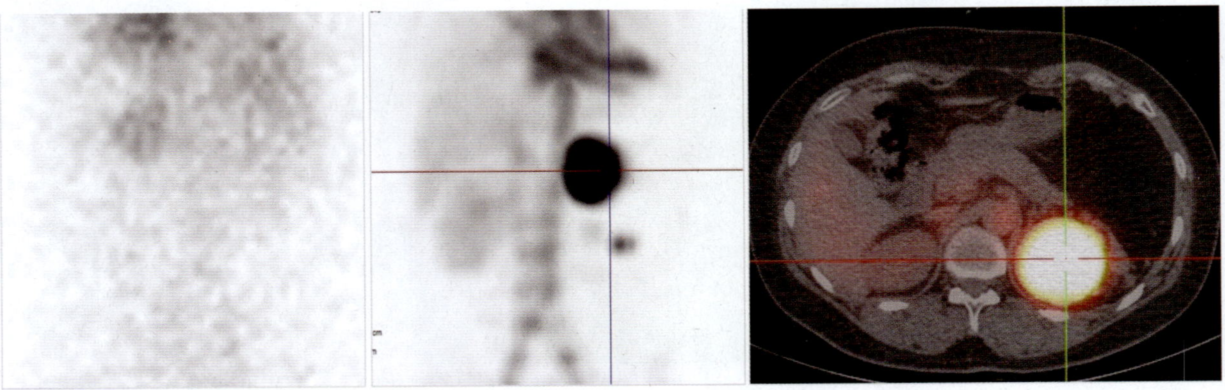

^{99m}Tc-红细胞显像血流期（后位）　　^{99m}Tc-红细胞显像SPECT/CT

图 8-6　^{99m}Tc 标记红细胞显像，左侧腹膜后肿物异常浓聚，支持副脾诊断；其下方另见小的副脾结节

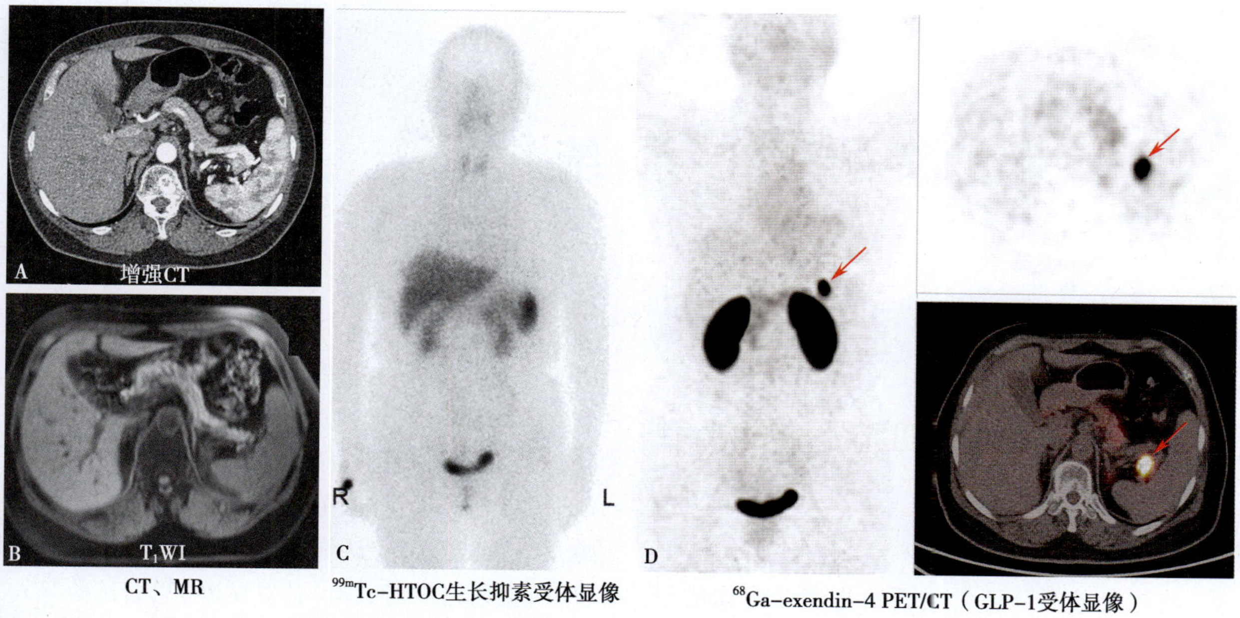

图 8-7 A. 增强 CT 动脉期胰腺未见明显异常；B. 磁共振 T_1WI 胰腺未见异常信号；C. ^{99m}Tc-HYNIC-TOC 生长抑素受体显像未见明显异常；D. ^{68}Ga-exendin-4 PET/CT 见胰尾部摄取异常增高灶，诊断为胰岛素瘤

探针都有其独特的作用和适用范围。核医学影像的特点不是依靠一种方法解决所有临床问题，而是有目的地、有针对性地抓住疾病的某一个病理生理及分子特征来对解决这类疾病需要解决、研究的问题。掌握好核医学的每一种示踪剂特点并灵活运用，是身为核医学医师的基本技能；了解临床有哪些问题没有解决而核医学影像还有探索的空间，是核医学医师需要研究的重要科研方向。

（李　方　罗亚平）

参考文献

[1] Wiseman GA，Pacak K，O'Dorisio MS，et al. Usefulness of 123I-MIBG scintigraphy in the evaluation of patients with known or suspected primary or metastatic pheochromocytoma or paraganglioma：results from a prospective multicenter trial[J]. J Nucl Med，2009，50（9）：1448-1454.

[2] Fiebrich HB，Brouwers AH，Kerstens MN，et al. 6-[F-18]Fluoro-L-dihydroxyphenylalanine positron emission tomography is superior to conventional imaging with（123）I-metaiodobenzylguanidine scintigraphy，computer tomography，and magnetic resonance imaging in localizing tumors causing catecholamine excess[J]. J Clin Endocrinol Metab，2009，94（10）：3922-3930.

[3] Krenning EP，Kwekkeboom DJ，Reubi JC，et al. 111In-octreotide scintigraphy in oncology[J]. Metabolism：Clinical and Experimental，1992，41：83-86.

[4] Krenning EP，Kwekkeboom DJ，Bakker WH，et al. Somatostatin receptor scintigraphy with [111In-DTPA-D-Phe1]-and[123I-Tyr3]-octreotide：the Rotterdam experience with more than 1000 patients[J]. European Journal of Nuclear Medicine，1993，20（8）：716-731.

[5] Reiner T，Kohler RH，Liew CW，et al. Near-infrared fluorescent probe for imaging of pancreatic beta cells[J]. Bioconjugate Chemistry，2010，21（7）：1362-1368.

[6] Korner M，Stockli M，Waser B，et al. GLP-1 receptor expression in human tumors and human normal tissues：potential for in vivo targeting[J]. J Nucl Med，2007，48（5）：736-743.

[7] Korner M，Christ E，Wild D，et al. Glucagon-like peptide-1 receptor overexpression in cancer and its impact on clinical applications[J]. Frontiers in Endocrinology，2012，3：158.

第九章 神经系统

第一节 局部脑血流灌注显像

一、基本原理

脑的血液循环正常与否决定着脑组织的日常功能维持和代谢平衡，脑血流量减少或中断会导致脑神经细胞的缺氧甚至坏死，造成严重的神经和精神障碍。脑血流量（cerebral blood flow，CBF）不仅可以直接评价脑的血流灌注情况，而且能反映脑的功能活动和代谢状态。脑血流灌注显像（cerebral blood flow perfusion imaging）是指静脉注射具有分子量小、不带电荷、脂溶性高、能透过完整的血-脑脊液屏障进入脑细胞的共同特点的显像剂，经水解酶或脱脂酶的作用，显像剂由脂溶性变为水溶性，因为不能反向扩散出脑细胞而滞留在脑组织内。进入脑细胞的显像剂与局部脑血流呈正比，局部脑组织放射性分布即反映了局部脑血流灌注量。在体外用 SPECT 进行脑断层显像，经图像重建处理后可获得横断面、冠状面和矢状面的断层影像，显示大脑、小脑、基底核和脑干等各个部位局部血流量的影像，根据一定的生理数学模型，可以计算出各部位的局部脑血流量（regional cerebral blood flow，rCBF）。

脑血流灌注显像负荷试验（interventional test of cerebral blood flow perfusion imaging）的基本原理是指脑内供血系统有一定的储备能力，仅脑储备血流下降时，常规静息状态脑血流灌注显像往往不能发现异常。可以通过负荷试验了解脑血流的反应性变化，评价脑循环的储备功能，提高缺血性病变特别是潜在的缺血性病变的阳性检出率。介入试验主要包括药物介入试验（如乙酰唑胺、尼莫地平、乙酰肉毒碱、抗胆碱药、抗精神疾病药、双嘧达莫、腺苷介入试验、CO_2 负荷试验等）、人为干预介入试验（如过度换气诱发试验、剥夺睡眠诱发试验、睡眠诱发试验、直立负荷试验、颈动脉压迫试验、瓦达试验等）、生理刺激介入试验（如肢体运动、视觉、听觉刺激试验、躯体感觉刺激试验等）、认知作业介入试验（如记忆试验、听觉语言学习试验、计算试验、思索试验等）、物理性干预试验（如磁场干预试验、低能激光照射试验、针刺激发试验等）。

二、显像方法

（一）显像剂

常用的显像剂为 ^{99m}Tc- 双半胱乙酯（^{99m}Tc-ECD）或 ^{99m}Tc- 六甲基丙烯胺肟（^{99m}Tc-HMPAO），用量 740～1 100MBq（20～30mCi）。^{99m}Tc 标记化合物放化纯度应大于 90%，若过低，游离 ^{99m}Tc 和其他杂质，会使头皮、颅骨、静脉窦、鼻腔及其他组织内放射性摄取增高，易造成脑内显像剂分布紊乱，产生伪影。^{123}I- 苯丙胺（^{123}I-IMP）的用量 111～222MBq（3～6mCi），^{133}Xe 等惰性气体由于在脑内滞留的时间较短，难以获得高质量的图像而限制了其在临床广泛应用。

（二）辐射吸收剂量

成人及儿童常用剂量见表 9-1 和表 9-2。

（三）方法

1. 静息状态显像 静脉注射 ^{99m}Tc-ECD 或 ^{99m}Tc-HMPAO 前 30～60 分钟口服过氯酸钾 400mg 以封闭甲状腺、脉络丛和鼻黏膜，减少这些组织对未标记 $^{99m}TcO_4^-$ 的摄取和分泌。受检者保持安静在无噪声、光线适宜、较暗的室内休息，佩戴眼罩用耳塞塞住外耳道，视听封闭 5 分钟后，静脉注射 740～1 100MBq（20～30mCi）显像剂，之后继续视听封闭 5 分钟。嘱咐患者平卧于检查床上，头部置于头托中，摆正头位置，调节头托使 OM 线与地面垂直，并固定头部位置，避免移动。

表 9-1　成人辐射剂量

显像剂	注射剂量 /MBq（mCi）	最大辐射剂量的器官 mGy（rad）*	有效剂量 /mSv（rem）*
^{99m}Tc-HMPAO	555～1 110（15～30）	肾脏 0.034（0.126）	0.009 3（0.034）
^{99m}Tc-ECD	555～1 110（15～30）	膀胱壁 0.073（0.27）	0.011（0.041）

*/MBq（/mCi）

表 9-2　儿童辐射剂量（5 岁）

注射剂量 /（MBq·kg^{-1}）（mCi/kg）	最大辐射剂量的器官 mGy（rad）*	有效剂量 /mSv（rem）*
7.4～11.1（0.2～0.3）	甲状腺 0.14（0.52）	0.026（0.096）
7.4～11.1（0.2～0.3）	膀胱壁 0.038（0.31）	0.023（0.085）

*/MBq（/mCi）

静脉注射显像剂 30 分钟后进行断层显像，探头应尽可能接近头部。

正确选择采集条件对保证断层图像的质量有很大帮助。采集条件或参数包括准直器类型、矩阵大小、角度间隔数、总角度数、采集时间旋转半径等。SPECT 探头推荐配置低能高分辨型、扇型准直器，能峰 140keV，窗宽 20%，采集矩阵 128 × 128，Zoom 1.5，旋转 360°（双探头 180°），3°～6°/ 帧，每帧采集时间 20～30 秒。

影像处理采用厂家推荐或进行必要修改后的影像处理程序进行。常用的重建滤波函数为 Butterworth，它有两个参数：截止频率及陡度因子，这两个参数主要是控制高频噪声的影响，特别是截止频率的影响较大，截止频率越低，边缘越模糊，影像越平滑，相反截止频率越高，边缘越锐利，有时呈很大的花斑样改变，会影响空间分辨率，直接影响断层影像的质量。选择时可考虑以下几个方面：参考仪器说明书的推荐参数；兼顾消除噪声和尽量保持空间分辨率；显像剂用量较大时，信噪比高时，截止频率可适当选高，反之亦然；小病灶属高频范围，截止频率选高，可以提高病变检出率。

2. 负荷状态显像　乙酰唑胺（acetazolamide）试验是临床上常用的药物介入负荷试验方法。其基本原理是乙酰唑胺能抑制脑内碳酸酐酶的活性，使碳酸脱氢氧化过程受到抑制，导致脑内 pH 急剧下降，正常情况下会反射性地引起脑血管扩张，导致 CBF 增加 20%～30%，而病变部位血管的这种扩张反应很弱或甚至根本没有反应，应用乙酰唑胺后潜在缺血区和缺血区的 rCBF 增高不明显，在影像上出现相对放射性减低或缺损区。检查时需行两次显像，首先行常规静息状态 SPECT 血流灌注显像，随后进行乙酰唑胺负荷试验。方法是静脉推注乙酰唑胺 1g，10 分钟后行第二次显像，将两次显像所得的影像进行对比分析。本方法主要用于评价脑循环的储备功能，对缺血性脑血管病的早期诊断很有价值。

三、适应证与禁忌证

（一）适应证

1. 缺血性脑血管病的诊断、血流灌注和功能受损范围的评价。

2. 癫痫致痫灶的定位诊断。

3. 痴呆的诊断与鉴别诊断。

4. 评价颅脑损伤后或其手术后脑血流灌注与功能。

5. 帕金森病的诊断。

6. 脑动静脉畸形的辅助诊断。

7. 情绪障碍包括焦虑症、恐惧症、强迫症和癔症、精神分裂症、睡眠障碍的功能损伤定位及辅助诊断。

8. 了解脑肿瘤的血运、评价疗效和监测复发。

9. 诊断脑死亡。

10. 其他　如偏头痛、儿童孤独症、新生儿缺氧缺血性脑病、注意缺陷多动障碍、抽动障碍、学习障碍、精神发育迟缓的功能损伤定位、治疗方法的筛选和疗效评价；药物成瘾与依赖性的研究。

（二）禁忌证

无明确禁忌证。

四、图像分析

（一）正常影像

脑内显像剂分布反映了局部脑血流灌注、脑神经细胞功能活跃程度。脑血流灌注断层影像与CT影像相似，分析时需熟悉脑解剖结构。正常影像可见左右两侧大脑皮质、基底节、丘脑、小脑和脑干等灰质结构，表现为对称性显像剂分布浓聚区，白质和脑室部位显像剂分布明显低下，脑灰、白质对比度比较好（图9-1）。

图像分析方法有以下几种：

1. 目测法 至少连续两个断面以上有一处或多处显像剂分布减低区或异常浓聚区，脑室及白质区域扩大或尾状核间距增宽，两侧丘脑、基底核及小脑较明显不对称等均视为异常。

2. 半定量分析法

（1）在断层影像某区域和对应部位的镜像部提取计数，计算ROI比值。

（2）利用扇形区分割法提取某扇面区域和镜像扇面均数，计算比值。正常情况下左、右大脑半球相应部位放射性比值差异小于10%，大于10%视为异常。

3. 定量分析法 局部脑血流量定量分析的理论基础是Fick的物质守恒原理，即单位时间内显像剂被脑组织摄取并滞留的量等于动脉血带入脑组织的量减去脑静脉血中带走的量。由于定量测定需要抽取动脉血样，在实际操作中多有不便，在此基础上试用了众多非采血方法或静脉血动脉化方法，但因影响因素较多，目前临床不能广泛应用，仅限于研究。

4. 统计参数图（statistical parametric mapping，SPM）分析 是针对像素水平的图像统计分析方法，以整个三维图像中的所有像素作为分析对象，获得每像素所包含的信息大小，然后对每个像素的数值大小进行统计检验，将统计上有意义的像素提取出来得到统计参数图。

（二）异常影像的类型

1. 局限性显像剂分布减低或缺损 脑皮质和脑内灰质核团有单处或多处局限显像剂分布减低或缺损区（图9-2），3D影像显示呈类圆形、椭圆形和不规则形等。引起局限性显像剂分布减低或缺损的原因很多，如缺血性脑血管病、脑出血、脑脓肿、癫痫发作间期和偏头痛等缺血性、功能性和占位性脑病皆可出现。

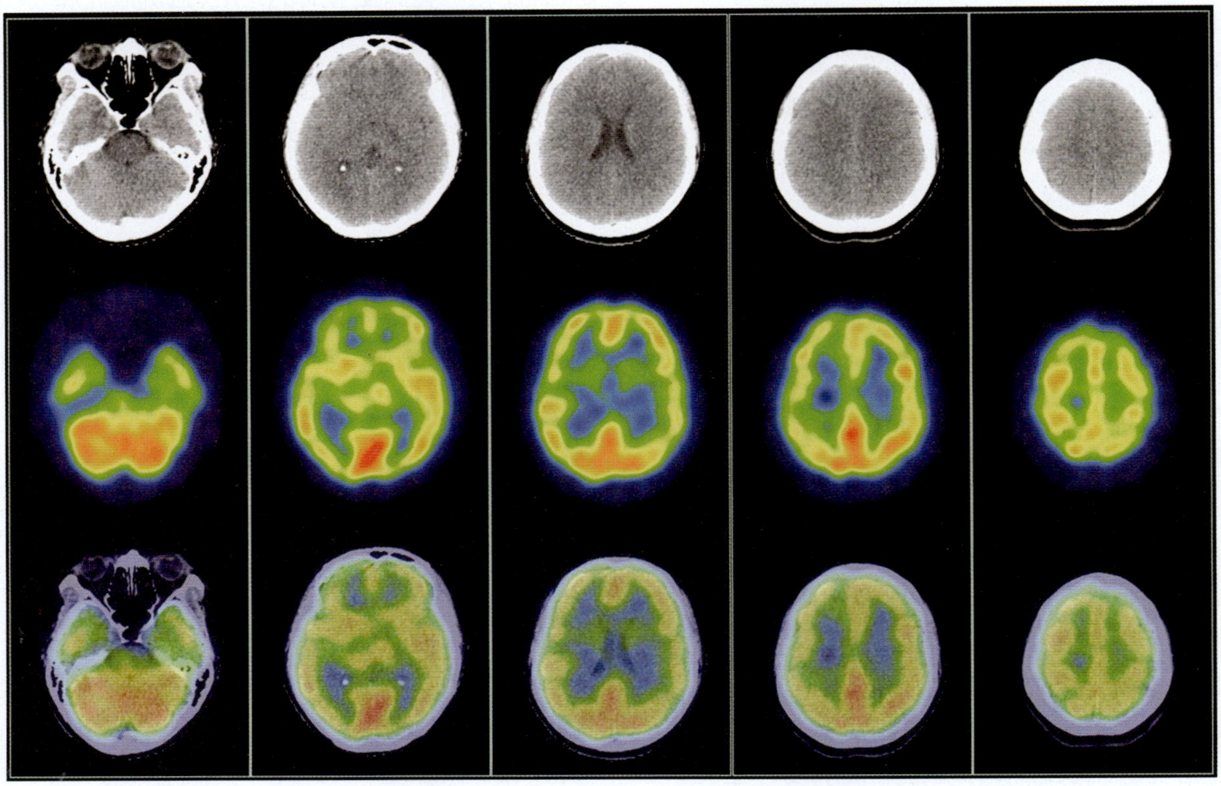

图9-1 正常SPECT/CT脑血流灌注图像

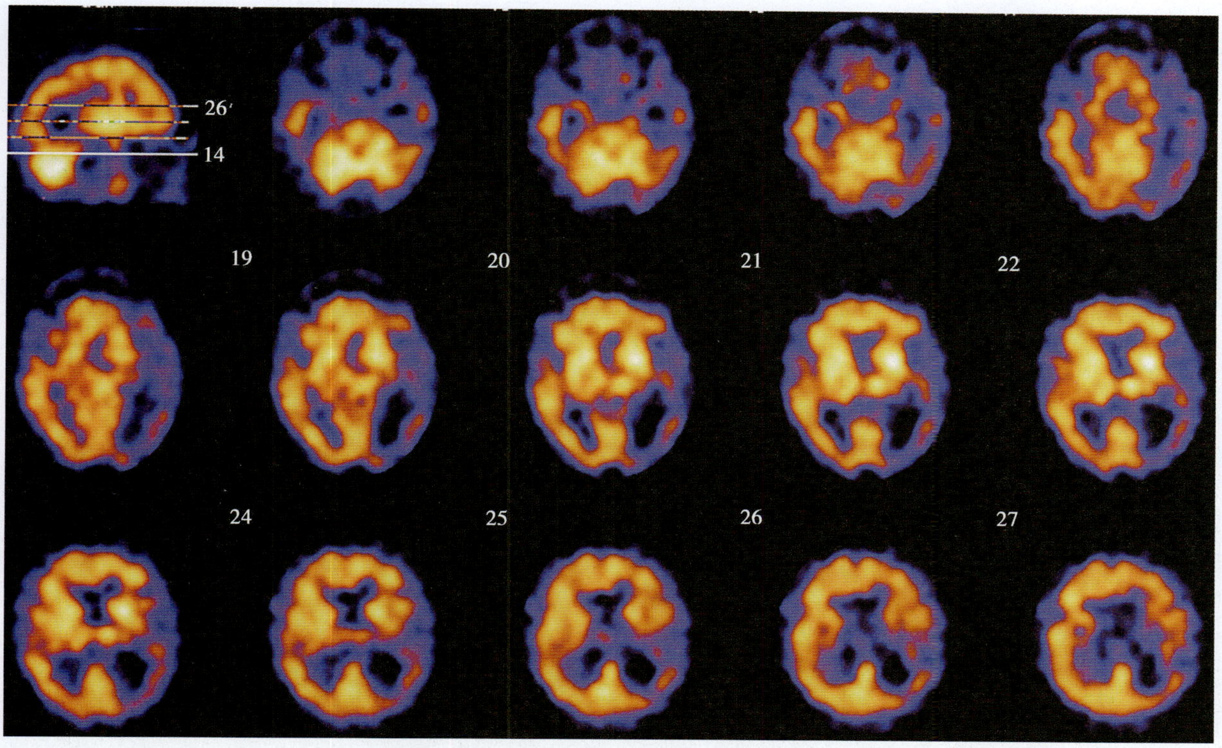

图 9-2　局限性显像剂分布减低或缺损影像

2. 局限性显像剂分布浓聚或增高　脑皮质核团有单处或几处局限性显像剂分布浓聚或增高，多数呈点灶状、团块状，有的呈环形或新月形等。癫痫发作期致痫灶可表现为显像剂分布浓聚。血运丰富的肿瘤、偏头痛发作期也是此表现。短暂性脑缺血发作、脑梗死亚急性期和慢性期时的病灶周围可出现显像剂分布浓聚，这种现象称为“过度灌注”(luxury perfusion)(图 9-3)。负荷试验时，如负荷生理刺激、针刺等亦见相应脑皮质和灰质核团显像剂分布增高，表明该脑区对刺激的应答使 rCBF 灌注增加，脑细胞功能活动增高。

3. 交叉性小脑失联络现象　一侧大脑皮质有局限性显像剂分布减低或缺损，同时对侧小脑显像剂分布亦见明显减低，这种现象称为交叉性小脑失联络(crossed cerebellar diaschisis，CCD)(图 9-4)，多见于慢性脑血管病，其机制尚在研究中。

4. 白质区扩大　脑梗死、脑出血和脑肿瘤等疾病，除可见局部明显的显像剂分布减低或缺损外，有时可见白质区扩大，中线结构偏移，多不规则。这是由于局部病变造成周围组织缺血、水肿和受压所致。

5. 脑结构紊乱　表现为脑内显像剂分布紊乱，无法识别原有的结构。有时可见脑皮质周围有环形显像剂分布，呈花边状。多见于脑挫伤。这些所见是由于外力撞击使脑内部分组织挫伤、水肿、组织缺血、功能不全和 BBB 受损等原因所致。

6. 异位显像剂浓聚　正常脑结构以外的异常显像剂的非生理性浓聚。主要分布于鼻腔、侧脑室、头皮或颅骨内，往往系脑挫伤伴脑脊液漏、硬膜下血种、蛛网膜下腔出血等疾病引起。

7. 脑萎缩　表现为皮质变薄，显像剂分布呈弥漫性稀疏、减低，脑室和白质区相对扩大，脑内容量减少。伴有脑裂增宽，脑内灰质核团变小，核团间距离加宽。常见于脑萎缩症、抑郁症晚期、阿尔茨海默病和各型痴呆等。

8. 脑内显像剂分布不对称　一侧显像剂分布明显高于或低于对侧，如舞蹈病、Parkinson 病时，一侧基底核可明显低于对侧基底核。

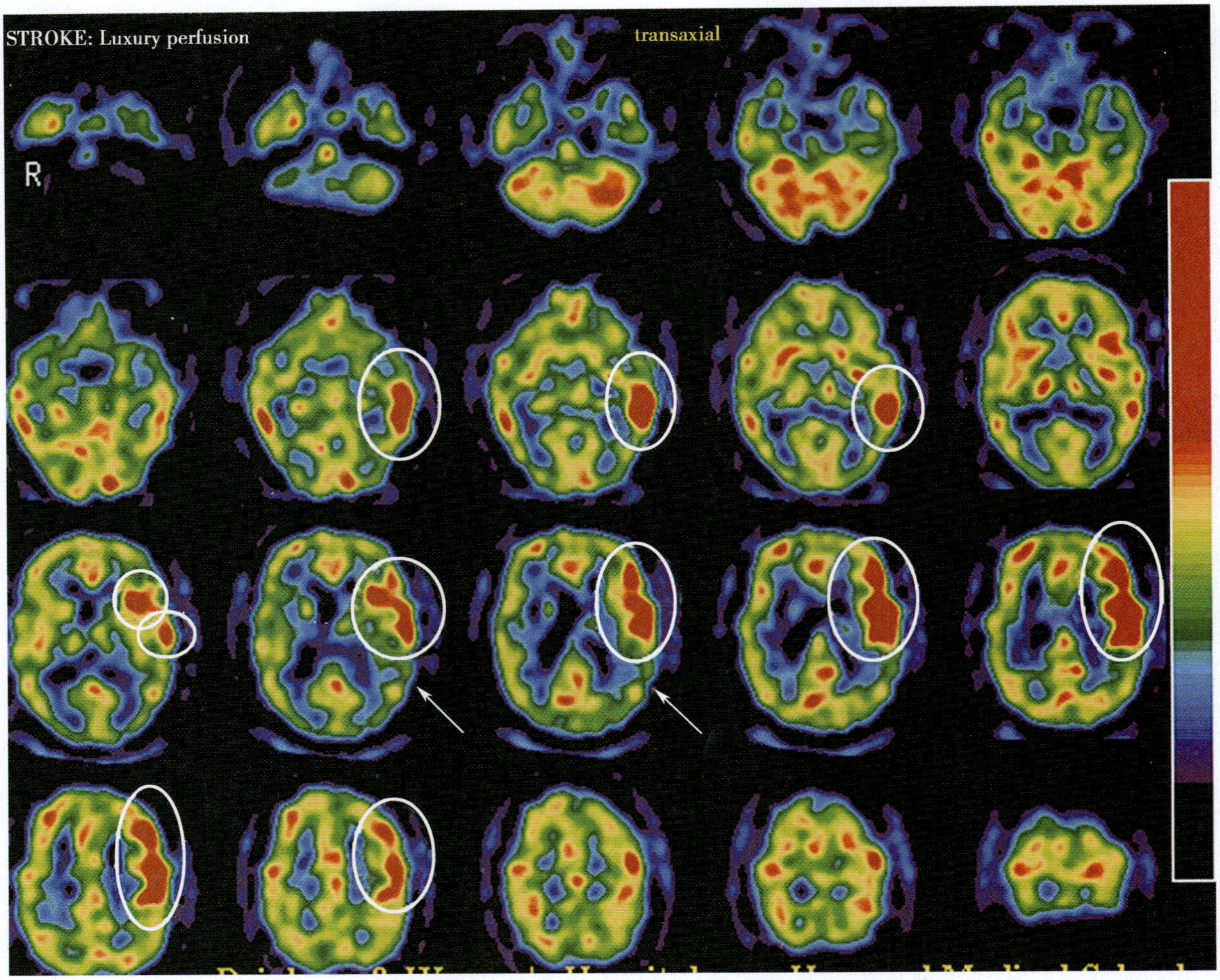

图 9-3 脑血流灌注显像的“过度灌注”影像

五、临床应用

（一）短暂性脑缺血发作和可逆性缺血性神经功能缺损的诊断

短暂性脑缺血发作（transient ischemic attack，TIA）是由供脑血管病变引起的一过性或短暂性、局灶性脑或视网膜功能障碍，无急性脑梗死的存在，临床症状可在 24 小时内完全消失，不遗留神经功能缺陷症状和体征。TIA 多发生于老年人，男性多于女性，具有突发性、短暂性特点，发作一般持续十几分钟，多在 1 小时内，部分患者可达数小时，但不超过 24 小时。

TIA 发作期的脑 SPECT 显像特点是局灶性或弥漫性的脑血流灌注减低，且距 TIA 发病时间越短，脑 SPECT 显像低灌注检出率越高。在 TIA 发作后 24 小时内，脑 SPECT 显像的敏感度约为 60%，一周后下降至约 40%。TIA 发作后减低的 rCBF 如果可以恢复正常或接近正常，则预后较好；如果低灌注区长期存在，则可能导致不可逆性脑缺血，最终发展为脑梗死。

TIA 发作间期的脑 SPECT 显像，有 32%～100% 的患者可发现局灶性或弥漫性的 rCBF 减低。随着 TIA 发病次数的增加，脑神经功能缺损加重，脑灌注显像中的低灌注区范围也会随之增大。发作间期持续存在的脑局灶性低灌注区可能会导致 TIA 反复发作，如不及时治疗，往往会引起比较严重的脑损伤后果。

应用乙酰唑胺、双嘧达莫等介入试验可显著提高 SPECT 脑血流灌注的敏感性，有助于慢性低灌注状态病灶的检出。正常情况下，静脉注射 1g 乙酰唑胺可在 20～30 分钟的时间将 rCBF 提高 30%～50%；经过 2～3 小时 rCBF 逐渐恢复正

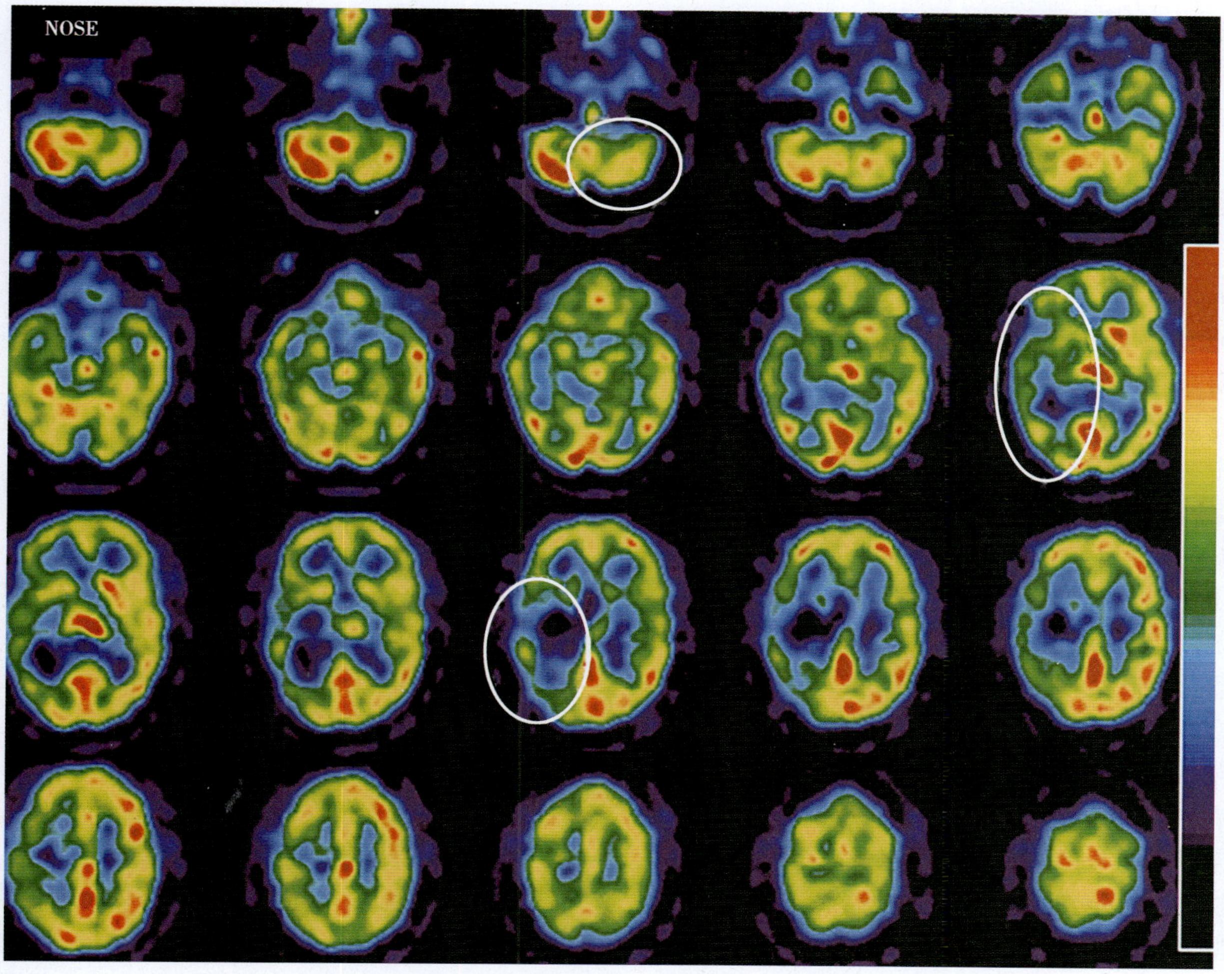

图 9-4 脑血流灌注显像的"交叉性小脑失联络"影像

常。而存在血管功能异常的脑区，这一变化并不显著。此外，利用断层显像观察治疗前后 rCBF 的变化，还可以评价疗效。

目前，脑血流灌注显像在脑血管疾病的临床应用价值受到 CT 和 MR 新技术的挑战，特别是 MRI 新技术如弥散加权成像、灌注成像、多层回波平面成像、磁共振血管造影等的应用，对急性脑梗死脑实质的结构变化从常规的 18～24 小时提前到 2 小时即可发现缺血灶，对急性脑梗死或 TIA，因发病急，治疗时间窗在 3～6 小时内，SPECT 难以实现急诊检查，客观上也使其应用受到限制。

（二）癫痫灶的定位诊断

癫痫发作是脑部某一区域兴奋性过高的神经元忽然过度高频放电而引起的脑功能短暂异常所致。根据临床发作特点、体征及脑电图表现，本病的临床诊断并不困难，确诊后常规给予抗癫痫药物治疗。但约 20%～30% 为药物难治性癫痫，手术是其控制发作最有效的方法，常常可以改善患者的认知功能、行为学能力和生命质量。手术治疗的关键因素之一是准确定位致痫灶。目前有多种术前评估方法，这些方法分别从临床、神经电生理、影像学角度等提供致痫灶定位信息，而定位致痫灶的金标准是颅内电极脑电图。

影像学评估主要通过 MRI、fMRI、MRS、PET、SPECT 等影像学技术，利用不同的原理在解剖影像上显示致痫灶。研究表明致痫灶在发作间期、发作期可能出现脑血流减低或增强。利用这些特性进行显像可定位致痫灶。SPECT 脑血流灌注显像的检出率可达 70%～80%，借助诱发试验（如贝美格等）发作期显像可进一步提高癫痫灶的检出率。发作间期脑血流灌注断层显像多表现为局部放射性减低区，有些病例也可出现同侧基底核和丘脑放射性的减低、双侧小脑或对侧小脑放射性减低。发作期显像若发现发作间期放射性摄取减低区出现放射性摄取的增高，将提示此为致痫病灶，发作间期显像结合发作期显像将提高癫痫灶定位的特异性和准确性，为癫痫治疗决策和疗效判断提供科学依据。

发作期 SPECT 减影与 MRI 融合成像术（subtraction ictal single-photon emission computed tomography coregistered to MRI，SISCOM）作为一种新兴的神经影像学方法，充分结合了 SPECT 功能显像和 MRI 解剖定位的优势，在致痫灶的定位中具有重要价值。SISCOM 技术处理过程主要包括：SPECT 发作期与发作间期影像配准、归一化、减影、SPECT 减影图像与 MRI 配准融合。患者出现脑电图异常或临床症状时即刻静脉注射显像剂，注射示踪剂后 1 小时内采集图像得到发作期影像；通过回顾视频脑电图（video-EEG，VEEG），在癫痫停止发作至少 24 小时后静脉注射显像剂获得发作间期影像。SISCOM 技术对难治性癫痫患者术前评估的临床应用价值，已得到许多临床专家的认可。Newey 等对癫痫发作期的高灌注类型的分类进一步总结，把高灌注类型分为三型：Ⅰ型为高灌注区最大最浓（Z 值最大）且在手术切除灶内；Ⅱ型为高灌注区呈双叶状，最亮的小叶在切除灶外，另一叶在切除灶内；Ⅲ型为在手术切除灶外多发高灌注区。通过与术后 MRI 相比，Ⅰ型在 Z 值为 1.5 时检出率最高，准确定位率为 92.7%；Ⅱ型在 Z 值为 1.5 时检出率最高，准确定位率为 100%；Ⅲ型在 Z 值为 1.0 时检出率最高，检出率仅 3.8%。SISCOM 在 Z 值为 1.5 时，对致痫灶的灵敏度（84.8%）和特异性（93.8%）总和最大。约 20% 的部分性癫痫术后结果较差，需进行二次手术，SISCOM 局灶性高灌注区域与致痫灶的吻合率高达 70%。Perissinotti 等通过回顾性分析 54 例患者的临床资料和视频脑电图，发现 MRI 定位准确率仅 39%，而 SISCOM 定位准确率为 67%。

（三）阿尔茨海默病的诊断与鉴别诊断

阿尔茨海默病（Alzheimer disease，AD）是一种弥漫性大脑萎缩性退行性疾病。发病多在 50 岁以后，病情进展缓慢，以痴呆、渐进性的记忆减退、言语困难和认知障碍为主要临床表现。病理改变以大脑皮质弥漫性萎缩和神经细胞变性为主。SPECT 脑血流灌注显像在检测痴呆神经变性过程具有较高的敏感性，能辅助临床诊断 AD、明确分期，同时能帮助临床医师鉴别轻度认知功能障碍、AD 和其他类型痴呆，利于分析认知功能变化的生理、病理和神经解剖基础，便于监测药物治疗反应。

AD 患者 rCBF 断层显像的典型表现是双侧顶叶和颞叶为主的大脑皮质放射性对称性明显减低，一般不累及基底核和小脑，病情较轻者在右半球颞顶区的放射性分布减少，中等者波及两侧额叶及枕叶，较重者在双侧额及颞、枕区的放射性分布更稀疏，呈“分水岭”征，中额区亦见下降。局部脑血流减低的程度和范围与 AD 的病情严重程度相关，脑血流灌注显像诊断 AD 具有较高的灵敏度和特异性。其他类型的痴呆在 rCBF 断层显像图中的影像表现各有特点，如多发性脑梗死性痴呆表现为大脑皮质多发性散在分布的放射性减低区，基底核和小脑常常受累。帕金森病、血管性痴呆则主要是基底核部位放射性分布减低。Pick 病主要表现是额叶放射性分布减低。

（四）脑肿瘤手术及放疗后复发与坏死的鉴别诊断

SPECT 脑血流灌注显像对脑肿瘤的诊断不能提供有决定性意义的信息，但对诊断脑瘤术后或放疗后的复发有一定的价值。恶性肿瘤的血供丰富，复发灶的 rCBF 常增高，影像表现为放射性增浓区；而坏死区基本上没有血供呈放射性减低或缺损区。

（五）外伤性脑损伤

对于有症状的、而 CT 和 MRI 检查未见异常的轻度外伤性脑损伤患者，SPECT 脑血流灌注显像具有独特的优势。轻度外伤性脑损伤患者 SPECT 脑显像显示脑内血流灌注紊乱，依据脑外伤的部位不同，可见额叶、顶叶以及丘脑等脑区域血流灌注异常，大多数表现为局部脑血流灌注的减低，诊断阳性率为 68%～77%。脑外伤后局部脑血流灌注减低的原因可能与血管痉挛、直接血管损伤、神经细胞功能减低有关。SPECT 脑血流灌注显像同时还可用于颅脑损伤治疗后的随访和预后评估。

（六）脑功能研究

脑血流量与脑的功能活动之间存在着密切关

系，应用 SPECT 脑血流灌注显像结合各种生理负荷试验有助于研究脑局部功能活动与各种生理刺激的应答关系。如通过视觉、听觉、语言等刺激，可分别观察到枕叶视觉中枢、颞叶听觉中枢以及额叶语言中枢或精神活动区放射性分布增浓（图 9-5）。

（七）其他

许多神经精神疾病采用 SPECT 脑灌注显像可观察到 rCBF 的改变。如偏头痛发作时 CBF 发生增高或减低的变化；精神分裂症患者 CBF 的变化特点是从脑前部向后部呈阶梯型改变，以额叶损害最严重，rCBF 明显减低，基底核和颞叶亦常受损，左侧受损程度常较右侧重；抑郁症患者额叶和颞叶、边缘系统的 rCBF 减低；遗传性舞蹈病患者大脑皮质和基底核出现多处 rCBF 减低区；小儿缺氧缺血性脑病局部放射性降低或缺损；脑动静脉畸形处 rCBF 明显减低。

第二节 脑代谢显像

一、脑代谢显像的类型

（一）脑氧代谢显像（cerebral oxygen metabolic imaging）

正常人脑平均重量约占体重的 2%，但其耗氧量占全身耗氧量的 20%，因此脑耗氧量是反映脑功能代谢的一个不可忽视的指标。$^{15}O-H_2O$ 被受检者吸入后，参与氧代谢全过程，用 PET 进行动态显像，可得到脑氧代谢率（$CMRO_2$）。结合 CBF 测定结果，还可计算出人脑的氧吸收分数（OEF），$CMRO_2$ 和 OEF 是反映氧代谢活动的较好指标。

（二）脑葡萄糖代谢显像（cerebral glucose metabolic imaging）

脑是人体新陈代谢最为旺盛的器官，其能量

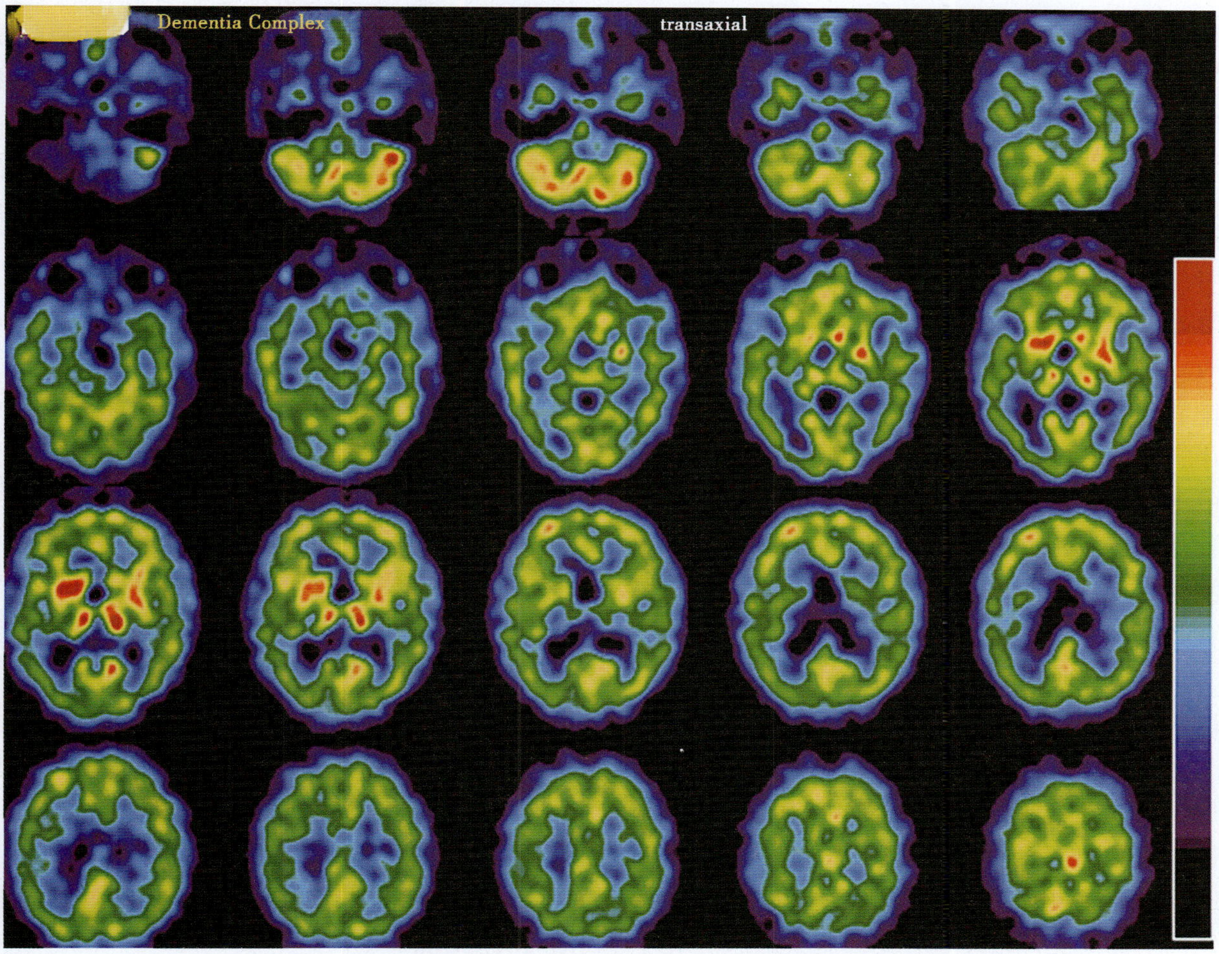

图 9-5 失语症患者基础及朗读激活的脑血流断层显像图

绝大部分（90% 以上）来自糖的氧代谢。由于脑组织本身并不能储存能量，所以需要连续不断地供应氧气和葡萄糖。脑的重量占体重的 2%，而其消耗的葡萄糖占全身的 20%。葡萄糖通过有氧代谢提供能量，只有当氧分压下降至 6.67kPa（50mmHg）时才通过无氧酵解供应能量。葡萄糖几乎是脑细胞能量代谢的唯一来源。^{18}F-FDG 为葡萄糖的类似物，静脉注入人体后进入脑组织，在己糖激酶的作用下磷酸化生成 6- 磷酸 -FDG，后者不能参与葡萄糖的进一步代谢而滞留于脑细胞内。通过 ^{18}F-FDG PET 显像，可以反映大脑生理和病理情况下葡萄糖代谢状态。应用动态采集及其软件，还可获得有关糖代谢的各种速率常数、脑组织葡萄糖代谢率等定量参数。另外，脑代谢 PET 显像可以借助各种生理性刺激或药物介入完成神经活动状态的观察，以助临床诊断和治疗。目前国内 PET 临床应用的显像剂 ^{18}F-FDG 占 95% 以上，以下详细介绍 ^{18}F-FDG 脑 PET 显像的临床应用。

（三）脑蛋白质代谢显像（cerebral protein metabolic imaging）

蛋白质代谢中两个主要步骤是氨基酸摄取和蛋白质合成。细胞恶变后，氨基酸转运率的增加可能比蛋白质合成增加更多，因为不少过程是作用于氨基酸转运而不是蛋白质合成过程，包括转氨基和甲基化作用。脑蛋白质代谢显像主要显像剂有：^{11}C-MET（^{11}C- 甲基 -L- 甲硫氨酸）、^{11}C-TYR（^{11}C- 酪氨酸）、^{18}F-FET（^{18}F- 氟代乙基酪氨酸）、^{123}I-IMT（^{123}I- 碘代甲基酪氨酸）等。其中，^{11}C-MET 较为常用，该显像剂易穿透血 - 脑脊液屏障而进入脑组织。通过 PET 显像可获得显像剂在脑内的断层图像，利用生理数学模型得到脑内氨基酸摄取和蛋白质合成的功能及代谢参数。

（四）脑胆碱代谢显像（cerebral choline metabolic imaging）

在肿瘤细胞内，胆碱的代谢途径是参与膜磷脂的合成，胆碱通过特异性转运载体进入肿瘤细胞，入胞后的代谢途径为：胆碱→磷酸胆碱→胞嘧啶二磷酸胆碱→磷脂酰胆碱，作为终末代谢产物的磷脂酰胆碱最终整合到细胞膜上，即“化学滞留”。许多肿瘤细胞膜上的磷酸单酯（主要是磷脂酰胆碱和磷脂酰乙醇胺）成分增多，胆碱摄取速率反映细胞膜的合成速率，因 ^{11}C- 胆碱也是肿瘤细胞增殖的指标。

（五）乏氧显像（hypoxia imaging）

乏氧是实体肿瘤普遍存在的现象，因此利用乏氧组织显像剂探测肿瘤是可行的。由于乏氧细胞对放疗和化疗都不敏感，而成为肿瘤难以治愈和容易复发的重要原因。对肿瘤患者治疗前后肿瘤乏氧水平进行检测，可评价疗效、有助于制订治疗方案，提高放疗及某些化疗的成功率。乏氧显像剂分别为硝基咪唑类化合物及非硝基咪唑类化合物。硝基咪唑类化合物进入细胞后，在硝基还原酶的作用下，有效基团（$-NO_2$）发生还原，在氧含量正常的细胞中，还原后的基团可重新被还原成原来的有效基团，当组织细胞乏氧时，还原后的基团不能被再氧化，此时还原物质即与细胞内物质不可逆结合，从而滞留于这些组织中。常用 PET 乏氧显像剂 ^{18}F-FMISO 为一种硝基咪唑化合物，可选择性地与肿瘤乏氧细胞结合，主动扩散通过细胞膜进入细胞，硝基在硝基还原酶的作用下被还原，在非乏氧细胞内，硝基还原产物可立即被氧化并排出细胞；而在乏氧细胞内，硝基还原产物则不能发生再氧化，还原产物与细胞内大分子物质发生不可逆结合，滞留于乏氧细胞中，其浓聚程度与乏氧程度呈正比。

二、脑 ^{18}F-FDG PET 显像的适应证

1. 癫痫灶的定位诊断、术前评价与疗效判断。

2. 脑肿瘤恶性程度分级判断、术前脑功能及预后评价；治疗后肿瘤复发与放射性坏死或纤维化的鉴别诊断；指导细针穿刺；转移性脑肿瘤的诊断（全身显像有助于寻找肿瘤原发灶和颅外转移灶）。

3. 痴呆的诊断（包括早期诊断和痴呆严重程度评价）及鉴别诊断、病程评价。

4. 脑外伤、脑血管性病变、精神疾病、脑感染性病变（AIDS、弓形虫病等）、药物成瘾及滥用、酗酒等有关脑功能的评价。

5. 锥体外系疾病如帕金森病、亨廷顿病等诊断与病情评价。

6. 脑生理研究与认知功能的研究。

三、脑 ^{18}F-FDG PET 显像方法学

（一）显像方法

要求患者 ^{18}F-FDG PET 检查前禁食 4～6 小时。检查者保持安静，戴黑眼罩和耳塞，避免声光刺激。建立静脉通道，^{18}F-FDG 注射剂量 2.96～3.7MBq/kg（0.08～0.10mCi/kg），然后用生理盐水冲洗通道。常规显像宜在注射后 40 分钟进行。患者定位于检查床上，采集时间一般为 6～8 分钟。影像处理采用厂家推荐或进行必要修改后的影像处理程序进行，数据经软件重建获得 ^{18}F-FDG 在脑内分布的横断面、冠状面和矢状面图像。

（二）影像分析

脑 ^{18}F-FDG PET 影像的横断面和冠状面同时出现连续 2 帧以上局限性或弥漫性放射性分布降低，左右侧明显不对称。放射性分布较正常脑皮层降低者，为低代谢灶；较正常脑皮层增高者，为高代谢灶。脑 ^{18}F-FDG PET 影像要求两侧对称，可采用不对称性指数（asymmetry index，AI）来判别。计算公式为：AI＝[（左－右）/（左＋右）]×200%。如果 AI 大于 15%，一般考虑为异常。

四、脑 ^{18}F-FDG PET 显像的临床应用

（一）癫痫

癫痫患者 ^{18}F-FDG PET 显像的目的不是为了诊断或排除癫痫，而是为了致痫灶探测和定位。致痫区在癫痫发作期，大脑神经元过度放电，消耗大量能量，导致局部脑组织血流和葡萄糖代谢增加，脑组织对 ^{18}F-FDG 摄取增高，PET 影像表现为高代谢灶。但由于癫痫的发作是随机的，发作期的 ^{18}F-FDG PET 脑显像很难准确捕捉到。因而传统意义上的发作期显像实际上包含了发作间期、发作期和发作后的代谢时相。典型的发作期 FDG 高代谢 PET 显像仅出现在少数癫痫持续状态或频繁发作以及癫痫发生在 ^{18}F-FDG 摄取早期的病例。因此，^{18}F-FDG PET 常是发作间期的显像。发作间期的致痫灶可能存在神经元活性、兴奋性下降，导致葡萄糖代谢较对侧或其他脑区减低、血流灌注减少，^{18}F-FDG 摄取减低，PET 影像中表现为低代谢灶（图 9-6，图 9-7）。其机制尚未确定，可能与皮质萎缩、神经元减少、胶质增生及突触活性降低等病理改变有关，而与神经元的数量多少无关。因此，如果同一皮质区域在发作间期表现为低代谢，发作期为高代谢，则此区域为致痫灶。

癫痫发作间期 ^{18}F-FDG PET 显像定位致痫区的灵敏性约 70%～90%，对无形态结构异常的病灶有较高的定位诊断价值。但 ^{18}F-FDG PET 显像显示脑局部放射性分布减低并无特异性，其显示的病灶范围往往大于实际异常的范围；有时在发作间期显示的致痫灶与术中取得的同期组织改变不完全一致；有时甚至出现定位错误，如在颞叶癫痫中，^{18}F-FDG PET 显像大多显示为显著的外侧颞叶代谢降低，而大多数致痫灶却位于内侧颞叶。因此，^{18}F-FDG PET 显像适合确定病灶的侧别，而不适合更具体的准确定位。

此外，尽管高分辨 MRI 可清晰显示癫痫患者大脑的病理解剖变化，但癫痫发作并非癫痫病理灶而是致痫灶，癫痫病理灶和致痫灶有时候会不一致。而 ^{18}F-FDG PET 脑显像则有较高的癫痫术前定位诊断价值。当 PET、MRI 定位结果与脑电图结果不一致时，应行颅内电极检查，PET 显示的低代谢区域也为颅内电极的安放指引了方向。

（二）正常老化和痴呆

脑老化是大脑有关部位表现出来的与年龄相关的正常组织的生理退行性变化。人脑的诸多功能在脑老化过程中会出现不同程度的衰退，脑皮质和白质的退行性改变对脑功能的衰退有关键影响。脑白质位于大脑深部，由神经纤维聚集而成，连接不同脑区，构成了复杂的脑神经网络。有研究通过对比健康老年人与青年人的脑体积发现，相比灰质区，白质区体积的减少更加明显，达到 11% 左右，约为灰质区体积减少量的 3 倍。正常人脑葡萄糖代谢的增龄性变化随着年龄增加而逐渐降低，包括糖酵解和有氧代谢。主要表现为新皮质、基底核和背侧丘脑、端脑及髓核等部位的糖代谢水平下降。

阿尔茨海默病（Alzheimer's disease，AD）是最常见的一类老年期痴呆，是一种发病隐匿，进行性发展的神经细胞退行性疾病，临床上以记忆障碍、失语、失用、失认、抽象思维和计算损害、人格和行为改变等表现为特征。脑组织局部神经元缺失和突触功能下降与 AD 的发生及其严重

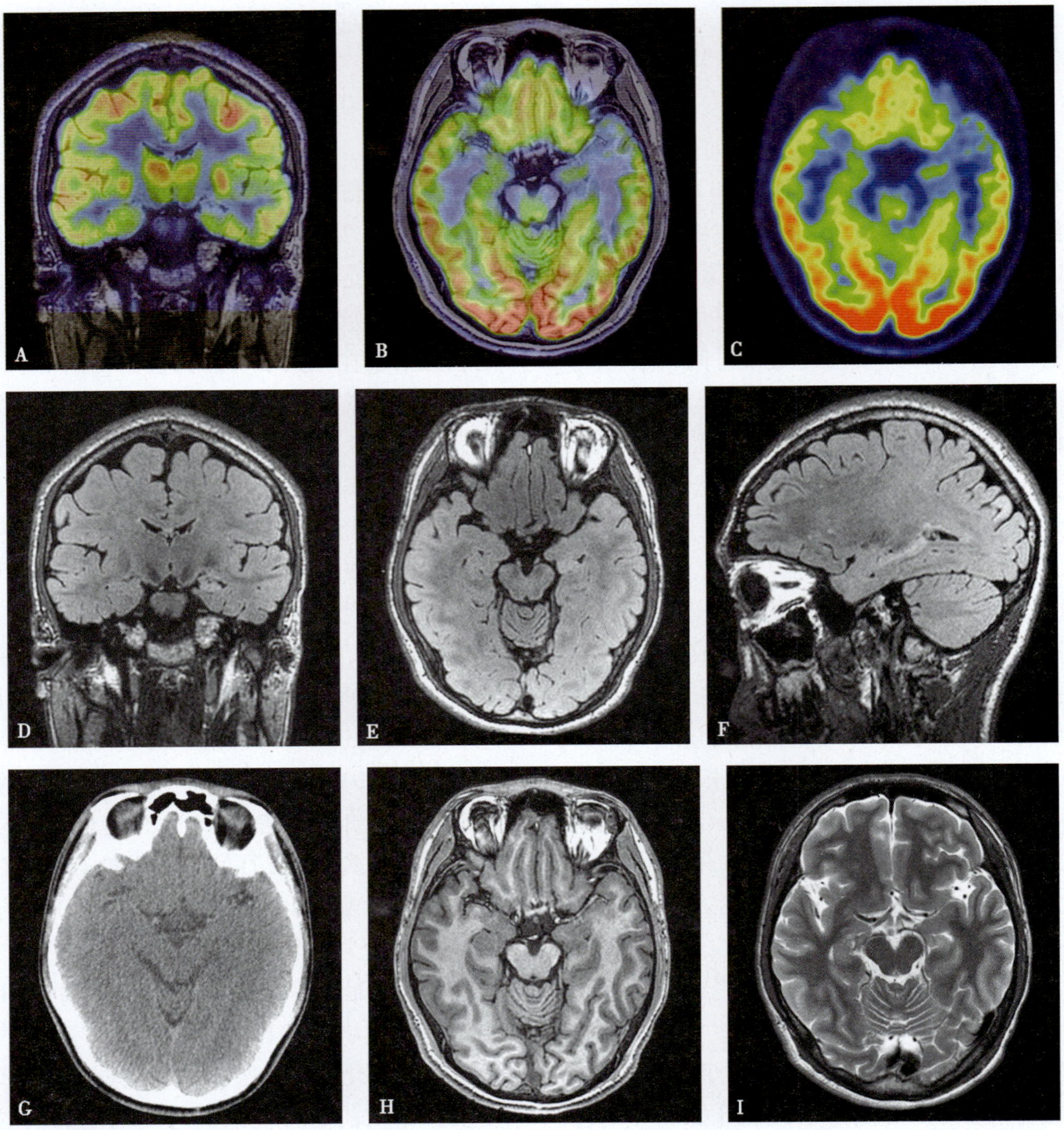

图 9-6 左侧海马硬化患者癫痫发作间期脑葡萄糖代谢显像图像

男，20 岁，左侧海马硬化，T2FLAIR 示左侧海马信号增高，PET 示左侧海马糖代谢分布减低。A：冠状位 PET/MR，B：轴位 PET/MR，C：轴位 PET 图，D、E、F：冠 / 轴 / 矢状位 T2FLAIR，G：轴位 CT，H：T_1WI，I：T_2WI

程度密切相关。^{18}F-FDG 脑 PET 显像可以通过显示脑组织葡萄糖代谢的减低情况，反映脑内神经突触的活性，对 AD 病情做出评价。在 ^{18}F-FDG PET 脑代谢显像中，轻度及中度 AD 表现为脑局部葡萄糖代谢率减低，常见于顶叶、颞后叶和枕叶前部皮质，以双侧颞、顶叶代谢降低更明显，其降低程度随痴呆严重程度和其病程而增加（图 9-8）。双侧顶颞叶、后扣带回和楔前回葡萄糖代谢减低是 AD 的特征性表现。明显的额叶代谢减低出现在中、重度患者，主要位于额上回和额中回附近区域。

AD 严重程度的评价，常用的方法有目测法和半定量分析。①目测法：通过肉眼观察 ^{18}F-FDG 代谢减低区的范围对病情进行评估。随着病情的发展，脑内低代谢区数目增加、范围扩大。轻度 AD 有 1～2 个脑叶受累，中度有 3～4 个脑叶受累，而重度 AD 受累的脑叶在 5 个以上。轻度和中度 AD 多为单侧或非对称性代谢减低，此时颞叶和海马轻度萎缩或无明显萎缩；重度 AD 常表现为双侧颞顶叶和额叶代谢减低，颞叶和海马明显萎缩。②半定量分析：采用比值法，单侧病变采用病变区 / 对侧正常脑区比值，正常比值 >0.90，

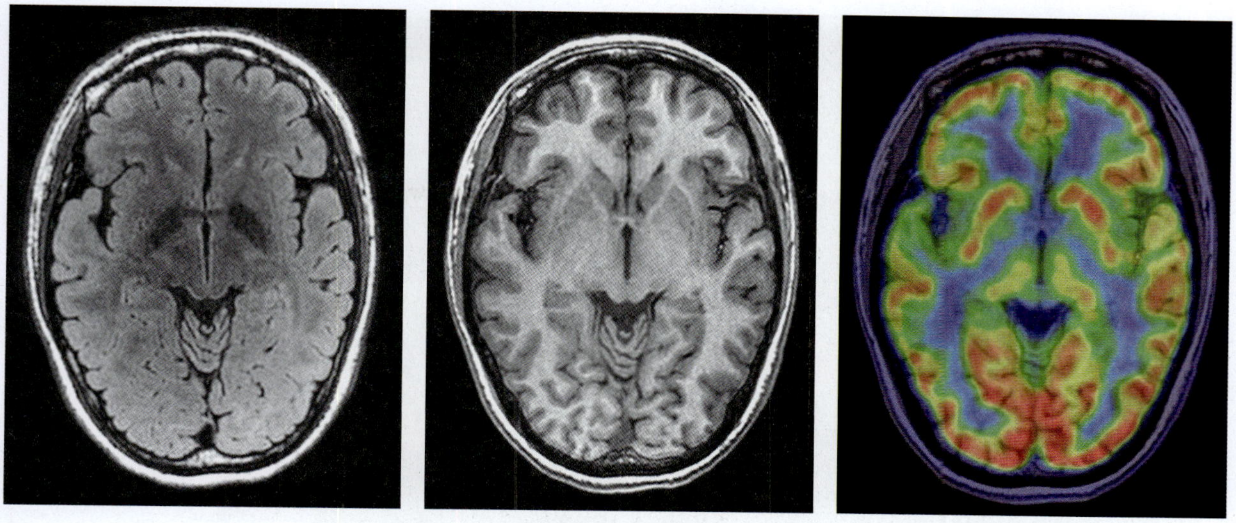

图 9-7 MRI 阴性患者癫痫发作间期脑葡萄糖代谢显像图像

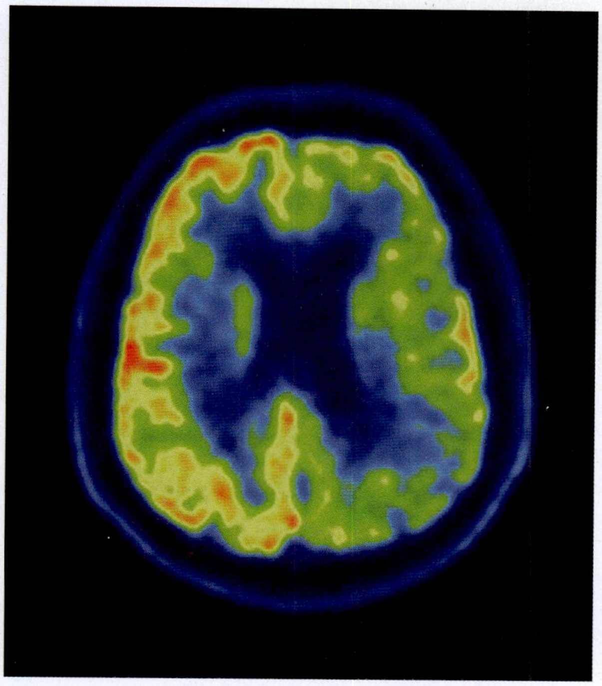

图 9-8 AD 患者脑葡萄糖代谢显像图像

0.80～0.90 为轻度，0.70～0.80 为中度，≤0.70 为重度；双侧病变采用病变区 / 同侧小脑比值，正常比值 >1.20，0.96～1.10 为轻度，0.80～0.95 为中度，≤0.80 为重度。与正常人群脑葡萄糖代谢为模板的一些软件（如 Cortex ID）可以更直观评价 AD 的严重程度（图 9-9）。

PET 成为 AD 早期诊断的重要辅助手段。已研发了针对 AD 各个病理环节不同靶点的 PET 显像剂，包括糖代谢类、淀粉样蛋白 Aβ 结合类、神经递质及受体类 tau 蛋白结合类、小胶质细胞活化的神经炎症类等显像剂。其中，糖代谢类显像剂 ^{18}F-FDG、Aβ 显像剂和 tau 显像剂对 AD 诊断和病情评估方面有较好的指导意义。但需注意的是，^{18}F-FDG 脑葡萄糖代谢显像中 AD 患者脑内由于神经元的丧失存在相应部位的葡萄糖代谢减低，但特异性不高，没有针对 AD 的重要病理特征成像。

（三）帕金森病

帕金森病（Parkinson’s disease，PD）是锥体外系疾病中最常见的一种慢性、进行性中枢神经变性疾病。其主要病理改变为黑质 - 纹状体系统的黑质多巴胺（dopamine，DA）能神经元选择性变性及缺失，其多巴胺神经递质的合成及释放减少，引起胆碱能系统的作用相对亢进。MRI 可表现为黑质致密部宽度变窄，并且随病情加重而更加变窄，也可以发现由于神经元的变性或铁剂沉积引起的黑质体积减小，同时 MRS 也可以根据 NAA 峰的变化为诊断提供帮助，但是 MRI 不能用于 PD 引起的痴呆和 AD 的鉴别，其主要用于排外其他一些颅内疾患。而 PET 不仅能够用于研究脑部代谢，而且可用于研究多巴胺递质受体系统，后者对 PD 的诊断和病程的判断都具有重要价值。

^{18}F-FDG 脑 PET 显像示 PD 患者脑代谢下降，双侧纹状体代谢不对称，早期 PD 患者可出现豆状核、丘脑和脑干代谢水平增高。豆状核的代谢状态与运动迟缓症状密切相关，代谢水平增高，

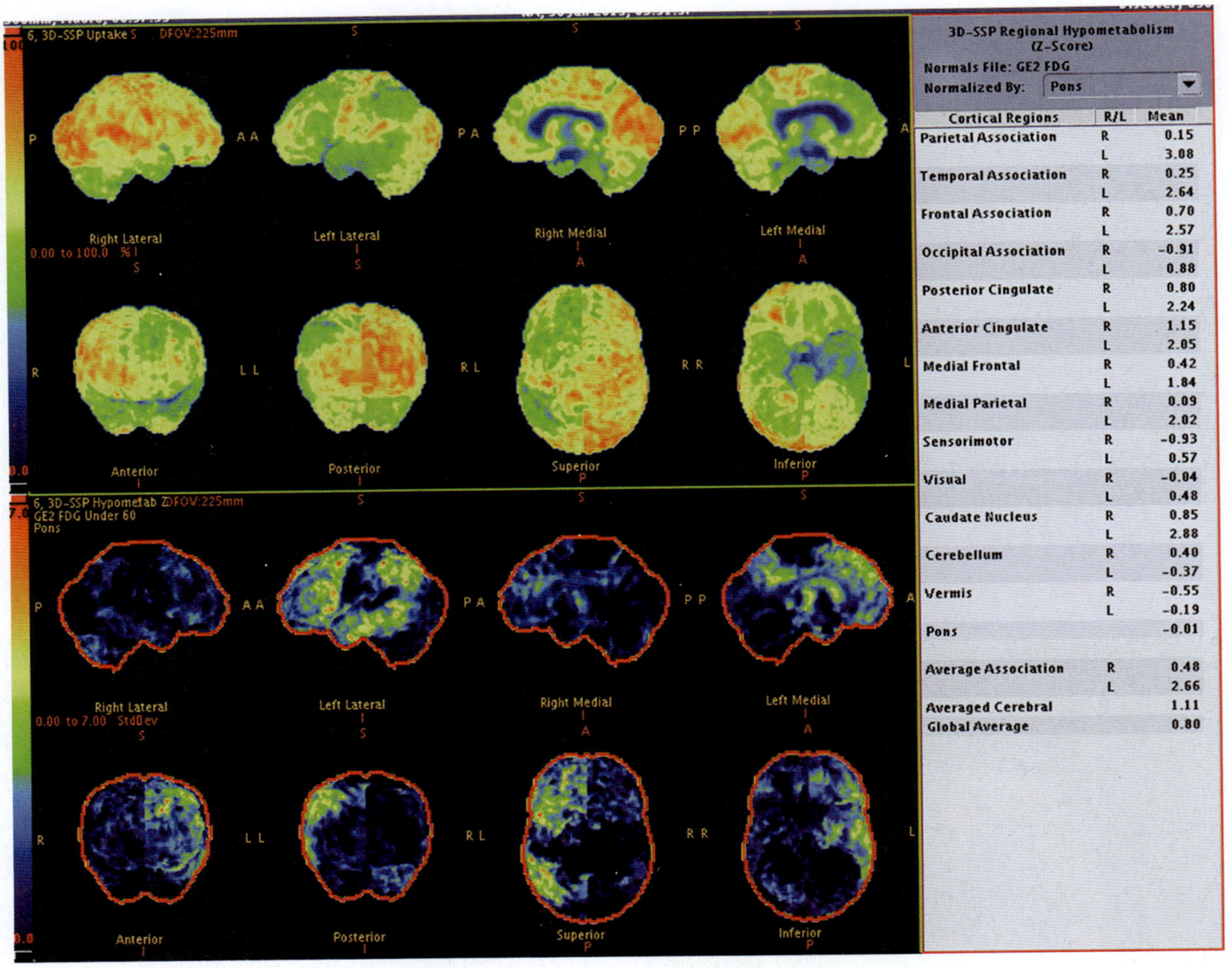

图 9-9 AD 患者 ^{18}F-FDG 脑代谢显像专用软件分析图

运动迟缓越严重。中晚期 PD 患者尾状核代谢水平下降，低代谢皮质区范围更为广泛，背外侧前额皮质及后部皮质代谢减低可能与 PD 患者伴发认知障碍有关。

帕金森病相关脑代谢网络模式（Parkinson's disease-related pattern，PDRP）是新近发现的 PD 影像学标志物，是由于基底核 - 丘脑 - 皮质环路和相关功能 / 解剖通路异常而造成的特殊的脑代谢网络，这种异常脑代谢网络具有疾病特异性，其主要特征是豆状核和丘脑的高代谢以及运动前区和后顶叶的低代谢。随着 PD 的病程进展，丘脑底核、内侧苍白球、背侧脑桥和运动皮质的代谢增加，而额前叶和顶叶下代谢减少，PDRP 值随 PD 病程的延长而增高，与纹状体多巴胺转运体的减少、运动评分的增加呈正相关。因此，PDRP 可以用于 PD 的早期诊断，对原发性 PD 和帕金森叠加综合征的鉴别也有较好的价值。另外 PDRP 可以用于 PD 严重度的客观评估和疗效的监测，有望用于 PD 治疗新方法的客观评估。不同的生物学标志物检测（多巴胺转运体脑功能显像、PDRP 脑代谢网络显像、脑脊液 α- 突触核蛋白等）往往可以互补，联合运用比单独运用具有更高的临床价值，这些可望成为 PD 生物学标志物未来的研究方向。

（四）脑肿瘤

不同种类或级别的胶质瘤影像表现不同。影像学评价包括：病变性质判定、可能的级别或边界，以及各种治疗后疗效随访评价。目前的影像检查方法主要包括 CT、MRI 和 PET 等。图 9-10 是脑肿瘤 PET 葡萄糖代谢显像图像。颅内占位性病变疑似脑胶质瘤患者，如果 ^{18}F-FDG PET 影像可见明显高摄取，CT 呈中重度瘤周水肿和占位性效应者，可考虑高级别脑胶质瘤。而低级别脑胶质瘤 ^{18}F-FDG PET 影像未见明显摄取，CT 无或有轻度瘤周水肿，占位性效应常不明显。

NCCN 指南推荐运用 MRI 对胶质瘤进行诊

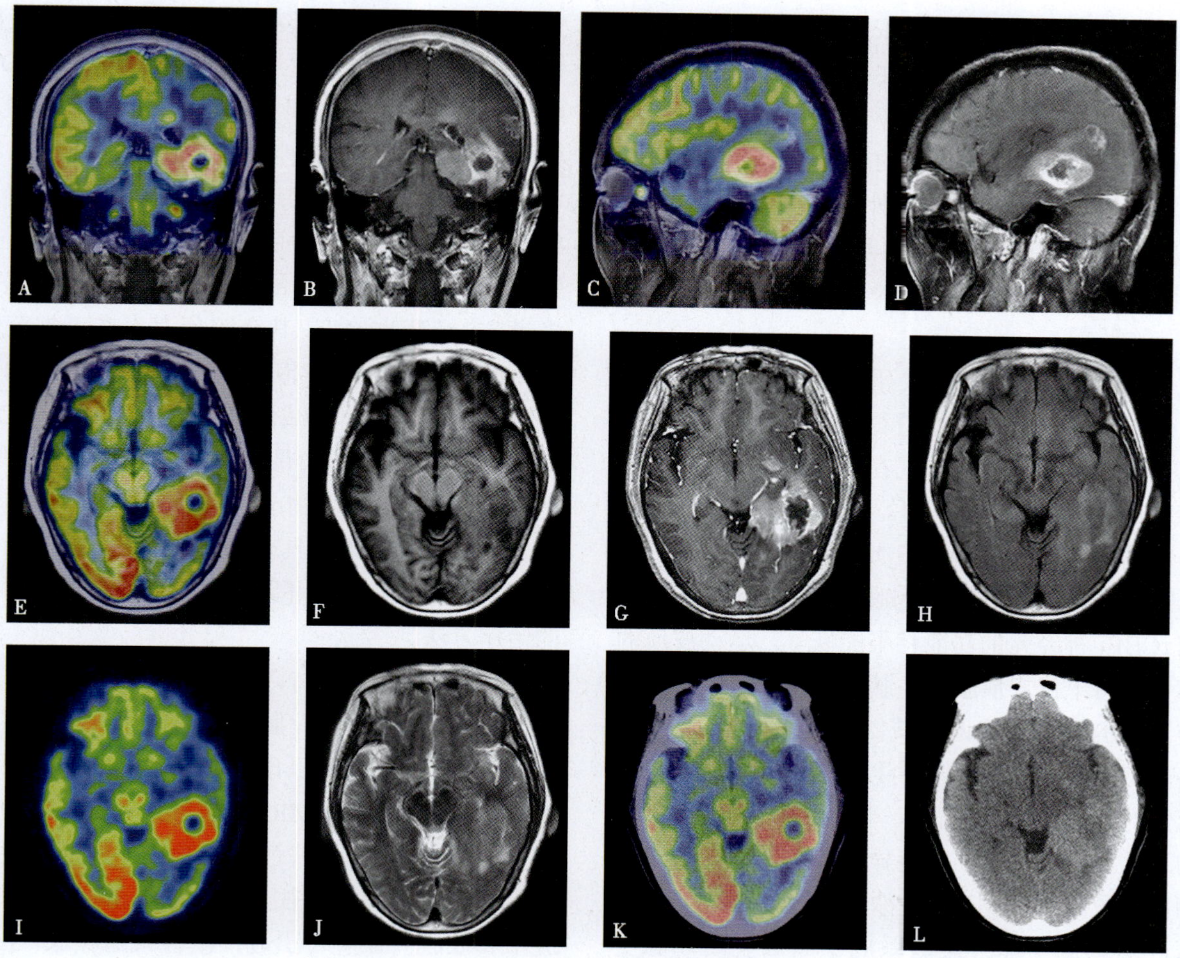

图 9-10 脑肿瘤 PET 葡萄糖代谢显像图像

女，67 岁，胶母细胞瘤。左侧额顶颞叶肿块，增强扫描明显不均匀强化，糖代谢增高，中心见坏死。A、C、E: ^{18}F-FDG PET/MR 图，I: ^{18}F-FDG PET 图，K: ^{18}F-FDG PET/CT 图，B、D、G: MR 增强扫描，F: T_1WI，H: T_2FLAIR，J: T_2WI，L: CT

断和治疗后复查。而 PET/CT 或 PET/MR 可能对鉴别肿瘤复发和放射性坏死、肿瘤分级有帮助，或提示活检最佳靶点。最常用于鉴别肿瘤复发和放射性坏死的示踪剂是 ^{18}F-FDG 和 ^{11}C-MET，肿瘤复发为高代谢灶，而放射性坏死为代谢减低区。^{11}C-MET 的鉴别能力要高于 ^{18}F-FDG，^{11}C-MET 自破坏的血脑屏障通过被动扩散进入放射性坏死灶，与肿瘤复发时瘤细胞主动摄取示踪剂的机制不同；但是放射性坏死常伴随炎性反应和反应性胶质增生导致生物活动增多，多种病理变化混杂增加了鉴别难度。

脑转移瘤的 ^{18}F-FDG PET 显像表现各异，可为高代谢、等代谢或低代谢，病灶周围的水肿或中心区的坏死表现为低代谢或摄取缺损。脑转移瘤 ^{18}F-FDG PET 显像受脑灰质高度摄取 ^{18}F-FDG 的影响，诊断效果并不理想，传统的脑转移瘤诊断以 CT 或 MRI 为主。由于 ^{18}F-FDG PET/CT 具有全身显像的优势，虽然脑转移瘤的 ^{18}F-FDG PET/CT 图像表现形式多样，但根据其脑 PET 与 CT 图像之间的对应关系及其特点，结合全身 PET/CT 表现，可提高对脑转移瘤征像的认识和准确诊断。NCCN 指南推荐，CT 或者 MRI 提示颅内单发或者多发脑转移，如果原发肿瘤不明确，需要进行全身检查，这些检查措施包括胸部 / 腹部 / 盆腔增强 CT、全身 PET/CT 或者其他检查。如果其他部位活检困难，推荐手术明确脑内转移的诊断。脑外原发肿瘤明确的患者如果对脑转移瘤的诊断有疑问推荐活检明确诊断。

（五）缺血与脑卒中

脑 ^{18}F-FDG PET 比 CT 更能够早期发现病灶，并且所显示病灶的范围超过 CT 所显示的范围。脑梗死后即刻 rOEF（局部氧摄取分数）增加而 rCBF 明显下降，rCMRglc 轻度下降，血流和代谢的这种不一致表现为灌注减低后代谢代偿性转变，称为“贫乏灌注”(misery perfusion)。1 周后由于侧支循环的建立，梗死的脑区倾向于 rCBF 增加而 rCMRglc 仍降低，这种现象称为过度灌注，往往提示预后良好。1 个月后，rCBF 与 rCMRglc 在较对侧正常脑组织低的水平(可能比梗死前低)再一次匹配。

有关严重脑缺血或梗死区周围有活力的脑组织是否可以恢复是一个值得研究的课题，PET 可以提供梗死区周围的脑区在足够的 rCBF 得以恢复后是否可以挽救的信息。当 rCBF 和 rCMRglc/局部脑氧代谢率($rCMRO_2$)在比基础值低的水平再匹配时将到达脑卒中的晚期，通过介入方式增加 rCBF，神经元的功能将不能恢复。运动皮质的脑卒中将干扰皮质脑桥小脑束的传导引起对侧小脑半球的血流与代谢的减低，即交叉性小脑失联络(CCD)。脑皮质不仅可以出现失联络，而且梗死灶对侧的纹状体、丘脑、小脑都可以出现，所有的这些结构在 CT 上没有异常改变。梗死灶对侧相应部位出现代谢减低，称为镜灶(mirror foci)，这表示双侧半球纤维联系的中断。主要动脉支梗死后形成交通循环以维持脑组织的存活，此时靠局部脑血流容积(rCBV)的增加来部分补偿灌注压的降低，动脉舒张降低血流的阻力使 rCBF、rCMrglc、$rCMRO_2$ 维持在正常水平，rCBV 的增加提示与之有关的脑区已经应用补偿机制来保持灌注，PET 可以灵敏地测量 rCBF/rCBV 比率定量评价灌注贮备。低灌注贮备的脑区血管扩张，rOEF 增加，可以预测梗死未来的危险性。

对脑卒中 PET 尚可用于监测药物的疗效，提供生理方面的信息，帮助医生解释临床转归，同时也有助于理解急性脑梗死的病程。溶栓治疗是目前公认的脑卒中最有效的救治方法，PET 作为评价溶栓治疗的媒介有着很大的优势，可以精准地发现脑血流灌注及氧代谢的变化。康复治疗对于脑梗死患者的发病后生活质量有重要的影响，通过 PET 评价和监测康复治疗的疗效，能使治疗方案更加准确和全面，促进康复医疗技术得到更好的发展。

(六) 精神疾病

^{18}F-FDG PET 可用于精神疾病的诊断和治疗效果的评价。精神分裂症患者常见额叶葡萄糖代谢降低，提示额叶皮层功能的减退。^{18}F-FDG PET 对精神分裂症的研究，在分子水平上能够观察治疗精神分裂症的神经精神药物的药理机制和量效关系，用以药物选择、指导临床用药和调整药物剂量等。抑郁症患者的脑葡萄糖降低呈弥漫性，以额叶和扣带回降低为主。单相抑郁症患者，未经药物治疗，其全脑代谢率在正常范围内，而当病情好转，情感恢复正常时，基底节的葡萄糖利用率反而明显减低。强迫症患者 ^{18}F-FDG PET 显像可发现其扣带回额叶部位的高代谢表现，经治疗后，额叶、扣带回 FDG 代谢减低的程度与强迫理念的改善具有相关性，通过 PET 的显像可以证实异常神经环路的存在从而使用针对性的治疗方法。

(七) 脑外伤

急性脑外伤患者，脑功能异常通常可以超出解剖病变的范围，可以出现创伤部位外的远隔影响，PET 结合 CT 或 MRI 结构影像对脑外伤的评价是有益的。脑挫伤、颅内血肿及伴发的脑软化等引起的代谢变化往往局限于损伤部位，然而硬膜下和硬膜外血肿可引起广泛性代谢减低，也可引起对侧半球的变化。脑外伤患者也可出现交叉性小脑失联络或同侧小脑的代谢减低。脑外伤严重程度评分(GCS)与全脑低代谢的范围有较好的相关性。脑外伤后症状的持续存在与神经心理测试以及脑代谢相应的病损相关，随患者症状的改善，全脑和局部脑葡萄糖代谢率也得到改善。

(八) 脑功能研究

在生理静息状态下，正常人左右两侧大脑半球葡萄糖代谢基本对称。通过给予相应的刺激和 PET 所显示的功能活动区域脑血流和代谢的应答关系，可显示听觉、视觉、躯体运动、嗅觉、味觉、痛觉、语言及情感等各方面的脑功能活动。如给予单纯语言刺激时，左侧颞叶代谢增高；用灯光给予视觉刺激时视觉皮质代谢增高；单侧手指运动时，对侧中央前回及辅助运动皮质区代谢增高；给予音乐刺激时，右侧颞叶代谢增高。研究表明植物人状态患者总的脑皮质葡萄糖代谢率为正常人的 40%～50%，同时伴随脑内联系皮质(如楔前叶、后顶部)的系统性代谢障碍。而部分患者在认知功能改善时，相应功能区代谢呈恢复表现。

（九）其他

^{18}F-FDG PET 还可用于新生儿缺血缺氧性脑病、酒精滥用或可卡因等药物成瘾、脑功能的改变或机制的研究，以及获得性免疫缺陷综合征（AIDS）脑代谢的变化、针刺机制研究、脑功能重塑研究等。

第三节 神经受体显像

一、原理与方法

中枢神经递质和受体显像（central nervous neurotransmitter-neuroreceptor imaging）是根据受体 - 配体特异性结合特性，用放射性核素标记特定的配体或神经递质，通过 PET 或 SPECT 显像显示受体的特定结合位点及其分布、密度和功能，并能定量其代谢参数。脑受体显像可以显示脑内各种神经受体的分布状态，并可观察其在病理情况下的改变，对疾病的诊断和鉴别诊断、发病机制的探讨、治疗方案的选择及治疗效果评价、预后判断等具有重要价值，表 9-3 为常用的脑 PET 和 SPECT 受体显像剂在临床中的主要应用。

本节主要以多巴胺受体系统为例介绍神经递质和受体显像。

多巴胺受体系统是脑功能活动最重要的系统，而且还可能是运动性疾病治疗药物或精神神经中枢抑制药物的主要作用部位。多巴胺受体分为 D_1、D_2、D_3、D_4 和 D_5 五种亚型，因 D_1、D_5 受体亚型结构同源性，统称为 D_1 样受体，而 D_2、D_3、D_4 三种亚型性质相近，统称为 D_2 样受体。用放射性碘标记的 D_1 受体配基（^{123}I-IBZP、^{123}I-SCH23982、^{123}I-FISCH、^{123}I-TISCH）进行 SPECT 受体显像均表现基底核有较高的放射性浓聚；D_1 受体 PET 显像剂有 ^{11}C-SCH23390、^{11}C-NNC756、7- 氯 -8-^{18}F- 氟代 -3- 甲基 -1-（3′- 氨基苯基）-2，3，4，5- 四氢 -1H-3- 苯并吖庚酮，但远不如多巴胺 D_2 受体应用广泛。

（一）多巴胺 D_2 受体显像（dopamine 2 receptor imaging）

D_2 受体 PET 显像剂的研究非常活跃，品种很多，主要包括螺哌隆（spiperone）类衍生物、苯甲酰胺（benzamide）类衍生物、Pride 类和麦角乙

表 9-3 常用的脑受体显像剂及临床应用

显像剂类型	PET 显像剂	SPECT 显像剂	临床应用
多巴胺代谢	^{18}F-FDOPA		PD
多巴胺转运蛋白（DAT）	^{18}F-FPCIT、^{11}C-β-CIT	^{99m}Tc-TRODAT1	PD、药物成瘾
单胺囊泡转运体（VMAT2）	^{11}C- 二氢丁苯那嗪（DTBZ）		PD
多巴胺受体			PD、精神分裂症、药物成瘾、HD、Tourette 病
D_1 受体	^{11}C-SCH23390^{11}C-SCH39166		
D_2 受体	N- 甲基 -^{11}C- 甲螺哌隆、^{18}F-N- 甲螺哌隆、N- 甲基 -^{11}C- 苯哌利多、^{11}C- 依替必利、^{11}C- 雷氯必利	^{123}I-IBZM	
D_3 受体	^{18}F-7-OH-AFPAT		
阿片受体			癫痫、麻醉药成瘾、疼痛综合征
μ 受体	^{11}C- 二丙诺啡	^{123}I- 吗啡	
δ，κ 受体	^{11}C- 卡芬太尼 ^{11}C- 氟吗西尼（Ro15-1788）	^{123}I-IA-DNP	
苯二氮䓬受体	^{11}C（R）-PK11195（周围受体配体）		癫痫、AD
5-HT 受体	^{11}C-β-CIT ^{11}C-WAY-100635 ^{11}C- 美吡拉敏	^{123}I-β-CIT ^{123}I- 酮色林	抑郁症
乙酰胆碱受体	2，4-^{18}F- 氟右苄替米特、^{11}C-TRB ^{76}Br-4- 溴右苄替米特	^{123}I-IQNB	AD、重症肌无力
NMDA 受体	^{11}C-（s）-[N- 甲基]氯胺酮		脑血管疾病、癫痫

脲（lisuride）类衍生物。目前临床研究较多的有 ^{11}C- 雷氯必利（^{11}C-raclopride）、3-N-^{11}C- 甲螺哌隆（^{11}C-MSP）、^{18}F-N- 甲螺哌隆（^{18}F-MSP）、3-N-^{18}F- 氟乙螺哌隆（^{18}F-FESP）。Wagner 于 1983 年用 ^{11}C 标记的 N- 甲螺哌隆（^{11}C N-methylspiperone，^{11}C-NMSP）在自己身体上进行试验并获得世界上第一张多巴胺 D_2 受体图像。^{11}C-NMSP 对多巴胺 D_2 受体和 5- 羟色胺受体均可结合，后者亲和力仅占前者的 1/5。这种缺乏完全特异性也可作为一种优点，当在静脉注射 ^{11}C-NMSP 前给予一定剂量的冷配基阻断 D_2 受体但并不阻断 5- 羟色胺受体的氟哌啶醇，就可获得完全的 5- 羟色胺受体的特异性结合。体内受体结合分析表明，^{11}C-NMSP 在富含有多巴胺 D_2 受体的纹状体结合最高，在很少有多巴胺受体的小脑结合最少，因此常用小脑放射性作为非特异性结合对照区。正常人于注射 740MBq ^{11}C-NMSP 后即刻可见示踪剂积聚于血流量最大的大脑灰质，并迅速与特异性和非特异性受体位点结合。此后，随血放射性下降，示踪剂以最快速度离开小脑非特异性结合部位，以中等速度离开额、颞、顶和枕叶皮质的 5- 羟色胺受体结合部位，以低速率离开纹状体（包括尾状核和豆状核）的多巴胺 D_2 受体特异结合部位。静脉注射显像剂后 6 分钟，PET 多巴胺受体显像的图像与 rCBF 灌注影像相似，2 小时后纹状体与小脑放射性有明显的区别，即纹状体多巴胺 D_2 受体结合明显。静脉注射后连续 2 小时 PET 显像，借助尾状核和豆状核与小脑放射性比和用注射显像剂后时间函数表示豆状核与小脑放射性比估算多巴胺 D_2 受体的结合量，利用投予多次不同或相同量的示踪剂和测定血浆示踪剂浓度估算绝对受体密度和亲和力，发现某些脑疾患的特异脑受体数目和结合力有明显的改变。多巴胺 D_2 受体在尾状核和豆状核的数量随年龄增长而显著降低，男性比女性略明显，而正常人的 CT 未显示尾状核和豆状核大小随年龄增长而明显缩小。原因可能是随年龄增长，纹状体突触后神经元细胞、传入神经和受体合成减少，研究发现这些患者的 D_2 受体结合能力比 rCBF 减少更为突出。

^{11}C- 雷氯必利（^{11}C-raclopride）D_2 受体显像示纹状体与大脑皮质（特异性 / 非特异性）摄取比值很高。正常人该配体在基底核呈现特异的局部摄取，而皮质和小脑摄取较少，以静脉注射后 1～2 小时特异性最高，服用抗精神病药物者特异性结合较低。有人对 PD 患者药物治疗期间连续进行受体显像发现，症状改善患者的纹状体正常，即放射性分布均匀。因此，PET 多巴胺 D_2 受体显像是一种有望作为诊断和鉴别诊断锥体外系疾病的工具，且可用于监测疗效和预测预后。

目前临床上应用多巴胺 D_2 受体 PET 或 SPECT 显像研究的疾病主要见于 PD 各种运动性疾病、精神分裂症、认知功能研究和药物作用及其疗效评价等。^{18}F 或 ^{11}C-NMSP、^{11}C- 雷氯必利、^{123}I-IBZM［碘 -123 标记的 N-（1- 乙基 -2- 四氢吡咯基）甲基 -5- 碘 -2- 甲氧基苯甲酰胺］等多巴胺 D_2 受体显像发现 PD 患者黑质和纹状体（特别是豆状核）D_2 受体数目轻度甚至明显减少，效力明显减低，HD 患者基底核（特别是尾状核）多巴胺 D_2 受体密度和活性明显减低，故可早期诊断 PD（包括亚临床型），并可检测临床上用 L- 多巴治疗 PD 患者的疗效，同时对神经精神药物的药理学研究和指导用药及研究影响多巴胺受体的生理性因素具有重要意义。有研究报道，^{123}I-IBZM SPECT 多巴胺 D_2 受体显像观察到 PD 症状初期病损侧纹状体 D_2 受体活性无明显变化，在 PD 中、晚期，即 PD 症状明显时纹状体的多巴胺受体活力增强。分析认为 D_2 受体超敏与多巴胺神经元失神经支配严重程度有关。D_2 受体显像能鉴别原发性 PD（纹状体浓聚 IBZM）和 PD 综合征（摄取减少），前者经多巴胺治疗效果明显，后者无效，这对 PD 和 PD 综合征诊断和鉴别诊断以及制订合理个体化治疗方案具有重要临床意义。多巴胺 D_2 受体显像是一种有望作为诊断和鉴别诊断锥体外系疾病的新技术和新方法，且可用于监测疗效和判断预后。

（二）多巴胺能神经递质显像（dopamine neurotransmitter imaging）

^{18}F- 多巴（^{18}F-dopa）为多巴胺能神经递质显像剂，它为 L- 多巴的类似物，作为多巴胺神经递质的合成前体，可通过血 - 脑脊液屏障进入脑内，被多巴胺脱羧酶脱羧生成 6-^{18}F-L- 氟代多巴胺，经摄取、贮存、释放及代谢而发挥生理作用。根据 ^{18}F- 多巴在纹状体内摄取和清除率及其在中枢和外周血中代谢变化规律，可测定芳香族氨基酸脱羧酶（AAAD）活性和神经递质 DA 在脑内的分

布，用于评价突触前 DA 功能失调疾患的鉴别诊断。研究观察到神经毒素（MPTP）实验猴在不同时间点测定的血浆未代谢 ^{18}F- 多巴放射性均较对照组高，PET 脑显像示 MPTP 猴纹状体呈放射性降低或缺损区。可见在多巴胺能神经递质显像的同时，测定血浆未代谢放射性配体的变化，可获取更多有关神经递质及受体特异性结合参数，并提供附加信息。Broussolle 等用 PET 研究 PD 患者运动和认知行为与黑质和尾状核 FDOPA 摄取的关系，发现 FDOPA 的速率常数 Ki 在纹状体显著减少，黑质大于尾状核，Ki 与 PD 进程呈负相关。Rinne 等对有不同程度认知损害的 PD 患者与正常对照组进行 ^{18}F- 多巴 PET 显像，结果显示 PD 患者与正常对照组比较，尾状核、豆状核、额叶皮质 ^{18}F- 多巴摄取减少，但认知损害程度与 ^{18}F- 多巴摄取量之间并无重要联系，反映尾状核 ^{18}F- 多巴摄取量（Ki）与注意力集中程度呈负相关，额叶皮质的 Ki 值与语言流利、词语即刻回忆、数字能力呈正相关，而豆状核 Ki 值与认知无明显联系；在对一系列认知损害的 PD 患者测试中，^{18}F- 多巴的摄取量在尾状核及额叶皮质均减少，表明多巴胺功能障碍是引起 PD 患者认知损害的一个因素。用 ^{18}F- 多巴对正常对照和 PD、HD、Pick 病、精神分裂症进行显像，发现注药后 90～120 分钟正常对照者的纹状体放射性浓聚，影像结构清晰；而各种神经精神病患者纹状体呈不同程度的放射性降低或缺损，给予积极治疗后临床症状改善或明显改善者的再次显像显示纹状体放射性呈不同程度的摄取增高。PET 研究活体人脑化学神经传递过程的能力，使得神经递质的化学过程与解剖结构以及精神和行为功能联系起来成为可能。

（三）多巴胺转运蛋白显像（dopamine transporter imaging）

中枢神经系统多巴胺转运蛋白（dopamine transporter，DAT）是位于多巴胺神经元突触前膜的一种膜蛋白，主要功能是再摄取突触间隙内的多巴胺，是控制脑内多巴胺水平的关键因素，DAT 变化要比 DA 受体的变化更为灵敏、更为直接。

目前研制的比较成功的 DAT 配体多为可卡因系列衍生物，如 β-CIT（RIT-55）。静脉注射 70.3～114.7MBq（1.9～3.1mCi）^{123}I-β-CIT 进行猴脑 SPECT 显像，获得脑最大摄取量为注射量的 14%，实验观察到 β-CIT 除了对 DAT 具有很高亲和力，对 5- 羟色胺转运蛋白（5-HTT）也具有较高的亲和力（Kd 为 0.47nmol/L）。5-HTT、DAT 活体人脑显像，发现 ^{123}I-β-CIT 在 5-HTT 丰富的额叶中部皮质、下丘脑、中脑、枕叶皮质有明显的放射性浓聚，其与额叶中部皮质 5-HTT 的特异性结合为 0.377±0.0031。^{123}I-β-CIT 在 DAT 丰富的基底核区域呈明显的放射性浓聚，与 DAT 的特异性结合为 0.916±0.007。这为在活体同时检测与 5-HTT 和 DAT 有关的神经系统疾病提供了有价值的辅助手段。15 例 Hoehn-Yahr 分级为Ⅰ～Ⅲ级 PD 和 12 例正常对照者 ^{123}Iβ-CIT SPECT 显像，发现 PD 组与对照组纹状体 / 非纹状体摄取比值分别为 3.01±1.14 和 6.71±1.89，PD 组较对照组摄取比值下降 55%；15 例 PD 患者中有 14 例与对照或偏侧 PD 的正常一侧脑区对比，其壳核部位放射性明显降低，提示 ^{123}I-β-CIT DAT 显像可用于 PD 的诊断。1997 年美籍华人孔繁渊教授首次成功地用 ^{99m}Tc 标记 DAT（^{99m}Tc-TRODAT-1）获得活体人脑 DAT 断层影像，放射自显影示其在大鼠脑纹状体特异性分布，注射后 60 分钟纹状体与小脑放射性的比值为 1.8。目前国内外已开始广泛用于临床，对 PD 的早期诊断、治疗决策以及疗效判断有重要意义（图 9-11，图 9-12）。

DAT PET 显像剂有无托烷环类（如 ^{11}C- 诺米芬辛）、可卡因类（如 ^{11}C- 可卡因）、苯基托品烷类、苯托品类和哌嗪类（GBR 类），对 DAT 亲和力顺序为 GBR 类 < 无托烷环类 < 苯托品类 < 可卡因类 < 苯基托品烷类。由于后者具有较高的亲和力、特异性，纹状体 / 小脑放射性比值高，研究报道较多。苯基托品烷类显像剂有 ^{11}C-βCIT、^{18}F-CFT（^{18}F-WIN35，428）、^{18}F-FPβCIT、^{18}F-FECNT，其均有可卡因的母体结构托烷作为基本结构加以改造而得，其中 ^{18}F-CFT 与 DAT 具有较高的结合动力学，选择性高，但其在纹状体的摄取随时间增加不能达到坪浓度，因此不能用于定量分析。^{18}F-FPβCIT 人体 PET 显像结果示，纹状体 / 小脑比值高，在显像过程中出现短暂的平衡，因此可用于 DAT 的定量。而 ^{18}F-FECNT 比 ^{18}F-FPβCIT 具有更好更快的结合动力学，2 小时内纹状体摄取达峰值，豆状核、尾状核摄取高，小脑摄取低且清除很快，该化合物标记简单、放化产额高、纯度

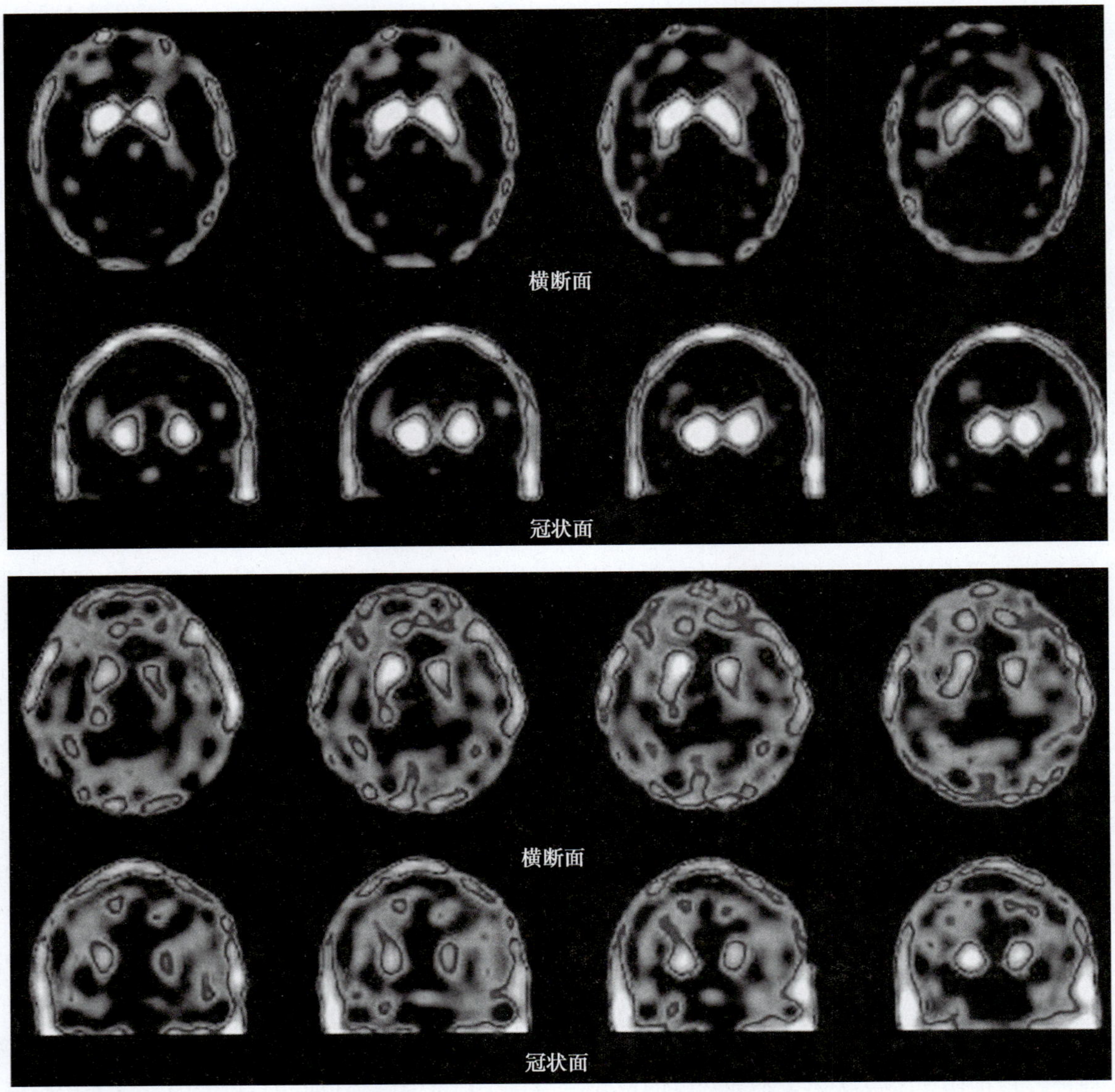

图 9-11 正常人（上图）与 PD 患者（下图）^{99m}Tc-TRODAT-1 显像

好，人体照射剂量较小。Goodman 等 ^{18}F-FECNT 恒河猴脑 PET 显像结果显示，给药后 60 分钟，壳核 / 小脑、尾状核 / 小脑摄取比值可达到 10.5，是一种有发展前景的 DAT PET 显像剂。Kazumata 等 ^{18}F-FPCIT PET 帕金森病患者显像结果表明，药物注射后 90 分钟，纹状体 / 枕叶比值为 3.5，正常人纹状体 / 枕叶分布容积比（DVR）与年龄有关，尾状核和豆状核每 10 年下降 7.7% 和 6.4%，经过年龄校正的 PD 患者 DVR 与临床症状评分（UPDRS）呈负相关，表明其可用于 PD 的早期诊断和病情严重程度的评估。Antonini 等应用 ^{11}C-FECIT PET 研究早发（<40 岁）和迟发（>50 岁）隐性帕金森功能障碍患者的 DAT 结合情况，早发病例 parkin 基因的突变与隐性帕金森功能障碍有关，两组病例可见纹状体 DAT 结合减少，而携带 Park2 突变基因的患者纹状体 DAT 结合的减少呈现广泛与双侧性。^{11}C- 雷氯必利 PET 显像纹状体 / 小脑摄取比值高，对 D_2 受体具有高选择性和强的亲和力，给药 30 分钟后纹状体 / 小脑摄取比值为 10，其选择性优于螺哌隆类衍生物，国外已广泛用于 PD 患者 PET 显像。Antonini 等对 9 例多系统萎缩患者和 10 例 PD 患者分别进行 ^{18}F-FDG、^{18}F- 多巴、^{11}C- 雷氯必利 PET 显像，结果发现 ^{18}F- 多巴可以鉴别正常人与 PD 综合征，但不能区分多系统萎缩与 PD；^{18}F-FDG 与 ^{11}C- 雷氯必利可以鉴别多系统萎缩与正常人和 PD 患者，认为 ^{18}F-FDG 与 ^{11}C- 雷氯必利是确诊多系统萎缩敏感而有效的显像方法。

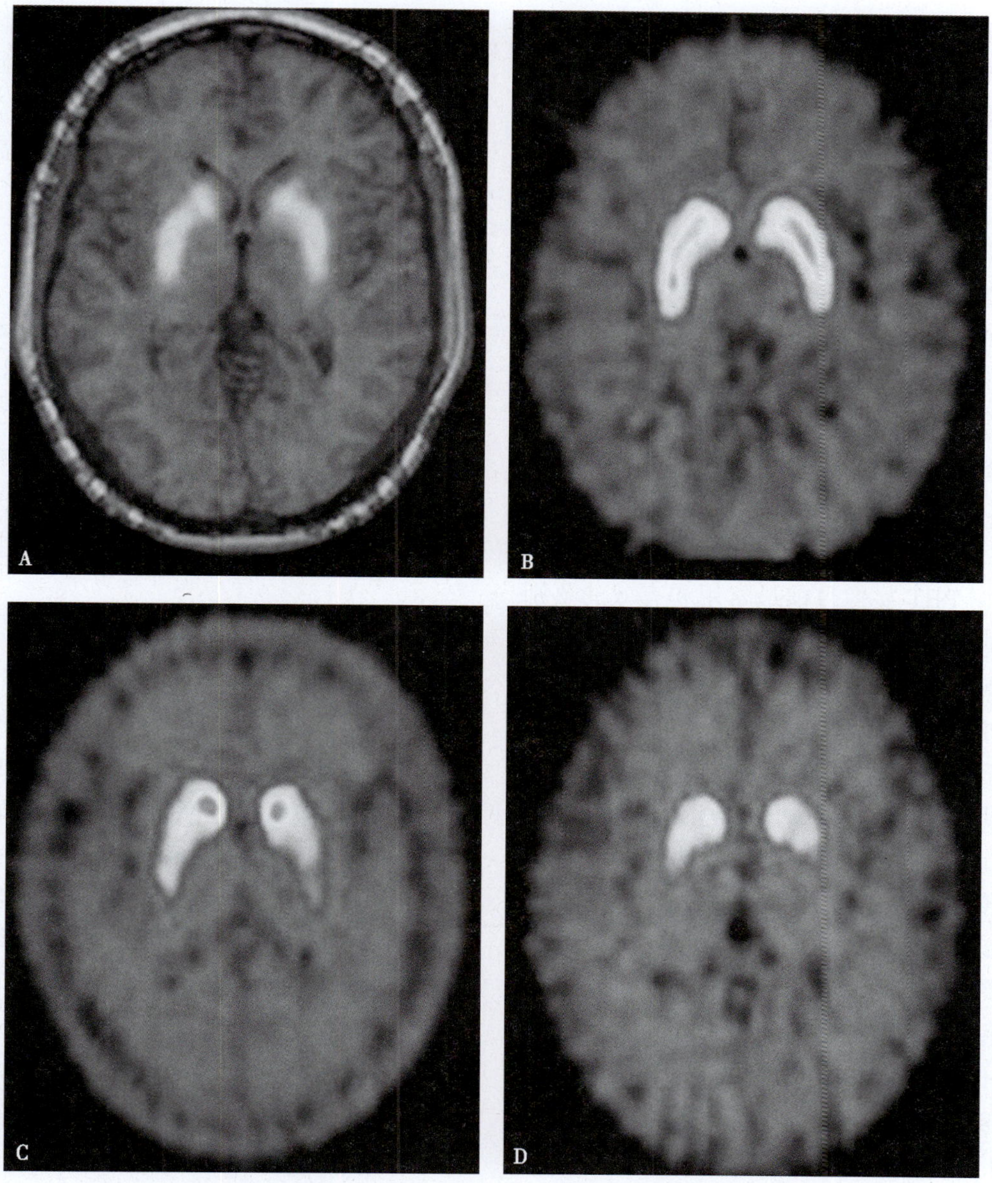

图 9-12 正常人与不同病期 PD ^{18}F-FP-β-CIT PET 显像

A. 正常人 ^{18}F-FP-β-CIT PET 和 MRI 融合图像；B. 正常人 ^{18}F-FP-β-CIT PET 图像；C. 早期 PD ^{18}F-FP-β-CIT PET 图像；D. 晚期 PD ^{18}F-FP-β-CIT PET 图像

自 Garnett 等 1983 年首次报道 PET 可以观察人基底核的多巴胺代谢以来，有许多关于 SPECT 与 PET 研究不同病程 PD AADC（L- 多巴转化为多巴胺的酶）、多巴胺 D_2 受体和多巴胺转运蛋白（DAT）的文献报道，以揭示其潜在的病理生理过程。随着 PD 新的治疗手段的进展，如神经保护药物、基因或细胞为基础的治疗以及高频刺激，对内源性有效基因表达、细胞以及介导的基因表达显像是非常重要的。Thanos 等应用 ^{11}C- 雷氯必利和 microPET 研究 ^{11}C- 雷氯必利在多巴胺 D_2 敲除（knockout KO）和野生型（WT）小鼠的结合情况，结果表明 D_2−/−KO 鼠 ^{11}C- 雷氯必利纹状体结合明显低于 WT 鼠，首次证实 microPET 是一种有效的无创性研究 PD 工程鼠模型的手段。Kordower 等应用 ^{18}F- 多巴 PET 无创性评价病毒载体介导的细胞系来源的神经营养因子（GDNF）治疗灵长目 PD 模型的疗效，测定内源性 AADC 酶活性的变化。PET 所测定的 lenti-GDNF 介导的黑质纹状体功能的改善与独立测试的运动功能的好转、GDNF 阳性表达以及黑质纹状体神经元表达的酪氨酸羟化酶数目的增加相关，提示内源性激动基因（AADC）体内分子显像可有效评价基因治疗的成功与否。相似的研究报道，腺相关病毒载体介导的 AADC 基因增强传送在非人类灵长目 PD 模型可获得直接转导。基因转导的效率可通过 PET 与组织学和免疫组织化学的对比进行评价。

不典型帕金森综合征如多系统萎缩（multiple system atrophy，MSA）、进行性核上性麻痹（progressive supranuclear palsy，PSP）和皮质基底节变性（corticobasal degeneration，CBD）等的临床表现与 PD 多有类似，尤其在病程早期难以鉴别。由于 PD、MSA、PSP 和 CBD 突触前多巴胺能损伤的模式基本相同，所以目前普遍的观点是多巴胺能 PET 显像不能用于上述疾病的鉴别诊断。脑葡萄糖代谢 PET 显像目前最常用和有效的鉴别诊断方法，无论是 SPM 分析还是 PCA 分析，均发现 PD、MSA、PSP 和 CBD 存在不同的脑代谢变化特征：PD 相关脑代谢模式的主要特征是壳核 / 苍白球、丘脑、脑桥和小脑代谢相对升高，而运动前区、辅助运动区和后顶叶代谢相对减低；MSA 相关脑代谢模式的主要特征表现为双侧壳核和小脑的葡萄糖代谢减低；PSP 相关脑代谢模式的主要特征表现为双侧内侧前额叶、腹外侧前额叶、尾状核、丘脑和中脑的葡萄糖代谢减低；CBD 相关脑代谢模式的主要特征表现为双侧不对称的代谢减低，涉及额叶和顶叶皮质、丘脑和尾状核。华山医院研究发现，单病例脑 ^{18}F-FDG PET 显像 SPM 分析对于 PD、MSA、PSP 和 CBD 的诊断灵敏度分别是 93.5%、92.3%、84.0% 和 88.2%，特异度则分别是 95.6%、95.5%、96.3% 和 100%；且在早期亚队列中，该分析方法也达到了相似的鉴别诊断效能，这与国外研究的结论一致。而基于 PCA 分析的脑代谢模式诊断 PD 的敏感度、特异度、阳性预测值和阴性预测值分别达到 84%、97%、98% 和 82%，而对于 MSA（敏感度 85%、特异度 96%、阳性预测值 97% 和阴性预测值 83%）和 PSP（敏感度 88%、特异度 94%、阳性预测值 91% 和阴性预测值 92%）的诊断效能同样出色，是极具潜力的鉴别诊断方法。

二、乙酰胆碱受体显像

乙酰胆碱受体（acetylcholine receptor）包括 M（毒蕈碱）和 N（烟碱）两种。^{11}C- 或 ^{123}I- 奎宁环基苯甲酸（^{11}C- 或 ^{123}I-QNB）作为 M 受体显像剂和 ^{11}C- 尼古丁（^{11}C-nicotine）作为 N 受体显像剂，已用于人体 PET 和 SPECT 乙酰胆碱受体显像。AD 患者的大脑皮质和海马 M 受体密度明显减低，脑皮质摄取 ^{11}C- 尼古丁亦显著降低。

三、苯二氮䓬受体显像

苯二氮䓬受体（benzodiazepine receptor）是脑内主要的抑制性受体。^{11}C-Ro-15-1788（氮杂苯类药物中毒的解毒剂）和 ^{123}I-Ro-16-0154（Ro-15-1788 类似物）为较理想的 BZ 受体显像剂，并已用于活体显像。目前研究结果表明：HD、AD、躁狂症和原发性癫痫等均与它的活性减低有关。

四、5- 羟色胺受体显像

5- 羟色胺（5-hydroxytryptamine，5-HT）分为 $5\text{-HT}_{1A,B,C}$ 和 $5\text{-HT}_{2,3}$ 亚型，5-HT 受体与躁狂 / 抑郁型精神病有关，用 ^{123}I-2- 酮色林、^{123}I-β-CIT 对正常对照和抑郁症进行脑 5-HT 受体显像，观察到单纯或轻度抑郁症患者顶叶皮质放射性摄取增高，额叶下部右侧较左侧增高，而重度抑郁症或躁狂 / 抑郁型精神病患者脑 5-HT 受体密度和亲和力降低，同时还观察到西酞普兰抗抑郁症治疗后脑内 5-HT 摄取增加。^{123}I-β-CIT 脑 SPECT 显像可同时观察到 DAT 和 5-HT 再摄取抑制剂类抗抑郁症西酞普兰对脑内 5- 羟色胺再摄取部位的阻断作用。

五、阿片受体显像

阿片受体（opiate receptor）生理作用极为广泛，与麻醉药物成瘾密切相关。国外已用 ^{11}C-DPN（^{11}C- 二丙诺啡）、^{11}C-CFN（^{11}C-4- 碳 - 甲氧基 - 芬太尼）和 ^{123}I-DPN 或 ^{123}I-O-IA-DPN（^{123}I-O- 碘烷 - 二丙诺啡）进行人脑阿片受体显像，发现颞叶癫痫灶阿片受体密度增加，呈现明显异常放射性浓聚灶。同时阿片受体显像还可用于吗啡类药物成瘾与依赖性以及药物戒断治疗的临床研究。

六、神经递质和受体显像的难点、热点及其对策

脑内受体含量仅 10^{-12}mol/g，即 pmol 水平，因此神经递质和受体显像首要解决的问题是得

到具有高亲和力、高比活度的放射性配体。理想的放射性配体必须符合以下几个要求：①选用半衰期适中，并能保证供货的发射正电子或单光子放射性核素，放射性活度大于 3.7TBq/mmol，易穿透血脑屏障；②其在外周血中代谢和在活体脑内的作用机制清楚、特异性高、亲和力好、选择性强，标记后的放射性配体仍具有合成前体的完整生物学性能和药理活性；③动态显像时，借助生理数学模型可行受体密度的模拟定量测定。要得到符合上述条件的配体只有通过化学、放射化学、药学、生物学、核医学和生物医学工程人员的通力协作完成。近年来用价廉易得、物理性能很好的 ^{99m}Tc 标记的放射性配体进行脑受体显像获得了较大的突破，我国科学工作者在受体显像剂制备做了大量研究工作。北京大学第一医院成功合成和标记一种新的碘烷阿片配基（7α-O-IA-DPN），其亲和力（$K_i = 4 \times 10^{-4}$μmol/L），体内、外研究表明其有可能成为一个优秀的 SPECT 阿片受体显像剂。相信国产化的受体显像剂一旦成功，我国临床核医学脑受体显像将展现新的局面。

脑受体显像需要建立适合生理数学模型。受体特异性结合分布取决于受体密度和配体与受体之间结合解离常数，且配体受外周血和中枢各种酶的作用而直接影响其入脑生物利用度。因此，脑受体显像是一个复杂的过程。影像采集利用从动态影像获取的随时间变化的数据，根据一定的生理数学模型，可以计算出很多特征参数。用于半定量和定量地评价上述各种生物学过程。文献报告有多种房室模型，其计算比较复杂，常规临床应用难以推广。北京大学在 PET/^{18}F- 多巴胺神经递质功能显像中对上述多房室模型进行了简化，采用二室二参数模型，即血浆和脑组织构成。评价特征参数是从血到脑内的放射性配体转运速率 K_1 和示踪剂从脑组织返回血清除速率 K_2，这两个参数比率提供了一个估算脑内放射性配体的分布容量（distribution volume，DV），主要反映受体特异性结合情况。

神经递质和受体显像是一种无创的、能在活体内、从受体分子水平上研究神经生物学的新方法，并对与脑功能活动有关的疾患的病因学探讨、早期诊断和指导治疗具有重要的临床价值。然而，神经递质和受体显像是一个复杂过程，涉及多学科知识，有待于解决面临的如何研制合成理想的放射性配体直到真正能为临床诊疗解决问题等一系列问题，还要做相当大量的工作。随着特异性的放射性配体和显像仪器发展，神经递质受体显像必将得到迅速发展。

第四节 Aβ 淀粉样斑块和 Tau 蛋白显像

阿尔茨海默病（AD）是一种起病隐袭的进行性发展的神经细胞退行性疾病，临床上以记忆障碍、失语、失用、失认、视空间技能损害、抽象思维和计算损害、人格和行为改变等表现为特征，给家庭和社会带来沉重的负担，是一个严重的社会和医疗卫生问题。AD 是最常见的老年期痴呆类型，占 50%～70%。国外研究表明，在≥60 岁人口中痴呆的患病率 0.75%～4.96%，其中 AD 发病率（69%）远高于 VD（11%）。张明园等曾对上海一组社区老人在 5 年内进行 2 次调查，结果显示 65 岁以上 AD 发病率为 0.89%。AD 的神经病理变化有以下特点：①大脑皮质、海马、某些皮质下神经核，如杏仁核、前脑基底神经核和丘脑有大量的老年斑，特别是神经炎性老年斑。诊断 AD 所需老年斑数量随年龄增加而增加，病理学家根据老年斑的数量可作出肯定的 AD、可能的 AD、可考虑的 AD 三种诊断。②大脑皮质和海马存在大量神经元纤维缠结，神经元纤维缠结有的位于神经细胞外，有的位于细胞内，含神经元纤维缠结的细胞多已呈退行性变化。神经元纤维缠结也常见于杏仁核、前脑基底核、某些下丘脑神经核、脑干的缝际核和脑桥的蓝斑。轻度 AD 患者，神经元纤维缠结可能仅限于鼻内侧皮质和海马。③几乎所有 AD 病例的软脑膜和皮质血管壁都有 β 淀粉样蛋白（amyloid β-protein，Aβ）沉积。沉积的程度和范围变化很大，严重者可有继发性血管病变，例如血管阻塞、血管周围轻度出血或侧支灌流腔隙等。④在海马常可见颗粒样空泡变性及大量的平野小体。伴随上述病理变化的是大量的神经细胞脱失，容易形成神经元纤维缠结的神经细胞，如新皮质和海马的锥体细胞可脱失 30% 以上。痴呆的严重程度与皮质和海马的神经元纤维缠结数量及细胞脱失程度密切相关。细胞脱失伴星形细胞和小胶质细胞增生。AD 患者的脑重量减轻，脑体积减小，以大脑半球最明显。白质和深部灰质的体积也变小，杏仁核、海马和海马旁回可能受累更明显，脑室前角扩大。

目前 AD 诊断的标准主要有三：2011 年美国国家老年研究所（National Institute on Aging，NIA）- 阿尔茨海默病协会（Alzheimer's Association，AA）联合工作组的 NIA-AA2011 诊断标准，2014 年国际工作组（International Working Group，IWG）的 IWG-2 标准和 2016 年梅奥诊所提出的 A/T/N 标准。2018 年 1 月，FDA 推荐阿尔茨海默病的研究采用 ATN 标准（表 9-4），ATN 标准中的生物标志物包括：Aβ（A）；病理性 Tau，包括总 Tau 和磷酸化 Tau（T）和神经变性（N）。A-Aβ 沉积，PET 可于皮层见到配体结合的淀粉样蛋白或 CSF Aβ42 降低；T- 纤维状 tau 蛋白，PET 可于皮层见到与配体结合的 tau 蛋白，或 CSF P-tau 升高；N- 神经变性或神经损伤，FDG PET 低代谢率，MR 脑萎缩。临床上 AD 的诊断主要依据临床症状并结合各种神经心理学的量表进行判断，包括 Aβ 显像、脑葡萄糖代谢显像（^{18}F-FDG）和脑萎缩等神经影像学检查已被列为 AD 诊断标准。脑 CT 和 MRI 结构影像可以显示正常老人的脑变化，如脑萎缩、脑室扩大、铁沉积、血管周围腔隙增大及白质损害、豆状核和尾状核的低信号等。其中 MRI 的 T_2WI 图像对软组织有很强的敏感性。SPECT 能够测定脑的局部血流变化。PET 为目前较为有发展前途的功能影像学技术之一，可以在血流灌注、代谢、受体及淀粉样斑块、tau 蛋白显像及神经炎症等多个方面予以探测 AD 患者的病理改变，常用的 AD PET 显像剂见表 9-5。

一、淀粉样斑块显像概述

Aβ 为 AD 老年斑的主要核心成分，被认为是神经退行性变的原因及重要的病理特征之一（表 9-6）。Glenner 和 Wong 等在 1984 年第一个将其分离和序列化，其结构成分是由 APP 在加工修饰过程中，经不同的剪切方式形成的 39～43 个氨基酸残基所组成的疏水非糖基化多肽，在异常的神经轴突的周围以淀粉样纤维出现（多为 Aβ40 与 Aβ42），可在细胞内、外沉积，形成片层聚合物，常称为“Aβ 负载”，由于其具有一定的特异性，已成为研究 AD 的重要生物学指标。

表 9-4　AD 的 ATN 诊断标准

A-T-N 生物标志物	是否为 AD
A-T-(N)-	正常
A+T-(N)-	AD 疾病谱系
A+T+(N)-	
A+T+(N)+	
A+T-(N)+	
A-T+(N)-	非 AD 病理改变
A-T-(N)+	非 AD 病理改变
A-T+(N)+	非 AD 病理改变

表 9-5　Alzheimer 病常用的 PET 显像剂

显像剂类型	显像剂
血流灌注	^{15}O-H2O
葡萄糖代谢	^{18}F-FDG
淀粉样斑块显像	^{11}C-PIB，^{18}F-Flutemetamol（GE-067），^{18}F-Florbetapir（^{18}F-AV1），^{18}F-Florbetaben（^{18}F-AV45），^{18}F-NAV4694
tau 蛋白显像	^{18}F-THK523，^{18}F-THK5105，^{18}F-T807，^{18}F-T808，^{18}F-THK5317，^{18}F-RO6958948，^{18}F-GTP1，^{18}F-THK5351，^{18}F-THK5117，^{18}F-AV1451，^{18}F-MK-6240，^{11}C/^{18}F-PBB3
乙酰胆碱酯酶活性	^{11}C-MP4A
转位蛋白显像	^{11}C-PK11195，^{11}C-PBR28，^{18}F-DPA714，^{18}F-GE-180

表 9-6　AD 神经原纤维缠结（NFT）与淀粉样斑块（plaque）分布

痴呆严重程度	年龄（病例数）	NFT	斑块
正常人	<75 岁（9）	0.6/mm^2	均无斑块
正常人	>75 岁（21）	5～8/mm^2	7 例无斑块，9 例 0.6/mm^2，5 例 10.4/mm^2
轻度痴呆	78～95 岁（10）	20/mm^2	20/mm^2
重度痴呆	62～95 岁（9）	49/mm^2	22/mm^2

二、淀粉样斑块显像剂类型

（一）单克隆抗体

在小分子淀粉样显像剂首次报道之前，Friedland与Majocha等报道Aβ鼠单克隆抗体的制备并检测AD淀粉样血管病变，筛选出理想的抗体后，应用酶切方法制备Fab片段进行了^{99m}Tc-SPECT显像。在尸检组织标本中，可见放射性标记的Fab片段保持其活性并特异性结合淀粉样沉积的血管与老年斑。Friedland等1997年进行了抗Aβ抗体的人脑显像，其研究小组经过筛选出特定的抗体片段（命名为10H3），针对Aβ蛋白的单克隆抗体Fab段，可进行SPECT显像。6例可疑AD注射后进行0～24小时的动态显像，Fab其半衰期为2～3小时，然而令人失望的是，SPECT显像显示仅在脑周围摄取，颅骨与骨髓6例均见摄取，未见标记抗体在脑组织摄取。颅骨活检6例见颅骨的10H3弥散性滞留，与对照组不能鉴别，AD颅骨的淀粉样沉积没有被其他抗Aβ抗体所证实，可能系10H3与另外一个蛋白之间的交叉反应。虽然初期的淀粉样斑块显像并没有成功，但为以后有关显像方法学的建立打下了基础，有关问题尚需进一步解决。其技术关键在于：对Aβ沉积具有高亲和力的放射性示踪剂，足够高的脑摄取，体内特异性结合好，非特异性结合的快速清除等。近年来随着抗体工程的进展，设法使抗体的分子最小化及增加在机体内穿透能力，研究包括可与Aβ肽N末端的四个氨基酸（3～6位）EFRH特异性定位的抗体、重组的Fab（1E8-4b）抗体、阳离子化AMY33抗体（Kd＝3.1nM）等这些抗体在特异性、脂溶性及穿透BBB的能力得到提高。

（二）小分子显像

1. ^{18}F-FDDNP　Barrio等在1999年提出AD患者淀粉样显像的初步计划，2002年Shoghi-Jadid等首次报道应用^{18}F-FDDNP对9例轻至中度AD与7例正常人进行淀粉样斑块显像。DDNP是一种荧光染料，在正常生理溶液中不带电荷，脂溶性和黏滞性强，易透过细胞膜，结合的部位可能在Aβ1-40纤维的疏水表面裂缝。^{18}F-FDDNP时间活度曲线显示AD患者在注射后60～120分钟的平衡期，显像剂在额叶、顶叶、颞叶和枕叶的聚集超过参照区域（脑桥）的10%～15%，其中最高的区域为海马、杏仁核和内鼻侧皮质（高于脑桥约30%）。这与AD病理学显示神经原纤维缠结的分布相一致。Agdeppa等合成的^{18}F-FDDNP和^{18}F-FENE与Aβ1-40的高亲和部分结合的Kd值均为0.12nM，与低亲和力部分的Kd值分别为0.86nM、71.2nM。临床试验显示^{18}F-FDDNP在产生sPs和NFTs的脑低代谢区和萎缩区呈现放射性高浓聚，局部显像与临床记忆功能方面的障碍密切相关。UCLA Kepe等应用^{18}F-FDDNP对13例可疑AD和10例正常人进行PET显像，AD患者内颞叶、顶叶、前额叶SUVs高于正常对照，FDG PET显像颞顶叶葡萄糖代谢平行性降低，与^{18}F-FDDNP结合的增加相关。提示^{18}F-FDDNP显像可以判定受累的脑区，更重要的是受累脑区影响的程度，有助于AD的早期诊断、监测和评价药物的治疗效果。^{18}F-FDDNP不仅与细胞外Aβ结合，也与细胞内Tau蛋白结合，与^{11}C-PIB和^{18}F-FDG的纵向对比研究显示，该显像剂难以诊断AD的发展进程。

2. 硫磺素T和S与其衍生物　硫磺素T和S（thioflavin T and S）可特异性标记AD脑组织切片的淀粉样物质（Ki＝116nM），与Aβ（1-40）结合的亲和力为890nM，分子结构的噻唑环上氮原子带正电荷。其衍生物形成主要是在不影响苯丙噻唑的骨架前提下，对其结构进行修饰改造，使呈电中性，这些分子结构中包含一个N-甲基胺基苯或N，N-双甲基胺基苯。这与Aβ斑块的特异性结合有关。William等合成了6-Me-BTA-2、6-Me-BTA-0和[N-Methyl-^{11}C]6-Me-BTA-1三种电中性衍生物，脂溶性是硫磺素T的600倍，与Aβ（1-40）结合的亲和力20.2nM。经动物实验示2分钟脑摄取为7.61%ID/g，脑血比值为2，清除速率快（60分钟清除非特异性结合的84%）。Klunk等成功进行了首例人体活体的放射性药物^{11}C-BTA-1（或称Pittsburgh Compound-B，简称PIB）的Aβ分子PET显像，放射性药物明显滞留于淀粉样物沉积的相关区域，如额叶皮质最强，顶叶、颞叶、枕叶、纹状体均有放射性的摄取。Price等应用^{11}C-PIB对4例AD和3例正常人进行PET显像，发现^{11}C-PIB滞留于AD相应病变脑区，AD皮质DVR（侧颞叶2.1±0.7，后扣带回2.2±0.7）高于正常人（侧颞叶1.3±0 1，后扣带回1.3±0.2）。

目前 ^{18}F 标记的 3 种分子探针包括 ^{18}F-flobetapir、^{18}F-flutemetamol 和 ^{18}F-flobetaben 均通过美国食品与药品监督管理局（FDA）和欧洲药品管理局（EMA）的审批，使得 Aβ 显像的普遍使用成为可能。近几年研制的 ^{18}F-2-［2- 氟代 -6-（甲基氨基）3- 吡啶基］-1- 苯并呋喃 -5- 醇（AZD4694）与 ^{11}C-PIB 有类似的 Aβ 结合力，具有皮质保留度高以及低的白质非特异性结合能力。国内部分医院已将 ^{11}C-PIB 和 ^{18}F 探针的 PET 显像用于 AD 诊断和研究。

三、^{11}C-PIB 淀粉样斑块显像在正常人群和 AD 中的应用

（一）PIB 在正常人群的分布

正常人群动态显像早期分布相（0～15 分钟）显示，静脉注射 PIB 后穿透血 - 脑脊液屏障快速进入脑内，形成早期的血流相并迅速到达高峰，大脑皮质区、皮质下核团、脑干及小脑的放射性分布较高，随着时间的推移，PIB 逐渐开始在大脑内洗脱，20 分钟后所有的脑实质区域的放射性活性均低于脑白质，理想状况下 30～40 分钟后大脑皮质、神经核团、小脑的 PIB 洗脱后仅少许分布，白质区本底水平分布。但文献报道“正常”老年人有不同程度的皮质 PIB 摄取增高，最高比例竟然达到 51%，尸检结果表明 30% 健康老年人（年龄超过 75 岁）有 β 淀粉样蛋白沉积，这些人群可能就是临床前期的 AD 患者。华逢春等 ^{11}C-PIB 显像结果表明脑灰质区 PIB 分布是早期、快速、相对均一的血流分布相，达到高峰后并逐渐下降；晚期（30～60 分钟）分布小脑洗脱明显，正常对照组脑灰质区 PIB 因被清除而滞留少；AD 患者额叶、外侧颞叶、后扣带回及楔前叶等 PIB 滞留较多。从视觉分析法及 SUVR 曲线分析表明，30 分钟后 PIB 是正常人及 AD 分布差异的分界线，40 分钟后图像是疾病诊断及分析的最佳时间开始点。

Villemagne 等对 34 例已经进行过多年的神经行为和词表记忆能力测试的老年人，根据量表分为认知稳定组和认知下降组，结果显示 10 例记忆下降组中 7 例 PIB 阳性，而认知稳定组只有 4 例阳性；PIB 分布区域以额前回的腹侧、后扣带回 / 楔前叶为最明显。PIB 阳性组的 PIB 滞留随着每 10 年的年龄增长而增加的比例为：20%（61～71 岁）、35%（71～80 岁）、50%（大于 81 岁）。在认知下降组中（不包括 AD），脑区域性和全部新皮质 β 淀粉样蛋白沉积量与记忆受损和词汇回忆斜率（word-recall slopes）高度相关，其中顶叶的 PIB 与加州语言学习测试量表（California verbal learning test-second edition，CVLT-Ⅱ）的相关系数为 −0.93（$P<0.000\,1$）、与词汇回忆斜率的相关系数为 −0.81（$P=0.004\,6$），而在认知稳定组并无相关性。同时 β 淀粉样蛋白沉积与记忆受损（CVLT-Ⅱ）有高度的相关性（$r=-0.60$，$P=0.000\,3$）。对于认知受损组 3 例 PIB 阴性者，其认知的损害可能并不是 AD 的前兆症状，其中 1 例可能是额颞叶痴呆的前驱症状，其他 2 例还需进一步观察；而认知稳定组的 4 例 PIB 阳性者需要进一步随访其认知能力是否继续下降。

（二）在 AD 中的应用

AD 患者中脑皮质中有不同程度的淀粉样蛋白沉积，典型图像 PIB 分布特点为额前叶（包括眶回）、内侧顶叶（特别是楔前叶）、外侧顶叶、部分外侧颞叶皮质、纹状体呈高分布区域；岛叶、丘脑、枕叶相关皮质相对低摄取；初级视觉皮质及周围区域、内侧颞叶、初级感觉 / 运动区域呈更低区域分布；小脑基本无 PIB 分布。Devanand 等表明 PIB PET 显像，AD 的额前回、扣带回、顶叶、楔前叶的 PIB 滞留增多，以楔前叶 PIB 的结合力为诊断指标，对 AD 诊断的灵敏度和特异性都为 94.4%，而以顶叶 FDG 代谢为诊断指标，对 AD 诊断的灵敏度和特异性分别为 87.5% 和 88.2%。与正常人比较，楔前叶 PIB 滞留量的受试者工作特征曲线（ROC）为 93.8%，顶叶葡萄糖代谢率为 91.5%，两者联合可达到 98.9%。早期 AD，楔前叶有明显的 PIB 结合增加，表明楔前叶对 AD 的病理生理改变可能有潜在的重要价值。华逢春等 ^{11}C-PIB PET 显像结果表明，AD 患者与正常对照组比较 PIB 增加的区域为双侧额叶（包括眶回）、双侧顶叶及楔前叶、后扣带回、外侧颞叶，双侧基底核区域亦可见 PIB 滞留。MCI 部分患者可出现双侧额叶（包括眶回）、双侧顶叶及楔前叶、后扣带回、外侧颞叶滞留，右侧基底核区域亦可见 PIB 滞留（图 9-13）。^{11}C-PIB 对 AD 诊断（相对于正常人）的灵敏度、特异性、准确性均为 100%；而 FDG 分别为 84.6%、75%、89.4%，

PIB 要优于 FDG。对 MCI 的诊断上有较大的差异，6 例 MCI 中有 4 例 PIB 呈类 AD 表现，PIB 对 MCI 诊断的灵敏度为 66.6%，特异性为 75%，准确性为 83.3%；而这 6 例 MCI 的 FDG 视觉分析无明显特异性的改变。富丽萍等对 ^{11}C-PIB 双时相显像（灌注 +Aβ 显像）的最优化时间设定进行了研究，比较了 ^{18}F-FDG 和 ^{11}C-PIB 两种显像剂在 AD、MCI 及正常对照组的临床应用价值，通过联合 ^{11}C-PIB 的灌注显像和 Aβ 显像，检测神经元活动状态及 Aβ 斑块沉积将增加 AD 诊断的准确性，通过联合 ^{11}C-PIB 和 ^{18}F-FDG 两种显像剂可提供神经功能及病理学信息，能够更有效地鉴别 MCI 患者，^{11}C-PIB 的灌注显像与 ^{18}F-FDG 的代谢显像结果具有较高的一致性。

（三）在轻度认知功能障碍中的应用

MCI 是介于正常老年人和痴呆间的过渡性时期，特别是健忘型被认为是 AD 的前驱期，每年有 10%～15% 的 MCI 转变为 AD，而正常老年人仅为 1%～2%。Forsberg 等对 21 例 MCI（63.3 岁）PIB 和 FDG PET 显像后进行随访后的回顾性分析，其中 7 例 MCI 转化为 AD（8.1 ± 6.0 个月），其 PIB 摄取明显高于未转化为 AD 的 MCI 和正常对照组（$P < 0.01$），与未转化的 MCI 比较，MCI 转化组的 MMSE 低、脑脊液的 Aβ1-42

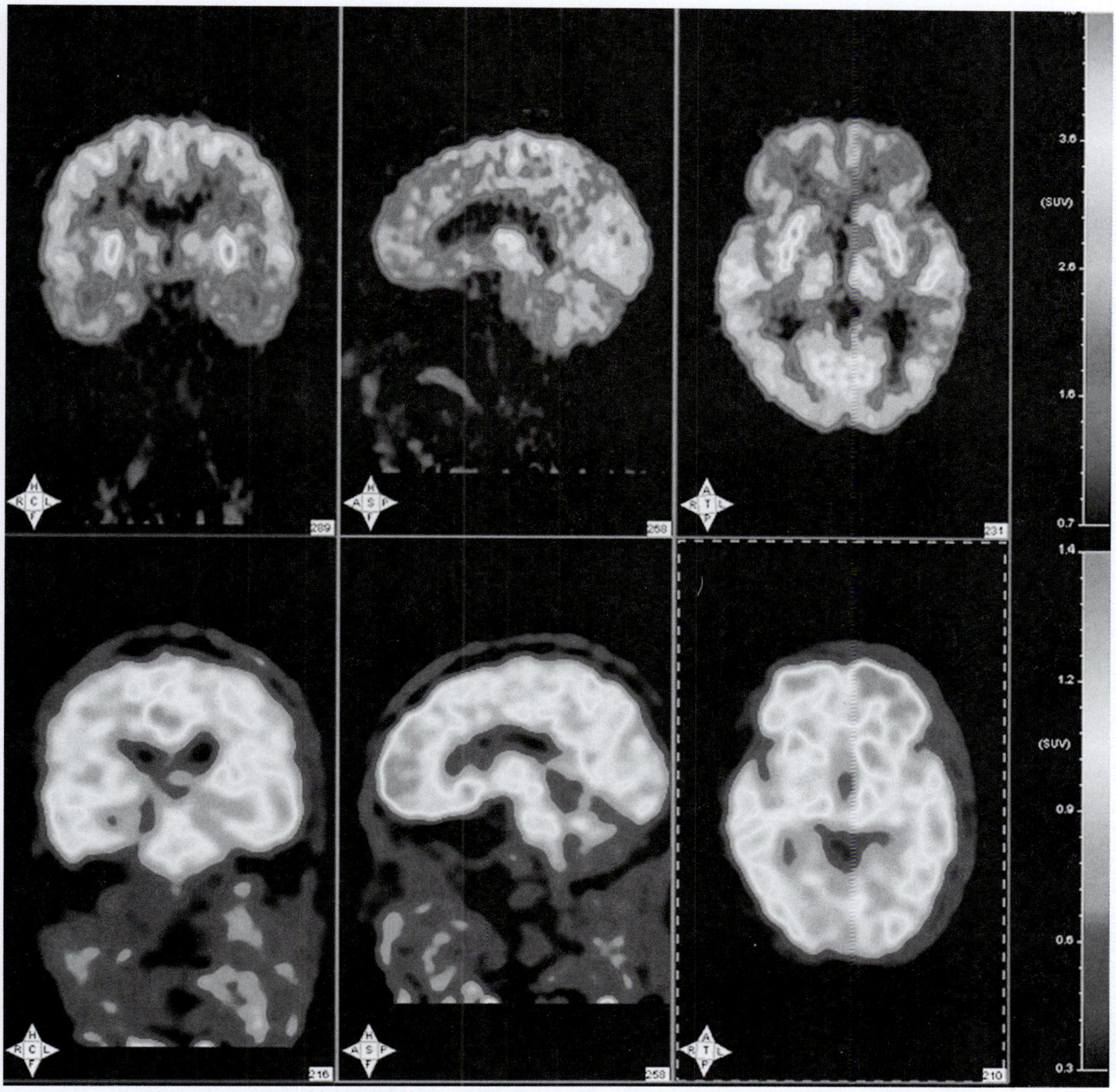

图 9-13　AD 患者 ^{18}F-FDG 与 ^{11}C-PIB PET 显像比较

上图：^{18}F-FDG；下图：^{11}C-PIB

低（$P<0.05$）、携带 ApoEε4 基因的要高（85% 和 57%）；MCI 的后扣带回 PIB 的摄取介于正常人和 AD 组之间，7 例后转化为 AD 的 PIB 摄取值均高于其平均值，但 1 例 PIB 摄取最明显的随访 25 个月仍未转化为 AD。MCI 组的额叶、顶叶、颞叶和后扣带回 PIB 摄取要低于 AD 组（$P<0.01$），与正常组比较无差异。MCI 转化组的脑皮质 PIB 摄取都明显增高，与正常组比较 MCI 转化组的额叶、顶叶和颞叶皮质的 PIB 明显增高（$P<0.01$），与 AD 组比较无差异。与未转化的 MCI 比较，MCI 转化组的后扣带回增高有差异性（$P<0.01$）。MCI 的葡萄糖代谢率要高于 AD 组，与正常对照组无差异；但是 MCI 转化组的葡萄糖代谢率与 AD 组无差异，而未转化组 MCI 与 AD 比较有明显差异性。MCI 患者的后扣带回（$P=0.043$）、额叶（$P=0.034$）和颞叶（$P=0.006\ 4$）的 PIB 摄取量与情景记忆分数呈负相关，同时额叶和后扣带回的 PIB 摄取量与脑脊液的 Aβ1-42 和总 Tau 蛋白量有相关性（$P<0.004\ 2$），PIB 探测 MCI 是否转化为 AD 将是一个重要的研究方向（图 9-14）。

四、Tau 蛋白显像

Tau 蛋白是 AD 研究的热点，Tau 蛋白异常磷酸化在脑内形成神经纤维缠结（neurofibrillary tangles，NFTs）是 AD 发病的另一大关键，且其分布及数量被认为与 AD 的临床表现有较好的相关性，从而反映疾病的严重程度。老年性痴呆患者脑中 Tau 蛋白总量多于正常人，且正常 Tau 蛋白减少而异常过度磷酸化 Tau 蛋白大量增加。老年性痴呆患者脑 Tau 蛋白异常过度磷酸化后与微管蛋白的结合力仅是正常 Tau 蛋白的 1/10，也失去其促进微管装配形成的生物学功能并丧失维持微管稳定的作用。研究表明相比 β 淀粉样蛋白的异常沉积，Tau 蛋白的异常磷酸化所导致的聚集同 AD 的相关性更高。AD 患者脑中存在大量异常 Tau 蛋白。Tau 蛋白异常修饰、含量变化对临床 AD 病理发生有重要作用。

2-（1-{6-[2-^{18}F- 乙基）（甲基）氨]-2- 萘}亚乙基）丙二腈（^{18}F-FDDNP）是第一个报道的 PET tau 蛋白显像剂，但因其与 tau 蛋白的结合为非

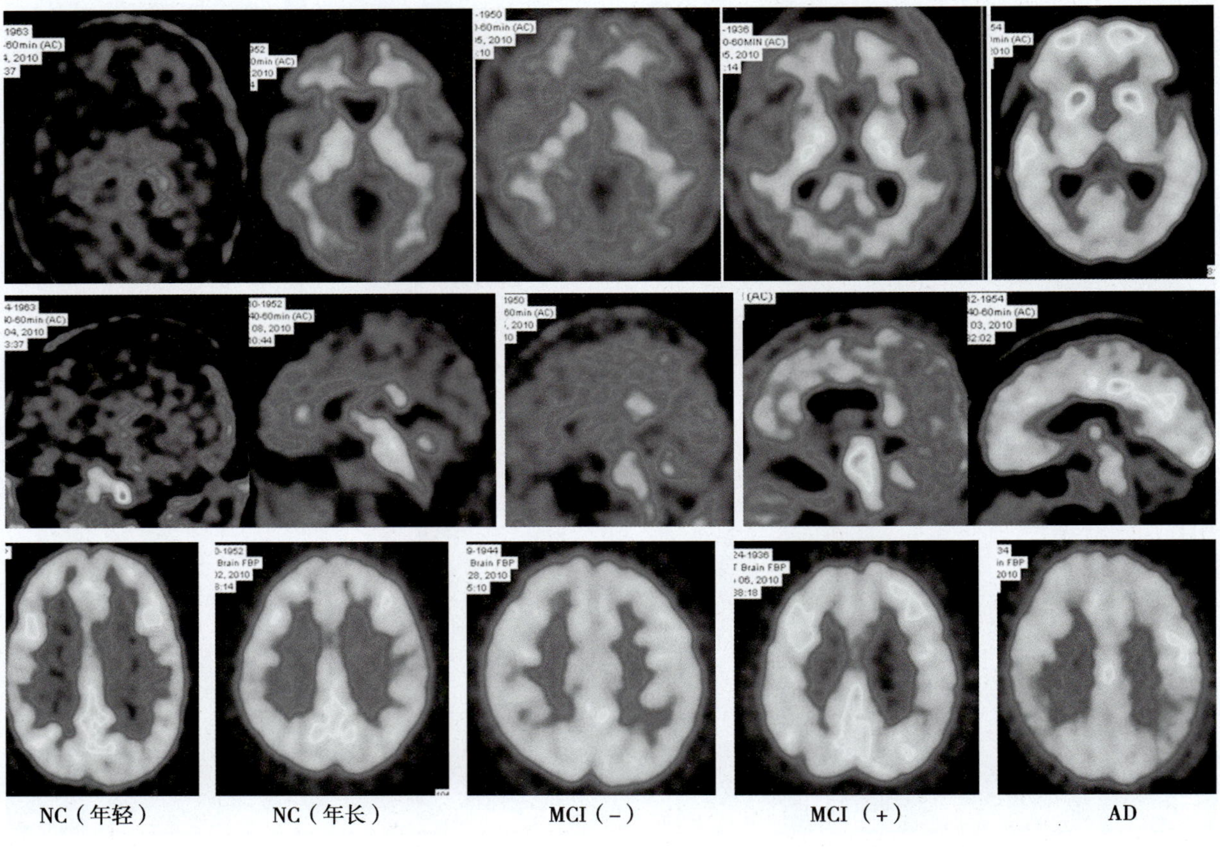

图 9-14 正常对照、MCI(－)MCI(＋)和 AD 患者的 ^{11}C-PIB 和 ^{18}F-FDG 图像

上排 ^{11}C-PIB 横断面；中排 ^{11}C-PIB 矢状面；下排 ^{18}F-FDG 横断面

特异性，且与β淀粉样蛋白的亲和力高于tau蛋白，实际应用价值有限。2005年Okamura等从2 000多个小分子化合物里筛选出了喹啉衍生物和苯并咪唑类化合物，但该类显像剂较Aβ显像剂特异性较差，且不能显像非AD类Tau蛋白疾病。目前常用的Tau蛋白显像剂主要分为3类：①喹啉衍生物类：^{18}F-THK523、^{18}F-THK5117、^{18}F-THK5105；②苯并噻唑类化合物：^{11}C-PBB3；③苯并咪唑嘧啶类化合物：^{18}F-AV-1451和^{18}F-AV-680。Okamura等分别用^{18}F-THK5105和^{11}C-PIB对8例AD患者和8例老年对照进行了研究，发现AD患者颞叶^{18}F-THK5105摄取较高，示踪剂注射90分钟后，AD患者下颞叶皮质/小脑摄取比率为1.32（新皮质区的摄取最高），而对照组仅为1.09。一些皮质下区域，包括壳核和白质，显示较高的示踪剂摄取，但AD患者和对照组间并无差异，同时两组都在脑桥出现了显像剂的高摄取。^{11}C-PBB3 PET显像显示AD患者海马可与^{11}C-PBB3广泛结合，而^{11}C-PIB在新皮质摄取较高，在海马区的沉积量较少，两者形成鲜明对比。在中重度AD患者，在除内颞叶区以外的其他皮质区中Tau的分布与Aβ的沉积模式相似（图9-15）。Tau蛋白显像对AD发病机制、早期诊断及评估以异常Tau蛋白为靶点的AD治疗策略

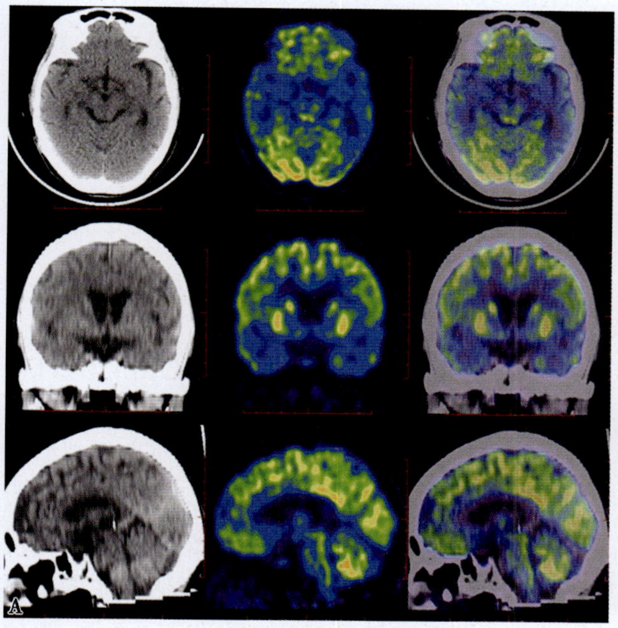

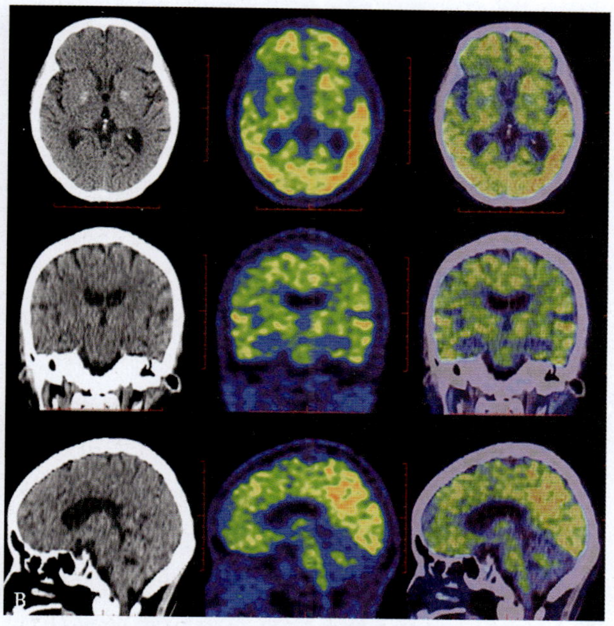

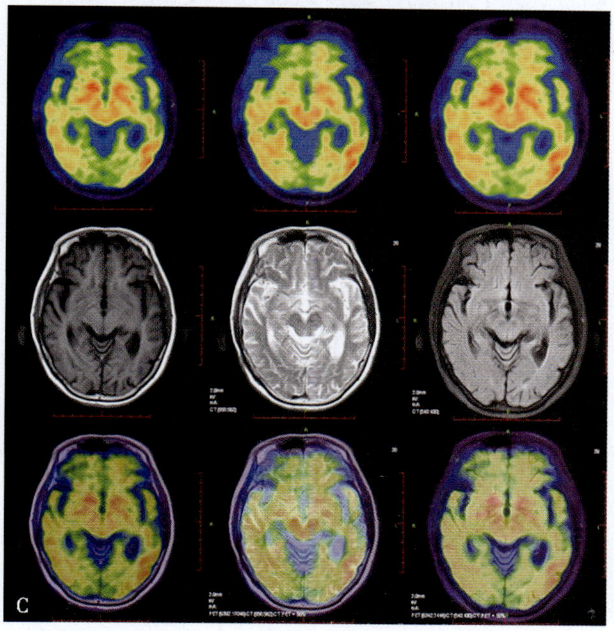

图9-15 患者女性，57岁，记忆力减退10年，呈渐进性进展，近几年记忆力明显减退，远期记忆力减退至消失，语言明显减退，MMSE评分20分

^{18}F-FDG PET显像示双侧顶叶、颞顶交界区及颞叶皮层葡萄糖代谢减低（图A）；^{11}C-PIB PET显像大脑皮层弥漫性放射性浓聚，PIB显像阳性（图B）；^{18}F-THK5317 PET/MR Tau蛋白显像示双侧颞叶、左侧枕叶及双侧颞枕交界区皮层放射性弥漫性浓聚，Tau蛋白显像阳性（图C）（本病例由解放军总医院提供）

等具有重要意义。如何克服Tau蛋白显像剂的脱靶效应(off-target binding)是提升该类显像剂应用价值的关键。

第五节 PET/MR在神经系统中的应用现状及前景

2007年推出了第一台脑PET/MR设备并成功用于临床。2008年，在德国的Tübingen大学，Pichler等利用PET/MR系统得到了第一幅具有实际诊断价值的人脑的融合图像。2010年Siemens公司在RSNA会议上，推出Biograph mMR成像系统，该系统为3T MR和PET所组成的一体机，在图像采集上实现了全身MR和PET数据的同步采集，可以实现结构、功能和分子影像数据在时间和空间的最佳配准。PET/MR一体机同步扫描同时获得PET和fMRI图像，获得多序列及多个生物学参数，研究同种状态下的脑代谢和脑功能改变，是目前阐明脑活动的神经生理基础、脑网络连接的生物学意义等的最佳方法(表9-7)。

PET/MR的优势主要有以下几个方面：①PET灵敏度高达pmol级；②MRI具有软组织分辨率高；③由于不存在使用X射线的问题，因此可最小化放射线的损伤，对儿童和特殊患者可多次检查，对肿瘤可多次疗效监测；④一次显像可获得多种功能信息，交互验证：MRI的DWI、PWI、BOLD、MRS等功能信息和PET的代谢信息进行联合比对，如MRI的血流灌注和PET的受体分布，或fMRI的血氧饱和度(BOLD)和PET脑代谢；⑤同步采集跟踪胃肠道、心脏和呼吸的移动。近年来由于PET受体、淀粉样斑块、Tau蛋白新型示踪剂的发展，PET/MR在神经系统中的应用有不少新的研究进展，Jack等将 ^{11}C-PIB和磁共振成像提供的解剖信息融合在一起，两者为阿尔茨海默病的诊断和治疗提供了详细的信息。高、低级别胶质瘤的 ^{1}H-MRS表现不相同，MRS可以和 ^{18}F-FDG结合来监测葡萄糖的代谢率，胶质瘤的MRS通常表现为乙酰天冬氨酸(NAA)峰及肌酸(Cr)峰降低、胆碱(Cho)峰升高，故Cho/Cr和Cho/NAA值升高，NAA/Cr、NAA/Cho值降低。高级别胶质瘤NAA降低较低级别胶质瘤明显，在肿瘤的中心部位常明显降低甚至缺乏。

表9-7 PET/MR一体机评价生物学特性

MRI	PET
解剖和病理	血流(^{15}O-H_2O)
组织内水分子运动(DWI/ADC、多b值)	葡萄糖代谢(^{18}F-FDG)
灌注(ASL)	血容量(^{15}O-CO)
MRA	耗氧量(^{15}O)
灌注加权成像(PWI)	氨基酸代谢(^{11}C-MET、^{18}F-FET)
纤维束(DTI、DKI)	血管通透性(标记氨基酸)
功能激活(Bold-fMRI)	核酸合成(^{18}F-FLT)
组织代谢(MRS)	神经递质(如 ^{18}F-DOPA)
耗氧量(^{17}O)	受体(如多巴胺受体)
细胞迁移(铁标记)	酶活性(如MP4A) 血管形成(^{18}F-RGD)
动态对比增强(DCE)	示踪剂和药物的动力学分布(标记化合物)
磁敏感加权成像(SWI)	Aβ淀粉样斑块 Tau蛋白 转染细胞内的酶活性

PET对脑胶质瘤的诊断主要是应用 ^{18}F-FDG在脑内的代谢状况，代谢活跃的区域，即为肿瘤恶性程度最高区域。应用PET其他显像剂如氨基酸类、胆碱或醋酸等，对脑肿瘤的生物学行为、镜下亚临床的浸润和生物靶区的勾画有极大的帮助(图9-16)。PET/MR可以综合评估PET的神经化学改变和BOLD fMRI的局部脑区激活，为功能网络的分析和评价药物与行为相互作用带来崭新的应用前景。由于MRI有多功能成像技术，能够分析复杂的神经网络功能，PET/MR在分子和细胞成像方面开辟了新的领域，在基因治疗、细胞移植方面也有很大的潜在应用价值。在干细胞治疗的研究方面，PET/MR能同时获得机体组织细胞的解剖、功能和生化信息，显示干细胞迁移到损伤脑细胞的轨迹，观察干细胞是否存活，识别干细胞如何整合到机体的神经网络，通过PET/MR监测标记细胞的活性、迁移及功能网络重组，将会推进干细胞从实验室研究到临床应用的发展速度。值得提出PET/MR临床研究目前仍处于起步阶段，尤其是临床应用的经验尚需进一步积累和验证。

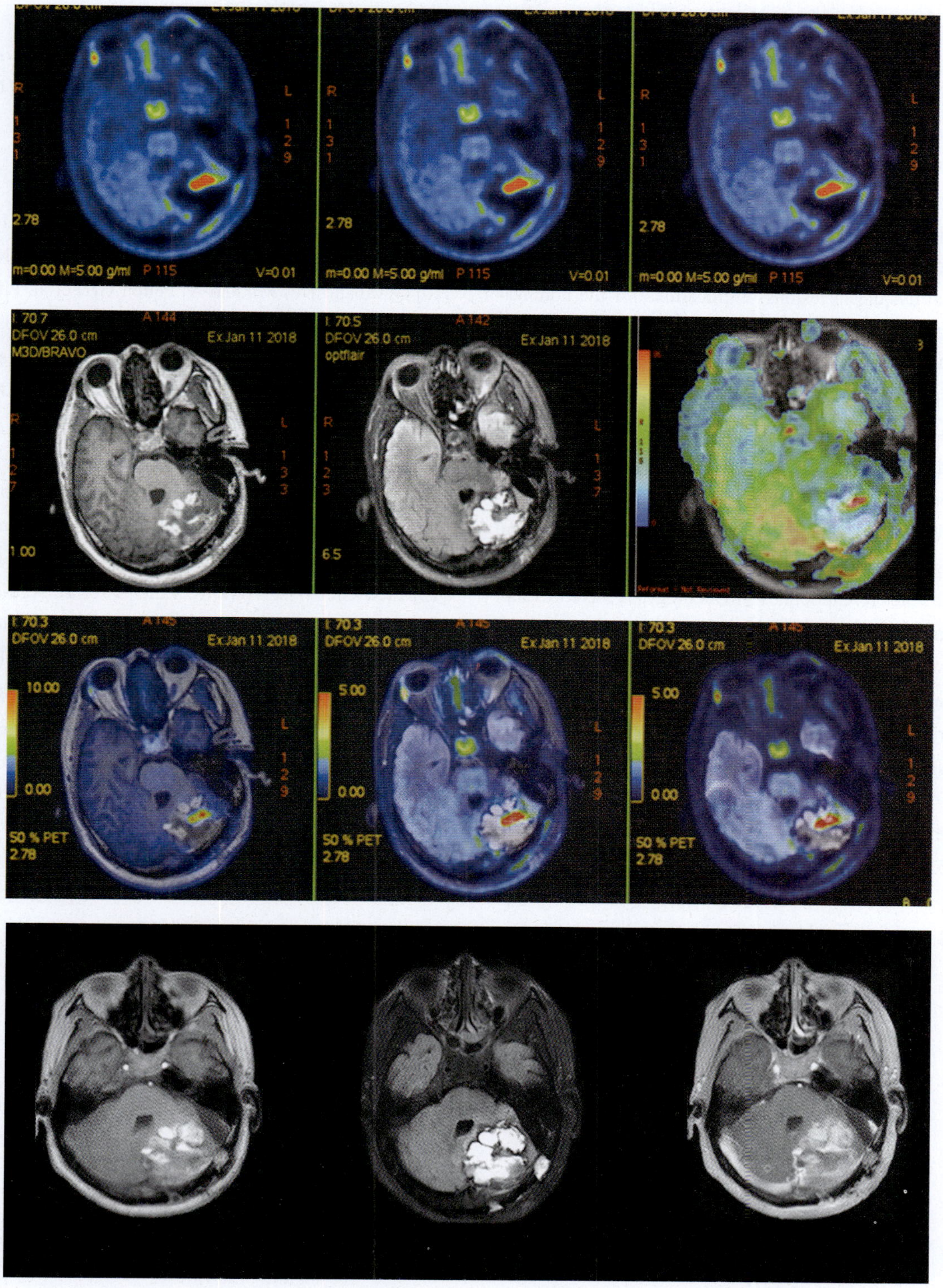

图 9-16　患者，男性，33 岁，左侧小脑髓母细胞瘤Ⅳ术后 ^{11}C-MET PET/MR 多序列多参数成像示胶质瘤治疗后复发（本病例由华中科技大学同济医学院附属协和医院提供）

（徐　浩　赵　军）

参考文献

[1] 潘中允. 临床核医学 [M]. 北京：人民卫生出版社，2014：760-804.

[2] Newey CR，Wong C，Wang ZI，et al. Optimizing SPECT SISCOM analysis to localize seizure onset zone by using varying z scores[J]. Epilepsia，2013，54(5)：793-800.

[3] Dupont P，van Paesschen W，Palmini A，et al. Ictal perfusion patterns associated with single MRI-visible focal dysplastic lesions：implications for the noninvasive delineation of the epileptogenic zone[J]. Epilepsia，2006，47(9)：1550-1557.

[4] Perissinotti A，Setoain X，Aparicio J，et al. Clinical role of subtraction ictal SPECT coregistered to MR Imaging and(18)F-FDG PET in Pediatric Epilepsy[J]. J Nucl Med，2014，55(7)：1099-1105.

[5] Nabors L B，Portnow J，Ahluwalia M，et al. Central Nervous System Cancers，Version 3.2020，NCCN Clinical Practice Guidelines in Oncology.[J] J Natl Compr Canc Netw，202，18(11)：1537-1570.

[6] Wang J，Zuo CT，Jiang YP，et al. 18F-FP-CIT PET imaging and SPM analysis of dopamine transporters in Parkinson's disease in various Hoehn & Yahr stages[J]. J Neurol，2007，254(2)：185-190.

[7] 赵军，林祥通，管一晖，等. 偏侧帕金森病患者葡萄糖代谢与多巴胺转运蛋白 PET 显像 [J]. 中华核医学杂志，2003，23(4)：219-221.

[8] Ge J，Wu J，Peng S，et al. Reproducible network and regional topographies of abnormal glucose metabolism associated with progressive supranuclear palsy：Multivariate and univariate analyses in American and Chinese patient cohorts[J]. Human Brain Mapping，2018，39(7)：2842-2858.

[9] 左传涛，葛璟洁，蒋承峰，等. 18F-FDG PET 脑显像对帕金森病诊断及鉴别诊断价值的再认识 [J]. 中华核医学与分子影像杂志，2019，39(6)：321-324.

[10] Devanand DP，Mikhno A，Pelton GH，et al. Pittsburgh compound B(11C-PIB) and Fluorodeoxyglucose(18F-FDG) PET in patients with Alzheimer disease，mild cognitive impairment，and healthy controls[J]. J Geriatr Psychiatry Neurol，2010，23(3)：185-198.

[11] Jack CR Jr，Lowe VJ，Senjem ML，et al. 11C-PiB and structural MRI provide complementary information in imaging of Alzheimer's disease and amnestic mild cognitive impairment[J]. Brain，2008，131(Pt3)：665-680.

[12] Jack CR，Wiste HJ，Weigand D，et al. Age-specific and sex-specific prevalence of cerebral β-amyloidosis，tauopathy，and neurodegeneration in cognitively unimpaired individuals aged 50–95 years：a cross-sectional study[J]. The Lancet Neurology，2017，16(6)：435-444.

[13] Fu L，Liu L，Zhang J，et al. Comparison of dual-biomarker PIB-PET and dual-tracer PET in AD diagnosis[J]. European Radiology，2014，24(11)：2800-2809.

[14] Yang ZL，Zhang LJ. PET/MRI of central nervous system：current status and future perspective[J]. European Radiology，2016，26(10)：1-8.

第十章　内分泌系统

甲状腺(thyroid)、甲状旁腺(parathyroid glands)和肾上腺(adrenal glands)等腺体组成了人体内分泌系统，通过分泌多种激素，调节和维护着机体的多种重要生理功能和活动。核医学微量生物活性物质检测和功能显像技术可为内分泌系统疾病的诊治提供多种有效评价手段。

第一节　甲　状　腺

一、甲状腺相关激素及自身抗体

（一）甲状腺激素

甲状腺滤泡(thyroid follicles)上皮细胞可合成和分泌甲状腺素(thyroxine，T_4)和三碘甲状腺原氨酸(triiodothyronine，T_3)。T_3 和 T_4 统称为甲状腺激素(thyroid hormone)。

血液中的 T_4 和 T_3 绝大部分与血浆蛋白结合，仅约 0.04% 的 T_4 呈游离状态，称游离 T_4(free T_4，FT_4)；0.3%～0.5% 的 T_3 呈游离状态，称游离 T_3(free T_3，FT_3)。与蛋白结合的甲状腺激素与 FT_3、FT_4 之间处于动态平衡状态，使血中 FT_3、FT_4 保持相对稳定，以维持正常的生理功能。血清总 T_3 和总 T_4 分别称为 TT_3 和 TT_4。正常情况下，只有游离的甲状腺激素才能发挥生物效应。

由于 T_3、T_4 的绝大部分是以结合形式存在，因此血中 TT_3 和 TT_4 的水平除了受甲状腺功能的影响外，还受甲状腺结合球蛋白(thyroxin binding globulin，TBG)含量变化及其与甲状腺激素结合力大小的影响。另外，受检测方法、试剂盒和实验条件等因素的影响，各实验室间 FT_4、FT_3、TT_4、TT_3 测定值可有差异。

临床上，血清甲状腺激素水平升高主要见于甲状腺功能亢进症(hyperthyroidism)，简称甲亢。在诊断甲亢时，TT_3、FT_3 较 TT_4、FT_4 灵敏。在评价抗甲亢药物疗效、调整用药剂量时主要监测 TT_4、FT_4 的变化。血清甲状腺激素水平降低主要见于甲状腺功能减退症(hypothyroidism)，简称甲减。在甲减诊断中，TT_4、FT_4 较 FT_3、TT_3 更灵敏。

（二）促甲状腺激素

正常情况下，T_3、T_4 的分泌受下丘脑、垂体和血中 T_3、T_4 水平的调节。垂体分泌的促甲状腺激素(thyroid stimulating hormone，TSH)受下丘脑的促甲状腺激素释放激素(thyrotropin-releasing hormone，TRH)刺激而释放，对甲状腺激素的合成和分泌起着重要的调节作用。血清 TSH 测定是评价下丘脑 - 垂体 - 甲状腺轴功能的主要指标。

原发性甲减患者血清 TSH 水平升高，亚临床甲减患者仅 TSH 升高而血清甲状腺激素水平可正常；TSH 降低主要见于甲亢，继发性甲减患者 TSH 也可降低，行促甲状腺激素释放激素兴奋试验有助于鉴别原因。

（三）甲状腺自身抗体

TSH 受体抗体(TSH-receptor antibodies，TRAb)为 B 淋巴细胞产生的针对 TSH 受体的甲状腺特异免疫球蛋白，主要包括：①甲状腺刺激抗体(thyroid-stimulating antibody，TSAb)；② TSH 刺激阻断抗体(TSH-stimulation blocking antibody，TSBAb)。TSAb 测定对自身免疫性甲状腺疾病发病机制的研究、诊断与鉴别诊断、预后与疗效判断和高危人群监测有较高的意义。在治疗初期，TSAb 平稳下降的患者，甲亢缓解率明显高于非平稳下降者。

二、甲状腺摄 ^{131}I 率测定

（一）原理

甲状腺摄 ^{131}I 率测定(thyroid ^{131}I uptake test)的原理为：碘在甲状腺中参与甲状腺激素的合成。甲状腺摄取、浓聚和释放碘的速度、数量与

释放速率与甲状腺功能密切相关。^{131}I进入体内后与稳定性碘具有相同的生化和生物学特性，可被甲状腺摄取、浓聚和释放。在体外，应用甲状腺功能测定仪在不同时间探测甲状腺中的^{131}I发射的γ射线，获得不同时间点甲状腺的放射性计数，得到时间-放射性曲线。临床上可根据^{131}I在甲状腺内摄取的速率、浓聚的量和释放的快慢判定甲状腺功能状态。

（二）方法

1. 患者准备 含碘食物及药物、抗甲状腺药物、甲状腺激素、肾上腺皮质激素等可对测定结果产生影响，测定前应根据食用和服用量须停用2～6周。

2. 检查方法 至少空腹2小时，口服Na^{131}I 74～370kBq，且继续禁食2小时。服药后2小时、6小时和24小时（或2小时、4小时和24小时）分别测定本底和标准源计数及甲状腺部位的放射性计数率，按下列公式计算出不同时间甲状腺摄^{131}碘率：

$$甲状腺摄^{131}I率(\%)=\frac{甲状腺部位计数率(cpm)-本底(cpm)}{标准源计数率(cpm)-本底(cpm)}\times 100\%$$

以摄^{131}I率为纵坐标，时间为横坐标作图，绘制甲状腺摄^{131}I率曲线（图10-1）。

（三）适应证

1. 甲状腺疾病^{131}I治疗的投药剂量计算和适应证的选择。

2. 辅助诊断甲状腺功能亢进症、甲状腺功能减退症。

3. 亚急性甲状腺炎或慢性淋巴细胞性甲状腺炎的辅助诊断。

（四）结果判定

正常情况下，甲状腺摄^{131}I率随时间的延长而逐渐升高，24小时达高峰。其正常值由于各地区饮食中含碘量不同以及测量设备和方法不同而有差异，所以各地区乃至各科室应建立自己的正常参考值。

（五）临床应用

1. 甲状腺功能亢进症的辅助诊断 摄^{131}I率测定对甲亢诊断的符合率在90%以上。典型的甲亢患者由于甲状腺合成甲状腺激素量增加，释放速率加快，导致摄^{131}I高峰提前出现，呈“高峰前移”曲线（图10-1）。

摄^{131}I率测定值的高低并不代表甲亢的病情轻重程度。甲亢经手术、^{131}I及抗甲状腺药物治疗过程中或治疗后，摄^{131}I功能常较临床症状和血清T_4等恢复慢。因此，不宜在治疗后短期内作为甲状腺功能是否恢复正常的指标。

2. 辅助甲亢^{131}I治疗剂量的计算及疗效预测 在^{131}I治疗甲亢适应证的选择、剂量的计算中，测定甲状腺最高摄^{131}I率及^{131}I的有效半衰期具有重要意义。^{131}I在甲状腺内蓄积足够的剂量并停留足够的时间才能达到预期的照射剂量，获得满意的治疗效果。正常情况下，^{131}I在甲状腺内的有效半衰期约5天。如果^{131}I在甲状腺内的有效半衰期明显缩短，预示^{131}I治疗不理想，因此，高峰前移患者应适当增加^{131}I用量。

3. 甲状腺功能减退症的辅助诊断 甲减时，其各时间点摄^{131}I率均低于正常值下限，且高峰延至48小时后出现。

4. 其他甲状腺疾病的辅助诊断 地方性甲状腺肿、呆小病代偿期患者，甲状腺处于“碘饥饿”状态，其各时间点摄^{131}I率均高于正常值，但无高峰前移，呈典型的“碘饥饿”曲线（图10-1）。急性或亚急性甲状腺炎时甲状腺摄^{131}I率多低于正常，而血清FT_3和FT_4常增高，两者呈现分离现象，慢性甲状腺炎，特别是慢性淋巴性甲状腺炎，摄^{131}I率可正常、偏低或略高。一些非甲状腺疾病，如垂体功能低下、肾上腺皮质功能低下、席汉综合征等疾病，大部分患者的摄^{131}I率降低。

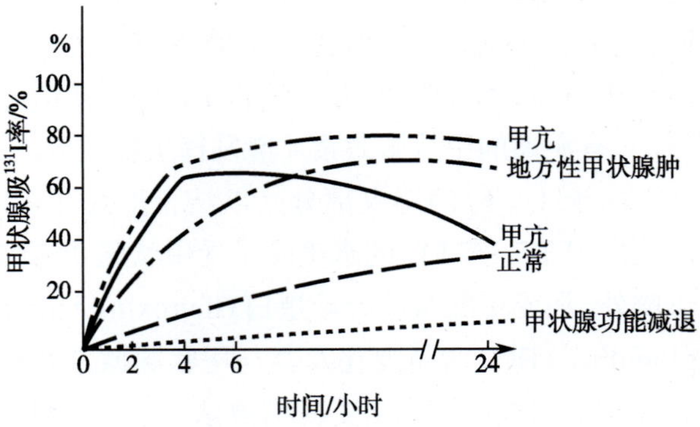

图10-1 正常和甲状腺疾病的摄^{131}I率曲线

正常情况下，甲状腺摄^{131}I率随时间延长逐渐增加，24小时达高峰；甲状腺功能亢进症患者摄^{131}I率增高，部分患者可出现高峰前移；单纯性甲状腺肿患者摄^{131}I率增高，但无高峰前移；甲状腺功能减低患者，摄^{131}I率低于正常，曲线低平

（六）注意事项

1. ^{131}I 可以通过胎盘屏障浓聚在胎儿甲状腺，故妊娠妇女禁用此检查。^{131}I 也可以由乳汁分泌，如哺乳期妇女须做此项检查，检查后应终止哺乳。

2. 因摄 ^{131}I 试验所用放射性活度较低，近期内做过放射性核素检查者应注意本底水平对检查的影响。

三、甲状腺显像

（一）显像原理

甲状腺显像（thyroid imaging）包括甲状腺和具有甲状腺功能组织如分化型甲状腺癌病灶的显像。

用于甲状腺显像的显像剂，如 ^{131}I、^{123}I 或 ^{99m}Tc 通过甲状腺滤泡上皮细胞膜上的跨膜糖蛋白，即钠碘同向转运体（sodium iodide symporter，NIS）主动转运至甲状腺内。在体外通过 SPECT 显像仪显示显像剂在甲状腺内的分布和浓聚状态，评价甲状腺或有甲状腺功能组织的位置、形态、大小及功能状态。

$^{99m}TcO_4^-$ 具有良好的物理特性，目前临床上多使用 $^{99m}TcO_4^-$ 进行常规甲状腺显像。由于 ^{99m}Tc 不参加甲状腺激素合成，其显像图像上显像剂摄取的多少反映的是甲状腺 NIS 的表达和功能状态。放射性核素 ^{131}I 或 ^{123}I 可被有功能的甲状腺组织特异性摄取和浓聚，常用于异位甲状腺、分化型甲状腺癌病灶的显像。

（二）显像方法

1. 显像剂 目前在我国临床常用的甲状腺显像剂和主要特性见表 10-1。

表 10-1 常用的甲状腺显像剂

显像剂	物理半衰期	显像时间	γ 射线能量 /keV
^{131}I	8.04d	24h	364
$^{99m}TcO_4^-$	6.02h	20min	140

因 $^{99m}TcO_4^-$ 在唾液腺、口腔、鼻咽腔和胃黏膜上皮细胞也有明显的摄取或分布，$^{99m}TcO_4^-$ 显像不适用于异位甲状腺及寻找甲状腺癌的转移灶显像。

2. 显像方法 有关研究显示，检查前多量的碘摄入也可明显影响甲状腺对 $^{99m}TcO_4^-$ 的摄取。因此，无论使用何种显像剂，显像前受检查者应停用含碘食物、药物或影响甲状腺功能的药物 1～2 周以上或进行尿碘检测。^{131}I 显像检查前空腹至少 2 小时。

异位甲状腺显像分别在拟检查部位和正常甲状腺的部位进行显像。甲状腺癌转移灶显像前患者血清 TSH 测定值应 > 30mIU/L，术后 4～6 周以上进行全身显像，进行断层和与 CT 的融合显像会提高显像的准确性。

（三）适应证

1. ^{131}I 治疗前推算甲状腺功能组织的重量。
2. TSH 降低伴甲状腺结节患者，判断结节的功能状态。
3. 寻找甲状腺癌转移灶、病灶的功能判断及疗效评价。
4. 异位甲状腺的诊断。
5. 了解甲状腺术后残余组织。
6. 甲状腺炎的辅助诊断。

（四）图像分析

1. 正常图像 通常甲状腺图像形似蝴蝶。位于颈部正中，分左、右两叶。甲状腺显像剂分布均匀，峡部及两叶周边因组织较薄而显像剂分布略稀疏（图 10-2）。甲状腺形成也可变异多样，可见甲状腺锥状叶（图 10-3）。

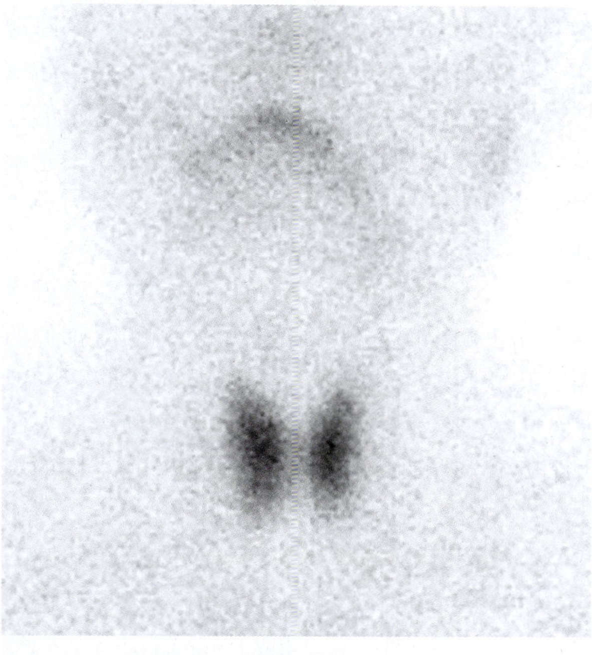

图 10-2 正常甲状腺 $^{99m}TcO_4^-$ 显像图

甲状腺影像位于颈部中央，分为左右两叶，类似蝴蝶状，两叶显像剂分布较均匀，峡部及两叶周边因组织较薄而显像剂分布略稀疏

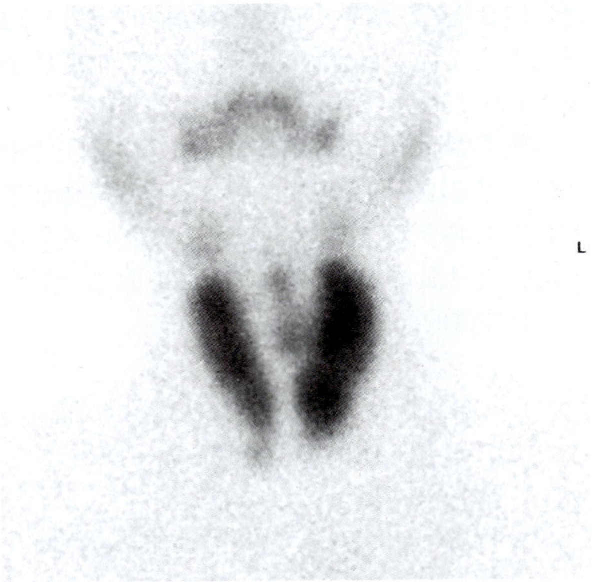

图 10-3 甲状腺锥状叶显影
甲状腺 $^{99m}TcO_4^-$ 显像示甲状腺左叶内侧锥形显像剂分布区为锥状叶显影

2. 异常图像 常见的异常包括甲状腺增大、失去正常形态、位置异常、甲状腺显像剂分布局限性或弥漫性降低或升高或甲状腺不显影等。

（五）临床应用

1. 观察甲状腺大小和形态 格雷夫斯病患者甲状腺可弥漫性增大或正常（图 10-4），腺体显像剂分布增浓；单纯性甲状腺肿患者，显像图常表现为腺体形态增大，腺体显像剂分布可增高或正常（图 10-5）；结节性甲状腺肿时，腺体外形可增大变形，甲状腺内显像剂分布常不均匀；先天性甲状腺一叶缺如者，在显像图上可表现为一侧腺叶不显影，左叶缺如者多见。

2. 异位甲状腺的诊断 ^{131}I 或 ^{123}I 显像可用于舌根部（图 10-6）及颈部、纵隔、卵巢等部位的异位甲状腺（ectopic thyroid gland）的诊断。^{131}I 或 ^{123}I 显像也可用于诊断和鉴别诊断甲状腺肿大向胸骨后伸或胸骨后甲状腺肿及与周围脏器间的关系（图 10-7）。

3. 甲状腺结节的功能判断 依据甲状腺结节（thyroid nodule）显像剂分布的状态将甲状腺结节分为高功能结节（hyperfunctioning nodule）、功能正常结节和低功能结节（hypofunctioning nodule）。高功能结节和功能正常结节统称为功能结节（functioning nodule）。高功能结节称为“热结节”，

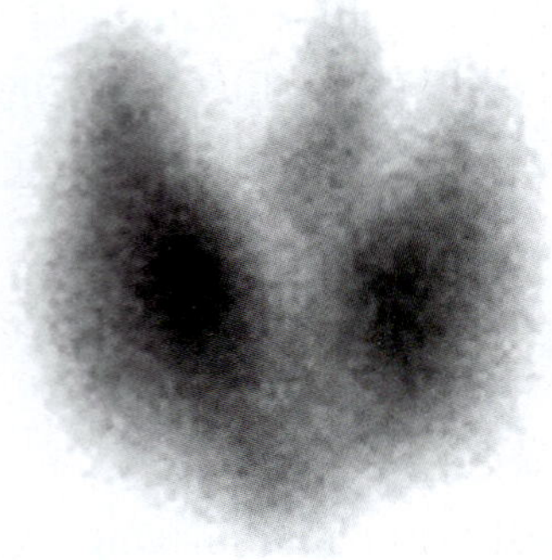

图 10-4 格雷夫斯病患者 $^{99m}TcO_4^-$ 甲状腺显像图
甲状腺双叶位置正常，外形增大，显像剂摄取功能增强

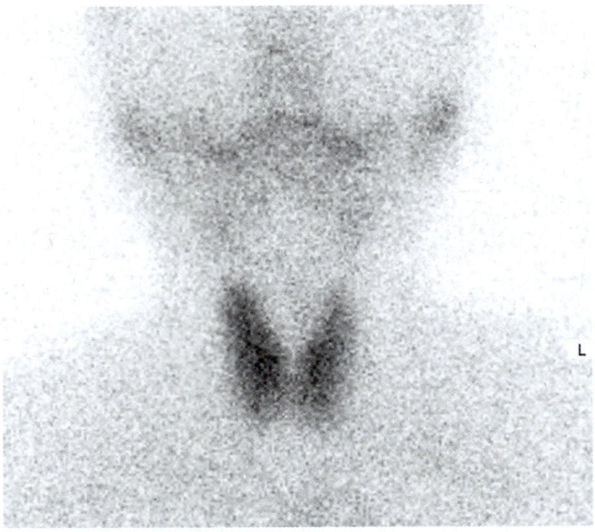

图 10-5 单纯性甲状腺肿大 $^{99m}TcO_4^-$ 静态显像图
甲状腺双叶位置正常，外形增大，显像剂摄取、分布未见异常

功能正常结节为“温结节”，低功能结节为“凉结节”或“冷结节”。

（1）“热结节”：图像上表现为结节处的显像剂分布高于周围正常甲状腺组织（图 10-8），这种结节称为“热结节”（hot nodule）。“热结节”绝大部分为良性病变，多见于甲状腺高功能腺瘤。

“热结节”也可分为功能自主性结节和非功能自主性结节。功能自主性结节，又称“毒性结节”，其结节的滤泡上皮细胞本身的功能亢进，具

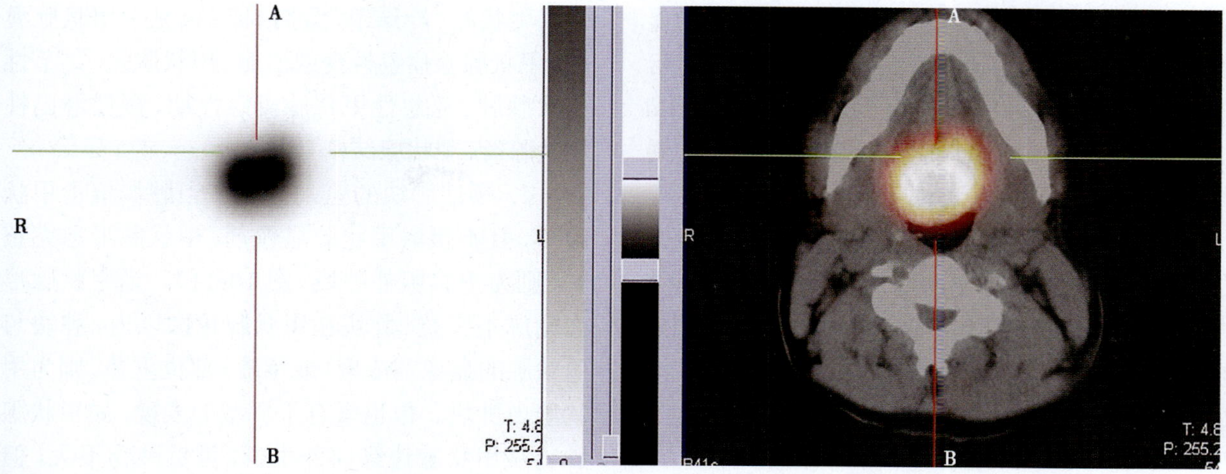

图 10-6　舌根部异位甲状腺显像图

^{131}I 甲状腺显像示正常甲状腺位置处显像剂分布同周围本底水平（左图），断层融合显像图（右图）见舌根部见显像剂摄取增高区，为舌根部异位甲状腺

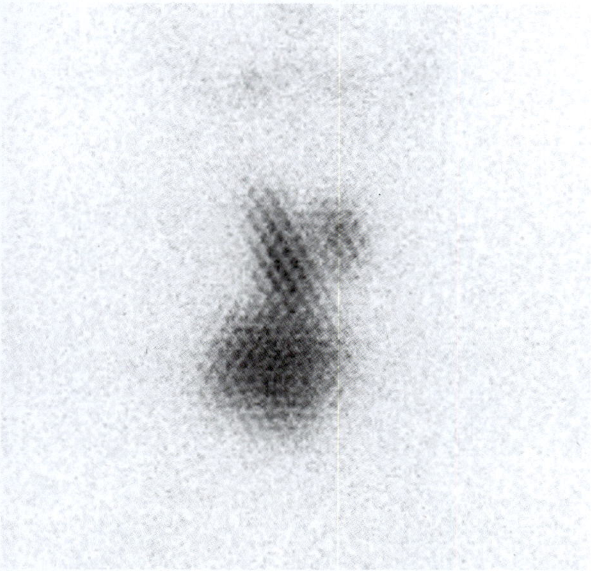

ANT

图 10-7　胸骨后甲状腺

^{131}I 甲状腺显像示甲状腺右叶下方胸骨后见显像剂摄取增高区，为胸骨后甲状腺肿

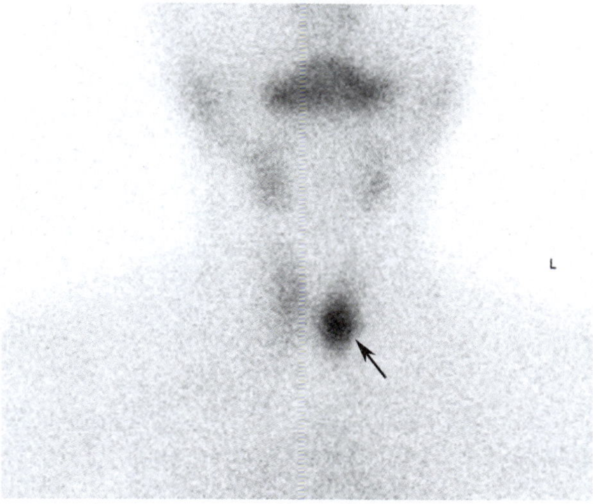

图 10-8　甲状腺"热结节"

甲状腺双叶位置正常，左叶结节（箭头所示）处显像剂分布明显高于周围正常甲状腺组织，为甲状腺左叶"热结节"

有高功能自主性分泌甲状腺激素的作用，且不受 TSH 调节。由于血液中的甲状腺激素水平增高，结节外甲状腺组织的功能往往不同程度地受到抑制，甚至完全受到抑制，在显像图上只显示单个显像剂分布增高的结节，而周围甲状腺组织可完全不显影。先天性甲状腺一叶缺如，其影像有时同毒性结节一样，仅表现为一侧孤立的"热结节"。两者可用 TSH 兴奋试验加以鉴别。

与碘不同，$^{99m}TcO_4^-$ 进入甲状腺后不参与进一步的甲状腺激素合成代谢，因此，$^{99m}TcO_4^-$ 显像表现为"热结节"的病变，^{131}I 或 ^{123}I 显像时可表现为"凉结节"或"冷结节"，这种现象发生于约 3%～8% 的甲状腺结节中。其原因目前认为是结节存在碘有机化障碍，但尚具有摄取 $^{99m}TcO_4^-$、^{131}I 或 ^{123}I 的能力，摄入的 ^{131}I 或 ^{123}I 难以长时间停留于甲状腺内。由于 $^{99m}TcO_4^-$ 显像多在注药后 30 分钟采集，而 ^{131}I 显像在 24 小时采集，因此，显像上会出现上述改变。建议当 $^{99m}TcO_4^-$ 显像结节表现为"热结节"时，应行 ^{131}I 或 ^{123}I 显像，以便为 ^{131}I 治疗提供依据。

（2）“温结节”：图像上表现为结节部位的显像剂分布与周围或对侧相应部位相似，即临床上可摸到结节，而显像并无异常可见。“温结节”（mild nodule）多见于甲状腺腺瘤，结节性甲状腺肿、慢性淋巴性甲状腺炎、亚急性甲状腺炎恢复期。

（3）“凉结节”和“冷结节”：结节摄取显像剂的功能低于周围正常甲状腺但高于本底为“凉结节”（cool nodule）（图 10-9）；结节无摄取显像剂的功能，显像图上表现为结节部位的显像剂分布接近本底水平为“冷结节”（cold nodule）（图 10-10）。

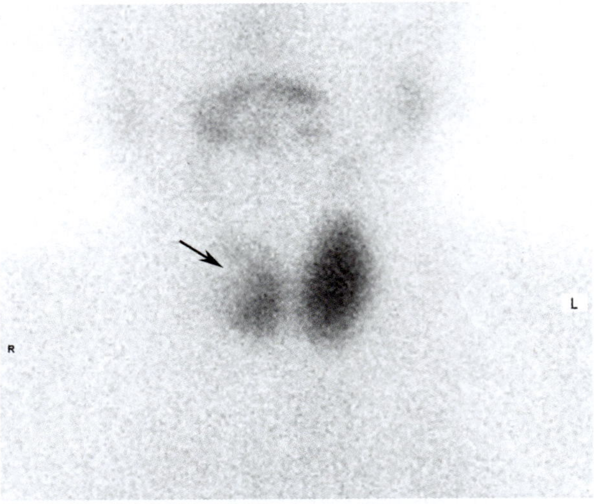

图 10-9 甲状腺“凉结节”

甲状腺右叶上部结节处显像剂分布稀疏，低于周围正常甲状腺，为甲状腺右叶“凉结节”

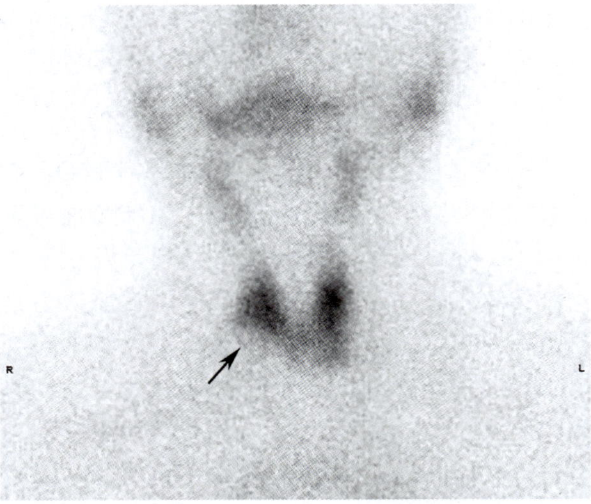

图 10-10 甲状腺“冷结节”

甲状腺右叶下部结节处（箭）显像剂分布呈缺损，同甲状腺外本底水平，为甲状腺左叶“冷结节”

甲状腺“冷结节”“凉结节”可见于甲状腺囊肿、甲状腺腺瘤囊性变或出血、甲状腺癌、结节性甲状腺肿、亚急性甲状腺炎急性期、慢性淋巴性甲状腺炎、甲状腺结核等。

4. 颈部肿块的鉴别诊断 当肿块位于甲状腺外，且不摄取甲状腺显像剂，甲状腺形态完整时，则为甲状腺外肿块（图 10-11）。当甲状腺形态轮廓不完整、肿块在甲状腺轮廓以内，肿块与甲状腺的显像剂浓聚（或稀疏）部位重叠，则为甲状腺内肿块。但也常有不典型的表现，如甲状腺肿物从甲状腺边缘向外生长，虽然肿物很大，但未破坏甲状腺轮廓，肿物对显像剂可以完全不摄取，则容易误诊为甲状腺外肿物。

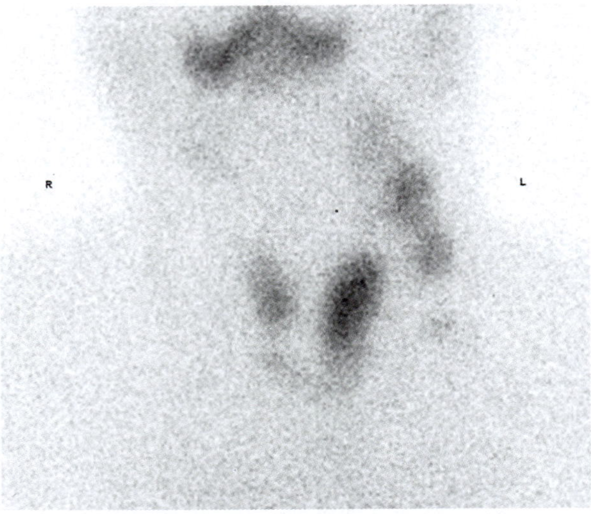

图 10-11 颈部肿物显像

患者于左侧颈部近甲状腺处发现肿物，甲状腺显像示甲状腺左叶形态完整，与肿物分界清晰，考虑肿物为甲状腺外病变

5. 寻找甲状腺癌的转移灶、判断病灶的摄 ^{131}I 功能状态 因分化型甲状腺癌的肿瘤细胞膜表达 NIS，分化型甲状腺癌的复发或转移病灶可浓聚 ^{131}I（图 10-12），病灶是否具有摄碘功能是 ^{131}I 治疗有效的必要条件之一。^{131}I 显像可为分化型甲状腺癌转移或复发病灶的诊断、治疗方案的制订提供重要依据。国内一项研究显示，治疗剂量的 ^{131}I 全身显像较常规显像更易发现病灶，两者结果间有显著差异。某些正常组织器官如唾液腺、胃黏膜、乳腺、脉络丛，炎性病变等也能浓聚 ^{131}I，诊断时应予以鉴别。

6. 估测甲状腺质量 ^{131}I 治疗甲状腺功能亢

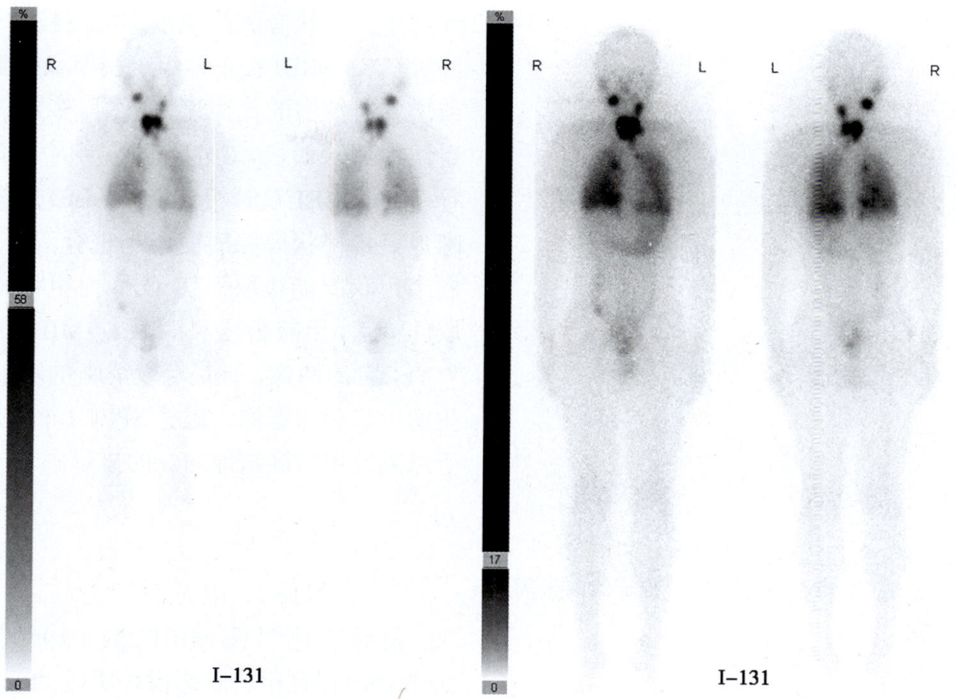

图 10-12 分化型甲状腺癌 ^{131}I 全身显像

显像见颈部、双肺多个显像剂分布异常浓聚区，为分化型甲状腺癌颈部淋巴结、双肺转移

进症的目的是使甲状腺这个甲状腺激素生产的工厂“减产”。放射性核素甲状腺显像显示的是甲状腺功能组织的形态、大小，因此，通过核素甲状腺显像估测甲状腺质量更有利临床对功能性甲状腺组织质量的估测。目前，国内外应用放射性核素平面显像计算甲状腺质量的公式有：

$$V = 面积 \times 0.75 \times b \quad （式 10-1）$$

$$V = 面积 \times c \quad （式 10-2）$$

$$V = a \times b \times c \times 6/\pi \quad （式 10-3）$$

$$甲状腺质量(g) = 0.316 \times 两叶平均高度 \times 面积 \quad （式 10-4）$$

式 10-1 中 V 为甲状腺一侧叶体积，b 为该侧叶宽度，以 0.75×b 作为一侧叶厚度的估测值；式 10-2 中 c 为通过侧位像获得的甲状腺平均厚度；式 10-3 中 a 为甲状腺高度。

核素显像方法测定甲状腺重量的准确性受甲状腺大小、腺体厚度、腺体与周围本底核素摄取比值等多种因素的影响。有关学者采用多种方法，如 SPECT 断层显像替代平面显像、进行衰减和散射校正等改进核素显像在测定甲状腺重量中的准确性。

7. 甲状腺炎的辅助诊断 ①慢性淋巴细胞性甲状腺炎：甲状腺显像呈不规则性疏密相间的显像剂分布，或虫蚀样分布。由于存在碘的有机化障碍，可出现 $^{99m}TcO_4^-$ 和 ^{131}I 显像结果不一致，即 $^{99m}TcO_4^-$ 显像为“热结节”，而 ^{131}I 显像为“冷结节”。②亚急性甲状腺炎：在亚急性甲状腺炎病程的不同阶段，甲状腺显像可有不同的表现。在病程的初期，$^{99m}TcO_4^-$、^{131}I、^{123}I 显像多表现为局限性的核素分布稀疏、缺损区，如病情继续发展，稀疏缺损区扩大或出现新的稀疏缺损区；如病情恢复，核素分布稀疏缺损区缩小或消失；当甲状腺破坏致血中 TSH 明显下降时，甲状腺非炎性组织的显像剂摄取受抑制，甲状腺多不显影或影像明显减淡（图 10-13）。③急性甲状腺炎：显像多为显像剂分布稀疏改变。

8. 甲状腺显像还可用于移植的甲状腺组织存活情况、手术后甲状腺组织残留情况或 ^{131}I 清甲治疗的疗效等进行评价。

（六）注意事项

^{131}I 可以通过胎盘屏障浓聚在胎儿甲状腺，尤其是在妊娠 10～12 周后。^{131}I 也可以由乳汁分泌，故妊娠妇女和哺乳期患者禁用 ^{131}I 显像，若哺乳期患者因病情必须行 ^{131}I 显像，检查后应终止哺乳。哺乳期患者若行 $^{99m}TcO_4^-$ 显像，检查后应中断哺乳 12 小时。

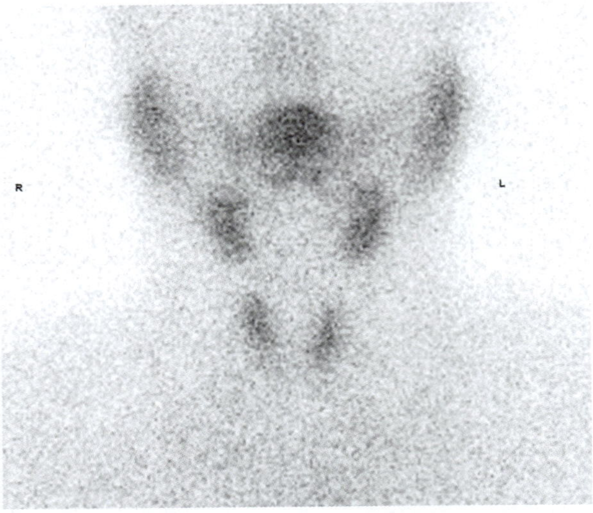

图 10-13 亚急性甲状腺炎 $^{99m}TcO_4^-$ 显像图

甲状腺双叶轮廓不清，显像剂分布弥漫性稀疏略高于周围本底水平

第二节 甲状旁腺显像

一、显像原理

^{99m}Tc-MIBI 是我国临床常用的核医学甲状旁腺显像（parathyroid imaging）的显像剂。^{99m}Tc-MIBI 在组织中浓聚的生物学基础是细胞内线粒体含量丰富、功能活跃，如肿瘤组织。功能亢进或增生的甲状旁腺组织细胞内线粒体也较丰富，同时 ^{99m}Tc-MIBI 在正常组织和甲状旁腺功能亢进或增生组织中的代谢速率不同，多数情况下正常组织中清除较快，功能亢进组织中清除较慢，进行 ^{99m}Tc-MIBI 双时相（dual phase）显像时可更清晰地显示甲状旁腺病变。当进行双核素显像时，利用甲状腺能摄取 $^{99m}TcO_4^-$，而甲状旁腺不能摄取的特点，用减影技术将 ^{99m}Tc-MIBI 的图像减去 $^{99m}TcO_4^-$ 的图像，能获得较清晰的功能亢进或增生的甲状旁腺影像。进行 SPECT 断层显像，有利于纵隔及甲状腺深部病灶的显示。

二、显像方法

（一）^{99m}Tc-MIBI 双时相法

静脉注射 ^{99m}Tc-MIBI 222～296MBq 后 15～30 分钟时往往甲状腺影像较明显；2～3 小时后再次显像可见甲状腺影像明显减淡，而甲状旁腺腺瘤（图 10-14）或增生病灶则清晰显示。

（二）^{99m}Tc-MIBI/$^{99m}TcO_4^-$ 减影法

行 $^{99m}TcO_4^-$ 甲状腺显像后，患者保持体位不动，静脉注射 ^{99m}Tc-MIBI 555～740MBq，30 分钟后显像。由 ^{99m}Tc-MIBI 图像减去 $^{99m}TcO_4^-$ 甲状腺影像获得甲状旁腺影像。

针对甲状旁腺功能亢进或增生诊断而言，有

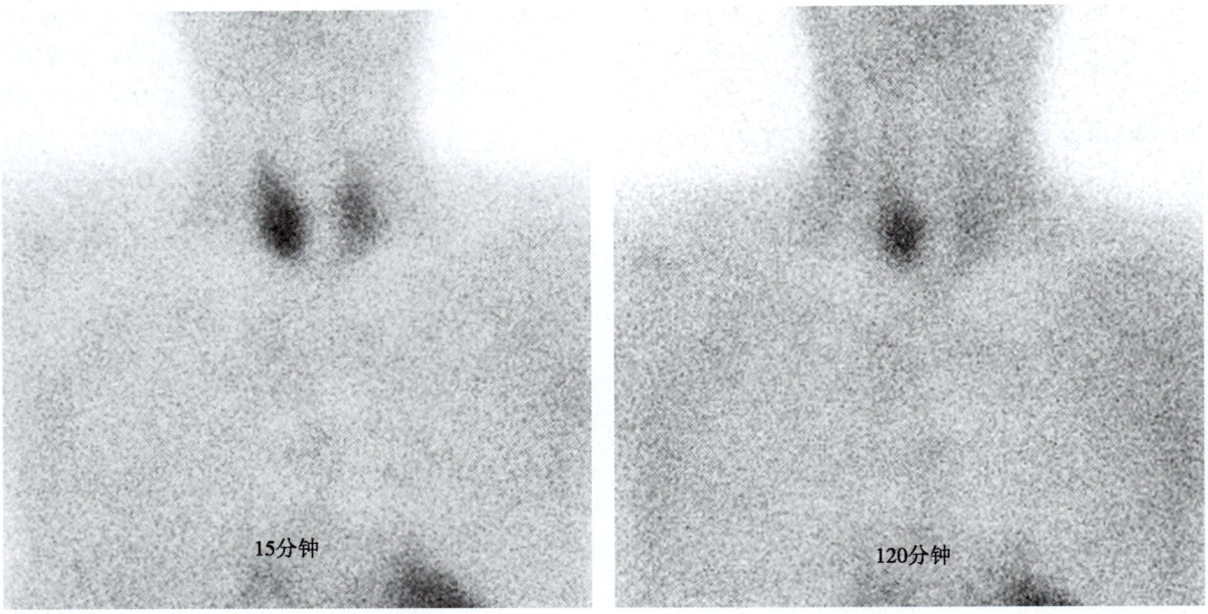

图 10-14 甲状旁腺功能亢进腺瘤 ^{99m}Tc-MIBI 双时相显像（15 分钟和 120 分钟）

15 分钟显像见甲状腺右叶下极见显像剂分布浓聚区，略高于正常甲状腺组织，120 分钟正常甲状腺组织的影像明显减淡，右叶下极显像剂分布明显

多种影响因素可导致甲状旁腺显像出现假阳性或假阴性。导致假阳性的因素有甲状腺结节、甲状腺癌及转移的淋巴结等。假阴性多由于病灶较小或部位较深。行断层显像及术中 γ 射线探测有利于对小病灶的诊断和定位。另外，当甲状旁腺腺瘤位置低于胸骨切迹时，采用平行孔高分辨准直器可较针孔型准直器更灵敏发现病变和准确定位。

三、适应证

甲状旁腺功能亢进或增生的诊断和定位。

四、图像分析

功能正常的甲状旁腺不显影。双时相法显像仅见甲状腺显影，颈部无异常浓聚灶；甲状旁腺功能亢进或组织增生时可见病变处显像剂分布异常浓聚。

五、临床应用

（一）甲状旁腺功能亢进或增生的诊断

原发性甲状旁腺功能亢进时，多为单发的甲状旁腺腺瘤（约 80%）或主细胞增生（约 1.5%）引起。腺瘤多位于甲状腺区，亦可在纵隔、气管和食管间、颌下等甲状腺区以外部位。显像时如颈部未发现异常浓聚灶，而临床又高度怀疑甲状旁腺功能亢进，应扩大显像范围，以免漏诊。继发性甲状旁腺功能亢进时，通常四个腺体均增大而显影。

（二）甲状旁腺腺癌

约有 2% 的原发性甲状旁腺功能亢进症可由甲状旁腺癌引起，从核素显像上不易与腺瘤相鉴别，诊断时须与临床相结合。

第三节　肾上腺显像

一、肾上腺髓质显像

（一）显像原理

^{123}I/^{131}I- 间位碘代苄胍（^{123}I/^{131}I-metaiodobenzylguanidine，^{123}I/^{131}I-MIBG）是肾上腺素能神经元阻滞剂溴苄胺和胍乙啶的类似物，也是去甲肾上腺素（norepinephrine，NE）的功能类似物。作为肾上腺髓质显像剂，经静脉注射进入体内后可浓集在肾上腺髓质细胞的嗜铬储存囊泡内；在肾上腺素能神经（adrenergic nerves）末梢，^{123}I/^{131}I-MIBG 可通过再摄取（reuptake）进入其儿茶酚胺储存囊泡而浓聚于富含交感神经组织或病变中。应用 SPECT 仪可进行肾上腺髓质显像（adrenal medullary imaging），使富含交感神经的组织或病变显像，为嗜铬细胞瘤、肾上腺髓质增生等病变的定性诊断和功能判断，特别是通过全身显像，为肾上腺以外的嗜铬细胞瘤的定位诊断、恶性嗜铬细胞瘤转移范围的确定和疗效观察等提供了有效的手段。

（二）显像方法

1. 患者准备　检查前 3 天至检查结束，口服复方碘溶液，每次 5～10 滴，每日 3 次，封闭甲状腺。1～3 周前停用阻断或减少 MIBG 摄取的药物。

2. 显像方法　应用 ^{131}I-MIBG 显像剂时，静脉缓慢注射（>30 秒）^{131}I-MIBG 18.5～74.0MBq。注药过程中注意患者的不良反应。注射后 24 小时、48 小时，必要时 72 小时行后位和前位显像，范围包括头部、胸部、腹部和骨盆，对疑有肾上腺外或恶性嗜铬细胞瘤时，应进行全身显像。对于平面显像有可疑病灶者，加做断层显像。

（三）适应证

1. 嗜铬细胞瘤（pheochromocytoma）的定位诊断。

2. 嗜铬细胞瘤分期和疗效评价。

3. 其他神经内分泌肿瘤（neuroendocrine tumor）的诊断。

4. 肾上腺病变的定性诊断和功能判断。

（四）图像分析

正常情况下，肾上腺髓质不显影或稀疏显示。^{131}I-MIBG 静脉注射后部分由肾脏和肝胆排泄（图 10-15），部分经唾液腺分泌进入肠道。因此，正常情况下，交感神经分布丰富的组织如唾液腺、心肌等显影，或显像剂代谢和排泄的途径如肝脏、肠道、膀胱可显影。尽管检查前和检查期间受检者服用碘剂封闭甲状腺，但甲状腺有时也可显影。

（五）临床应用

1. 嗜铬细胞瘤　成人嗜铬细胞瘤约 20%～25% 位于肾上腺外，儿童嗜铬细胞瘤约 30% 位于肾上腺外。肾上腺外嗜铬细胞瘤（副神经节瘤）几乎可见于身体的各个部位，较常见的部位为

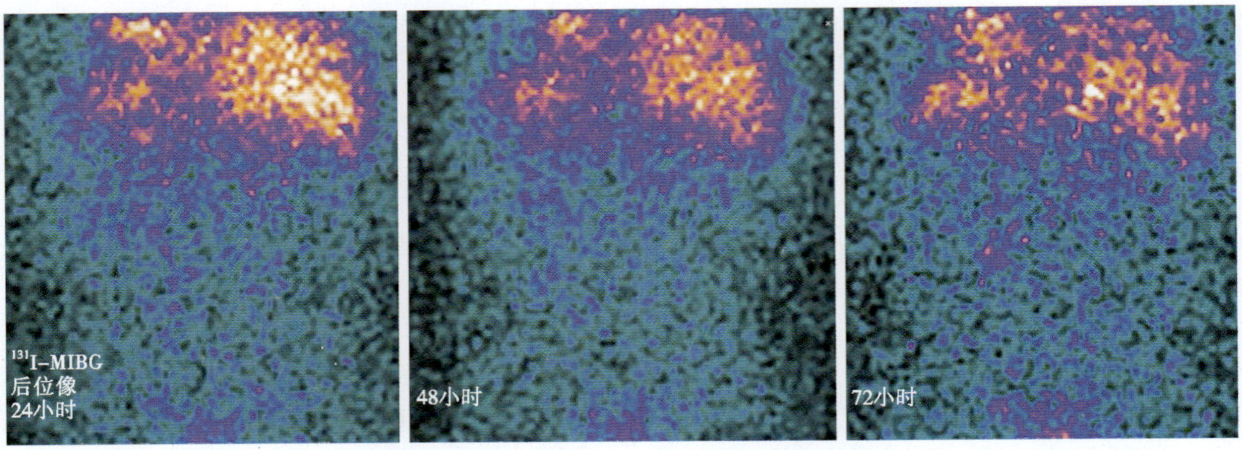

图 10-15 正常肾上腺髓质 ^{131}I-MIBG 显像
注药后 24 小时、48 小时及 72 小时后前位显像见双侧肾上腺未显影，肝脏及心脏显像剂生理性摄取

胸、腹部大动脉旁，其他如膀胱、颈动脉、心脏周边等。嗜铬细胞瘤的准确定性和定位对于有效的治疗至关重要。当病变组织摄取显像剂较强时，心肌可不显影，这一征象可作为诊断嗜铬细胞瘤的间接依据。

静脉注射 ^{131}I-MIBG 24 小时后，随着本底的降低，病变可清晰显影（图 10-16），^{131}I-MIBG 诊断嗜铬细胞瘤的敏感性为 85%～88%，特异性为 70%～100%；诊断副神经节瘤的敏感性为 56%～75%，特异性为 84%～100%，对于无功能性头颈部的副神经节瘤、腹膜后肾上腺外的副神经节瘤、较小病灶、出血坏死较多及转移性病灶探测效能相对较低。除 ^{123}I/^{131}I-MIBG 外，^{18}F- 苯丙氨酸（3，4-dihydroxy6-［^{18}F］-fluoro-L-phenylalanine，DOPA）PET/CT 也可用于嗜铬细胞瘤和副神经节瘤，^{18}F-DOPA 是儿茶酚胺代谢途径前体的类似物，文献报道诊断敏感性高于 ^{123}I/^{131}I-MIBG。

2. 恶性嗜铬细胞瘤 约 10% 的嗜铬细胞瘤为恶性，通常在早期即可转移至肝、骨、肺、淋巴结等处。^{123}I-MIBG 和 ^{131}I-MIBG 局部和全身显像可确定恶性嗜铬细胞瘤转移范围（图 10-17）。在治疗中，利用 ^{131}I 发射的 β 射线可以达到有效的内照射治疗的目的。通过显像可判断其摄取 ^{131}I-MIBG 的能力，并观察其疗效。

3. 肾上腺髓质增生 一般注射 ^{131}I-MIBG 48 小时后出现双侧肾上腺髓质显影清晰，提示肾上腺髓质功能增强，有时也可呈单侧肾上腺显影（图 10-18）。

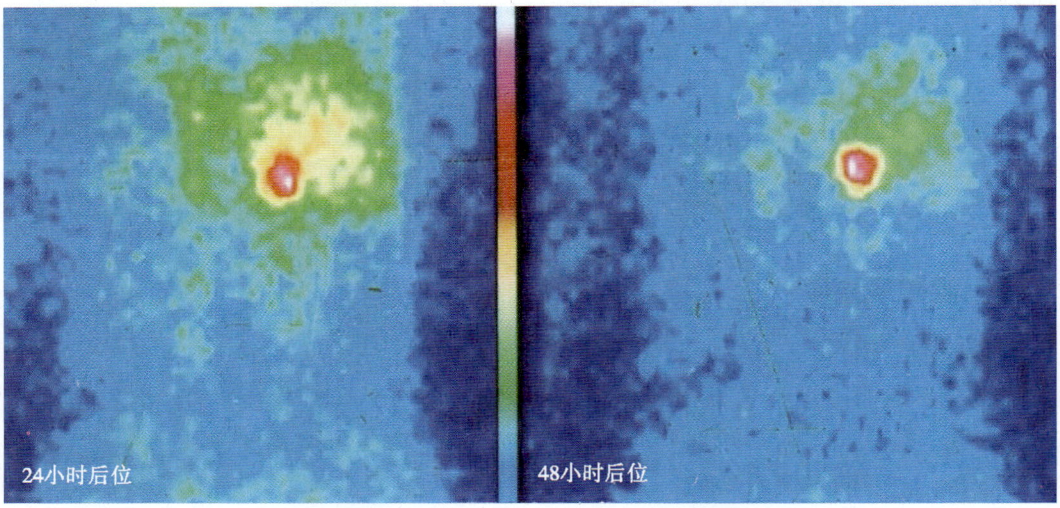

图 10-16 肾上腺嗜铬细胞瘤 ^{131}I-MIBG 显像图
24 小时（左）、48 小时（右）显像见病变有明显的显像剂浓聚

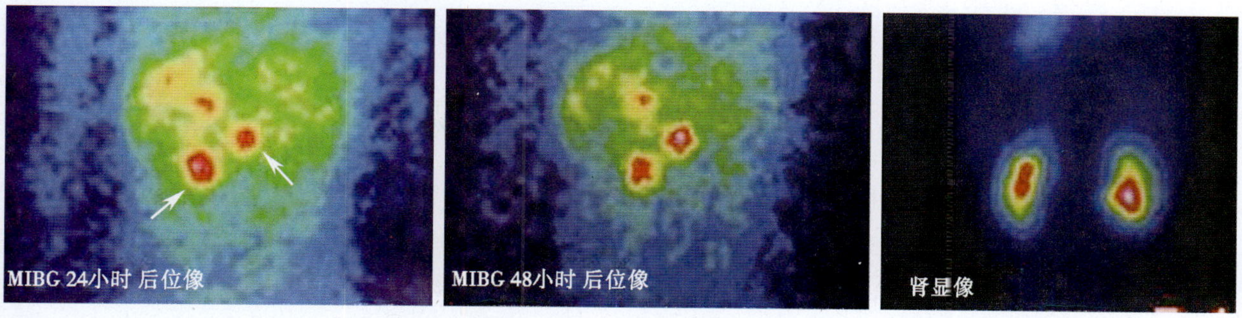

图 10-17 嗜铬细胞瘤术后复发患者 ^{131}I-MIBG 显像图

图像分别为注射 ^{131}I-MIBG 后 24 小时（左）、48 小时（中）和 ^{99m}Tc-DTPA 肾显像（右）。24 小时和 48 小时后位相均可见左侧肾上腺区及中腹部（箭头所示位置）显像剂分布浓聚灶，提示恶性嗜铬细胞瘤复发及转移

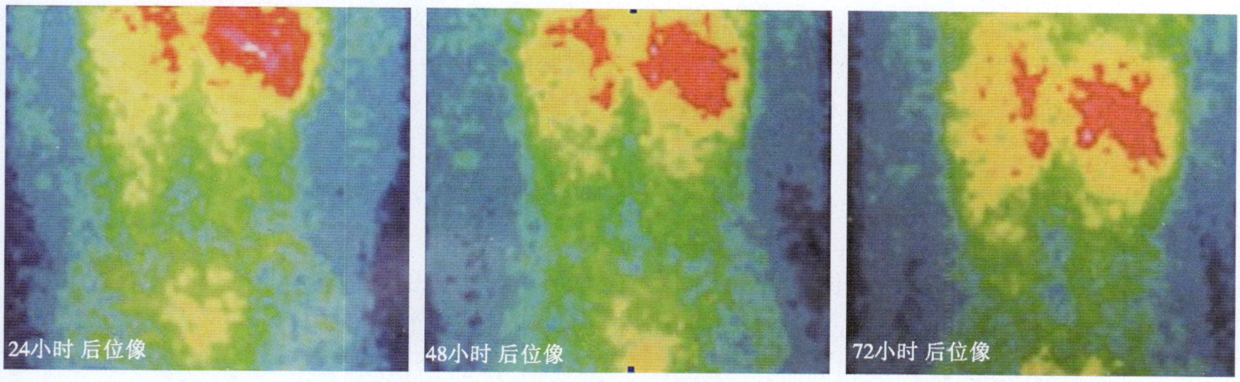

图 10-18 双侧肾上腺髓质增生 ^{131}I-MIBG 显像图

注药后 48 小时后显像见双侧肾上腺髓质显影，延迟显像至 72 小时，双侧肾上腺髓质显影更清晰，考虑为肾上腺髓质功能增强

4. 成神经细胞瘤 ^{131}I-MIBG 显像的敏感性为 81.3%（13/16），特异性为 100%（9/9），准确性为 89.5%（22/25）。另外，在副神经节细胞瘤、甲状腺髓样癌、Sipple 综合征等肿瘤的诊断中 ^{123}I 或 ^{131}I-MIBG 显像也有较高的价值。

（六）注意事项

^{131}I 可以通过胎盘屏障浓聚在胎儿甲状腺，尤其是在妊娠 10～12 周后。^{131}I 也可以由乳汁分泌，故妊娠妇女和哺乳期患者禁用 ^{131}I 显像。

二、肾上腺皮质显像

（一）显像原理

以放射性核素标记的胆固醇作为显像剂，其可作为合成皮质激素的原料被肾上腺皮质细胞摄取并酯化，摄取的速率和浓聚量与肾上腺皮质的功能相关。通过肾上腺皮质显像（adrenal cortex imaging）观察肾上腺皮质的位置、形态、大小和显像剂分布的变化，判断其功能状态。

（二）适应证

1. 肾上腺皮质增生、腺瘤或腺癌的诊断与鉴别诊断。

2. 异位肾上腺的定位诊断。

3. 肾上腺术后了解残留腺体的功能或是否有复发。

4. 移植肾上腺的存活和功能判断。

（三）显像方法

1. 患者准备 注射显像剂前 3～7 天至检查结束，口服复方碘溶液，每次 5～10 滴，每日 3 次，封闭甲状腺。检查前停用可减少或增加肾上腺皮质摄取显像剂的药物，停用时间一般为 2～6 周。高胆固醇血症也可减少肾上腺皮质对显像剂的摄取。在显像的前一天晚上服用缓泻剂，以清除肠内放射性胆固醇的代谢产物产生的放射性，排除对图像分析的干扰。

2. 显像剂 常使用的显像剂有 ^{131}I-6- 碘甲基 -19- 去甲基胆固醇（NP-59）、^{131}I-6- 碘代胆固醇

(^{131}I-6-IC)和 ^{131}I-adosterol 等。

3. 给药方式 静脉缓慢注射显像剂 37～111MBq，并注意观察患者有无不良反应。少数人可出现短暂的面部潮红、胸闷、心悸、腰背酸胀等反应，可自行消失，无需特殊处理。

4. 显像方法 注射显像剂后第 3、5、7 和 9 天行肾上腺显像。显像时探头尽量靠近患者背部肾区，必要时可行左、右侧位及前位显像。

5. 地塞米松抑制试验 地塞米松抑制试验(dexamethasone suppression test)目的是鉴别肾上腺皮质增生和腺瘤。在常规显像结束一个月后进行。再次注射显像剂前 2～3 天开始口服地塞米松，每天 1～2mg(低剂量)或每 6 小时 2mg(高剂量)，直至检查结束。其显像时间和方法与常规肾上腺皮质显像相同。

(四)图像分析

1. 正常图像 正常情况下，双侧肾上腺皮质于注药后 5～9 天显影。右侧位置高于左侧者占 69%，左、右侧在同一水平者占 30%。右侧影像浓于左侧者占 62.5%，两侧相同者占 32.5%。右侧肾上腺形状多呈三角形(64%)或椭圆形(25%)，左侧多呈椭圆形(64%)或三角形(25%)。

2. 异常图像 ①双侧影像增大，显像剂浓聚增强或提前显影；②双侧不对称显影，一侧明显浓于另一侧；③双侧不显影；④单侧显影；⑤异位显影。

(五)临床应用

1. 肾上腺皮质增生和腺瘤的诊断与鉴别诊断 肾上腺皮质显像上，肾上腺皮质增生和肾上腺皮质腺瘤均可表现为肾上腺影像增大，显像剂分布增加或提前显影；单侧显影多为腺瘤，双侧显影多为增生，应用地塞米松抑制试验可以对两者加以鉴别。皮质腺瘤不受抑制，再次显像的影像上仍显示清晰，而肾上腺增生常可被地塞米松抑制，服用地塞米松后，肾上腺不显影。

2. 肾上腺皮质腺癌的辅助诊断 肾上腺皮质腺癌表现为患侧肾上腺皮质不显影或显影不良。当病变分泌多量皮质激素入血，通过反馈抑制垂体 ACTH 的分泌，继而可抑制健侧皮质摄取胆固醇的功能，导致健侧显影不清或不显影。

3. 异位肾上腺的定位诊断 全身显像有助于异位肾上腺的定位诊断。行同机 CT 断层融合显像可提高诊断的准确性。

(六)注意事项

^{131}I 可以通过胎盘屏障浓聚在胎儿甲状腺，尤其是在妊娠 10～12 周后。^{131}I 也可以由乳汁分泌，故妊娠妇女和哺乳期患者禁用 ^{131}I 显像。

(李亚明)

参考文献

[1] Wong KK, Shulkin BL, Gross MD, et al. Efficacy of radioactive iodine treatment of graves' hyperthyroidism using a single calculated ^{131}I dose[J]. Clin Diabetes Endocrinol, 2018, 4(1): 20.

[2] 吕沐天，李雪娜，李亚明. 新型双试管标准源承载模型与传统单试管标准源承载模型的放射性计数比较及其对甲状腺摄碘率的影响 [J]. 中国医科大学学报，2018，47(3)：260-263.

[3] 匡安仁. ^{131}I 治疗分化型甲状腺癌 [M]. 北京：人民卫生出版社，2013.

[4] Kim JY, Kim JH, Moon JH, et al. Utility of Quantitative Parameters from Single-Photon Emission Computed Tomography/Computed Tomography in Patients with Destructive Thyroiditis[J]. Korean J Radiol, 2018, 19(3): 470-480.

[5] Chen Z, Fu J, Shao Q, et al. 99mTc-MIBI single photon emission computed tomography/computed tomography for the incidental detection of rare parathyroid carcinoma[J]. Medicine(Baltimore), 2018, 97(40): e12578.

[6] 李亚明. 核医学教程 [M]. 3 版. 北京：科学出版社，2014.

[7] Xue J, Liu Y, Ji T, et al. Comparison between technetium-99m methoxyisobutylisonitrile scintigraphy and ultrasound in the diagnosis of parathyroid adenoma and parathyroid hyperplasia[J]. Nucl Med Commun, 2018, 39(12): 1129-1137.

[8] Cheng Z, Zou S, Peng D, et al. Prognostic Value of 99mTc-Sestamibi Parathyroid Scintigraphy in Predicting Future Surgical Eligibility in Patients With Asymptomatic Primary Hyperparathyroidism[J]. Clin Nucl Med, 2018, 43(3): 151-154.

[9] Naruse M, Umakoshi H, Tsuiki M, et al. The Latest

Developments of Functional Molecular Imaging in the Diagnosis of Primary Aldosteronism[J]. Horm Metab Res, 2017, 49(12): 929-935.

[10] Wong KK, Chondrogiannis S, Fuster D, et al. Additional value of hybrid SPECT/CT systems in neuroendocrine tumors, adrenal tumors, pheochromocytomas and paragangliomas[J]. Rev Esp Med Nucl Imagen Mol, 2017, 36(2): 103-109.

[11] Leide-svegborn S, Ahlgren L, Johansson L, et al. Excretion of radionuclides in human breast milk after nuclear medicine examinations. Biokinetic and dosimetric data and recommendations on breastfeeding interruption[J]. European Journal of Nuclear Medicine and Molecular Imaging, 2016, 43(5): 808-821.

第十一章　心血管系统

核心脏病学（nuclear cardiology）是核医学的重要分支，也是心血管疾病现代诊断与研究中的简便而无创的重要手段。1926 年，美国内科医师 Blumgard 等人利用天然放射性核素氡测定动静脉血管床之间的“循环时间”，开创了人体循环系统示踪研究的先河。后随着射线探测仪器如 SPECT、PET 及 ^{99m}Tc 和 ^{18}F 标记的离子或化合物为示踪剂的应用，推动心血管核医学进入了一个崭新的发展阶段，在心血管疾病特别是冠心病的早期诊断、指导临床治疗、疾病危险度分层、疗效评价和预后判断中发挥重要作用。

第一节　心肌灌注显像

一、显像原理及病理生理基础

正常或有功能的心肌细胞可选择性摄取某些离子或化合物，其摄取量与该区域冠状动脉血流量呈正相关，与局部心肌细胞的功能或活性密切相关。用放射性核素标记该离子或化合物静脉注入人体后，使用相关显像设备即可显示该显像剂在心肌的分布。正常心肌显影，而局部心肌缺血、损伤或坏死时，摄取显像剂功能降低甚至丧失，则出现局灶性显像剂分布稀疏或缺损，据此可判断心肌缺血的部位、程度、范围，并提示心肌细胞的存活性（viability）。

二、示踪剂种类及显像技术

（一）示踪剂种类

1. 单光子核素心肌灌注显像剂

（1）^{201}Tl：^{201}Tl 的生物学特性类似 K^+，首次通过心肌的摄取率约 85%，借助心肌细胞膜上 Na^+-K^+-ATP 酶以主动转运机制被心肌细胞摄取，因此心肌对 ^{201}Tl 的摄取不仅与局部心肌血流量（myocardium blood flow）呈正相关，也是存活心肌细胞存在完整细胞膜的标志。静脉注射 ^{201}Tl 后 5～10 分钟，正常心肌摄取量即达平衡，而缺血心肌摄取减少，心肌局部显像剂分布稀疏、缺损。此后，由于正常心肌细胞清除 ^{201}Tl 明显快于缺血心肌细胞，在 3～4 小时进行延迟显像时，可见稀疏、缺损区有显像剂“再分布”（redistribution），据此现象可诊断心肌缺血，而梗死心肌则无“再分布”。该显像的优点是一次静脉注射后能获得负荷和静息心肌灌注影像，分别反映在负荷状态下局部心肌血流灌注情况和心肌的活性。缺点是 ^{201}Tl 由回旋加速器生产，供应不方便，物理半衰期相对较长（73 小时），γ 射线能量较低（主要 60～80keV），影响对下后壁心肌病灶的检测。

（2）^{99m}Tc 标记化合物：是目前国内最常用的心肌灌注显像剂，主要有以下两种。

1）^{99m}Tc-MIBI（甲氧基异丁基异腈，MIBI）：是一种脂溶性、正一价的小分子化合物，首次通过心肌的摄取率约为 66%，静脉注射后通过扩散作用进入心肌细胞线粒体，并牢固与细胞膜结合，而滞留在细胞内，一般可稳定存在 5 小时以上，故心肌内无“再分布”，进行负荷和静息心肌血流灌注显像时需在这两种状态下两次注射 ^{99m}Tc-MIBI。但 ^{99m}Tc 的物理特性佳，影像质量更高，允许使用较大剂量，可进行门控心肌断层显像，在了解心肌血流灌注的同时，观察心室功能和局部室壁运动等。^{99m}Tc-MIBI 主要从肝胆系统和肾排出，注射 30 分钟后进食脂肪餐可加速其排泄，以减少对心肌影像的干扰。

2）^{99m}Tc-tetrofosmin（1，2- 双［双 -（2- 乙氧乙基）膦基］乙烷，P53）：是一种带正电荷的脂溶性二膦络合物。经被动扩散机制迅速被心肌摄取，心肌内的动力学分布与 ^{99m}Tc-MIBI 相似，4 小时内保持稳定。但标记时不需加热，注射后约 30 分钟即可显像，适合于进行一日法显像。

2. 正电子核素心肌灌注显像剂 主要有 ^{13}N-NH_3（氨水）、^{82}Rb（铷）、^{15}O-H_2O（^{15}O 水）等，其共同特点是心肌首次摄取率高，分别为 100%、65%～70% 及 96%，这几种核素的物理半衰期很短，分别为 9.96 分钟、1.26 分钟、2.07 分钟，静脉注射后需即刻进行显像，可一日内多次重复检查。其中 ^{13}N-NH_3 半衰期相对较长，可以满足负荷试验显像的要求，应用较为广泛。

（二）显像技术

显像类型按显像仪器分为 SPECT 或 PET 心肌灌注显像。通常根据图像采集方法及药物分为断层显像、门控心肌断层显像及正电子心肌断层显像。（按照单光子和正电子分类与药物部分相对应）

1. 断层显像（tomography） 静脉注射 ^{201}Tl 74～111MBq（2～3mCi）后 10 分钟或静脉注射 ^{99m}Tc-MIBI 740MBq（20mCi）后 60 分钟，应用 SPECT 进行断层采集，使探头贴近胸壁，探头从右前斜 45° 开始到左后斜 45° 顺时针旋转 180°，采集 32 帧，或 6° 采集一帧，共 30 帧。根据计数率高低，采集 20～30s/ 帧。应用心脏专门断层处理软件及合适的滤波进行断层重建，可获得左心室心肌短轴、水平长轴和垂直长轴断层图像。

2. 门控心肌灌注显像（gated myocardial perfusion tomography） 以心电图 R 波作为门控信号，平面显像时，每个心动周期采集 8～16 帧。断层显像每个心动周期采集 8 帧，从右前斜 45° 至左后斜 45° 旋转采集 180°，每 5.6～6° 采集一个投影面，共采集 30～32 个投影面，矩阵 64 × 64，放大倍数 1.33～2.0。采集结束后应用专用软件进行图像处理和断层重建。获得左心室在收缩期及舒张期的平面或系列的心肌断层影像，该显像方法可以在一次采集的信息基础上同时获得心脏的心肌血流灌注、心肌活力、室壁运动、射血功能和收缩协调性等有关参数。

3. $^{13}NH_3$-PET/CT 心肌灌注显像 注射 $^{13}NH_3$ 前无需空腹。注射显像剂后立即应用 PET/CT 进行心肌显像，也可采用药物负荷后行心肌灌注显像。一般先以 CT Scout 扫描图对扫描部位定位后行 CT 扫描，再行 PET 采集。最后选择适当的重建参数（重建方式、滤波函数、矩阵大小、放大因子、截止频率等）进行图像重建。PET/CT 心肌灌注显像的优势是较 SPECT 图像的分辨率高、均匀性好、图像质量好，通过衰减校正，可消除由于膈肌、乳腺衰减和病变位置深所导致的心肌下后壁、间壁及部分前壁的假阳性，特异性明显高于 SPECT。若动态采集可定量测定每分钟内流经每克心肌组织的血流量，评价心肌血流储备。

三、心肌负荷方法与原理

心肌负荷显像包括运动心肌灌注显像，药物负荷心肌灌注显像（双嘧达莫，腺苷或多巴酚丁胺等）。

（一）运动负荷试验

1. 原理 在运动过程中，为了满足心肌对供氧量的需求，通过舒张冠状动脉血管来满足这种要求，常使冠状动脉血流量增加到静息状态的 2～3 倍。当冠状动脉狭窄时，在运动状态下，病变的冠状血管不能进一步扩张，血流量不能相应增加来满足运动状态下心肌正常收缩所需的心肌耗氧量，从而导致狭窄冠状动脉支配区的心肌缺血。

2. 运动负荷试验的适应证和禁忌证

适应证：疑诊冠心病的患者，冠心病患者心肌缺血范围、程度及预后的估测，心肌梗塞患者的预后估测，药物或血管重建术治疗的疗效观察，心脏疾患的心脏储备功能的估测等。

禁忌证：急性心肌梗死（小于 2～4 天），不稳定型心绞痛，严重室性心律失常及高度房室传导阻滞，左心功能不全及失代偿性心力衰竭，严重的主动脉瓣狭窄，急性肺栓塞或肺梗塞，严重的梗阻型肥厚性心肌病等。

3. 方法 Bruce 方案：次极量运动试验以最大心率的 85% 为标准（或 195－年龄）。常采用活动平板运动试验或踏车运动试验。检查前停服 β 受体阻断药、硝酸脂类药物等减慢心率的药物等 24～48 小时。

（1）活动平板运动试验：通过增加转速和坡度逐渐增加运动量，每 3 分钟增加一级平板的转速和坡度，直至达到其年龄预计的次极量级运动量。

（2）踏车运动试验：患者坐于或仰卧于自行车功量计运动床上，起始负荷量为 25W，如年轻可从 50W 开始，每级递增 25W，每级运动 3 分钟，直至达到其年龄预计的次极量级运动量。

达标标准为达到目标心率或以下情形之一：①出现典型心绞痛症状；出现严重心律失常（频发室性早搏，多源性室性早搏，室性心动过速）；②血压较运动前下降≥10mmHg，或上升至≥200mmHg；③出现头晕眼花、面色苍白、步态不稳；下肢无力不能继续运动。此时立即给患者从预先建立的静脉输液通道中注射显像剂，并继续运动1分钟。

阳性评定标准为：①运动过程中出现典型心绞痛、血压明显下降；②运动过程中或运动后ST段在原有基础上水平或下斜型下移≥0.1mV。

（二）双嘧达莫（潘生丁）和腺苷药物负荷试验

1. 原理 双嘧达莫（dipyridamole）和腺苷负荷原理大致相同。通过与血管平滑肌细胞上的腺苷A2受体结合，腺苷酸环化酶活化，K^+通道受抑，细胞膜对Ca^{2+}摄取降低，从而使冠状动脉血管扩张，使正常无狭窄的冠状动脉血流量增加4～5倍，但狭窄病变的冠状动脉不能扩张，造成冠状动脉“窃血现象”。因此，正常冠状动脉与病变冠状动脉的血流量出现差异，当差值达到一定程度时，心肌显像即可表现为心肌缺血。

2. 适应证和禁忌证 ①适应证：可疑冠心病而不能运动或不能达到次极量的患者；②禁忌证：不稳定性心绞痛，急性心肌梗塞早期，支气管哮喘，低血压和严重的房室传导阻滞以及氨茶碱过敏。

3. 方法 检查前准备：48小时内停服氨茶碱类药物，检查当天忌服咖啡类饮料。患者取仰卧位，记录血压、心率及12导联心电图。静脉注射双嘧达莫0.14mg/（kg•min），共4分钟（相当于0.568mg/kg），3～4分钟后静脉注射心肌灌注显像剂。或静脉滴注腺苷0.14mg/（kg•min），共6分钟。静脉滴注腺苷3分钟末时，静脉注射显像剂。

4. 双嘧达莫和腺苷试验的副作用 双嘧达莫和腺苷试验患者有不同程度的副作用，双嘧达莫约50%，腺苷约80%。常见副作用有轻微的胸痛或胸闷、头痛、面部潮红、头昏、恶心、气短。严重的副作用为心源性死亡、非致死性心肌梗塞、支气管痉挛、血压升高或降低。解救的主要方法将氨茶碱250mg加在25%葡萄糖溶液或生理盐水10ml，缓慢静脉注射，一旦症状缓解即可停止。

（三）多巴酚丁胺试验

1. 原理 多巴酚丁胺（dobutamine）是β_1受体的兴奋剂，有正性肌力作用，使心率增快，心肌收缩力增强，心肌耗氧量增加，冠脉血流量也相应增加2～3倍，起到与运动试验相类似的效果。当出现冠状动脉狭窄时，冠脉血流量不能相应增加，使局部心肌的氧供应不能满足心肌需要，氧供需不平衡，导致心肌缺血。

2. 适应证与禁忌证 对支气管哮喘、血压偏低和心功能不全的患者较为适用。但对高血压和心律失常患者不宜使用。

3. 方法 检查前48小时停服β受体阻断药。使用微量泵并对心率、血压和动态心电图监测。静脉内给药，以5μg/（kg•min）作为起始量，根据患者的反应逐级增量，每3分钟递增5μg/ kg，最大量可增加到40μg/（kg•min），静脉注射显像剂并持续滴注1分钟。

终止试验的指标：达到次极量心率，或者出现心绞痛、严重心律不齐、心电图ST-T段改变、血压明显升高（收缩压>200mmHg，舒张压>110mmHg），或血压降低>20mmHg。

四、图像分析

（一）正常图像

1. 断层显像 心脏的长、短轴影像形态各不相同，短轴断层影像是垂直于心脏长轴从心尖向心底的依次断层影像，第一帧图像为心尖，最后一帧为心底部，影像呈环状，该层面能较完整的显示左室各壁及心尖的情况；心脏的长轴断层影像均类似于马蹄形，水平长轴断层是平行于心脏长轴由膈面向上的断层影像，能较好的显示间壁、侧壁和心尖；而垂直长轴断层是垂直于上述两个层面由室间隔向左侧壁的依次断层影像，可显示前壁、下壁、后壁和心尖。左心室心肌的各断面影像，除心尖区和左心室基底部显像剂分布稍稀疏外，其余各壁分布均匀，边缘整齐（图11-1）。

2. 心肌节段与冠状动脉供血的关系 心肌各壁的血流灌注及显像剂的摄取情况取决于相应区域的冠状动脉血供（图11-2），前壁、前间壁及部分心尖的心肌供血来自左前降支，侧壁心肌的供血来自左回旋支，下壁、后壁心肌供血主要来自右冠状动脉。后间壁心肌节段的供血是来自后

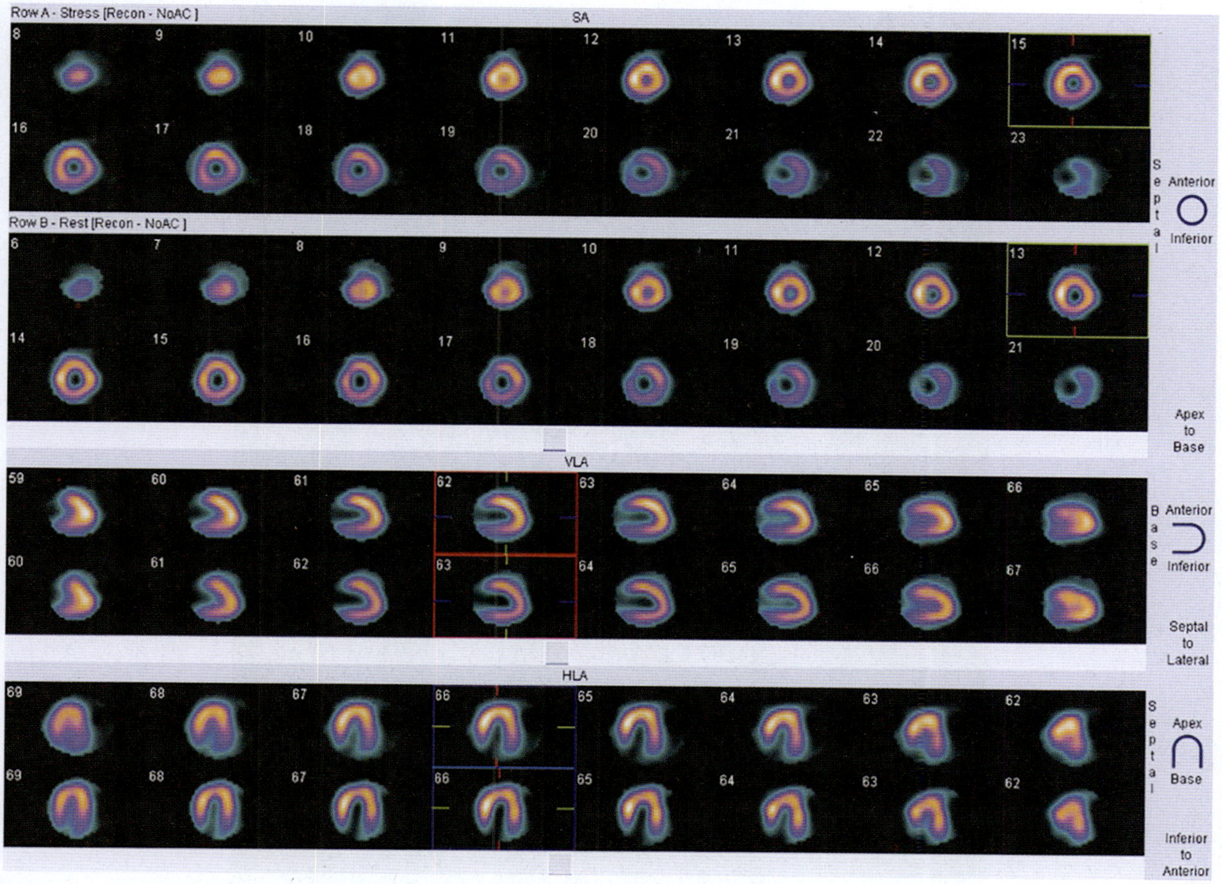

图 11-1 正常心肌灌注显像

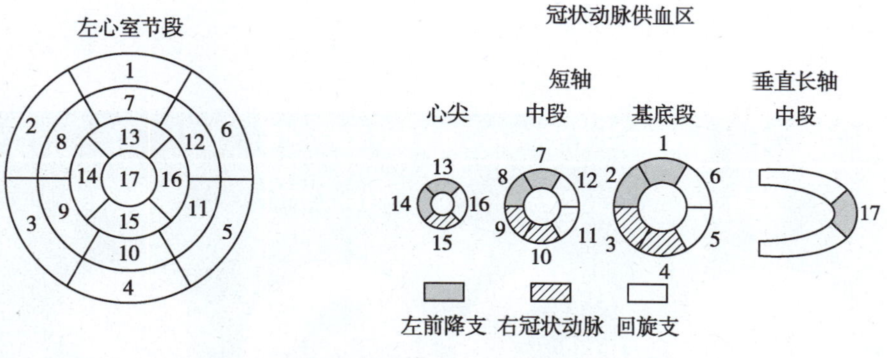

图 11-2 心肌灌注显像与冠状动脉供血区的关系模式图

将左心室心肌分为 17 个节段，分别为：前壁基底段（1）、前间隔基底段（2）、下间隔基底段（3）、下壁基底段（4）、下侧壁基底段（5）、前侧壁基底段（6）、前壁中段（7）、前间隔中段（8）、下间隔中段（9）、下壁中段（10）、下侧壁中段（11）、前侧壁中段（12）、前壁心尖段（13）、间隔心尖段（14）、下壁心尖段（15）、侧壁心尖段（16）和心尖段（17）。其中，第 1、2、7、8、13、14 和 17 节段作为左前降支供血区，第 5、6、11、12 和 16 节段作为左回旋支供血区，第 3、4、9、10 和 15 节段作为右冠状动脉供血区

降支冠状动脉，但在 85% 的患者后降支是右冠状动脉的分支，而 15% 的患者后降支是左回旋支的分支，因此，在这个区域的冠状动脉供血有一定重复（图 11-3，图 11-4）。

（二）异常图像

与正常心肌细胞的摄取相比，缺血心肌细胞摄取显像剂的量少、摄取速度和洗脱较慢。因此异常心肌图像表现为显像剂分布稀疏或缺损，缺

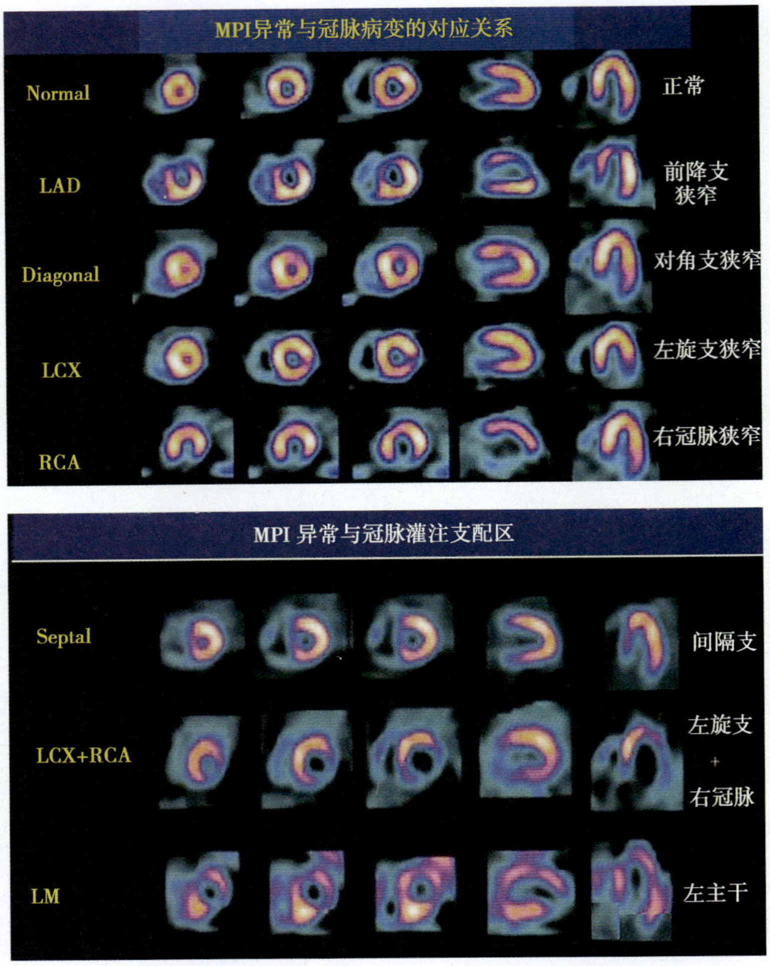

图 11-3 SPECT 正常与异常心肌灌注短轴、垂直、水平长轴图像与冠状动脉的关系图像

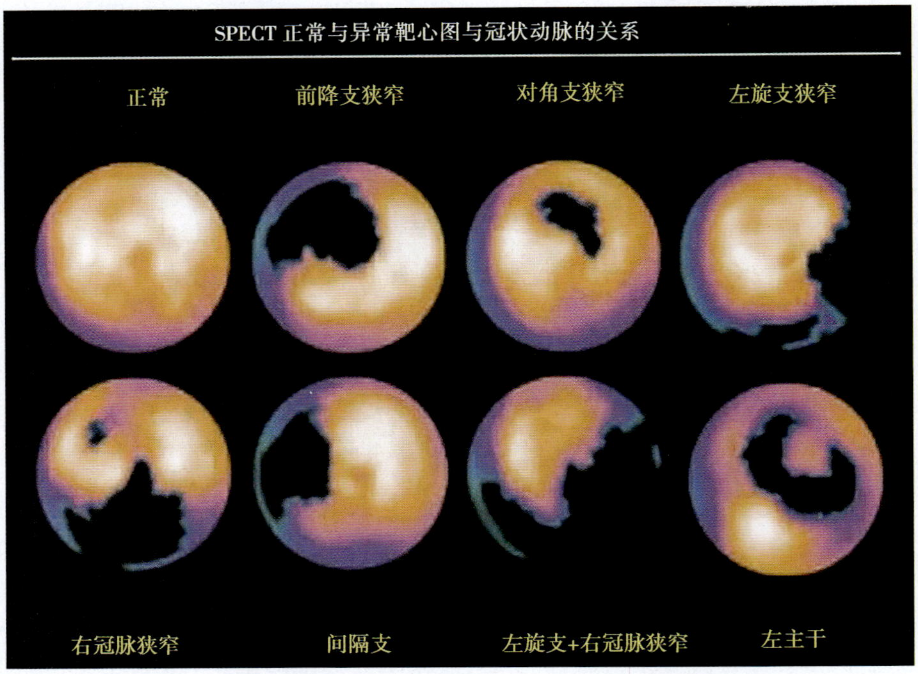

图 11-4 SPECT 正常与异常靶心图与冠状动脉的关系图像

损的程度可有不同，从局部轻度显像剂分布减低（稀疏）至几乎无显像剂分布（缺损）。判断心肌灌注断层显像异常的判断标准是：同一心肌节段在两个不同方向的断面上连续两个或两个以上层面出现异常。

根据静息和负荷状态下显像剂分布状态的对比分析，临床上可将异常图像分为可逆性缺损（reversible defects）、部分可逆性缺损（partial reversible defects）、固定性缺损（fixed defects）、反向再分布（reverse redistribution）几种类型。

1. 可逆性缺损 在负荷影像存在有缺损，而静息或延迟显像又出现显像剂分布或填充（恢复到正常），应用 ^{201}Tl 显像时，这种随时间的改善称为“再分布”，这种情况常提示心肌可逆性缺血（图 11-5）。

2. 部分可逆性缺损 负荷影像呈现缺损，而再分布或静息显像时心肌显像剂增加，但仍低于正常水平，或缺损区部分缩小。此种情况提示存在部分心肌不可逆性缺血（图 11-6）。

3. 固定缺损 负荷或静息（或延迟）影像均存在显像剂分布缺损而无变化。此种情况常提示存在心肌梗死或疤痕组织。但是，在某些用 ^{201}Tl 显像的 2～4 小时延迟影像有固定缺损的患者，24 小时的再分布图像或再注射图像上，固定缺损区心肌摄取有改善，提示心肌仍然存活（图 11-7）。

4. 反向再分布 负荷图像为正常，而静息或延迟显像出现新的放射性缺损；或负荷图像存在放射性缺损，静息或再分布显像缺损更严重。此种情况常见于严重的冠状动脉狭窄、稳定型心绞痛以及急性心肌梗死接受了溶栓治疗或经皮冠状动脉成形术治疗的患者，也可出现在个别的正常人。此种现象的原因目前尚无定论。

（三）心肌灌注影像的定量分析

对于心肌灌注显像图像的目测分析往往受人为因素影响，不利于客观地评价病情的变化和疗效，随着计算机的应用，许多计算机专用软件的

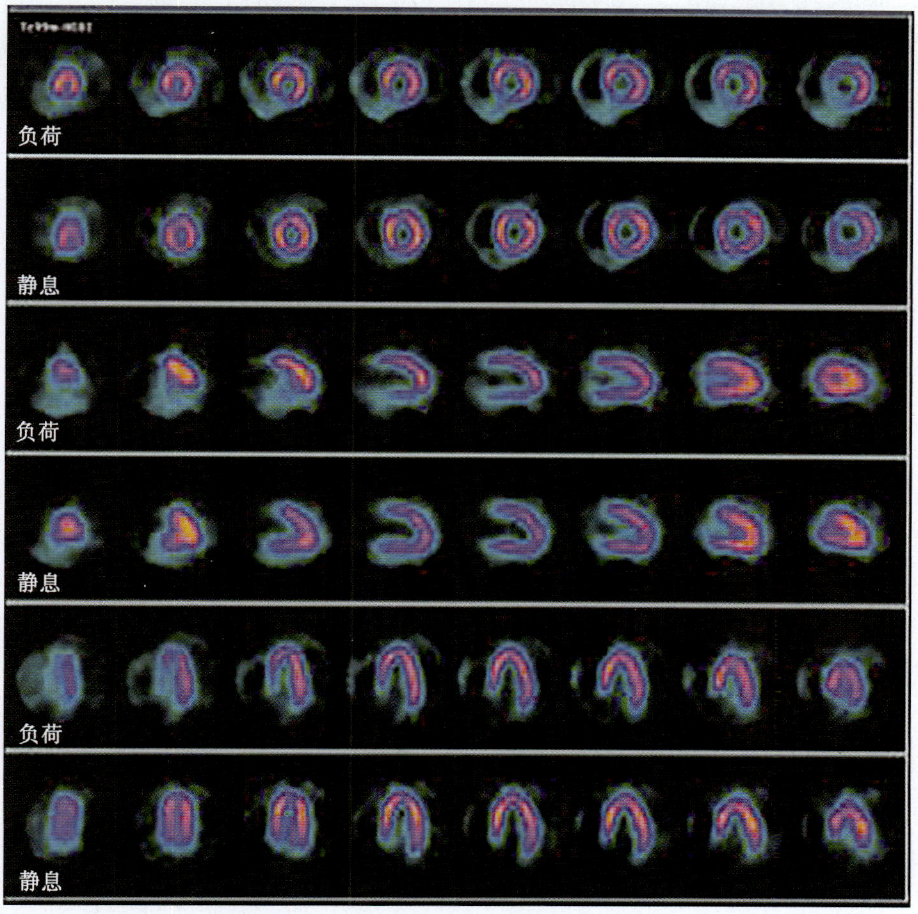

图 11-5 下壁、后间壁心肌缺血显像

第 1，3，5 排为负荷显像，第 2，4，6 排为静息显像

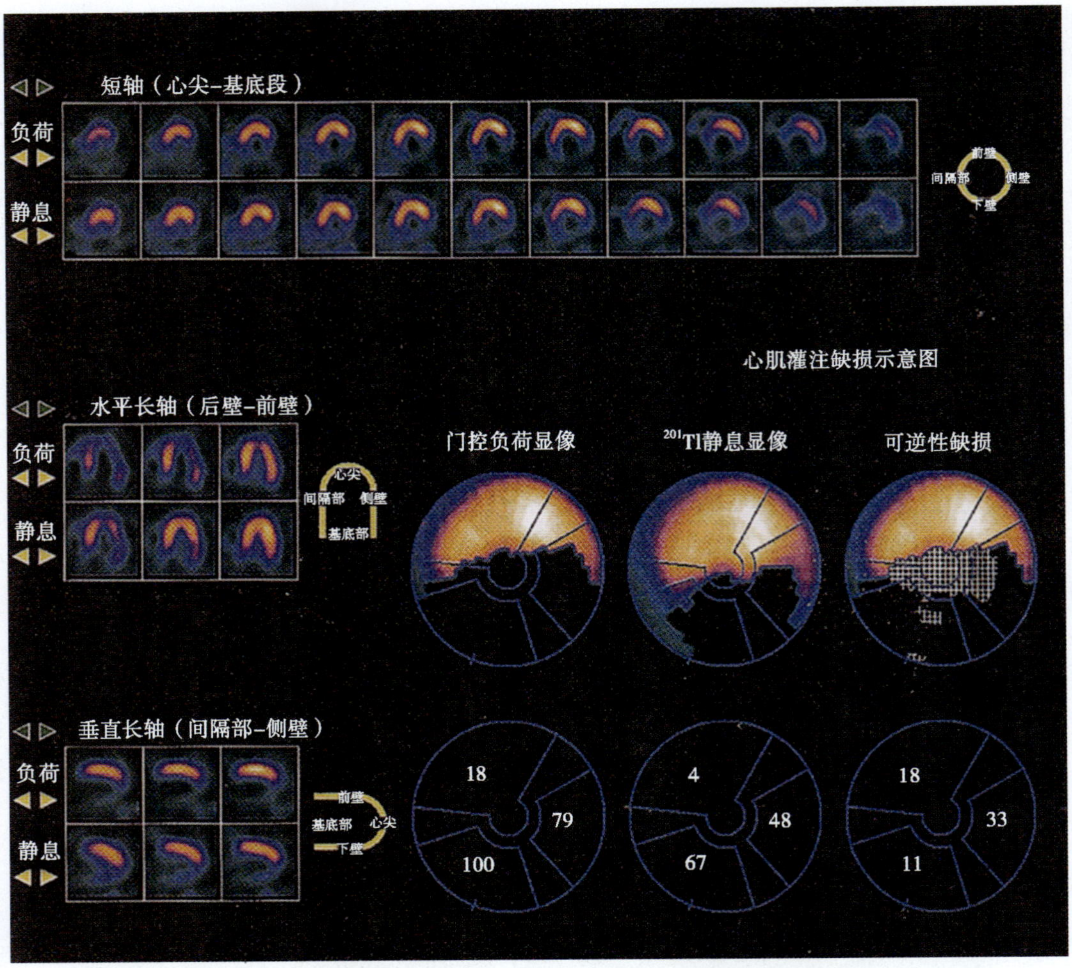

图 11-6 下壁、间隔和侧壁大面积缺损，心尖部“部分可逆性缺血”
靶心图显示缺损范围大，阴影线区表示该缺损可逆

开发，为图像的定量分析和质量改善提供了重要条件，减少了图像分析的误差。

1. 缺血程度分级 通过简单肉眼法进行半定量分析。一是根据显像剂分布缺损或稀疏的严重程度不同采用记分法半定量估计：0 为正常，1 为轻度或可疑减低，2 为中度减低，3 为严重减低。可根据负荷显像缺损的总积分进行危险度分级，通常总积分 <4 为正常或大致正常；4～8 为轻度异常；9～13 为中度异常；大于 13 为重度异常。二是根据显像剂分布缺损的大小不同，将缺损分为大、中、小面积，见表 11-1。

2. 极坐标靶心图分析 是临床最常用而简便的心肌断层图像定量分析法，其目的是生成一幅包含整个左室心肌显像剂相对分布的图像，但靶心图并非一幅真实的图像而是一幅拟影像的简单彩色编码衍生物。其原理是根据圆周剖面分析法的原理将短轴断层影像以极坐标展开成二维图像，并以不同的颜色显示心肌各壁相对计数值的定量分析法。影像的中心为心尖，周边为基底，上部为前壁，下部为下壁和后壁，左侧为前、后间壁，右侧为前、后侧壁。通常将负荷影像与静息或再分布影像同时显示在一个画面上进行比较，并进行影像相减处理，则可逆性缺损的数量可以被显示出来并量化，也可将相对计数值与建立的

表 11-1 心肌灌注缺损面积定量分析和半定量分析

	小面积缺损	中等面积缺损	大面积缺损
半定量分析			
区域血管数量	≤1	1～2	2～3
心肌节段数量	1～2	3～4	≥5
负荷总积分	4～8	9～13	>13
定量分析			
靶心图（占左心室 %）	5～10	11～20	>20

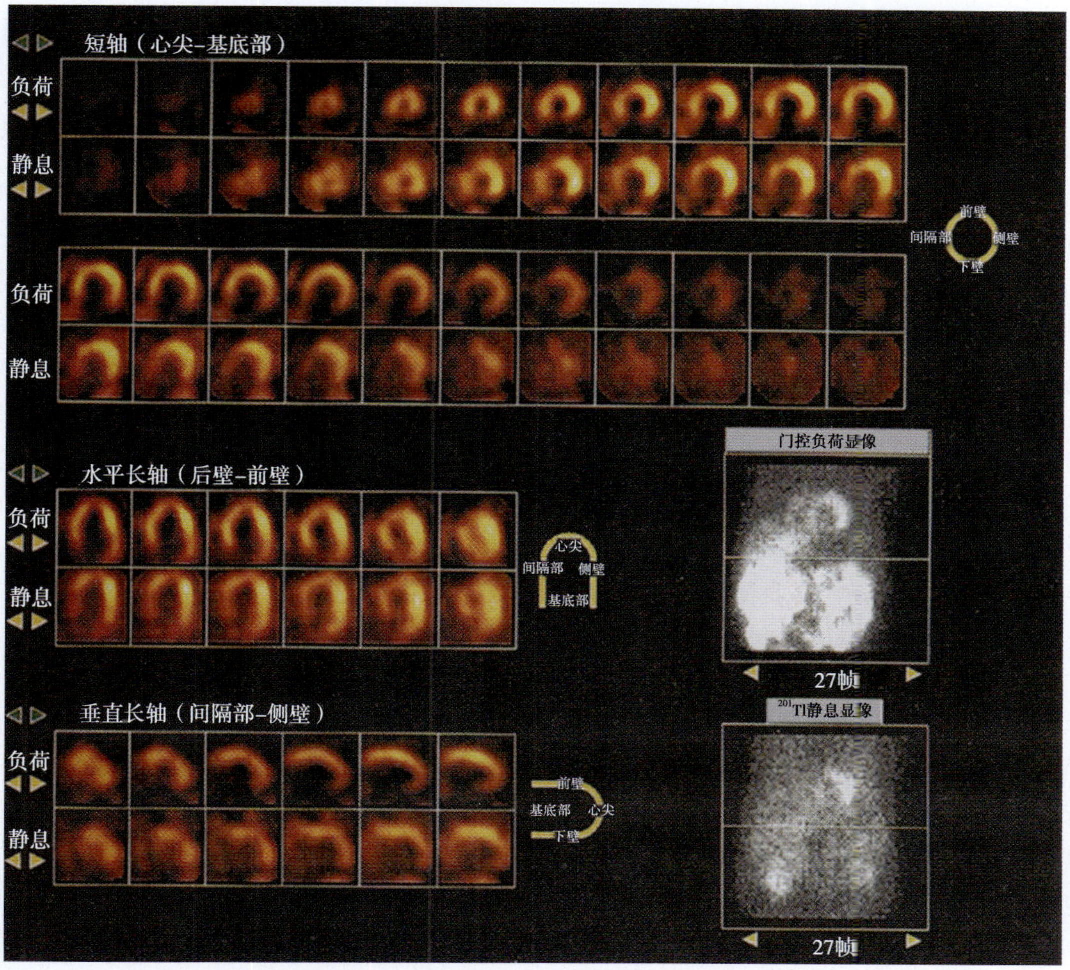

图 11-7　下壁、下间隔大面积严重显像剂分布减低

间隔和心尖部显示中等异常，缺血不可逆

正常参考值相比较，将低于正常下限（均值 −2.5 标准差）的区域用黑色显示，使阅片者更容易观察病变的程度与范围，称为变黑靶心图。也可将治疗前后的两次心肌显像的靶心图相减，获得相减靶心图，以定量估计心肌血流改善的情况。

五、心肌灌注显像的临床应用

（一）冠心病心肌缺血的评价

心肌灌注显像是诊断冠心病心肌缺血简便而且准确的方法，其灵敏度和特异性可达到 90% 以上，心肌缺血的典型表现是负荷试验心肌灌注影像出现显像剂分布稀疏或缺损，而静息或再分布影像呈正常或明显充填，提示为可逆性心肌缺血。负荷心肌灌注显像诊断冠心病心肌缺血的敏感性和特异性明显高于静息显像。

1. 冠心病心肌缺血的诊断　心肌显像（运动 / 静息或再分布）对冠心病心肌缺血诊断具有独特的价值，其灵敏度和特异性可达到 90% 左右，并能大致提示冠状动脉病变的部位和范围，明显优于心电图等检查。心肌缺血患者，运动和药物负荷心肌显像时，冠状动脉病变的心肌区呈放射性分布稀疏或缺损，而静息或再分布显像该部位有充填或分布正常，提示为可逆性心肌缺血改变。

2. 冠状动脉疾病的危险度分层　危险度评估是指基于核素心脏显像的结果，推测其未来发生心脏事件的几率。评估的意义在于指导临床医师采取及时、有效和适当的治疗方法，减少不必要的医疗支出。对于心肌灌注显像表现正常的低危者，不需要特殊处理，可以避免不必要的医疗行为，节省大量的医疗成本；对于心肌灌注显像异常者，可根据危险度等级，采取适当、有效的治疗措施，使患者最大程度受益。

3. 协助血运重建治疗病例的选择　冠状动脉血运重建适用于经强化药物治疗仍有缺血症

状或存在较大范围心肌缺血（缺血面积 > 左心室的 10%）证据的稳定性冠心病患者。缺血证据的获得可以依靠无创性功能性检查或有创性血流储备分数（fractional flow reserve，FFR）测量。由于运动负荷心电图对心肌缺血诊断的敏感度相对较低，因此功能性影像检查是无创性方法的首选，其中核素心肌灌注显像在国内外都是应用广泛、循证医学证据最充分的无创性方法。对于稳定性冠心病患者，利用核素心肌灌注显像明确冠状动脉狭窄是否引起心肌缺血，明确缺血的部位、程度和范围，对于指导血运重建治疗具有重要的意义。研究表明，稳定性冠心病患者在血运重建术前利用核素心肌灌注显像明确缺血的程度和范围并指导治疗，可以显著降低心肌梗死发生率和全因死亡率。

（二）心肌梗死的评价

对于临床症状和常规检查不典型的心肌梗死或已经确诊的心肌梗死需要进一步了解病变范围、侧支循环建立情况及其心肌细胞是否存活等可采用心肌灌注显像。心肌梗死时，典型的影像变化为运动或药物负荷影像梗死心肌均为分布缺损，而静息或再分布影像该区域无充填或再分布，呈固定性缺损病灶。急性心肌梗死为负荷试验的禁忌证，只能做静息显像。

1. 急性心肌梗死的诊断 心肌灌注显像对急性心肌梗死的早期诊断是极其敏感而可靠的方法，通常在心肌梗死后 6 小时几乎均表现为灌注异常。然而，某些患者在胸痛后有一段时间内可呈正常灌注影像，也有一些急性心肌梗死的患者，梗死灶大小随着时间延长而变小，这种现象的发生可以解释为自发性溶栓的结果，约有 20% 的急性心肌梗死患者有自发性溶栓发生。

2. 急性胸痛的评估 由于常规心电图检查的敏感性和特异性很低，临床上某些急性胸痛的处理非常困难。因为 10% 的急性胸痛患者在出院后 48 小时内可能发展为急性心肌梗死，而医院的监护室又不可能容纳如此大量的患者。静息心肌灌注显像的应用为这类患者发现心肌缺血和梗死提供了一种有效的手段，可作为急诊首诊方法。通常在患者到达急诊室后先经过必要的临床处理，然后注射 ^{99m}Tc-MIBI 370MBq，待病情稳定后再行心肌灌注显像。在这种情况下，由于 ^{99m}Tc-MIBI 没有明显的再分布而优于 ^{201}Tl。

3. 指导溶栓治疗 治疗急性心肌梗死的主要目的是迅速使梗死相关血管血运重建，从而恢复心肌的血流，挽救濒死的心肌，改善患者的预后。早期静脉溶栓治疗是当今治疗急性心肌梗死的有效方法之一。过去对溶栓治疗后冠状动脉再通与否的评价主要依靠心电图 ST 段降低、心肌酶峰提前、胸痛缓解以及再灌注性心律失常等，而这些指标均缺乏其特异性和客观的定量，在实际应用中比较困难。在急性心肌梗死后，动态的心肌灌注显像能观察到心肌灌注缺损的大小随着患者成功的再灌注而缩小。尤其是 ^{99m}Tc-MIBI 因缺乏明显的再分布，允许在溶栓治疗开始之前注射显像剂，并进行溶栓治疗，待病情稳定后再进行心肌显像，无创性提供心肌再灌注成功的证据，有利于制定进一步处理方案。

4. 急性心肌梗死预后的早期评估 负荷心肌灌注显像可为心肌梗死后患者的危险度分级和预后提供重要的信息，为临床医师采取相应处理对策提供帮助。对于低危患者，一般不需要做进一步评价，可以考虑出院；而高危患者，还需要做进一步估计，并考虑采用适当的血运重建治疗措施。所谓高危患者的指征主要包括梗死周围有明显的残留缺血灶（危险心肌）、急性梗死的远处出现缺血（多支血管病变）和心肌显像剂肺摄取增高等。相反，心肌显像为正常以及表现为单支血管病变的小而固定的缺损都提示为低危患者。心肌梗死后为低危的患者，心脏事件的年发生率大约为 6%。如果左心室壁与心尖底部出现分离，则应怀疑为心肌梗死后室壁瘤形成。在梗死后病情稳定的患者，心肌灌注缺损的大小也是反映预后的指标。静息时或溶栓后心肌灌注缺损范围较大的患者比灌注缺损较小的患者预后明显差。在急性心肌梗死后，当心肌灌注显像显示为单个、较小和固定的缺损时，预示患者在出院后心脏事件的发生率较低；相反，当显示为可逆性缺血、多个缺损以及显像剂在肺部摄取增加时，其心脏事件的发生率较高。但是，在急性心肌梗死患者接受溶栓治疗后，心肌灌注显像的预测价值可能会降低。

（三）缺血性心脏疾病的疗效评估

心肌灌注显像定量分析是评价冠心病疗效的

首选方法。目前已较广泛地应用于评价冠状动脉搭桥手术、PTCA、体外反搏治疗、激光心肌打孔治疗前后以及药物治疗前后心肌血流量的变化。在冠状动脉血运重建治疗之后出现的胸痛可能是心源性的，也可能与心脏无关，两者的区别非常重要。术后心脏原因的胸痛可能与搭桥移植血管或成形血管的闭塞有关，也可能因为原受累血管病情的进一步发展。术后进行负荷心肌灌注显像并与手术前结果比较，可以获得血管再通术后血流动力学是否成功的信息。

（四）微血管性心绞痛

由冠状动脉微血管病变所致的心绞痛，常称为微血管性心绞痛，临床上表现为典型的心绞痛症状，主要见于原发性高血压伴左心室肥大的患者及特纳综合征患者。这类患者尽管临床上表现为典型的心绞痛症状，但冠状动脉造影为正常，运动心电图和心肌灌注显像为异常，心肌灌注显像约有半数的患者表现为不规则的放射性分布异常，提示心肌有缺血改变。应用 ^{201}Tl 心肌显像时，多数患者伴有洗脱减低。由此可见，心肌灌注显像异常不仅见于由于大的冠状动脉狭窄所导致的心肌缺血患者，也可见于冠状动脉造影正常的冠状微血管的病变，过去人们常把这类病例当作假阳性，实际上，心肌灌注显像真实地反映了心肌微循环的异常。心肌显像发现有可逆性缺血改变，即使患者有典型的心绞痛症状，并不一定就代表冠心病，还必须结合灌注显像缺损区的形态与冠状动脉供血的解剖关系等资料进行全面分析，排除微血管障碍所致心肌缺血。

（五）心肌病的鉴别诊断

扩张型心肌病的心肌影像表现为普遍性分布稀疏，伴有心室腔扩大，心肌壁厚度变薄；肥厚型心肌病的心肌壁增厚，心室腔变小，非对称性间壁肥厚者，心肌显像可见室间壁与左室后壁的厚度比值大于 1.3。而由于冠状动脉粥样硬化引起的心肌缺血，则心肌显像的变化与冠状动脉血管分布的节段一致，有助于鉴别。

（六）心肌炎的辅助诊断

病毒性心肌炎患者的心肌灌注显像可表现为不规则放射性分布稀疏，可累及多个室壁，严重者可出现分布缺损。

第二节　心肌存活显像

常用的检测心肌存活的方法有：①心肌灌注显像对心肌血流状态和心肌细胞膜完整性的评估；②心肌代谢显像，包括葡萄糖、脂肪酸和有氧代谢显像；③多巴酚丁胺介入超声心动图对局部心肌收缩储备功能的检测；④磁共振成像对局部心肌收缩储备功能的检测；⑤增强磁共振成像延迟显像识别存活心肌与梗死心肌。评估心肌存活的指标包括：局部心肌灌注、心肌细胞膜的完整性、心肌细胞的代谢、局部室壁运动的收缩储备功能等。^{18}F-FDG PET 心肌葡萄糖代谢显像目前被认为是探测心肌存活的“金标准”，而应用 SPECT 心肌血流灌注显像结合介入法判断心肌细胞活性，方法相对简便，易于推广。

一、心肌葡萄糖代谢显像检测存活心肌

（一）显像原理及病理生理基础

葡萄糖是心肌细胞的重要能量来代谢底物，用 ^{18}F 标记的脱氧葡萄糖（^{18}F-deoxyglucose，^{18}F-FDG）是当前最常用和最重要的葡萄糖代谢显像剂。^{18}F-FDG 的结构类似于葡萄糖，与葡萄糖不同的是，在己糖激酶作用下经磷酸化后，不再参与进一步的代谢过程，而滞留在心肌细胞内，因此可以应用 PET 或符合线路 SPECT 获得心肌葡萄糖代谢显像（myocardial glucose metabolism imaging）。

心肌葡萄糖代谢显像在不同的生理及病理情况下，表现各异：①正常人禁食后在空腹状态下，血浆中胰岛素水平较低，脂肪酸是心脏的主要能量来源，心肌摄取 ^{18}F-FDG 减少，显影不清，而脂肪酸代谢显像则清晰。②正常人进餐后，血浆葡萄糖和胰岛素水平上升，血浆脂肪酸水平降低，心脏主要利用葡萄糖作为能源物质，因此，心肌葡萄糖代谢显像清晰。③在病理情况下，如发生急性心肌缺血，血流量减少导致心肌氧供不足，而细胞线粒体内的脂肪酸代谢对氧供不足非常敏感，因此心肌组织的脂肪酸有氧氧化明显受抑制。为了使心肌细胞获得足够的能量以保证细胞存活，心肌的能量代谢由有氧代谢转化为以无氧代谢 - 糖酵解为主，因而，缺血心肌对葡萄糖的摄取明显增加。④如果心肌血流量进一步减

少，导致心肌细胞坏死，心肌能量代谢活动停止，此时不能摄取葡萄糖，因此梗死心肌不能摄取 ^{18}F-FDG，局部显像表现为缺损。综上所述，在不同条件下进行葡萄糖代谢显像，可了解心肌的代谢状态，结合心肌灌注显像用于心脏疾病的诊断和心肌细胞存活的判断。

（二）显像技术

用于 ^{18}F-FDG 葡萄糖代谢显像的仪器主要有经典的 PET 设备和具有符合线路的多探头 SPECT 装置，这里主要介绍 PET 心肌代谢显像。注射显像剂前禁食至少 12 小时，检查前避免服用咖啡类饮料，测定空腹血葡萄糖水平，若 < 150mg/dl，患者口服葡萄糖 50～75g；如糖尿病患者血糖水平较高，可用胰岛素将血糖控制在 120～160mg/dl 之间。注射 ^{18}F-FDG 185～370MBq（5～10mCi），45 分钟后先行透射显像采集，用以校正显像中的组织衰减，后进行静态断层显像。

（三）图像分析

心肌代谢显像需要与心肌灌注显像的影像进行对比分析。正常时，葡萄糖负荷心肌 ^{18}F-FDG 影像与心肌血流灌注影像基本相同，均呈现显像剂分布均匀。临床上一般血流 - 代谢显像异常图像有两种（图 11-8）。

1. 灌注 - 代谢不匹配　灌注 - 代谢不匹配（perfusion-metabolize mismatch）即心肌灌注显像稀疏、缺损区，葡萄糖代谢显像示 ^{18}F-FDG 摄取正常或相对增加。这是局部心肌细胞缺血但仍然存活的有力证据，是 PET 诊断“冬眠”心肌的标准。

2. 灌注 - 代谢匹配　灌注 - 代谢匹配（perfusion-metabolize match）即心肌灌注显像稀疏、缺损区，葡萄糖代谢显像示 ^{18}F-FDG 摄取呈一致性稀疏或缺损。此为局部心肌无存活或为瘢痕组织的标志。

二、心肌灌注显像检测存活心肌

代谢活动是反映心肌细胞存活最可靠的标志，而一定量的血流则是保证代谢活动的基础，由于存活的细胞有赖于细胞膜的完整性，只有保留完整膜的存活细胞才能蓄积和保留 MIBI 等心肌灌注显像剂。因此，心肌对某些血流显像剂的摄取也间接反映了心肌存活的信息。然而，应用常规的方法（如 ^{99m}Tc-MIBI 运动 / 静息显像或 ^{201}Tl 运动 / 再分布显像）虽然能够很好地诊断心肌缺血，但明显低估了心肌细胞的活性。因此，目前相继建立了许多改进后的心肌灌注显像方法估计心肌活性，尽管这些方法的准确性不如 PET 葡萄糖代谢显像，但较常规法有明显提高。

（一）硝酸甘油介入 ^{99m}Tc-MIBI 心肌灌注显像

方法是先行常规 ^{99m}Tc-MIBI 心肌静息显像，隔日后行介入显像，给患者舌下含服硝酸甘油片 0.5～1.0mg，监测血压、心率和心电图变化，5 分钟后静脉注射 ^{99m}Tc-MIBI 740MBq，1 小时后行心肌断层显像。如介入后显像，原缺损区有放射性充填，则表明心肌细胞存活。

（二）^{201}Tl 再分布 / 延迟显像或 ^{201}Tl 再注射显像

^{201}Tl 再分布显像出现分布缺损者，再行 18～24 小时的延迟显像，原缺损区有充填，提示心肌存活。如果为使血液中 ^{201}Tl 浓度增加，有利于其再

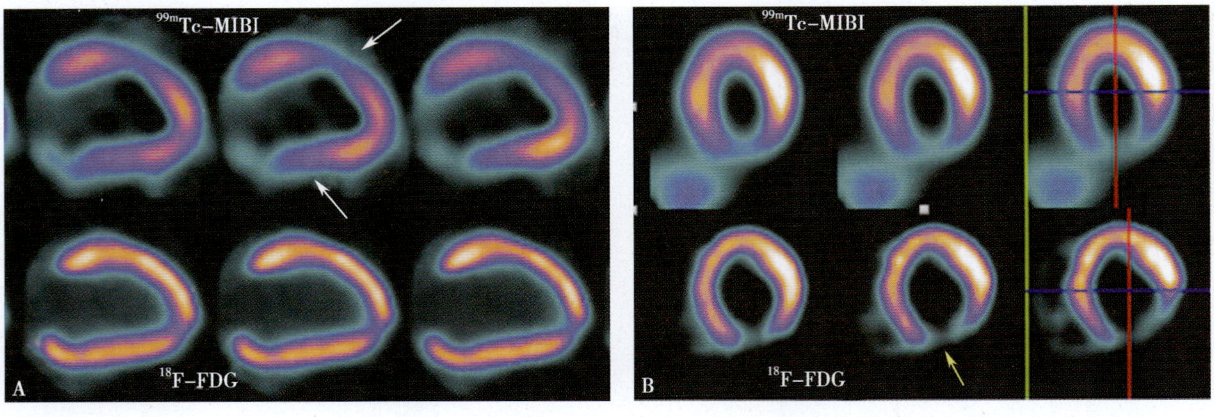

图 11-8　A. 左室垂直长轴，白色箭头所示下壁及前壁心尖段肌中段部分心肌灌注 - 代谢不匹配，提示为存活心肌。B. 左室短轴，黄色箭头所示下壁灌注 - 代谢匹配性减低，提示心肌梗死

分布到严重灌注减低的区域，常规 ^{201}Tl 负荷 - 延迟显像呈不可逆缺损者，立即再次注射 ^{201}Tl 37MBq，15～30 分钟后再做静息心肌显像。原缺损区出现填充，表明该处心肌细胞存活。

三、评价心肌存活临床应用

随着冠状动脉血运重建技术在冠心病治疗中的应用越来越广泛，心肌细胞存活的评价显得更为重要。运动负荷与静息显像的综合分析、硝酸甘油介入试验显像等，特别是心肌代谢显像可有效判断心肌的存活性，这对决定冠心病患者是否应做冠脉血运重建术，对再灌注治疗疗效的评估具有重要意义。

（一）指导临床再血管化治疗

对于心肌梗死患者，术前准确预测心肌血流灌注减低区及室壁活动消失区心肌是否存活，是再通术后局部心室功能能否恢复的重要依据。已有资料表明，^{18}F-FDG PET 心肌断层显像检测心肌存活的阳性和阴性预测值达 80%～90% 之间，以代谢 / 血流不匹配的特征对于冠脉血运重建术后收缩功能改善的阳性预测值为 78%～85%，阴性预测值达 78%～92%。尤其是心肌灌注显像呈缺血改变，葡萄糖代谢显像有摄取的冬眠心肌节段，冠脉血运重建治疗的效果最佳，局部室壁运动异常的心肌节段射血分数可迅速得到恢复；而葡萄糖摄取减低的心肌节段，术后心室功能改善不明显。

（二）预后估计

^{18}F-FDG 代谢显像对冠心病左心室功能障碍患者的预后估计亦有重要价值。有学者研究发现，代谢 / 血流显像不匹配的患者接受血运重建手术治疗后，心脏事件发生率明显低于药物治疗患者（8% vs 41%），而代谢 / 血流匹配的患者两种治疗方法心脏事件的发生率没有明显差异，提示有存活心肌的患者，手术治疗的效果优于药物治疗。

第三节　心肌梗死显像

心肌显像中能使急性梗死的心肌组织显影，而正常心肌及陈旧性梗死的心肌不显影的方法称作心肌梗死显像（infarct-avid imaging）。

一、常用心肌梗死显像示踪剂显像原理及病理生理基础

急性梗死的心肌组织可选择性地浓聚以下两类显像药物，使梗死灶显影，正常心肌不显影，达到诊断急性心肌梗死的目的。一是 ^{99m}Tc- 焦磷酸盐（^{99m}Tc-pyrophosphate，PYP）。急性心肌梗死后，钙离子迅速进入病灶，并在其线粒体内形成羟基磷灰石晶体沉积下来，^{99m}Tc-PYP 可通过与该结晶进行离子交换、化学吸附或和钙离子相似的方式聚集在坏死的心肌细胞内，从而使急性梗死灶显影；二是 ^{111}In 或 ^{99m}Tc 标记的抗肌凝蛋白重链单克隆抗体（antimyosin McAb，AM），但由于显像剂制备或来源困难还未广泛用于临床。

二、方法及图像分析

静脉注射 ^{99m}Tc-PYP 550～740MBq（15～20mCi）后 60～90 分钟后 24 小时和 48 小时进行心前区平面或断层显像。^{99m}Tc-PYP 显像时，由于其也为骨显像剂，故胸骨、肋骨及脊柱等骨骼可清晰显影，肝脏不显影。急性心肌梗死病变可出现局限性或弥漫性显像剂异常浓聚，通常其浓聚程度分为五级。

0 级：心肌病变部位无显像剂浓聚，即胸骨左侧心前区出现比右侧相应区增高而模糊的浓聚影；

Ⅰ级：心肌病变部位可疑或有很低的显像剂浓聚；

Ⅱ级：心肌病变部位显像剂浓聚程度低于胸骨水平；

Ⅲ级：心肌病变部位显像剂浓聚程度同于胸骨水平；

Ⅳ级：心肌病变部位显像剂浓聚程度高于胸骨水平。

局部显像剂浓聚Ⅱ级或弥漫性显像剂浓聚Ⅲ级以上者为阳性。透壁性心梗多为局限性异常浓聚，心内膜下心梗多为弥漫性浓聚。典型的“轮圈征”多见于穿透性广泛前壁心肌梗死。一般局限性摄取异常诊断心梗的特异性高于弥漫性摄取异常。^{99m}Tc-PYP 显像探测急性心肌梗死的灵敏度取决于梗死后显像的时间，通常在发生胸痛后 4～8 小时即可出现阳性，48～72 小时阳性率最

高，5 天内可持续显影，2 周内的阳性率为 95% 左右，特异性大于 90%（图 11-9），两周后转阴性。

三、临床应用

（一）急性心肌梗死的诊断

^{99m}Tc-PYP 显像对于急性心肌梗死的探测的灵敏度取决于梗死后显像的时间，在发病后两周内的阳性率为 95% 左右，特异性大于 90%。但对于较小的和非穿透性（如心内膜下）梗死的阳性率较低。本法尤其适用于心电图和常规酶学检查诊断有困难的非典型急性心肌梗死患者。应用抗肌凝蛋白单克隆抗体显像的特异性要明显优于焦磷酸盐，但由于显像剂制备或来源困难还未广泛用于临床。

（二）急性心肌梗死灶大小及预后的估计

估计梗死面积大小对了解急性心肌梗死患者的病情及预后有重要价值。用 ^{99m}Tc-PYP 显像计算的梗死面积与组织学测量的梗死重量之间有良好相关性（$r=0.96$）。

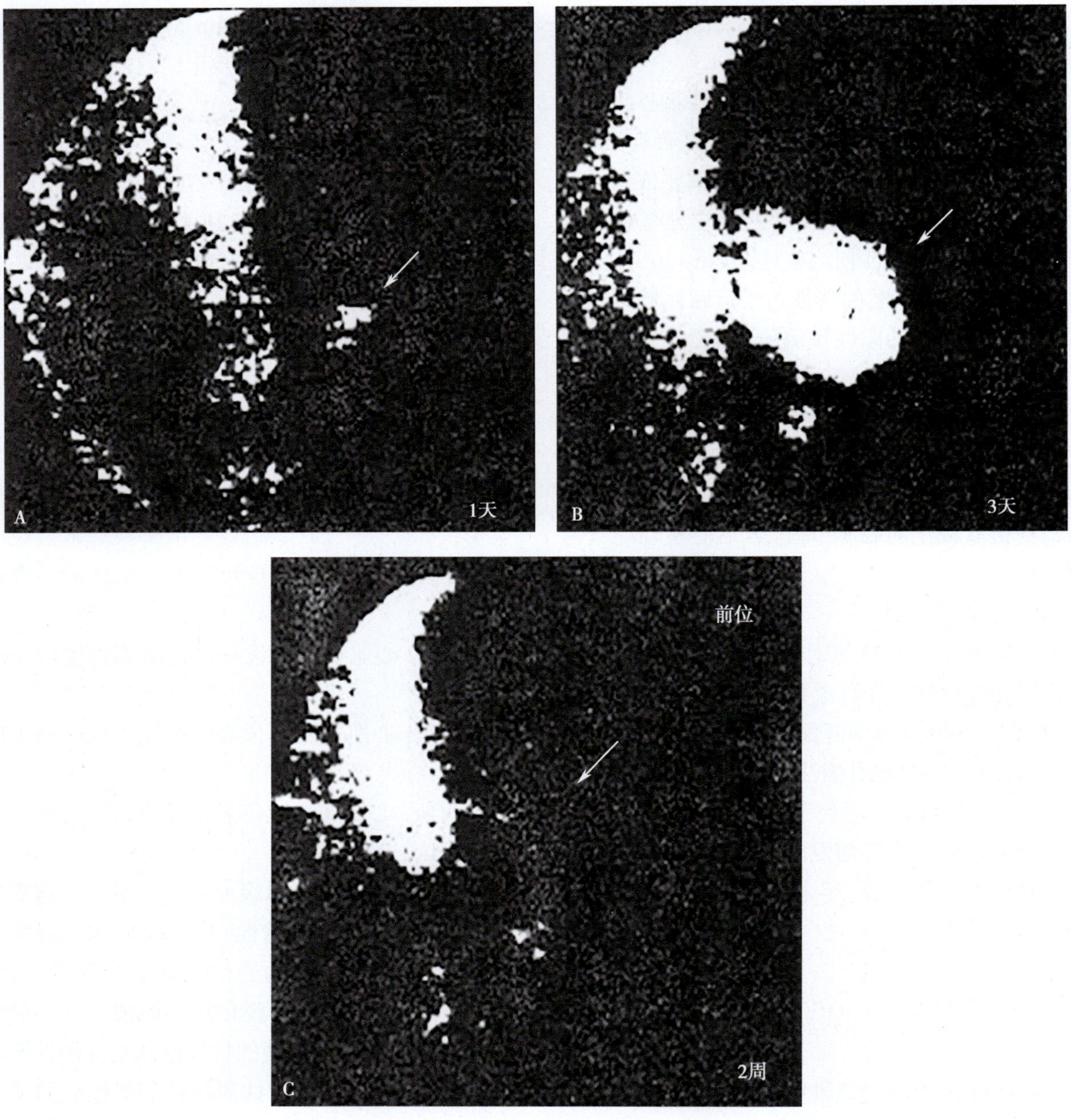

图 11-9 ^{99m}Tc-PYP 急性心肌梗死显像

A. 出现胸痛后第 1 天可疑阳性。B. 出现胸痛后第 3 天为强阳性。C. 出现胸痛后 2 周时为阴性

第四节 心脏交感神经显像

一、显像原理、病理生理基础及适应证

心脏神经分布十分丰富，受交感神经和副交感神经的双重支配，两者分别通过末梢释放去甲肾上腺素（NE）、肾上腺素作用于心肌 β_1- 肾上腺受体（β_1 受体），乙酰胆碱（Ach）作用于心肌中的胆碱能受体（M 受体），发挥调节心肌的作用。心脏受体功能障碍与不同类型的心脏疾病如心力衰竭、心肌梗死等有密切关系。心脏神经受体显像（cardiac receptor imaging）利用 ^{123}I 或 ^{131}I 标记 NE 类物质，或应用 ^{11}C 标记 M 受体的配基，静脉注射后与心肌细胞中 β_1 或 M 受体结合，并可被神经末梢 / 突触前束重摄取，储存于囊泡中，从而可显示心肌中相应受体的分布、密度及亲和力，反映心肌神经功能的完整性及神经元的活性。

二、显像剂及方法

显像剂包括用于 SPECT 交感神经受体显像的 ^{123}I-MIBG、^{123}I- 心得静（PIN）；用于 PET 交感神经受体显像的 ^{11}C- 羟基麻黄素（HED）、^{18}F- 氟间羟胺（FMR）和用于 M 受体显像的 ^{11}C-MIRB、^{11}C-MQNB。目前临床应用最广泛的是用 ^{123}I-MIBG 进行的心肌肾上腺素受体显像。

正常人静脉注射 ^{123}I-MIBG 148～370MBq（4～10mCi）或 ^{131}I-MIBG 74～111MBq（2～3mCi）后 10～20 分钟采集早期相静态和断层心肌影像，反映心脏受体的可饱和性和配体的特异性；静脉注射后 4～24 小时内，^{123}I-MIBG 几乎全部储存于交感神经中，此时心脏的浓聚量反映心脏神经功能的完整性，清除速率则反映神经元的分泌功能及神经元的活性。

三、图像分析

正常 ^{123}I-MIBG 影像显示心肌显影清晰，显像剂分布均匀，与心肌灌注影像相似。异常影像可根据心肌部位显像剂浓聚程度分为四级。① 0 级：心肌部位无明显显像剂浓聚；② 1 级：心肌有显像剂浓聚，但强度低于肝左叶水平；③ 2 级：心肌显像剂浓聚大致同肝左叶水平；④ 3 级：心肌显像剂浓聚与肝右叶相似。

半定量分析方法可在心脏位置（H）、肺（L）或间隔部位（S）、上纵隔（M）设置感兴趣区（region of interest，ROI），计算 H/L 或 S/M 值，估价其在心脏中的浓聚程度。

四、临床应用

心脏神经受体显像可以无创伤性地评价心脏的交感神经支配状态、心脏的病理生理过程，对心脏疾病的诊断、治疗及药物作用机制研究提供极有价值的信息。充血性心力衰竭患者，MIBG 的摄取减低，通过测定心脏纵隔比值，对于预测患者存活是一项具有独立价值的预后指标。特发性心肌病患者，心肌 ^{123}I-MIBG 的摄取活性与心内膜活检标本测定结果有较好的相关性，^{123}I-MIBG 摄取减低与左心室 EF、心排血指数和心室内压力等密切相关。急性心肌梗死、缺血性心脏病患者的病变心肌部位均可表现出 ^{123}I/^{131}I-MIBG 摄取缺损或减低，其范围较 ^{201}Tl 心肌血流灌注显像的缺损区更大，经治疗后其显像剂的充填也明显滞后于血流灌注的恢复，表明急性心梗和缺血性心脏病患者的病变心肌在急性发病期和恢复期的去神经区均较血流缺损区更大、恢复更慢，所以 ^{123}I/^{131}I-MIBG 心脏神经受体显像可以更敏感地反映心肌梗死或缺血的程度、疗效和预后。

第五节 下肢深静脉显像

一、显像原理及病理生理基础

自足背静脉注入放射性核素及其标记化合物，当其随静脉血液经下肢深静脉向心脏回流时，进行连续追踪显像即可显示下肢深静脉影像。用于判断下肢静脉有无回流障碍。

二、显像剂

^{99m}Tc-MAA、^{99m}TcO$_4^-$、^{99m}Tc-RBC 均可使用，但由于 ^{99m}Tc-MAA 具有附着于血栓上的特性，用其作显像剂，于动态显像之后做延迟显像，可探测血栓的部位，同时还可进行肺灌注显像，以了解有无合并肺栓塞，所以 ^{99m}Tc-MAA 最常用。

三、显像方法

（一）注射方法

取药物和注射前须将 ^{99m}Tc-MAA 混悬液摇匀，2 支注射器各抽取 ^{99m}Tc-MAA 148MBq/5ml（4mCi/5ml），含蛋白颗粒数 50 万～60 万个，并用活度计分别测量两支药的放射性活度，以保证剂量一致。在儿童患者或可能有严重肺血管床损伤者，注射颗粒数应减少到成人剂量的 1/2 或 1/4～1/3。

（二）显像方法

双足背静脉建立三通静脉通路，选用低能高分辨平行孔准直器，探头视野下缘包括足踝，于双踝上方 3cm 处扎止血带，阻断浅静脉，设置自动采集程序，全程长度上界包括两肺，扫描速度为 30cm/min，采集矩阵 256×1 024，Zoom 1.0，于双足背静脉同时匀速持续注入 ^{99m}Tc-MAA，当探头视野中心到达腹股沟水平时，显像剂推注完毕。

第一次显像完成后，将止血带去除并帮助患者做双下肢屈伸运动 2～3 分钟，然后将探头重新回复到足踝部，按上述扫描条件，行双下肢延迟显像。

四、影像分析

（一）正常影像

示踪剂注入后，随着探头视野向上移动，胫后静脉→胫前静脉→腓静脉→腘静脉→股静脉→髂静脉→下腔静脉依次显影。静脉形态连贯、单一，无放射性充盈缺损和侧支循环；延迟显像，远端静脉内无放射性滞留（图 11-10）。

（二）异常影像

当有下肢深静脉血栓形成（deep vein thrombosis，DVT）时，可见相应静脉出现放射性充盈缺损（图 11-11）或侧支循环（图 11-12），延迟显像见远端静脉内有放射性滞留（图 11-11，图 11-12）。

五、临床应用与评价

放射性核素下肢深静脉显像是一种用于 DVT 筛查的无创性方法，对于下肢 DVT 诊断的准确性达 80%～90%，灵敏度在 90% 以上。各种原因引起的下肢 DVT，显像图上均显示阻塞部位影像中断，或其远端出现侧支通道绕过阻塞部位回流入阻塞部位近心端的静脉。

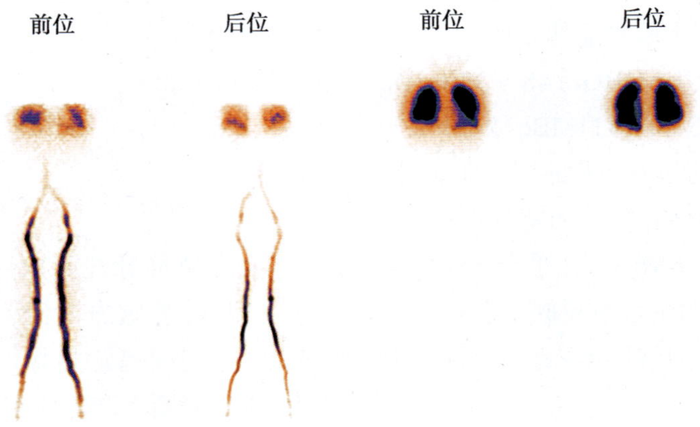

图 11-10　正常双下肢深静脉显像图

从左向右前两幅为正位和后位图像，后两幅为延迟显像图

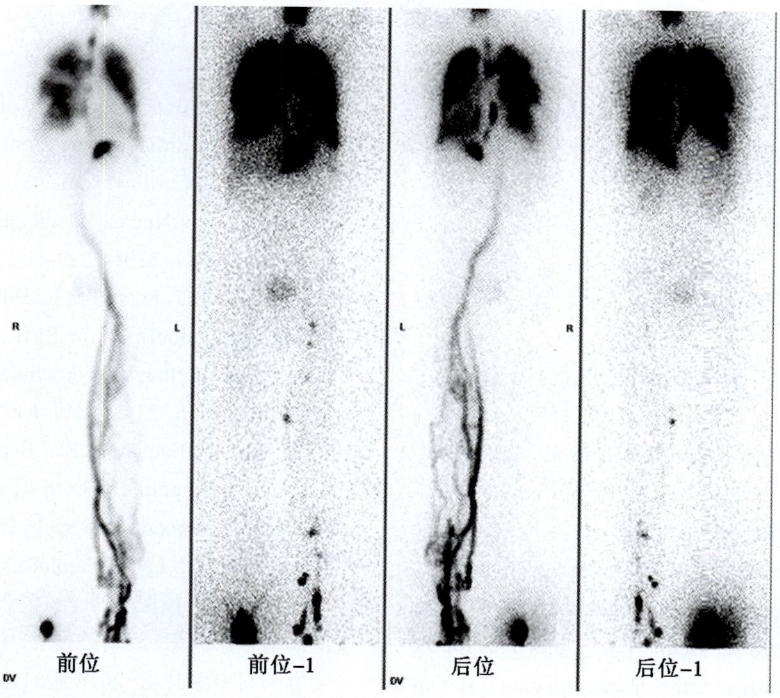

图 11-11 下肢深静脉血栓形成，可见放射性充盈缺损，远端静脉内可见放射性滞留

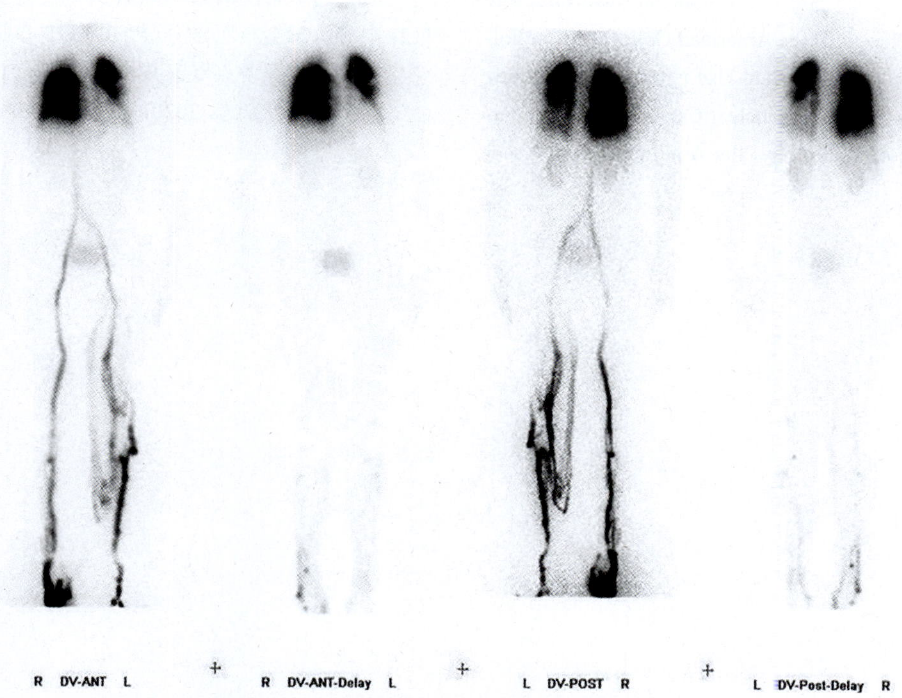

图 11-12 下肢深静脉血栓形成，可见侧支循环

（李思进）

参考文献

[1] 张永学. 核医学[M]. 2版. 北京：科学出版社，2009.

[2] Heller GV，Hendel RC. 核心脏病学临床应用[M]. 李思进，靳春荣，夏兆云，译. 北京：军事医学杂志，2012.

[3] 潘中允. 实用核医学[M]. 北京：人民卫生出版社，2014.

[4] 安锐，黄钢. 核医学[M]. 3版. 北京：人民卫生出版社，2015.

[5] 王荣福，安锐. 核医学[M]. 9版. 北京：人民卫生出版社，2018.

[6] Klocke FJ，Baird MG，Lorell BH，et al. ACC/AHA/ASNC Guidelines for the Clinical Use of Cardiac Radionuclide Imaging--Executive Summary：A Report of the American College of Cardiology/American Heart Association Task Force on Practice Guidelines（ACC/AHA/ASNC Committee to Revise the 1995 Guidelines for the Clinical Use of Cardiac Radionuclide Imaging）[J]. Circulation，2003，108（11）：1404-1418.

[7] Hendel RC，Berman DS，Di Carli MF，et al. ACCF/ASNC/ACR/AHA/ASE/ SCCT/SCMR/SNM 2009 Appropriate Use Criteria for Cardiac Radionuclide Imaging：A Report of the American College of Cardiology Foundation Appropriate Use Criteria Task Force，the American Society of Nuclear Cardiology，the American College of Radiology，the American Heart Association，the American Society of Echocardiography，the Society of Cardiovascular Computed Tomography，the Society for Cardiovascular Magnetic Resonance，and the Society of Nuclear Medicine[J]. J Am Coll Cardiol，2009，53（23）：2201-2229.

[8] Henzlova MJ，Duvall WL，Einstein AJ，et al. ASNC Imaging Guidelines for SPECT Nuclear Cardiology Procedures：Stress，Protocols，and Tracers[J]. J Nucl Cardiol，2016，23（3）：606-639.

[9] Dilsizian V，Baeharach SL，Beanlands RS，et al. ASNC Imaging Guidelines，SNMMI Procedure Standard for Positron Emission Tomography（PET）Nuclear Cardiology Procedures[J]. J Nucl Cardiol，2016，23（5）：1187-1226.

[10] 中华医学会核医学分会《核素心肌显像规范化报告书写专家共识》编写委员会. 核素心肌显像规范化报告书写专家共识（2018版）[J]. 中华核医学与分子影像杂志，2018，38（12）：805-809.

[11] 中华医学会核医学分会，中华医学会心血管病学分会. 核素心肌显像临床应用指南（2018）[J]. 中华心血管病杂志，2019，47（7）：519-527.

[12] 中华医学会核医学分会. SPECT心肌灌注显像技术与图像处理要点专家共识（2019版）[J]. 中华核医学与分子影像杂志，2020，40（1）：32-36.

第十二章 呼吸系统

核医学显像可以诊断和评价多种呼吸系统疾病。其中，肺灌注显像（pulmonary perfusion scintigraphy）和肺通气显像（pulmonary ventilation scintigraphy）在肺栓塞的诊断和评价中得到了临床的广泛认可，也是目前应用最广泛的呼吸系统核医学检查项目。因此，本章将重点介绍上述两种显像，核素肺部肿瘤显像见本书肿瘤显像章节。

第一节 肺灌注显像

一、显像原理

经静脉注射大于肺毛细血管直径（7～9μm）的放射性核素标记的颗粒（大小为15～100μm），这些颗粒与肺动脉血混合均匀并随血流随机地、一过性嵌顿在肺毛细血管或肺毛细血管前小动脉内，其在肺组织内的分布与局部肺血流量呈正比，通过显像获得肺内的显像剂分布信息即可反映肺局部和整体的血流灌注情况，故称为肺灌注显像。正常情况下，在注射显像剂后的一定时间内（图像采集一般在注射显像剂后几分钟至几十分钟内进行），显像剂不能通过肺毛细血管进行肺静脉和体循环，也几乎不发生降解。

由于一次常规显像注入的颗粒数在20万～70万之间，一般在40万左右，一过性阻塞的肺毛细血管数量仅占全部肺毛细血管的1/1 500，因此不会造成患者明显的血流动力学变化，显像是非常安全的。当患者患有肺动脉高压、右向左分流性心脏病或肺移植术后时，肺灌注显像检查注射的颗粒数应减少至10万～20万之间。儿童及青少年也应根据体重适当减少注射的颗粒数。

二、显像剂

肺血流灌注显像剂为放射性核素 ^{99m}Tc 标记的大颗粒聚合人血清白蛋白（macroaggregated albumin，MAA）和人血清白蛋白微球（human albumin microspheres，HAM）。MAA颗粒直径约为10～70μm，HAM颗粒直径为10～30μm，由于HAM质量明显大于MAA，故目前MAA应用最为普遍。^{99m}Tc-MAA平面显像的常规注射剂量为74～185MBq（2～5mCi）；断层显像时为增加计数率，可适当增加剂量至370MBq左右；用于儿童或孕妇等为将辐射剂量降至最低，可将注射剂量降至37MBq以内，适当增加采集时间，同样可以获得符合诊断要求的图像。

三、显像方法

一般通过上肢静脉注射显像剂，如果需要同时观察下肢深静脉的病变，可在下肢静脉选择合适的部位注射显像剂。注射显像剂有如下注意事项：①肺内血液分布受重力的影响，MAA进入循环后易随血液向肺的低下部位沉降，故注射时推荐采用平卧位，使得肺内各部位的血流分布更为均匀；②注射显像剂时要避免回血使MAA和血液在体外混合形成更大的颗粒；③注射速度宜缓慢，特别是在肺血管床破坏严重的患者，以免引起急性肺动脉压增高造成意外；④在临床有特殊需要时，可以行"弹丸"注射，但应慎重；⑤注射显像剂过程中，应嘱患者以正常速度深呼吸，使显像剂在肺组织中得以均匀分布。

平面显像常规取6个体位，即前位、后位、左侧位、右侧位、左后斜位和右后斜位，必要时加做左前斜位和右前斜位。采集条件：将双肺同时包括在探头视野内，选用低能高分辨准直器，每个体位采集计数为500k～1 000k，采集距阵为256×256，窗宽20%，Zoom 1.5～2.0。

断层显像：患者取仰卧位，双臂抱头，使探头尽量贴近胸部。探头配以低能高分辨型准直器，旋转 360°，每 6° 采集一帧，每帧采集 10～20 秒，共采集 60 帧，采集矩阵 128×128，Zoom 1.6。采集过程中嘱患者平稳呼吸，以减少呼吸运动对肺显像的干扰。原始数据经断层图像处理，得到肺横断面、冠状面及矢状面断层图像，层厚 3～6mm。

四、影像分析与结果判断

（一）正常影像

1. 平面影像

（1）前位：可见双肺轮廓完整，右肺影较左肺影为大，两肺中间空白区为纵隔及心影，左肺下方几乎被心影所占据，肺门部纵隔略宽，肺底呈弧形，受呼吸运动的影响而稍欠整齐。双肺内放射性分布除肺尖、周边和肋膈角处略显稀疏外，其余部分放射分布均匀。

（2）后位：双肺轮廓完整清晰，两肺面积大小近似。中间空白区为脊柱及脊柱旁组织所构成，左肺下内方近脊柱旁可见心脏压迹。双肺放射性分布均匀，肺周边略稀疏。应用 ^{99m}Tc-MAA 做肺显像时，因受肩胛骨及其附近肌群的屏蔽，可以使肺上方呈现放射性稀疏，应予以注意。

（3）侧位：双肺影呈蛤蚌形，前缘较直略呈弧形，后缘约 120° 角。左侧位显示左肺，与右侧位显示右肺影形态相似但方向相反，左肺前下缘受心脏影响略向内凹陷。由于常规取仰卧位静脉注射，受重力影响，双肺后部放射性分布较浓，中部由于受肺门的影响，放射性略显稀疏。分析左、右侧位显像时，还要考虑到对侧肺影中的放射性干扰。

（4）斜位：为了获得肺脏的切线显像，以便观察肺脏基底段的改变而采用后斜位。在斜位像上两侧肺影难免重叠，故使用本卧位做诊断时，应用 X 线胸片做对照，以便对病变局部作出合理的解释。

肺灌注六体位平面显像正常图像见图 12-1。

2. 断层影像 肺脏断层图像包括横断面、冠状面和矢状面三个断面。图 12-2 所示为一例正常肺灌注显像的横断面图像。断层方向由上到下，为了避免遗漏肺尖，上面应由颈根部起始，各层面解剖结构依次变化如下：自两肺尖沿纵隔下行，在肺尖显影后肺影逐渐增大的同时，肺门、心影空白区相继出现，在肺门以下心影增大，到基底部由于受横膈膜的影响，肺底只显露其外缘轮廓。

（二）异常影像

1. 肺动脉栓塞的影像特征是肺灌注显像呈肺叶、肺段或亚段性分布的显像剂摄取减低或缺损，而缺损或减低区的形状与相应肺叶、段的解剖形状相吻合；并且，该缺损、减低区朝向肺门侧较小、朝向胸廓端较宽，即底部朝外的楔形或类似形状。

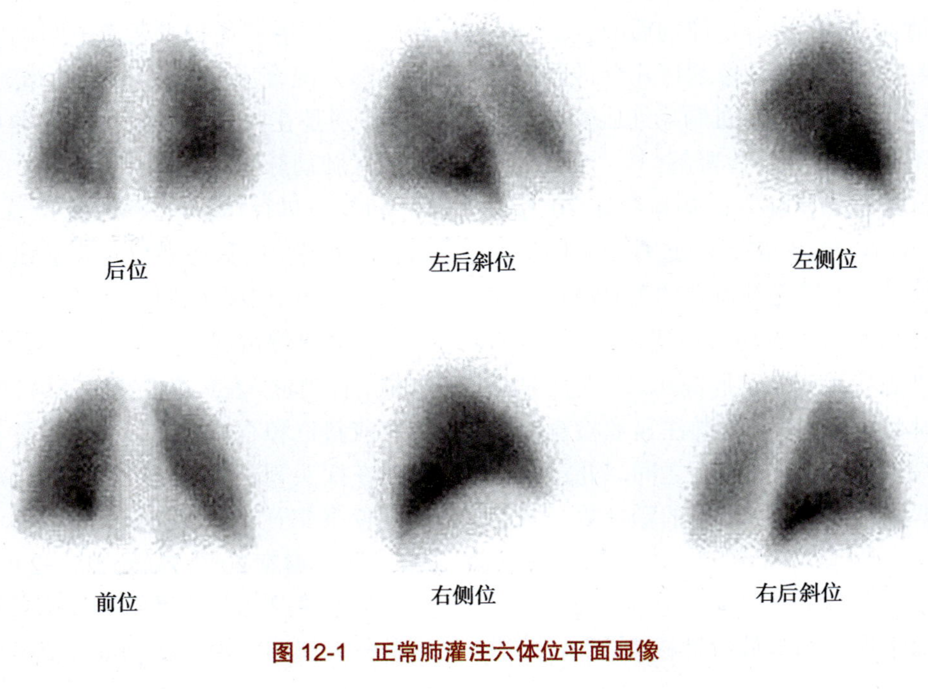

图 12-1 正常肺灌注六体位平面显像

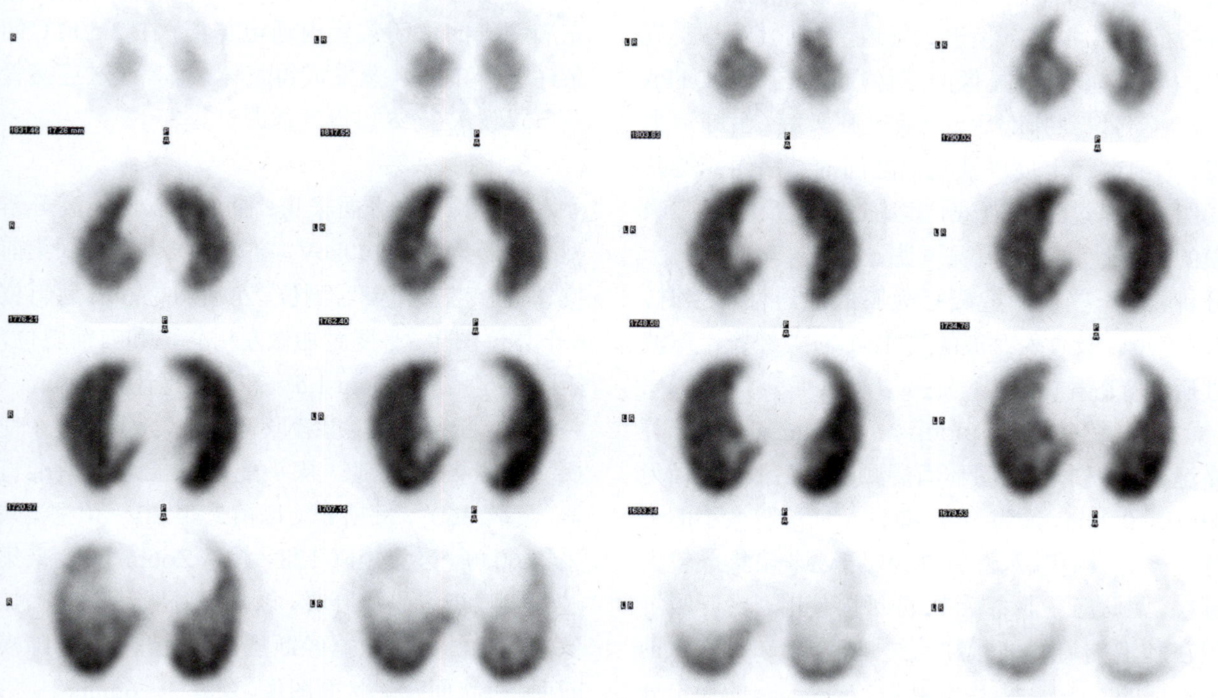

图 12-2 正常肺灌注显像横断面断层图像

2. 双肺显像剂分布不均匀，有多发散在的显像剂减低或缺损区，常是慢性阻塞性肺病（COPD）在长期广泛气道受损的基础上合并肺毛细血管床受损的表现。有时仅凭肺灌注显像难以与肺动脉栓塞的显像特征相区分，需要结合肺通气显像或胸片等加以鉴别。

3. 肺组织受压或被推移时，例如心脏向左扩大可压迫左下肺动脉，引起局限性肺灌注缺损，肺门肿物压迫大的肺动脉，可引起一侧肺灌注不显影。此时需结合其他检查与肺动脉主干栓塞相鉴别。

4. 各种原因所致的肺动脉高压可致肺血流分布发生逆转，肺上部显像剂高于肺底部。

5. 一些心血管结构异常，发生右向左分流时，显像剂会通过异常分流进入体循环，造成脑、肾等正常肺灌注显像不应显影的器官显影。常见的疾病包括：房间隔缺损、室间隔缺损、动脉导管未闭。另外，当支气管动脉与肺动脉存在侧支循环，当肺动脉压力增高时，肺动脉血液经侧支流入支气管动脉，除了造成体循环异常显影外，还会在分流肺动脉的支配区出现显像剂减低。

第二节 肺通气显像

一、显像原理

经呼吸道吸入一定量的放射性核素标记的微粒之后，微粒沉降在支气管、细支气管以及肺泡壁上，微粒在局部肺组织的沉积数量与局部气道的功能和通畅程度相关，采用核医学显像设备可以采集肺部影像，反映肺的通气功能，称之为肺通气显像。当呼吸道某部位被阻塞或结构破坏，颗粒不能到达受损肺组织，则相应部位出现显像剂稀疏、缺损区。

二、显像剂

目前我国临床上应用的显像剂包括锝标记的二乙三胺五醋酸（^{99m}Tc-diethylenetriaminepenta-acetic acid，^{99m}Tc-DTPA）气溶胶和锝气体。

1. ^{99m}Tc-DTPA 气溶胶　是一种液体气溶胶，由气溶胶雾化器将 ^{99m}Tc-DTPA 溶液雾化而成，理想的微粒直径为 0.1～0.5μm，雾粒直径大小与气溶胶沉积部位有直接关系。当气溶胶微粒大于1～2μm时，主要沉积于大气道，包括气管与支气管，从而影响通气显像的图像质量。^{99m}Tc-DTPA气溶胶沉积到肺泡后，会通过呼吸膜（由肺泡上皮、毛细血管上皮以及它们之间的结缔组织等共同组成）滤过进入血液，其滤过速度反映了呼吸膜的通透性。正常情况下滤过的$T_{1/2}$一般在几十分钟，在一些疾病造成呼吸膜的通透性增强时，$T_{1/2}$缩短。吸收入血液的^{99m}Tc-DTPA经肾小球滤过后经肾脏排泄。

2. 锝气体（Technegas） Technegas是一种高温条件下形成的固体石墨颗粒气溶胶，直径为0.005～0.2μm，约为^{99m}Tc-DTPA气溶胶大小的十分之一。具有疏水性特性，但可逐渐聚集成较大颗粒，因此应在制备后10分钟内使用。经呼吸沉积在肺泡的锝气体颗粒缓慢地清除。Technegas吸入后的60分钟内均可见到Technegas的稳定分布，这为获得多体位平面显像和断层显像提供了充分的时间。另外，在阻塞性肺病中极少见到有"热点"显像，而^{99m}Tc-DTPA气溶胶由于颗粒较大，在COPD容易出现"热点"干扰，因而其临床应用价值优于^{99m}Tc-DTPA气溶胶。

三、显像方法

1. 显像前准备 向受检者解释检查程序。接通雾化器各管口，使之处于工作状态。令患者用嘴咬住口管，用鼻夹夹住鼻子试吸氧气，使之适应此种呼吸。

2. 吸入微粒

（1）^{99m}Tc-DTPA气溶胶雾粒吸入：将^{99m}Tc-DTPA约1 110MBq（30mCi）溶液（体积为2ml）注入雾化器，再注入2ml生理盐水，调整氧气流速为8～10L/min，使其充分雾化。经过分离过滤，产生雾粒大小合适的气溶胶。使受检者尽可能多地吸入气溶胶雾粒，吸入时间为5～8分钟，每次实际吸入剂量约为1～2mCi。

（2）锝气体吸入：将高比度（>10mCi/0.1ml）的^{99m}TcO4-注入锝气体发生器的石墨坩埚内，在充满氩气的密闭装置内通电加温，在2 500℃的条件下^{99m}TcO4-蒸发成锝气体，患者通过连接管及口罩吸入3～5口锝气体即可。

3. 图像采集

（1）多体位平面采集：探头配以低能高分辨型准直器。能峰140keV，窗宽20%。常规采集前位、后位、左侧位、右侧位、左后斜位和右后斜位6个体位图像，必要时加做左前斜位和右前斜位，矩阵256×256，zoom 1.5～2.0，采集计数500k。

（2）断层采集：患者取仰卧位，双臂抱头，使探头尽量贴近胸部。探头配以低能通用型准直器，旋转360°，每帧6°，每帧采集20～30秒，共采集60帧，采集矩阵128×128，Zoom 1.6。采集过程中嘱患者平稳呼吸，以减少呼吸运动对肺显像的干扰。原始数据经断层图像处理，得到肺横断面、冠状面及矢状面图像，层厚3～6mm。

四、影像分析与结果判断

1. 正常影像 平面及断层像基本上与肺灌注像相似，所不同之处，可因吸入颗粒不够均匀及气溶胶受气道内气流影响较大，大气道内混积较多，使喉头、大气道显影，如有放射性通过食管进入胃，则在胃区可见放射性浓聚。如采用锝气体显像，则鲜见喉头和大气道显影，且图像质量要好于^{99m}Tc-DTPA气溶胶显像（图12-3）。正常肺通气影像和肺灌注影像所见基本一致。

2. 异常影像

（1）气道完全性阻塞：气溶胶雾粒不能通过阻塞部位，因而呈显像剂缺损区。

（2）气道狭窄不畅：因流体动力学改变使狭窄部位两侧形成涡流，流经该处的气溶胶雾粒部分沉积下来，影像呈现显像剂浓聚的"热点"，而狭窄部远端的气溶胶雾粒分布基本正常。

（3）气道和肺泡内如有炎性物或液体充盈，或肺泡萎陷，气流减低，致使气溶胶雾粒难以进入，呈现显像剂减低区。

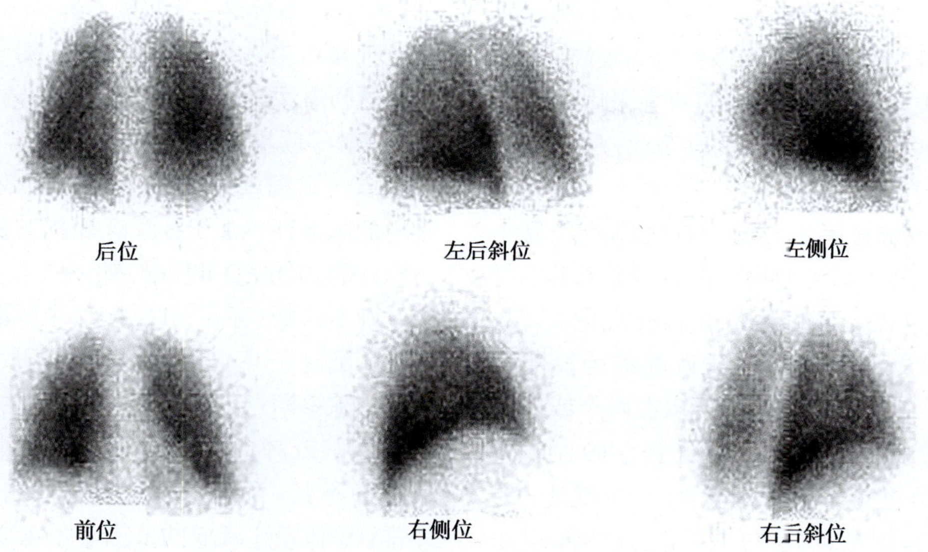

图 12-3 正常肺通气显像(Technegas)

第三节 临床应用

一、肺栓塞

1. 肺栓塞概述 肺通气/灌注显像是评价肺的通气和血流灌注的主要方法，可用于多种疾病的诊断和评价。临床上，其最主要的是应用是肺栓塞的诊断和治疗评价。肺栓塞(pulmonary embolism，PE)是来自全身静脉系统或右心的内源性或外源性栓子阻塞肺动脉及其分支，引起肺循环和呼吸功能障碍的一组临床和病理生理综合征。PE 的栓子种类包括血栓、脂肪、羊水、空气、瘤栓和感染性栓子等。其中，肺血栓栓塞(pulmonary thromboembolism，PTE)最常见，占 PE 的 99% 以上。PTE 的血栓多数来源于深静脉，深静脉血栓和 PTE 实质上是同一种疾病的不同病程阶段的临床表现。因此，可以把它们作为整体来理解，统称为静脉血栓栓塞症(venous thromboembolism，VTE)。VTE 已经成为重要的临床疾病，在西方国家是继冠心病和高血压之后居第三位最常见的心血管疾病；我国随着对该疾病认识的提高和诊断技术的进步，诊断率也不断升高。

PTE 根据发病病程的长短可分为急性和慢性两种，前者一般指伴有急性发病过程且病程在两周之内的 PTE，病程超过三个月者为慢性 PTE。慢性 PTE 常常会导致肺动脉高压，即慢性血栓栓塞性肺动脉高压(chronic thromboembolic pulmonary hypertension，CTEPH)。PTE 的诊断策略包括临床评估(Wells 评分)、实验室检测(主要是 D- 二聚体)和影像学检查等。临床评估和实验室检测能够对疑似 PTE 的患者进行初步的临床筛选、危险分层，并据此选择进一步的诊断和治疗措施。但 PTE 的确诊主要依赖于影像学检查。

2. 肺灌注/通气显像在急性肺栓塞的应用

(1) 诊断标准的演过：肺灌注/通气显像早在 20 世纪 70 年代就已经用于 PTE 的诊断。关于其诊断价值的第一项重要的研究是 20 世纪 80 年代开展的 PTE 诊断前瞻性研究 I(prospective investigation of pulmonary embolism diagnosis I，PIOPED I)。在该研究中，肺灌注/通气显像的图像评价标准分为正常、肺栓塞极低度可能、低度可能、中度可能和高度可能五级，以后又进行了多次的修订。但由于 PIOPED I 标准不便于临床医师对 PTE 做出肯定或否定的结论，因此一直备受争议。

为了增强 PIOPED I 标准的临床实用性，最近的研究报告将图像评价标准改为三级，即正常(排除 PTE，包括原标准中的“正常”和“极低可能性”)、确诊 PTE(肺栓塞高度可能)和不能诊断(包括原标准中的“中度可能性”和“低度可能性”)。研究表明，在排除了“不能诊断”的病例之后，肺灌注/通气显像确定 PTE 诊断的敏感性为 77.4%，特异性为 97.7%，对 73.5% 的病例能够给予肯定或否定的诊断结论。但是，这个新标准最大的不足是“不能诊断”的病例比例较高，超过20%。为克服这一缺陷，近期的研究采用结合临床患病概率的策略提高诊断的准确性，同时也减少“不能诊断”的比例。

2009年欧洲核医学会发表的《肺通气/灌注显像指南》提出了更为简便的图像评价标准，同时适用于平面和断层显像。在该标准中，只要**发现一个或以上灌注/通气不匹配的肺段即可诊断肺栓塞，而PIOPED标准要求在两个或以上**肺段发现灌注/通气不匹配才能提示肺栓塞高度可能。虽然已有少量研究认为：一个灌注/通气不匹配的肺段足以确立肺栓塞的诊断，但还需要更多的研究加以证实，目前还是更多地采用PIOPED标准进行图像评价。图12-4所示，为一例典型的急性PTE的肺灌注/通气平面显像。

（2）诊断标准：一般需要联合应用肺灌注和肺通气显像来进行PTE的诊断；对于急性PTE，单独的肺灌注显像如果影像特征明显也可明确诊断，但最好联用X线平片；肺灌注/通气断层显像可以一定程度提高PTE的诊断效能。目前最常用的肺灌注/通气显像诊断PTE的标准（也就是修订的PIOPED Ⅱ标准）如下：

确定诊断（存在PTE）：≥2个肺段的灌注/通气不匹配。

排除诊断（无PTE）：①非肺段性的灌注减低，合并心脏或肺门增大、横膈抬高、肋膈角积液、线性肺不张，除上述区域外的肺野内没有灌注异常；②肺灌注减低的范围小于X线平片；③两个或以上肺段的灌注/通气匹配性减低，相应部位X线平片正常，并且其他部位的肺灌注正常；④1～3个小（小于单个肺段的1/4）的节段性的灌

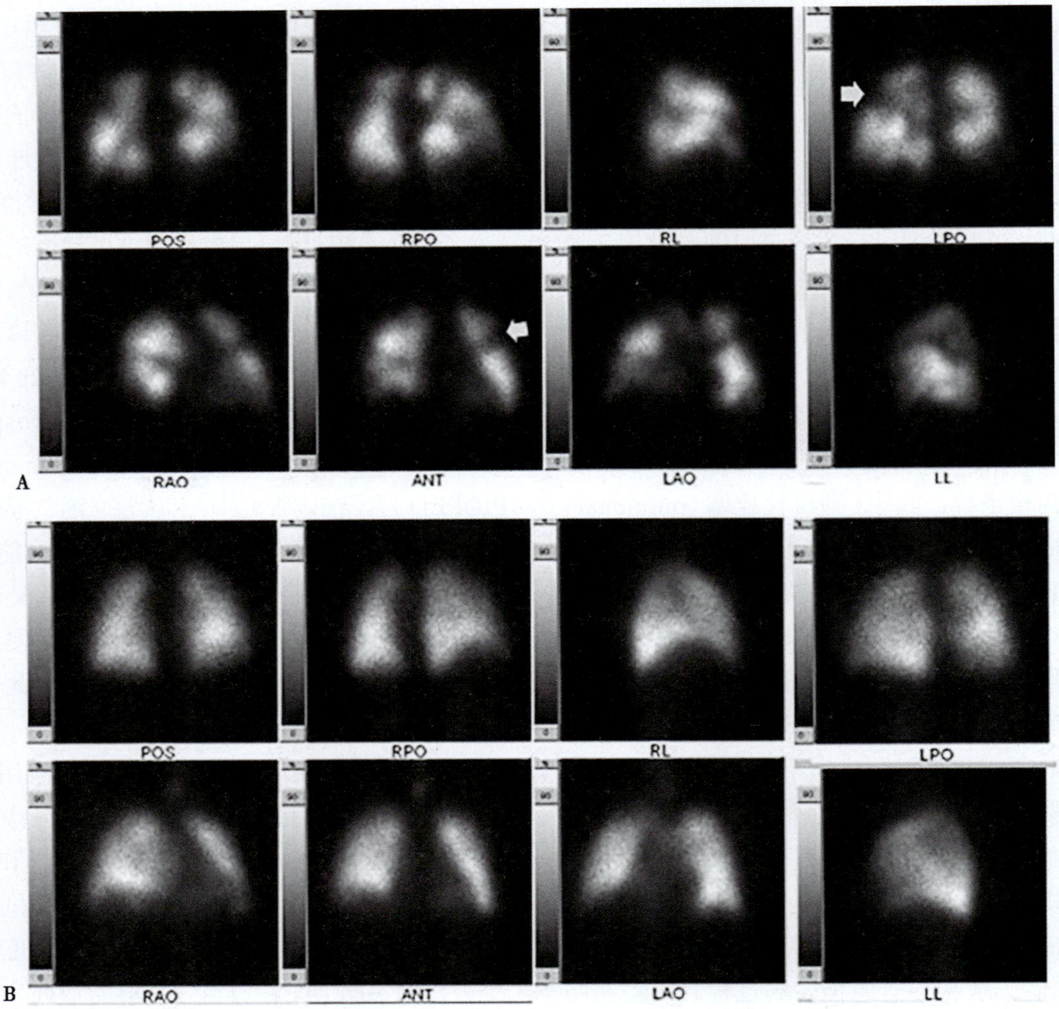

图12-4 肺灌注/通气平面显像

A. 示双肺多个肺段灌注稀疏、缺损区（箭头所示）；B. 同一部位的肺通气平面显像，显示正常

注减低；⑤孤立的双肺中上野并且局限于单个肺段的“三联性”异常（即，灌注减低、通气减低和胸片实变）；⑥条带征，指灌注减低区和临近胸膜之间的出现条带状灌注；⑦胸腔积液达到或超过单侧胸腔的 1/3，无其他肺野的灌注减低。

不能明确诊断：所有上述描述中不包括的情况。

3. 肺灌注 / 通气显像在慢性血栓栓塞性肺动脉高压的应用 肺灌注 / 通气显像是 CTEPH 的首选诊断方法，其诊断标准和急性 PTE 一致。除了诊断，肺灌注 / 通气显像在 CTEPH 的治疗评价和随访中发挥重要的作用。CTEPH 的主要治疗方法包括肺动脉血栓内膜剥脱术、球囊扩张、抗凝、药物治疗等。肺灌注 / 通气显像在 CTEPH 治疗中的价值在于：

（1）评价治疗的效果：系统地进行治疗前后的灌注显像的比较，可以评价各种治疗方案的有效性、及时调整治疗方案、适时结束治疗（图 12-5）。

（2）对于疑似 PTE 复发的患者，鉴别陈旧和新发的 PTE。

（3）判断 PTE 患者身体机能下降的原因：对于 PTE 没能完全治愈或 PTE 反复发生的患者，往往需要终身治疗。这些患者常常伴随着身体机能的下降，而这种下降既可以由 PTE 本身引起，也可由其他的并发疾病如 COPD、心衰等引起，肺灌注 / 通气显像可以明确病因。

目前，以肺灌注 / 通气显像作 CTEPH 随访评价的研究相对较少，同样需要积累进一步的循证医学证据。以随诊为主要目的显像可以只做灌注显像。并且，由于断层显像的分辨率和灵敏度优于平面显像，因此建议断层显像。

4. 比较影像学 临床上可用于 PTE 诊断的影像学方法有多种，其中最重要的是肺通气 / 灌注显像和 CTPA。对于二者的比较和选择，目前比较一致的观点是：

（1）总体上，二者的诊断效能并无显著差异。在一些病例，二者可以相互验证、互为补充。值得注意的是，虽然肺通气 / 灌注显像对 PTE 的总检出率略低于 CTPA，但是已经有多项研究表明，根据肺通气 / 灌注显像的结果来指导急性 PTE 的治疗并不会让患者的不良事件发生率高于 CTPA。也就是说，对于肺通气 / 灌注显像“漏诊”的这些 PTE 患者，即使不进行抗凝等治疗也不会发生不良事件，是安全的。

（2）综合考虑各种因素，CTPA 是急性 PTE 的首选，而肺通气 / 灌注显像是 CTEPH 的首选。之所以成为 CTEPH 的首选，是因为肺通气 / 灌注显像对于肺段及亚肺段性 PTE 的检出率优于 CTPA。并且，断层显像可进一步提高肺通气 / 灌注显像的准确性。因此，肺通气 / 灌注显像正常

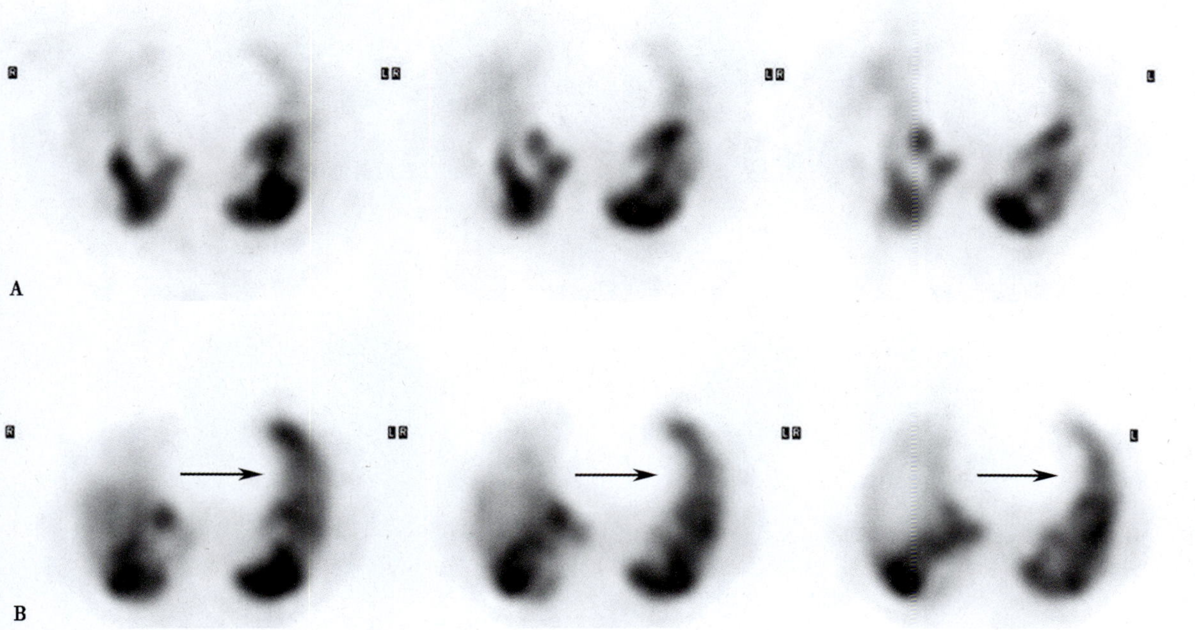

图 12-5 肺动脉血栓内膜剥脱术前后肺灌注断层显像对比（A 为术前，B 为术后），显示右肺部分肺段灌注改善（箭头所示）

基本可以排除 CTEPH，而正常的 CTPA 显像结果则不能完全排除 CTEPH。

（3）由于肺灌注 / 通气显像对患者的辐射剂量较低，且不需要使用对比增强造影剂，因此，适用于临床低度怀疑 PTE 且 X 线胸片正常的门诊患者，以及年龄较小（特别是年轻女性）、妊娠期、对造影剂过敏或有严重过敏史、严重肾功能衰竭的患者。

二、肺动脉高压

肺动脉高压（pulmonary hypertension）是一组由多种疾病和不同发病机制引起的以肺血管阻力持续增加为特征的临床 - 病理生理综合征。肺动脉高压是逐渐被认识、相关研究发展非常迅速的学科，随着对该病认识的不断深入，相关概念和分型也在持续的演进中。目前将肺动脉高压分为五大类，分别是：动脉型肺动脉高压、左心疾病性肺动脉高压、呼吸系统疾病和 / 或低氧血症相关肺动脉高压、CTEPH 和其他原因肺动脉高压。

多种核医学显像技术可用于肺动脉高压的诊断和评价。其中，利用肺灌注 / 通气显像诊断 CTEPH 已在前文述及。另外，对于非 PTE 所致的肺动脉高压，肺灌注 / 通气显像也有一些特征性变化，可用于辅助诊断和评价。典型的表现是双肺尖部显像剂分布明显高于肺底部，呈倒“八”字形（图 12-6）。另外，部分肺动脉高压双肺内血流多发受损，表现为肺灌注显像双肺显像剂分布不均匀、斑片状减低。

三、慢性阻塞性肺疾病

慢性阻塞性肺疾病（chronic obstructive pulmonary disease，COPD）指慢性阻塞性支气管炎合并阻塞性肺气肿。长期慢性炎症直接破坏周围肺组织，造成通气功能障碍。同时，毛细血管床亦大量破坏，造成弥散功能障碍，导致肺通气 / 灌注受损。COPD 的肺灌注 / 通气显像可以表现为多种形式，典型表现为肺灌注和通气显像双肺显像剂分布均呈非节段性、弥漫性斑片状减低区或缺损区，二者影像所见大致匹配，称为“匹配性”减低，明显有别于 PTE 的“不匹配”减低（图 12-7）。上述所见符合 COPD 的气道及肺泡病变在前，肺血管损伤在后的病理生理演变过程。另外，肺通气图像还可表现为中央气道内显像剂沉积增多，形成不规则分布的“热点”，而末梢肺实质内显像

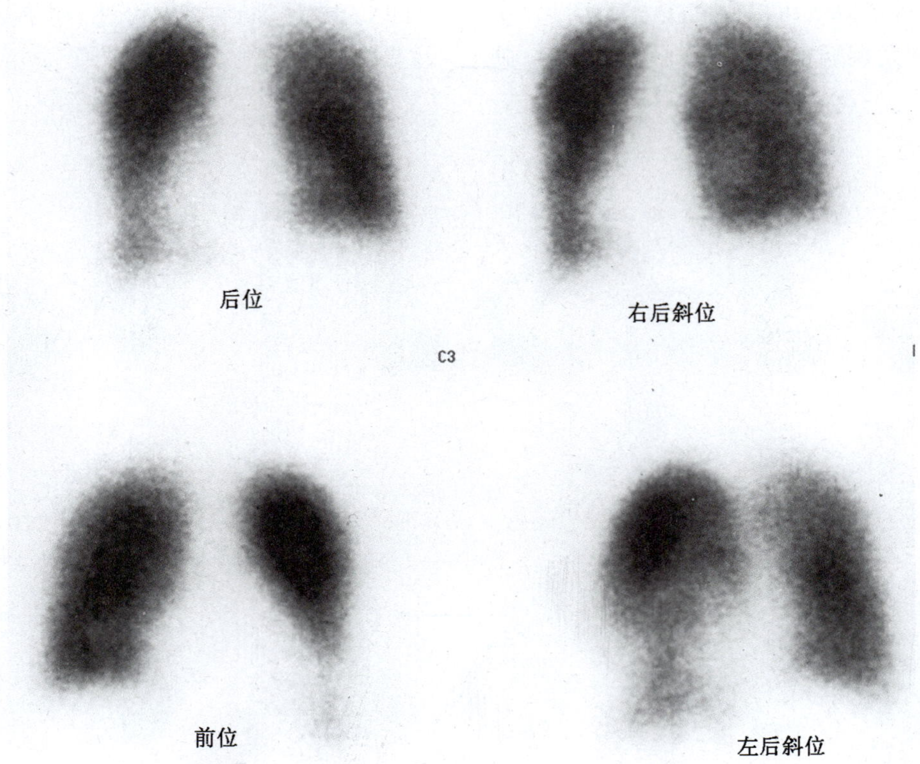

图 12-6　肺灌注平面显像时示双肺尖部显像剂分布明显高于肺底部，符合肺动脉高压改变

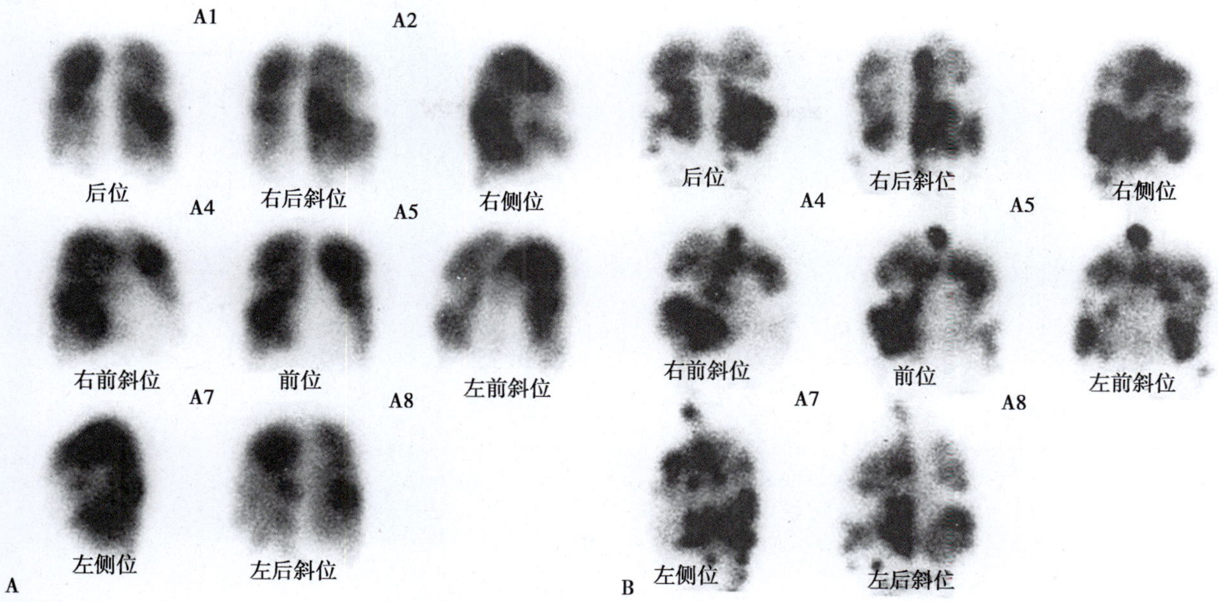

图 12-7 COPD 患者肺灌注 / 通气显像图

(A 肺灌注，B 肺通气) 可见双肺多发的肺灌注和通气受损，不呈节段性分布，并且肺通气的受损程度要大于肺灌注

剂分布减少且不均匀，表现为散在的减低区或缺损区。当 COPD 合并 PTE 时，时常难以鉴别，需要结合 CTPA 等其他检查。

四、预测肺切除术术后残留肺的功能

肺部肿瘤手术、肺大泡切除术等肺部手术，需考虑患者术后肺功能能否有效代偿。因此，术前准确预测术后残留肺的功能非常重要。目前临床常使用第一秒用力呼气量（forced expiratory volume in first second，FEV_1）来评价患者的肺功能和预测患者对手术的耐受情况：当 FEV_1 实测值与预测值之比 <80% 时常提示患者存在肺通气功能障碍；而术前 FEV_1<2L 和 <1.5L 则提示患者难以耐受患侧全肺或肺叶切除手术。研究表明应用肺灌注 / 通气显像也能够提供较为可靠的数据。通过勾画感兴趣区（region of interest，ROI）从肺显像图上获取拟切除肺的显像剂计数占双肺总显像剂计数的百分数即肺灌注率（Q%），通过公式法求得预测术后残留肺的呼气容积（$PFEV_1$），即 $PFEV_1 = FEV_1 \times (1 - Q\%)$，当 $PFEV_1 > 0.8L$ 时，预示患者可以耐受肺叶切除手术。否则患者可能因术后肺功能不良而导致难以预料的后果。因此，应用肺灌注显像结合肺功能测定 FEV_1 预测残留肺的功能，使得部分病变较大或肺功能受损的患者获得手术治疗的可能性，具有很高的临床价值。

五、其他肺疾病的诊断

1. 右向左分流 肺灌注显像剂是流经静脉、右心房、右心室、肺动脉而嵌顿在肺毛细血管的，因此，当一些先天性或后天性疾病发生上述结构的右向左分流时，显像剂可经异常路径分流进入体循环，并停留在体循环的毛细血管，主要是肾脏和脑。正常情况下上运器官并不显影或显影较淡，当上述器官的显像剂摄取异常增加时，提示存在异常分流的可能。图 12-8 所示，为一例肺动 - 静脉异常吻合导致右 - 左分流的患者。

2. 非栓塞性肺动脉病变 一些非栓塞性疾病也可累及肺动脉，造成肺动脉的狭窄或闭塞。常见的疾病包括：①肺血管炎，主要是肺动脉炎，如大动脉炎累及肺动脉；②肺动脉畸形，包括肺动脉闭锁、肺动脉发育不全或缺如等；③肺动脉恶性占位，包括肺动脉原发肿瘤或转移瘤；④罕见的病因还包括肺动脉肉芽肿、白塞综合征肺动脉受累等。上述疾病都可以引起肺灌注的减低，因此有相似的肺灌注显像表现，仅凭图像难以对原发病进行鉴别，需要结合病史、症状、其他检查等进行综合判断。

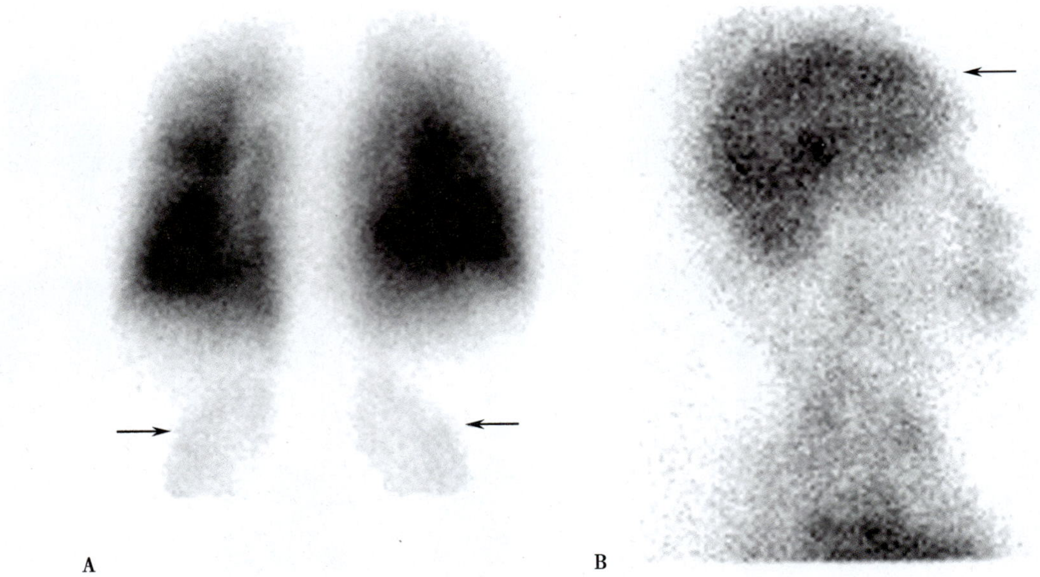

图 12-8 肺灌注平面显像

A. 显示除了双肺显影外，双侧肾脏（箭头）异常显影；B. 同一患者的脑侧位显像，可见脑异常显影（箭头）。上述所见提示该患者存在异常的右 - 左分流

（杨敏福）

参考文献

[1] 中华医学会呼吸病学分会肺栓塞与肺血管病学组，中国医师协会呼吸医师分会，肺栓塞与肺血管病工作委员会，全国肺栓塞与肺血管病防治协作组. 肺血栓栓塞症诊治与预防指南 [J]. 中华医学杂志，2018，98（14）：1060-1087.

[2] 《中国血栓性疾病防治指南》专家委员会. 中国血栓性疾病防治指南 [J]. 中华医学杂志，2018，98（36）：2861-2888.

[3] 中华医学会心血管病学分会肺血管病学组，中华心血管病杂志编辑委员会. 中国肺高血压诊断和治疗指南 2018[J]. 中华心血管病杂志，2018，46（12）：933-964.

[4] 中华医学会心血管病学分会肺血管病学组，中国医师协会心血管内科医师分会. 急性肺血栓栓塞症诊断治疗中国专家共识 [J]. 中华内科杂志，2010，49（1）：74-81.

[5] 中华医学会呼吸病学分会慢性阻塞性肺疾病学组. 慢性阻塞性肺疾病诊治指南（2013 年修订版）[J]. 中华结核和呼吸杂志，2014，36（4）：255-264.

[6] Bajc M，Neilly JB，Miniati M，et al. EANM guidelines for ventilation/perfusion scintigraphy：Part 1. Pulmonary imaging with ventilation/perfusion single photon emission tomography[J]. Eur J Nucl Med Mol Imaging，2009，36（8）：1356-1370.

[7] Bajc M，Neilly JB，Miniati M，et al. EANM guidelines for ventilation/perfusion scintigraphy：Part 2. Algorithms and clinical considerations for diagnosis of pulmonary emboli with V/P（SPECT）and MDCT[J]. Eur J Nucl Med Mol Imaging，2009，36（9）：1528-1538.

[8] Reinartz P，Wildberger JE，Schaefer W，et al. Tomographic imaging in the diagnosis of pulmonary embolism：a comparison between V/Q lung scintigraphy in SPECT technique and multislice spiral CT[J]. J Nucl Med，2004，45（9）：1501-1508.

[9] Baile EM，King GG，Muller NL，et al. Spiral computed tomography is comparable to angiography for the diagnosis of pulmonary embolism[J]. Am J Respir Crit Care Med，2000，161（3）：1010-1015.

[10] PIOPED Investigators. Value of the ventilation/perfusion scan in acute pulmonary embolism. Results of the prospective investigation of pulmonary embolism diagnosis（PIOPED）[J]. JAMA，1990，263（20）：2753-2759.

[11] Ascha M，Renapurkar RD，Tonelli AR. A review of imaging modalities in pulmonary hypertension[J]. Ann Thorac Med，2017，12（2）：61-73.

[12] Rybicki FJ, Udelson JE, Peacock WF, et al. 2015 ACR / ACC / AHA / AATS / ACEP / ASNC / NASCI / SAEM / SCCT / SCMR / SCPC / SNMMI / STR / STS Appropriate Utilization of Cardiovascular Imaging in Emergency Department Patients With Chest Pain: A Joint Document of the American College of Radiology Appropriateness Criteria Committee and the American College of Cardiology Appropriate Use Criteria Task Force[J]. J Am Coll Radiol, 2016, 13(2): e1-29.

[13] Galie N, Humbert M, Vachiery JL, et al. 2015 ESC/ERS Guidelines for the diagnosis and treatment of pulmonary hypertension: The Joint Task Force for the Diagnosis and Treatment of Pulmonary Hypertension of the European Society of Cardiology(ESC) and the European Respiratory Society(ERS): Endorsed by: Association for European Paediatric and Congenital Cardiology(AEPC), International Society for Heart and Lung Transplantation(ISHLT)[J]. Eur Heart J, 2016, 37(1): 67-119.

[14] Phillips JJ, Straiton J, Staff RT. Planar and SPECT ventilation/perfusion imaging and computed tomography for the diagnosis of pulmonary embolism: A systematic review and meta-analysis of the literature, and cost and dose comparison[J]. Eur J Radiol, 2015, 84(7): 1392-1400.

[15] Norberg P, Persson HL, Carlsson GA, et al. Quantitative lung SPECT applied on simulated early COPD and humans with advanced COPD[J]. Ejnmmi Research, 2013, 3(1): 28.

第十三章 消化道显像

第一节 消化道出血显像

消化道出血可分为上消化道出血(Vater 壶腹以上、食管胃十二指肠镜检查范围内)、中消化道出血(Vater 壶腹到回肠末端的小肠,可通过胶囊内镜或双气囊小肠镜检查评估)和结肠下消化道出血(可通过结肠镜检查评估)。消化道出血的及时诊断和评估对患者预后很重要。消化道出血显像(gastrointestinal bleeding imaging,GIBI)是一种非侵入性的检查,1977 年开始用于临床,其目的包括明确是否有活动性出血,定位出血部位,估计失血量,检查结果可为临床的治疗计划和消化道出血危险度分层提供依据。

一、显像原理

静脉注射不能透过血管壁的 ^{99m}Tc 标记的显像剂后,腹部可见大血管及血容量丰富的器官显影,如腹主动脉、左右髂总动脉、肝、脾、肾等,而胃肠壁血容量相对较低,一般不显影。当胃肠壁出现破损出血时,显像剂可随血液在出血部位不断渗出进入胃肠道内,导致局部放射性显像剂异常浓聚,通过 γ 相机或 SPECT 显像可在体外判断出血部位。

二、显像剂种类

理想的消化道出血显像剂需满足以下条件:①在循环中停留时间足够长,有利于探测间断性出血;②在肠道的吸收、排泄尽可能少,以避免视野干扰;③从本底中清除速度快,以提高靶 / 本底比值;④清除或排泄部位需远离肠道以免干扰肠道显像;⑤注射剂量尽可能小,以降低辐射剂量。目前应用的显像剂包括 ^{99m}Tc-SC、^{99m}Tc-HAS、^{99m}Tc-RBC 等,分为两类。

1. 血池滞留型 这类显像剂以 ^{99m}Tc-RBC 为代表,特点是在血池中滞留时间长,显像时间窗长,有利于探测间断出血。^{99m}Tc-RBC 的标记方法包括体内法、改良体内法和体外法,通过氧化还原反应将 ^{99m}Tc 标记在红细胞中血红蛋白的 β 链上。体内法的标记率较低,约 75%~80%,未标记的游离 ^{99m}Tc 可被胃及小肠摄取、分泌,造成假阳性,一般不推荐体内法标记。改良体内法标记率约 85%~90%。体外法标记率 >97%,图像靶本比高。红细胞压积过低、镰刀细胞性贫血、一些药物(如甲基多巴、肼苯哒嗪、奎宁、阿霉素、碘造影剂等)可能影响标记率。

^{99m}Tc-RBC 消化道出血显像中,约 80% 的出血于注射后 90 分钟内出现;若为间断性出血,延迟显像时的阳性发现可能不易准确判断出血部位。^{99m}Tc-RBC 能够探测的最小出血速率为 0.1ml/min。文献报道 ^{99m}Tc-RBC 探测消化道出血的敏感性为 93%,特异性为 95%。目前临床上消化道出血显像常用此类显像剂。

2. 循环快速清除型 这类显像剂以 ^{99m}Tc-SC 为代表,特点是注射后快速被肝、脾、骨髓等网状内皮系统摄取,在循环中的半衰期 2.5~3.5 分钟,注射后 15 分钟基本从循环中清除。这类显像剂的优点是本底清除快、靶 / 本底比值高,研究报道 ^{99m}Tc-SC 能探测的最低出血速率为 0.05ml/min;此外由于标记简单,对于急诊的活动性消化道出血易于及时进行检查。这类显像剂的缺点是可能漏诊间断性的出血,若要延长显像时间窗,则需多次注射,因此其最佳适应证是检查时有明确的活动性消化道出血;另外由于肝、脾、骨髓的生理性摄取,可能降低临近肝、脾或与骨盆重叠部位的肠道出血探测的敏感性。除 ^{99m}Tc-SC 外,循环快速清除型的显像剂还包括 ^{99m}Tc- 热变性 RBC,注射后放射性快速被脾摄取,循环半衰期约 6~

11 分钟，与 ^{99m}Tc-SC 类似，可能漏诊间断性出血。

三、显像方法及图像分析

进行消化道出血显像前需仔细采集患者临床信息，如症状、呕血或便血的颜色、体征、肛门指诊和鼻胃管冲洗的情况，胃镜或结肠镜的结果，以及评估是否可以耐受核医学的检查并建立静脉通路。另外需注意患者近期是否有腹部、肠道手术（可能造成修复的伤口充血，相应部位摄取增高）；若近期进行过钡餐检查不应行消化道出血显像。

（一）^{99m}Tc-RBC

成人注射剂量为 555～1 110MBq（15～30mCi）；18 岁以下的儿童注射剂量为 56MBq（1.51mCi）乘以基于体重的倍数[3kg 的儿童最低注射剂量为 80MBq（2.16mCi），68kg 最大注射剂量为 784MBq（21.19mCi）]。推荐的最小图像矩阵为 128×128，建议连续动态采集，并宜先采血流相（1～3s/ 帧，采集 60 秒），之后 10～20s/ 帧采集（至少需 <60s/ 帧，以提高时间分辨率；每帧图像 50 万计数，图像可叠加），采集时间宜足够长（1～4 小时）。若无阳性发现，可延迟采集至 24 小时。

（二）^{99m}Tc-SC

检查前患者无需特殊准备。注射剂量 370～555MBq（10～15mCi），视野不包含肝脏上半部。先采集血流灌注期，后连续平面采集至 20～30 分钟，若有阳性发现，则需采集延迟相以明确放射性移行部位；若无阳性发现，建议采集左前斜位（以尽量减低肝脏放射性）、直肠部位以提高检出率。异位脾或副脾、髓外造血组织、骨盆佩吉特病等可能造成假阳性结果。

诊断消化道出血需满足以下 4 条标准：①采集期间新出现血管外的局灶性摄取，随时间延长摄取增高，摄取增高区沿肠道顺行或逆行移行，摄取增高区定位于肠腔；②通常小肠出血的肠道移行比结直肠快（与肠道内容物有关）；③有时小肠出血也可在显像阳性后逐渐消失；④小肠出血移行多为不规则环状，结直肠移行多为线形。

（三）正常影像

1. ^{99m}Tc-RBC　各帧均可见腹主动脉、下腔静脉、左右髂动脉等腹部大血管影像及肝、脾影像，肾略显影，膀胱逐渐显影，腹部其他部位仅有少量放射性本底，胃、十二指肠、空肠、回肠及各部位结肠基本不显影（图 13-1）。如甲状腺同时显影，则为显像剂放射化学纯度不合格所致，本次显像无效。

2. ^{99m}Tc-SC　仅肝、脾很快显像，腹部和其他部位放射性极低。

（四）异常影像

胃肠道某处出现异常放射性浓聚影像，其特点依出血量和出血速度大小而不同。

1. 呈点状放射性浓聚，其浓度类似肾影且时隐时现，部位较固定，出现时间较晚，其下游肠区一般见不到条状放射性浓聚影。

2. 呈片状放射性浓聚，随时间逐渐增浓，其浓度与大血管影近似，出现时间较早，其下游肠区常可见长条状放射性浓聚影（图 13-2）。

3. 呈团块状放射性浓聚，很快变大变浓，其浓度与肝、脾影近似，出现时间非常早，甚至于注入显像剂后即刻可见，其下游肠区亦很快显影，并逐渐清楚。

最早出现的异常浓聚影往往是出血灶，根据影像所在部位可大致判定出血部位。

四、临床应用

上消化道出血常见病因为消化道溃疡、出血性胃炎，其次为胃食管静脉曲张、食管炎、食管裂孔疝和胃息肉等。下消化道出血病因多为直、结肠息肉，其次为结肠炎、肠套叠、麦克尔憩室炎、过敏性紫癜、溃疡性结肠炎、急性坏死性小肠炎、小肠血管瘤、血管畸形、肠结核和全身出血性疾病等。

^{99m}Tc-RBC 消化道出血显像能探测出血率低达 0.1ml/min 的消化道出血，诊断正确率 80%～95%，这取决于正确选用显像剂和显像时机的捕捉；能定位出血部位，估计失血量，为临床治疗计划的制定和危险度分层提供依据。消化道出血显像最佳的适应证是中、下消化道出血，但隐匿的仅大便潜血阳性者、缓慢间断出血者、近期行钡餐者不适合进行消化道出血显像来定位出血部位。

除了消化道出血显像，多种技术用于消化道出血的诊断。①大便潜血试验：对消化道出血的诊断有肯定价值。②胃镜、结肠镜检查：消化道内镜是消化道出血病因诊断的首选方法，敏感性

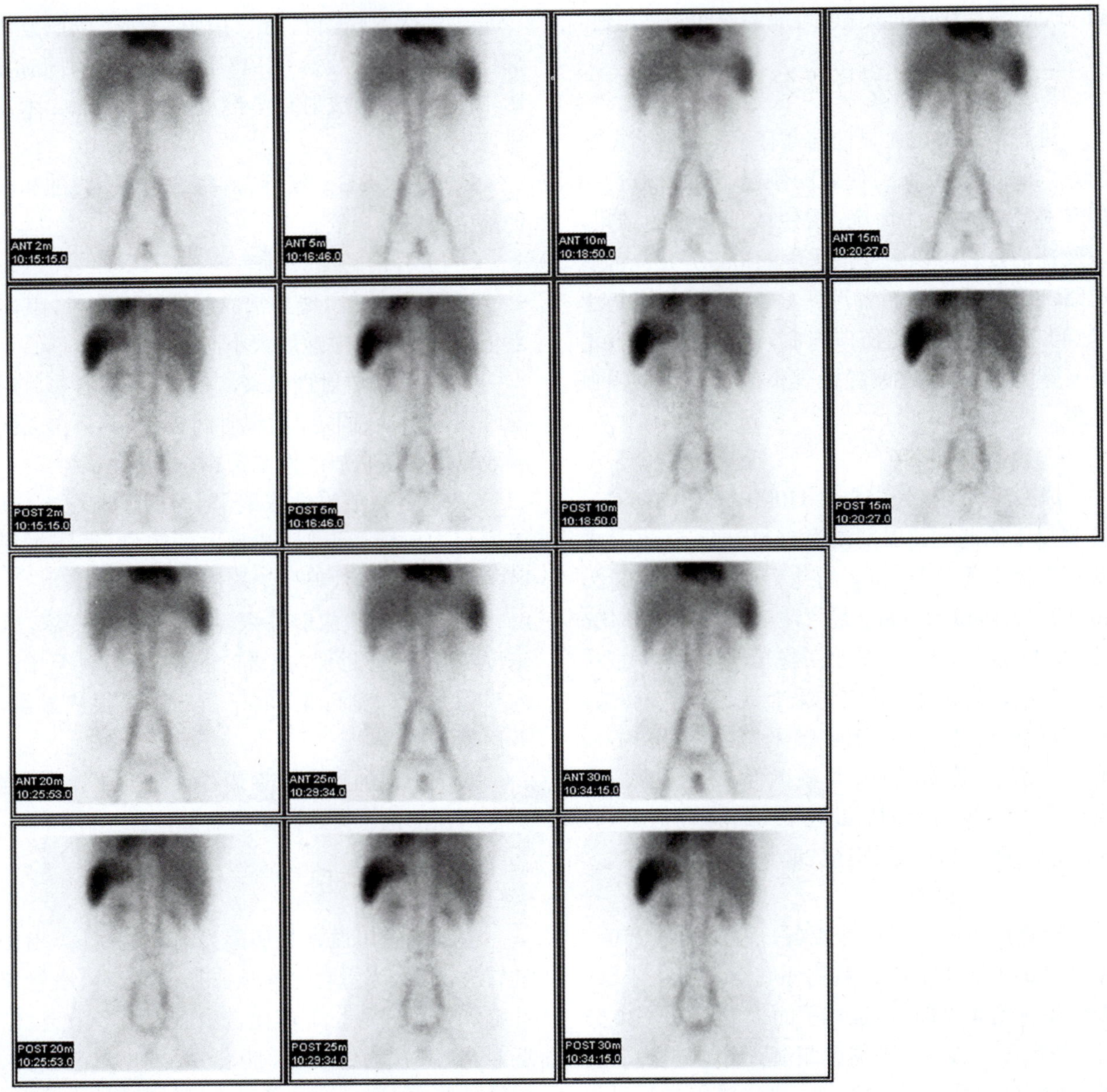

图 13-1　^{99m}Tc-RBC 消化道出血显像正常图像

可见心血池、肝、脾、腹主动脉、下腔静脉、双髂大血管显影。双肾及膀胱隐约显影，阴茎可见显影

高，可发现活动性病变，结合活检病理检查可判断病变性质。③胃肠钡剂造影：钡剂造影和钡灌肠可以观察全消化道的形态和功能，但对出血定位诊断帮助不大，在急性活动性出血时或出血终止 48 小时内不宜采用，因此，胃肠造影应在内镜检查后作为补充手段。④小肠镜检查：对于推测病变在小肠者，可以应用小肠镜检查。由于小肠位于胃肠道深部且迂曲重叠，活动度大，因此检查难度较大。⑤选择性动脉血管造影：对于反复消化道出血，而内镜检查和胃肠道钡剂造影未获确诊者，可做选择性动脉血管造影，常选择腹腔动脉、肠系膜上动脉和肠系膜下动脉造影，由血管病变引起的出血，此法是唯一的诊断方法。检查时机选择在出血的活动期，当出血量 > 0.5ml/min 时，可显示造影剂外溢，从而确定出血部位。对于血管畸形、动脉瘤及一些富血管性肿瘤即使在出血间歇期，也可从血管形态异常而明确诊断。该方法操作迅速、定位较准确且可应用于介入性治疗达到立即控制出血的目的，但为有创性检查，不作为首选方法。⑥腹腔镜检查：腹腔镜能有效诊断麦克尔憩室，腹腔镜首先辨别出回盲部，然后用钝性抓钳逆行检查回肠，发现憩室。

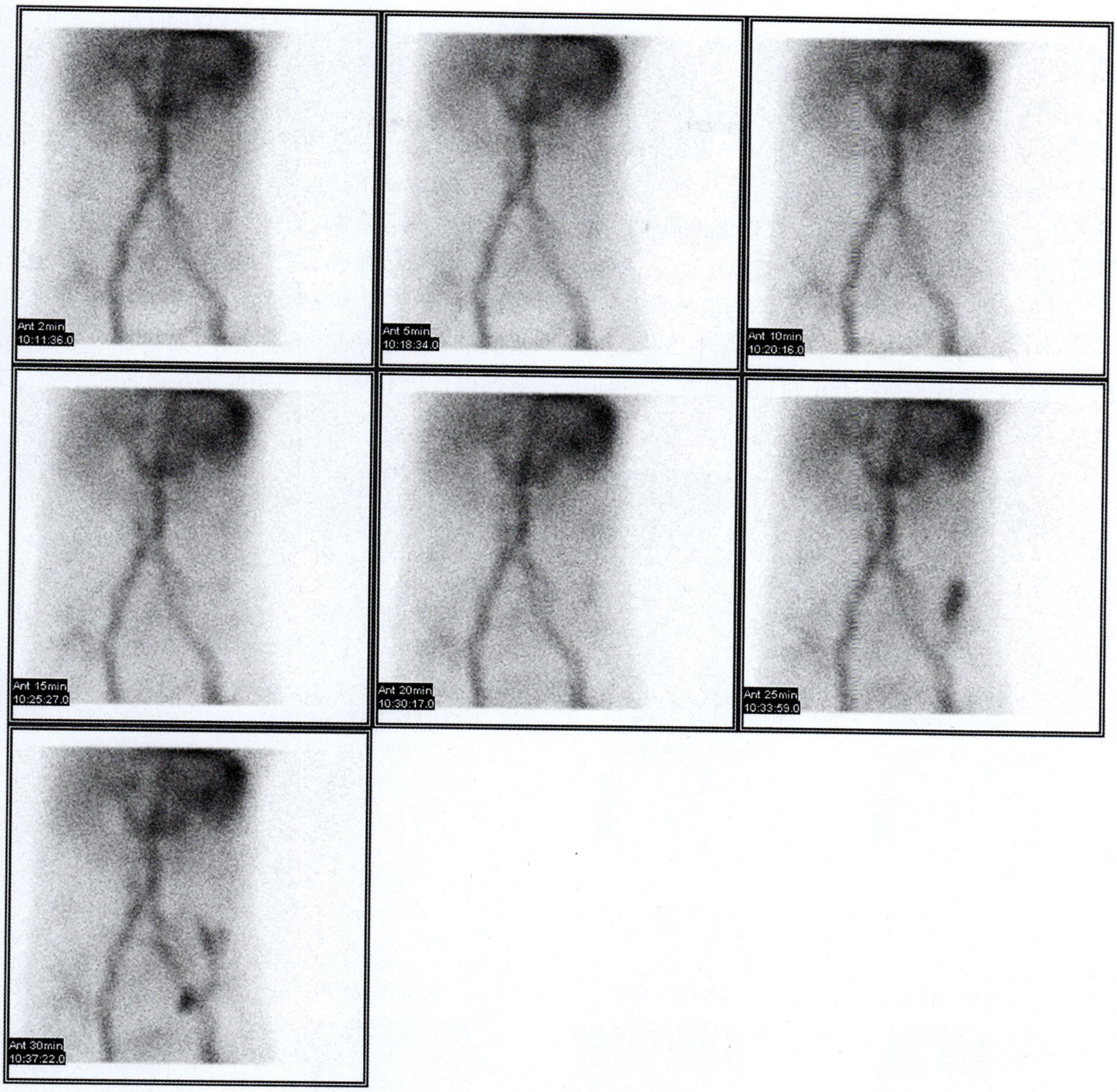

图 13-2　小肠出血图像

左下腹第 3 组小肠出血，20 分钟图像即可见左下腹部局灶性异常摄取，后逐渐弥散、移行

与其他消化道出血定位诊断技术相比，消化道出血显像的优点是能够做到全消化道实时成像、连续动态观察、探测出血时间窗长、探测出血的灵敏度高；不足是空间分辨率低且缺乏精确解剖定位、平面成像受前后重叠影响、当采集时间点不连续时可能误判出血部位。SPECT/CT 可提供准确的解剖定位信息，有利于准确定位异常摄取部位，并能够帮助判断如异位脾、非肠道的出血或血肿、富血供肿瘤等引起的假阳性情况。但由于 SPECT/CT 采集时间长，消化道出血有沿肠道移行的特点，SPECT/CT 在消化道出血定位诊断中的价值仍有待商榷。在消化道出血中，核医学检查的目的不是判断有无出血，而是准确定位出血部位，因此连续、动态、实时、快速的全消化道断层融合成像是对核医学提出的更高的要求。在硬件上 PET 成像可达到上述要求，近年亦有一些正电子核素标记的血池显像剂的出现，如 ^{18}F-AlF-NEB、^{68}Ga-NEB 等。这类正电子血池显像剂是否有助于更准确地定位消化道出血部位，还有待今后探索。

五、病例分析

病例：50 岁女性，主诉便血 2 个月余，全身浮肿伴尿少 10 余天。查 Hb 47g/L，Cr 760μmol/L。临床考虑消化道出血、贫血、肾功能不全，予输血及其他对症支持治疗，为明确消化道出血部位行 ^{99m}Tc-RBC 消化道出血显像（图 13-3）。

此例位于肝下缘的异常显影有几种可能：

1. 肠道异常摄取如结肠肝曲、十二指肠出血 该摄取增高区不符合消化道出血显像"摄取增高区沿肠道顺行或逆行移行"的判读标准，因此在消化道出血方面，本例在显像时间窗内未见活动性出血。

2. 肠道外如肝内及周围系膜病灶摄取 ^{99m}Tc-RBC 为血池示踪剂，除消化道出血以外，多种情况可能造成假阳性，如异位脾、胰腺假性囊肿、非肠道的出血或血肿、尿路改道、扩张的腹主动脉、肝血管瘤、脐周静脉曲张、血管发育不良、子宫平滑肌瘤、炎性肠病、憩室脓肿、富血供肿瘤等等。该部位持续不变的异常摄取需鉴别肝血管瘤或其

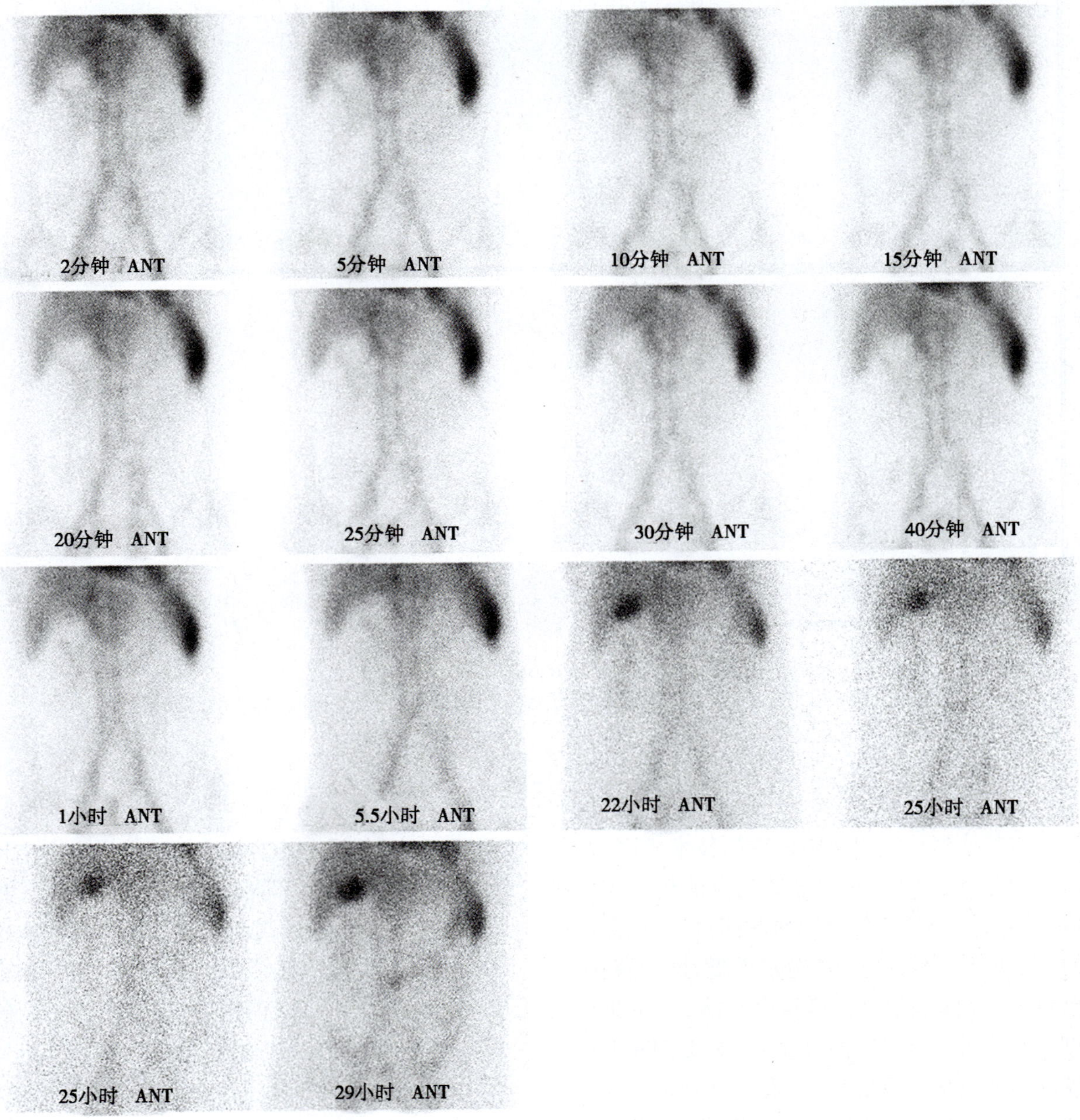

图 13-3 ^{99m}Tc-RBC 消化道出血显像图

显像时间自注射后 2 分钟间断采集至 29 小时。22 小时图像见肝下缘部位放射性浓聚区，随时间变化未见移行，29 小时的图像见中上腹部分肠道显影

他富血供肿瘤，但此类病变的异常摄取在早期血池相中即为阳性表现。

3. 胆囊摄取 约 70%～80% 的胆红素来源于衰老红细胞的分解，生理情况下衰老红细胞在脾内破裂后释放出血红蛋白，之后分解出血红素，血红素经网状内皮细胞中的酶催化后形成胆红素，再与血浆中的球蛋白以非共价键结合形成可溶性胆红素，之后被肝脏摄取，并在肝细胞内与葡萄糖醛酸结合形成结合胆红素，之后分泌至胆道系统。在 ^{99m}Tc 标记红细胞时约 75% 的 ^{99m}Tc 标记在珠蛋白上，约 20% 的 ^{99m}Tc 被标记在血红素上。在某些病理情况下若红细胞寿命明显缩短，被标记的红细胞可能在数小时的显像时间窗内提前破坏、形成胆红素，造成标记在血红素上的 ^{99m}Tc 随胆红素进入胆道系统。当肾功能不全、多次输血、贫血时，可能发生上述情况，并且胆汁中的放射性随后会缓慢排泄至肠道。

本例为因多次输血、肾衰造成的 ^{99m}Tc-RBC 胆囊异常显影，在进行检查当天及之后都未再出现消化道出血。根据图像表现、结合示踪剂代谢特点综合分析尤为重要。

第二节 异位胃黏膜显像

一、显像原理

正常胃黏膜具有快速摄取高锝酸盐（$^{99m}TcO_4^-$）的特性，异位的胃黏膜（ectopic gastric mucosa）也具有这种特性，故在静脉注射 $^{99m}TcO_4^-$ 后异位胃黏膜可很快聚集 $^{99m}TcO_4^-$ 形成放射性浓聚灶，通过γ相机或 SPECT 显像可以在体外进行诊断和定位，因此本检查的阳性结果具有病因诊断价值。

二、病理生理基础

异位胃黏膜是指胃黏膜柱状上皮出现于正常胃壁以外的其他位置，由于异位的胃黏膜缺乏有效的黏膜 - 黏液保护屏障，并且也具有分泌胃酸和胃蛋白酶的功能，可引起邻近食管或肠黏膜产生炎症、溃疡和出血。异位胃黏膜主要好发于胃以外的消化道部分，包括麦克尔憩室（Meckel diverticulum）、巴雷特食管（Barrett's esophagus）和小肠重复畸形（enteric duplications）。麦克尔憩室是卵黄管的残余，是胃肠道最常见的先天性异常，在一般人群中发病率为 1%～3%。大约 57% 的麦克尔憩室含有异位胃黏膜。巴雷特食管是食管下段的鳞状上皮细胞被胃的柱状上皮细胞所取代的一种病理现象，是反流性食管炎的并发症之一，多于反流性食管炎病程超过 1 年以后发生（也可能不发生）。小肠重复畸形是指在小肠的近系膜缘侧出现的一种圆形或管状结构的空腔器官，与其毗邻的小肠有相同的组织结构，其血液供应亦非常密切。小肠重复畸形腔内多衬以主肠管的肠黏膜，20%～35% 为异位消化道黏膜或呼吸道黏膜，异位黏膜中以胃黏膜最多见，偶见同时含有两种以上的异位黏膜。小肠重复畸形可发生于小肠任何部位，但以回肠最为多见。重复畸形在小儿为良性疾病，但于成年期可发生癌变。按临床外观分型可分为肠外囊肿型重复畸形、肠壁内囊肿型重复畸形、管状型重复畸形、憩室状重复畸形、胸腹腔重复畸形。

三、显像方法及图像分析

检查不需要禁食，不过禁食 3～4 小时可以减小胃轮廓的大小，提高检查异位胃黏膜的敏感性。如果可能的话，在检查前 2～3 天停用所有可能刺激胃肠道的药物。明确患者近期是否进行过体内红细胞标记是非常重要的，其会影响麦克尔憩室显像，因为亚锡还原剂的影响会持续数天，使静脉注射的 $^{99m}TcO_4^-$ 标记于红细胞而不是聚集在异位胃黏膜。

成人静脉注射 $^{99m}TcO_4^-$ 296～444MBq（8～12mCi）；儿童 1.85MBq/kg（0.05mCi/kg）最小注射量为 9.25MBq（0.25mCi）。采用低能高分辨率的平行准直器，能峰 140keV，窗宽 20%，进行平面或 SPECT 显像。

患者取仰卧位，扫描范围为腹部和盆腔（包括胃和膀胱）。在婴儿和幼儿（最大 2 岁）中，应将胸腔包括在内，以评估可能的异位黏膜支气管肺前肠畸形。

获得前腹部血流动态图像（1～5s/ 帧，长达 1 分钟）以识别可能与异位胃黏膜混淆的血管血池的浓聚影。以 30～60s/ 帧采集前腹部动态图像至少 30 分钟。临床高度怀疑，但早期图像为阴性时可采集至 60 分钟。超过 60 分钟，由于放射性由胃排到肠腔，会影响图像的判读。在动态采集结束时，建议采集静态图像（前位、前斜位、侧位和后位）。侧位像可用于定位肾盂的放射性。后位像可能有助于检测被膀胱遮挡的麦克尔憩室中的放射性。

如果麦克尔憩室靠近膀胱且患者不能自主排空膀胱，可以考虑导尿。呋塞米（1mg/kg 静脉注射）可用于消除扩张的输尿管中的放射性浓聚，尤其当延迟显像受限时。

（一）正常影像

1. 正常结构在注射 $^{99m}TcO_4^-$ 后的血流灌注像即可显示，包括心、肺（通常不包括在视野中）、大血管、富血供器官（肝、脾、肾）。

2. 胃影在动态显像早期出现，并且在 10～15 分钟最明显。

3. 输尿管、膀胱常可见显影。

4. 在胃影出现时腹部和胸部无局限性和固定的放射性浓聚灶（图 13-4）。

（二）异常影像

异位胃黏膜的影像特点：局灶性放射性浓聚影，位置相对固定；与正常胃黏膜中的放射性浓聚影同时出现；随着胃黏膜放射性摄取的增浓，异位胃黏膜的放射性摄取也增浓。

1. 麦克尔憩室　在腹部脐周，最常见在右下

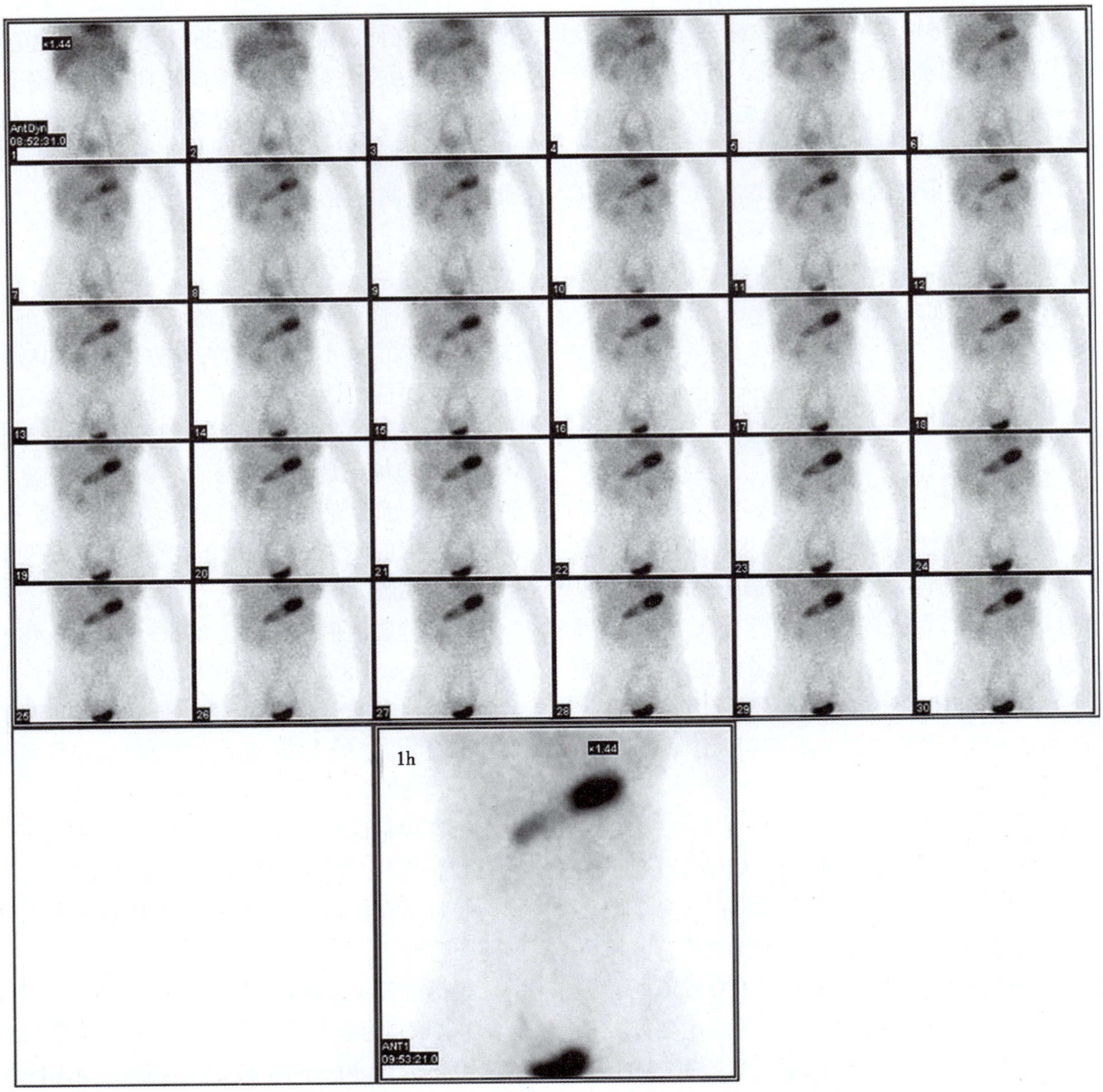

图 13-4　异位胃黏膜显像正常图像

动态相及 1 小时静态相：胃影显示清晰，未见与胃影同时出现且形态、位置较固定的异常放射性浓聚影

腹出现位置相对固定的灶状浓聚影，与胃同步显影，随着时间延长，影像渐浓。也可见于腹部的其他部位，位置可能随体位的改变而改变（图 13-5）。麦克尔憩室显像假阳性的原因见表 13-1。

2. 巴雷特食管 在胃影上方可见食管下段有异常显像剂浓聚影，与胃同步显影，随时间延长，局部浓聚影渐浓，饮水后局部影像无明显变化。

3. 小肠重复畸形 腹部出现条状浓聚影，与胃同步显影，随时间延长，影像渐浓且逐渐呈现肠型。

四、临床应用

当患者没有活动性出血时，应选择异位胃黏膜显像。对于活动性出血的患者，包括儿童，^{99m}Tc-RBC 闪烁扫描将是最佳的方法。异位胃黏膜显像可应用于以下几个方面。

1. 小儿下消化道出血病因筛查 麦克尔憩室是婴儿下消化道出血的最常见原因。超过 50% 的患儿在 2 岁时出现出血。几乎所有下消化道出血的儿童，憩室都含有异位胃黏膜。麦克尔憩室

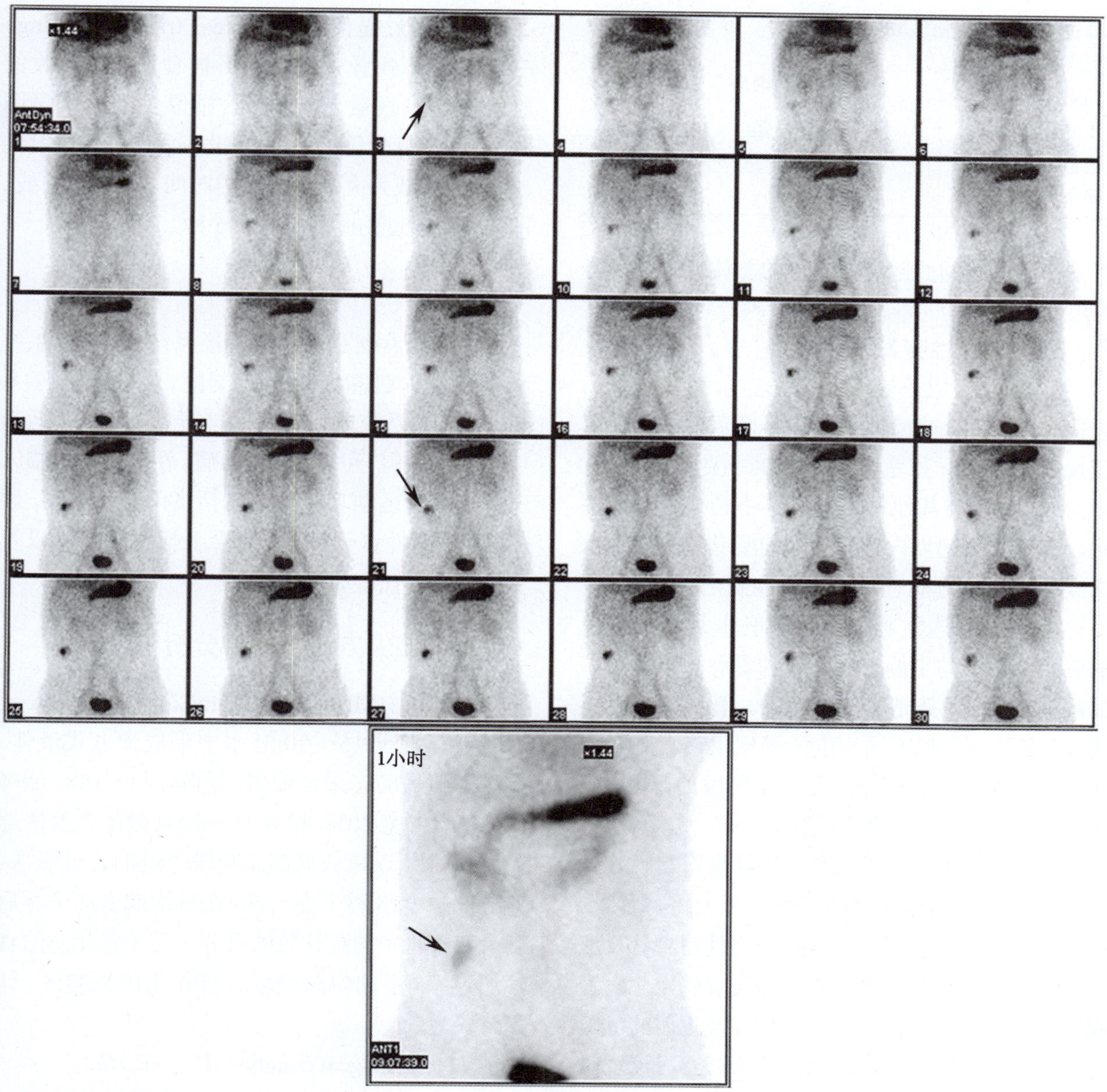

图 13-5 麦克尔憩室

45 岁，男，反复血便 1 年余。动态相（1min/ 帧）及 1 小时静态相：胃影显示清晰，右腹中部显示与胃影同时出现且形态、位置较固定的异常放射性浓聚影（黑色箭头）。术后病理示：（小肠憩室）符合麦克尔憩室伴胃黏膜异位

表 13-1 麦克尔憩室显像假阳性的原因

泌尿系统	胰腺
异位肾	十二指肠
肾外型肾盂	结肠
肾盂积水	**充血和炎症**
膀胱输尿管反流	消化性溃疡
马蹄肾	克罗恩病
膀胱憩室	溃疡性结肠炎
血管	脓肿
动静脉畸形	阑尾炎
血管瘤	结肠炎
腹腔内血管动脉瘤	**肿瘤**
血管发育不良	乙状结肠癌
异位胃黏膜的其他区域	类癌
胃囊肿	淋巴瘤
肠重复畸形	平滑肌肉瘤
重复囊肿	**小肠梗阻**
巴雷特食管	肠套叠
残留胃窦	肠扭转

好发于小肠的回肠部位。检查的总体灵敏度和特异度约为 90%。

2. 小儿慢性腹痛。

3. 肠梗阻或肠套叠疑与麦克尔憩室或小肠重复畸形有关 麦克尔憩室和小肠重复畸形都可表现为肠梗阻。憩室所致肠梗阻主要为低位，且多为绞窄性，与其他粘连带所致小肠梗阻难以鉴别。憩室作为起点内翻所引起的肠套叠多在手术中或手术后检查病理标本时始能确定；急性憩室炎亦可引起粘连性肠梗阻。小肠重复畸形引起的肠梗阻常为与主肠管不交通的囊肿型重复畸形的临床表现，尤其是肠壁内囊肿。囊肿向肠腔突出，堵塞肠腔引起不同程度的肠梗阻。囊肿容易成为套入点诱发肠套叠，表现为突发的呕吐、腹痛、果酱样血便等急性肠梗阻症状。

4. 成人食管炎（或出血），疑异位胃黏膜。

5. 反流性食管炎患者了解有无巴雷特食管。巴雷特食管发生于 11%～44% 的慢性胃食管反流者，文献报道有 8%～15% 的巴雷特食管发生食管腺癌。通常，巴雷特食管区域越大，发生癌的危险也越大。巴雷特食管是一种癌前病变，应该及时治疗并定期复查。如有重度异型增生或早期癌变，应手术治疗。平时可按一般胃食管反流病治疗。

药物干预可提高麦克尔憩室扫描的灵敏度。H_2 受体阻断药（西咪替丁，法莫替丁或雷尼替丁）可阻断高锝酸盐从异位胃黏膜中释放出来，五肽胃泌素增强黏膜摄取 ^{99m}Tc- 高锝酸盐，胰高血糖素减少小肠（憩室）蠕动。

目前，随着 SPECT/CT 的应用，SPECT 和 CT 的融合影像有助于更精准地显示和定位病灶，并且排除或确定其他的引起腹痛和出血的病因。

第三节 食管通过显像

一、显像原理

食管通过显像（esophageal transit imaging，ETI）是在一次弹丸式吞咽不被食管黏膜吸收的放射性显像剂后，采用核素显像仪连续采集图像，分别计算食管上、中、下段和食管总的放射性计数，并生成弹丸通过食管的时间 - 放射性曲线。正常食管通过的时间是 6～15 秒。

二、病理生理基础

食管的吞咽是由中枢神经系统、肠神经系统和食管括约肌高度协调控制的，当中枢神经系统、肠神经系统或括约肌功能异常时，食管运动功能发生障碍，可见烧心、胸痛、吞咽困难等临床表现。食管运动功能障碍包括贲门失弛缓症、硬皮病、弥漫性食管痉挛、食管下括约肌高压以及非特异性食管运动障碍等。

三、显像方法与图像分析

3.7～11.1MBq（0.1～0.3mCi）^{99m}Tc-DTPA 或 ^{99m}Tc-SC 混于 15～30ml 水中形成弹丸式液体，单次吞咽后动态采集图像，矩阵 128×128，能峰 140keV，窗宽 20%，以 0.25～0.5s/ 帧的速度快速采集 30 秒，以捕获局部和全段食道的通过影像。5 分钟内每 15 秒干吞一次，在单次或多次干吞后剩余在食管中的总计数的百分比用于量化总的食管通过率，手动勾画整段食管作为感兴趣区，计算公式为：

$$\%\text{esophageal counts} = (E_{max} - E_t)/E_{max}$$

式中 %esophageal counts 为食管通过率，E_{max} 为全段食管最大放射性计数，E_t 为 t 时刻食管的放射性计数。

（一）正常影像

正常食管通过时间6～14秒，10分钟食管通过率大于82%。

（二）异常影像

食管通过时间大于14秒，食管有不同程度的放射性残留。

四、临床应用

1. 非特异性食管运动障碍 任何局部异常的逆行-顺行弹丸运动（正常运动是轻度的、短暂的，逆行发生在食管下括约肌松弛前的远端食管并且迅速被清除），食管通过时间>14秒，10分钟食管放射性残留>18%。

2. 孤立性食管下括约肌功能障碍 弹丸在食管上段和中段的通过正常，在胃食管连接处通过延缓，食管通过时间>14秒，10分钟食管放射性残留通常<18%，有时可见<30%的轻度放射性残留。

3. 硬皮病 弹丸通过明显延缓，通常局限于远端食管，食管通过时间>30秒，10分钟食管放射性残留>30%，直立时明显改善。

4. 弥漫性食管痉挛 全段食管重复的逆行-顺行收缩，食管通过时间>14秒，10分钟食管放射性正常或轻度残留<30%。

5. 贲门失弛缓症 弹丸在全段食管的通过明显延缓（口咽到食管上段的推进可能正常），食管通过时间>30秒，10分钟食管放射性残留>50%，直立时无改善。

食管通过显像探测贲门失弛缓症的敏感性较高，但是，对其他运动功能障碍疾病的敏感性较低，限制了其常规应用于筛查试验。鉴别不同的运动功能障碍疾病的病因的特异性不高。食管通过显像通常用于筛查低度可疑食管运动障碍的患者，从而避免侵入性测压，或用于评估治疗效果。

第四节 胃排空显像

一、显像原理

胃排空显像（gastric emptying imaging，GEI）将不被胃黏膜吸收或吸附的放射性显像剂随食物一起引入胃内后进行动态显像，显像剂经胃排空的情况可反映胃的运动功能。

二、病理生理基础

食物由胃排入十二指肠的过程称为胃排空。胃的排空取决于幽门两侧的压力差（直接动力），胃运动产生的胃内压增高是胃排空的动力（原始动力）。胃排空速度与食物性状和化学组成有关，糖类>蛋白质>脂肪；稀的、液体食物>固体、黏稠的食物。一般情况下，对于混合性食物，胃完全排空的时间为4～6小时。胃排空显像是为了确认或排除胃轻瘫（胃排空延缓）是否是导致患者症状的原因之一。胃轻瘫通常伴有上消化道症状，包括：恶心（92%的患者）、呕吐（84%）、腹部饱满或腹胀（75%）、早饱（60%）。胃轻瘫的病因包括：糖尿病、感染、神经肌肉疾病、自身免疫性疾病、结缔组织疾病、癌症、术后改变或为原发性。

三、显像方法及图像分析

显像前至少禁食4小时，最好于早上显像。由于胃排空的速度与食物的质量、大小、性状、成分及热量有关，因此进行显像的食物应当标准化。根据食物的性状，可分为固体、液体、固体-液体混合试餐。

目前国际推荐的的固体标准餐：成人120克液体蛋清与18.5～37MBq（0.5～1mCi）的^{99m}Tc-SC经平底锅或微波炉烹饪成固体，2片白面包，30克草莓酱和120毫升水；儿童9.25～18.5MBq（0.25～0.5mCi）^{99m}Tc-SC。以上在10分钟内全部咽下。

利用γ照相机或SPECT采集图像，^{99m}Tc能峰140keV，窗宽20%，矩阵128×128，低能通用或低能高分辨率准直器。咽下食物后取站立位（必要时仰卧位）分别于0小时、0.5小时、1小时、2小时、4小时行前后位显像（采集1分钟）。

利用ROI技术在所有时间点前、后位图像上手动勾画胃的ROI。胃ROI应包括胃底和胃窦，应特别注意避免在胃附近有任何小肠。特例是，如果患者在第一张图像上小肠有放射性，则应使用整个视野，以便0时刻ROI包括吞下的所有放射性。计算出各时间点全胃内的放射性计数，并绘制出时间-放射性曲线，并按下述公式计算出各时间点的胃排空率。计算时应进行衰减矫正（^{99m}Tc 半衰期 6.02 小时）。

$$GE(\%)=[(G_{max}-G_t)/G_{max}]\times 100\%$$

式中 GE：胃排空率；G_{max}：胃内最大计数率；G_t：t 时刻胃内的计数率。固体食物胃排空诊断标准（特定时间胃内放射性残留率）见表 13-2。

表 13-2 固体食物胃排空诊断标准

时间 /h	胃排空加快 /%	胃排空延缓 /%
0.5	<70	
1.0	<30	>90
2.0		>60
3.0		>30
4.0		>10

注：4.0 小时时的胃排空值诊断胃排空最敏感

（一）正常影像（固体食物）

胃内放射性残留率正常值：1 小时 37%～90%，2 小时 30%～60%，4 小时 0～10%（图 13-6）。

（二）异常影像（固体食物）

胃排空加快：胃内放射性残留率 30 分钟 <70% 或 1 小时 <30%。胃排空延缓：胃内放射性残留率 1 小时 >90%，2 小时 >60% 和 4 小时 >10%。

四、临床应用

胃排空显像是定量评估胃排空功能的金标准，可了解各种疾病状态对胃排空功能的影响，监测治疗的效果，用于新药研发。

1. 胃排空加快 发生胃排空加快可以为医源性的，如迷走神经切除术后及幽门成型术后可

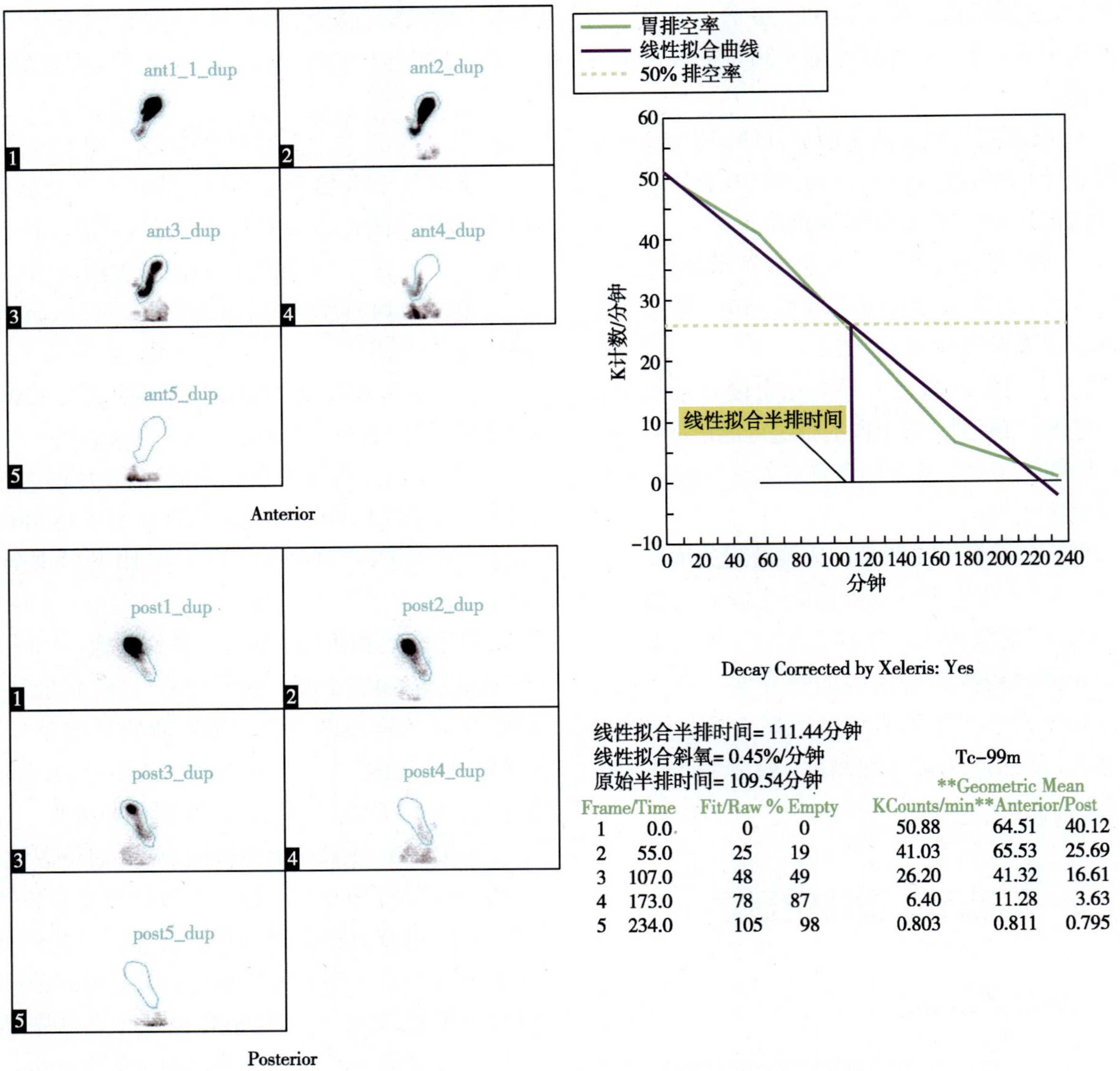

图 13-6 正常胃排空图像

以出现液体食物排空加快。此外，胃排空加快也可见于十二指肠溃疡、萎缩性胃炎、佐林格 - 埃利森综合征、Chagas 病、胰腺功能不足及甲状腺功能亢进等疾病。

2. 胃排空延缓　胃排空显像对鉴别胃排空延缓类型有重要意义。胃排空时间延长可由机械性或功能性梗阻引起。机械性梗阻多由于解剖学的异常，如幽门肌肉肥厚、溃疡疾病所致的瘢痕、胃下垂及肿瘤等，此时胃使固体食物转变为小粒子的能力可能正常，但管腔的狭窄或梗阻可使流动延缓，其排空较正常明显延缓，而液体食物的排空可以是正常的。功能性梗阻与胃运动的异常有关，如活动性胃溃疡、功能性消化不良、胃次全切除术后、迷走神经切除术后、反流性食管炎、糖尿病胃轻瘫、结缔组织病、甲状腺功能减退症、脑瘫及电解质紊乱等，由于不能产生足够的腔内压力，胃的搅拌和收缩功能均较差，固体和液体食物的排空均较正常延迟，尤以固体食物更为明显。

注入甲氧氯普胺可用于鉴别胃排空类型。如果为机械性梗阻，胃排空率不增高或仅部分增高；如果为功能性梗阻，胃排空率则增高，并可以再恢复至正常范围内。

3. 近端胃与远端胃在胃排空中的机制不尽相同　液体成分的排空主要取决于近端胃的作用，而固体成分的胃排空则取决于近端胃和远端胃的协同作用。

第五节　胃食管反流显像

一、显像原理

胃食管反流（gastroesophageal reflux，GER）显像也称为“牛奶扫描”（milk scan），是口服不被食管和胃黏膜所吸收含显像剂的牛奶后，对食管下段及胃进行连续显像，观察食管下段是否出现显像剂浓聚影及其多少来判断有无胃食管反流及反流程度，以及了解有无反流引起的肺吸入，是儿科核医学重要的检查方法。

二、病理生理基础

在生理情况下，抗反流屏障阻止胃内容物反流入食管，抗反流屏障是由食管下括约肌、外部的膈肌和胃食管瓣膜的支持结构组成的，当这些结构发育不全或功能异常时，胃内容物反流入食管，引起相应的症状，导致胃食管反流性疾病（gastroesophageal reflux disease，GERD）。生理性 GER 为婴儿食管下括约肌发育不全，无器质性病变，随着食管下括约肌机制的成熟，GER 的发生率降低，在 18 个月后很少见。病理性 GER 常有解剖学的异常或继发性病变，引起一系列症状如年长儿胸骨后烧灼感、反酸，婴幼儿顽固性呕吐和生长发育迟缓、反复不愈的呼吸道症状等。反流在早产、囊性纤维化、唐氏综合征、食管闭锁术后、食管裂孔疝、腹内压增高（腹部肿块和腹膜透析）患儿及肥胖儿童中的发生率较高。

三、显像方法与图像分析

检查前应询问牛奶过敏史，禁食 4～6 小时。儿童 9.25～37MBq（0.25～1mCi）^{99m}Tc-SC。根据平时的食量，牛奶应大于 50ml，分装 2 瓶，先食用 1/3 混有 ^{99m}Tc-SC 的牛奶，随后用剩下 2/3 未标记的牛奶冲洗口腔和食管中残余的放射性。进食应控制在 10～15 分钟。后位动态采集 60 分钟，30s/ 帧，矩阵 128×128。扫描范围口腔到上腹部。动态采集后，胸部前、后位静态采集 3～5 分钟，矩阵 256×256。3～4 小时后采集相似的静态图像。胃食管反流显像同时可提供肺吸入信息和评估胃排空。

采用 ROI 技术获得各时相食管的计数率，得出时间 - 放射性曲线，观察是否出现尖峰及其数目。计算胃食管反流指数（gastroesophageal reflux index，GERI），$GERI \geq 4\%$ 提示胃食管反流的存在。

$$GERI(\%)=(E_c-E_b)/(G_0-G_b)\times 100\%$$

式中 E_c 为食管内放射性计数，E_b 为食管本底计数，G_0 为胃内最大计数，G_b 为胃本底计数。

（一）正常影像

显像剂进入胃，随后肠道出现显像剂分布，正常儿童食管内无显像剂浓聚影。儿童双肺或气道内无显像剂出现（图 13-7）。

（二）异常影像

贲门上方食管至口咽部内出现显像剂的浓聚，如稍高于本底为弱阳性，明显高于本底但显著低于胃影者为阳性，稍低于或等于胃影为强阳性（图 13-8）。

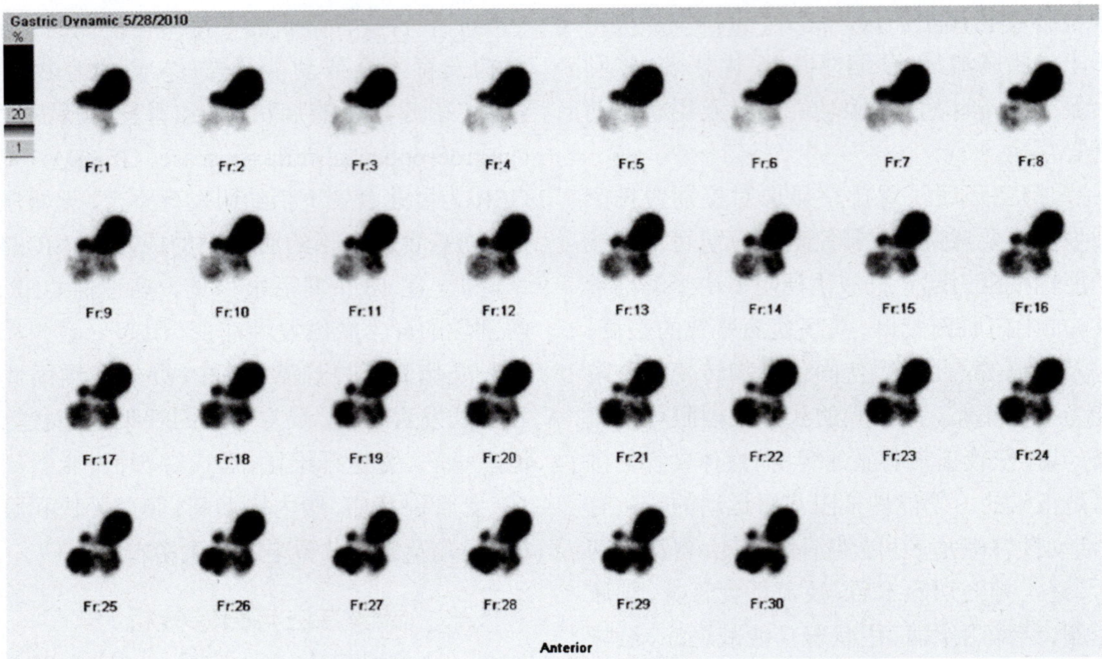

图 13-7　牛奶扫描正常图像

女，11 个月，因反复肺炎行胃食管反流显像除外肺吸入胃食管反流物导致的肺炎。牛奶扫描未见明显胃食管反流

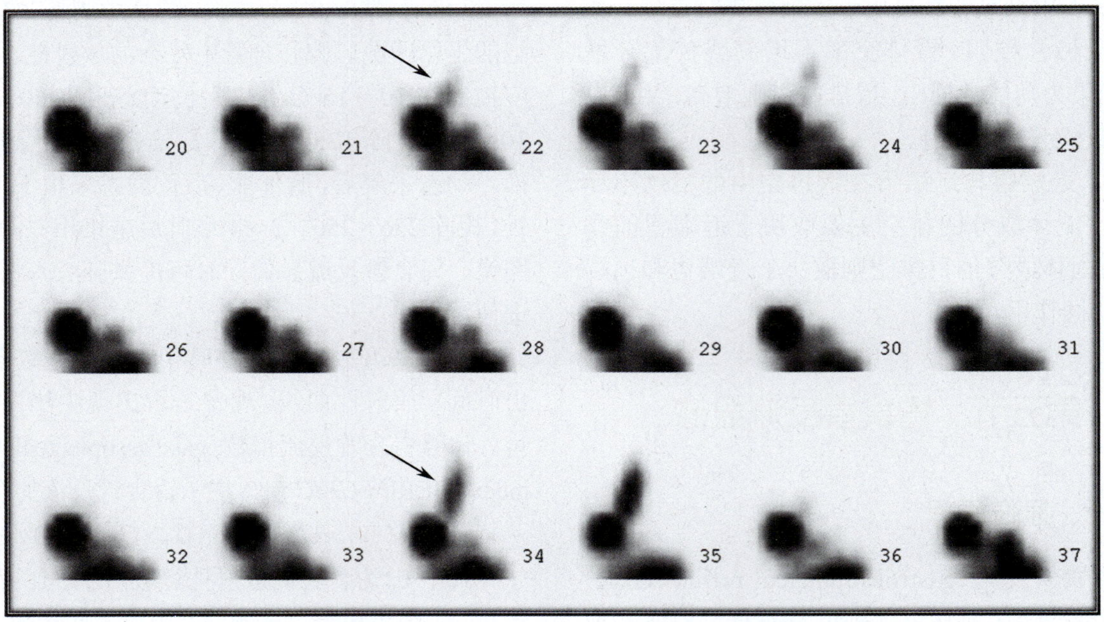

图 13-8　牛奶扫描阳性图像

1 个月患儿，牛奶扫描显示食管走形区可见大量显像剂分布（箭头），提示牛奶扫描阳性

四、临床应用

1. 胃食管反流诊断及疗效评估　胃食管反流显像诊断 GER 的敏感性为 60%～90%，特异性超过 90%。该检查方法简单、无创、符合生理特点，辐射剂量低，易被患儿接受，仅需要患儿极低程度的配合，能够直接显示 GER。另外，利用半定量分析方法可以对 GER 的治疗效果进行评估。

与食管 24 小时 pH 监测、食管下段括约肌压力测定、酚红反流试验、X 线钡餐检查、食管滴酸检查、内镜检查以及组织学检查（阳性率 40%～70%）等方法相比，在诊断 GER 的同时观察是否有肺吸入，能鉴别生理性反流与GERD反流，并且无创、更符合生理状况。

2. 吸入性肺炎诊断 反复肺部感染可能与GER有关，GER患儿反复吸入胃内容物被认为是肺部感染的病理生理机制，尤其是小儿。胃食管反流显像于1970年在临床应用，能发现GER继发的肺吸入，在诊断肺吸入胃内容物方面比其他上消化道的检查方法更敏感。

3. 肠闭锁诊断 肠闭锁是新生儿肠梗阻中最常见的原因之一。近年来，由于诊治水平的提高，肠闭锁的手术成功率在不断提高，存活率有明显改善。

出生后即有持续呕吐，24～36小时内尚无正常胎粪排泄，并伴有进行性腹胀，即应考虑肠闭锁。牛奶扫描可以了解消化道的通畅情况。如果有消化道闭锁，显像剂不能排泄，即梗阻以上显像剂不见下降，也可以了解梗阻部位，了解梗阻属于高位肠闭锁（十二指肠闭锁）还是低位肠闭锁（空肠、回肠、结肠闭锁）。与X线平片及与钡灌肠相比，放射性核素牛奶扫描具有简便、安全、辐射少的特点。

第六节 唾液腺显像

一、显像原理及病理生理基础

唾液腺显像（salivary gland imaging）是了解唾液腺摄取、分泌、排泄功能及有无占位性病变的方法。唾液腺小叶内导管上皮细胞具有从血液中摄取和分泌 $^{99m}TcO_4^-$ 的功能，静脉注射 $^{99m}TcO_4^-$ 后随血液到达唾液腺，被小叶细胞从周围毛细血管中摄取并积聚于腺体内，并在一定的刺激下分泌出来，随后逐渐分泌到口腔。因而对唾液腺进行显像，可了解唾液腺的位置、大小、形态和功能，包括摄取功能、分泌功能及导管通畅情况。

二、显像方法及图像分析

静态显像：成人静脉注射 $^{99m}TcO_4^-$ 111～185MBq（3～5mCi）后，于5、10、20、30分钟分别行前位和左右侧位显像，每帧采集500k计数，然后舌下含服维生素C 300～500mg，促使唾液腺分泌后，嘱患者漱口清洗口腔，并于清洗口腔前后分别显像。

动态显像：成人静脉注射 $^{99m}TcO_4^-$ 296～444MBq（8～12mCi）；儿童静脉注射 $^{99m}TcO_4^-$ 1.85MBq/kg（0.05mCi/kg）。以2s/帧共采集30帧，以了解唾液腺的血流灌注情况，随后以30s/帧连续采集15～30分钟，保持体位不动，嘱患者舌下含服维生素C 300～500mg，继续采集15分钟，观察唾液腺分泌排泄情况。分别勾画出各唾液腺的ROI，得出各自的时间-放射性曲线。

（一）正常影像

1. 静态影像 前位见腮腺和颌下腺皆显影清晰，轮廓完整，放射性分布均匀，腮腺影像较颌下腺影像更为明显。左右侧腺体的位置大小对称。口腔内放射性较多，常明显显影。侧位腮腺影像呈上端稍宽的卵圆形，颌下腺近圆形。

2. 动态影像 静脉注射 $^{99m}TcO_4^-$ 后唾液腺迅速吸收放射性，于10分钟内可见口腔"半月形"放射性影像，腮腺内放射性于20～30分钟内可达高峰，40分钟左右口腔内放射性明显高于腮腺。维生素C刺激后腺体影像迅速变淡，口腔内显像剂聚集明显增加，借此可判断腮腺的分泌功能和导管有无阻塞（图13-9）。

（二）异常影像

1. 静态影像 唾液腺位置异常，双侧不对称，腺体增大，放射性分布不均匀，腺体内出现"热区"（淋巴乳头状囊腺瘤特异表现）、肿块处放射性与正常组织相同的"温区"（多为混合瘤和单纯腺瘤）或"冷区"（绝大多数唾液腺良、恶性病变的共同表现）。

2. 动态影像 当唾液腺功能受损时，唾液腺显影程度及分泌排泄功能会呈现不同程度改变，肉眼定性分析可分为轻度受损和重度受损。①轻度受损：指唾液腺显像较正常减淡，两侧基本对称，维生素C刺激后唾液腺影变淡速度减慢，口腔内显像剂聚集缓慢增加；②重度受损：指唾液腺显影显著变淡，维生素C刺激后唾液腺影像无明显变化，口腔内显像剂分布极少（图13-10）。

三、临床应用

1. 唾液腺摄取增多 表现为两侧或一侧唾液腺显影呈弥漫性浓聚，常见于病毒、细菌感染、乙醇中毒以及放射治疗引起的急性唾液腺炎。

2. 唾液腺摄取功能减退 表现为两侧或一

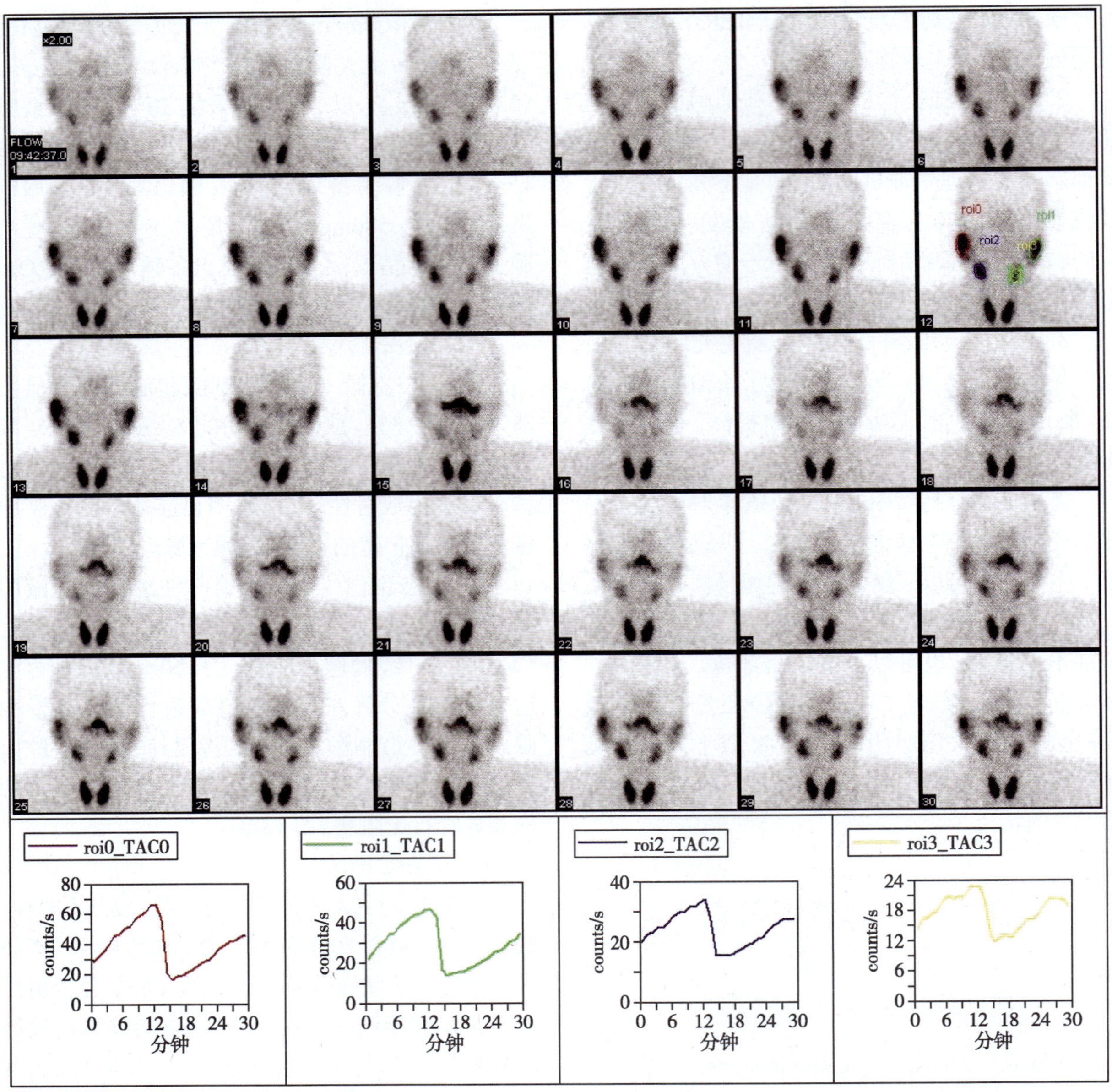

图 13-9　正常唾液腺图像

双侧腮腺和双侧颌下腺摄取及排泌功能正常，对酸性刺激反应良好

侧唾液腺显影呈弥漫性稀疏或不显影，常见于慢性唾液腺炎。干燥综合征（Sjogren 综合征，即口、眼干燥、关节炎综合征）是慢性唾液腺炎的一种特殊类型，腺体稍肿大，无肿块。其显像变异较大，可表现为摄取正常、减低或不显影，少数病例以一侧改变为主。典型表现为唾液腺显像剂浓聚减少，甚至不显影，口腔内显像剂聚集量更少，酸刺激后口腔内显像剂聚集量无明显增加。

3. 唾液腺占位性病变

（1）热结节：肿块部位显像剂分布高于周围正常腺体组织，是乳头状淋巴囊腺瘤（沃辛瘤）的特征性影像表现，酸性刺激后更明显。特异性高，极少假阳性，有时可发现临床表现不明显的位于腮腺后下极的小病变，优于腮腺造影和超声检查。

（2）温结节：肿块部位的显像剂分布与周围正常腺体组织一致或接近，多为腮腺混合瘤或单纯性腺瘤，恶性肿瘤可能性较小。

（3）冷结节：肿块部位的显像剂分布低于周围正常腺体组织，表现为稀疏区或缺损区。如稀疏或缺损区的边缘清晰且较光滑，多为良性混合瘤、唾液腺囊肿、脓肿。如缺损区的边缘不清晰、不光滑，多提示为恶性肿瘤。

4. 涎石症　唾液腺结石和导管开口狭窄所

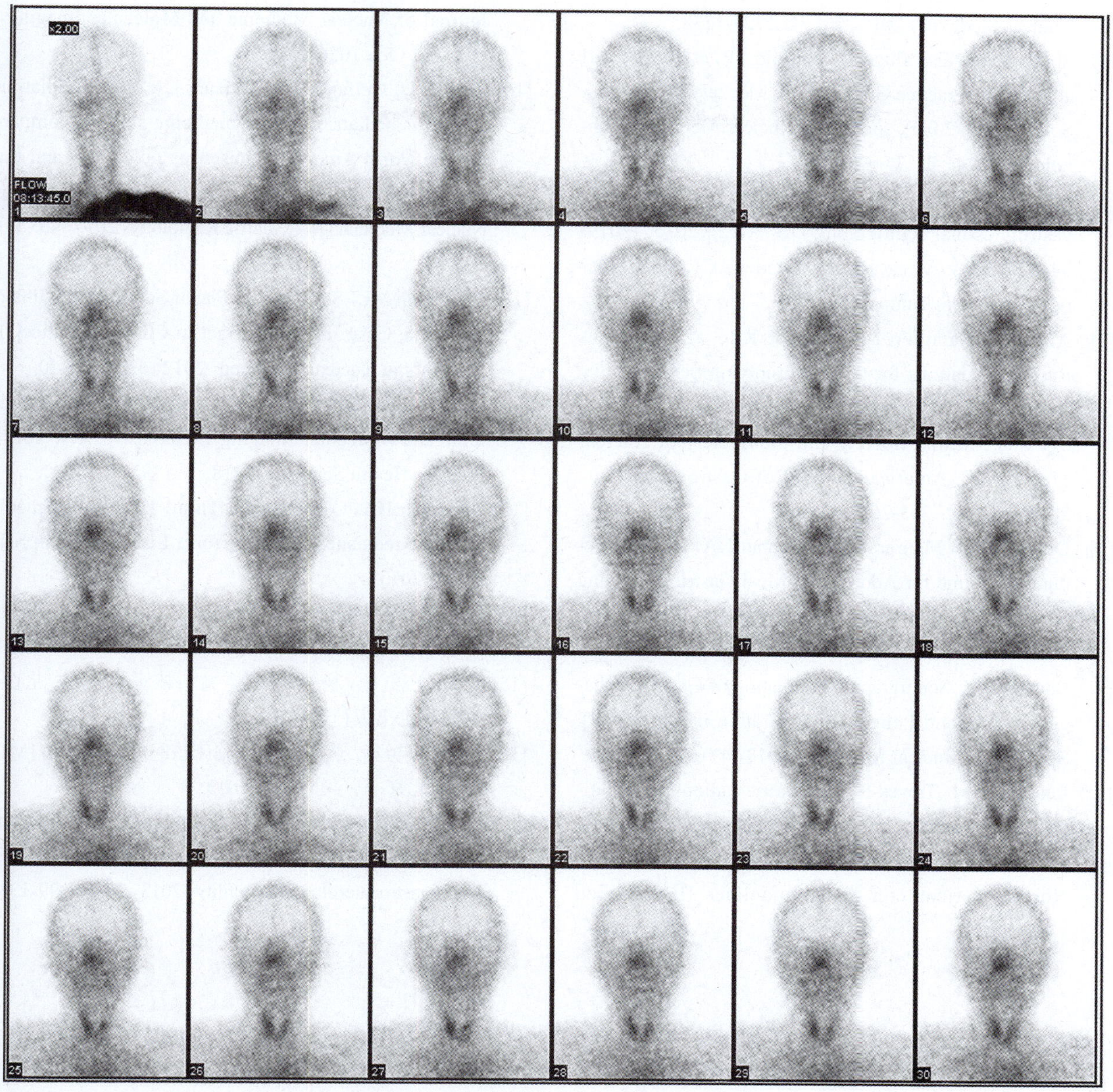

图 13-10 唾液腺摄取功能重度受损图像

36 岁，女，双颊红斑半年，伴口干、眼干 1 个月余。双侧腮腺及颌下腺未见明显显影

致的口干和唾液腺增大，酸性刺激后放射性反而上升，口腔内显像剂聚集则无明显变化。

5. 对唾液腺导管阻塞、异位唾液腺、移植唾液腺等有助于诊断和疗效观察。

（朱小华）

参 考 文 献

[1] Dam HQ，Brandon DC，Grantham VV，et al. The SNMMI Procedure Standard/EANM Practice Guideline for Gastrointestinal Bleeding Scintigraphy 2.0[J]. Journal of Nuclear Medicine Technology，2014，42（4）：308-317.

[2] Grady E. Gastrointestinal Bleeding Scintigraphy in the Early 21st Century[J]. Journal of Nuclear Medicine，2016，57（2）：252.

[3] Maurer AH. Gastrointestinal Motility，Part 1：Esophageal Transit and Gastric Emptying[J]. Journal of

Nuclear Medicine，2015，56（8）：1229-1238.

[4] Spottswood SE，Pfluger T，Bartold SP，et al. SNMMI and EANM Practice Guideline for Meckel Diverticulum Scintigraphy 2.0[J]. Journal of Nuclear Medicine Technology，2014，42（3）：163-169.

[5] ACR-SPR practice parameter for the performance of gastrointestinal scintigraphy[DB / OL].（2015）[2019-04-02]. https://www.acr.org/-/media/ACR/Files/Practice-Parameters/TumorScint.pdf.

[6] Abell TL，Camilleri M，Donohoe K，et al. Consensus Recommendations for Gastric Emptying Scintigraphy：A Joint Report of the American Neurogastroenterology and Motility Society and the Society of Nuclear Medicine[J]. American Journal of Gastroenterology，2008，103（3）：753-763.

[7] Donohoe KJ，Maurer AH，Ziessman HA，et al. Procedure Guideline for Adult Solid-Meal Gastric-Emptying Study 3.0[J]. Journal of Nuclear Medicine Technology，2009，37（3）：196-200.

[8] Bar-Sever Z. Scintigraphic Evaluation of Gastroesophageal Reflux and Pulmonary Aspiration in Children[J]. Seminars in Nuclear Medicine，2017，47（3）：275-285.

[9] Lassmann M，Treves ST. Paediatric radiopharmaceutical administration：harmonization of the 2007 EANM paediatric dosage card（version 1.5.2008）and the 2010 North American consensus guidelines[J]. European Journal of Nuclear Medicine and Molecular Imaging，2014，41（5）：1036-1041.

[10] Grant FD，Gelfand MJ，Drubach LA，et al. Radiation doses for pediatric nuclear medicine studies：comparing the North American consensus guidelines and the pediatric dosage card of the European Association of Nuclear Medicine[J]. Pediatric Radiology，2015，45（5）：706-713.

[11] Middleton ML，Strober MD. Planar Scintigraphic Imaging of the Gastrointestinal Tract in Clinical Practice[J]. Seminars in Nuclear Medicine，2012，42（1）：1-40.

[12] Mettler FA，Guiberteau MJ. Essentials of Nuclear Medicine and Molecular Imaging E-Book[M]. New York：Elsevier Health Sciences，2018.

[13] Ziessman HA，O'Malley JP，Thrall JH. Nuclear medicine：the requisites[M]. New York：Elsevier Health Sciences，2013.

[14] 张永学，安锐，黄钢. 核医学 [M]. 3 版. 北京：人民卫生出版社，2015.

[15] 陈跃，庄红明，杨吉刚，等. 儿科核医学 [M]. 北京：人民卫生出版社，2013.

[16] 朱小华，吴华，李美颖，等. 临床核医学诊疗指南 [M]. 3 版. 北京：科学出版社，2013.

[17] Gyawali CP，Bredenoord AJ，Conklin JL，et al. Evaluation of esophageal motor function in clinical practice[J]. Neurogastroenterology & Motility，2013，25（2）：99-133.

第十四章　肝胆系统

第一节　肝胆显像

一、显像原理

肝细胞自血液中选择性摄取肝胆显像剂，并通过近似处理胆红素的过程，将其分泌入胆汁，继而经胆道系统排泄至肠道，可使胆道系统显影，可观察肝细胞摄取、分泌、排泄功能。肝胆动态显像是鉴别肝前、肝细胞性、肝后性黄疸的一种简单、有效的无创性方法，亦用于了解肝胆功能状态。肝细胞功能正常是肝胆显像的前提，胆道通畅是显像剂聚集于胆囊并在肠道内显现的条件。优点是特异性好，稳定、灵敏，能直接反映肝脏功能，特别是所获得的诊断结果常先于肝胆的形态学变化。

二、显像方法

肝胆显像常用的放射性药物主要有两类：^{99m}Tc 标记的乙酰苯胺亚氨二醋酸（IDA）类化合物和 ^{99m}Tc 标记的吡哆氨基类化合物。前者包括二甲基 IDA（^{99m}Tc-HIDA），二乙基 IDA（^{99m}Tc-EHIDA）、二异丙基 IDA（^{99m}Tc-DISIDA）、三甲基溴 IDA（^{99m}Tc-mebrofenin）、对异丙基 IDA（^{99m}Tc-PIPIDA）、对丁基 IDA（^{99m}Tc-BIDA）等，后者包括吡哆 -5- 甲基色氨酸（^{99m}Tc-PMT）、吡哆醛谷氨酸（^{99m}Tc-PG）、吡哆醛亮氨酸（^{99m}Tc-PI）等。其中 ^{99m}Tc-DISIDA，^{99m}Tc-mebrofenin，^{99m}Tc-PMT 的肝摄取率、胆汁排泄率和尿中排出量均比较理想。它们在分子结构上都存在着疏水端和亲水端，在血液循环中与清蛋白结合并被运送至肝，进入类似于胆红素的代谢途径，但不参与葡萄糖醛酸或硫酸的结合过程而以原形排出（表 14-1）。

表 14-1　肝胆动态显像常用显像剂

药物名称	吸收剂量 /Gy		尿中排泄率 /%（3h）
	肝脏	全身	
^{99m}Tc-HIDA	8.10×10^{-6}	2.70×10^{-6}	20
^{99m}Tc-EHIDA	8.10×10^{-6}	2.70×10^{-6}	5
^{99m}Tc-DISIDA	2.70×10^{-6}	5.40×10^{-6}	4.5
^{99m}Tc-PIPIDA	2.43×10^{-6}	4.50×10^{-6}	10
^{99m}Tc-BIDA	1.35×10^{-6}	5.40×10^{-6}	2
^{99m}Tc-PG	1.08×10^{-6}	2.70×10^{-6}	28
^{99m}Tc-PI	8.10×10^{-6}	2.70×10^{-6}	10
^{99m}Tc-PMT	1.35×10^{-6}	5.40×10^{-6}	2

三、图像分析

图 14-1 所示为正常肝动态显像图像。①血流灌注相：静脉注射后即刻至 30～45 秒左右，心、肺、肾、大血管、肝依次显影；②肝实质相：注射后 1～3 分钟肝已显影清晰，15～20 分钟达高峰，此期以肝细胞摄取为主；③胆管排泄相：肝细胞将放射性药物分泌入胆道，注射后 5 分钟胆管显影，依次显示左右肝管、总肝管、胆囊管和胆囊。胆囊一般在 45 分钟内显影；④肠道排泄相：放射性药物被排至肠道，一般不迟于 40～65 分钟。

四、临床应用

1. 急性胆囊炎的诊断　急性胆囊炎为急腹症，其病理生理表现为胆囊管炎症、水肿或其他原因所造成的机械性或功能性胆囊管完全梗阻。临床症状主要表现为右上腹刀绞样剧痛、发热、常伴或不伴有黄疸，墨菲征阳性。肝胆显像表现为肝脏摄取良好，肝胆管、总胆管及肠道均在 1 小时内显影，但胆囊始终不见显影。如果怀疑急性胆囊炎而 1 小时内胆囊不显影者（图 14-2），可进行 24 小时延迟显像。吗啡介入试验可缩短检

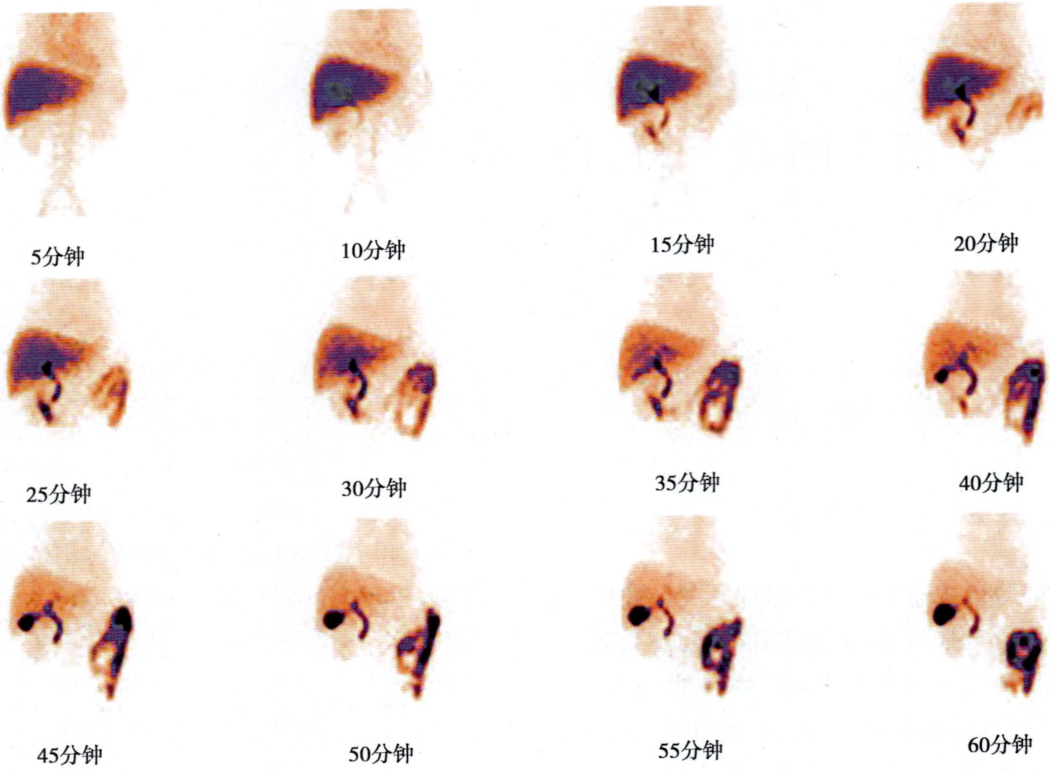

图 14-1 正常肝动态显像

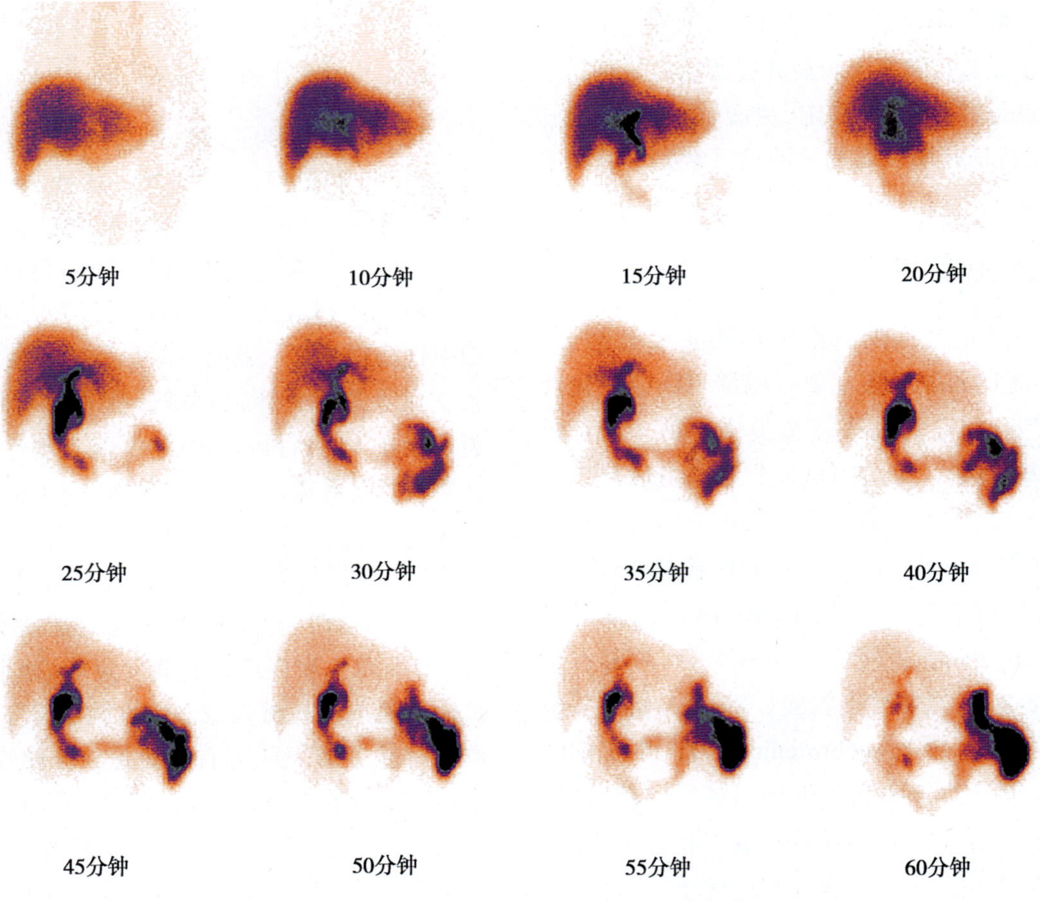

图 14-2 急性胆囊炎

胆囊 1 小时持续不显影

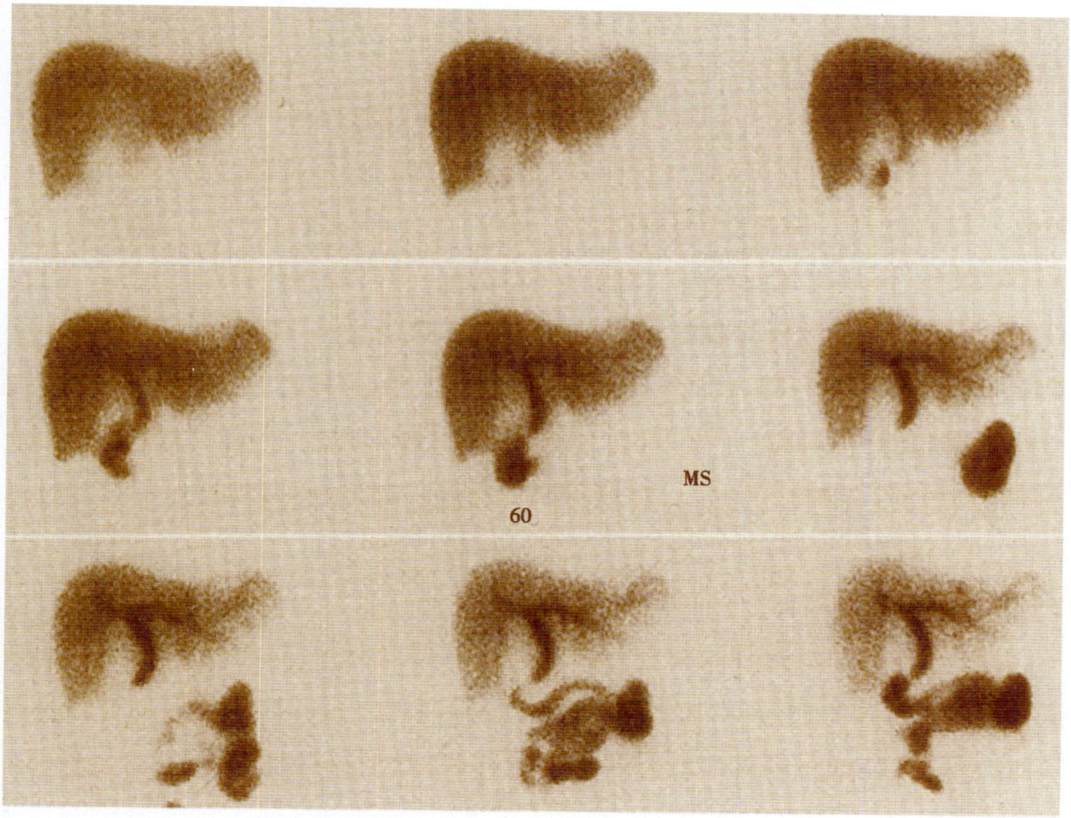

图 14-3　吗啡介入试验确诊急性胆囊炎

予盐酸吗啡后 90 分钟胆囊仍不显影，确定急性胆囊炎诊断

查时间，如果胆囊管通畅，胆囊可在注射吗啡后 5～10 分钟内显影，即可排除急性胆囊炎的诊断（图 14-3、图 14-4）。

2. 黄疸的鉴别诊断　肝细胞性黄疸由于受损害的肝细胞摄取显像剂的能力减低，肝脏显影不清晰。而肝外心、肾的放射性分布增加，炎症和水肿使显像剂从肝细胞分泌至胆道的速度缓慢，肝持续显影，胆总管、胆囊显影也不清晰，肠道出现放射性的时间延迟。梗阻性黄疸多由于肿瘤压迫、胆道结石、胆管狭窄引起。由于梗阻部位和病程长短的差别以及肝功能受损程度的不同，肝胆显像的表现不尽相同。完全性梗阻如病程短肝功能无明显损害时，肝影清晰，梗阻上端胆管扩张，远端不显影，肠道无放射性（图 14-5）。病程长、肝功能严重损害时摄取显像剂功能低下，肝影不清，胆总管、胆囊显影也不清晰，延迟显像肠道也无放射性（图 14-6）。不完全性梗阻时胆道系统各部位显影的时相延缓，梗阻上端胆道扩张持续显影，肠道放射性出现较晚，放射性分布减淡（图 14-7）。

3. 新生儿胆道疾病的鉴别诊断　由于新生儿的胆管极细，因此肝胆动态显像在先天性胆管闭锁（congenital biliary atresia）与新生儿肝炎所致的新生儿胆道疾病的诊断与鉴别诊断具有重要的临床应用价值。临床上，先天性胆管闭锁与新生儿肝炎所致的新生儿黄疸的鉴别诊断有一定的困难，二者的治疗方案完全不同，前者必须尽早手术治疗，出生后 60 天内是手术治疗的最佳时期，以免发生肝脏的不可逆损害，而新生儿肝炎则无需手术，所以早期诊断与鉴别诊断是获得合理有效治疗的关键。肝胆显像对诊断先天性胆管闭锁的准确性非常高，并且可以与其他原因引起的新生儿黄疸相鉴别。先天性胆管闭锁表现为胆管严重梗阻，肝胆影像呈肝影清晰，持续显影，而胆道系统和肠道内始终无放射性出现（图 14-8）。而新生儿肝炎则表现为肠道显影时间延迟，甚至超过 24 小时（图 14-9）。苯巴比妥试验可以明显提高鉴别诊断的灵敏度，如 24 小时内肠道内出现放射性，说明是新生儿肝炎；如 24 小时肠道仍无放射性分布，则可诊断为先天性胆管闭锁。

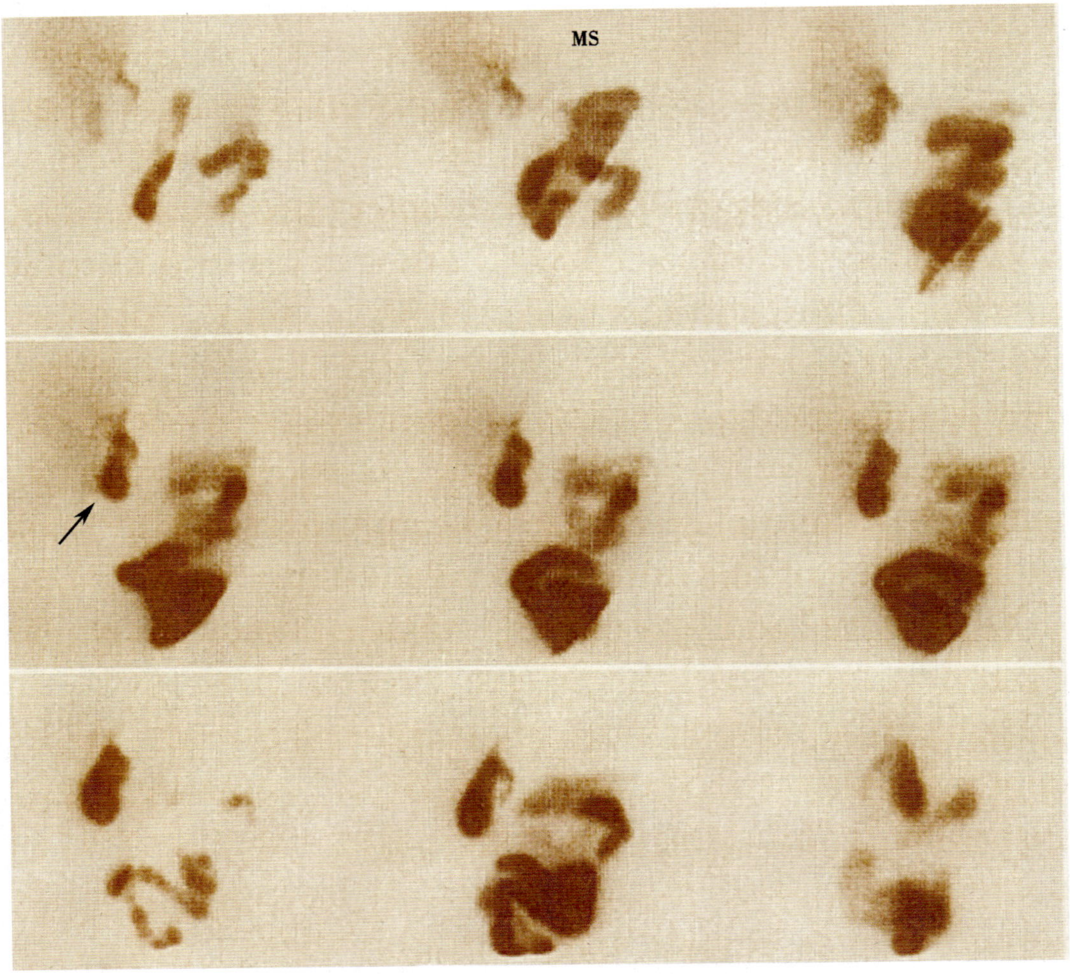

图 14-4 吗啡介入试验排除急性胆囊炎

予盐酸吗啡后 5～10 分钟可见胆囊影（箭头），排除急性胆囊炎

4. 肝胆术后疗效观察和随访 肝胆术后可出现各种并发症，肝胆显像是一种无创且简便的检查方法，显像剂对腹膜无刺激。可用于检查术后胆道是否通畅、吻合口有无狭窄、胆汁漏、肝移植术后有无排斥反应、感染或胆道梗阻等，为临床提供术后疗效评价和肝胆功能有用的信息。如果 60 分钟内肠道内出现放射性，则不管胆管是否有扩张，均提示总胆管无梗阻或吻合口通畅；如肠道显影时间延迟，并伴有胆管扩张，往往提示有不完全性梗阻；如胆管不显影，肠道内始终无放射性出现，则应考虑为胆管系统的完全性梗阻；若放射性分布浓聚影出现在胆管、胆囊及肠道正常位置以外的地方（图 14-10）则提示胆汁漏。

胆囊切除术后疼痛综合征可由残留的结石、手术后狭窄和奥迪括约肌功能不良等原因所致。放射性核素肝胆显像呈肝胆管不完全梗阻影像可为诊断胆囊切除术后疼痛综合征提供客观依据。促胆囊收缩素（cholecystokinin，CCK）介入试验的应用提高了肝胆显像对胆囊切除术后疼痛综合征的诊断准确率。

近年来肝脏移植手术逐渐推广应用于临床，肝胆显像可以全面对移植肝脏进行监测，观察术后移植肝存活情况，包括移植肝术后有无排斥反应、感染、血管吻合、肝实质功能、胆道吻合以及有无胆汁外漏等情况，且有利于定期重复监测，是一种无创而实用的监测方法。

5. 肝细胞癌的诊断 肝癌细胞也可能轻度摄取肝胆显像剂，但较正常肝细胞排泄缓慢，形成病灶部位异常放射性浓聚灶（图 14-11）。因此用肝胆动态和延迟显像诊断肝细胞癌，提供病变部位、大小和形态，对于肝细胞癌的定位和定性诊断具有一定价值。

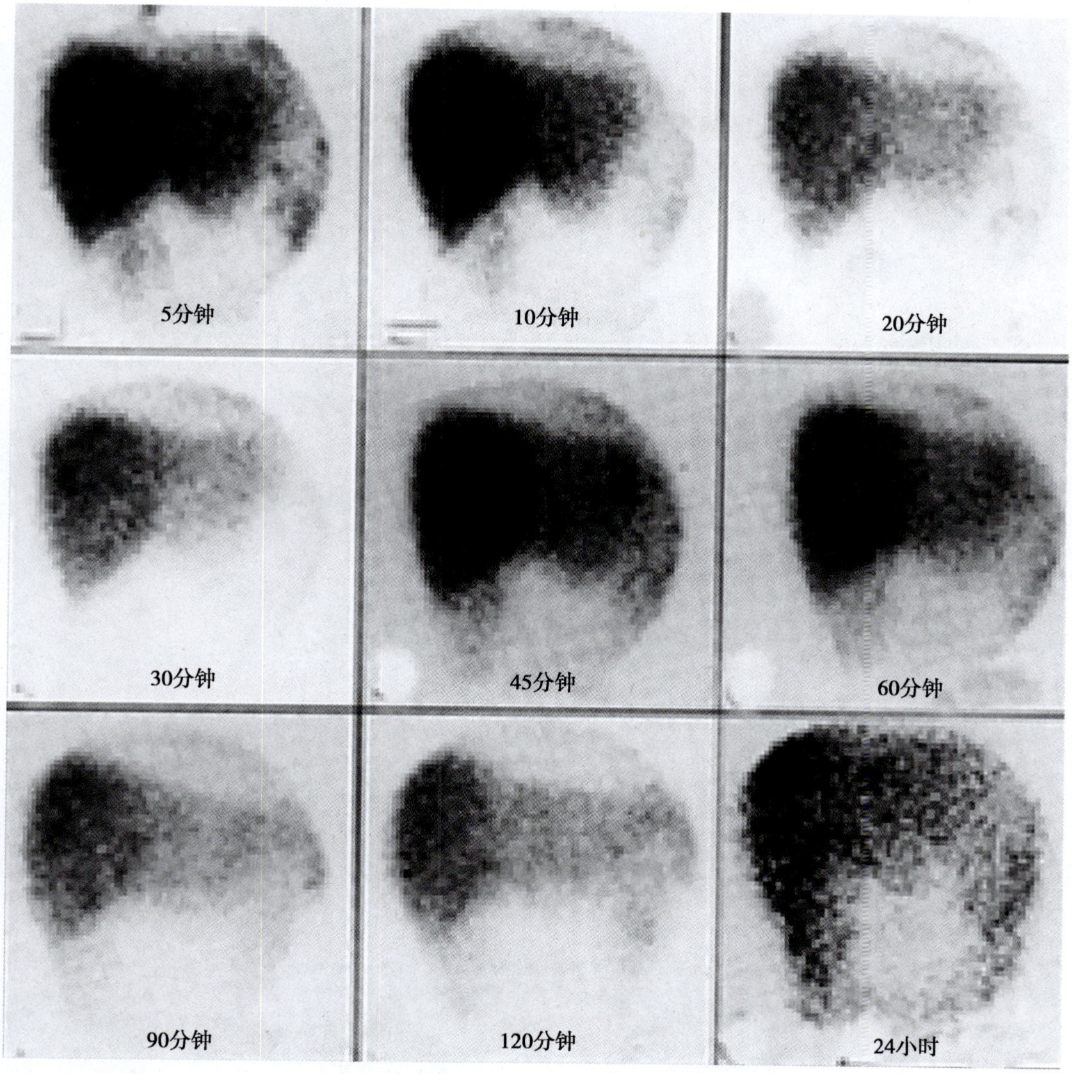

图 14-5　完全性胆总管梗阻

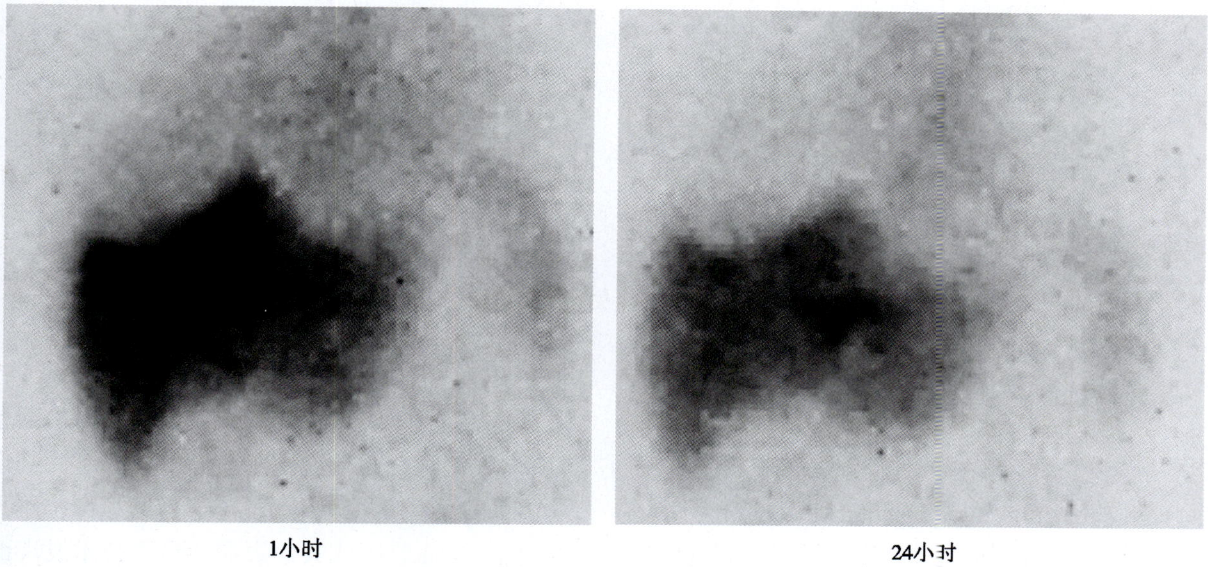

图 14-6　完全性胆总管梗阻

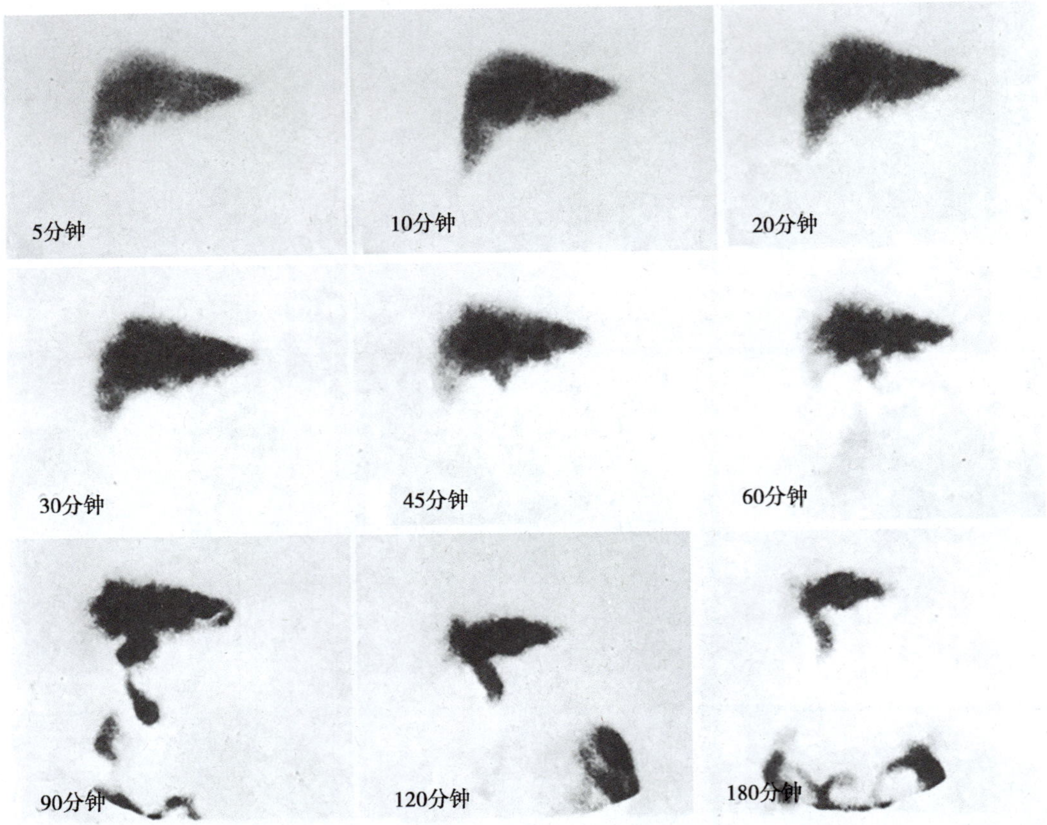

图 14-7 不完全性胆总管梗阻

肠道显像延迟至 90 分钟

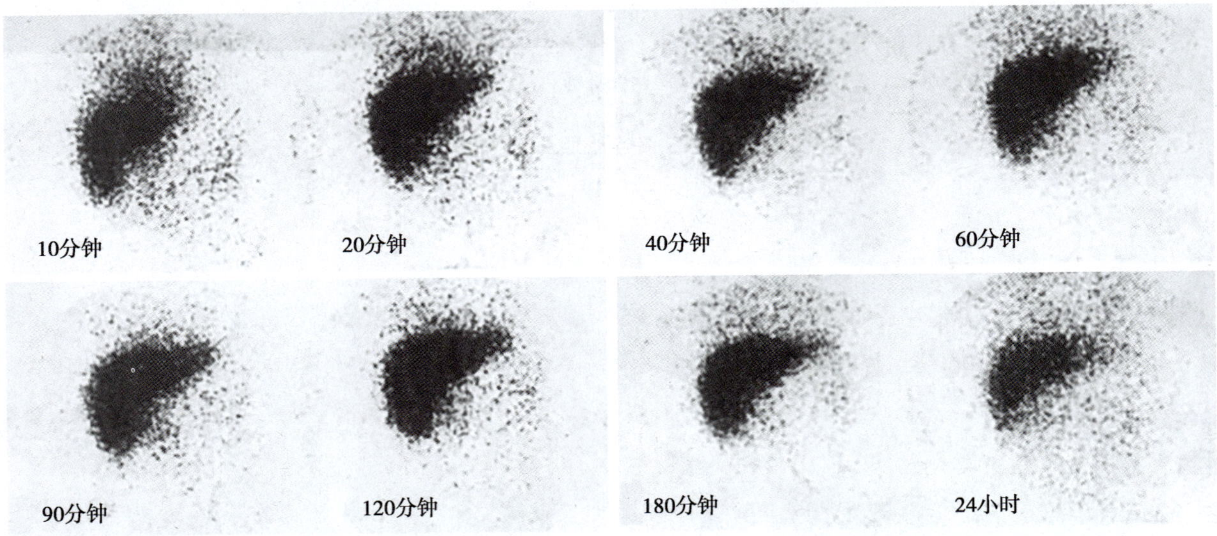

图 14-8 先天性胆道闭锁

肠道持续不显影

6. 胆管先天性囊状扩张症和异位胆囊的确定 肝胆动态显像在鉴别胆管先天性囊状扩张症(congenital bile duct capsular distention),并了解胆管扩张对胆流动力学的影响及异位胆囊的诊断提供有用的信息。肝胆动态影像可见胆总管扩张部分的放射性滞留,呈椭圆或梭型的异常浓聚影,这种特征影像可在肝影、胆囊影消退后甚至进餐后仍残存可见。肝胆动态影像胆囊部位不见胆囊显影,而临床或其他影像学检查技术发现的占位性病变部位呈异常放射性分布浓聚灶,且随

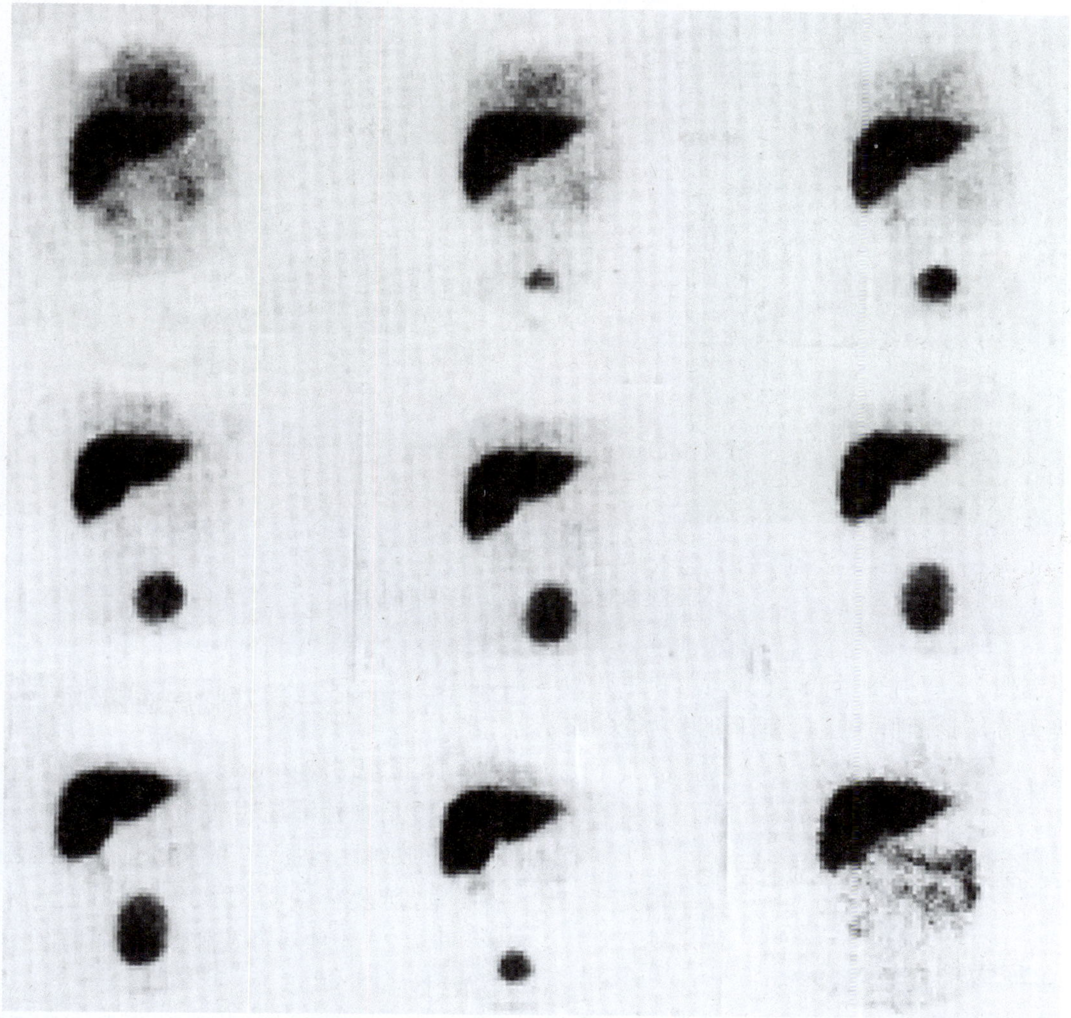

图 14-9 新生儿肝炎
肠道延迟显影

显像时间延长而逐渐减淡消退，遵循肝胆动态显像的胆囊影像变化规律就可诊断为异位胆囊。

7. 十二指肠胃反流 慢性胃炎、胃溃疡、胃癌、胃切除术后残胃胃炎、反流性食管炎和功能性消化不良等疾病都可出现十二指肠胃反流。临床上十二指肠胃反流主要见于胃切除术后，可引起胆汁反流性胃炎。正常情况下，注射显像剂后仅见肝胆系统及肠道显影，而胃不出现放射性。如果近端肠道显影后见胃内有放射性，即可确定有反流存在。反流量越大，持续时间越长，诊断越可靠。该方法无创、无刺激、符合生理状况，优于胃镜检查，对胃炎的病因诊断和观察胃肠吻合术后综合征具有实用临床价值。

8. 肝胆功能的辅助评价 通过肝胆动态显像提供一系列的影像反映肝脏和胆道的形态、功能状况。放射性核素肝胆动态显像，方法简便、

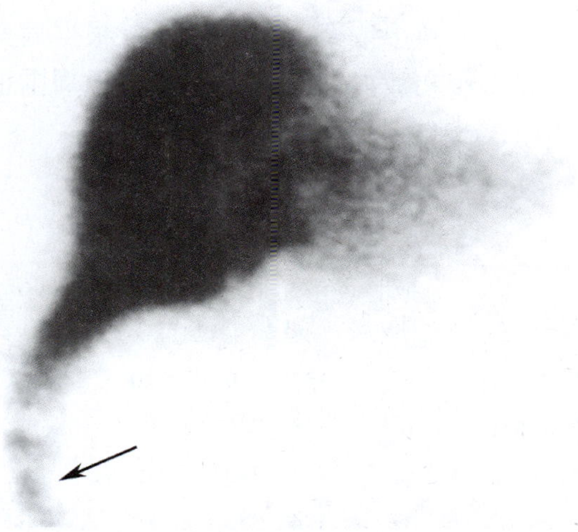

图 14-10 术后胆漏

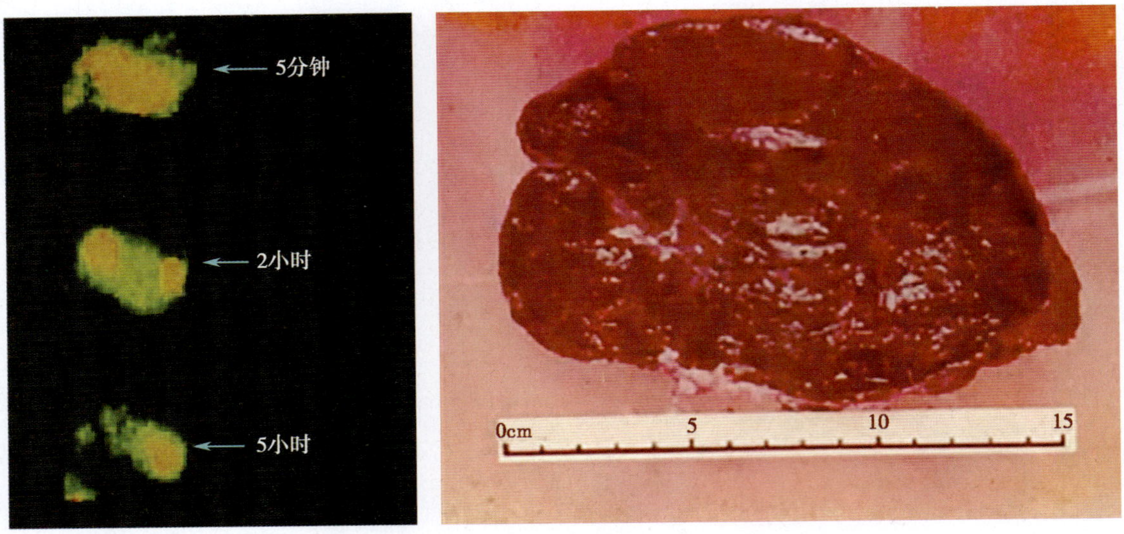

图 14-11 肝细胞肝癌
延迟显像时放射性高于正常肝组织

安全、无创伤，且辐射剂量低，尤其适用新生儿检查，不失为临床诊断肝胆疾病和评价其功能的常用方法之一。

第二节 肝血池显像

一、显像原理

肝是血液非常丰富的器官，总含血量约 250～300ml。肝血池显像的显像剂以 ^{99m}Tc 标记的红细胞（^{99m}Tc-RBC）（表 14-2）最为常用。标记方法较多，有体内法、半体内法和体外法，其中常用体内标记法。体内标记法先静脉注射无放射性内含氯化亚锡的焦磷酸盐（PYP）溶液，10～30min 后从对侧静脉注射入高锝酸盐（$^{99m}TcO_4^-$）。注射后显像剂在肝血池中浓聚，达到平衡后，根据病变区血容量多少和放射性高于、等于、低于周围正常肝组织，鉴别肝内占位病变的性质。

表 14-2 肝血池显像常用显像剂

药物名称	物理半衰期 /h	给予剂量 /MBq	吸收剂量 /μGy*	
			肝脏	全身
^{99m}Tc-HAS	6	555～740	5.40	2.7
^{99m}Tc-RBC	6	555～740	无	4.86～5.13
^{99m}Tc-Dx	6	555～740	无	无
$^{123m}InCl_3$	1.7	370～555	无	2.70～5.40

* 指注入 1MBq 显像剂量产生的吸收剂量

二、图像分析及临床应用

1. 正常影像

（1）肝血流灌注相动脉期（图 14-12）："弹丸"式注射放射性药物后，依次可见放射性通过心脏各房室，肺及左心显影后 2～4 秒腹主动脉开始显影，继续 2～4 秒双肾及脾显影，而肝区不出现明显放射性。

（2）肝血流灌注相静脉期：双肾显影后约 12～18 秒，肝区放射性持续增加，并逐渐高于肾。此为门静脉灌注所致。

（3）肝血池相平衡期（图 14-13）：30 分钟或更长时间后，^{99}mTc-RBC 在血液中充分混合，达到平衡状态时可观察到心、脾、肝等血池影像。正常情况下肝区放射性分布均匀，强度一般低于心血池影和脾影。

2. 异常影像 肝血流灌注相动脉期血流增加：①全肝普遍增高，往往是肝硬化、门静脉高压表现之一；②肝内胶体显像缺损区局部肝动脉血供增强是肝实质性肿瘤（原发性肝癌、转移性肝癌、肝腺瘤等）的影像特征（图 14-14）。当肝血管瘤内机化时也有此表现。

平衡期异常表现有：

（1）病变部位放射性高于周围肝组织（过度填充）：往往是肝血管瘤的特征性表现（图 14-15）。

（2）病变部分放射性低于周围肝组织（不填充）：提示肝内病变没有或很少有血液供应，多为

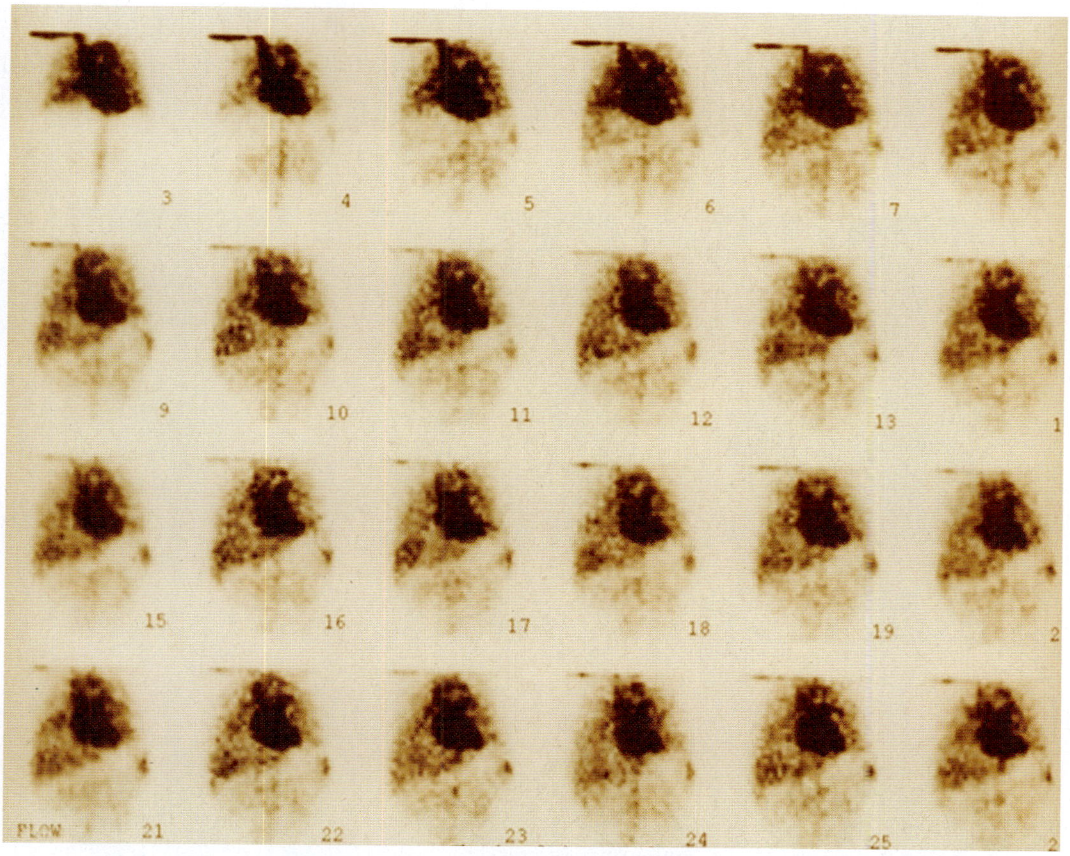

图 14-12 正常肝血流灌注显像图

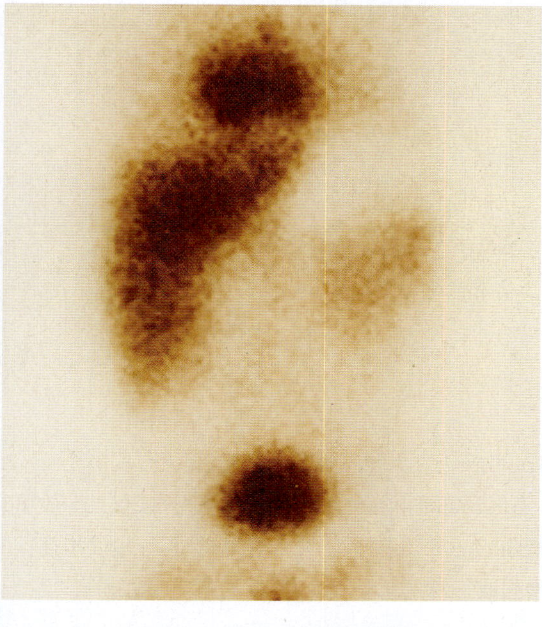

图 14-13 正常肝血池显像图

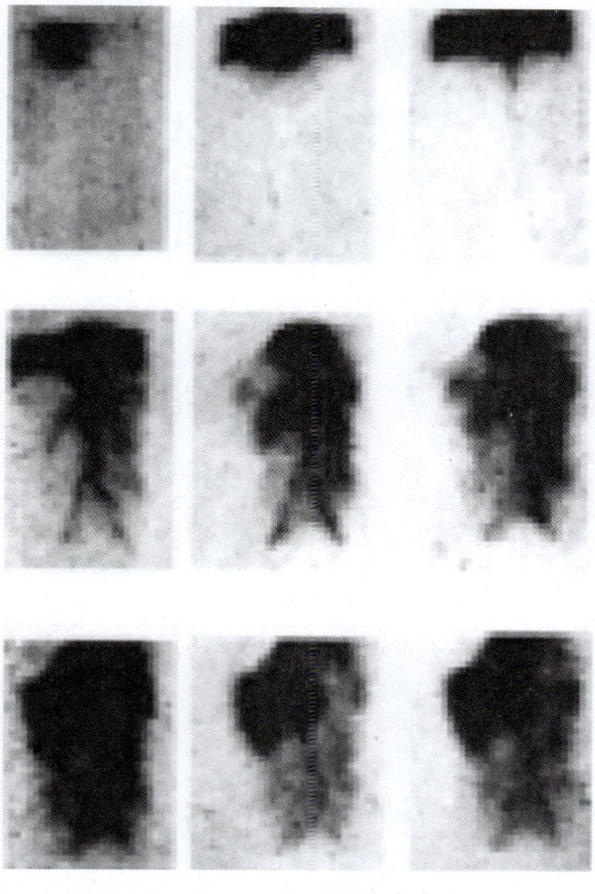

图 14-14 肝动脉血供增强，提示肝肿瘤

肝囊肿、肝脓肿、肝硬化结节等。

（3）病变部分放射性等于周围肝组织（填充）：表明病变有血供，其血供与肝组织相近。病变可为肝癌、转移性肝癌、良性实质性肿瘤或血管瘤等。

以上三类肝血池平衡期异常表现与对应胶体显像形成模拟图，以便比较与理解（图 14-16），并将部分肝脏疾病的胶体显像、血流和血池显像的典型表现列于表 14-3。

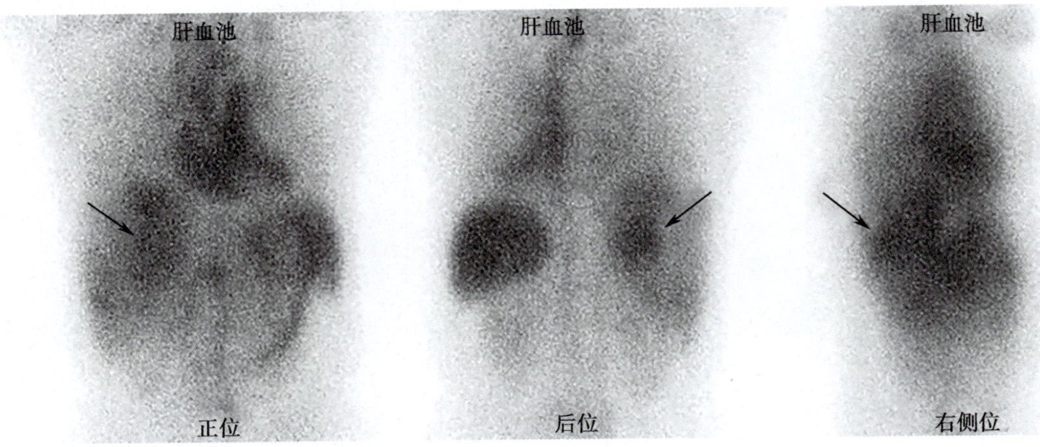

图 14-15 肝血管瘤

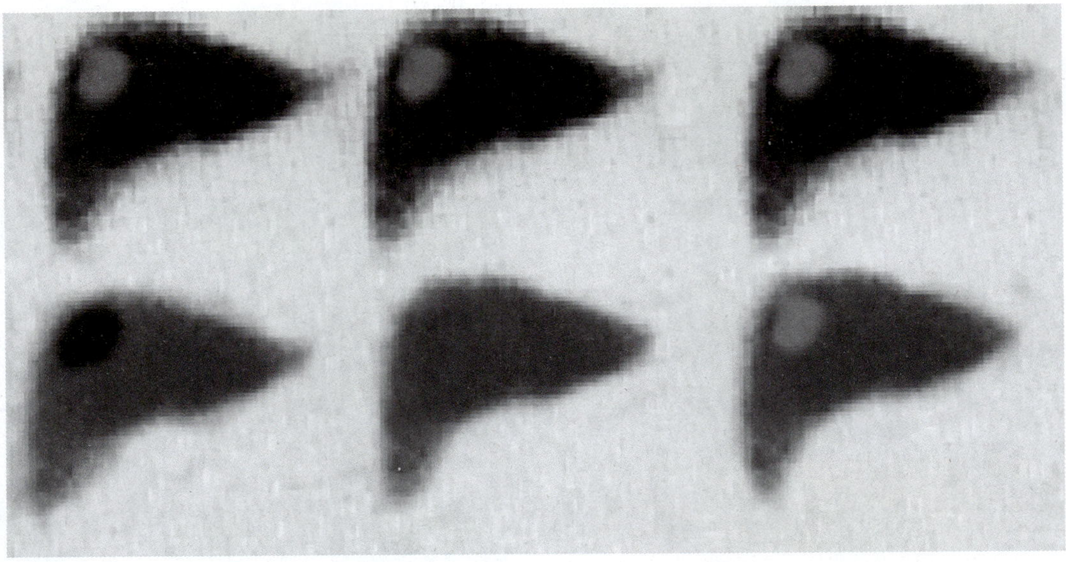

图 14-16 肝脏疾病胶体显像、血池显像表现的模拟图

表 14-3 部分疾病肝胶体显像与肝血池显像表现

	肝胶体显像	肝血池显像	
		肝血流灌注相	平衡相
肝脓肿	局部放射性降低、缺损	无灌注	无填充
肝囊肿	局部放射性降低、缺损	无灌注	无填充
肝血肿	局部放射性降低、缺损	一般无灌注	一般无填充
肝硬化	斑点状稀疏或局部缺损	动脉灌注可增强，可表现为全肝或局部	填充，但无过度填充
血管瘤	局部缺损	动脉灌注正常，有时局部动脉灌注增强	过度填充，或仅见一般填充
原发性肝癌	局部缺损	局部动脉血供增强或正常	有填充，但无过度填充
转移性肝癌	斑点状稀疏或局部缺损，偶见正常	局部动脉血供增强或正常	有填充
寄生瘤	正常	局部动脉血供增强或正常	有填充

3. 肝血池显像与其他影像诊断肝血管瘤的比较 肝血流灌注和肝血池显像诊断 2～3cm 以上肝海绵状血管瘤的特异性近于 100%。但肝血池显像仍然受到解剖分辨率的限制。采用断层图像三维动态显示，有助于提高检出率。对于小病灶，超声、CT、MRI 优于核素显像。

第三节 肝胶体显像

一、显像原理及方法

静脉注射放射性胶体被肝库普弗细胞作为异物吞噬而不被迅速排出，通过 SPECT 显像获得肝影像。大多数肝内病变（如肝癌、肝囊肿、肝脓肿、肝血管瘤等）与正常肝组织不同，不具库普弗细胞，因此病变部位无吞噬功能，显示为放射性缺损区或稀疏区。除库普弗细胞外，单核巨噬细胞系统在脾、骨髓等也有分布。胶体颗粒直径大小决定在这些脏器中的分布特点。颗粒直径偏小，骨髓和肾聚集增加；颗粒直径偏大，脾聚集增加。正常情况下，注入的 80%～85% 显像剂被肝清除，5%～10% 存在于脾，其余放射性存在于骨髓中。

常用的显像剂有 ^{99m}Tc- 硫胶体和 ^{99m}Tc- 植酸盐等，后者不是胶体，静脉注射后与血中钙离子螯合成颗粒大小约为 20～40nm 的 ^{99m}Tc- 植酸钙胶体（表 14-4）。

二、图像分析及临床应用

正常肝胶体显像图如图 14-17 所示。

异常图像：

1. 肝区局限性放射性稀疏或缺损 肝内占位性病变（大于 2cm 以上）可表现为单个或多个放射性稀疏或缺损区（图 14-18）。原发性肝癌、转移性肝癌、肝腺瘤、肝血管瘤、肝脓肿、肝囊肿等均可表现为稀疏或缺损。肝内其他病变，如较大的肝硬化结节，以及某些肝外病变也可在显像时呈现局部放射性稀疏或缺损区，其原因很多（图 14-19）。必须强调肝区局部放射性稀疏或缺损并非都是占位性病变，而占位性病变并不一定是恶性肿瘤。

表 14-4 肝胶体显像常用显像剂

药物名称	颗粒直径 /nm	主要分布脏器	给予量 /MBq	吸收剂量 /Gy	
				肝脏	全身
^{99m}Tc- 硫胶体	300	肝、脾、骨髓	74～296	9.72×10^{-5}	4.06×10^{-6}
^{99m}Tc- 锡胶体	700	肝、脾	74～185	8.64×10^{-5}	5.40×10^{-6}
^{113}In- 胶体	3×10^{3}	肝、脾	74	1.30×10^{-4}	1.35×10^{-6}
^{99m}Tc- 植酸盐	—	肝	74～185	9.72×10^{-5}	3.78×10^{-6}

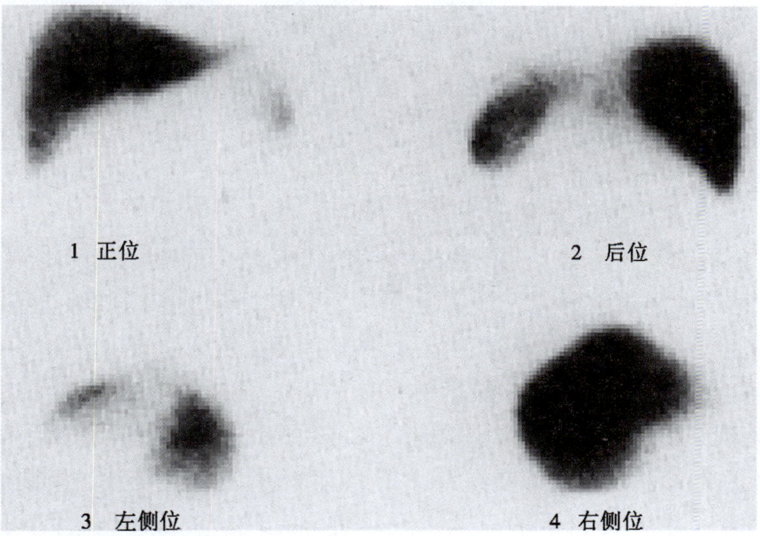

图 14-17 正常肝胶体显像图

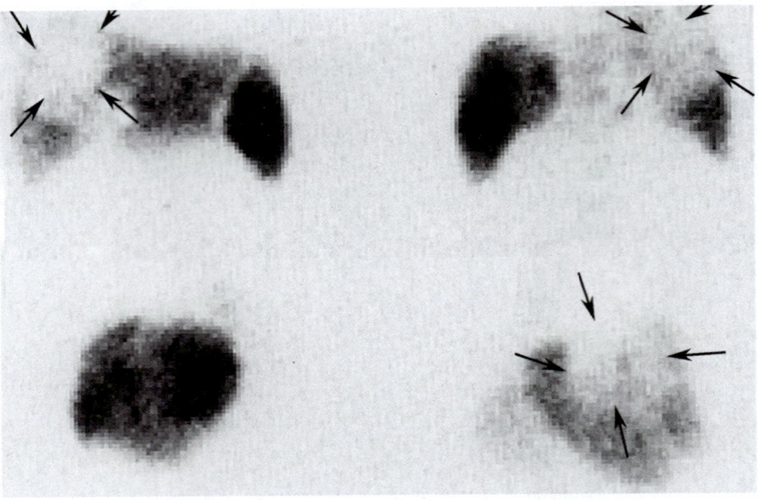

图 14-18 肝占位性病变

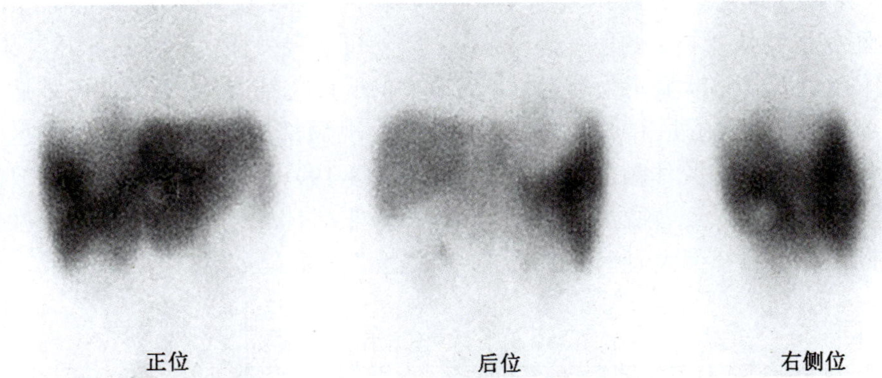

图 14-19 肝区局限性放射性稀疏、缺损

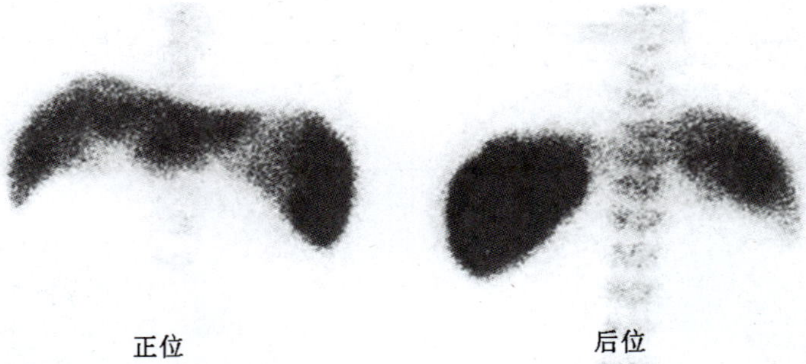

图 14-20 肝硬化

2. 肝内放射性分布弥漫性稀疏 肝内放射性分布不均匀，可见多发散在的斑点状或斑片状放射性减低区，伴有肝大小和形态的变化，且肝以外的放射性摄取可明显增加，常为肝硬化等弥漫性实质性病变的表现（图 14-20）。要强调的是肝胶体显像对这些疾病的诊断及鉴别诊断并无特殊价值。

3. 肝内局限性“热区” 少数情况下，肝显像时可表现为局限性放射性浓集区，即局限性“热区”，多见于上腔静脉综合征（图 14-21）、下腔静脉综合征及肝静脉闭塞症等。

4. 肝占位性病变 肝胶体断层显像（图 14-22）可观察肿瘤大小、位置、手术切除范围以及确定穿刺活检的最佳位置。但这种显像技术具有局限性，特异性差，敏感性低，小于 2cm 的肿瘤不易检出。目前已被 CT、MRI、超声所替代。

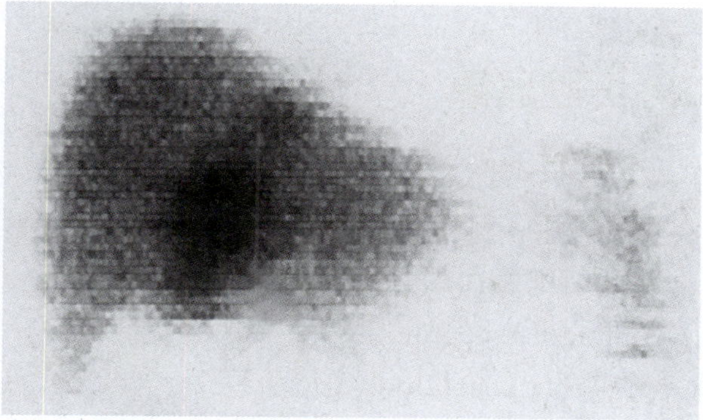

图 14-21 上腔静脉综合征

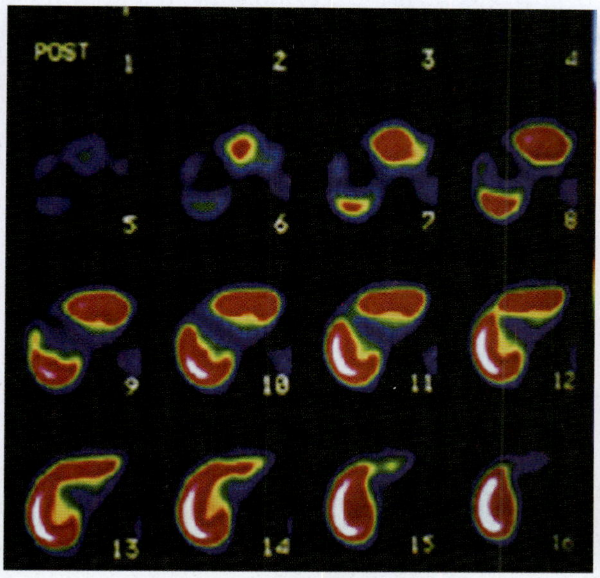

横断面

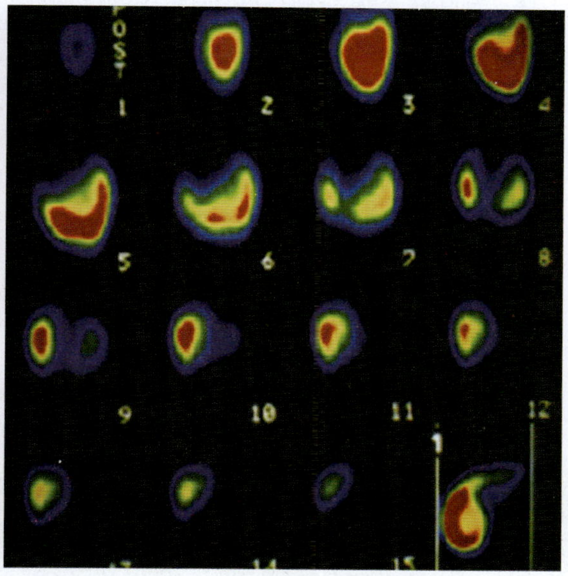

矢状面

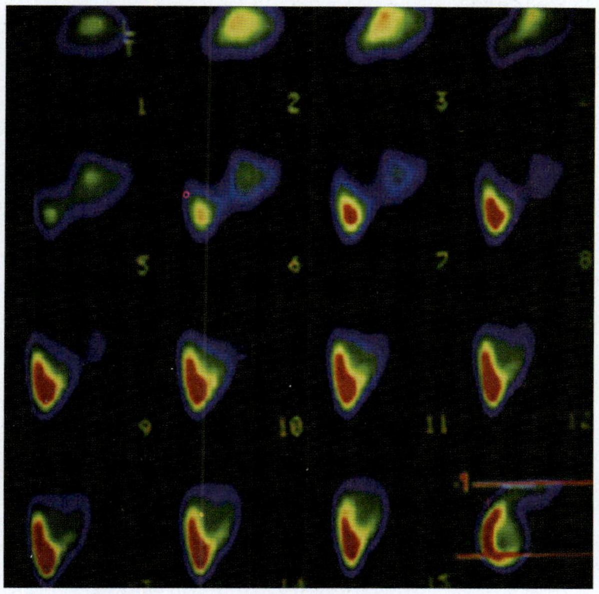

冠状面

图 14-22 肝胶体断层显像

第四节 ^{99m}Tc-GSA 肝脏显像

一、显像原理及方法

肝脏清除糖蛋白需要借助肝细胞表面的去唾液酸糖蛋白受体（asialodycopmtein receptor，ASGPR），其配体称为去唾液酸糖蛋白（asialodycopmtein，ASGP），GSA 便是人工合成的 ASGP 类似物。患者肝功能受损时，肝细胞数量减少，ASGPR 数量下降，对 GSA 的结合和摄取也随之降低，例如肝硬化、肝癌时肝细胞表面 ASGPR 水平下降，而肝转移癌却缺乏该受体；癌组织周围的肝组织 ASGPR 水平取决于合并肝硬化程度；梗阻性黄疸患者该受体水平虽有所下降，但不及肝硬化时的水平，因为肝脏摄取 GSA 与胆红素无竞争抑制关系。

^{99m}Tc-GSA 为放射性核素 ^{99m}Tc 标记 GSA 所制得的显像剂，经静脉注入人体后，^{99m}Tc-GSA 仅由有功能的肝细胞摄取。根据肝脏不同区域 ^{99m}Tc-GSA 放射性计数差异而成像，便可有效地评估不同区域肝组织功能状态。^{99m}Tc-GSA SPECT 扫描方案分静态扫描和动态扫描两种。前者能够获得肝脏的功能体积，比 CT 测量肝脏体积更适合用于余肝功能评估。后者能够获得功能体积、肝脏摄取率及肝脏摄取密度，克服肝功能的不均匀分布，对区域性肝功能进行更精确的评估。

二、图像分析

肝血管瘤、高分化肝癌和低分化肝癌 ^{99m}Tc-GSA SPECT/CT 的图像比较如图 14-23 所示。

^{99m}Tc-GSA 平面显像常用指标有肝摄取率（LHL15）、血液清除率（HH15）、血液清除常数（K_L）、最大清除率（R_{max}）、ASGPR 浓度（R_0）等（表 14-5）。^{99m}Tc-GSA SPECT 显像的常用指标则包括功能性肝体积（FLV）、肝 GSA 的清除率（Ku）、肝脏摄取率（LUR）、肝脏摄取密度（LUD）、残肝指数（PRI）、功能性肝实质切除率（FRR）等（表 14-6）。

三、临床应用

1. 在肝硬化及肝纤维化中的应用 肝硬化及肝纤维化是最为常见的肝病之一，也是手术治疗的主要适应证之一。肝纤维化严重患者在肝切

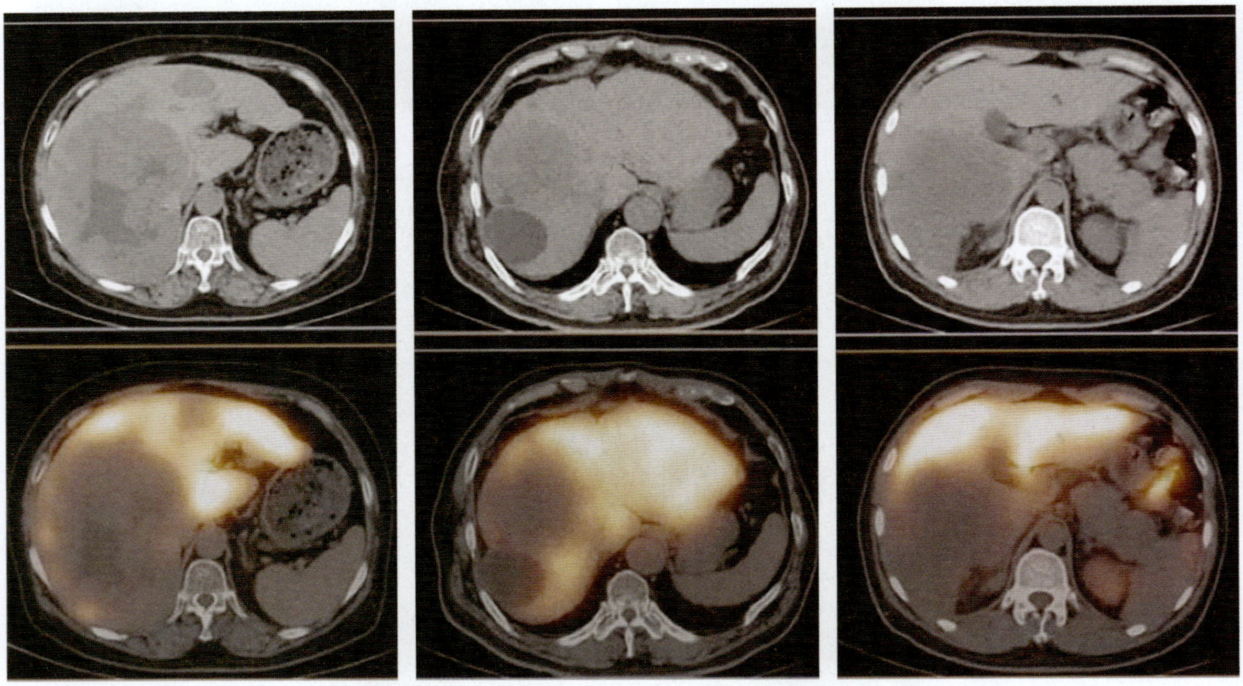

图 14-23 肝血管瘤、高分化肝癌和低分化肝癌 ^{99m}Tc-GSA SPECT/CT 的图像比较

左：肝右叶大血管瘤，左叶相对较小血管瘤，CT 示病灶边界清晰，肝右叶病灶密度不均，^{99m}Tc- GSA 呈不均匀摄取；中：肝右叶高分化肝癌灶，并肝内多发低密度囊肿。肝癌灶边界尚清晰，有一定的 ^{99m}Tc-GSA 摄取；右：肝右叶低分化肝癌灶，边界欠清晰，病灶放射性摄取明显低

表 14-5 ^{99m}Tc-GSA 平面显像相关指标

指标	定义	描述	应用
LHL15	肝摄取率	15 分钟时肝脏计数（LHL15）除以 15 分钟时心脏计数（H15）和肝脏计数的和	全肝功能和区域肝功能
HH15	血液清除率	15 分钟时心脏计数（H15）除以 3 分钟时的心脏计数（H3）	全肝功能
K_L	血液清除常数	从肝脏摄取曲线，根据半衰期计算	全肝功能
R_{max}	最大清除率	从 Ha-Kawa 等的动态模型计算	全肝功能
R_0	ASGPR 浓度	根据 Vera 等的模型计算	全肝功能

表 14-6 ^{99m}Tc-GSA SPECT 显像相关指标

指标	定义	描述	应用
FLV	功能性肝体积	Outline extraction method	全肝功能及区域肝功能
Ku	肝 GSA 的清除率	Patlak plot analysis	全肝功能及区域肝功能
LUR	肝脏摄取率	肝脏的 SPECT 计数 / 注射器的计数	全肝功能及区域肝功能
LUD	肝脏摄取密度	LUR 除以功能性肝体积	全肝功能及区域肝功能
PRI	残肝指数	标出肝脏区域，由此得到预留肝的 K 值、功能性肝体积	全肝功能及区域肝功能
FRR	功能性肝实质切除率	预定切除肝区域的计数除以全肝的计数	区域肝功能

除术后常出现并发症、更高的发病率和死亡率。术前准确评估肝纤维化程度对手术至关重要。穿刺活检虽为金标准但也因有创而被限制，其他实验室检查尚无法直接评估肝纤维化程度。为无创准确评估肝纤维化，Taniguchi 等采用 SPECT 动态扫描方案，获得 78 例肝癌术后患者的 HH15、LHL15 及肝清除率（hepatic clearance，HC），发现这些指标均与肝纤维化程度相关，并且 HC 与传统的肝功能检查相关性最好；经多变量分析后证实 HC 和 LHL15 为肝纤维化程度的重要独立预测因素，HC 是预测肝纤维化严重程度最有价值的指标。

2. 在肝癌及肝移植中的应用 我国是肝癌高发国家，随着外科技术及围手术期监护的进步，现在扩大肝切除手术已经越来越频繁。由此导致较小的术后剩余肝体积，增加了术后肝功能不全的风险。术后肝功能不全的治疗非常困难，死亡率较高。因此，精准的术前剩余肝脏功能评估对于判定患者能否安全耐受扩大肝切除术就尤为重要。^{99m}Tc-GSA 评估肝癌余肝功能较血生化检查更加敏感，且能够无创及可视化定量区域肝功能状态。Limuro 等对 32 例肝癌患者术前进行 ^{99m}Tc-GSA SPECT 检查，并与 CT 检查图像融合进行区域肝功能评估，发现剩余肝脏摄取率与肝切除术后包括血清总胆红素、凝血酶原时间、胆碱酯酶活性等肝功能指标显著相关，而剩余功能性肝功能体积与上述指标并未发现有统计学意义的相关性。

3. 在梗阻性黄疸和高胆红素血症中的应用

目前尚缺乏有效评估梗阻性黄疸患者余肝功能的技术手段。GSA 与 ASGPR 的特异性结合，并将 GSA 转运进入肝细胞，且降解后不经胆道排泄，故不受高胆红素血症的直接影响，因此 ^{99m}Tc-GSA 可作为高胆红素血症患者肝功能评估的有效手段，也是肝门部胆管癌肝切除术后肝功能不全的独立预后因素，具有重要临床应用价值。

4. 在门脉高压 / 门静脉栓塞中的应用 门静脉高压是肝硬化病理生理机制中的重要一环，会产生严重后果。Yukio 等对 180 例肝切除术后患者研究发现，当 ICGR 15 为 15%～25% 时，LHL≥0.9 组患者的基础状态下的血小板、门静脉压及 HAI 积分均优于 LHL < 0.9 组的患者；LHL≥0.9 的患者并发症发病率也低于前期未进行 ^{99m}Tc-GSA 检查而无 LHL 的患者。说明 ^{99m}Tc-GSA 的 LHL 能够反映肝功能中度损伤患者门静脉高压的严重程度。

（李 彪）

参考文献

[1] Taniguchi M, Okizaki A, Watanabe K, et al. Hepatic clearance measured with ^{99m}Tc-GSA single-photon emission computed tomography to estimate liver fibrosis[J]. World Journal of Gastroenterology, 2014, 20(44): 16714.

[2] Iimuro Y, Kashiwagi T, Yamanaka J, et al. Preoperative estimation of asialoglycoprotein receptor expression in the remnant liver from CT/^{99m}Tc-GSA SPECT fusion images correlates well with postoperative liver function parameters[J]. Journal of Hepato Biliary Pancreatic Sciences, 2010, 17(5): 673-681.

[3] 陈静，李建生，许戈良，等. ^{99m}Tc-GSA SPECT 显像在肝脏疾病中的应用 [J]. 中华肝胆外科杂志，2013，19(1): 75-78.

[4] Yukio K, Takatsuki M, Hidaka M, et al. ^{99m}Tc-Galactosyl Syalil Albumin (GSA) Scintigram Adjusts Hepatic Resection Range in ICG Based Estimation[J]. Hepatogastroenterology, 2012, 58(112): 2058-2061.

[5] 项灿宏，陈英茂，邵明哲，等. 动态 SPECT ^{99m}Tc 半乳糖人血清清蛋白显像技术评估硬化肝脏的储备功能 [J]. 中华外科杂志，2013，51(7): 592-595.

[6] 王荣福，庞小溪，刘敏，等. ^{99m}Tc-GSA 肝受体显像在肝功能评估临床研究应用及进展 [J]. 世界华人消化杂志，2017，25(21): 1903-1909.

[7] 胡楠，程午樱，李方，等. ^{99m}Tc-GSA SPECT/CT 肝脏功能显像中肝占位性病变的图像特征 [J]. 现代仪器与医疗，2017，23(2): 1-3.

第十五章 泌尿系统

泌尿系统(urinary system)主要由肾脏、输尿管、膀胱和尿道组成，其主要功能是排泄体内的代谢产物，维持水、电解质和酸碱平衡。利用放射性核素显像和示踪技术可以对泌尿系统的主要脏器、组织等的功能和各种病理改变进行评估和观察。泌尿系统的核医学检查主要包括肾动态显像、肾皮质(静态)显像、肾小球滤过率(glomerular filtration rate，GFR)、有效肾血浆流量(effective renal plasma flow，ERPF)测定等，可用以无创性判断肾功能和尿路通畅情况。

第一节 肾动态显像

肾动态显像是检测泌尿系统疾患的重要检查方法，也是临床上最常用的核医学检查项目之一。它包括肾血流灌注显像和肾功能动态显像两部分，可为临床提供双肾血流、大小、形态、位置、功能及尿路通畅情况等信息，并能够计算相关的定量参数。

一、显像原理及病理生理基础

静脉注射经肾小球滤过或肾小管上皮细胞摄取、排泌而不被重吸收的放射性药物(显像剂)，即刻启动 SPECT 或 γ 照相机进行快速、连续、动态采集。采集范围包括双肾和膀胱区域的放射性影像，可依序观察到显像剂灌注到腹主动脉、肾动脉后迅速聚集在肾实质内，随后由肾实质逐渐流向肾盏、肾盂，之后经输尿管到达膀胱的全过程。应用计算机感兴趣区(region of interest，ROI)技术，依据双肾系列影像而获得的双肾时间 - 放射性计数曲线(time-radioactirity counting curve，TACC)，称为肾图。该曲线可反映肾脏的功能状态和尿路排泄的通畅情况。

肾动态显像方法也可利用双肾早期聚集显像剂的程度，通过特定的计算机软件从而获得总的以及分侧的 GFR 值。该方法灵敏度高，当血浆尿素氮(blood urea nitrogen，BUN)>100mg/dl 和血肌酐(serum creatinine，Scr)>10mg/dl 时仍可使双肾显影。

二、显像剂与显像方法

(一)显像剂

依据聚集和排泄机制不同，显像剂主要分为两类，即肾小球滤过型和肾小管分泌型。肾小球滤过型显像剂常用的是 ^{99m}Tc- 二乙三胺五乙酸(^{99m}Tc-diethylene triaminepentaacetic acid，^{99m}Tc-DTPA)。肾小管上皮细胞分泌型显像剂有：^{99m}Tc- 巯基乙酰三甘氨酸(^{99m}Tc-mercaptoacetyl triglycine，^{99m}Tc-MAG$_3$)、^{99m}Tc- 双半胱氨酸(^{99m}Tc-ethulenedicysteine，^{99m}Tc-EC)和 ^{131}I- 邻碘马尿酸钠(^{131}I-orthoiodohippurate，^{131}I-OIH)。

1. ^{99m}Tc-DTPA 有一定的血浆蛋白结合率(最高可达 10%)，于 1970 年开始应用于核医学。^{99m}Tc-DTPA 经注射后可进入细胞外液，大约 1～2 小时后渗入所有细胞外液空隙，但不进入细胞内液。血浆内游离 ^{99m}Tc-DTPA 几乎全部通过肾小球滤过排泄，注射后 24 小时仅少量 ^{99m}Tc-DTPA 残留于各个组织器官中。应用 ^{99m}Tc-DTPA 测得的 GFR 略低于菊粉测定值，其比率为 0.92～0.97。在使用 ^{99m}Tc-DTPA 作为显像剂时，成人剂量为 185～740MBq，儿童剂量为 7.4MBq/kg(最小为 74MBq，最大为 370MBq)。

2. ^{99m}Tc-MAG$_3$ 是 Fritzberg 等人于 1986 年提出的新型肾小管功能示踪剂，血浆蛋白结合率高，并可与红细胞结合，主要通过肾小管分泌排泄，无重吸收。大约 11% 的 ^{99m}Tc-MAG$_3$ 经肾小球滤过，还有少量经肠道排泄。^{99m}Tc-MAG$_3$ 清除率与马尿酸的比率为 0.48～0.68。在使用 ^{99m}Tc-MAG$_3$

作为显像剂时，成人剂量为296～370MBq，儿童剂量为3.7MBq/kg（最小为37MBq，最大为185MBq）。

3. ^{99m}Tc-EC是Verbruggen于1990年首先报道的新型肾小管功能显像剂。1993年，Van Nerom等人开始将其用于健康志愿者的研究。EC有三种分子结构式（LL、DD和DL型）；最常用的为LL-EC，较MAG_3有更高的清除率，其清除率与马尿酸的比率为0.71。在使用^{99m}Tc-EC作为显像剂时，成人剂量为296～370MBq，儿童剂量为3.7MBq/kg（最小为37MBq，最大为185MBq）。

4. ^{131}I-OIH和^{123}I-OIH是一种传统的肾显像剂。1956年，Smith发现邻碘马尿酸经过肾脏几乎一次性全部被肾脏清除，因此被用作测定肾血流量和肾功能。1960年，Tubis等人运用^{131}I-OIH测定有效肾血浆流量（effective renal plasma flow，ERPF）。此后，该法被广泛应用。因游离碘的清除率明显慢于马尿酸，故要求标记率大于98%。^{131}I-OIH约20%经肾小球滤过，80%经肾小管分泌排泄，仅用于肾功能动态显像。成人剂量分别为11.1MBq和37MBq。

（二）显像方法

1. 患者准备 患者于检查前30～60分钟常规饮水300～500ml；检查前需排空膀胱。^{99m}Tc和^{123}I标记物为显像剂时，无特殊准备；^{131}I标记物为显像剂时，检查前一天需口服复方碘液（Lugol液）10滴，检查后再服两天。对近期内做过静脉肾盂造影及增强CT和MRI的患者，应适当推迟检查时间。

2. 体位 常规肾血流灌注显像和功能显像采取坐位或仰卧位，进行后位采集。移植肾的监测采取仰卧位，进行前位采集。

3. 操作程序 肘静脉"弹丸"样注射显像剂，同时启动采集开关，行连续双肾动态采集。肾血流灌注显像采集：1～2s/帧，共60秒。肾功能动态显像采集：30～60s/帧，共20～40分钟。

4. 采集条件 使用^{99m}Tc或^{123}I标记物为显像剂时，探头配置低能通用型准直器，能峰分别为140keV或159keV；使用^{131}I标记物为显像剂时，探头配置高能准直器，能峰为360keV。采集窗宽20%，矩阵64×64或128×128，30～60s/帧，Zoom 1～1.5。

5. 图像处理 应用ROI技术分别勾画出双肾区及腹主动脉区或心影区，获取双肾血流灌注、功能曲线及相关定量参数。

三、图像分析

（一）正常图像分析

1. 肾血流灌注显像 "弹丸"式静脉注射显像剂后，在腹主动脉上段显影后2～4秒，两侧肾动脉几乎同时显影，随后出现完好"肾影"，并逐渐变得清晰，两侧基本对称。此为肾内小动脉和毛细血管床，即肾小球和二次毛细血管的血流灌注影像，出现的时间差和峰时差均小于1～2秒，峰值差小于25%（图15-1）。

任何一侧肾脏的血流灌注减低（患肾），均表现为双肾影像明显不对称，患肾影像欠清晰。双肾时间-放射性曲线（time-activity curve，TAC）将有助于图像的解释和半定量分析。如果出现双侧肾脏正常显影延迟，则通常是由双侧血流灌注减低或弹丸注射质量差所致。

2. 肾功能动态显像 肾脏血流灌注显影后，双肾影逐渐增浓，在2～4分钟时双肾影最浓，表现为双肾形态完整，放射性分布均匀，显像剂尚未随尿液经肾盏、肾盂排入输尿管及膀胱，此时肾影为肾实质影像。此后，肾影周围组织的放射性逐渐减低、消退，肾盏、肾盂处显像剂逐渐增浓，输尿管可隐约显影或不显影。膀胱于注射显像剂后3分钟开始逐渐显影、增浓、增大。在20～40分钟显影结束时，双肾影基本消退，大部分显像剂集聚于膀胱内（图15-2）。

（二）异常图像分析

异常图像分为肾脏异常血流灌注相与肾脏异常功能相二类。

肾脏异常血流灌注相分为：①肾外血管出现异常浓聚影；②肾脏无血流灌注；③肾脏血流灌注影延迟；④肾脏内示踪剂分布异常。

肾脏异常功能相分为：①肾脏不显影；②肾脏影像浅淡而模糊，且消退缓慢；③肾脏显影延迟，甚至呈"倒相"表现；④肾脏内示踪剂分布异常；⑤输尿管异常显影；⑥肾脏显影增大或缩小；⑦肾脏形态及位置异常。

四、临床应用

1. 肾实质功能的评价 双肾功能包括肾小

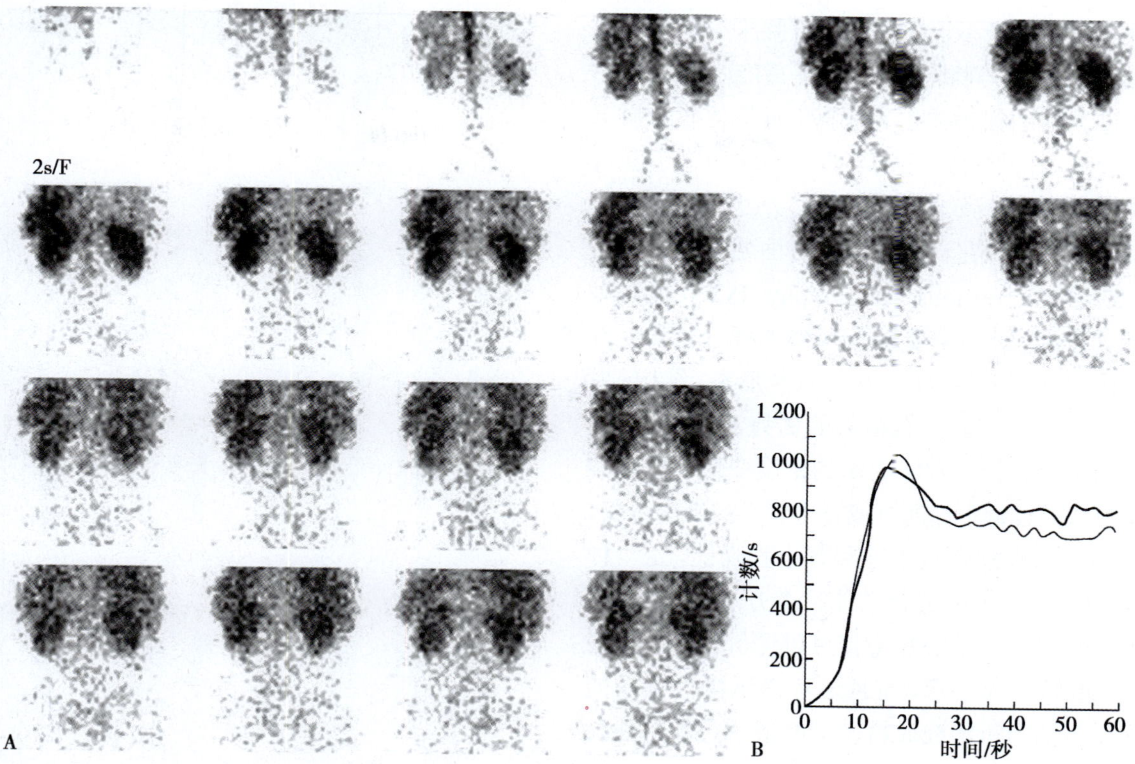

图 15-1 正常 ^{99m}Tc-DTPA 肾血流灌注影像（A）与双肾 TAC（B）

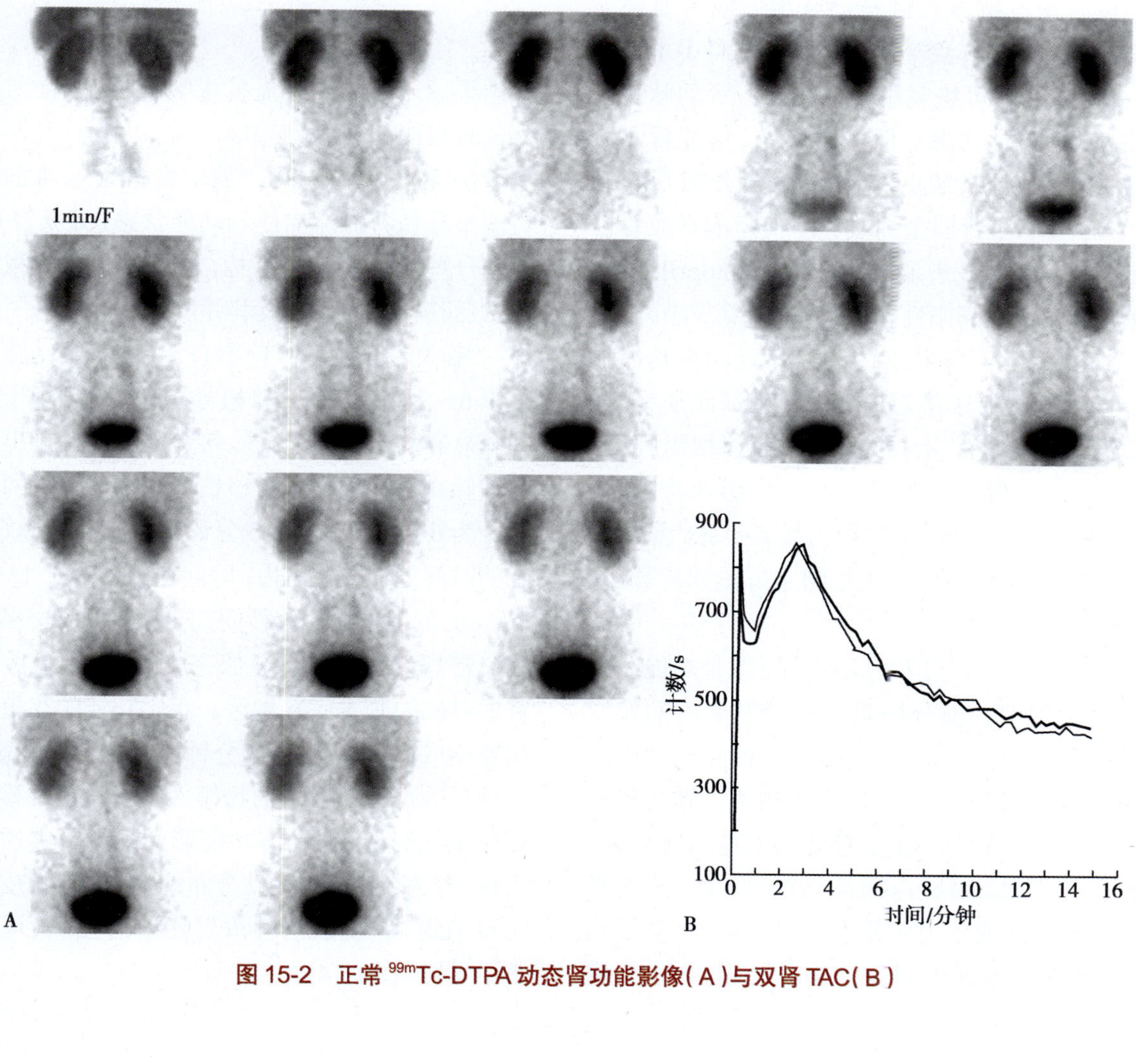

图 15-2 正常 ^{99m}Tc-DTPA 动态肾功能影像（A）与双肾 TAC（B）

球滤过功能和肾小管分泌功能。临床应用不同的显像剂，可用于判断不同的肾脏功能。通常肾小球滤过功能的损害先于肾小管，而肾功能的损害往往表现为球管平衡现象，即肾小球和肾小管功能的损害基本一致。

肾动态显像在评价肾功能方面明显优于肾盂静脉造影（intravenous pyelography，IVP），尤其对于严重肾盂积水或其他原因所致的残余肾功能方面。B超、CT和MRI在判定双肾形态、结构、大小及液性组织方面具有很大的优势，其在功能测定方面主要是依据双肾组织的密度变化。核医学显像方法通过肾小球滤过或肾小管上皮细胞摄取、分泌显像剂来判定肾小球和肾小管功能，是一种简便、安全、灵敏的分肾功能检查方法（图15-3）。此外，肾功能指标GFR不仅可以评价肾功能损害程度、指导临床治疗，而且还可提示慢性肾功能衰竭患者的透析治疗时机及判断透析患者的残余肾脏功能。

2. 肾血管性高血压的协助诊断 肾血管性高血压是由单侧或双侧肾动脉主干或主要分支狭窄或闭塞引起。狭窄的肾动脉经外科手术治疗后，高血压症状可恢复正常或缓解。肾动脉狭窄所致高血压，肾动态显像多表现为：单侧肾血流灌注量减少，肾影缩小，伴有肾功损伤时显影延迟，TAC显示小肾图型曲线。不典型的肾血管性高血压需结合卡托普利介入试验（captopril interventional test）提高阳性率（详见本章第三节）。

3. 上尿路通畅状况的判断 肾动态功能显像可显示双侧上尿路通畅情况。上尿路通畅时，结果同正常影像。上尿路梗阻时，因梗阻程度、部位不同，影像结果不同。其典型影像特点为：患肾的肾盏和/或肾盂显影明显或扩张，显像剂浓聚，消退延缓，有时可见梗阻上方输尿管显影、扩张。

因尿路梗阻程度和时间不同，患肾功能状况也有很大差别。部分梗阻或梗阻发生时间较短时，同侧肾功能受损程度小；完全梗阻或梗阻时间较长时，可致该侧肾功能完全丧失。在患侧肾功能正常时，IVP灵敏度明显低于肾功能显像。当水负荷不足，膀胱内尿液充盈，休克、弥漫性肾小管腔淤塞或压力明显增高，肾功能严重受损时，则表现为患肾内影像持续不退，可出现假阳性结果。若与单纯肾盂扩张鉴别时，可行利尿介入试验（详见本章第三节）。

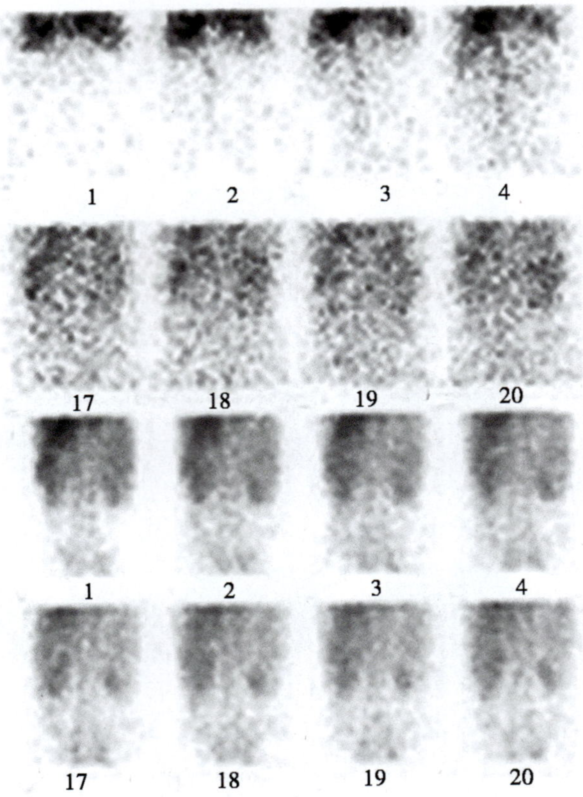

图15-3 慢性肾功能不全

4. 移植肾的监测 放射性核素肾动态显像可观察移植肾血流灌注和功能状态，并获得GFR值和一些相关肾功能指标，已广泛用于监测肾移植术后移植肾的功能及其并发症。

“弹丸”样注射^{99m}Tc-DTPA后，腹主动脉持续显影6～9秒后消失。移植肾显影高峰出现于腹主动脉显影高峰后3～6秒，接着药物开始排出。腹主动脉高峰计数时间与移植肾高峰计数时间之比可分为6级（0～5分），5分说明血流灌注最好，两者的时间差在3秒之内；时间差大于等于11秒为0分；时间差在3～11秒间，分级分别为1～4分。

常规移植肾动态显像完成后，可在盆腔移植肾的对侧勾画本底兴趣区。正常功能的移植肾会快速摄取放射性药物，5分钟内膀胱开始显影，20分钟后大部分放射性药物排入膀胱。正常移植肾血流灌注影清楚，动态功能影像早期肾实质轮廓清晰、形态完整、放射性分布均匀，清除相皮质影明显消退，膀胱放射性浓聚逐渐增强，输尿管通常不显影（图15-4）。

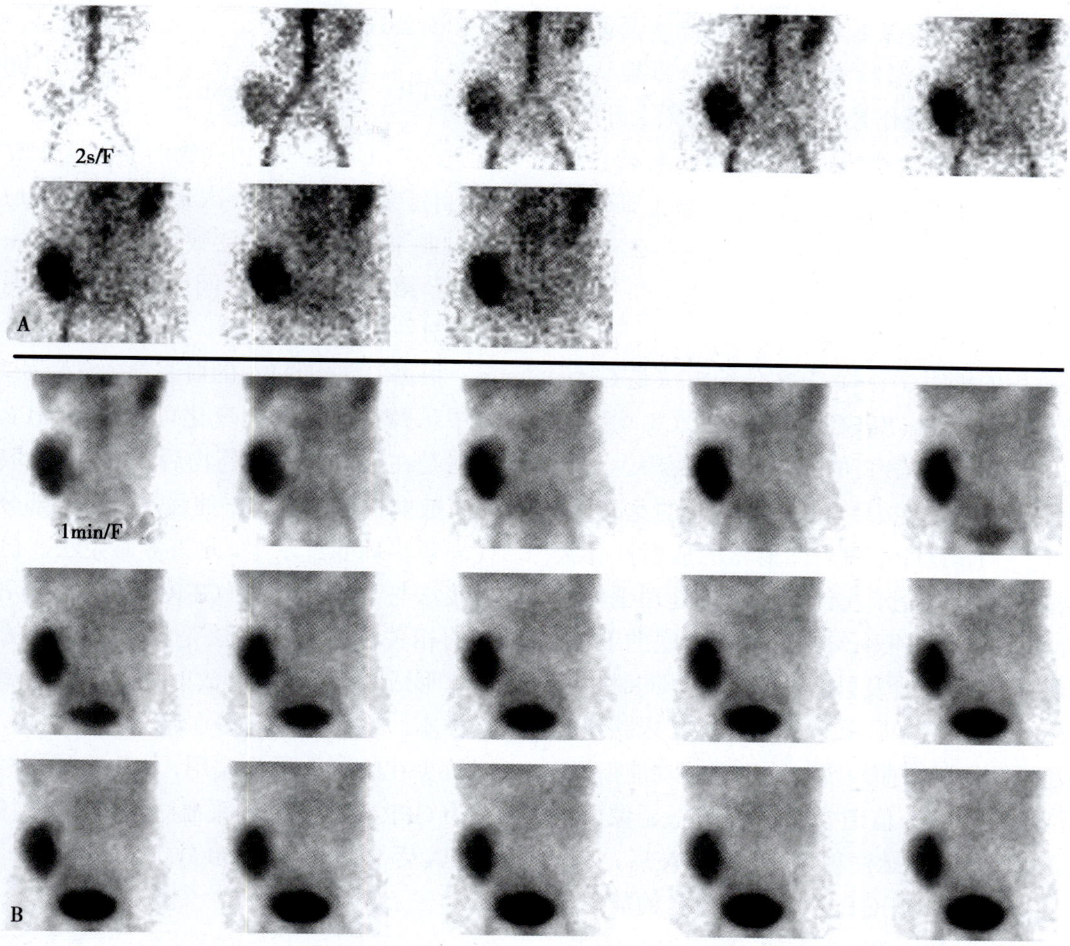

图 15-4 正常移植肾 ^{99m}Tc-DTPA 显像(前位)
A. 血流灌注相;B. 功能动态相

移植肾有许多并发症,根据解剖结构可分为肾前性、肾性和肾后性。肾前性包括:血管阻塞、肾动脉狭窄等。肾性包括:急性肾小管坏死(acute tublar necrosis ATN)、急慢性环孢素 A 中毒性肾病、慢性排异反应等。肾后性包括:腔内梗死、输尿管狭窄、腔外梗阻、尿漏等。放射性核素 ^{99m}Tc-DTPA 肾动态显像可通过肾脏血流灌注与功能表现、GFR 值等方面进行定性与半定量分析。

此外,肾动态显像可以检测供者的总肾及分肾功能状况,在活体供肾的术前评估中占有非常重要的地位。因为在进行肾移植之前,首先要保证供体切除一个肾脏之后,其剩余的肾脏功能能够维持机体代谢的需要,确保供者的安全;另一方面,取出的供肾功能可以满足受者的需要。

5. 肾外伤及肾占位性病变的辅助诊断 肾脏遭受外伤后,肾内血管、组织损伤,其血运可能降低,肾动态显像表现为患侧血流灌注减低。肾外包膜或输尿管破裂,尿液将出现于泌尿系统之外,形成尿漏,肾动态显像表现为腹盆腔出现异常的放射性浓聚影。

肾占位性病变,肾动态显像表现为患肾肾影增大,有时形态失常,多数呈放射性分布稀疏或缺损影。当影响到肾功能时,血流相、功能相和 ATC 曲线可显示异常。从肾占位性病变诊断的角度,肾动态显像阳性检出率不如 CT、IVP、超声和核磁共振尿路造影(magnetic resonance urography,MRU)等方法。

第二节 核医学计算 GFR 的方法

GFR 是指单位时间内从肾小球滤过的血浆容量(ml/min)。它是反映肾脏滤过功能的直接指标。肾功能受损时,GFR 的改变要早于外周血肌酐和尿素氮的变化。人的 GFR 值不能直接测定，只能通过血浆中某种标志物的清除率而间接估算。经典的菊粉清除率测定方法一直被认为是“金标准”，但其操作繁琐，难以在临床上开展。放射性核素标记化合物清除率测定方法与菊粉清除率测定方法具有较好的相关性，且易于临床操作，目前已在临床上广泛开展。

一、Gates 法

最常用的核医学计算 GFR 值的方法是 Gates 法。当前，γ 照相机、SPECT 或 SPECT/CT 均配置有专门测定和计算 GFR 的采集、处理程序。在做肾动态显像时，只要按要求输入受检者的身高、体重和注射 ^{99m}Tc-DTPA 前后注射器的放射性计数等数据，按照程序提示在计算机图像处理工作站上从肾动态影像中准确勾画肾脏及本底的 ROI，即可自动计算出总肾及分肾的 GFR 值，同时可评价分肾及总肾功能、显示泌尿系影像和尿路通畅情况，还可获得肾图曲线及一系列肾脏功能指标。

目前测定 GFR 值通常是与肾动态显像同步进行。“弹丸”式静脉注射 ^{99m}Tc-DTPA 后，立即启动 γ 照相机或 SPECT 采集双侧肾区的放射性分布，拟画出时间 - 放射性曲线，利用注射后 2～3 分钟或高峰前 1 分钟的肾摄取率（肾区放射性主要来自肾小球滤过作用），从而推算出 GFR 值。该方法重复性好、不需要采血、简便易行，在临床上得以广泛推广。但是，与血浆标本法相比，该方法测定 GFR 的准确率略差。

二、双血浆法

血浆标本法测定 GFR 值由于方法比较繁琐，难以在临床上推广使用，现已少用。该方法分为多标本法、双标本法（双血浆法）及单标本法；其中多标本法与菊粉清除率相关性最好，平均偏差仅 3.5ml/min，但需要多次抽血，患者不易接受；单标本法的准确性较差；而双血浆法则与多标本法具有良好的相关性，平均偏差为 2.8ml/min。因此，双血浆法被推荐作为测定 GFR 的标准。

双血浆法过程大致是：注射 ^{99m}Tc-DTPA 后 2 小时和 4 小时，分别从药物注射的对侧前臂肘静脉取血 4ml；肝素抗凝，离心分离血浆，γ 计数仪测量血浆放射性计数。根据公式计算出双血浆法 GFR，然后用体表面积进行标准化处理。计算 GFR 的公式如下：

$$GFR=\frac{D\ln(P_1/P_2)}{(T_2-T_1)}\exp\frac{(T_1\ln P_2)-(T_2\ln P_1)}{(T_2-T_1)}$$

式中，D：注入体内药物的放射性计数（cpm）；T_1：自注射药物至第一次采血的时间（min）；P_1：T_1 时血浆中的放射性计数（cpm/ml）；T_2：自注射药物至第二次采血的时间（min）；P_2：T_2 时血浆中的放射性计数（cpm/ml）。

根据 ^{99m}Tc-DTPA 的血浆动力学特征，测定血浆中示踪剂放射性的变化可以反映 GFR。具体方法是在注射放射性药物后，多次静脉取血绘制血浆放射性清除曲线。曲线尾部直线部分的斜率代表肾小球滤过水平，此为多血浆法。已证实多血浆法与菊粉清除率（GFR 测定的金标准）有良好的相关性。双血浆法是在多血浆法的基础上简化形成，只需在注射放射性药物后采集两次血浆样本。双血浆法与多血浆法相关性好，因采血次数少在临床上最为实用，且被美国核医学会推荐为 GFR 测定标准。采血时间一般为注射 ^{99m}Tc-DTPA 后 120 分钟和 240 分钟。

第三节 肾动态显像介入试验

泌尿系统的介入试验方法主要是在肾动态显像或肾图检查的基础上进行的，目前临床上常用的有卡托普利介入试验和利尿剂介入试验（diuretic intervention test）。

一、卡托普利介入试验

肾血管性高血压是由单侧或双侧肾动脉主干或主要分支狭窄引起的一类继发性高血压。肾动态显像可协助诊断单侧肾血管性高血压。其影像特点为：患侧肾血流灌注减低，显像延迟；肾实质影像小，多伴肾功能受损；肾图曲线呈小肾图型（图 15-5）。当临床怀疑肾血管性高血压时，可行卡托普利介入试验，能明显提高单侧肾血管性高血压的诊断率，最终确诊尚需行肾动脉造影。

1. 原理 卡托普利介入试验是通过观察血管紧张素转换酶抑制（angiotensin-converting enzyme inhibitors，ACEI）类药物应用前后，肾功能变化情况来判断肾血管性高血压，有助于提高诊断的灵敏度与特异性。

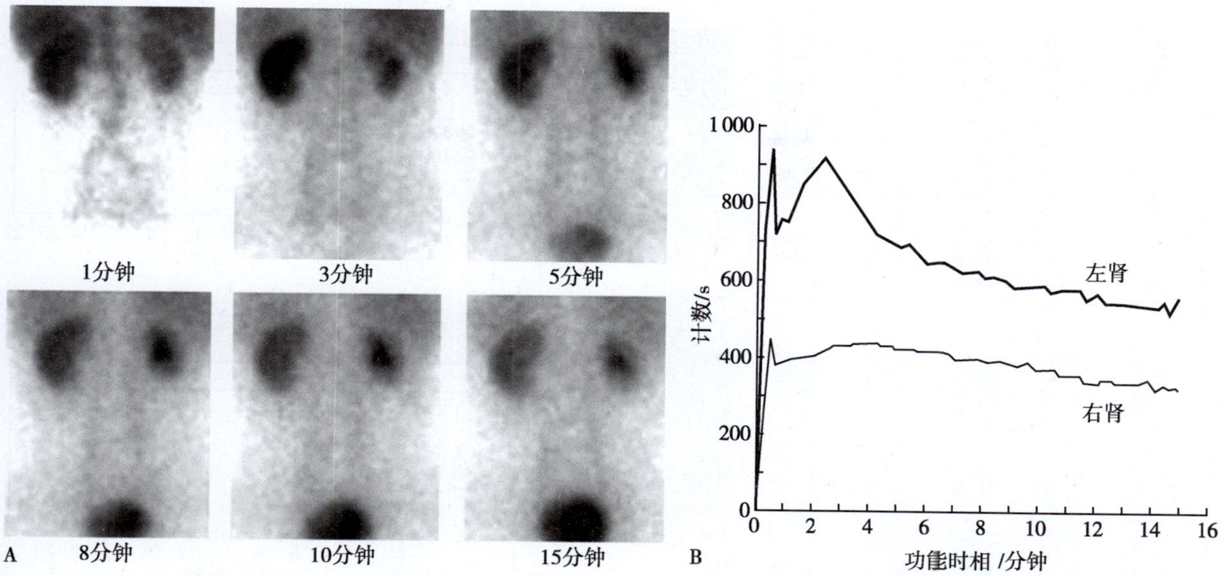

图 15-5 肾性高血压患者，^{99m}Tc-DTPA 显像示右肾影缩小、肾实质摄取与清除延迟（A），与 TAC 所见一致（B）

肾动脉血管发生狭窄后，患侧肾血流灌注量减少，会刺激肾小球旁器分泌肾素，随后血管紧张素Ⅰ（angiotensinⅠ）生成增多。在血管紧张素转化酶作用下，进一步使血管紧张素Ⅱ（angiotensinⅡ）生成增多，后者使肾小球出球小动脉收缩用于维持肾小球内滤过压，从而保持正常的 GFR。卡托普利（captopril）作为 ACEI 类药物，可阻止 angiotensinⅠ转换成 angiotensinⅡ，从而使收缩的出球小动脉舒张，造成肾小球内滤过压降低，GFR 下降。

卡托普利的作用是阻断了肾素 - 血管紧张素 - 醛固酮系统的这一代偿环节。肾血管性高血压患者在卡托普利介入前后，其肾动态显像及肾图表现会有变化。基本特征是：卡托普利介入后，发生血管狭窄侧的肾功能较介入前下降明显，而健侧肾功能无明显变化，从而加大双肾功能的差异，提高对患肾的检出率。

2. 方法 卡托普利用量为 25～50mg，空腹口服。检查方法有一日法或二日法。

（1）一日法：先行常规肾动态显像或肾图检查，检查结束 2～3 小时后行卡托普利介入试验，即口服卡托普利后 1 小时再次行肾动态显像或肾图检查。

（2）二日法：第一日先行常规肾动态显像或肾图检查；次日行卡托普利介入肾动态显像或肾图检查，即口服卡托普利后 1 小时进行肾动态显像或肾图检查。

检查前，受检者停用利尿剂 5 天，停用 ACEI 类药物或钙拮抗剂 2 天。由于卡托普利有较强的降压作用，在介入试验过程中应密切监测受试者的血压变化。

3. 结果分析 在没有肾血管病变的情况下，卡托普利介入试验前、后的肾动态影像及肾图无明显变化，为结果阴性。结果阳性表现为：卡托普利介入前肾功能正常，介入后患侧肾功能受损；或患侧肾功能受损程度较介入前进一步加重（图 15-6）。功能受损的表现多样，如肾影像减淡、皮质清除延缓、GFR 值下降、肾图曲线 b 段斜率减低、峰时后延、c 段下降减慢等。阳性结果支持肾血管性高血压的诊断。

另外，在肾功能受损严重情况下，由于肾小管型显像剂的图像质量优于肾小球型显像剂，因此前者更受推荐使用。

4. 临床应用

（1）肾动脉狭窄的诊断：卡托普利介入试验是一种较好的诊断肾血管性高血压的无创性方法，灵敏度和特异性可达 90%，特别是对单侧肾动脉狭窄引起的肾血管性高血压。

（2）预测肾动脉狭窄手术治疗的疗效：肾血管性高血压有望通过经皮肾血管成形术及肾血管重建术治愈。研究显示卡托普利介入试验阳性者手术效果好，在术前预测疗效方面有应用价值。

（3）指导降压药物的选择：ACEI 是目前临床常用的一类降压药，卡托普利是其中之一。通过卡托普利介入试验可以了解此类药物对服用者肾

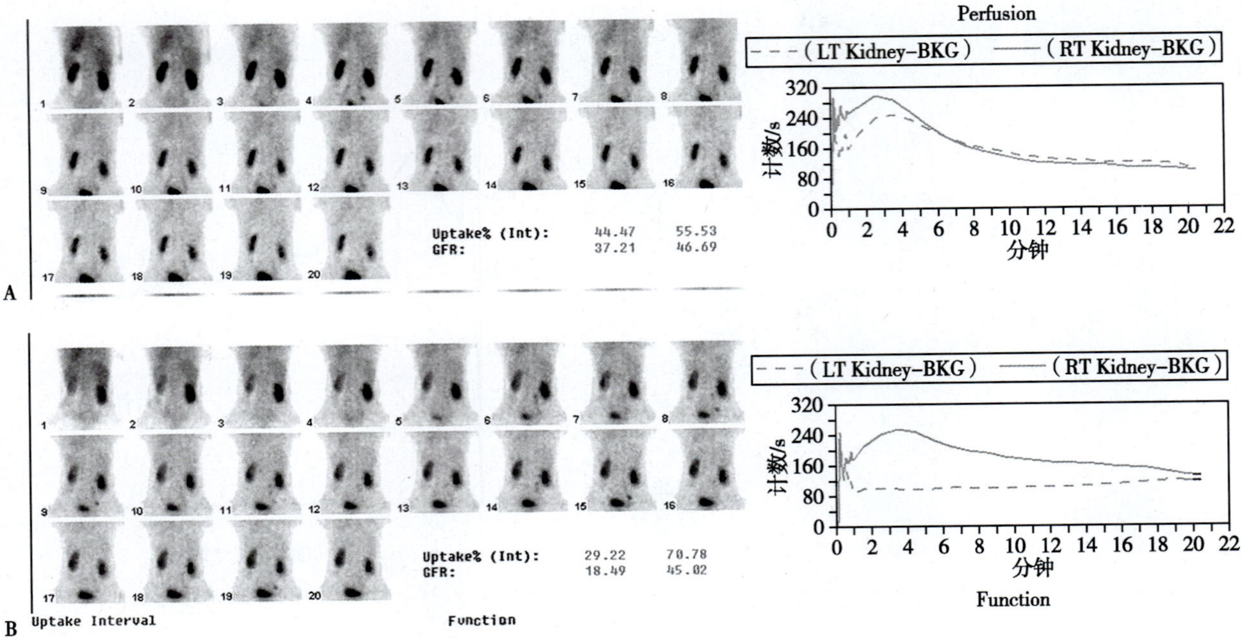

图 15-6 肾性高血压患者，卡托普利介入前 ^{99m}Tc-DTPA 显像示双肾功能正常(A)，卡托普利介入后 ^{99m}Tc-DTPA 显像示左肾功能受损(B)

功能的影响。如果试验阴性，说明使用 ACEI 类药物在降压的同时不会影响肾血流，能起到保护肾功能的作用。相反，如果为阳性，则提示使用 ACEI 药物可能会对肾脏产生不利影响。因此，卡托普利试验阳性者不推荐使用 ACEI 类降压药物。

二、利尿剂介入试验

上尿路梗阻是临床常见的一种尿液流动异常，造成上尿路梗阻的原因很多，可分为机械性梗阻和非机械性梗阻两大类。前者是由于尿路中存在导致尿液流动受阻的机械性因素(如尿路狭窄、结石、肿瘤等)；后者是由于单纯性尿路局部扩张使得扩张部位张力降低，尿流减慢，或由于输导管痉挛导致尿流不畅，属功能性因素引起。由于这两类尿路梗阻的临床处理原则完全不同，因此需要进行鉴别。利尿介入试验通过观察注射利尿剂前后，尿路梗阻影像和肾图曲线的变化，可以很好地鉴别机械性梗阻和非机械性梗阻。这一方法能够反映尿路的动力学改变，在判断梗阻性质方面优于超声和 IVP。

1. 原理 利尿剂的作用是使尿液在短时间内生成增多，尿流速增加，从而对尿路中的梗阻部位产生较大的压力。进行利尿介入试验时，静脉注射利尿剂后，非机械性梗阻由于没有真正堵塞尿路的因素存在，滞留的放射性药物会明显加速排出；相反，机械性梗阻由于梗阻的病因没有去除，滞留的放射性药物不会明显减少，甚至反而逐渐增多。

2. 方法 受检者在检查前三天停用利尿药，前两天不进行静脉肾盂造影或增强 CT 检查。常用利尿剂为呋塞米，用量为 0.5mg/kg 或每次 20mg，静脉注射。

(1) 一次法：常规肾动态显像或肾图检查过程中，发现梗阻表现时，于 15～20 分钟时静脉注射利尿剂，之后继续采集 10 分钟。

(2) 二次法：第一次行常规肾动态显像或肾图检查，待放射性药物基本清除后(当日或次日)进行第二次显像，即利尿试验肾动态显像或肾图检查，方法为先注射利尿剂，3 分钟后注射放射性药物，采集利尿后肾动态影像或利尿后肾图曲线。

一次法较二次法更为简便、耗时短，临床上最为常用。

3. 结果分析 静脉注射利尿剂后，肾内滞留的显像剂迅速减少至完全消失，肾图曲线由原先的持续上升转为下降或下降速率明显加快，判断为非机械性梗阻(图 15-7)；滞留的显像剂未减少甚至增多，肾图曲线不下降甚至反而继续上升，判断为机械性梗阻(图 15-8)。如果滞留的显像

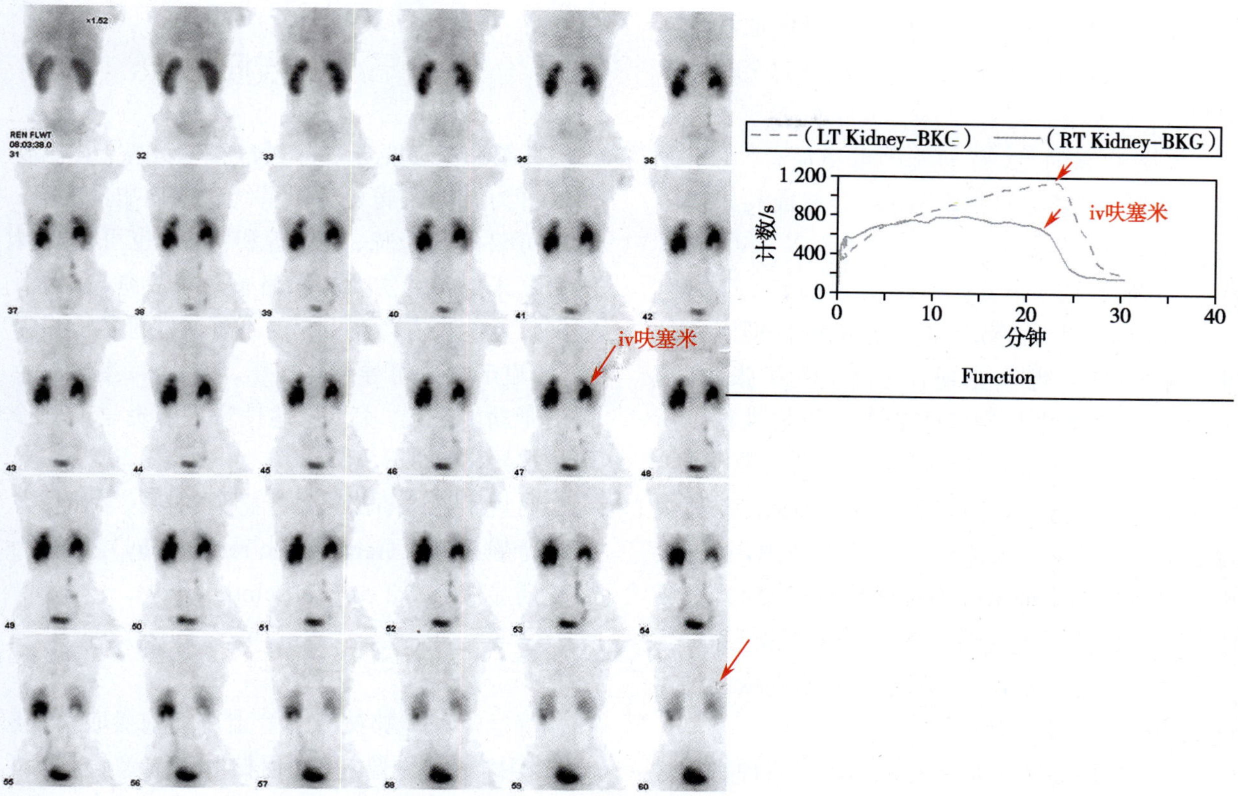

图 15-7 非机械性梗阻

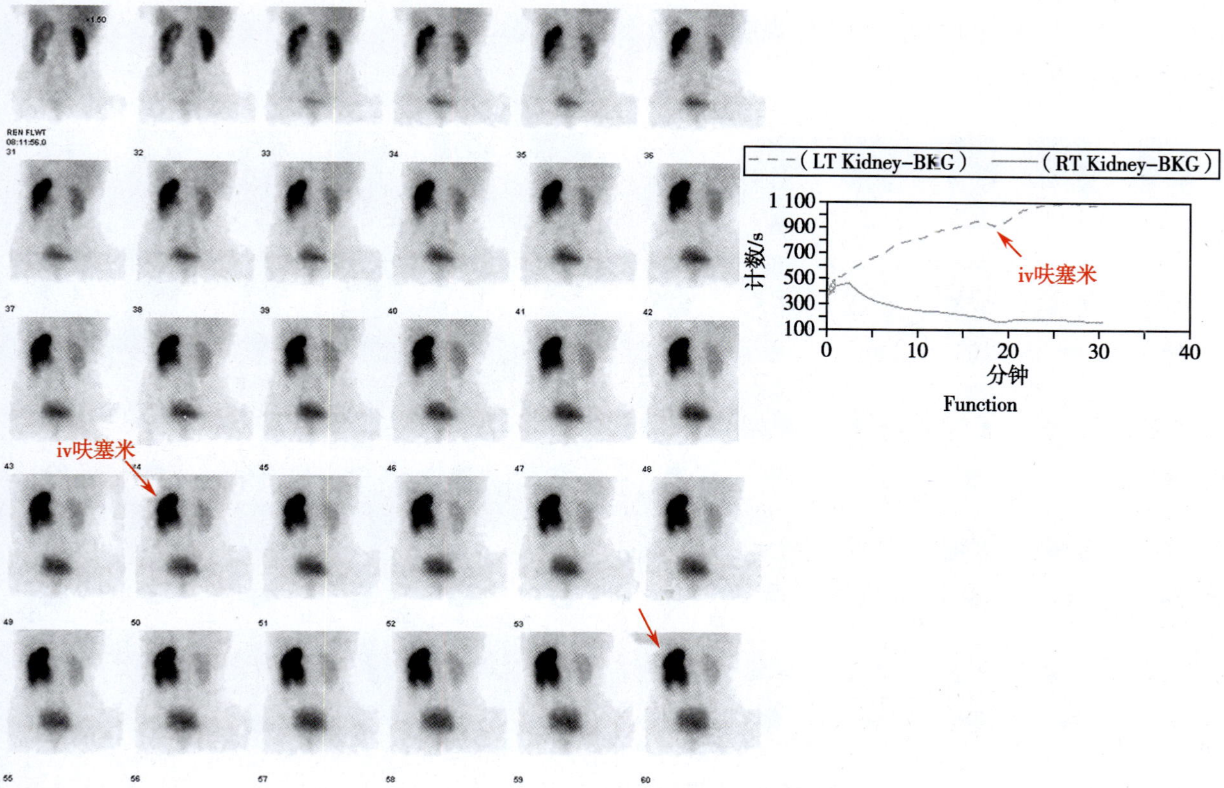

图 15-8 机械性梗阻

剂表现为部分减少且未完全消失，肾图曲线下降速率加快，则为部分机械性梗阻或不完全机械性梗阻。

需要注意的是，肾功能严重受损者，由于原尿生成少，利尿剂的作用减弱，会造成利尿试验结果的准确性降低。

4. 临床应用

（1）肾积水的鉴别：无论是机械性梗阻还是非机械性梗阻，都可出现肾盂肾盏的扩张，在超声、CT 及 IVP 中呈现积水表现。机械性梗阻所致的肾积水，以输尿管连接部狭窄最为常见，这种梗阻的治疗方法以手术为主。单纯尿路扩张表现出的肾积水，手术治疗效果并不理想，甚至会由于手术损伤形成瘢痕造成输尿管狭窄，因此梗阻的鉴别诊断对确定临床治疗方案有指导意义。在肾功能尚好的情况下，利尿试验鉴别尿路梗阻性质的准确率接近 100%。

（2）尿路梗阻术后的疗效观察：各种机械性尿路梗阻所致肾积水的患者，经手术治疗一段时间后，超声、CT、IVP 等影像中可能仍会有扩张积水的表现，这时就需要通过利尿试验肾动态显像来判断这种梗阻的性质，肾盂输尿管连接部梗阻（ureteropelvic junction obstruction，UPJO）术后肾动态显像结果如果为非机械性梗阻，说明手术效果良好（图 15-9）。

第四节 肾皮质显像

尿路感染多见于各年龄段妇女儿童，其他高发人群为有糖尿病和泌尿系统疾病病史的患者。感染可仅限于膀胱、输尿管和肾盂，也可侵犯肾实质。未侵及肾实质的尿路感染易治愈，且预后较好。急性肾盂肾炎引起的不可逆性肾实质损害（肾疤痕形成），可导致高血压、低渗尿、蛋白尿及慢性肾功能衰竭。因此，急性肾盂肾炎早期确诊就显得异常重要。

常规用于诊断泌尿系统感染的核医学显像方法是肾静态显像（renal static renography），又称为肾皮质显像（renal cortical scintigraphy）。

一、显像原理及方法

静脉注射能够被肾小管上皮细胞摄取、聚集并缓慢排出的显像剂，利用核医学显像设备，可以采集得到肾皮质影像。常规应用的显像剂有 ^{99m}Tc-DMSA 或 ^{99m}Tc-GH。其中，^{99m}Tc-DMSA 是目前最好的肾皮质显像剂，成人剂量为 185MBq，儿童剂量为 1.85MBq/kg，最大剂量不超过 185MBq。静脉注射后 2～3 小时，进行常规肾静态平面或断层显像。

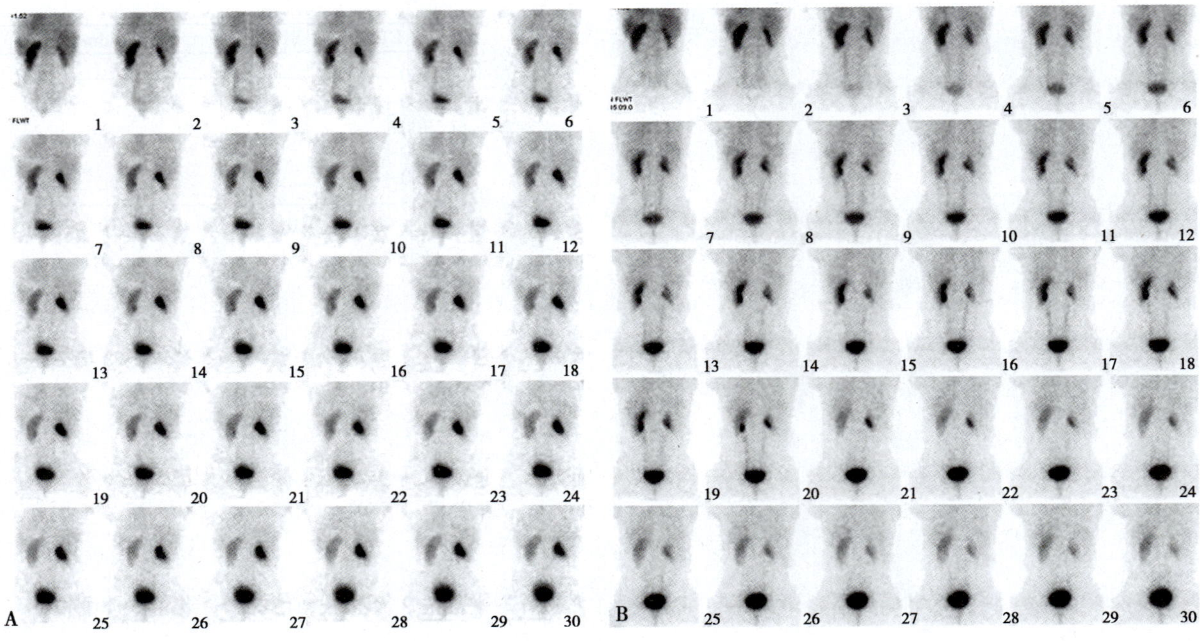

图 15-9 右侧 UPJO 患者利尿肾动态显像

A. 术前为机械性梗阻；B. 术后为非机械性梗阻

二、图像分析

正常情况下，除集合系统放射性分布较低外，双肾放射性分布均匀，影像清晰（图 15-10）。急性肾盂肾炎时，单处或多处肾皮质放射性分布呈稀疏、缺损区，形态各异（图 15-11）；偶可见全肾显像剂分布减低。

急性肾盂肾炎如经积极治疗，病变组织可恢复正常功能，放射性稀疏缺损区可显著改善或消失（图 15-12）。

急性肾盂肾炎若遗留瘢痕，则影像显示局部肾皮质变薄，外形变平，出现楔形缺损。慢性肾盂肾炎则表现为肾影缩小，瘢痕处放射性减低，整个肾脏放射性分布不均匀。因此，肾静态显像既能诊断急性肾盂肾炎和瘢痕，又能了解病变范围和严重程度，还可以用于评价疗效及判断预后。

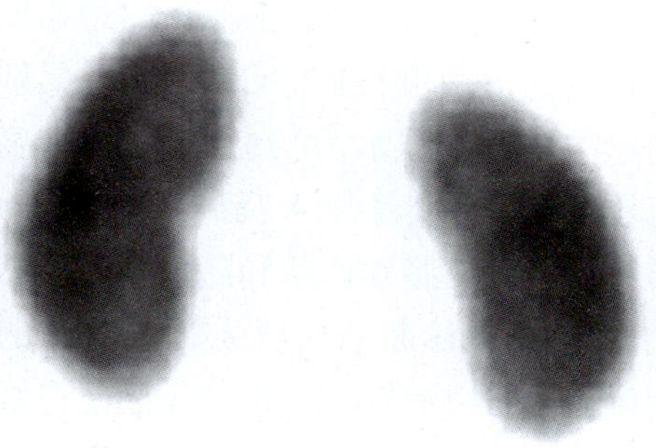

图 15-10　正常 ^{99m}Tc-DMSA 静态肾显像（后位）

三、临床应用

肾盂肾炎是由于感染性尿液反流引起的肾实质炎症性病变，临床上急性肾盂肾炎通常难以与尿路感染鉴别。

临床上多种显像技术都可用于急性肾盂肾炎

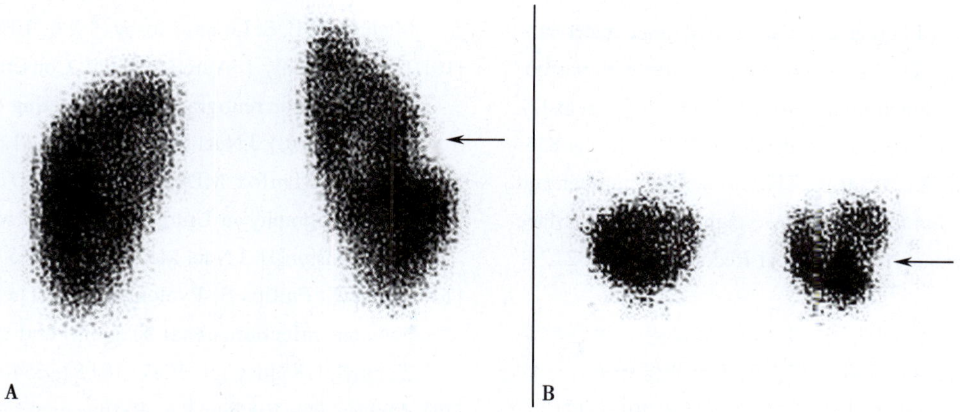

图 15-11　急性肾盂肾炎，^{99m}Tc-DMSA SPECT 显像

冠状断层（A）与横断层（B）示左肾中份外侧皮质典型楔形缺损（箭头示）

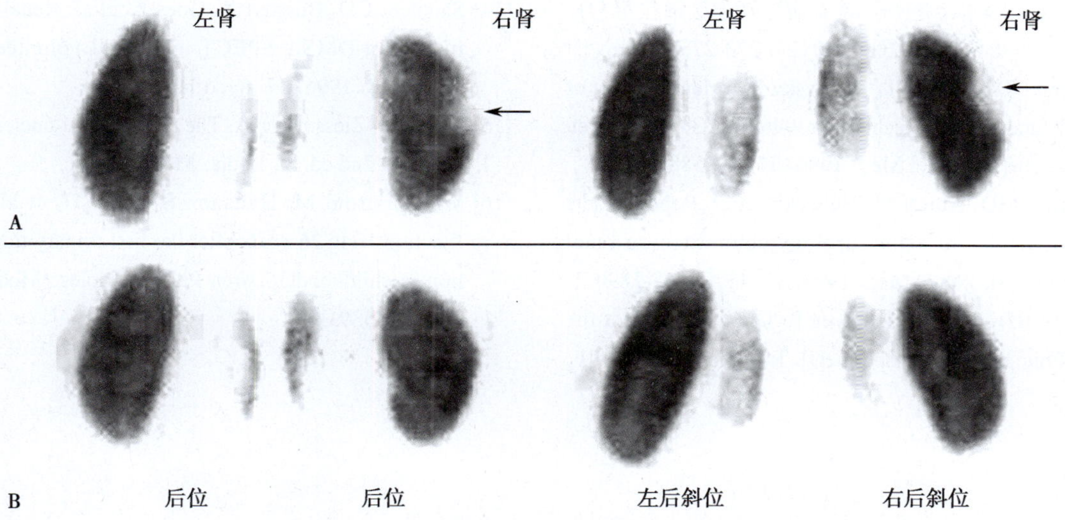

图 15-12　急性肾盂肾炎 ^{99}mTc-DMSA 显像

A. 治疗前；B. 治疗后

和下尿路感染的鉴别诊断。静脉尿路造影诊断急性肾盂肾炎的灵敏度很低。CT是一种灵敏有效的解剖形态学诊断技术，可判别肾实质密度的变化和范围大小，尤其适用于肾周组织的评价，但常规作为肾盂肾炎鉴别诊断和随访检查方法是不现实的。MRI在诊断急性肾盂肾炎方面的作用尚不明确。^{67}Ga-枸橼酸盐和^{111}In标记白细胞在诊断急性肾盂肾炎方面效果可靠；但该技术费时费力，价格昂贵，患者接受的放射性照射剂量也很高。目前，应用^{99m}Tc-DMSA肾皮质显像是诊断急性肾盂肾炎最可靠、最实用的显像方法，可常规用于尿路感染的评价和随访检查。肾脏超声检查可作为其有利的补充，尤其在探测与尿路感染有关的尿路梗阻性肾病方面。

临床研究显示，^{99m}Tc-DMSA或^{99m}Tc-GH肾皮质显像对探测急性肾盂肾炎有很高的灵敏度，明显优于静脉尿路造影和肾脏超声检查，其显示病灶数约为超声的2倍和静脉肾盂造影的4倍。实验结果证实：对于急性肾盂肾炎动物模型（均经过组织病理学证实），^{99m}Tc-DMSA肾皮质显像诊断的灵敏度可达90%以上，特异性为100%。

（王荣福 刘 萌）

参考文献

[1] 王荣福. 核医学 [M]. 4版. 北京：北京大学医学出版社，2019.

[2] Liu M, Fu Z, Li Q, et al. Delayed renal tissue tracer transit in Tc-99m-DTPA renography correlates with postoperative renal function improvement in UPJO patients[J]. Nuclear Medicine Communications, 2015, 36(8): 833.

[3] Nyengaard JR, Bendtsen TF. Glomerular number and size in relation to age, kidney weight, and body surface in normal man[J]. Anatomical Record, 1992, 232(2): 194-201.

[4] 刘萌，付占立，邸丽娟，等. 利尿肾动态显像在单侧肾盂输尿管连接部狭窄患者的手术或保守治疗中的应用分析 [J]. 北京大学学报（医学版），2015, 47(4): 638-642.

[5] 刘萌，付占立，邸丽娟，等. 利尿肾动态显像评价离断式肾盂成形术治疗单侧肾盂输尿管连接部狭窄 [J]. 中国医学影像技术，2014, 30(2): 273-276.

[6] Russell CD, Taylor AT, Dubovsky EV. Mensurement of renal function with technetium-99m-MAG3 in children and adults[J]. J Nucl Med, 1996, 37(4): 588-593.

[7] Blaufox MD, Aurell M, Bubeckb, et al. Report of the radionuclides in nephrourology committee on renal clearance[J]. J Nucl Med, 1996, 37(11): 1883-1890.

[8] Myers BD, Newton L, Oyer P. The case against the indefinite use of cyclosporine[J]. Transplant Proc, 1991, 23(1): 41-42.

[9] Henkin RE, Boles MA, Dillehay GL, et al. Nuclear Medicine[M]. St Louis: Mosby, 1996: 1097-1109.

[10] Taylor A, Nally J, Aurell M, et al. Consensus report on ACE inhibitor renography for detecting renovascular hypertension[J]. J Nucl Med, 1996, 37(11): 1876-1882.

[11] Fine EJ, Blaufox MD, Blumenfeld JD, et al. Exercise Renography in Untreated Subjects with Essential Hypertension[J]. J Nucl Med, 1996, 37(5): 838-842.

[12] Miller T, Philips S. Pyelonephritis: The relationship between infection, renal scarring, and antimicrobial therapy[J]. Kidney Int, 1981, 19(5): 654-662.

[13] Ransley PG, Risdom RA. Reflux nephropathy: Effect of antimicrobial therapy on the evolution of the early pyelonephritis scar[J]. Kidney Int, 1981, 20(6): 733-742.

[14] Sadeleer CD, Bossuyt A, Goes E, et al. Renal technetium-99m-DMSA SPECT in normal volunteers[J]. J Nucl Med, 1996, 37(8): 1346-1349.

[15] Thall JH, Ziessman HA. The requisites of nuclear medicine[M]. 2nd ed. St. Louis: Mosby, 2001.

[16] Wennerstrom M, Hanaaon S, Jodal U, et al. Renal function 16 to 26 years after the first urinary tract infection in childhood[J]. Arch Pediatr Adolesc Med, 2000, 154(4): 339-345.

第十六章　骨髓及淋巴显像

第一节　骨髓活性评价

一、骨髓活性评价的意义

骨髓组织分为具有造血功能的红骨髓和主要成分为脂肪组织的黄骨髓。红骨髓主要由造血干细胞和单核吞噬细胞构成，分布于血窦中的单核吞噬细胞相互交错，形成骨髓的网状支架，构成骨髓的间质和内环境，造血干细胞散布其中。新生儿全部骨髓腔充满红髓，随着年龄增长外周红骨髓逐渐被黄骨髓取代。正常成人红髓主要分布于躯干骨、颅骨、股骨和肱骨近端 1/3。在病理因素（缺氧、贫血等）的作用下，部分黄骨髓可转变为红骨髓，重新恢复代偿造血的能力。

二、原理和方法

（一）单核巨噬细胞骨髓显像

单核巨噬细胞骨髓显像又称之为放射性胶体显像，此法目前最为常用，静脉注射放射性核素标记的胶体显像剂后，其大部分被肝脾摄取外，15%～20% 被骨髓中的单核巨噬细胞摄取。因骨髓内单核巨噬细胞与造血骨髓分布相一致，所以胶体骨髓显像可间接反映红骨髓的分布情况及其功能状态。目前常用显像剂 ^{99m}Tc- 硫胶体、^{99m}Tc- 植酸钠和 ^{113m}In- 胶体，还有 ^{99m}Tc- 血清白蛋白纳米胶体（^{99m}Tc-nanocolloid human albumin）等。检查方法为静脉注射上述显像剂 555～740MBq（15～20mCi）后 20～120 分钟，常规进行前位和后位全身显像。

（二）红细胞生成骨髓显像

正电子核素 ^{52}Fe 标记枸橼酸等能与转铁蛋白结合并参与红细胞生成代谢，可参与红细胞生成过程之中而显像，能够直接反映红骨髓的分布和红细胞生成活性状态。^{52}Fe 为加速器生产的正电子核素，仅适用于正电子显像仪器，因而临床应用受到一定限制。^{59}Fe 可作为骨髓放射性示踪剂等，在人体代谢及血液系统疾病中起一定的临床诊疗作用。但其半衰期为 45 天，γ 射线能量高（1.1MeV 和 1.3MeV），显像效果较差。氯化铟（^{111}In-chloride）显像，chloride 与转铁蛋白有很强的结合能力，但氯化铟不参与血红蛋白的合成。影像分析时要考虑这些因素。

（三）粒细胞生成骨髓显像

癌胚抗原（carcinoembryonic antigen，CEA）亚单位 NCA95 是一种糖蛋白，可以和粒细胞的非特异性交叉反应抗原 95（NCA-95）结合，在粒细胞生成细胞的分化过程表达于细胞膜表面。通过放射性核素标记的粒细胞抗体与粒细胞结合而显示造血活性骨髓。如 ^{99m}Tc 标记的抗粒细胞单克隆抗体可以和粒细胞的非特异性交叉反应抗原 95（NCA-95）结合。由于骨髓中粒细胞与外周血中粒细胞之比高达 50∶1～100∶1，静脉滴注 ^{99m}Tc 标记的抗 NCA-95 抗体（^{99m}Tc-NCAA）主要分布在造血骨髓内从而使骨髓显像。不足之处是体内存在的炎症病灶会影响显像结果，所以现不作为常规的骨髓显像剂。^{99m}Tc-HMPAO 标记白细胞显像，具有亲脂性的 ^{99m}Tc 与 HMPAO 复合物进入白细胞内，能达到标记粒细胞生成骨髓显像目的。

（四）骨髓细胞代谢活性显像

^{18}F-FDG PET 显像亦能显示功能骨髓，在使用粒细胞集落刺激因子（G-CSF）或粒细胞 - 巨噬细胞集落刺激因子（GM-CSF）后骨髓造血功能活跃的患者，^{18}F-FDG PET 显示出骨髓显影的增强；对 ^{18}F-FDG 的摄取程度能反映骨髓细胞的功能代谢状态，因此非常适于检测红骨髓功能和在良 / 恶性肿瘤疾病时评估骨髓受侵袭的状况。另外，如果骨髓摄取 ^{18}F-FDG 大量增加，也可能是由于

G-CSF 或 GM-CSF 诱导治疗的结果。

^{111}In- 喷曲肽生长抑素受体显像能够探测多发性骨髓瘤患者的恶性浆细胞和浆细胞瘤，尤其适合复发的患者。

（五）细胞增殖活性骨髓成像

^{18}F-FLT 的 PET 显像：正电子显像剂是 3′- 脱氧 -3′-^{18}F- 氟代脱氧胸苷（3′-deoxy-3′-^{18}F-fluorothymidine，^{18}F-FLT）。因 FLT 的化学结构与胸腺嘧啶类似，可进入细胞并作为胸苷激酶 -1（thymidine kinase-1，TK-1）的底物而被磷酸化，参与细胞增殖过程中 DNA 合成有关的胸腺嘧啶代谢步骤，经磷酸胸苷激酶 1（TK1）磷酸化为 ^{18}F-FLT 磷酸后滞留在细胞中，但不参与进一步的代谢合成核酸，^{18}F-FLT PET 显像能够反映细胞增殖活性。正常人红骨髓增殖活性高，在 ^{18}F-FLT 的 PET 图像上呈较高的骨髓摄取，既能清晰显示红骨髓的分布，亦可显示髓外造血。

^{11}C- 蛋氨酸的 PET 显像：因为蛋氨酸是细胞增殖和蛋白质合成必须的物质，所以骨髓中的 ^{11}C- 蛋氨酸摄取增加，就意味着骨髓细胞增殖和蛋白质合成表达增加，能反映骨髓细胞的增殖状况。

三、正常与异常影像分析

放射性胶体显像时显像剂分布与骨髓中具有造血活性的红骨髓的分布一致，主要集中在正常成年人中轴骨、肱骨和股骨的上 1/3 部位。颅骨可有较淡显影。由于肝、脾显影浓，与胸椎下段和腰椎上段重叠而影响该段骨髓的显示。颈椎和腰椎下段、骨盆、肩关节和髋关节显影清晰。胸骨和肋骨虽含有活性的红骨髓，但显影往往不清楚。正常成人外周骨髓不显影（图 16-1）。正常婴幼儿所有骨髓都是红骨髓，所以除中心骨髓显影外，整个四肢骨髓包括骨髓腔和骨骺均可显影；5～10 岁时胫、腓骨、尺、桡骨可不显影或部分显影；10～18 岁肱骨、股骨下段开始不显影，18～20 岁以上则呈成人骨髓影像。通常将骨髓影像分为 0～4 级（表 16-1）。

表 16-1 骨髓活性水平分级及其临床意义

分级	骨髓显影程度	临床意义
0 级	骨髓未显影，中心骨髓放射性分布与周围软组织相似	骨髓功能严重受抑制
1 级	骨髓隐约显影，略高于周围软组织本底，轮廓不清晰	骨髓功能轻、中度受抑制
2 级	骨清晰显影，轮廓基本清晰	骨髓活性正常
3 级	骨髓清晰显影，摄取放射性增多，轮廓清晰	骨髓造血活性高于正常
4 级	骨髓显影十分清晰，与骨影像相似	骨髓造血功能活性明显增强

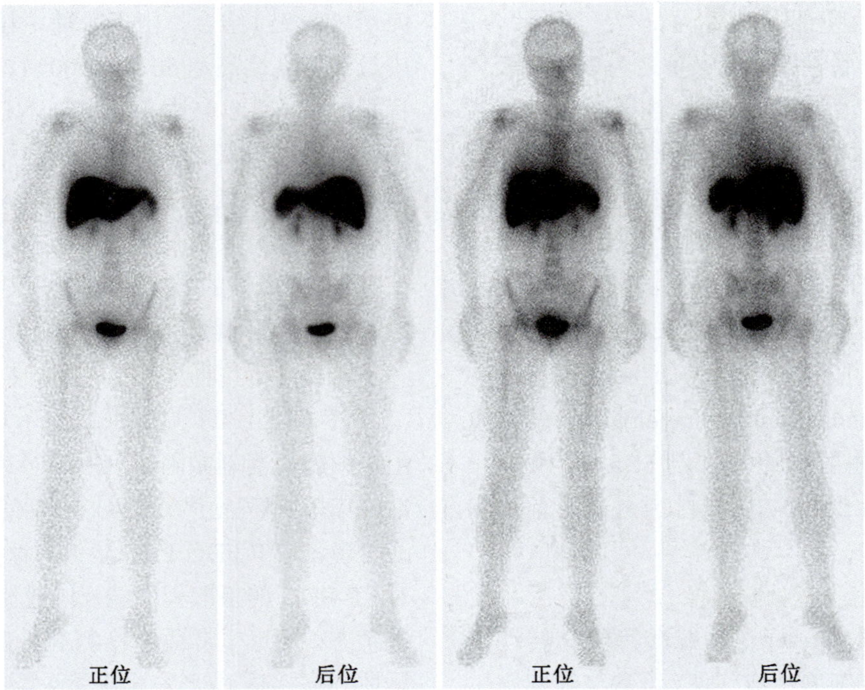

图 16-1 正常成人放射性核素胶体骨髓显像

异常图像：通常表现为骨髓分布和活性的异常。主要是观察骨髓内显像剂分布和浓聚情况。

四、临床应用与研究

（一）引导有效的骨髓穿刺或活检部位

分析判定骨髓造血功能活性和诊断造血系统疾病常用诊断方法之一就是骨髓穿刺活检。骨髓穿刺检查结果因穿刺部位的病理状况而受到影响，未能准确反映全身骨髓的活性分布，可能导致检查结果与临床表现不符。核医学骨髓显像作为骨髓穿刺的补充，有助于对于骨髓活性做出全面和动态实时的评价。不但显示全身骨髓的分布并比较各个部位骨髓活性，还能引导选择最有效的穿刺活检部位，避免定位取材不当导致误诊和假阴性。

（二）贫血

1. 再生障碍性贫血　是骨髓造血功能衰竭导致的贫血，病理特点是全身性造血组织总容量减少，但在造血功能抑制的骨髓组织中有散在岛状增生灶。

（1）骨髓胶体显像：可呈以下改变。①全身中心骨髓活性抑制，甚至中心骨髓完全不显影，外周骨髓亦不显影（图 16-2）。此类表现最为常见，与其造血组织的造血功能衰竭的临床和病理特征一致，预后较差。②在全身中心骨髓受到不同程度抑制的同时，外周骨髓出现活性扩张或灶状放射性浓聚影，在慢性再生障碍性贫血患者上述表现较为常见。③全身骨髓分布基本正常，活性水平 2 级，这类患者贫血症状较轻，预后较好。骨髓显像不仅有助于了解再生障碍性贫血患者全身骨髓活性、判断病情，还对于治疗过程中观察骨髓再生情况、评估疗效有一定价值。

（2）骨髓造血 ^{18}F-FLT PET 增殖显像：显示中心骨髓活性低并能显示灶状髓外造血，在一组进行干细胞移植后的淋巴瘤患者观察到骨髓 ^{18}F-FLT 摄取增加，体外实验证明 ^{18}F-FLT 摄取增加与造血祖细胞增殖活性增高相关，^{18}F-FLT 的 PET 骨髓增生活性成像在血液病学的研究与临床应用值得关注。

（3）影像诊断对比评价：X 线平片、CT 及 MR 无特异性表现，而骨髓核医学显像呈多样化表现，骨髓造血功能衰竭导致的贫血，主要表现为

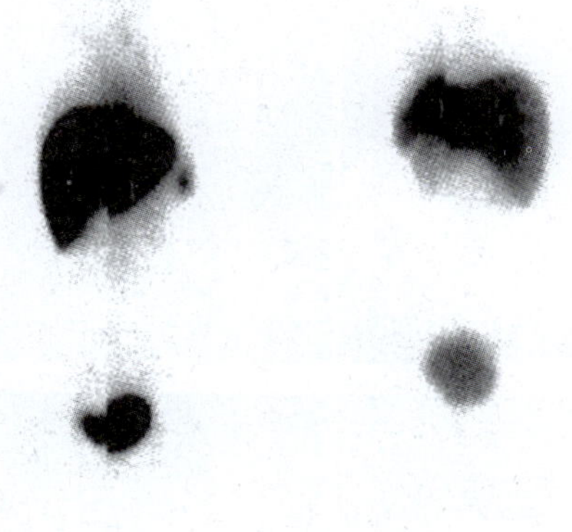

图 16-2　再生障碍性贫血患者骨髓显像
中心骨髓活性严重抑制，中心和外周骨髓均未显影

骨髓造血功能低下、全血细胞减少和贫血、出血、感染。

2. 原发性真性红细胞增多症和骨髓增生异常综合征　放射性胶体显像表现为中心骨髓正常或活性增强伴外周骨髓扩张，骨髓显像非常清晰，类似骨显像，晚期中心骨髓活性降低，外周骨髓进一步扩张，脾脏肿大，是骨髓纤维化的表现，继发性红细胞增多症骨髓显像基本正常，^{18}F-FLT 的 PET 显像能显示中心骨髓增生活性和扩张的外周骨髓活性均增高。

3. 溶血性贫血

（1）急性溶血性贫血：骨髓显像可正常，中央骨髓活性也可轻度增强。

（2）慢性溶血性、失血性和缺铁性贫血时，骨髓显像可见中心骨髓活性明显增强、外周骨髓扩张及脾脏肿大。这些改变是机体对贫血的一种生理性代偿反应，不同于白血病的外周骨髓扩张。随着病情的好转，骨髓的改变可逐渐恢复正常。

4. 骨髓纤维化　胶体显像时早期表现为中心骨髓受抑制和外周骨髓扩张。随着病情发展，外周骨髓开始纤维化时，其活性也逐渐被抑制。^{18}F-FLT 的 PET 显像表现为外周骨髓扩张，但中心放射性摄取降低，影像特征是肝脾肿大放射性摄取增高（图 16-3）。

5. 骨髓栓塞　镰状细胞贫血常出现骨髓栓

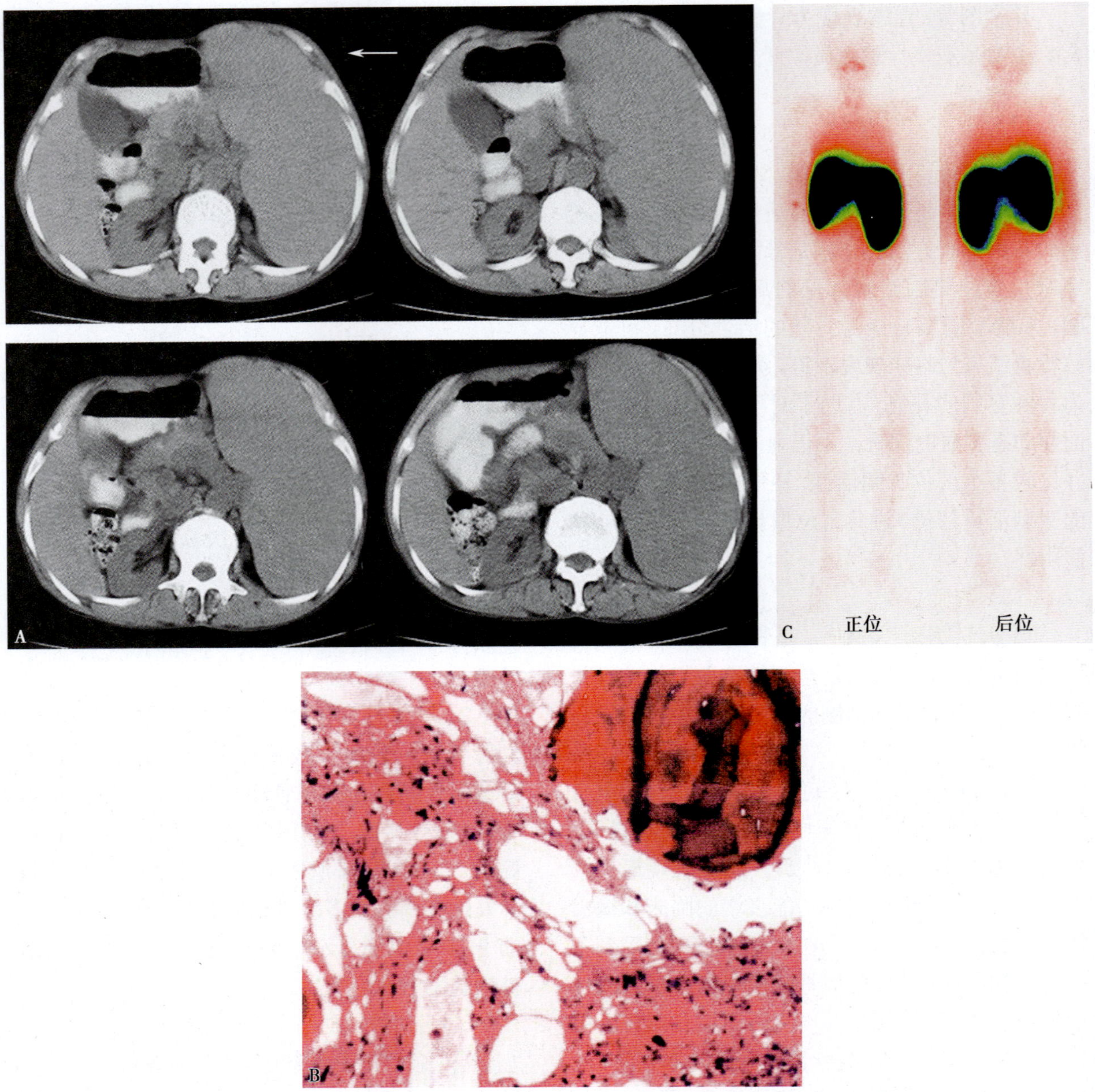

图 16-3 原发性骨髓纤维化

塞，临床上主要表现为贫血伴局部骨痛、关节疼痛和肿胀。急性期 X 线片常无异常表现，骨髓核医学显像表现为局灶性放射性缺损和周边显像剂浓聚，有时伴有外周骨髓代偿性扩张。动态观察骨髓局部缺损区的变化可作为判断疗效和预后的指标。

（三）血液肿瘤

1. 白血病

（1）急性白血病：①胶体显像：急性白血病是起源于造血（或淋巴）干细胞的恶性疾病，在骨髓和其他造血组织中白血病细胞大量增生积聚，正常造血受到抑制，并浸润其他器官和组织。胶体显像常表现为中心骨髓明显抑制而外周骨髓显著扩张，中心骨髓受抑制的程度与病理类型及年龄无关，与骨髓内白血病细胞比例有关。有时全身各部骨髓抑制的程度不一致，出现花斑样骨髓影像。② ^{18}F-FDG 的 PET 显像：可观察慢性粒细胞白血病（CML）治疗结束骨髓摄取 FDG 的减少，也可以提示急性淋巴细胞白血病（ALL）局部复发情况。需要注意的是：要与注射促粒细胞生长因子、促红细胞生成素等药物及近期化疗后骨髓增生活跃相鉴别，后者有明确的治疗史（图 16-4）。

③ ^{18}F-FLT 的 PET 显像：在急性髓系白血病患者的骨髓和脾中 ^{18}F-FLT 的摄取是增加的，在难治性的、复发的或未经治疗的白血病患者中 ^{18}F-FLT 的摄取也明显升高。④影像诊断对比评价：骨髓改变在 CT、MR 和 X 线片上无特异性表现，但 CT、B 超等技术在揭示肝、脾肿大，包括脾内病变浸润方面有一定参考价值，有助于疗效的监测与随访。有研究表明：白血病外周骨髓扩张是四肢长骨骨干中，原本无造血功能的黄骨髓重新活化并转变为白血病性骨髓的结果。这些白血病性骨髓对化疗的敏感性不如中心骨髓，经过治疗后外周骨髓扩张的恢复比中心骨髓的恢复缓慢，对中心骨髓已完全缓解而外周骨髓仍处于部分缓解的患者不宜放松治疗，否则很容易导致白血病复发。故骨髓显像有助于白血病治疗的监测随访（图 16-5）。

（2）慢性白血病：骨髓显像的结果与急性白血病相似，表现为中心骨髓抑制和外周骨髓扩张，当慢性白血病晚期伴发中轴骨纤维化时，外周骨髓扩张更为明显。部分患者可出现脾脏肿大，脾脏的大小及变化是白血病治疗过程中判断疗效的指标之一。与上述急性白血病相似。晚期伴发中轴骨纤维化时，外周骨髓扩张更为明显，部分出现脾大。

（3）多发性骨髓瘤：40%～50% 的患者中心骨髓可见多发性局灶性缺损，这种变化较 X 线检查出现溶骨性改变早几个月发现。外周骨髓可出现扩张。骨髓核医学显像对多发性骨髓瘤的诊断敏感性要高于骨骼显像（图 16-6）。

（4）恶性肿瘤骨髓转移：转移灶胶体显像呈“冷区”，而在 ^{18}F-FDG 的 PET 显像呈高代谢的“热区”，后者敏感性远高于前者。^{18}F-FLT PET 也应用于骨髓活性的评价研究。如放疗后，照射野的骨髓即因骨髓抑制而放射性摄取显著降低。

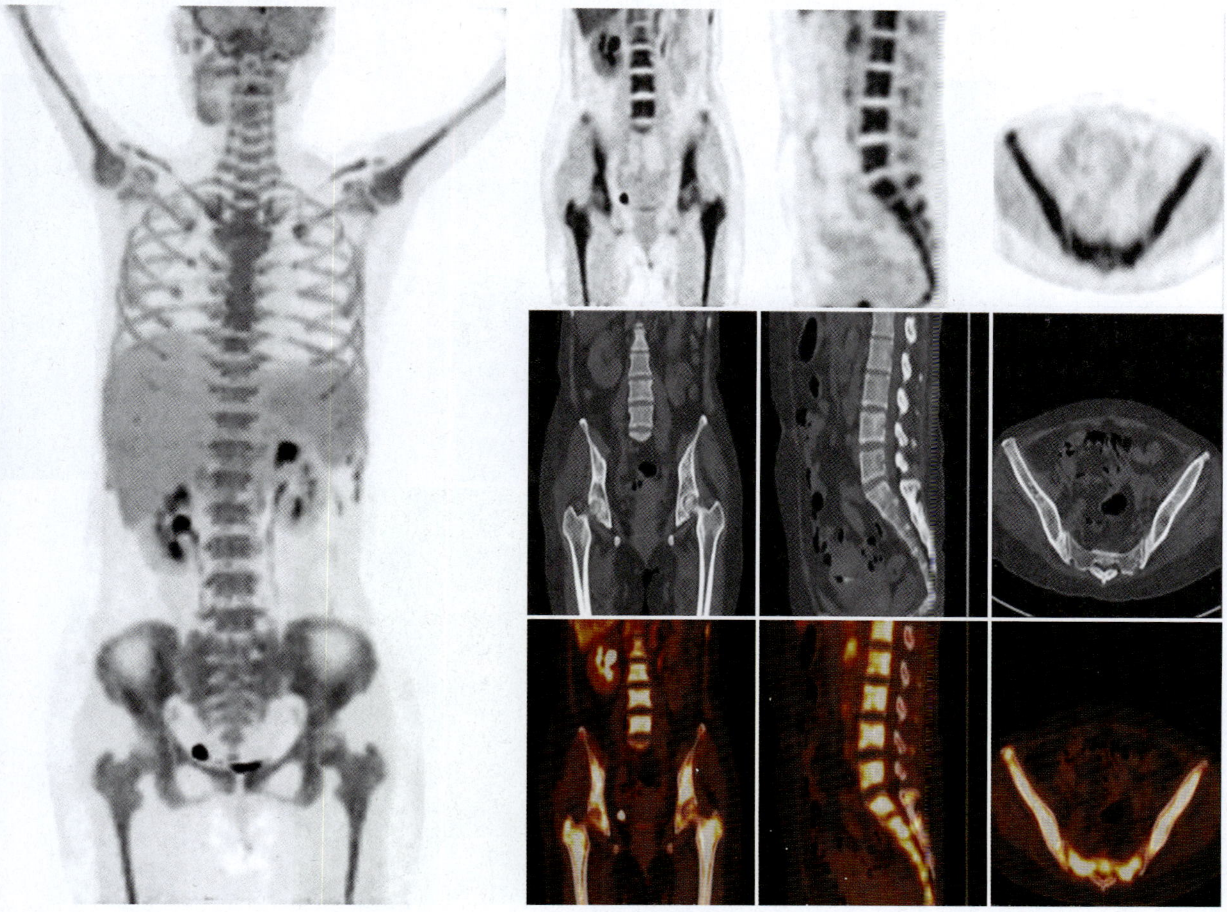

图 16-4 急性淋巴细胞白血病

患者，女，47 岁，右乳腺弥漫大 B 细胞淋巴瘤术后 9 个月余，急性淋巴细胞白血病 5 个月余。骨髓穿刺提示急性淋巴细胞白血病。白细胞 57.68 × 10^9/L。PET 显像示：全身多发骨髓葡萄糖代谢增高，脾脏增大，葡萄糖代谢弥漫增高

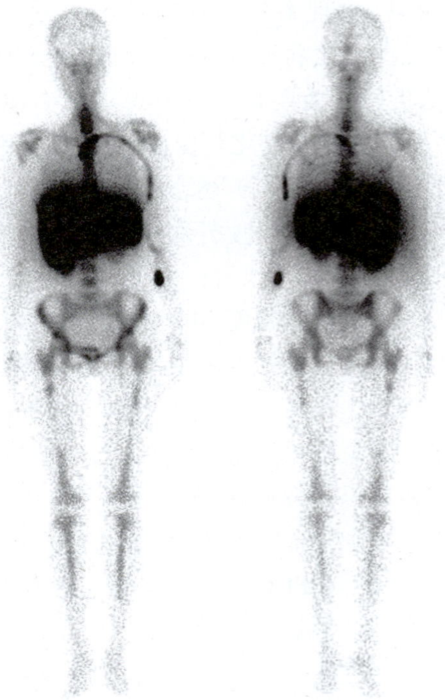

图 16-5 急性非淋巴细胞白血病

患者，女，27 岁，急性非淋巴细胞白血病，中心骨髓活性增强，外周骨髓明显扩张

（四）造血干细胞移植

目前主要用于恶性血液疾病的治疗，如慢性粒细胞白血病、急性髓细胞白血病、急性淋巴细胞白血病、非霍奇金淋巴瘤、霍奇金病、多发性骨髓瘤以及骨髓增生异常综合征等，也适用于非恶性疾病和非血液系统疾病。按照采集造血干细胞的来源不同分为：骨髓移植、脐血移植和外周血造血干细胞移植等。移植成功的标志即骨髓稳定恢复造血功能。在患者出移植仓后，骨髓显像有助于骨髓活性的全面和重复的随访评价。

第二节 前哨淋巴结探测

一、前哨淋巴结的概念

前哨淋巴结（sentinel lymph node，SLN）概念由 Cabanas 首先提出。1977 年 Cabanas 在进行阴茎癌淋巴管造影时，发现淋巴液最先引流到某些解剖部位相对固定的淋巴结，因此将此淋巴结

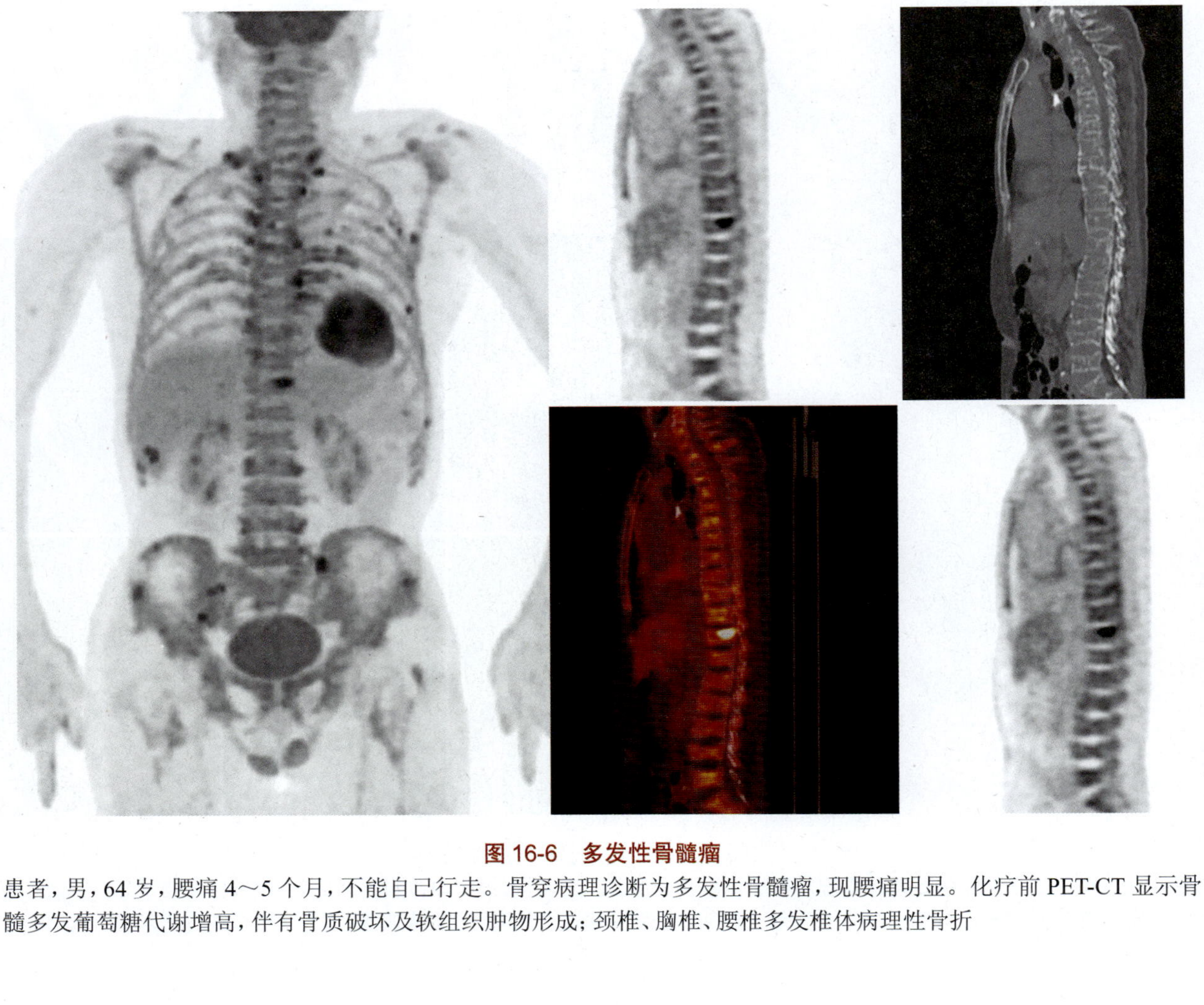

图 16-6 多发性骨髓瘤

患者，男，64 岁，腰痛 4～5 个月，不能自己行走。骨穿病理诊断为多发性骨髓瘤，现腰痛明显。化疗前 PET-CT 显示骨髓多发葡萄糖代谢增高，伴有骨质破坏及软组织肿物形成；颈椎、胸椎、腰椎多发椎体病理性骨折

命名为 SLN。SLN 为原发肿瘤发生淋巴结转移所必经的第一站淋巴结，它首先接受肿瘤区域的淋巴引流，然后再引流至其他淋巴结。SLN 可以是一个或多个。当肿瘤发生淋巴结转移时，第一站引流淋巴结即最早出现转移。而第二站、第三站，甚至更远的淋巴结均存在肿瘤转移的风险。如果 SLN 未发现肿瘤转移的患者，局部淋巴结转移的可能性很小，可不进行局部淋巴结的手术清除或放射治疗的预防照射，从而使手术或放疗的范围缩小，从而能减少或避免不必要的淋巴清扫手术或放疗并发症和副作用的出现。虽然 SLN 前哨淋巴结组织的病理学状态可反映整个区域淋巴结的状态。但临床上施行准确淋巴结活检有一定困难，主要是由于原发肿瘤的淋巴引流往往存在多个淋巴循环，很难预测哪个淋巴循环转移的可能性大，而跳跃转移现象也使施行准确淋巴结活检显得困难。

1992 年 Morton 等首次报道了应用染料法对黑色素瘤患者进行 SLN 活检。1993 年 Krag 等报告核素法、1994 年 Giuliano 等报告染料法探测 SLN 应用于乳腺癌患者，此后 SLN 探测和活检在乳腺癌获得广泛研究和应用，对于乳腺癌的手术方式产生了深远的影响，SLN 阴性的患者避免了腋窝淋巴结清扫，生活质量获得改善。目前，有关前哨淋巴结探测和活检的内容已经被美国国家综合癌症网络（National Comprehensive Cancer Network，NCCN）列入乳腺癌和黑色素瘤诊治指南。其他肿瘤相关的研究也见诸报端，如头颈部肿瘤、外阴癌、宫颈癌、胃肠肿瘤以及肺癌等，施行扩大切除范围的根治性手术观念正受到挑战。

核医学检测定位及显像的临床意义：为活检提供准确位置和数目；保证准确的分期；判断是否需要行区域淋巴结清扫术；决定是否进行术后辅助治疗；针对分期较早的肿瘤患者，具有较高的临床价值。

二、原理与方法

（一）探测及定位显像的机制

由单层内皮构成的毛细淋巴管是淋巴管的初始部位。许多大分子颗粒物质（直径大于 4～5nm）不能穿透毛细血管基膜，但能通过毛细淋巴管的内皮细胞间隙和经内皮细胞胞饮作用进入淋巴系统。在肿瘤周围或皮下注射的放射性胶体颗粒显像剂，将沿局部淋巴管逐级引流到周围的各级淋巴结，最终被单核巨噬细胞系统所捕获和吞取，使其滞留集聚于淋巴结，通过显像观察肿瘤局部淋巴结引流情况，可标定出肿瘤局部区域内首先显影的淋巴结，即肿瘤的前哨淋巴结。动态显像可显示其部位。在手术中用手持式 γ 射线探头贴近组织探测，可准确指示 SLN 的部位。常用显像剂见表 16-2。

（二）显像剂

理想的 SLN 显像剂应具有如下性质：适宜的颗粒大小（50～200nm）且均匀；在 SLN 中摄取高且滞留时间长；可从注射点快速清除；较少或较慢向下一级淋巴结迁移。^{99m}Tc- 甘露糖基化右旋糖酐（lymphoseek）FDA 正式批准用于正在接受肿瘤引流淋巴结手术切除治疗的乳腺癌或黑色素

表 16-2 常用淋巴显像剂

类型	显像剂	特点
胶体类	^{99m}Tc- 硫胶体（SC）	局部清除慢，但体内稳定
	^{99m}Tc- 硫化锑（ASC）	局部清除慢，但体内稳定
	^{99m}Tc- 植酸钠（PHY）	纯 γ 射线，易于临床开展
高聚物	^{99m}Tc- 右旋糖酐（DX）	适合淋巴结动态显像
	^{99m}Tc- 甘露糖基化右旋糖酐（lymphoseek kit）	FDA 正式批准用于正在接受肿瘤引流淋巴结手术切除治疗的乳腺癌或黑色素瘤患者的淋巴结定位
蛋白类	^{99m}Tc- 血清白蛋白纳米胶体（HSA）	适合淋巴结动态显像
抗体类	^{99m}Tc- 利妥昔单抗（^{99m}Tc-rituximab）	^{99m}Tc-Rituximab 是一种靶向淋巴结内 B 淋巴细胞膜表面 CD20 分子，并据此原理制成的嵌合型单克隆抗体显像剂，通过通过与 B 淋巴细胞膜表面 CD20 抗原特异结合的抗原抗体反应，可被前哨淋巴结（sentinel lymph node，SLN）中吞噬细胞吞噬而显影

瘤患者的淋巴结定位。一些显像剂在这些方面还需要优化改进。近年来还在不断有新的SLN显像剂进入临床试验研究。如 ^{99m}Tc-利妥昔单抗(^{99m}Tc-rituximab)通过与B淋巴细胞膜表面CD20抗原特异结合且可被SLN中吞噬细胞吞噬双重机制显示SLN，研究认为具有相对分子质量一致，淋巴引流速率均一，结合紧密，第二、三级淋巴结显影率低等优势。

（三）技术方法

1. 以乳腺癌为例，常用 ^{99m}Tc-硫胶体或 ^{99m}Tc-硫化锑，多数推荐瘤周皮下注射，每注射点位注射显像剂体积0.1～0.3ml，活度约为3.7～37MBq（0.1～1mCi）不等。如果SLN未显示则需延迟显像。80%的SLN在30分钟内可显像，少数SLN可延迟至3～16小时显示。采集完成后在SLN部位作好体表标志，以帮助术中探测（图16-7）。

2. 在平面显像的基础上，进行淋巴结SPECT/CT显像，有利于淋巴结的精确定位。

3. **术中探测** 术中用经消毒的手持式γ探头按显像提示部位仔细寻找放射性浓聚点，若计数率高于本底区10倍以上，则指示该点为SLN（图16-8）。

4. **其他方法** 目前临床上SLN示踪方法为染料法，即术中于肿瘤周围注射染料后（如异硫蓝、专利蓝或亚甲蓝等）目测染色的淋巴管，将首先染色的淋巴结定义为前哨淋巴结。此法方便易行，不需要特殊的仪器，染料的分子质量相对小，

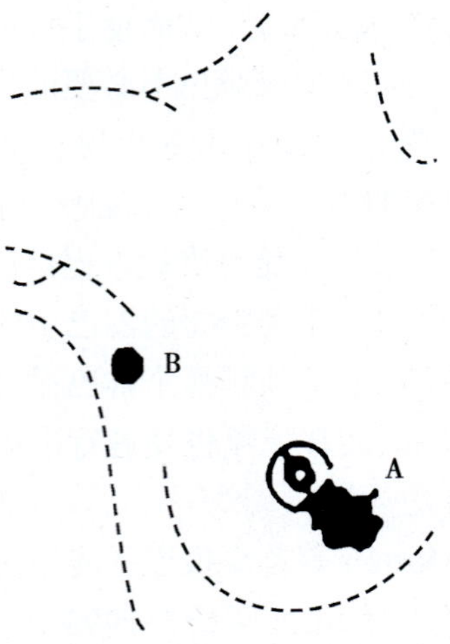

图16-7 前哨淋巴结示例图

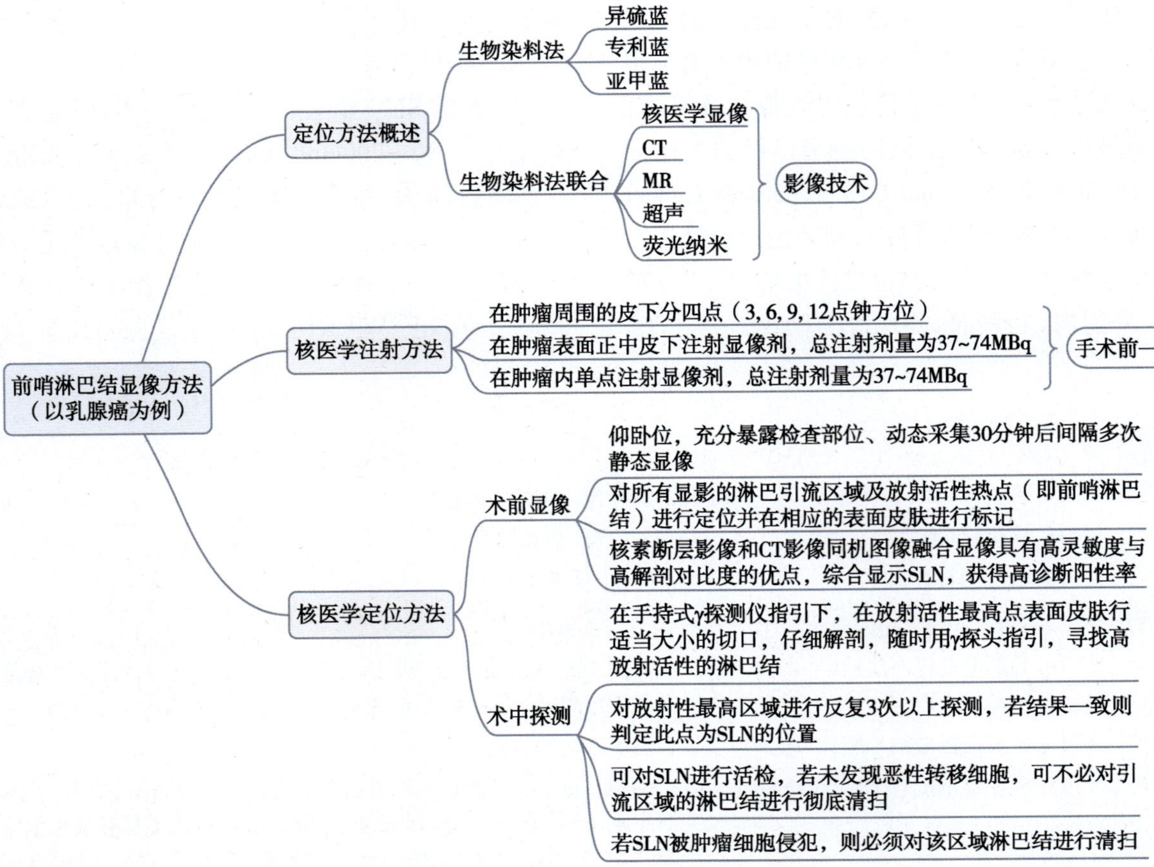

图16-8 前哨淋巴结定位方法的思维导图（以乳腺癌为例）

术中在肿块周围注射后能快速到达和显示 SLN。但因染料在组织间质内可扩散和进入毛细血管，使组织背景蓝染而污染视野；多数染料在淋巴管及淋巴结内清除较快；少数患者的 SLN 可能在常规的手术视野之外，显示 SLN 的阳性率不如影像核医学显像。两者联合检测观察定位可提高诊断的准确性。亦可在术前注射放射性核素淋巴显像剂，直接进行术中探测 SLN。两种方法结合应可提高探测 SLN 的阳性率，不过有文献认为：两者联合使用并不比单独的影像核医学标测更具有明显优势，只要操作过程规范，单用核素法可以显示 99% 以上的 SLN。

三、临床应用

（一）乳腺癌

1. SLN 病理活检　目前应用最为成熟也最为广泛，腋窝淋巴结的状况是决定乳腺癌患者分期和预后的主要因素。外科治疗的观念已从传统的包括腋窝淋巴清扫的根治手术向对早期患者缩小创伤范围、保留乳房和避免腋窝淋巴结清扫的方向演变。因而术前关于腋窝淋巴结肿瘤转移情况的判断对选择手术方式至关重要。根据术中 SLN 探测结果活检进行快速病理学检查，SLN 探测可使病理医师专注于检查 1～2 个淋巴结，从而提高病理诊断率（图 16-9，图 16-10）。

2. 核医学显像和术中 γ 探测定位　可准确反映腋窝淋巴结的肿瘤转移状况，有助于临床上更精确地分期，从而为选择合理的手术治疗方案、减少手术的难度和提高患者生活质量提供准确可靠的诊断技术（图 16-11）。预测腋窝淋巴结转移的假阴性率为 0～11.4%，平均为 6.2%；准确率为 95%～100%。在 SLN 显示转移的病例中，腋窝淋巴结转移的发生率为 58.3%。如果患者 SLN 转移阴性，则可避免腋窝淋巴结清扫而行保乳手术，以保留外观和避免腋窝淋巴结清除引起的上肢水肿和功能障碍等并发症。NCCN 指南推荐，临床Ⅰ/Ⅱ期乳腺癌在决定是否进行Ⅰ/Ⅱ级腋窝淋巴结清扫术时，必须以 SLN 活检结果为依据。

3. 内乳淋巴链　值得注意是，内乳淋巴链接受乳腺可能高达 25% 的淋巴引流，其分期价值不亚于腋窝淋巴结。仅根据乳腺肿块部位、大小和腋窝淋巴结转移数量决定内乳淋巴结区域是否放射治疗，所带来的问题已为临床所重视。对内乳 SLN 研究的困难之一是目前采用的 γ 探针形状不适用于这一区域的探测检查。但提高内乳 SLN 显像率等方法有望成为乳腺癌 SLN 研究的热点之一。

4. 影像学诊断的对比　若单用临床检查的评估效果欠佳（如对于肥胖患者），结合腋窝影像学检查可能使患者受益。对于浸润性乳腺癌患者，腋窝超声检查是一种检测不可触及转移性淋巴结的有效筛查方法。若患者经影像学检查发现了异常腋窝淋巴结，则有较高风险存在多个转移性淋巴结。这类患者应进行可疑淋巴结的影像学引导下空芯针穿刺活检或细针抽吸活检，结果阳性时行腋窝淋巴结清扫术（axillary lymph node dissection，ALND）。若影像学检查仅发现了 1～2 个可疑淋巴结且只有 1 个经活检证实为阳性，仍可选择前哨淋巴结活检（sentinel lymph node biopsy，SLNB）。超声检查在一项纳入 653 例连续患者的研究中，超声引导下细针抽吸活检在 23% 的患者中诊断出了腋窝淋巴结转移瘤，150 例女性因此避免了二次手术。然而超声引导下活检的效果在各医疗中心间存在一定的差异，因为

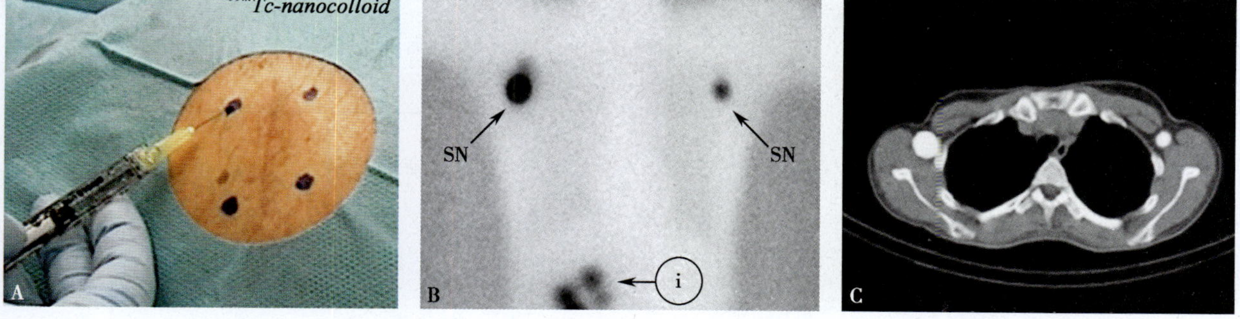

图 16-9　前哨淋巴结的 SPECT/CT

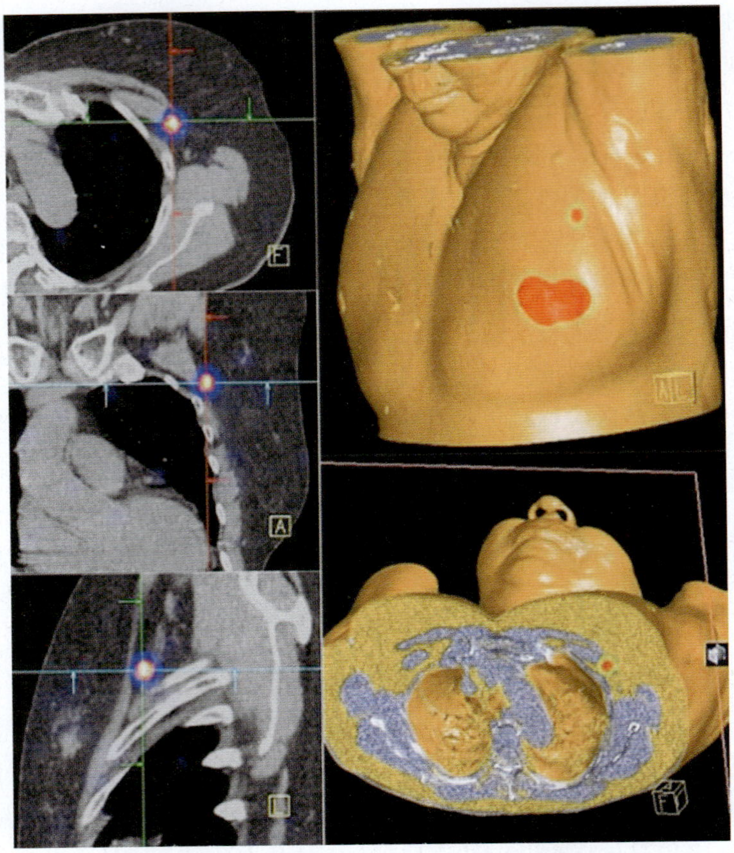

图 16-10　乳腺癌前哨淋巴结 PET/CT 显像

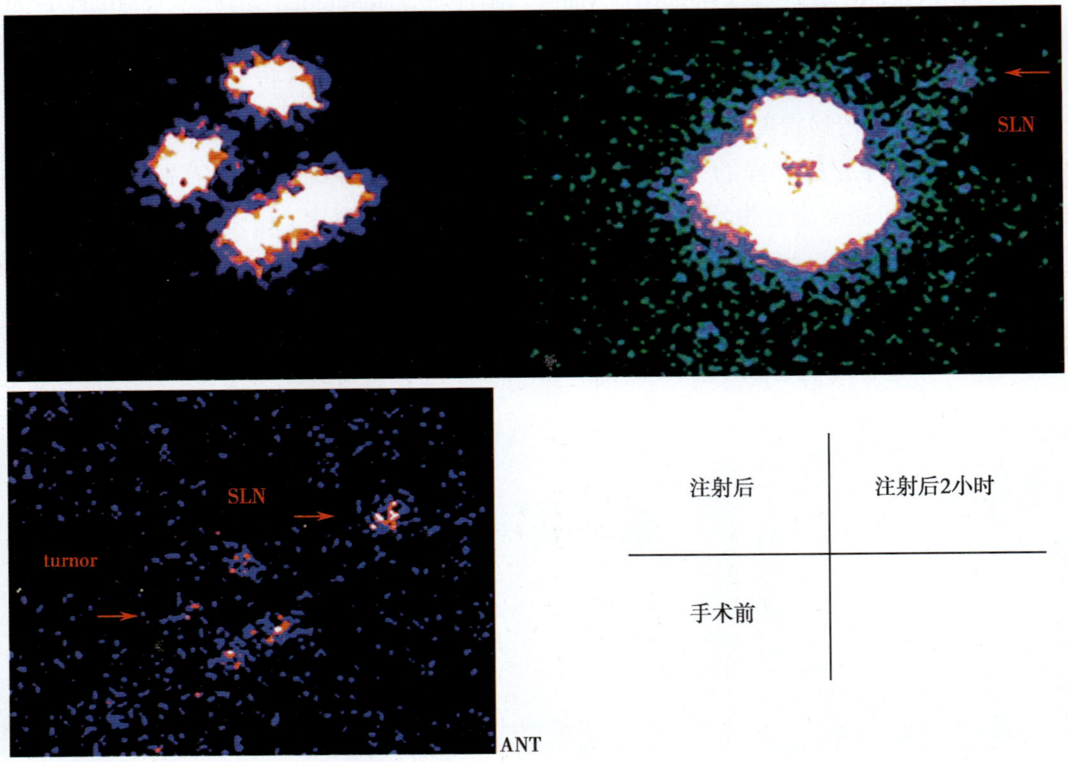

图 16-11　^{99m}Tc- 硫胶体（SC）乳腺癌前哨淋巴结显像

超声检查的准确度很依赖操作人员的临床经验。因此哪些患者会从针对转移瘤的腋窝超声评估中获益最多还需要进一步的探讨研究。

（二）黑色素瘤肿瘤

1. 黑色素瘤转移 通常至区域淋巴结和皮肤。在肺、脑、肠和多种其他组织中也常见到播散性黑色素瘤转移瘤。皮肤黑素瘤部位有特定的淋巴转移模式，在淋巴结引流区中转移疾病首先累及1个或多个淋巴结（图16-12）。如果SLN未受累，则整个引流区很可能都无肿瘤。手术切除是原发性黑素瘤的合理治疗手段。尽管切除术通常能够控制原发病灶，但黑素瘤常常通过淋巴管转移至区域淋巴结。

2. 黑色素瘤的SLN活检 了解区域淋巴结状态有重要的临床意义，可以判定预后、选择出可能从辅助治疗中获益的患者。SLN活检已被列入黑色素瘤多项诊疗指南中，相关指南等文献指出，肿瘤厚度≥1mm或合并溃疡的患者推荐SLN活检，SLN阴性的Ⅰ/Ⅱ期患者不必进行区域淋巴结清扫。有文献报告，前哨淋巴结阴性的黑色素瘤患者随访中发生转移的比例<1%，阳性患者行淋巴结清扫后约16%有非前哨淋巴结的受累。患者SLNB阳性时应该及时实施区域淋巴结清扫治疗，与发现淋巴结肿大或局部复发后再行淋巴结清扫治疗相比较，前者无病生存率显著优于后者。前哨淋巴结是否被浸润的状态是黑色素瘤患者一个重要的独立预后因素。

3. 核医学影像引导的病理诊断 诊断黑色素瘤时应用全身PET代谢显像可准确分期，有助于评估患者预后和判定患者能否获益于辅助治疗或是否适合参与临床试验治疗。虽然典型的影像学特征可帮助缩小鉴别诊断范围，但确诊仍需组织学检查。区域淋巴结的体格检查通常不准确，因为约20%的临床淋巴结阴性患者存在转移性病变，而20%的临床淋巴结阳性患者病理学检查结果为阴性。临床上可通过超声引导下细针活检病理进行淋巴结或SLN活检，影像核医学显像既可用于术前淋巴结定位，也可在手术室中通过手持γ探测仪确定SLN，从而提高治疗的增益比。

（三）妇科肿瘤

影像核医学诊断在妇科恶性肿瘤中的临床应用日益受到重视（图16-13）。然而就PET/CT识别腹股沟淋巴结转移的实用性而言，有前瞻性研究显示PET检测淋巴结转移的敏感性为80%，特异性为90%。在临床实践可根据需要使用PET/CT（包括腹部、骨盆和胸部的影像学检查）来评估是否存在局部区域转移和远处转移，尤其是分期诊断的意义更大。

（四）胃癌

早期胃癌患者淋巴结转移的风险较低（T1期

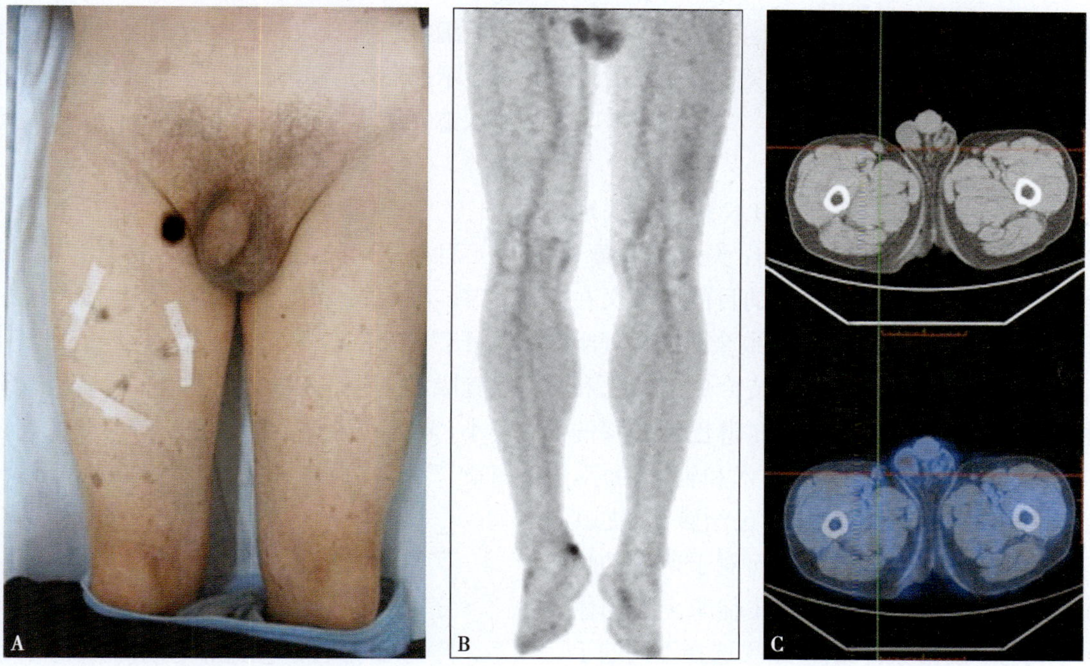

图16-12 黑色素瘤右下肢前哨淋巴结显像

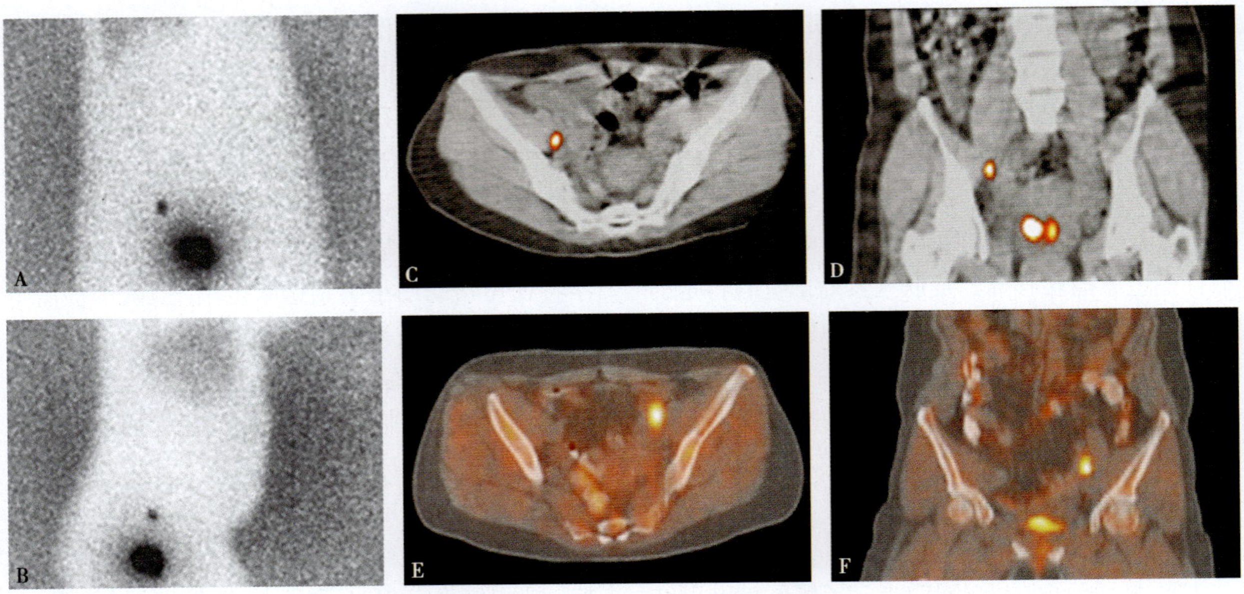

图 16-13 宫颈鳞状细胞癌前哨淋巴结显像

为 2%～18%，T2 期为 20%）。在这种情况下进行 SLN 定位和病理诊断，旨在确定接受手术治疗（非内镜治疗）的患者是否需要更广泛的手术。至少在理论上具有阳性 SLN 的患者应接受部分或全胃切除术以及必要的 D2 淋巴结清扫术，而 SLN 活检阴性的患者则推荐行更局限的胃切除术（如楔形切除或节段切除）、D1 淋巴结清扫术或不进行正式的淋巴结清扫手术。但是胃癌与乳腺癌和黑素瘤这两种已将 SLN 作为公认检查方案的癌症之间存在巨大差异，如果最终的病理结果与术中冷冻切片的分析结果不同，再次手术对于胃癌而言要复杂得多，患者的风险也更大，所以要根据临床实际情况综合考虑。

（五）甲状腺癌

近年来染色法和影像引导 SLN 探测与病理活检的研究还涉及其他肿瘤，如：头颈部肿瘤、结直肠癌、肝癌和肺癌等。研究的目的和意义在于，一方面通过对于 SLN 进行细致全面的病理学检测，不仅应用 HE 染色，还要结合免疫组化和 PCR 检测，避免对于临床分期 N_0 淋巴结转移的漏诊，使患者获得更加合理的手术和辅助治疗。因为常规 HE 染色法对于检出淋巴结转移（尤其是微转移）有较高的假阴性率，而对于所有的切除区域淋巴结都进行细致检测在临床上较为困难。另一方面，根据 SLN 活检结果选择不同的手术方式，而不是千篇一律地进行传统的包括区域淋巴结清扫的根治手术，从而在确保手术肿瘤学疗效的同时，提高患者的术后生活质量。

第三节 淋巴管显像

一、显像原理与显像剂

（一）显像原理

毛细淋巴管内皮细胞具有主动吞噬、胞饮大分子和微粒物质的特性。影像核医学淋巴显像剂被毛细淋巴管吸收进入淋巴循环，显像仪可追踪和显示：淋巴结和淋巴链的分布、形态、大小和功能状态，淋巴液流通和循环的情况，以及动态影像等。

（二）显像剂

目前常用的是放射性胶体物质 ^{99m}Tc- 硫化锑（^{99m}Tc-ASC）等和高分子聚合物类，如 ^{99m}Tc- 右旋糖酐（^{99m}Tc-DX）等，前者注入组织液后经毛细淋巴管吸收、引流入淋巴管显像，后者因其分子量较小，淋巴引流快，经常用于动态显像。还有蛋白质 ^{99m}Tc- 人血清白蛋白（^{99m}Tc-HAS）等。

二、适应证

1. 了解恶性淋巴瘤的累及范围。

2. 了解恶性肿瘤经淋巴系统转移的途径和程度，旨在肿瘤分期、治疗方案选择和疗效评价。

3. 检测其他累及淋巴系统的良性疾病，包括：肢体水肿、乳糜尿、乳糜胸、腹水、乳糜心包和蛋白丢失性肠症。

无明确禁忌证。

三、显像方法

根据怀疑的病变区域淋巴管的引流范围，选择该淋巴管的收集区域注射显像剂。对于较大范围者，尤其是下肢及腹部淋巴联合显像时，宜用全身显像。为利于淋巴结解剖定位，应确定体表标志（表16-3、表16-4）。

四、图像分析

（一）正常图像

序贯显示通畅淋巴管影，两侧淋巴管基本对称，无明显延迟或中断；沿引流淋巴管链各站淋巴结清晰显示，显像剂分布基本均匀。心脏和肝脾可显影。判断时需考虑淋巴解剖特点，进行两侧对比，观察其走行趋势和连贯性，不拘泥于数目、大小、形态和显像剂分布的绝对一致和对称。可能的影响因素有：肝内显像剂的摄取程度、引流区域的炎症、手术或放疗史等。

（二）异常图像

正常淋巴管链出现显像剂中断、引流区域淋巴结出现过渡浓聚或显像剂缺损，淋巴引流区以外部位出现显像剂浓聚，均视为异常图像。

1. 显影时间明显延迟 2～4小时后仍不见明确的淋巴结或淋巴管显影。

2. 淋巴系统梗阻 淋巴链中断局部显像剂淤积或出现侧支影像，淋巴管迂曲或扩张，显像剂外漏或向皮肤返流，均提示淋巴系统严重梗阻。2～4小时后肝不显影，组织内血本底不升高，提示淋巴系统重度梗阻。

3. 淋巴结肿大 一处或多处淋巴结体积增大而显像剂摄取降低。

4. 淋巴结影像缺失或淋巴链影明显中断。

5. 两侧淋巴显像明显不对称 一侧淋巴管扩张，淋巴结增大或缺损。

表16-3 常用淋巴显像的注射部位及其显示淋巴系统的范围

注射部位	显示淋巴系统范围	适应证
肿瘤内、肿瘤周围、肿瘤周围皮下	前哨淋巴结、病变上行淋巴	经淋巴系统转移的恶性肿瘤
双手拇、示指间皮下	双上肢、腋窝、锁骨上淋巴结	头颈部肿瘤
双足1～2趾蹼间皮下	双下肢、腹股沟、髂外、髂总、腹主动脉旁淋巴结、淋巴管、淋巴干	盆腔肿瘤转移及恶性淋巴瘤；乳糜症、乳糜胸、乳糜腹、肢体淋巴管炎、肢体淋巴水肿
两侧肋缘下腹直肌后鞘（肋弓下1～2cm中线旁3cm）	乳内及胸骨旁淋巴结	乳腺癌
双耳后乳突尖端皮下	颈部、耳后、锁骨区淋巴结	头面部肿瘤
乳晕、乳房皮下	腋窝淋巴结	乳腺癌
肛周3、9点和/或肛-尾骨连线中点	盆腔、直肠旁、骶前、髂内、腰干、乳糜池	盆腔恶性肿瘤
局部皮下	该部位皮肤局部引流淋巴结	局部皮肤肿瘤、皮肤黑色素瘤
右下腹阑尾点下	纵隔淋巴结	纵隔恶性肿瘤

表16-4 淋巴系统显像常用体表标志

显像部位	前位标志点	侧位标志点	后位标志点
颈淋巴	下颏尖、胸骨上缘	外耳孔	
腋淋巴	肩峰、胸骨上缘	腋窝前、后缘中心	
胸廓淋巴	剑突、胸骨上缘		
腹股沟淋巴、髂淋巴	耻骨联合、脐、剑突		尾骨尖、髂嵴
盆腔内淋巴	耻骨联合、脐、剑突		尾骨尖、坐骨结节
其他	根据具体部位标出相关体表解剖标志点		

五、临床应用

（一）乳糜症的定位诊断

乳糜症是指由各种病因引起的淋巴液外漏，主要包括乳糜尿、乳糜胸和乳糜腹等。影像核医学检查呈现为：在淋巴引流区域以外或显像剂进入血液循环之前，其他部位出现的放射性异常浓聚影，可清晰显示乳糜症中淋巴液外漏的位置，对协助制订临床治疗方案有益。

（二）肢体淋巴水肿

原发淋巴水肿可因淋巴管发育不良所致。以下肢淋巴水肿最为多见（图 16-14）。CT 和 MR 可以显示淋巴结的大小和质地，但应用范围有限。许多临床研究显示，单凭淋巴结大小诊断有无病变的误诊率高达 20%～40%。而且 X 线造影、CT 和 MR 都无法揭示正常条件下淋巴系统的引流功能，X 线造影适应证范围有限且创伤性较大，对淋巴循环的生理功能有干扰。影像核医学显像能有针对性地克服了上述缺点，可用于几乎全身所有部位，具有无创的特点，因此可如实反映引流淋巴的途径及功能等。核医学影像表现为水肿的下肢显影差且淋巴管显影中断、淋巴结摄取显像剂量也少、显像剂向表皮返流扩散，甚至不显像以及显像剂滞留在注射部位（图 16-15）。继发性淋巴水肿可发生于任何部位（图 16-16），影像呈现：局部淋巴引流缓慢甚至停滞，淋巴管显影中断并多有扩张，还可出现多条侧支淋巴管显影的表现。

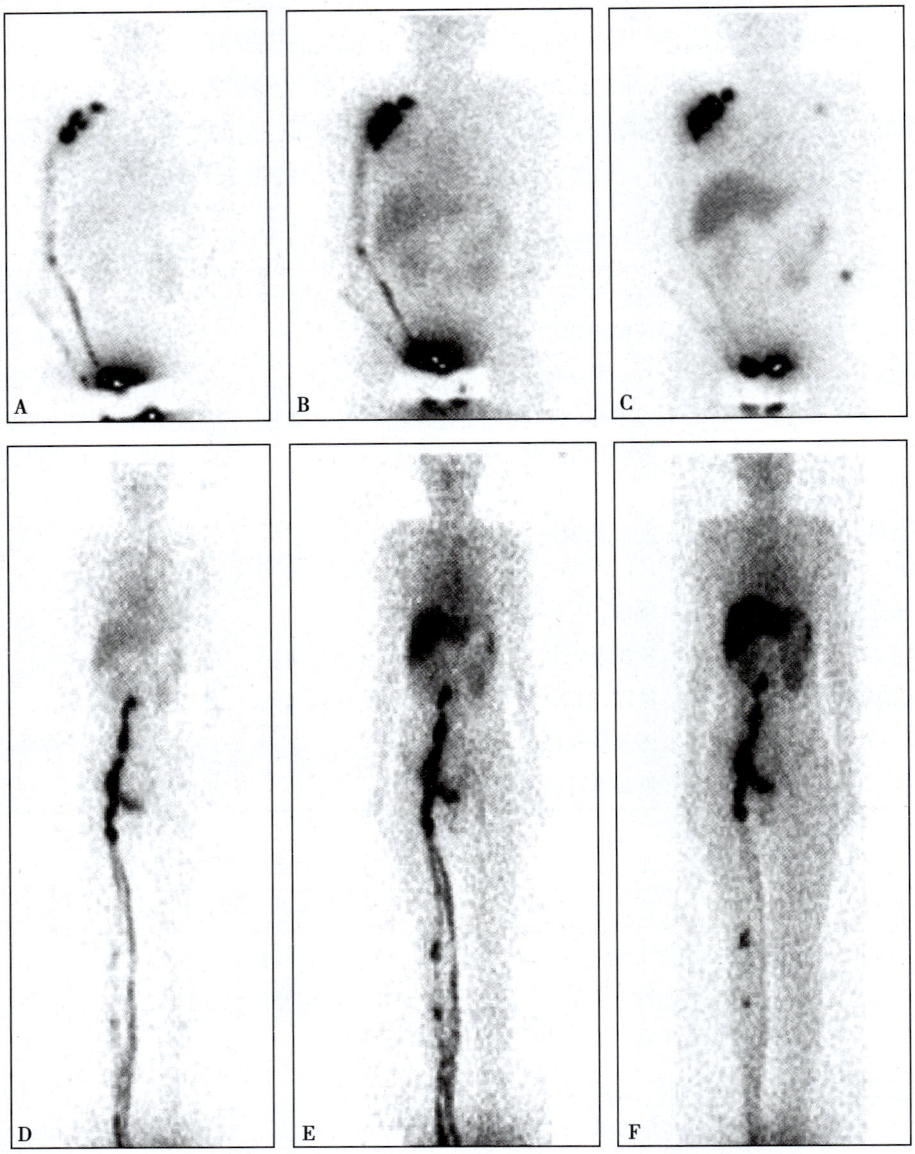

图 16-14 左侧上下肢淋巴管不发育导致原发性淋巴水肿

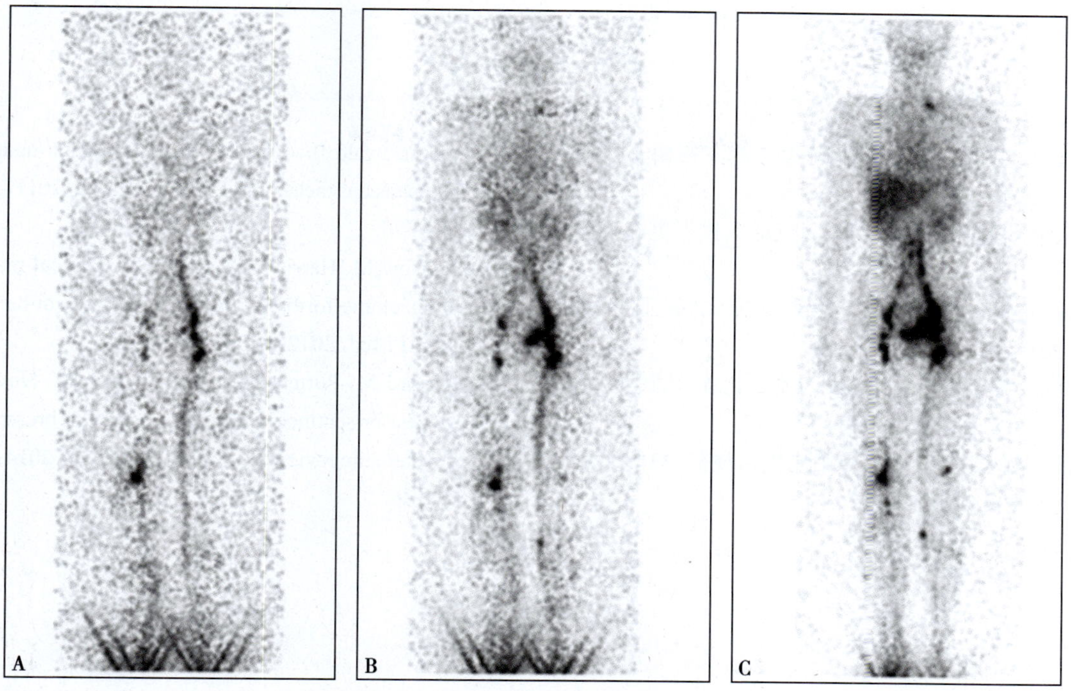

图 16-15　双下肢淋巴管发育不良

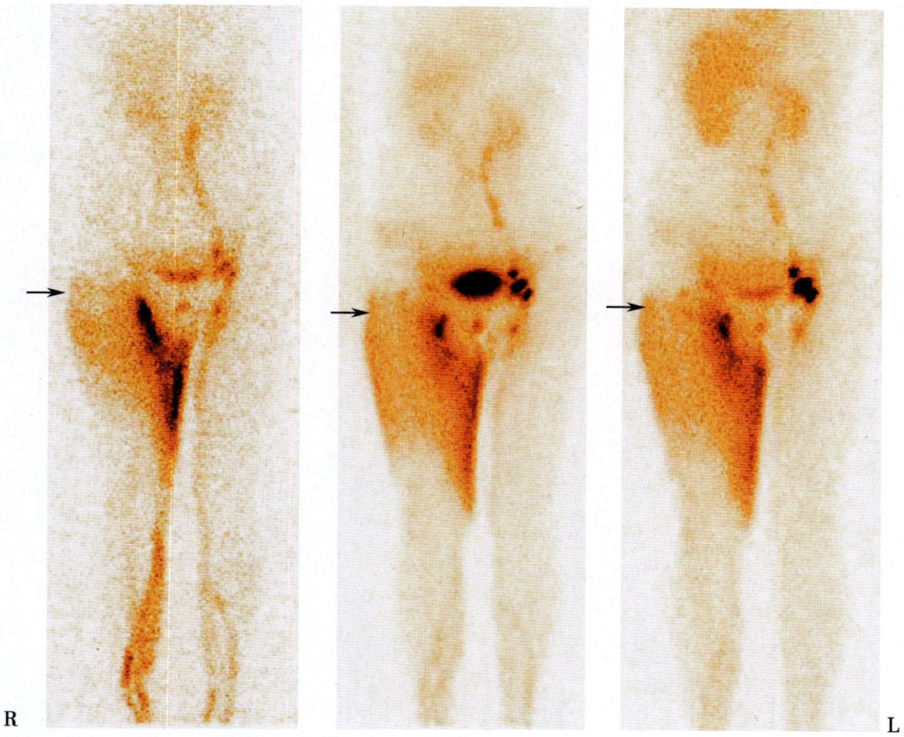

图 16-16　宫颈癌术后淋巴管梗阻

（李小东）

参考文献

[1] 张永学，兰晓莉. 分子核医学与多模态影像 [M]. 北京：人民卫生出版社，2019.

[2] 张永学. 核医学 [M]. 2 版. 北京：人民卫生出版社，2014.

[3] 安锐，黄钢. 核医学 [M]. 3 版. 北京：人民卫生出版社，2015.

[4] 王荣福，安锐. 核医学 [M]. 9 版. 北京：人民卫生出版社，2018.

[5] 黄钢. 核医学与分子影像临床操作规范 [M]. 北京：人民卫生出版社，2014.

[6] Gershenwald JE，Ross MI. Sentinel-lymph-node biopsy for cutaneous melanoma[J]. N Engl J Med，2011，365（6）：569-570.

[7] Morrow M，Harris JR，Schnitt SJ. Surgical margins in lumpectomy for breast cancer--bigger is not better[J]. N Engl J Med，2012，367（1）：79-82.

[8] Ahmed M，Purushotham AD，Douek M. Novel techniques for sentinel lymph node biopsy in breast cancer：a systematic review[J]. Lancet Oncology，2014，15（8）：351-362.

第十七章 骨与关节显像

骨显像是核医学临床应用最广泛、最基本的检查项目之一，一次检查完成全身骨骼成像。动态多时相显像、骨断层显像和 SPECT/CT 融合影像为骨平面显像提供了更多的补充和拓展，使其诊断效能得到进一步提升，成为骨与关节疾病诊治中不可或缺的重要检查手段。

第一节 显像原理及病理生理基础

放射性核素骨显像（radionuclide bone imaging）的确切机制尚不完全清楚。较为公认的原理是：骨显像以亲骨性（bone-seeking）放射性核素（如 $^{18}F^-$）或放射性核素标记化合物（如 ^{99m}Tc 标记的膦酸盐）作为显像剂。$^{18}F^-$ 是 Ca^{2+} 和 OH^- 的类似物，在体内随血液流经骨骼时与骨的无机成分羟基磷灰石晶体上的 Ca^{2+} 和 OH^- 进行离子交换，浓聚于骨骼中。^{99m}Tc 标记的膦酸盐（如 ^{99m}Tc-MDP）主要通过与无机盐成分羟基磷灰石晶体发生化学吸附、与骨组织中有机成分结合而浓聚于骨组织。其中，未成熟的骨胶原对 ^{99m}Tc 标记的磷（膦）酸盐的亲和力高于羟基磷灰石晶体，非晶形的磷酸钙高于羟基磷灰石晶体。此外，碱性磷酸酶也有助于磷（膦）酸盐在有机质中的沉积。

经静脉注射到体内的显像剂在骨骼内充分摄取、骨外显像剂迅速清除后，利用显像仪（如 γ 相机、SPECT、SPECT/CT、PET 或 PET/CT）探测并接收显像剂所发射出的 γ 射线，通过静态全身和局部、断层、融合等显像方式进行骨骼显像。采用动态和多时相显像可同时显示血流灌注和血池分布。

显像剂在骨骼中聚集的多少主要与骨骼代谢更新、成骨和骨质修复的活跃程度、骨血流灌注等因素有关，其中与骨骼代谢更新、成骨和骨质修复活跃程度关系最为密切。当骨骼代谢更新、成骨和骨质修复活跃、局部血流量较多时，影像上则表现为显像剂分布增多。当骨骼组织血供明显减少或中断，破骨细胞活性明显增强时，则呈现显像剂分布稀疏或缺损区。

骨骼支配神经通过影响骨骼血流供应，也可影响显像剂在骨骼中的分布。如果支配骨骼血管的交感神经过度兴奋，使毛细血管收缩，则显像剂的浓聚会相应减少。因此，骨显像通过显像剂在骨骼和病变部位聚集的多少反映骨骼代谢更新、成骨和破骨状态，对其病变进行诊断。

骨关节疾病可分为炎症性关节病和退行性关节病。前者可引起关节滑膜血流量增多、毛细血管通透性增加、炎性细胞反应等，同时伴有构成关节的骨骼代谢活跃，软骨和骨质破坏引起的反应性骨增生；后者出现关节软骨的退行性变和新骨增生。因此，骨关节疾病可使炎性显像剂、骨骼显像剂在病变局部聚集异常增多。通过动态和多时相、平面及断层骨关节显像，可辅助临床对骨关节疾病进行诊断和鉴别诊断。

第二节 显像技术

一、检查前准备

骨显像患者无需特殊准备。

二、显像剂

临床最常用的单光子显像骨显像剂是 ^{99m}Tc-MDP，其体内稳定性好、血液清除快、骨骼摄取率高。正电子显像剂使用 ^{18}F-NaF。

三、图像采集技术及原则

（一）骨动态、多时相显像

成人“弹丸”式静脉注射 ^{99m}Tc-MDP 555～

925MBq 即刻开始图像采集，以 1～3s/ 帧的速度采集 30～60 帧图像，称之为灌注相（perfusion image）；之后即刻以 3～5 分钟 / 帧的速度在注射后的 10 分钟内完成图像采集（10 分钟之后骨骼开始有显像剂的摄取），称之为血池相（blood pool image）。

（二）骨静态显像

1. 全身骨显像　注射显像剂后 2～4 小时后进行显像（也称之为延迟相 delayed image），采集获得全身骨骼的前后位像和后前位像。

2. 局部骨显像　局部骨显像方法基本与全身骨显像相同，但局部骨显像矩阵采用 128×128 或 256×256。

骨动态显像的“血池相”“灌注相”和“延迟相”合称为“三相骨显像（three phase bone image）”。

（三）骨断层显像（bone SPECT）和融合显像（fusion image）

显像剂同静态骨显像。探头以环形或椭圆轨迹旋转 360°，采集 60～64 帧投影图。采集后的数据经计算机重建处理后即可获得横断层、矢状断层和冠状断层图像。

对骨平面影像疑似病变的部位，利用 SPECT/CT 显像仪，同机完成 SPECT 和 CT 扫描，获得诊断或定位 CT 图像、SPECT 断层图像，以及 SPECT/CT 融合影像（SPECT/CT fusion image）。随着探测效率和数据重建技术的提高，使用显像剂的剂量减少，辐射剂量将有效降低。

^{18}F-NaF PET/CT 显像，通过同机的 PET 和 CT 完成断层采集，分别获得 PET 和 CT 断层图像，以及二者的融合图像。可有效提高骨显像诊断骨骼疾病的能力。配备半导体晶体的新型 SPECT 或 SPECT/CT，探测器呈环形排列，图像采集模式与 PET/CT 相同，只有断层影像，没有平面影像。

（四）显像注意事项

1. 儿童显像剂用量不同于成人，建议按 7.4～11.1MBq/kg，最低不少于 111MBq，最高不多于 555MBq。静态显像在注射显像剂后 2 小时进行。

2. 上机检查前排尿，取下衣物上的金属物品和身上的金属饰品。

3. 对疑似由衣裤或皮肤尿液污染造成的假阳性，应去掉污染因素后再次显像，或加作侧位像、断层显像进行鉴别。

4. 受检者显像时应保持放松，体位摆放左右对称或在某一体位保持不动；因疼痛不能完成检查者应预先给予镇痛药；儿童显像时如需使用镇静剂时，需与专业医生一起制订镇静计划和用药。

5. 肾功能受损的受检者，显像开始时间应适当延长，有助于细胞外液本底、血本底的降低，提高骨和非骨的对比度。

第三节　图像分析

一、骨动态和多时相显像

（一）正常影像

1. 灌注相　静脉注射骨显像剂后 8～12 秒，可见局部大血管显影，随后软组织轮廓影逐渐显现。四肢两侧大血管和软组织显像剂分布基本对称，显影时间基本相同，骨骼部位显像剂分布很少。血流相与局部血管血流灌注速率和灌注量密切相关。

2. 血池相　软组织显影更加清晰，显像剂分布增多，基本均匀、对称；大血管影继续显示，骨骼影像不甚清晰。血池相与局部血容量密切相关。

3. 延迟相　同骨静态显像。延迟相进一步反映骨的代谢状态。

（二）异常影像

1. 灌注相　局部大血管位置、形态或显影时间改变，骨骼部位或软组织内出现显像剂分布异常浓聚或稀疏缺损改变，提示病变部位血流灌注异常及血管病变。

2. 血池相　局部软组织或骨骼显像剂分布异常浓聚或稀疏缺损改变，提示局部是否有充血现象。

3. 延迟相　同骨静态显像。

二、骨静态全身显像和局部显像

（一）正常影像

骨骼显影清晰，全身骨骼显像剂分布基本左右对称、均匀（图 17-1）。因中轴骨骼及附肢骨骺端代谢较活跃、血供较丰富，其显像剂分布较高。儿童、少年由于处于生长发育期，骨骺代谢活跃，骨显像时骺端显像剂分布明显增高（图 17-2）。

未被骨骼摄取的显像剂经由肾脏排泄，正常骨显像时可见双肾及膀胱不同程度显影。

（二）异常影像

1. 显像剂分布异常增高　当病变骨骼成骨活跃、伴有明显成骨修复、血流灌注增加等在图像上表现为显像剂浓聚呈“热区”，可为全身弥漫性或局灶性（图 17-3）。根据“热区”数目多少（单发或多发）、病灶形态（点状、团块状、梭形、不规则形）和排列（无规律散在、串珠）、累及骨骼部位（以中轴骨为主还是附肢骨）等特点，对疾病性质进行分析和判别。

2. 超级骨显像　超级骨显像（super bone scan）是显像剂异常浓聚的一种特殊类型，表现为显像剂在骨骼中广泛浓聚，骨外组织本底低，肾影淡

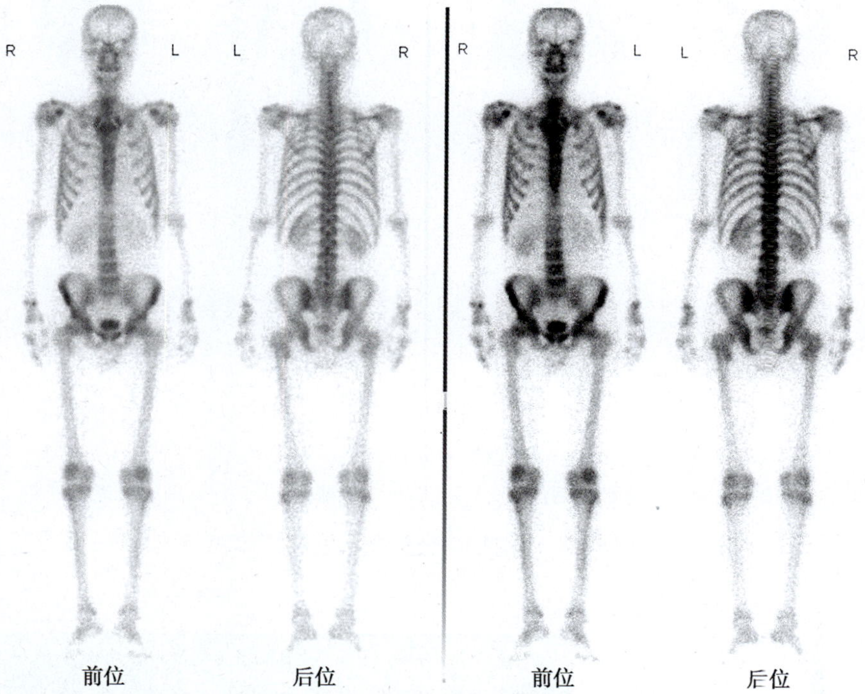

图 17-1　正常成人骨显像影像

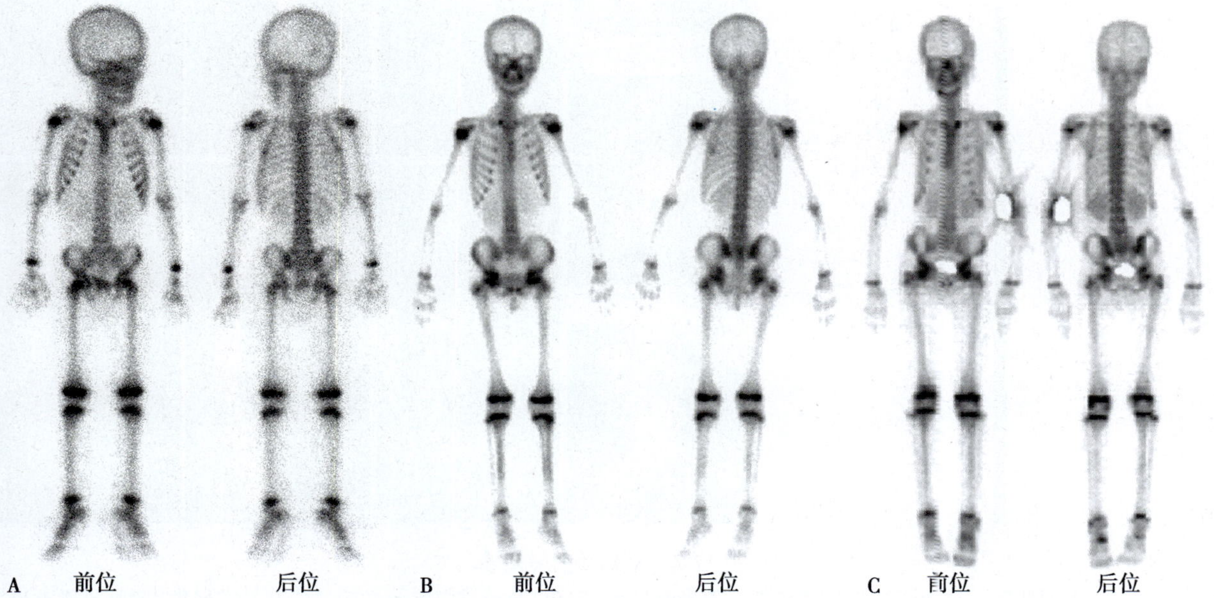

图 17-2　儿童正常全身骨显像图像

A. 4 岁；B. 9 岁；C. 14 岁

提示缺肾征（absent kidney sign），骨骼影像格外清晰，看似正常骨影像。该影像常见于严重的代谢性骨病、恶性肿瘤广泛骨转移等疾病（图 17-4）。

3. 闪烁现象 闪烁现象（flare phenomenon）是针对肿瘤骨转移进行治疗后，再次行骨显像进行疗效评价时，可见病灶部位骨显像剂聚集程度

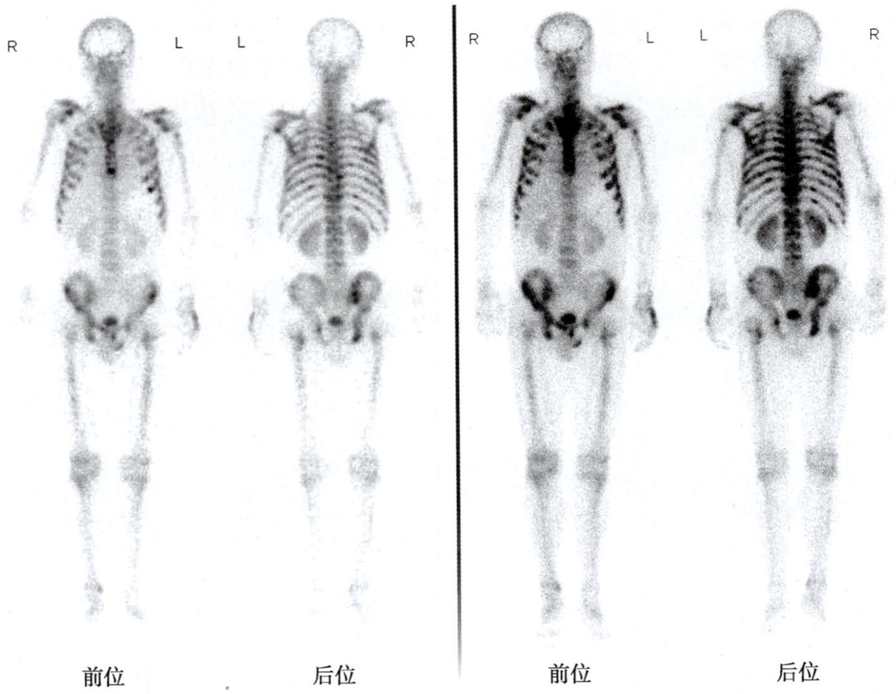

图 17-3 恶性肿瘤全身骨多发转移影像

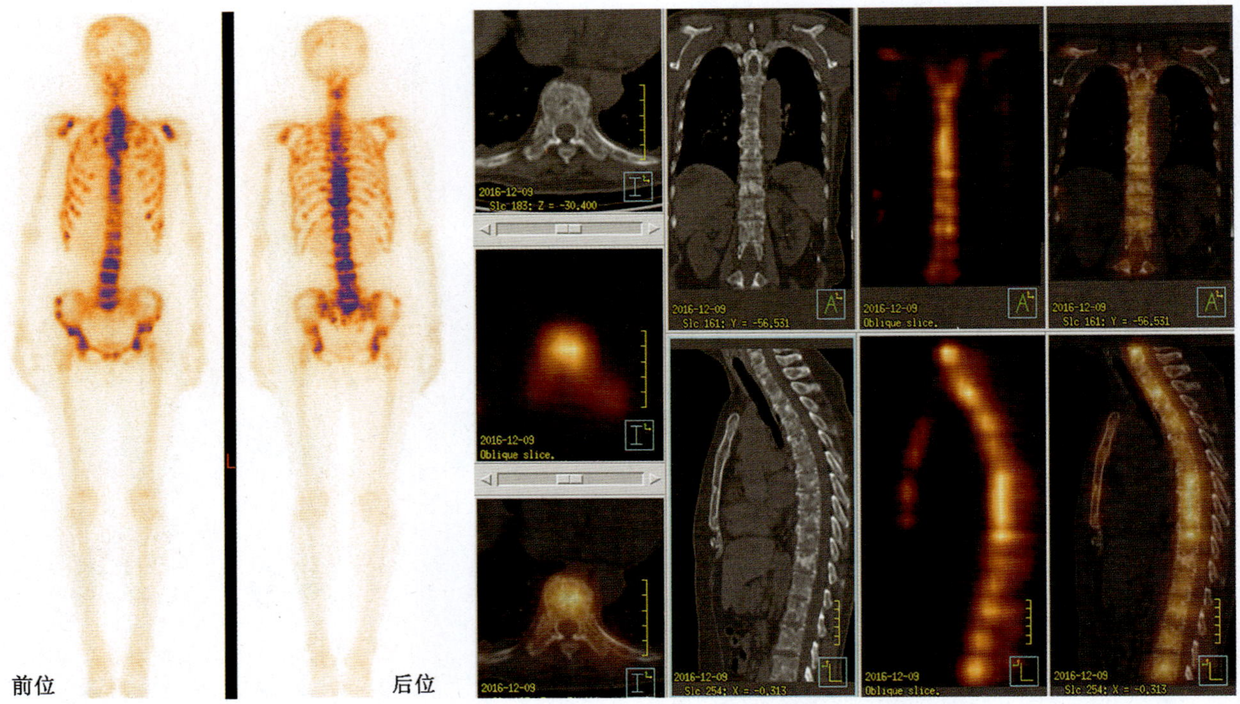

图 17-4 超级骨显像图像

女性，61 岁。因腰背部不适半年行骨显像检查。骨平面显示（左图）全身骨骼弥漫性的显像剂异常聚集，肾脏显影不清。SPECT/CT 融合图像（右图）示脊柱骨骼弥漫性的骨质破坏，伴有显像剂聚集。行腰椎穿刺活检，病理诊断为低分化腺癌骨转移，经胃镜活检病理确诊为胃癌

较治疗前增加，或出现新的病灶。这种表现常发生在治疗后6个月内的再次骨显像上。

治疗有效的恶性肿瘤骨转移病灶因成骨修复活跃、局部血供增加和炎性反应，病灶部位显像剂的浓聚程度较治疗前更明显，或治疗前未被发现的小病灶显影成为新的病灶，而患者的临床表现则有明显好转。再经过一段时间后（一般为6个月），骨骼病灶的显像剂浓聚会消退。一般认为，“闪烁现象”是骨愈合和修复的表现。借助于SPECT/CT可以从形态和功能二方面进行更加客观地评价。

4. 显像剂分布异常稀疏或缺损 在骨骼病变进展迅速、骨血流供给相对减少或中断、几无骨修复的溶骨性病变或骨坏死等，表现为显像剂分布稀疏、缺损，影像呈“冷区（cold spot）”改变（图17-5）。

三、骨断层显像和融合显像

骨平面显像具有高敏感度的特点，但因 ^{99m}Tc-MDP也可以在正常骨组织、良性骨病变浓聚，在正常软组织中也有分布，因此，其特异性较低。

SPECT骨断层显像可增加图像对比度，提高对较小病变的检出率，有助于病变的定位，因此可提高敏感性和特异性，有利于准确诊断疾病。对于全身或局部平面骨显象可疑但难以明确的异常改变，可通过断层显像进一步明确（图17-6）。以脊柱转移病变为例，骨断层显像可提高检出率20%～50%。

脊柱是多种恶性肿瘤骨转移的好发部位。骨显像上骨转移病灶多表现为显像剂聚集。但一些良性病变，也可以表现为显像剂的异常浓聚，在平面显像上难以鉴别。

椎体后部和椎弓根是椎静脉丛所在的部位，肿瘤细胞常先通过血行播散到此。断层显像，尤其是SPECT/CT融合影像检查，根据良、恶性肿瘤在脊椎的好发部位，可更好地判别病变的性质。

肋骨是骨折的好发部位，也是多种肿瘤骨转移的好发部位。根据骨显像图像上显像剂异常分布的范围和形态，有助于对病变性质的鉴别。骨转移病变多沿肋骨扩展成条索或梭形。骨折多为类圆形，上下成串珠状排列（图17-7）。

近年来，随着设备的普及，SPECT/CT或PET/CT同机断层融合影像（图17-8）成为临床工作的主流，结合诊断CT或者定位CT影像，整合病变累及骨骼部位的显像剂分布特点，可有效提高骨显像诊断的特异性和准确性。

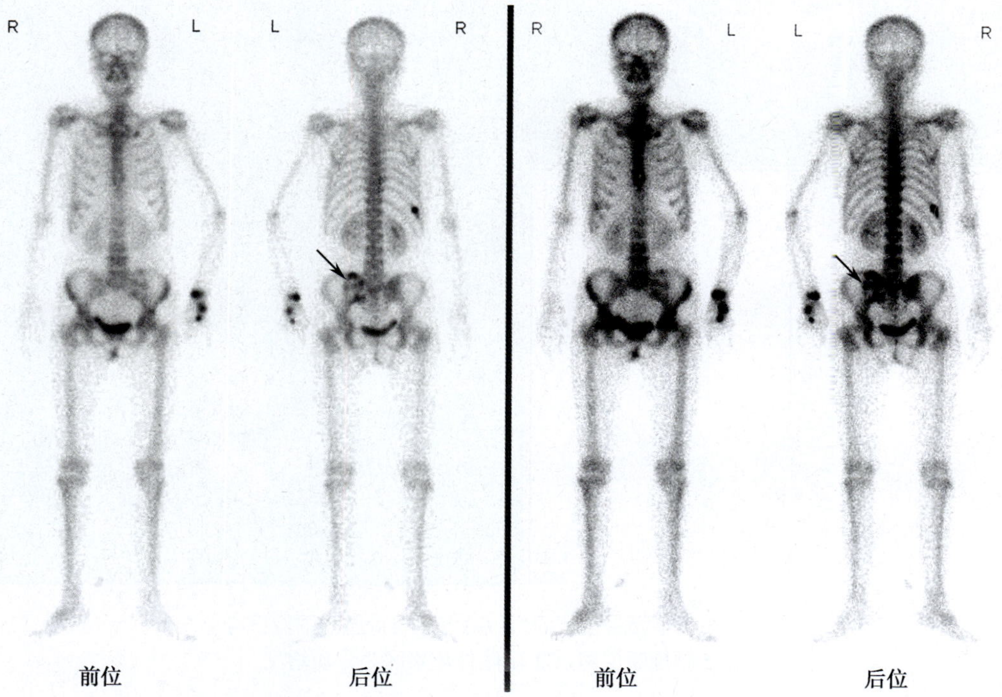

图17-5 骨显像“冷区”改变图像

左髂骨异常浓聚灶中央区域呈稀疏性改变

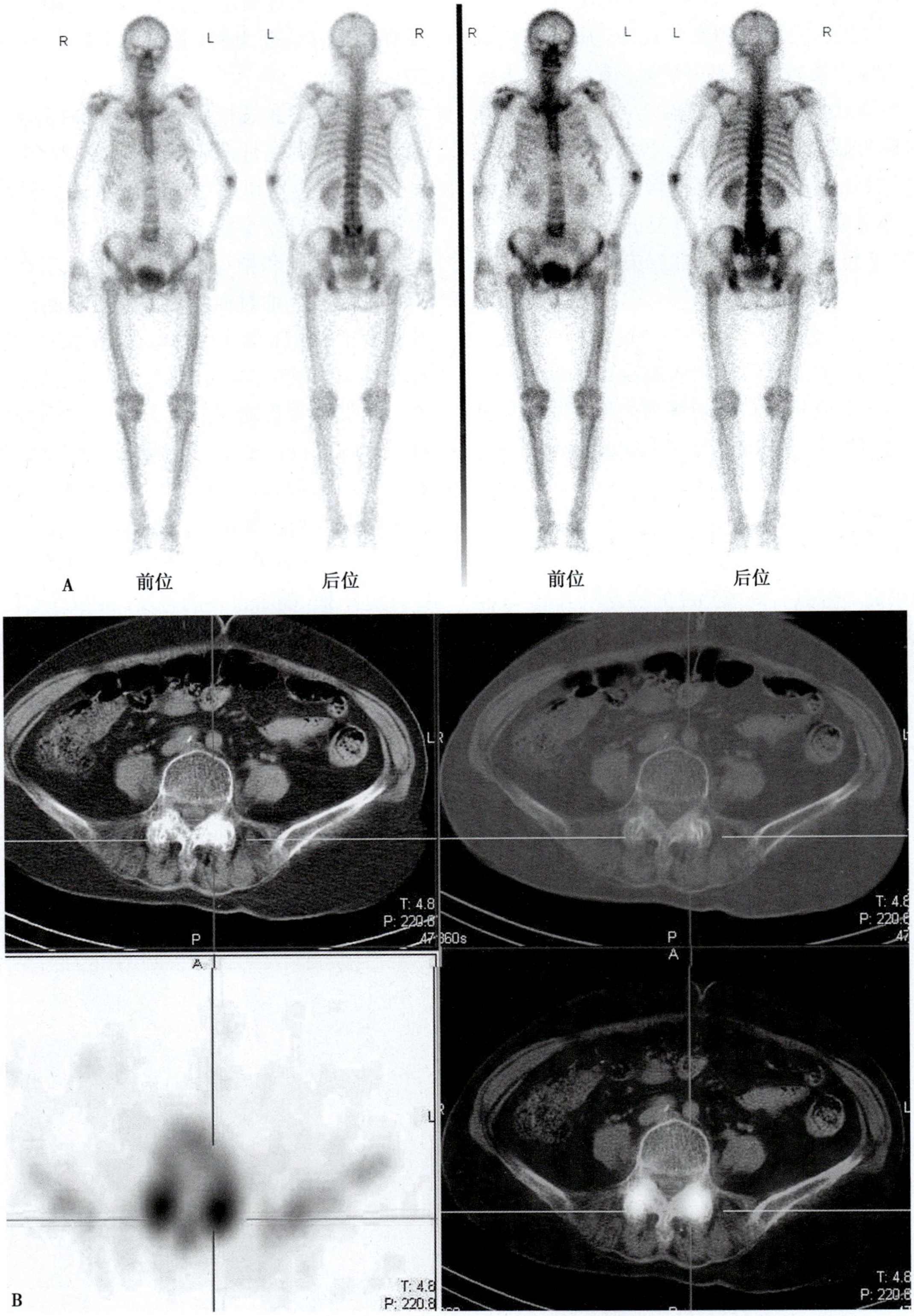

图 17-6 平面骨显像图像(A)与断层骨显像图像(B)

第 5 腰椎断层图，CT 示附件浓聚区为骨质增生

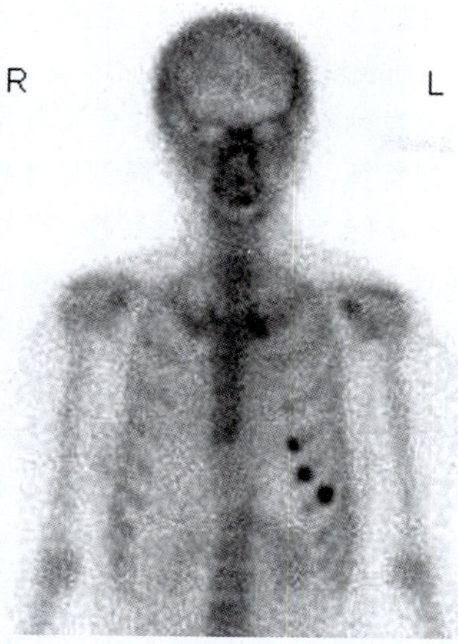

图 17-7 肋骨骨折（左侧）患者骨显像图像

四、影响图像质量的常见因素

注射点显像剂的明显外渗、注射剂量不足、或者采集的总计数不足，均会导致图像质量下降，病灶显示不清。

软组织弥漫性的摄取增高，常见于肾衰、脱水、创伤后，以及采集图像的能峰、窗宽设置有误等。局灶性的软组织摄取增高见于局部感染、外伤等。尿液污染、植入假体、造影剂以及体表的高密度物质等会导致骨骼显示受到影响。检查过程中患者发生移动、探头距离患者体表比较远、注射后不足 2 小时进行显像都会导致图像质量的下降。

第四节 临床应用

骨显像常规进行全身骨骼平面显像。骨显像基于对全身骨骼矿物质代谢的评价，能够较为灵敏地发现骨骼代谢异常改变，但是缺乏诊断的特异性。基于患者的体征、临床信息以及骨平面影像的表现，需要对局部进行更为细致、深入的了解时，可进行局部的 SPECT 断层或者是 SPECT/CT 断层融合影像检查。在进行检查之前基于临床信息，确认需要了解局部骨骼病变的血供信息时，则需进行三相骨检查。

配备有诊断 CT 的 SPECT/CT 已经逐渐成为临床工作中的主流设备，借助于临床信息和骨平面显像的影像学表现，确定疑似病变的位置所在，进行局部的 SPECT/CT 融合影像检查，通过核医学 SPECT 与局部诊断 CT 影像的优势互补，实现单纯核医学和单纯 CT 均无法实现的诊断效

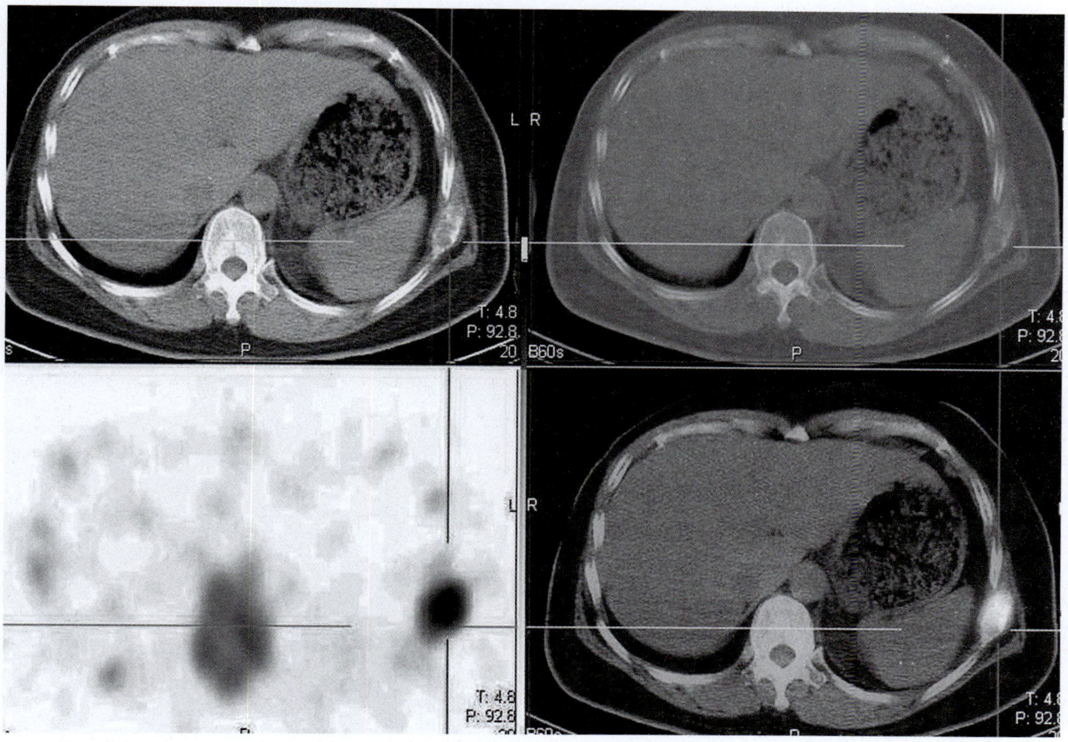

图 17-8 骨显像 SPECT/CT 融合图像

能，即实现 1+1≥2 的诊断效能。同时患者在完成骨平面显像之后，即刻就可在同一台设备上完成融合影像的检查，实现了“一站式”的诊断服务，给患者提供了更加便捷、有效的检查。

一、在肿瘤骨转移诊治中的应用

肿瘤骨转移（bone metastases）约 80% 来源于乳腺癌、肺癌或者是前列腺癌。患有易于发生骨转移的恶性肿瘤（如肺癌、乳腺癌、前列腺癌、甲状腺癌和肝癌等）患者，骨显像应作为筛查肿瘤骨转移首选的影像学检查项目。

骨转移的患者中仅 50% 有骨痛或不适，因此骨痛不是发生骨转移的唯一信号。约有 50% 的恶性肿瘤患者在就诊时已有骨转移，约 70% 的恶性肿瘤死亡患者在尸解时发现有骨转移。

骨骼疾病致骨矿物质含量丢失 40%～50% 以上时，X 线显像方可发现确切的骨骼的异常，而核素骨显像在骨矿物质含量丢失 5%，或病变骨 / 正常骨的放射性摄取比值有 5%～10% 的变化便可显示异常改变。它可以早期、灵敏地探查到全身骨骼的转移病灶，比 X 线提前 3～6 个月，甚至更早发现骨转移。

（一）在肿瘤骨转移诊断中的应用

因原发肿瘤的生物学特征不同、骨骼转移灶所处的病理阶段不一，骨显像的影像学表现因原发肿瘤不同而表现各异。

部分原发肿瘤的骨转移具有其典型的骨平面显像影像特征，例如，乳腺癌骨显像单一胸骨显像剂异常分布，约 76% 为骨转移，多为不规则、偏心的显像剂聚集；单一肋骨的显像剂异常分布，约 10%～40% 为骨转移，沿肋骨成条索形或梭形的病灶骨转移可能性很大（图 17-9）；肺癌骨转移好发于肋骨和胸椎，分别占 27.4% 和 19.2%；其次为骨盆和腰椎，各占 13% 和 12%。骨显像多表现为全身骨骼多发显像剂异常浓聚区。约 10% 的肺癌患者伴有肥大性肺性骨关节病（hypertrophic pulmonary osteoarthropathy，HPO）。骨显像表现为沿管状骨显像剂异常分布，特别是双侧下肢骨的显像剂聚集明显，呈“双轨征（tram lines）”（图 17-10）。部分肿瘤骨转移，表现为“超级骨显像”（图 17-4）。

部分肿瘤骨转移在全身骨平面显像的图像上表现不典型，甚至于并无显像剂的异常分布。基于骨平面显像所示的疑似病灶位置，或者是基于患者的临床症状，通过查体确定疑似病变位置所在，进行局部 SPECT/CT 融合图像采集，通过局部骨 SPECT 断层影像和诊断 CT 影像的整合，有助于提高诊断的准确性（图 17-11、17-12）。

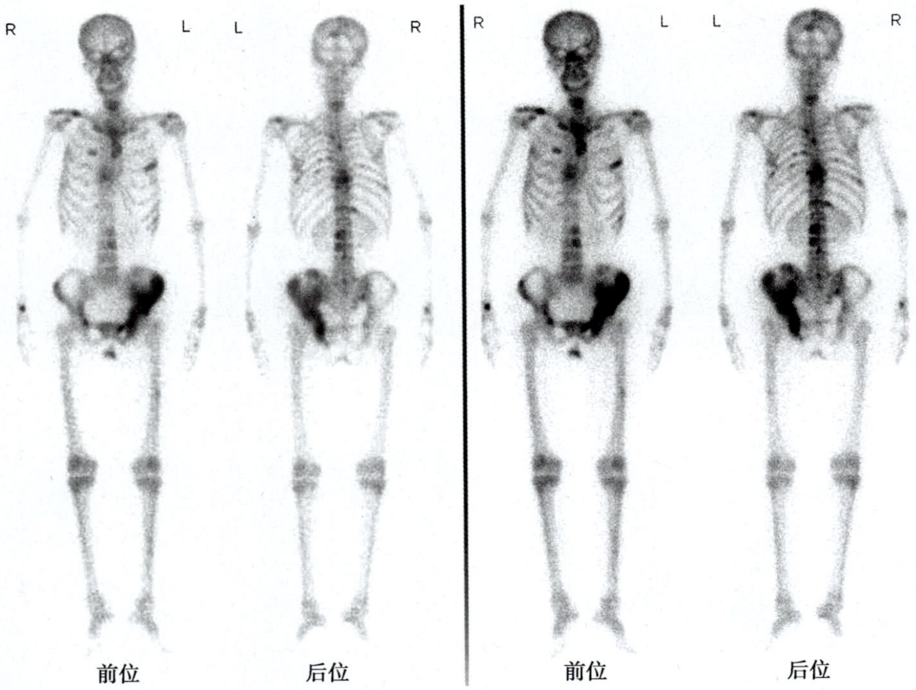

图 17-9 乳腺癌多发骨转移

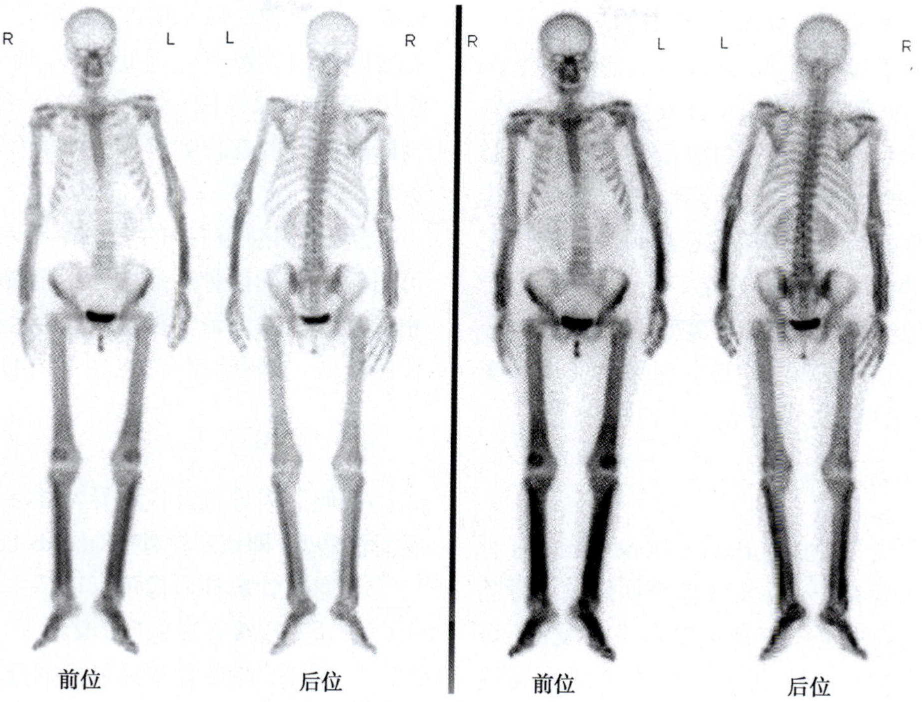

图 17-10　肺癌肥大性肺性骨关节病

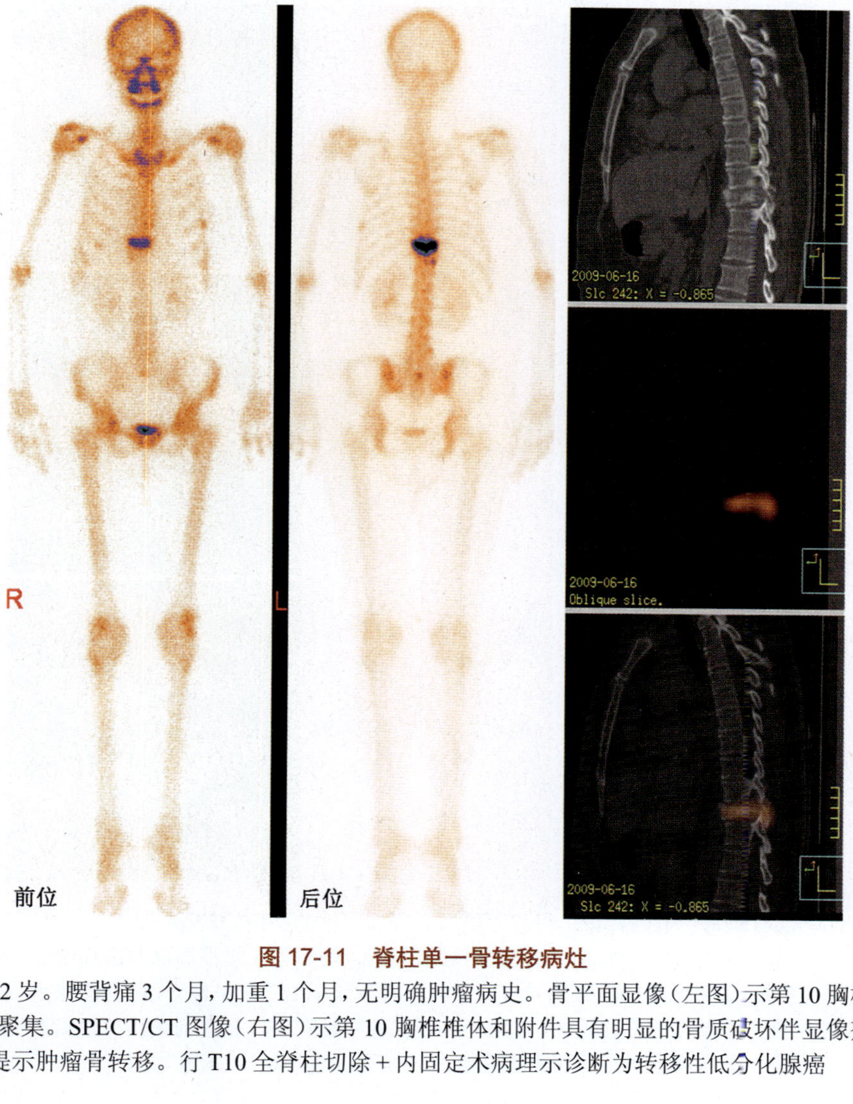

图 17-11　脊柱单一骨转移病灶

女性，52 岁。腰背痛 3 个月，加重 1 个月，无明确肿瘤病史。骨平面显像（左图）示第 10 胸椎显像剂异常聚集。SPECT/CT 图像（右图）示第 10 胸椎椎体和附件具有明显的骨质破坏伴显像剂异常聚集，提示肿瘤骨转移。行 T10 全脊柱切除＋内固定术病理示诊断为转移性低分化腺癌

（二）在肿瘤骨转移疗效评价中的应用

随着治疗手段的增多，恶性肿瘤患者的生存期明显延长，肿瘤骨转移的总体发生率升高。为了提高患者的生存质量，针对肿瘤骨转移的治疗方法众多，主要包括手术、放疗和药物治疗等，其中以骨质修复的药物治疗临床应用最为普遍。无论采用哪种肿瘤骨转移的治疗手段，通过治疗前后骨平面显像结合SPECT/CT融合影像的对比分析，基于病灶在形态和矿物质代谢方面的动态变化，可以对疗效进行客观评价（图17-13）。

二、原发性骨肿瘤

对于原发性骨肿瘤（primary bone tumor），骨显像的价值主要在于，当X线检查偶然发现骨骼病变，为进一步确定病变是单发还是多发；还可辅助鉴别病变的良恶性，良性病变多表现为X线检查阳性而骨显像是阴性；判断骨原发肿瘤侵犯的实际范围以及有无远处转移，辅助临床确定治疗方案和手术范围；骨显像对X线平片阴性或判断较困难的部位如骨盆、胸骨等处的肿瘤价值更大。

新辅助化疗前后的三相骨显像的对比分析，可用于对原发性骨肿瘤的疗效监测，治疗后血流相提示病灶的血流灌注减低、延迟相提示矿物质代谢减低，提示治疗有效（图17-14）。

三、代谢性骨病

任何原因导致骨代谢异常往往引起全身弥漫性骨骼病变，即代谢性骨病（metabolic bone disease）。

代谢性骨病骨显像可有以下主要特征：

1. 呈“超级骨显像”影像。
2. 颅骨、附肢骨整体显像剂摄取明显增高。

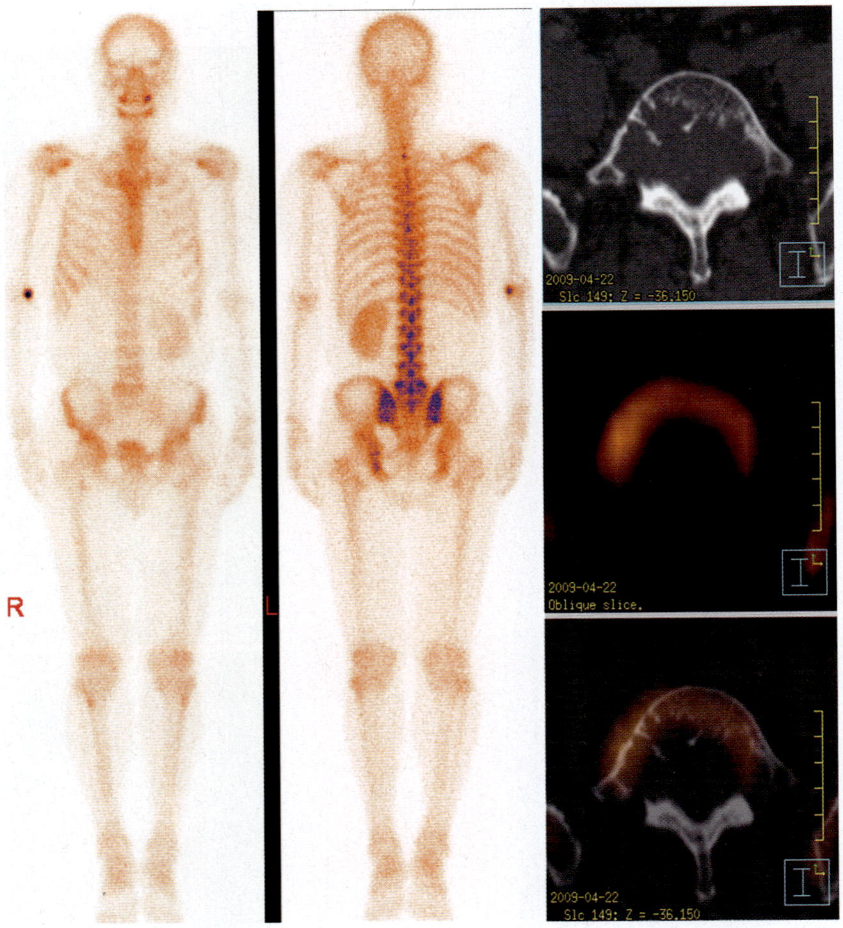

图17-12 骨平面显像表现为阴性的肿瘤骨转移

男性，52岁。肾癌术后3年，近期感觉腰背部不适。查体第5腰椎局部叩击痛明显。骨平面显像（左图）未见明显的显像剂异常分布。行腰骶部SPECT/CT检查，融合图像示（右图）第5腰椎椎体中部见溶骨性破坏，外周伴有显像剂明显聚集。显像剂缺损与聚集部位平均值在平面图像上与周围正常骨骼聚集显像剂的程度相近，以至于未能显示

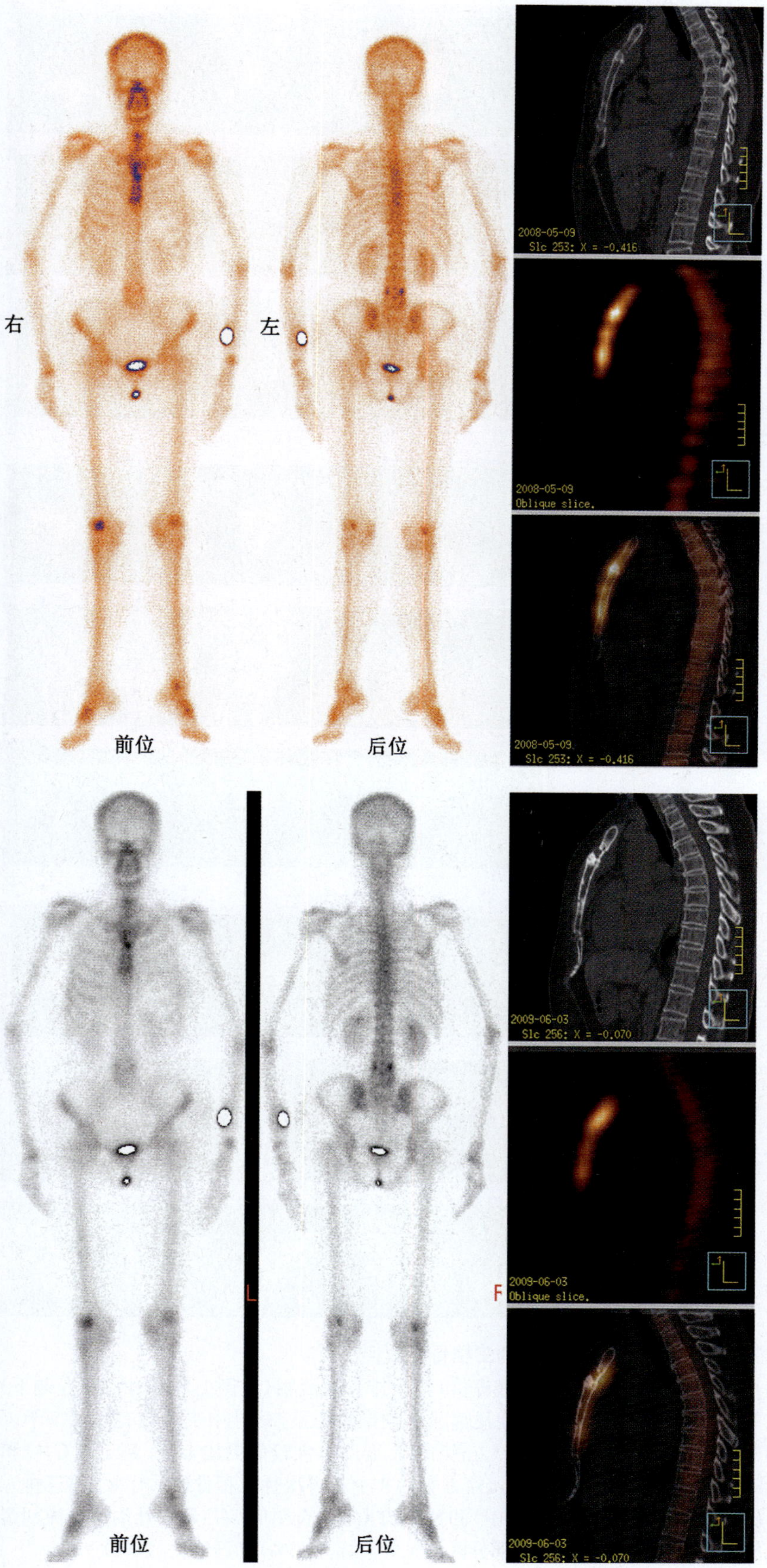

图 17-13 肿瘤骨转移的疗效评价

女性，50岁。右侧乳腺癌切除术后5年，曾化疗6次，近期感到胸骨局部膨隆。首次骨平面显像（上图左）示胸骨部位疑似显像剂异常聚集，SPECT/CT融合图像（上图右）示胸骨局部呈溶骨性改变，病灶上下端有显像剂聚集。经过一年的唑来膦酸治疗后再次复查，骨平面显像（下图左）示胸骨病变部位显像剂异常聚集，较前更加明显，SPECT/CT融合图像（下图右）示胸骨原局部呈溶骨性改变转化为成骨性改变伴有明显的显像剂聚集。提示较前改善。骨平面显像所示显像剂较前聚集明显为“闪烁显像”

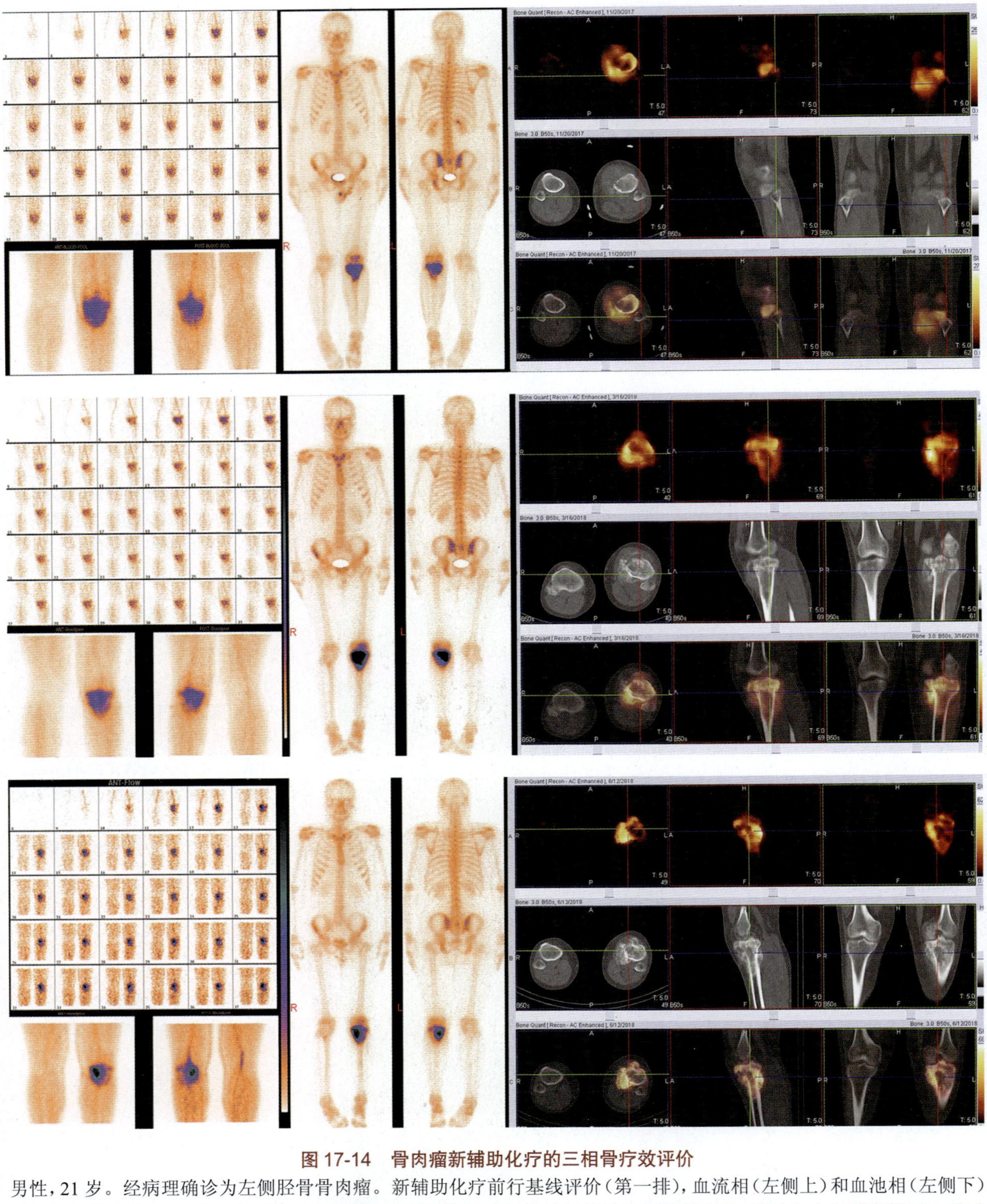

图 17-14 骨肉瘤新辅助化疗的三相骨疗效评价

男性，21 岁。经病理确诊为左侧胫骨骨肉瘤。新辅助化疗前行基线评价（第一排），血流相（左侧上）和血池相（左侧下）示局部血供丰富，延迟相（中）和 SPECT/CT 融合图像（右）示病灶局部显像剂聚集明显，病灶中央区域有坏死。予以第一方案化疗后 4 个月复查（第二排），血流相（左侧上）和血池相（左侧下）示局部血供较前更加丰富，延迟相（中）和 SPECT/CT 融合图像（右）示病灶局部显像剂聚集更加明显。更改化疗方案后 3 个月再次行三相骨评估疗效（第三排），血流相（左侧上）和血池相（左侧下）示局部血供明显减低，延迟相（中）和 SPECT/CT 融合图像（右）示病灶局部显像剂聚集减低。行左侧胫骨病灶切除术，病理诊断为普通型髓内骨肉瘤，部分区域见肿瘤坏死（5%）和纤维化（20%）

3. 胸骨显影明显，呈“领带征”表现。

4. 肋骨软骨连接处有明显的显像剂摄取，呈“串珠样”。

5. 可有骨外骨显像剂浓聚，即迁徙性钙化，常见于甲状腺、肺或胃。

6. 骨骼显像有褐色素瘤表现。

（一）甲状旁腺功能亢进症

骨显像不常规用于甲状旁腺功能亢进症（hyperparathyroidism）的诊断，主要是用于临床高钙血症的鉴别诊断。甲状旁腺功能亢进症早期，骨显像常无异常表现。随着病情进展，骨显像可表现出代谢性骨病骨显像特征（图 17-15）。

肾性骨营养不良（renal osteodystrophy）、骨软化症（osteomalacia）的低钙血症可引起继发性甲状旁腺功能亢进，导致上述骨代谢异常（图 17-16）。肾性骨营养不良因患者肾功不良，骨显像上常无膀胱影像。骨软化症早期，骨显像可无异常。进展期的骨软化症常发生假性骨折，骨显像可灵敏地显示骨折处局灶性显像剂摄取增高，尤其对诊断肋骨骨折更有意义。

（二）佩吉特病

佩吉特病（Paget disease），即畸形性骨炎（osteitis deformans）是一种慢性进行性的骨代谢异常疾病，可累及多个骨骼。病变部位以骨盆、肩胛骨、脊椎常见。

佩吉特病典型骨显像表现为病变部位骨显像剂摄取明显增高，由骨的一端向外扩展，通常累及全骨骼。发生在椎骨的病灶在骨显像上常有“Micky 鼠征”“心形征”“三叶草征”。

（三）骨质疏松症

在无骨折发生时，骨质疏松症（osteoporosis）骨显像多表现为正常。

骨显像多用来诊断并发症，如骨折，解释骨痛的原因，判断骨折时间。显像上局灶性显像剂分布增高多为骨折病变所致，并提示为近期新发骨折；椎体骨折病变多表现为线性显像剂分布浓聚。尽管骨显像可在骨折后短期内即可显示异常，但最长仍需要两周时间。显像恢复正常一般需要 3～18 个月，平均 9～12 个月。

严重骨质疏松症患者，骨显像可出现弥漫性显骨显像剂摄取减少，表现为图像质量差、本底高。

四、骨感染性疾病和骨坏死

（一）骨髓炎

最多见的类型是急性血源性骨髓炎（osteomyelitis）。急性骨髓炎常发生于血流丰富的干骺端，引起疾病部位血流增加、反应性新骨形成。骨髓炎的三相骨显像典型表现是血流相、血池相

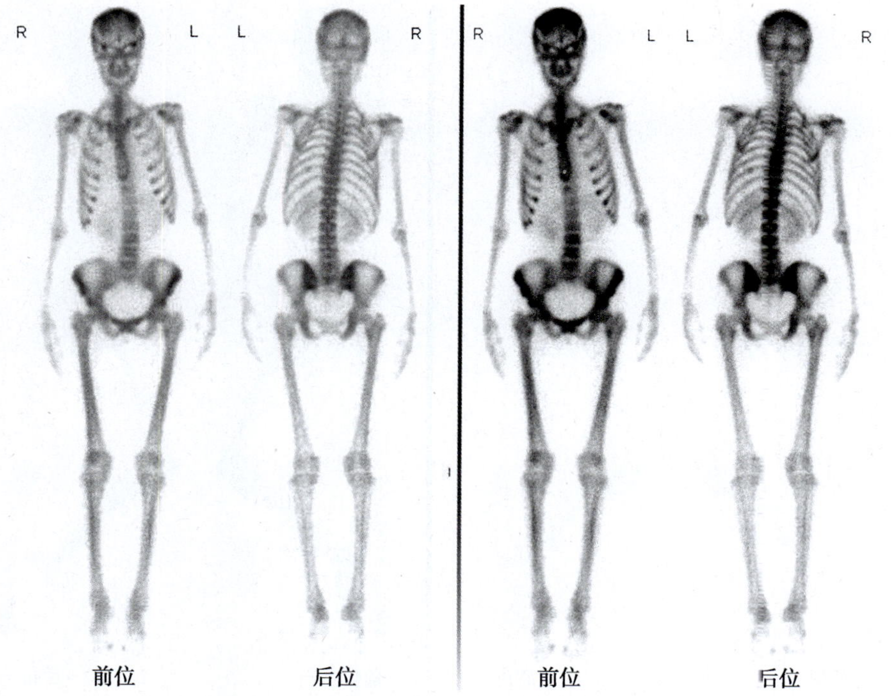

图 17-15　甲状旁腺功能亢进症患者骨显像图像

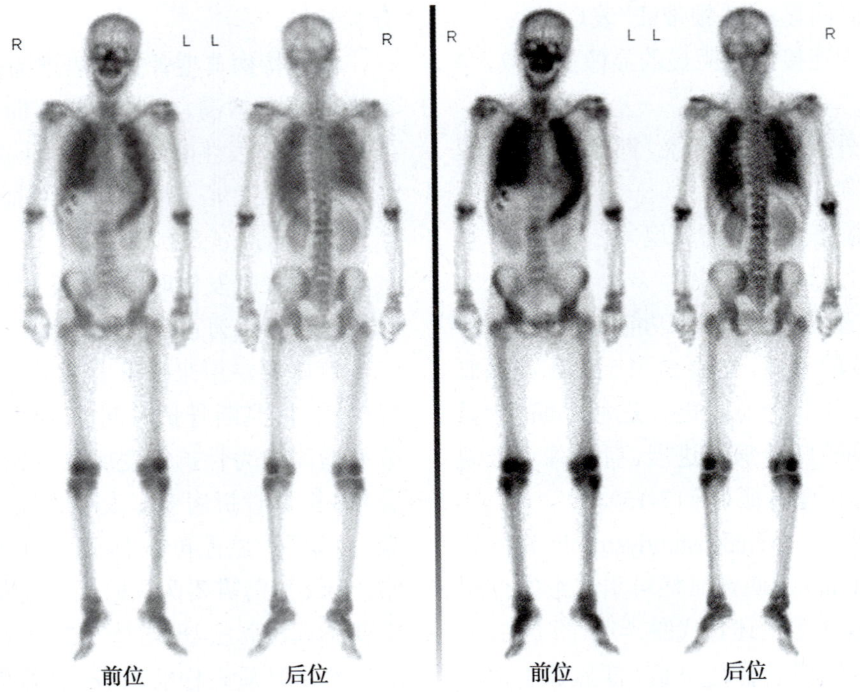

图 17-16 肾性骨营养不良患者骨显像图像

和延迟相病灶部位显像剂分布均增高。24 小时内病变处骨 / 软组织放射性比值随时间上升，延迟显像时出现局限性显像剂分布明显增加最具诊断意义（图 17-17）。在小儿，骨髓炎超急性期可因血管栓塞，软组织水肿压迫血管致骨骼血供下降，骨延迟显像表现为“冷区”或正常。

骨显像是急性骨髓炎敏感的早期诊断方法。通常在发病 12～48 小时即可见到显像剂的明显浓聚。

急性骨髓炎的临床表现与蜂窝织炎很相似，因此常需与蜂窝织炎相鉴别。后者的三相同位素骨扫描影像特点为：血流相和血池相主要是软组

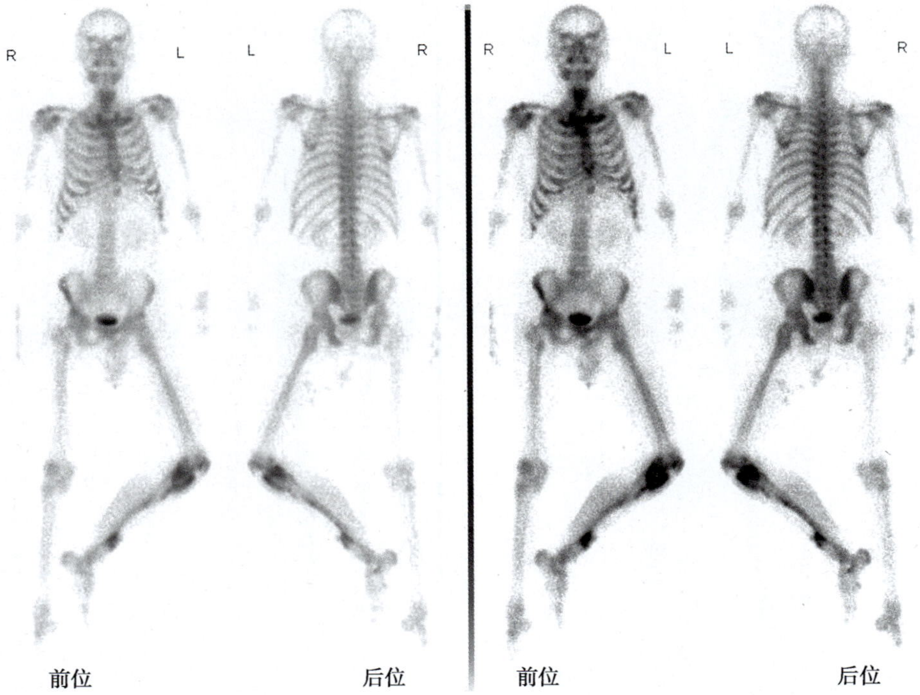

图 17-17 骨髓炎患者骨显像图像

织内显像剂分布增高，骨静态像病变处呈较轻的弥漫性显像剂分布增高，或轻度局限性增高，骨/软组织比值随时间下降。

（二）股骨头缺血性坏死

骨显像在股骨头缺血性坏死（avascular necrosis of the femoral head）的不同病理阶段可有不同的表现。

在疾病的早期（7～10天），因局部血供减少、骨代谢降低，股骨头表现为显像剂摄取减少的“冷区”。此种改变早于X线检查，对股骨头无菌性坏死的早期诊断有较好的辅助意义。

当血管再生和骨骼修复过程开始后，股骨头周边血供增加、成骨代谢活跃，骨显像时表现为显像剂摄取明显增加，呈现典型的“炸面圈样改变（doughnut sign）”（图17-18），即“冷区”周边为“热区”的改变。

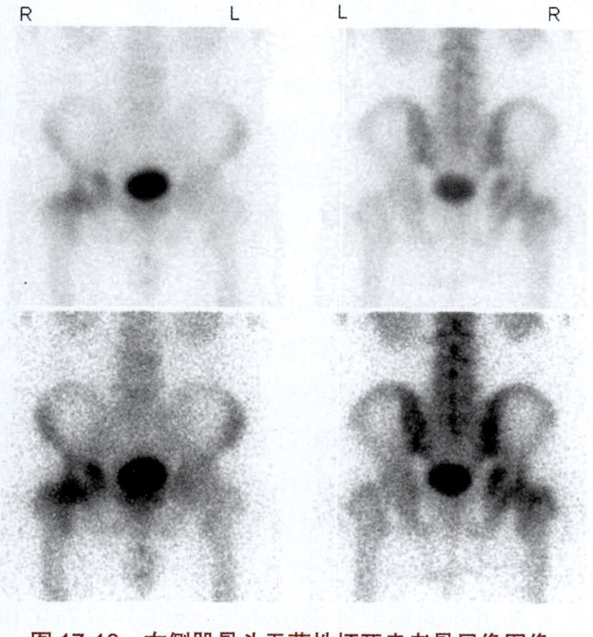

图17-18　右侧股骨头无菌性坏死患者骨显像图像

若病程继续发展，成骨更加活跃，整个股骨头区呈现弥漫性显像剂异常浓聚改变，在平面显像上可掩盖“冷区”。断层骨显像可提高“冷区”检出的灵敏度，提高诊断的准确性。

五、骨创伤和修复

（一）骨折

临床上，X线检查可疑但难以明确的骨折如隐性骨折、多发创伤性骨折、腕骨或跗骨等小骨骼骨折，骨显像具有良好的诊断价值，尤其是结合SPECT/CT融合影像。骨显像剂在骨折部位的浓聚与局部血流增加、成骨细胞活跃及新骨形成和骨折引起局部交感神经活性降低有关。

骨显像的另一个特点是敏感性高（通常较X线早1周发现）。在65岁以上的人群，95%的骨折在24小时内有骨显像异常表现，98%在48小时有异常表现，有少部分在5天后方可见到骨显像上的变化。在急性期骨折部位可见显像剂分布增加。在亚急性期（大约持续8～12周），骨折部位显像剂摄取最强。在愈合期，显像剂分布逐渐减少，直至骨显像最终转为正常。

在骨折后2年内骨显像表现多转为正常。如椎体压缩性骨折，在骨显像上60%在1年内恢复正常，90%在2年内恢复正常，95%在3年内恢复正常。骨显像上骨折部位显像剂分布转为正常的时间远超过临床治愈时间，这表明骨的重塑过程中代谢活性增加的时间比临床预期长。

通过骨显像可鉴别新鲜骨折与陈旧性骨折。一般情况下，新鲜骨折在骨显像上显像剂分布明显增加，而陈旧性骨折显像剂摄取可正常或轻度增加。

一些骨折常可导致缺血性骨坏死。骨显像，尤其是三相骨显像和断层骨显像可灵敏地探测、鉴别骨折骨碎片是否存活。血流、血池相显像剂分布减少，静态像局部显像剂分布缺损，提示骨存活能力丧失；若骨折碎片仍摄取显像剂，提示有存活能力。

（二）骨的慢性损伤

1. 应力骨折　应力性骨折（stress fractures），又称疲劳性骨折（fatiguec fractures）。

骨应力集中的部位受到较长时间的反复、集中地应力作用后，易发生骨损伤，导致骨小梁骨折，骨吸收增加，并随即出现骨修复。如果这一过程反复发生，当骨吸收大于骨修复时，在外力的作用下将发生完全骨折。

应力性骨折易发生在跖骨、肋骨，胫骨近端、腓骨远端、股骨远端也可发生。骨显像是应力性骨折的早期诊断方法，可比X线检查早3～4周发现病变。

骨动态、多时相显像表现为血流增加，延迟相在骨折部位出现显像剂摄取增强区，其长轴与骨骼的长轴平行。

骨显像不仅能灵敏地探查应力骨折，还可了

解损伤的程度和转归，为治疗方案提供重要信息，尤其是对运动员而言意义更大。累及范围较广的应力骨折通常需要完全休息大约 6 周，或患者活动必须明显减少；而较小创伤的应力骨折只要休息 2～3 周；骨显像正常排除应力性骨折者，可不必中止正常训练。

2. 胫骨中部应力综合征 胫骨中部应力综合征（medial tibial stress syndrome），又称 spin sprint，是由于胫骨后部肌肉附着点的慢性牵引致骨膜炎，临床有轻至中度的中下部胫骨干或小腿前区间歇性疼痛。

骨静态显像上可见沿胫骨皮质线性显像剂摄取增加的病灶。与应力性骨折不同的是该综合征没有骨折的危险。应力性骨折损伤部位在血流相中可见增加的血流，血池相也可见显像剂摄取增加，而胫骨中部应力综合征则看不到上述征象，据此可将两者加以鉴别。

（三）移植骨

骨显像主要用于监测移植骨的血供和存活状况，检查不同种移植骨的修复速率以及术后产生的各种并发症。

通常，移植术后移植骨有骨显像剂摄取提示移植骨存活。

术后不同时期、不同的移植方式骨显像表现可能不尽一致。带血管同种异体骨移植术后第一天骨显像正常或显像剂分布轻度增加。2～4 周后移植骨摄取显像剂逐渐增强。不带血管的同种异体骨移植术后前 3 周内基本无显像剂摄取，3 周后在移植骨表面可有轻微显像剂浓聚，随时间延长逐渐增至与健侧相同。

如果移植骨发生了排斥反应或未成活，骨显像上表现为显像剂摄取延迟或不摄取。

六、骨关节疾病

（一）关节置换或假体置入术后监测

骨显像、^{67}Ga- 枸橼酸显像、^{99m}Tc 或 ^{111}In 标记白细胞关节显像可用于关节置换术或假体置入患者术后随访，鉴别诊断关节松动、感染或骨髓炎等。

正常情况下，术后 6～24 个月局部骨显像，显像剂分布仍可能表现为增多。人工关节松动的典型特征是假体周围显像剂摄取增高，血流相和血池相基本正常。骨髓炎则表现为假体周围骨骼显像剂摄取增加，并且三相骨显像均异常。

（二）类风湿关节炎

为周围关节对称性的多关节慢性炎症性疾病。其病理为关节的滑膜炎，当累及软骨和骨质时出现关节畸形。

骨显像在该病的临床应用价值主要在于判断疾病是否处于活动期，观察临床病变累及关节范围和病情变化，评估疗效。当骨显像正常时，说明类风湿关节炎病变处于非活动期。

（三）骨关节炎或退行性关节病

骨关节炎或退行性关节病骨显像表现为关节部位中等程度的显像剂浓聚。骶髂关节炎早期往往是局灶性的，常起始于骶髂关节的下 1/3 部分。髋关节骨性关节炎可表现为髋臼部位显像剂分布呈弧形浓聚区。膝关节骨性关节炎表现为内翻或外翻畸形关节受力的一侧出现异常显像剂浓聚区，常合并髌骨显像剂异常增浓（热髌）。

强直性脊柱炎主要累及骶髂关节、脊柱关节及四肢大关节。静脉注射 ^{99m}Tc- 人免疫球蛋白后 4 小时显像，可早于骨显像和 X 线显像，在强直性脊柱炎早期反映活动性强直性脊柱炎病变改变。

七、骨外骨显像剂异常浓聚

在临床，骨显像时可出现骨外非骨骼组织浓聚骨显像剂。局灶性浓聚多见于恶性肿瘤原发灶（图 17-19）、骨外组织新鲜坏死性病变、骨化性肌炎等。弥漫性分布增多可发生于迁徙性钙化、骨质疏松、胸腹腔积液、肢体软组织水肿等。

产生骨外骨显像剂异常浓聚的可能机制有：①局部血流增加；②血管通透性增加，骨盐沉积；③骨外组织的病变如组织坏死，发生异位钙化和新骨形成；④显像剂与软组织中某些大分子、酶的受体结合；⑤显像技术本身，如显像剂质量、注射技术、图像采集。

八、不同影像学的优点和不足

包括核医学在内的多种影像学检查，如 X 线平片、CT、MRI 等为临床骨骼疾病的诊断提供了有效的手段。

核素骨和关节平面显像的优点可以归纳为：①对原发性和继发性骨骼系统疾病诊断的敏感性高；②一次注射显像剂，可进行全身、动态和多时

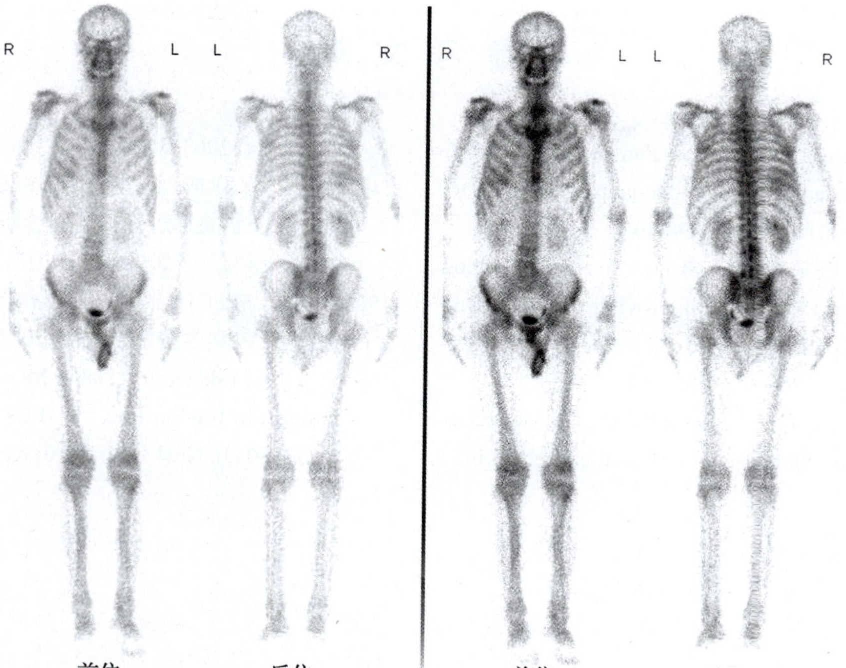

图 17-19　肺占位患者骨显像图像，可见肺内肿瘤组织显影

相、局部（包括多体位）、断层显像，能较全面地观察疾病，尤其是多发病变，为疾病的诊断和鉴别、明确进一步检查、制订有效和正确的治疗方案提供依据；③通过反映骨代谢、血流等变化，评价病情变化和治疗疗效，预测预后；④不受金属植入和置入的影响。

核素骨和关节平面显像的不足主要表现为：①对疾病诊断的特异性有待提高；②受显像仪器设备的分辨率的限制，对较小病变的检出率较低；③对单纯溶骨性病变的检出率不高；④骨骼和关节病变的形态变化和准确定位有待进一步提高。

在提高骨平面显像的准确性方面，还要注意以下问题：阅片人要熟知显像剂的生理性分布；调整色阶阈值，找到不同部位最佳对比度；熟知病变形态、分布特点；与申请检查的临床医生充分沟通；知晓理解临床对检查的需求；充分了解患者临床资料；与患者及家属交流检查结果，减少或消除其精神负担。

采用 SPECT 断层显像可提高图像空间分辨率、组织对比度，改善显像的敏感度和特异性。

SPECT/CT 融合显像可通过解剖定位和 CT 诊断图像信息，提高骨显像的准确性。

X 线平片检查方法简便，普及率高，是临床上骨和关节疾病主要的检查方法之一，尤其是在许多原发性骨肿瘤的诊断上有其独特的意义。主要不足在于其是平面显像，对某些病变难以准确观察；由于其影像上的变化依赖于骨质密度的变化程度，难以发现早期病变。

CT 检查克服了 X 线平片的不足，且通过多种方式的图像重建，可很好地显示和诊断骨和关节的许多病理性改变。其不足仍然是图像的诊断能力依赖于骨质密度的变化程度、病变和非病变骨组织的骨质密度差异。

MRI 对于骨髓病变、关节非骨骼病变的显示具有独特的优势，图像的解剖和软组织分辨能力都较高，尤其是近年出现的全身 MRI，为其在临床的应用奠定了更广阔的前景。其不足之处在于当病变仅局限于骨皮质或伴有水肿时易产生假阴性或假阳性。

^{18}F-NaF 与 ^{99m}Tc-MDP 与骨相结合的化学性质相类似，但是 ^{18}F-NaF 与骨结合的能力是 ^{99m}Tc-MDP 的 2 倍，且在血液中的清楚速率更快，应用 PET/CT 显像较 SPECT/CT 具有更好的分辨率，因此，^{18}F-NaF PET/CT 骨成像可以很好地改善和弥补 ^{99m}Tc-MDP 显像的不足。但目前 PET/CT 在我国普及率不高，检查费用较高。即使在美国，作为骨显像技术，也仅限于在肿瘤患者中使用。

（石洪成）

参考文献

[1] Bartel TB, Kuruva M, Gnanasegaran G, et al. SNMMI Procedure Standard for Bone Scintigraphy 4.0.[J]. Nucl Med Technol, 2018, 46(4): 398-404.

[2] Even-Sapir E, Keidar Z, Bar-Shalom R. Hybrid imaging (SPECT/CT and PET/CT—improving the diagnostic accracy of functional/metabolic and anatomic imaging[J]. Semin Nucl Med, 2009, 39(4): 264-275.

[3] Kagohashi K, Satoh H, Ishikawa H, et al. Bone metastasis as the first manifestation of lung cancer[J]. Int J Clin Pract, 2003, 57(3): 184-186.

[4] 张一秋，石洪成，陈曙光，等. SPECT/CT 联合三相骨显像对骨骼良恶性病变鉴别诊断的增益价值 [J]. 中华核医学与分子影像杂志，2012，32(5): 363-367.

[5] 石洪成. SPECT/ 诊断 CT 的操作规范与临床应用 [M]. 上海：上海科学技术出版社，2015.

[6] Segall G, Delbeke D, Stabin MG, et al. SNM Practice Guideline for Sodium 18F-Fluoride PET/CT Bone Scans 1.0.[J]. Nucl Med, 2010, 51(11): 1813-1820.

第十八章　肿瘤葡萄糖代谢显像

恶性肿瘤是严重威胁人类健康的主要公共卫生问题之一，根据最新的统计数据，恶性肿瘤死亡占居民全部死因的23.9%。十多年来，我国恶性肿瘤发病率和死亡率每年保持约3.9%和2.5%的增幅。从全球癌症统计结果来看，中国恶性肿瘤新发病例和死亡病例分别占全球恶性肿瘤新发和死亡病例的23.7%和30.2%。在全球185个国家或地区中，中国的恶性肿瘤发病、死亡位居中等偏上水平，部分消化道肿瘤如食管癌、胃癌、肝癌等恶性肿瘤的发病和死亡约占全球的一半，总体防控形势严峻。恶性肿瘤的早期正确诊断、准确分期和疗效评估对提高患者的生存率十分重要。

目前常用的诊断恶性肿瘤的影像学方法包括X线、超声、CT和MR等，这些检查方法以解剖形态作为疾病诊断的主要标准。然而，在疾病的发生发展过程中，基因受体、生理生化、功能代谢的异常远远早于解剖形态的改变。核医学影像为无创显示功能代谢、受体变化等提供了最直接的方法，其中最为常用的就是葡萄糖代谢PET显像，常用的显像剂是^{18}F-FDG，其在肿瘤诊治中的临床应用占PET常规工作的80%以上，国内部分PET中心可达到90%～95%。葡萄糖代谢PET显像真正实现了在体内无创显示分子水平的生化影像，是目前最成熟的分子影像技术，其突破了传统以解剖形态为基础的诊断方式，在肿瘤诊疗中具有划时代的意义。因此，现代核医学之父、世界著名的核医学专家Wagner教授在美国第43届核医学年会上将^{18}F-FDG誉为"世纪分子（molecule of the century）"。

第一节　肿瘤葡萄糖代谢显像原理及病理生理基础

一、^{18}F-FDG葡萄糖代谢显像原理

^{18}F-FDG是葡萄糖的类似物，其与葡萄糖的结构差异在于2位碳原子上的羟基被^{18}F取代（图18-1），因此两者的代谢途径相似但又有所不同。^{18}F-FDG与葡萄糖一样通过葡萄糖转运蛋白（glucose transport，GLUT）被转运进入细胞。在细胞质中，葡萄糖在己糖激酶的作用下生成6-磷酸葡萄糖，进一步参加三羧酸循环；而^{18}F-FDG在己糖激酶的作用下被磷酸化形成6-磷酸氟代脱氧葡萄糖（6-P-^{18}F-deoxyglucose，6-P-^{18}F-FDG）。与葡萄糖代谢不同的是，6-磷酸氟代脱氧葡萄糖由于结构的变化，不能再进一步参与糖代谢的过程，因此被滞留（陷入）在细胞中（图18-2）。利用^{18}F标记FDG作为显像剂，通过PET的显像方式显示出^{18}F-FDG在体内摄取、浓聚和分布的位置，^{18}F-FDG摄取增多则反映局部的葡萄糖代谢增高。

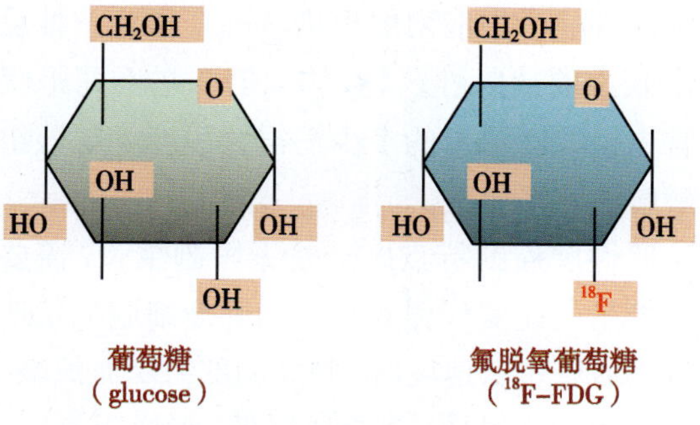

图18-1　葡萄糖结构与^{18}F-FDG结构

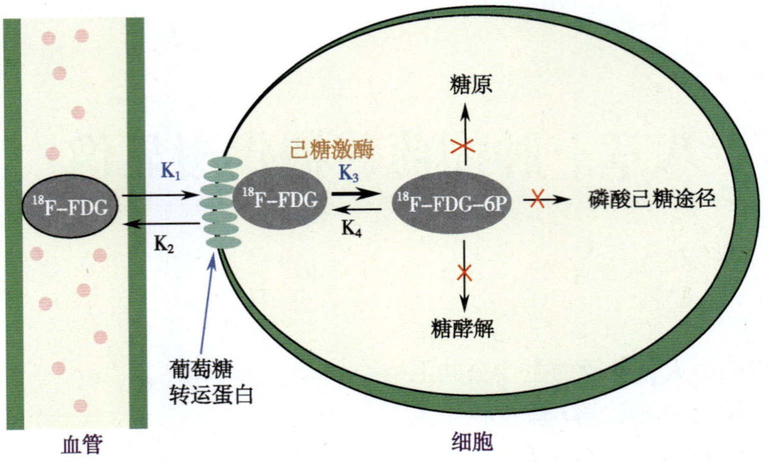

图 18-2　^{18}F-FDG PET 葡萄糖代谢显像原理示意图

二、肿瘤葡萄糖代谢显像的病理生理学基础

肿瘤细胞的特征之一是代谢增加。与正常细胞相比，肿瘤细胞需要更多的葡萄糖来满足其特殊代谢所需；同时，大多数肿瘤细胞的葡萄糖转运体水平更高、^{18}F-FDG 磷酸化为 6- 磷酸氟代脱氧葡萄糖的速率也更高。因此肿瘤细胞中有更多的 ^{18}F-FDG 聚集，高于正常组织，肿瘤得以显示出来。

1931 年，Warburg 发现肿瘤细胞优先利用糖酵解释放的能量来满足自己的需要，而有氧呼吸有所下调，肿瘤细胞获得 ATP 的方式发生改变，即使在氧气供应充足的情况下，有氧氧化也会减弱，而糖酵解增强。这种肿瘤细胞即使在有氧情况下仍然以糖酵解为主的能量获取模式，被命名为“Warburg 效应”。“Warburg 效应”是肿瘤细胞代谢重组的特征性标志物之一，是 ^{18}F-FDG PET 显像在肿瘤学中应用的理论基础。作为一种反映代谢状态的放射性药物，^{18}F-FDG 在不同组织和器官中摄取和滞留的多少在很大程度上与该组织糖酵解的水平有关。

恶性肿瘤的特点之一是无限制生长，需要更多的能量及能量代谢底物。当肿瘤细胞生长速度超过其血管生长速度时，肿瘤局部组织血流减少，供氧能力随之减弱、氧分压降低，形成乏氧区域，肿瘤细胞在乏氧环境中会产生一系列生理、生化改变。Clavo 等研究显示，当组织细胞暴露于乏氧环境时，常伴有葡萄糖转运蛋白 -1（GLUT-1）的表达上调，因此 ^{18}F-FDG 在肿瘤细胞的摄取会增加。Wang 和 Semenza 等研究证实，乏氧环境会上调己糖激酶的活性，增加糖酵解速率。因此 ^{18}F-FDG 在肿瘤组织中的摄取与肿瘤快速生长过程中局部乏氧造成的生理生化改变相关。

肿瘤细胞摄取并浓聚 ^{18}F-FDG 主要与以下三个因素有关：①葡萄糖转运体的表达及活性增加；②己糖激酶的产量和活性增加；③葡萄糖 -6- 磷酸酶的水平较低或缺乏。虽然大部分肿瘤细胞（如非小细胞肺癌、结直肠癌、乳腺癌、恶性淋巴瘤等）在 ^{18}F-FDG PET 影像中均显示为高摄取（阳性）病灶。但部分低级别胶质瘤、黏液腺癌、支气管肺泡癌、原发性肝细胞癌、肾透明细胞癌及部分前列腺癌可能表现出低摄取甚至不摄取 ^{18}F-FDG。其主要原因可能与葡萄糖转运蛋白表达水平较低、去磷酸化水平较高、肿瘤组织中肿瘤细胞数量较少等因素有关。

在正常生理和良性病理改变情况下，一些细胞也以糖酵解为主要代谢模式满足其生物功能所需要能量，在 ^{18}F-FDG PET 影像中亦显示为高摄取。如骨骼肌细胞在剧烈运动状态下，心肌细胞在缺血、缺氧状态下，脂肪细胞受到寒冷、紧张等刺激等等。另外，由于淋巴细胞、单核细胞等炎症细胞在行使其吞噬功能时，其能量代谢也是以无氧糖酵解模式为主，因此感染、肉芽肿等炎症病变、增生性病变以及一些良性肿瘤等非恶性病理改变在 ^{18}F-FDG PET 影像中也可以表现为高摄取灶。这些生理性摄取和良性病变下葡萄糖代谢增高，在一定程度上限制了 ^{18}F-FDG PET 在良恶性肿瘤鉴别诊断中的应用价值。因此，在临床实践中并不能单单通过 ^{18}F-FDG PET 影像中病灶对 ^{18}F-FDG 摄取的高低来鉴别良恶性，还需要结合病史、病灶的 CT 影像、实验室检查等进行综合判断，甚至直接获取病理检查结果才能进行恶性肿瘤的鉴别诊断。

还需要注意的是，多种因素可影响 ^{18}F-FDG 的生物学分布。血糖是重要因素之一。高血糖状态会促进胰岛素分泌，肿瘤细胞可以立刻摄取并利用葡萄糖进行能量代谢。葡萄糖与 ^{18}F-FDG 呈竞争性被恶性肿瘤细胞所摄取，高血糖会抑制肿瘤细胞对 ^{18}F-FDG 的摄取。因此，在注射显像剂前，受检者应禁食 4～6 小时，以减少血浆葡萄糖的竞争、避免对 ^{18}F-FDG 摄取的影响。糖尿病患者的高血糖水平能够改变体内 ^{18}F-FDG 的分布，因此在静脉注射 ^{18}F-FDG 前后保持低血糖水平对于糖尿病受检者尤为重要。当血浆葡萄糖水平高于正常参考值时，肌肉组织摄取 ^{18}F-FDG 会增高，导致图像质量下降。另外，在注射药物时以及在等候检查的过程中，受检者应保持安静、减少说话、注意保暖，以减少肌肉、棕色脂肪等对 ^{18}F-FDG 的摄取。

第二节 肿瘤葡萄糖代谢显像技术

一、显像前准备

1. 受检者的预约和准备 嘱受检者携带既往和近期检查资料，详细询问患者疾病的发病经过（包括现病史、既往史、家族史、职业、吸烟史等）；了解病变的部位、诊断与治疗的经过（如活检结果、手术、放疗、化疗、有无应用骨髓刺激因子及激素、目前的药物治疗情况），糖尿病史及血糖控制情况，近期接触和感染史，既往手术史、乙肝或结核病史。

2. 显像前准备 显像前 24 小时内避免剧烈活动。注射 ^{18}F-FDG 之前禁食至少 4～6 小时，不禁水。

3. 基础状态 患者应该具备能够仰卧 30 分钟以上能力，药物注射前后应于安静、光线暗的房间，取坐位或卧位保持肌肉松弛。疼痛不能耐受者应在显像前给予患者镇痛剂；具有帕金森病、躁狂症等神经精神疾病影响平卧能力的患者需要显像时应在药物控制后方可进行；急性衰竭患者、怀疑急性心肌梗死患者需要显像时必须在专科医师严格监护下进行。

4. 注射显像剂前 检查前测量身高、体重，测试血糖。

5. 血糖控制 患者通过禁食（或根据前次就餐种类空腹至少 4～6 小时以上）和禁饮含糖饮料控制血糖水平，血糖水平原则上一般应低于 200mg/dl（11.1mmol/L）。血糖过高应重新安排检查，或通过注射短效胰岛素降低血糖水平，在胰岛素注射后 1～2 小时重新测定，<11.1mmol/L 方可注射显像药物，否则建议专科医师对患者血糖进行控制后择日进行显像。注射胰岛素后注意观察患者一般情况。

6. 应激情况 由于运动、紧张或寒冷等刺激可造成受检者机体处于应激状态，出现肌肉紧张、脂肪动员等生理性反应。患者候诊注射间温度应该控制在 24～26℃左右，注意保暖，避免患者在寒冷环境中长时间滞留，以减少棕色脂肪的摄取；注射显像药物前后应禁止肌肉过度运动（如频繁说话、嚼口香糖等）。必要时可在注射 ^{18}F-FDG 前，给予劳拉西泮（氯羟安定）或地西泮（安定），可减少棕色脂肪和骨骼肌对 ^{18}F-FDG 的摄取。β 受体阻断药也可减少棕色脂肪的摄取。

7. 造影剂使用 对怀疑有胃部疾病的患者，可于显像前 10～20 分钟服用低剂量（1%）口服造影剂 500ml；对怀疑有下消化道疾病的患者，显像前 1 小时可常规服用口服造影剂 1 000～1 500ml；对怀疑有头颈部肿瘤疾病的患者，可使用静脉造影剂（碘造影剂过敏、肾脏疾病除外）。对于需要静脉注射 CT 增强对比剂的患者，应了解有无过敏反应、肾脏功能并签署知情同意书。

8. 呼吸准备 应嘱咐患者保持平稳呼吸进行 CT 采集，尽量减少图像融合误差所引起的伪影。

9. 孕妇和哺乳期妇女原则上避免 PET/CT 检查 若因病情需要而必须进行此项检查时，应详细向患者说明可能对胎儿的影响，并要求签署知情同意书；哺乳期妇女注射 ^{18}F-FDG 12 小时内避免哺乳，并远离婴幼儿。孕妇不要陪伴受检者进行 PET/CT 检查。

10. 其他准备 在图像采集前，应排空膀胱，减少图像干扰，以及对肾收集系统和膀胱的辐射剂量；尽可能清除患者的金属物体（如腰带、钥匙、项链、手饰、胸罩、硬币等），以免产生硬化伪影。

二、图像采集与处理

1. 注射显像剂　显像药物应该在患侧的对侧进行注射，按体重计算，一般注射剂量为3.70～5.55MBq（0.10～0.15mCi）/kg，儿童酌情减量；因显像仪器等不同，剂量可适当调整；图像采集应该在显像剂注射后45～90分钟内进行。

2. 确定采集体位　一般采取仰卧位。手臂最好抬高在头顶上，手臂放在两边可能产生伪影；对于进行脑部及头颈部局部显像患者，手臂应该置于身体两侧。

3. 确定采集视野　常规体部采集视野必须至少包括从颅底到股骨上1/3段；脑部可单独采集，也可以与体部连续采集；怀疑全身骨转移或患者存在肢体远端病灶需要鉴别时，采集视野可延伸到足底；局部采集根据临床需要进行。

4. CT定位和采集　常规使用CT定位扫描后，进行CT螺旋采集获得体部或局部断层图像。由于低剂量CT采集方法足以用于PET图像衰减及病灶定位，CT采集应使用较低的mA/s设置，减少患者辐射剂量；如需要应用诊断CT，可以在PET采集后再进行，建议使用标准的CTmA/s设置。对于肺结节定性诊断患者，建议增加薄层CT采集。如需要CT增强扫描者，建议在PET/CT完成PET检查后进行，以避免造影剂引起的伪影。

5. PET采集　由于显像设备型号不同，探头采集计数的灵敏度不同，每个床位采集时间可以不同，一般在1.5～3分钟左右；PET采集部位应该与CT扫描位置完全相同；采集模式可应用2D或3D采集模式；重建参数常规使用OSEM。

6. 图像融合　常规使用图像融合软件对采集CT图像和PET图像进行融合显示。典型的图像融合软件包应提供排列CT图像、^{18}F-FDG PET图像和在横断面、冠状面和矢状面的融合图像以及最大密度投影图像（maximum intensity projection，MIP），并可进行3D电影模式显示。需要时可同时显示具有或者没有衰减校正的^{18}F-FDG PET图像。

7. 延迟显像　由于大部分肿瘤细胞的摄取平台时间可延迟到药物注射后2小时以上，临床必要时可进行延迟显像。延迟显像时间可在药物注射后2～4小时内进行，图像采集模式参照局部采集方案。

8. 利尿剂应用后进行延迟显像　由于^{18}F-FDG通过泌尿系统排泄，膀胱内显像剂滞留会干扰对膀胱本身及其邻近组织器官的观察。此时可以给予速尿（10～20mg），嘱患者多喝水、多排尿，1～2小时后再次对局部进行显像。如果观察膀胱周围组织器官，可在显像前排空膀胱；如果观察膀胱本身的病变，可在再次显像前10分钟内憋尿，使膀胱充盈。

9. 动态采集　当需要对图像进行绝对定量分析时，需要采取动态采集模式。采集程序一般为采用床旁注射显像剂后立刻进行，图像分析需采用特殊处理软件。

10. 其他注意问题　①对于放疗计划定位患者，注意与CT模拟定位的匹配、标志点、成像参数、定位专用床和激光定位系统以及呼吸门控技术在精确放疗中的应用；②同一患者再次显像时，注射剂量、显像和图像处理等条件应尽可能与前次保持一致；③图像资料的存贮与保存；④具备紧急情况处置的预案。

第三节　葡萄糖代谢显像图像判读

一、图像分析

1. 定性分析　通过视觉对显示图像中^{18}F-FDG的摄取程度进行分析的一种方法。可对采集图像的质量、异常^{18}F-FDG摄取的位置、程度以及图像融合的精确性等进行初步判断。

2. 定量分析　半定量分析方法可以使用肿瘤/非肿瘤组织的^{18}F-FDG摄取比值（T/NT）和标准摄取值（standard uptake value，SUV）两种方式。临床常规采取*SUV*估计^{18}F-FDG的摄取程度。

标准化摄取值：包括平均*SUV*（SUV_{mean}）、最大*SUV*（SUV_{max}）等。*SUV*描述的是^{18}F-FDG在肿瘤组织与正常组织中摄取的情况，*SUV*越高，则恶性肿瘤的可能性越大。*SUV*的计算公式如下：

$$SUV=\frac{\text{局部感兴趣区平均放射性活度(MBq/ml)}}{\text{注入放射性活度(MBq)/体重(g)}}$$

结合 PET 和 CT 图像，目前还有一些半定量指标用于图像分析，最常用的是肿瘤代谢体积(metabolic tumor volume，MTV)和病灶糖酵解总量(total lesion glycolysis，TLG)。*MTV* 是一项可定量测量的容积参数，测量方法是在设定阈值的基础上对高 ^{18}F-FDG 摄取的病灶进行容积分割，其能在病灶解剖定位的基础上反映病灶的代谢容积。*TLG* 以肿瘤代谢体积为基础，是一个既能反映肿瘤代谢活性又能反映肿瘤代谢体积的综合参数。$TLG=MTV\times$ 感兴趣区内标准化摄取均值(SUV_{mean})。虽然这些指标未能在临床常规应用，但是在恶性肿瘤的疗效评估、预后判断中发挥一定的作用。

二、^{18}F-FDG 在体内的生理性摄取

静脉注射显像剂 ^{18}F-FDG 后 1 小时全身各脏器组织均可呈现一定的显像剂分布(图 18-3)，其中大脑皮质摄取较多，左心室心肌摄取变异较大，其他组织和器官呈轻度到中度摄取。^{18}F-FDG 经泌尿系统排泄，膀胱内尿液中显像剂显影清晰，因此在显像前需要排空小便，以避免尿液中显像剂滞留影响对邻近组织的观察。

正确的图像判读需要了解 ^{18}F-FDG 在全身显像中的生理性摄取和器官变异情况下的正常摄取，此时 CT 的解剖信息和定位作用十分重要。结合 CT 信息，^{18}F-FDG 在体内各个部位的生理性摄取更易识别，既避免了将生理性摄取误诊为病灶，又可防止将高代谢病灶判断为生理性摄取，造成不应有的漏诊。在临床实践中，需从横断面、冠状面和矢状面以及三维投射图多个角度来观察 ^{18}F-FDG 浓聚灶的解剖位置，当不能明确时，可以通过延迟显像、利尿后延迟显像、喝水或口服低浓度对比剂充盈胃部，甚至少量进食后再次显像，观察显像剂浓聚灶的位置和形态的变化，以便更好地区分生理性摄取或病灶对显像剂的浓聚。

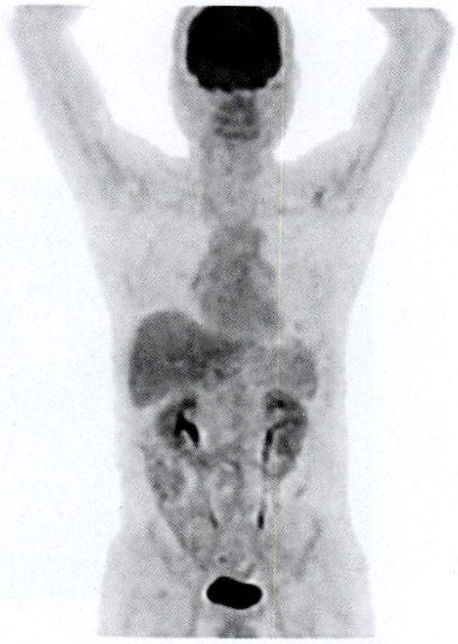

图 18-3 正常人体 ^{18}F-FDG PET 分布图

1. 头颈部 大脑灰质、基底节中的灰质核团、丘脑及小脑灰质部分均呈现较高的显像剂摄取；大脑白质和脑室部分呈现较低甚至无显像剂摄取分布(图 18-4)。扁桃体、腺样体、腮腺、颌下腺等可呈现不同程度的显像剂摄取。由于运动或紧张，眼部肌肉、声带、咬肌、舌肌等面部肌肉，胸锁乳突肌、椎前肌等颈部肌肉可出现显像剂摄取；肌肉 ^{18}F-FDG 生理性摄取可沿肌肉走形呈条形，有时是对称性的(图 18-5)。

2. 胸部 心肌组织(主要是左心室心肌)在不同的生理状态下，可呈现不同程度的显像剂摄取(图 18-6)，心肌组织摄取影响因素较多；纵隔内由于大血管内含大量血液可呈现轻度显像剂分布。正常肺组织含有大量气体，一般呈现低摄取分布图像；肺门淋巴结可以见到不同程度的摄取，常较为对称，多见于老年人；未完全退化的胸腺组织、具有分泌功能的乳腺也常见到轻度显像剂摄取分布。

3. 腹部 胃及肠道可见不同程度的显像剂摄取，呈连续性，与消化道走形一致，通过 CT 显像可判断显像剂浓聚部位是否在胃壁或肠管内，局部 CT 显像无异常黏膜增厚、肿块等(图 18-7)。肝脏通常呈弥漫性轻 - 中度摄取，边界较为清晰；脾脏也可呈现轻度弥漫性分布，但一般较肝脏的显像剂摄取要低。

4. 盆腔 由于 ^{18}F-FDG 经肾脏滤过后，不能经肾小管再回收，因此，肾脏、输尿管和膀胱均可呈现较高的显像剂分布，这多为尿液滞留。前列腺一般呈现较低的显像剂摄取。子宫及卵巢由于女性生理周期的影响，经常在图像中见到不同程度的显像剂摄取(图 18-8)。月经期正常子宫、卵巢滤泡囊肿和排卵期卵巢等会有 ^{18}F-FDG 摄取，

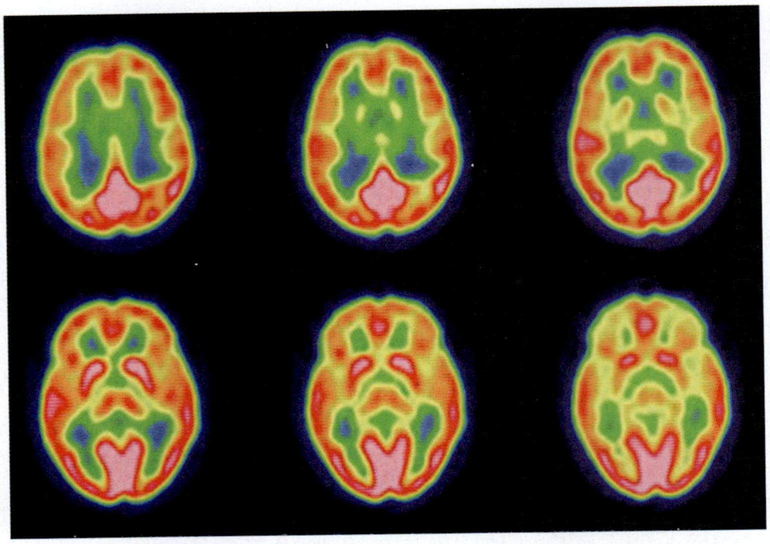

图 18-4 正常人脑部 ^{18}F-FDG 横断面 PET 图像

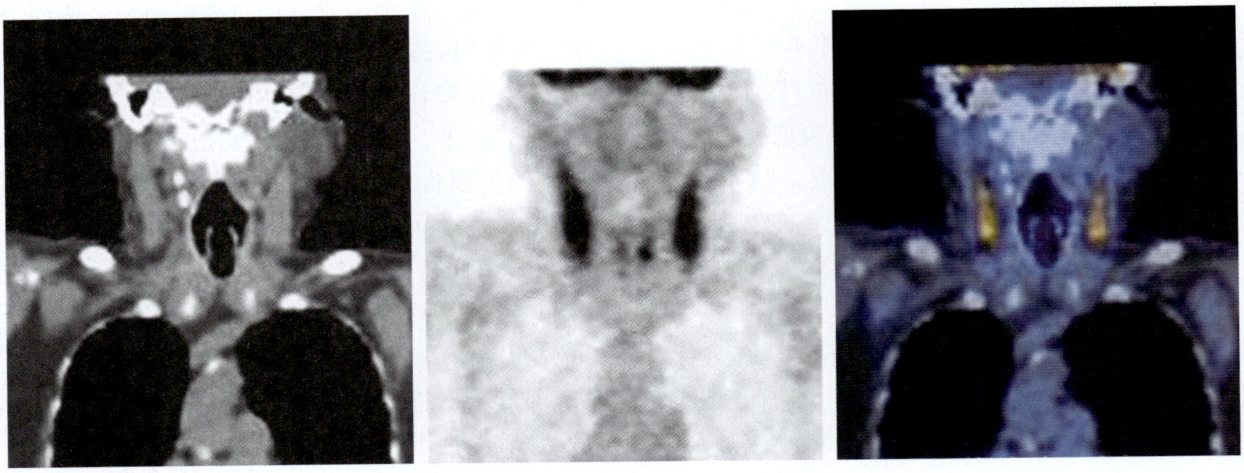

图 18-5 双侧胸锁乳突肌 ^{18}F-FDG 生理性摄取

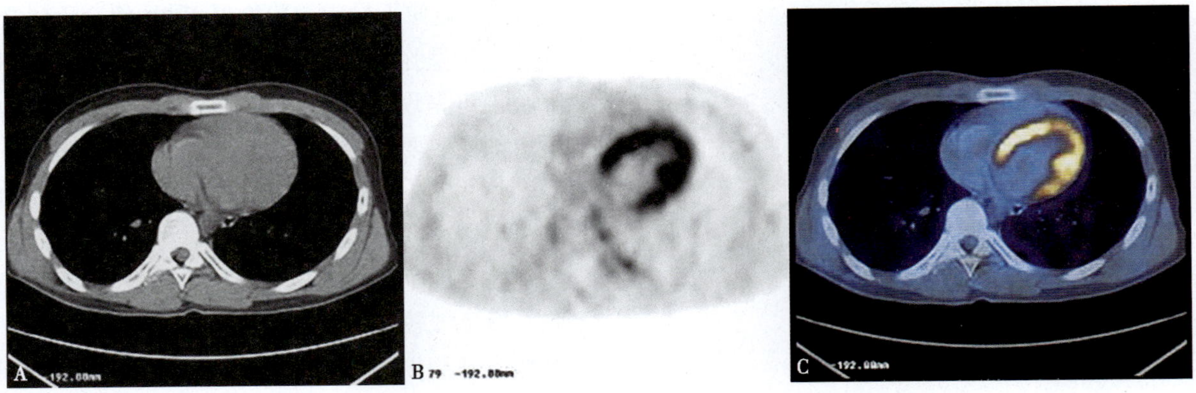

图 18-6 正常人左心室心肌对 ^{18}F-FDG 生理性摄取

A. CT 影像；B. PET 影像；C. PET/CT 融合影像

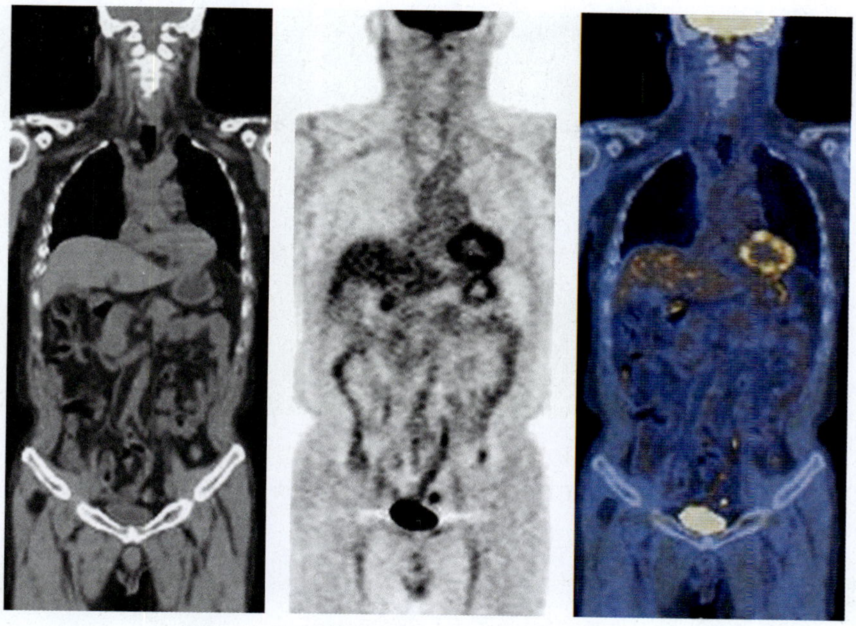

图 18-7　胃及肠管对 ^{18}F-FDG 生理性摄取

左：CT 影像；中：PET 影像；右：PET/CT 融合影像

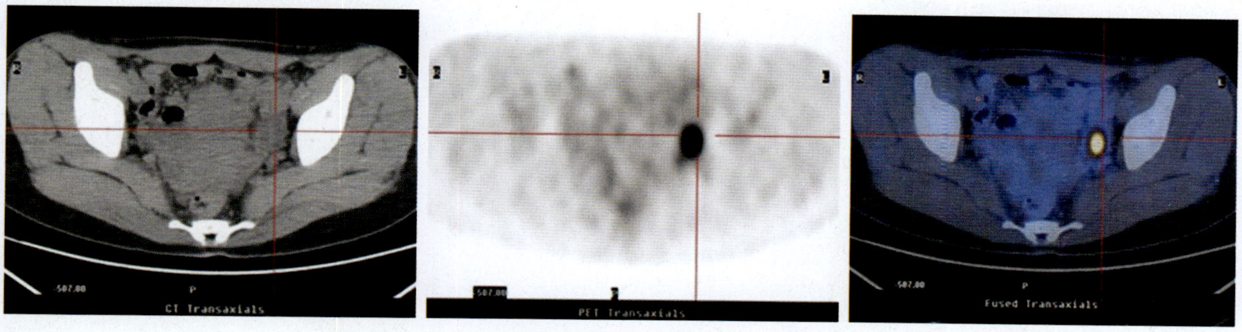

图 18-8　左侧附件对 ^{18}F-FDG 生理性摄取

左：CT 影像；中：PET 影像；右：PET/CT 融合影像

这些属于生理性摄取。子宫内膜的 ^{18}F-FDG 摄取形态是多变的，卵巢的生理性摄取多表现为圆形或椭圆形。

棕色脂肪（brown adipose tissue，BAT）也可呈现不同程度的显像剂摄取。棕色脂肪多分布在头颈部、胸部大血管周围、腋下、肾上腺周围、脊柱两旁肋间和腹主动脉周围等区域。在 PET 上表现为颈肩部、锁骨区及双侧椎肋关节处对称、形态各异、浓聚程度不等的 ^{18}F-FDG 摄取增高（图 18-9）。棕色脂肪摄取 ^{18}F-FDG 与环境温度、所处地域和工作环境、性别、年龄有关。棕色脂肪摄取多见于女性，寒冷可刺激棕色脂肪摄取 ^{18}F-FDG 增加。

三、异常图像

在排除正常生理性摄取后，出现局灶性的异常 ^{18}F-FDG 浓聚病灶均可以视其为异常病灶。主要包括恶性肿瘤、肿瘤样病变和炎症等。

1. 恶性肿瘤　大部分恶性肿瘤在 ^{18}F-FDG PET 显像中表现为肿瘤部位局灶性的、较高的显像剂摄取。少部分恶性肿瘤由于葡萄糖转运蛋白表达水平较低、去磷酸化水平较高、肿瘤组织中肿瘤细胞数量较少等因素，在图像中可表现较低甚至无显像剂摄取，如黏液腺癌、支气管肺泡癌、原发性高分化肝细胞癌、肾透明细胞癌等等（图 18-10）。

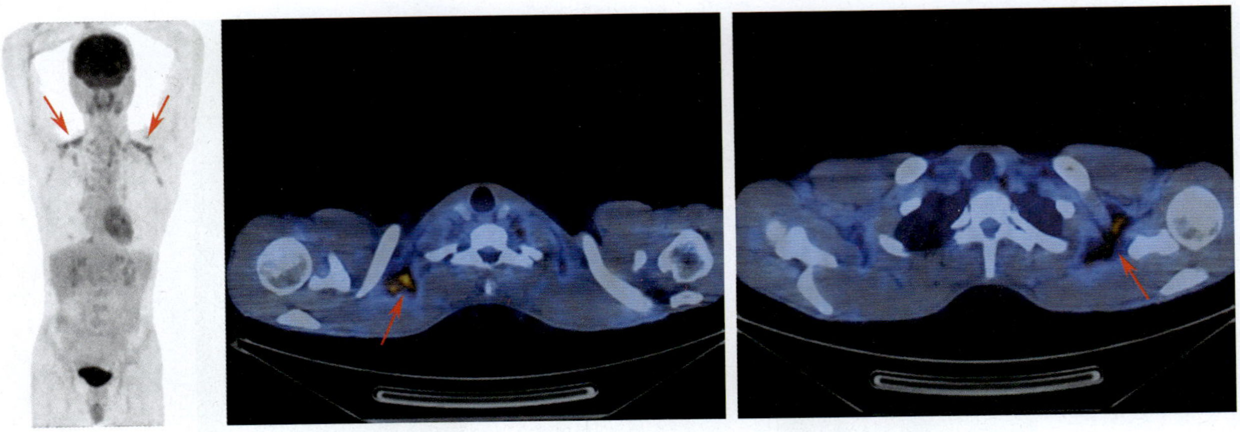

图 18-9　棕色脂肪对 ^{18}F-FDG 生理性摄取

左：MIP 图像；中、右：PET/CT 融合影像；红色箭头所示为颈部棕色脂肪显影

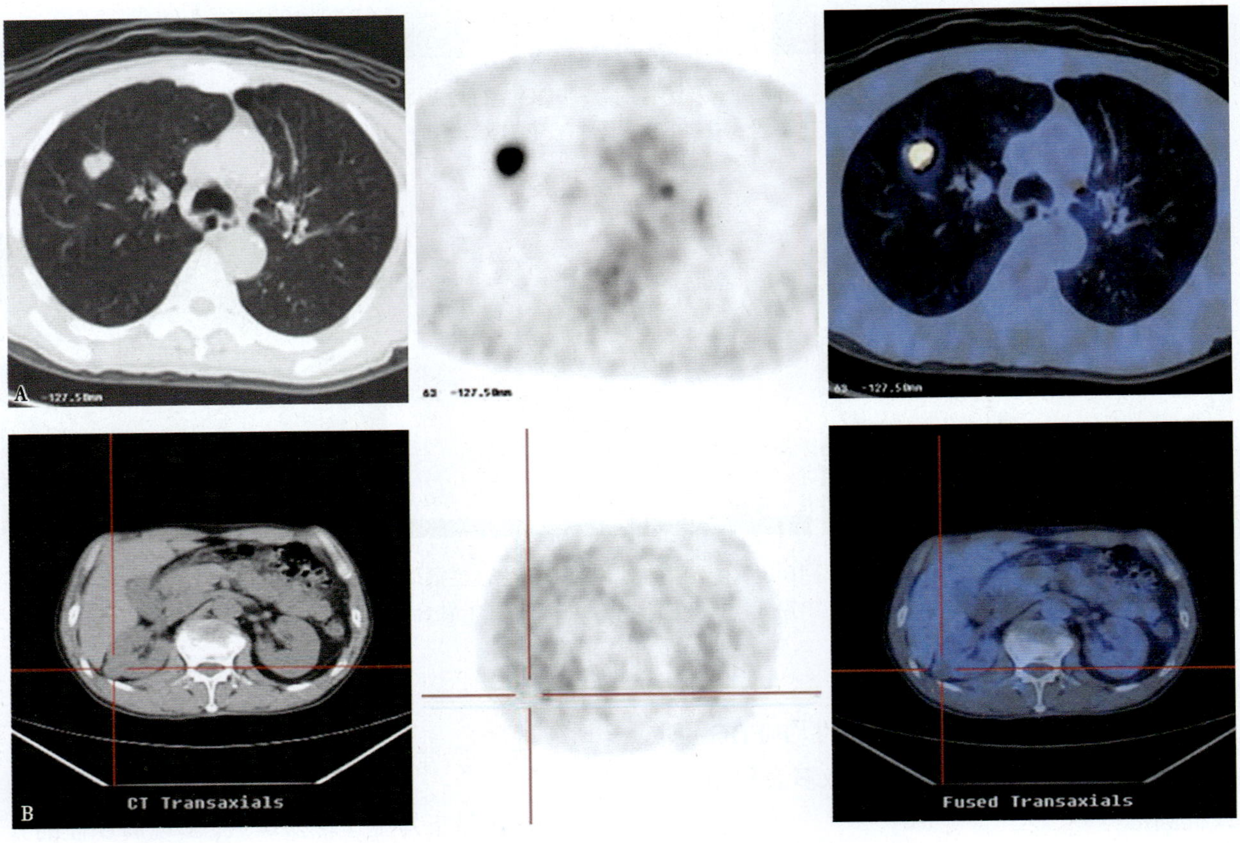

图 18-10　右肺恶性肿瘤与右肾透明细胞癌 ^{18}F-FDG PET/CT 显像

A：右肺结节，^{18}F-FDG 摄取阳性，病理诊断右肺癌，^{18}F-FDG PET 显像为真阳性；B：右肾结节，^{18}F-FDG 摄取阴性，病理诊断肾透明细胞癌，^{18}F-FDG PET 显像为假阴性

2. 肿瘤样病变　部分良性肿瘤在 ^{18}F-FDG PET/CT 图像中也可表现较高的显像剂摄取。如甲状腺腺瘤、腮腺肿瘤（混合瘤）、结肠腺瘤样息肉以及平滑肌瘤等。这些肿瘤样病变有时与早期恶性肿瘤病灶不易鉴别，在临床诊断中必须加以注意（图 18-11）。

3. 炎症　各种原因引起的急性炎症、以肉芽组织增生为主的炎症（如结节病、真菌性疾病、结核性疾病等），以及由于免疫异常等所致的慢性炎症疾病（如溃疡性结肠炎等），在 ^{18}F-FDG PET 中也可表现较高的显像剂摄取。这些炎症性疾病由于与恶性肿瘤具有相类似的结构性和代谢变化，

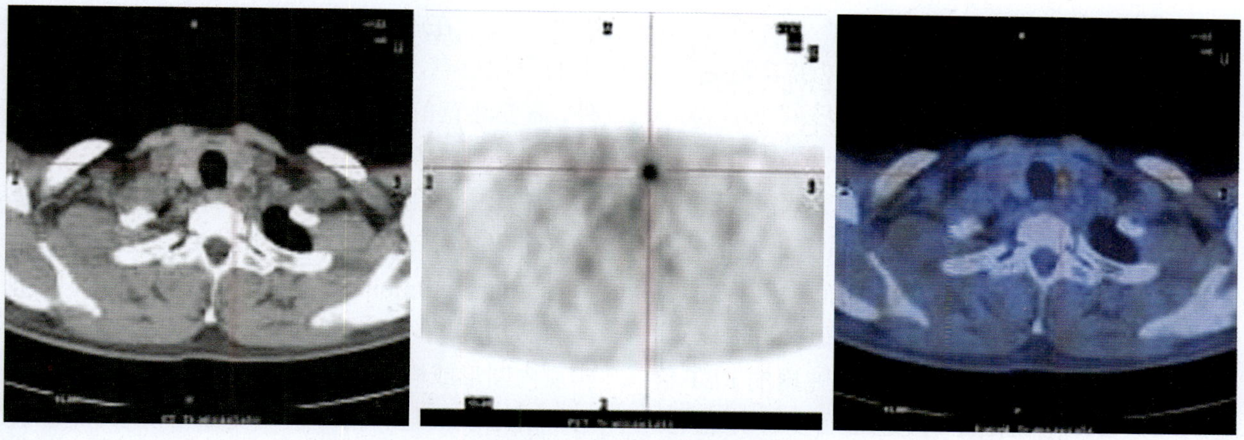

图 18-11 甲状腺左叶低密度病灶，^{18}F-FDG 显像为阳性，病理诊断为甲状腺腺瘤，^{18}F-FDG PET/CT 显像为假阳性
左：CT 影像；中：PET 影像；右：PET/CT 融合影像

有时很难通过 ^{18}F-FDG PET/CT 的摄取情况加以鉴别，常需要结合患者的具体病史、实验室检查甚至是组织病理学表现联合诊断（图 18-12）。

表 18-1 列出造成 ^{18}F-FDG 摄取假阳性和假阴性的主要原因及部分相应疾病。一些病理状态可能会造成 ^{18}F-FDG 在某些部位的浓聚，需要进一步鉴别对 ^{18}F-FDG 的摄取是由于反应性改变还是病变所致。发热会引起脊髓反应性葡萄糖代谢轻度弥散增高，多为对称性。应用白细胞集落刺激因子可刺激骨髓造血组织的增生，也可以引起骨髓对 ^{18}F-FDG 摄取增加，此时需要与血液系统疾病造成的脊髓浸润进行鉴别。这种骨髓治疗反应在疗程结束后会下降，建议在治疗后间隔 5 天以上再进行 ^{18}F-FDG PET 显像。手术造成的创伤，如肋骨等高摄取可持续数个月甚至数年。

表 18-1 ^{18}F-FDG 摄取假阳性和假阴性的主要原因及部分相应病变

分类		疾病
假阳性	感染性疾病	细菌性（炎症、脓肿）、结核、真菌感染（隐球菌病、曲霉病、结节型组织胞浆菌病）、寄生虫等
	炎性结节性疾病	活动期结节病、尘肺、韦格纳肉芽肿病
	伪影	金属假体或造影剂导致的 CT 衰减校正的过度校正
假阴性	PET 分辨率原因	病变太小（如肺结节太小）
	肿瘤细胞含量太低	黏液腺癌
	肿瘤葡萄糖转运体含量低	支气管肺泡癌、肝细胞癌、前列腺癌、肾透明细胞癌、肺部分类癌、高分化癌等

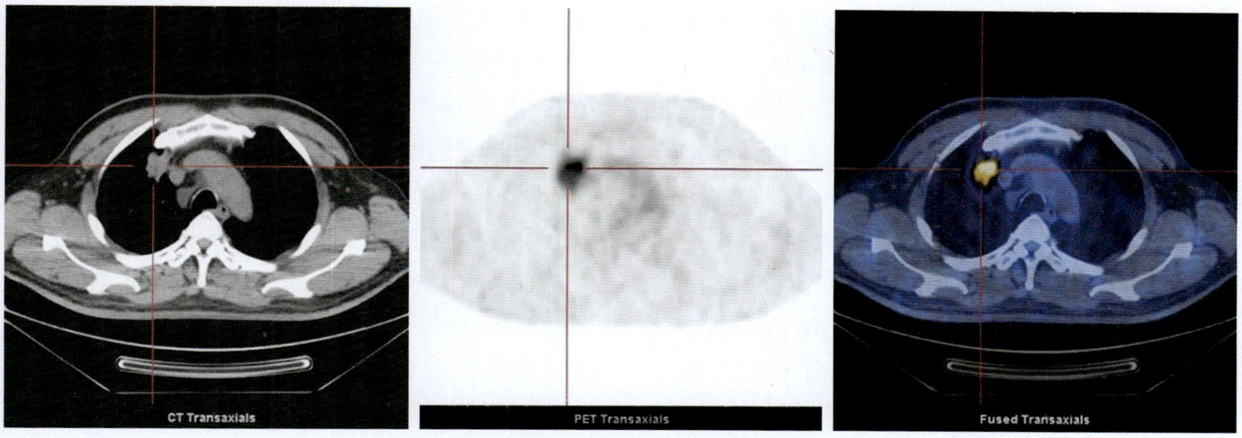

图 18-12 右肺上叶结节，^{18}F-FDG 摄取明显增高，病理诊断为肺结核，^{18}F-FDG PET/CT 显像为假阳性
左：CT 影像；中：PET 影像；右：PET/CT 融合影像

第四节 葡萄糖代谢显像在肿瘤诊疗中的临床应用

葡萄糖代谢 PET 显像的临床应用有三个大方面：肿瘤、神经系统和心血管系统。无论是国内还是国际，其在肿瘤诊疗中的临床应用占所有 PET 检查的比例最大，国内甚至高达 90% 以上。美国和欧洲一些国家已经将多种肿瘤的 PET 检查纳入医疗保险范围之内，包含了多种肿瘤（如非小细胞肺癌、食管癌、结直肠癌、恶性淋巴瘤、黑色素瘤、乳腺癌、头颈部肿瘤、恶性脑胶质瘤、胰腺癌、子宫颈癌、卵巢癌等等）的诊断和分期、再分期、探测复发和治疗监测。2006 年美国核医学杂志出版的 ^{18}F-FDG PET/CT 肿瘤显像操作指南，指出肿瘤显像的适应证包括：①鉴别良性和恶性病变；②当首先发现转移灶或表现为副癌综合征时寻找肿瘤原发病灶；③恶性肿瘤的临床分期；④监测恶性肿瘤治疗效果；⑤治疗后肿瘤残余或纤维化、坏死的鉴别；⑥探测肿瘤复发，特别是当肿瘤标志物升高时；⑦选择最佳肿瘤穿刺活检部位；⑧指导放射治疗计划；⑨非肿瘤方面的应用：如感染、动脉粥样硬化。同时指出 PET/CT 检查的适应证并不仅局限于上述情况，对不同的肿瘤类型，其检查的灵敏度也不同，多种显像剂的联合应用，可提高诊断的准确性。本节中将以葡萄糖代谢显像的适应证为标题，阐述葡萄糖代谢显像在肿瘤诊疗中的临床应用。

一、良恶性病变的诊断和鉴别诊断

大部分恶性肿瘤细胞具有糖酵解水平增加的特征，其摄取 ^{18}F-FDG 增加，在 ^{18}F-FDG PET 图像上表现为显像剂分布浓聚，因而可进行恶性肿瘤的诊断，并对良性和恶性病变的甄别有一定的价值。但是，由于 ^{18}F-FDG PET 在各种肿瘤病理类型中的灵敏度和特异性存在较大的差异，在具体不同类型肿瘤的临床实践中如何解读 ^{18}F-FDG PET 图像特征以进行准确诊断，仍需不断总结经验。同时，PET/CT 是融合 PET 分子代谢信息与解剖信息为一体的显像设备，随着设备的进展，目前市售配备的都是诊断级别的螺旋 CT，解剖图像对良恶性病变的鉴别诊断同样具有一定的效能和意义。在临床诊断中，需要重视 CT 图像带来的附加信息，以进一步提高诊断的准确性。另外，需要注意的是，诊断良恶性病变的“金标准”仍旧是病理诊断。

临床中应用 ^{18}F-FDG PET/CT 显像进行良恶性诊断及鉴别诊断最多的疾病就是孤立性肺结节（solitary pulmonary nodule，SPN）。SPN 指不伴有肺门和纵隔淋巴结肿大、肺不张或肺炎的肺实质内圆形或椭圆形致密影，直径小于等于 3cm。恶性肿瘤及其他肺内良性病变如结核瘤、炎性假瘤、球形肺炎、机化性肺炎、真菌感染、细支气管囊肿、动静脉畸形、血管瘤、圆形肺不张等均可表现为肺孤立性结节。早期明确鉴别肺孤立性结节的良、恶性质对于临床决策至关重要，一方面可以使肺癌患者赢得治疗时机，及时进行手术及其他有效治疗，延长患者的生存时间和提高生存质量；另一方面，如果诊断为良性，则可以减少不必要的开胸手术，降低患者的治疗痛苦和不必要的医疗费用，这无疑对临床具有重要的实用意义。SPN 良恶性鉴别诊断是 ^{18}F-FDG PET/CT 显像临床工作中重要的内容之一，也有大量的文献报告。这里，将以 SPN 为例，展示 ^{18}F-FDG PET/CT 在良恶性病变诊断和鉴别诊断中的应用价值，其诊断及鉴别诊断思路以及最新进展同样适用于多种恶性肿瘤。

据 2001 年一组 2 572 例综合分析，^{18}F-FDG PET 鉴别诊断 SPN 灵敏度为 96%，特异性为 80%；^{18}F-FDG PET 阴性预测值较高，一般可达 92%～96%。在一项小于 1cm 肺结节的荟萃分析中，结果显示，^{18}F-FDG PET 显像诊断的总体灵敏度、特异性、阳性预测值和阴性预测值大约分别为 96%、78%、91% 和 92%。Fischer 等通过荟萃分析总结的 55 个诊断研究显示，^{18}F-FDG PET 诊断非小细胞肺癌的平均灵敏度、特异性分别达到 96% 和 78%。华中科技大学同济医学院附属协和医院 PET 中心兰晓莉课题组开展了一项回顾性 ^{18}F-FDG PET/CT 对 SPN 肺腺癌患者的分析，共纳入 201 例肺腺癌 SPN 患者，其中诊断错误 11 例，诊断总体准确性达 94.5%。在 201 例肺腺癌患者中，SUV_{max} 平均值为 7.0±4.3，分布范围 0～20.7，呈磨玻璃形态结节的 SUV_{max} 值小于实性结节。对本组肺腺癌病例亚型进一步研究，发现腺泡型、乳头型、实性型、附壁型、混合型和其他类型之间的 SUV_{max} 无差别。CT 图像中，具有分叶征、胸膜牵拉、毛刺征、细小钙化、支气管截断、空泡（或空洞）者占比 89.1%、78.6%、55.2%、32.8%、26.4% 和 24.9%。可以看出 CT 提供的形态特征在 SPN 诊断中具有重要作用。在本组 SUV_{max} < 2.5 的 23 例病例中，有 5 例诊断错误；在 SUV_{max}≥2.5 的 178 例患者中，诊断错误 6 例。总体虽然诊断准确性较为理想，但仍旧有一定的假阴性和假阳性的存在。

由于 PET 分辨率限制及部分容积效应，小结节（< 1cm）可呈现假阴性诊断结果；原发性肺类癌和支气管肺泡细胞癌摄取 ^{18}F-FDG 常较低，呈现假阴性诊断结果；一些磨玻璃结节、黏液细胞癌由于细胞成分含量较少，也可以仅有轻微或无 ^{18}F-FDG 摄取而呈假阴性（图 18-13）；肺结核、结核球、隐球菌病等感染性疾病形成的孤立性结节可呈高摄取 ^{18}F-FDG，导致假阳性诊断结果。中国是结核高发国家，肺结核是 ^{18}F-FDG PET/CT 诊断 SPN 的主要误诊因素之一。其主要病理生理学基础是显像阳性的肺结核往往是增殖性病变或以增殖性病变为主的结核结节，此类病变有大量的类上皮细胞、朗格汉斯细胞和淋巴细胞等，这些细胞代谢旺盛，摄取 ^{18}F-FDG 呈阳性。因此，在应用 ^{18}F-FDG PET/CT 鉴别肺孤立性结节时，应该结合高分辨薄层 CT 的形态学表现、病史、实验室检查（如血常规、肿瘤标志物、结核抗体等）、治疗经过及治疗前后影像学改变，进行综合分析。对仍旧难以诊断的肺孤立性结节，仍需通过创伤性检查获取病理明确诊断。

应用 PET 双时相显像方法可能对病变的良恶性鉴别诊断提供一定信息。Hickeson 等对 141 例肺结节患者进行双时相检查，结果示双时相显像明显提高 ^{18}F-FDG PET 诊断肺结节的准确性，双时相与单时间点诊断的灵敏度分别为 95.7% 和 88.3%，阳性预测值分别为 92.8% 和 91.2%。赵军等对 32 例肺癌患者和 15 例肺良性病变患者行双时相显像，结果示以 *SUV* 升高 > 30% 为阈值，良恶性鉴别诊断灵敏度、特异性和准确性分别为 90%、100% 和 93.3%，但是结核和肉芽肿病变双时相显像 *SUV* 通常可以明显升高，有的结核病灶 *SUV* 升高 > 70%，与恶性病变很难鉴别。笔者回顾性分析了 96 例患者（其中包括 28 例肺癌、18 例消化道肿瘤、13 例其他恶性肿瘤和 37 例良性病变）的 ^{18}F-FDG PET/CT 双时相显像，发现双时相显像的诊断灵敏度（98.3% vs 91.5%）、特异性（75.7% vs 67.6%）和准确性（89.6% vs 82.3%）均高于单时相显像；双时相显像 SUV_{max} 增幅在 5% 和 10% 具有较好的诊断效能，并好于 15% 作为截断值。研究同样显示，恶性病变的延迟显像 SUV_{max} 明显增高，而良性病变的双时相显像 SUV_{max} 可能增高亦可能减低。这说明双时相显像虽在鉴别诊断中有一定意义，但判断时仍需谨慎。

最近的研究应用影像组学和图像纹理分析技术用于辅助诊断 ^{18}F-FDG PET/CT 进行良恶性病变诊断。宣武医院核医学科回顾分析 52 例 SPN 患者的 PET/CT 影像图像信息，以 Contourlet 变换和灰度共生矩阵相结合的方式，对感兴趣区域提取纹理参数建立支持向量机模型；再将结节边缘、最大摄取值、有晕征等影像学信息也纳入重

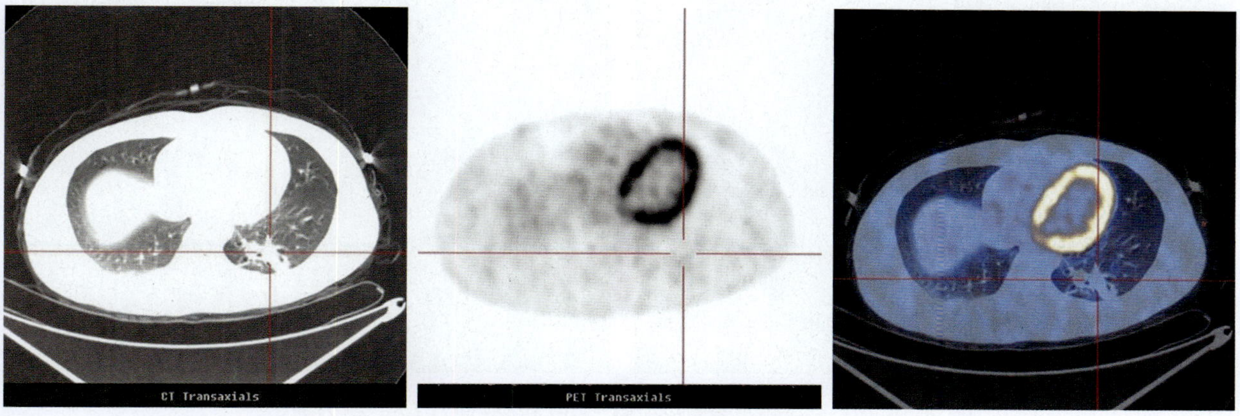

图 18-13　左肺下叶基底段条片病灶，无明显 ^{18}F-FDG 浓聚，病理诊断为黏液表皮样癌，^{18}F-FDG PET/CT 显像为假阴性

左：CT 影像；中：PET 影像；右：PET/CT 融合影像

新建立支持向量机模型。结果显示，纹理参数肺结节诊断模型的灵敏度、特异性分别为 90.7%、93.5%；纹理参数结合影像学信息的肺结节诊断模型的灵敏度、特异性分别为 95.7%、100.0%。基于 PET/CT 图像纹理参数建立的支持向量机模型对良恶性肺结节具有较好的鉴别诊断效果。

综上，在良恶性鉴别诊断中，^{18}F-FDG PET/CT 显像通过葡萄糖代谢信息联合解剖结构信息，可以对大多数病例提供准确的诊断。通过双时相显像（如胃肠道、肝胆系统、腹部器官等）、利尿剂应用后再次显像（如肾脏、输尿管、膀胱、前列腺、子宫及附件等盆腔病变等，图 18-14），均可以进一步增加诊断信息，有利于良恶性病变的鉴别。随着最新的图像纹理分析、影像组学、人工智能能在未来的进一步应用，可能会更加有助于良恶性病变的诊断和鉴别诊断。

二、恶性肿瘤临床分期诊断

TNM 分期系统是目前国际上最为通用的肿瘤分期系统。每一种肿瘤的 TNM 分期系统各不相同，因此 TNM 分期中字母和数字的含义在不同肿瘤所代表的意思不同。TNM 分期中 T、N、M 确定后就可以得出相应的总的临床分期，即Ⅰ期、Ⅱ期、Ⅲ期、Ⅳ期等。大部分肿瘤分期还会与字母组合细分为Ⅱa 或Ⅲb 等。Ⅰ期的肿瘤通常是相对早期的肿瘤有着相对较好的预后。分期越高意味着肿瘤进展程度越高。

PET/CT 系全身显像，一次检查不仅可以看到原发肿瘤病灶的情况，还可以提供淋巴结、脑、肺、肝、肾上腺和骨骼等全身各器官或组织有无转移的信息，有助于肿瘤精确的临床分期，为制定科学的临床治疗方案提供依据（图 18-15）。表 18-2 列出了美国国立综合癌症网络（National Comprehensive Cancer Network，NCCN）的推荐，^{18}F-FDG PET/CT 显像在部分肿瘤的诊断、分期以及再分期中的应用，可以看到 ^{18}F-FDG PET/CT 显像对于多数恶性肿瘤的早期诊断具有较好的灵敏度和准确性，尤其是对头颈部肿瘤、肺部肿瘤、食管癌、结直肠癌、妇科肿瘤、恶性淋巴瘤、黑色素瘤和乳腺癌等灵敏度较高，并已得到临床的广泛认同。

（一）T 分期

T 分期主要依靠能提供精细解剖结构的 CT，PET 反映肿瘤的代谢情况。通过 CT 联合 PET 显像，可以对大多数肿瘤的大小进行测定，对邻近器官是否受累及侵犯进行评估。

在肺部病变中，PET/CT 根据 CT 的解剖信息评价肿块大小；同时存在阻塞性炎症或肺不张时，可以通过 PET 代谢显像加以鉴别而诊断；病变对胸壁、周围血管支气管及纵隔的侵犯也可以应用 PET/CT 加以评估。CT 解剖图像结合 PET 提供的生物学信息提高了对 T 分期的准确性。值得注意的是，由于 PET/CT 的扫描是在浅呼吸状态下获得的，由于呼吸运动的影响，肺内 1cm 以下的小结节因容积效应可能被遗漏，而且受 PET 分辨率的影响这些小结节 ^{18}F-FDG 常表现为假阴

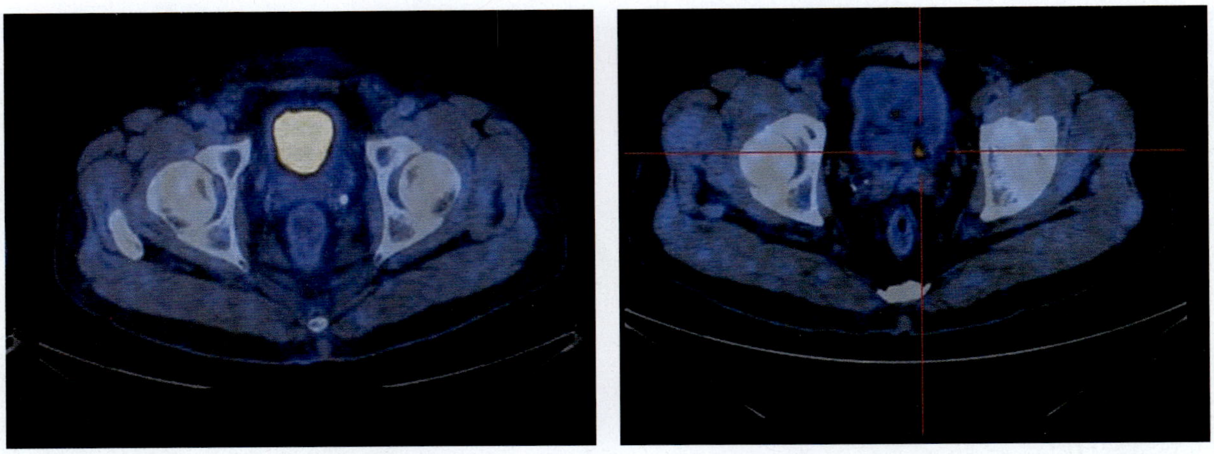

图 18-14 膀胱癌患者利尿前后 ^{18}F-FDG PET/CT 融合显像图

左：利尿前常规显像，膀胱内尿液充盈，难以发现病灶；右：利尿后延迟显像，膀胱内尿液显影变淡，膀胱左后壁局限代谢增高，病灶得以清晰显示，诊断为膀胱癌

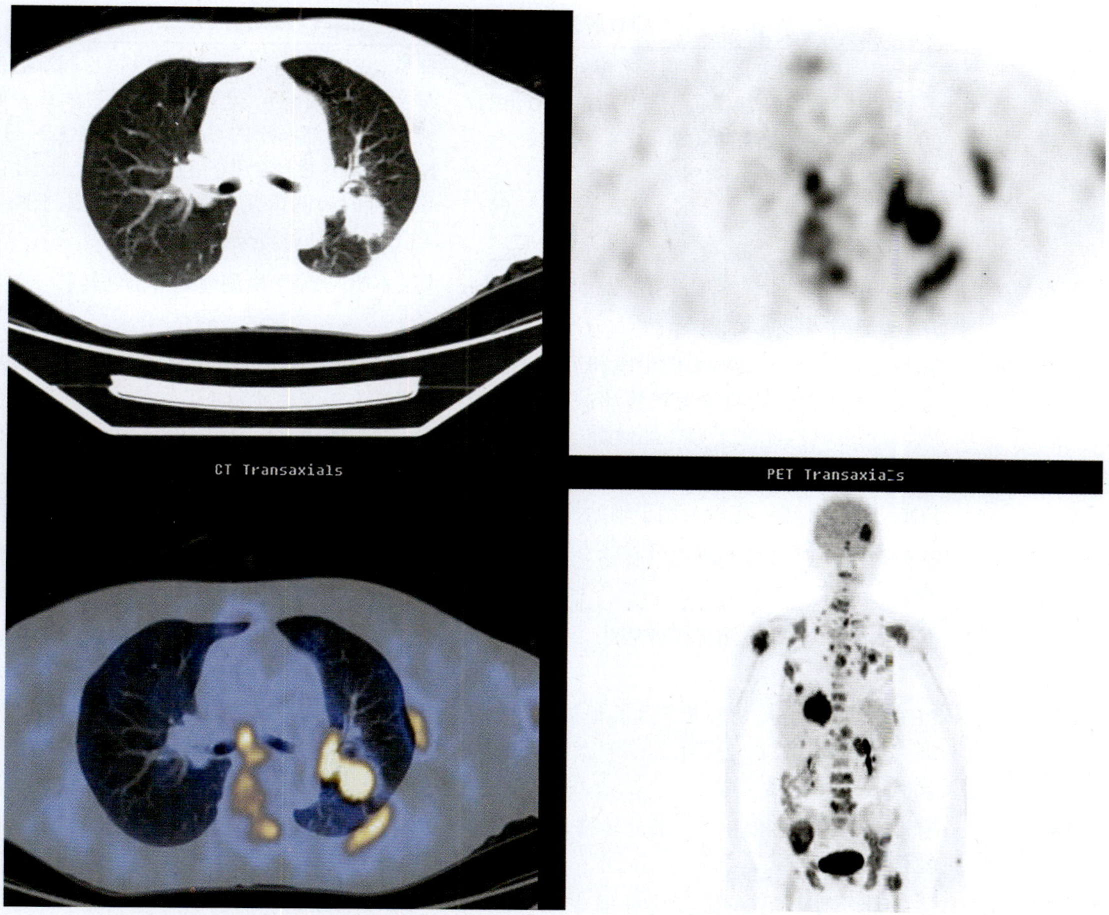

图 18-15 左肺下叶恶性肿瘤伴淋巴结、脑、肝脏、肾上腺、骨骼多发转移

性。肺内小结节的检出和准确定位对于肺癌的分期具有重要意义：与原发灶同一肺叶内或同侧不同肺叶内的转移结节为 T4，而原发灶对侧一个肺叶的转移结节为 M1a。Allen-Auerbach 等对 142 例肺癌患者进行研究，发现 34% 患者的标准胸部 CT 扫描较 PET/CT 多发现 125 个肺小结节（3.4±1.6mm，大小 1～9mm），所有这些结节均未见 ^{18}F-FDG 摄取。因此认为常规的 PET/CT 检查对 NSCLC 的分期提供的信息还不足，建议 PET/CT 诊断时需仔细对照近期的标准胸部 CT 图像，必要时可在检查结束后加做标准胸部 CT 采集。

对于一些脑、头颈部肿瘤、胃和肠道肿瘤等，普通的 CT 显像并不能显示局部细微的结构及对周围组织的侵犯。比如，脑胶质瘤常伴随瘤周水肿及肿瘤边界不清，鼻咽癌的 T 分期与肿瘤是否侵犯邻近的软组织（翼内肌、翼外肌、椎前肌）、颅底和颅内有关，胃和结肠的 T 分期与肿瘤是否侵犯黏膜层、黏膜下层、肌层及浆膜层有关。这些细微的解剖结构，通过普通的平扫 CT 难以区分，应用增强 CT 可以提供一部分信息，但是最好的影像学方法是 MR，此时应用 ^{18}F-FDG PET/MR 显像就可以一站式提供 T 分期和全身情况（图 18-16）。部分肿瘤（如脑胶质瘤）进行增强 MR 并辅以弥散加权成像（diffusion weighted imaging，DWI）、磁共振波谱（MR spectroscopy，MRS）等多参数显像更有利于诊断。精准的 T 分期为进一步的治疗决策选择提供依据。

（二）N 分期

总体来说，应用 ^{18}F-FDG PET/CT 显像用于肿瘤淋巴结转移的诊断要好于传统影像学仅应用淋巴结大小进行评估进行诊断（图 18-17），但是限于 ^{18}F-FDG 的非特异性及 PET 探测效能，N 分期诊断仍旧存在假阳性和假阴性。

Birim 等通过对 570 例肺癌患者的荟萃分析，系统比较了 PET 和 CT 在探测纵隔淋巴结转移中的价值。结果表明，^{18}F-FDG PET/CT 对分期的准确性为 88%，而 CT 的准确性仅为 67%。Alongi 等荟萃分析 1998 年至 2005 年的 13 篇临床研究，

表 18-2　NCCN 指南*中对部分肿瘤 ^{18}F-FDG PET/CT（诊断 / 分期）推荐

头颈部	能够识别不强化的低级别胶质瘤向低分化状态转化；隐匿原发灶定位：病理活检前行 PET/CT；DTC：偶然发现可疑结节	口腔、口咽部、下咽部、喉舌以及声门部肿瘤的早期分期（Ⅲ～Ⅳ期者）；黏膜黑色素瘤为除外转移；鼻咽部肿瘤的早期分期（WHO 2～3 级 / N2～3 者）；DTC：用于 Tg 升高且全身 I-131 显像阴性时检测可疑复发灶；MTC：用于降钙素 >1 000pg/ml 时再分期
胃 / 食管	胃：不用于诊断，有潜力应用于检测转移灶；食管：检测晚期病变	胃：不明；食管：检测远处淋巴结转移
胰腺 / 肝胆系统	胰腺 / 胆系：用于其他影像手段和活检无法诊断时进行诊断，辅助发现转移灶；肝：辅助发现转移性病变，不用于原发灶诊断	胰腺癌：PET 的价值尚待评估（在高危患者，PET/CT 可用于正规 CT 后检测有无胰腺外转移，但不能代替高质量增强 CT）；肝：有潜力用于评估复发 / 持续存在的病变
泌尿系统	FDG 不用于诊断，有潜力用于辅助检测转移灶	对局部复发价值有限，可能有助于检测转移灶
卵巢 / 子宫	价值有限；宫颈：检测淋巴结转移	放化疗后再分期，术前检测盆腔外病变；卵巢：当 CA-125 升高而 CT 阴性时再分期
骨髓瘤	有潜力辅助 MRI 检测脊椎外病灶	有潜力辅助 MRI 检测脊椎外病灶，初分期（某些情况适用）
非小细胞肺癌	PET/CT 阳性时需要病理学及其他放射学检查证实。若 PET/CT 检查有纵隔淋巴结阳性时需要病理学证实	Ⅰ～Ⅳ期（初分期，M1 孤立转移）：PET/CT 进行分期；Ⅰ～Ⅳ期（随诊分期）：PET 或脑 MRI 检查不作为常规随诊推荐
小细胞肺癌	有潜力辅助检测淋巴结 / 远处转移，但除外脑转移	SCLC：不明；PET 可作为初步评估的一部分，作为其他推荐检查的补充
胃肠胰腺神经内分泌肿瘤	原发灶不明时仅在低分化肿瘤中推荐应用 FDG PET	
隐匿原发灶	病理活检前行 PET/CT 对可疑转移性疾病的初分期（若不是恶性则不作为常规检查）；局限性腺癌或其他癌：PET/CT 有利于隐匿性纵隔腺癌的诊断	
霍奇金病 / 淋巴瘤	初分期：PET（PET/CT 更佳）	化疗后行 PET/CT 进行再分期
非霍奇金淋巴瘤	PET/CT 在一定情况下有价值	PET/CT 在一定情况下有价值

*美国国立综合癌症网络（National Comprehensive Cancer Network，NCCN）每年发布的各种恶性肿瘤临床实践指南，得到了全球临床医师的认可和遵循

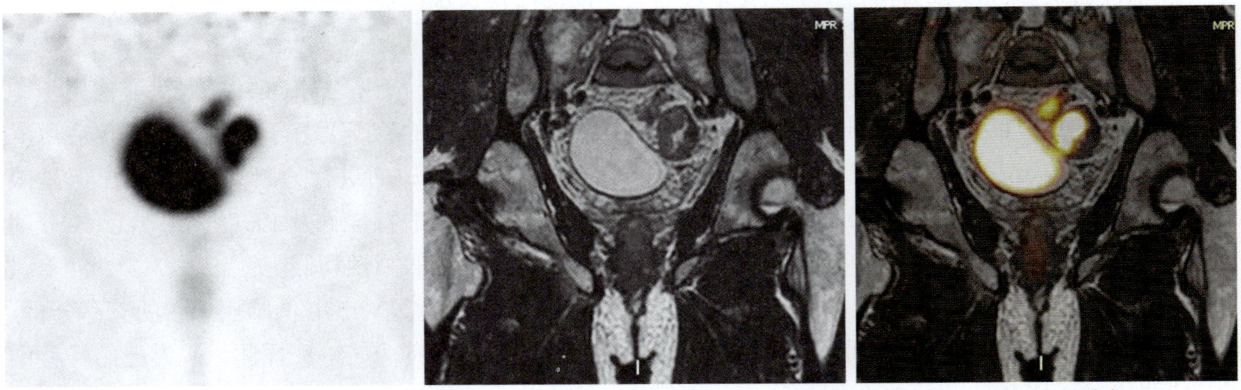

PET　　T_2WI　　PET/T_2WI融合

图 18-16　结肠癌 ^{18}F-FDG PET/MR；通过 MR T_2WI 肿块浸及固有肌层并达浆膜下，分期为 T3；病变邻近可见高代谢转移淋巴结

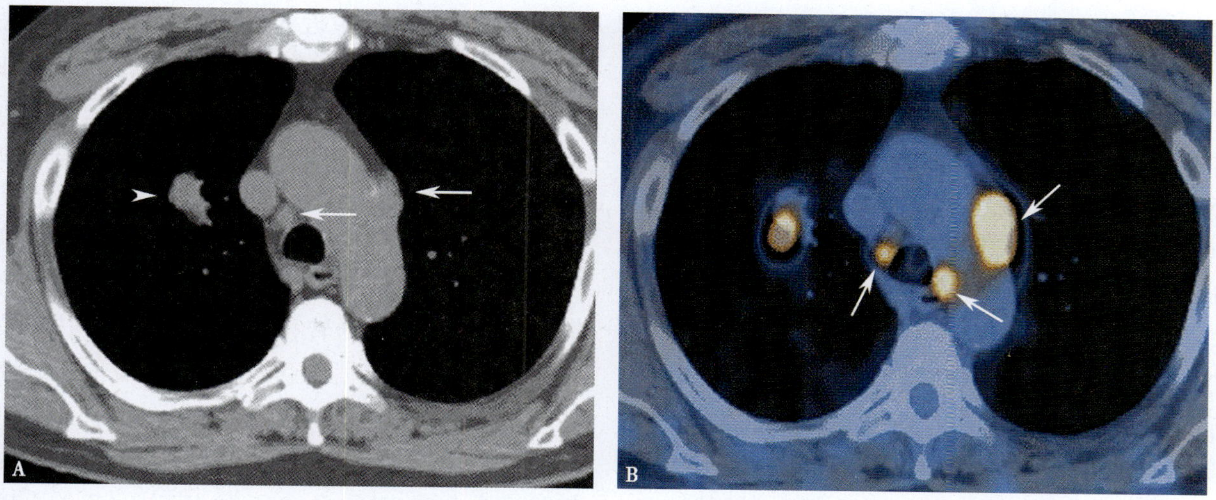

图 18-17　A. 肺部 CT 图像：显示右肺上叶结节（白色箭头），疑为肺癌，纵隔内气管前腔静脉后间隙、主肺动脉弓旁多发淋巴结（白色箭头），难以确认是否为转移病变；B. 肺部 ^{18}F-FDG PET/CT 融合图像：显示纵隔多发淋巴结葡萄糖代谢增高（白色箭头），提示为纵隔多发淋巴结转移

比较 ^{18}F-FDG PET 和 CT 对非小细胞肺癌（non-small cell lung cancer，NSCLC）的纵隔淋巴结转移分期的诊断效能。结果显示，PET 的灵敏度为 83%（95% CI，75%～91%），特异性为 87%（95% CI，80%～95%）；而 CT 的灵敏度为 68%（95% CI，58%～79%），特异性为 76%（95% CI，67%～86%）。姚稚明等通过对 69 例 NSCLC 患者获得有病理结果的 339 枚淋巴结进行系统分析，以 SUV_{max}≥2.5 为标准，诊断淋巴结转移的灵敏度、特异性和准确性分别为 83.6%（51/61）、61.9%（172/278）和 65.8%（223/339）；转移淋巴结的 SUV_{max} 显著高于非转移淋巴结，且肺门 - 叶间转移淋巴结的 SUV_{max} 要高于纵隔的转移淋巴结。李林等对 177 例 NSCLC 患者应用 ^{18}F-FDG PET/CT 对 N2 淋巴结转移的危险性进行多因素评估，发现在性别、年龄、肿瘤部位、组织学类型、肿瘤大小、分化程度、SUV_{max} 等诸多因素中，只有 SUV_{max} 与 N2 的转移相关，NSCLC N2 淋巴结转移的概率随着原发病灶 SUV_{max} 的增加而增加。基于 ^{18}F-FDG PET 在肺癌临床分期中的肯定价值，NSCLC 临床实践指南（NCCN）已经将 ^{18}F-FDG PET/CT 显像作为肺癌临床分期检查非创伤性检查方法之一，认为 ^{18}F-FDG PET/CT 显像可以对 NSCLC 进行更准确的分期。

但是，PET/CT 在诊断淋巴结转移时要注意与炎症、结核、结节病等导致的假阳性鉴别，尤其是在结核高发国家和老年患者中，纵隔较为对称的淋巴结肿大伴葡萄糖代谢增高，需要谨慎评估。有研究认为，对于 CT 显示有钙化或密度高于周围大血管的淋巴结，即使 PET 显像为阳性也要考虑良性淋巴结；而对于没有钙化的 PET 阳性淋巴结，即使在 1cm 以下也应考虑肿瘤转移。Kim 等以此为标准发现所有 16 个肺癌患者的 23 组阳性淋巴结均获得正确诊断。

腋窝淋巴结是否转移是影响乳腺癌患者预后的一个重要因素。对于进展期乳腺癌，PET 可以较为准确地诊断腋窝淋巴结的转移，进行准确术前分期，以进一步指导治疗。综合文献报道 ^{18}F-FDG PET 诊断乳腺癌腋窝淋巴结转移的灵敏度为 61%～100%，特异性为 67%～100%。Wahl 等报道 360 例浸润性乳腺癌多中心研究结果，^{18}F-FDG PET 诊断腋窝淋巴结转移的灵敏度、特异性、阳性预测值和阴性预测值分别为 61%、80%、62% 和 79%。但是，对于早期乳腺癌的腋窝淋巴结转移，有研究认为 ^{18}F-FDG PET/CT 并不宜作为常规探测技术。由于分辨率限制，^{18}F-FDG PET/CT 并不能探测到较小和较少的腋窝淋巴结转移；如果 PET 显像结果是阴性，通常并不能完全取代前哨淋巴结或腋窝淋巴结的清扫手术。资料报道，^{18}F-FDG PET/CT 探测 pT1 或 pT2 乳腺癌腋窝淋巴结转移的敏感度、特异性、阳性预测值、阴性预测值分别为 61%、80%、62% 和 79%。通过应用 ^{99m}Tc- 硫胶体或染料显示前哨淋巴结进行手术切除探测仍然是判断乳腺癌腋窝淋巴结转移（特别是 pT1 的患者）的标准临床处理路径。

对于消化道肿瘤（如胃癌和结肠癌），由于 ^{18}F-FDG PET/CT 无法灵敏探测到小于 1cm 的局部区域淋巴结转移灶（即转移淋巴结 ^{18}F-FDG 显像为阴性），而部分恶性肿瘤病灶周围系膜区亦可能伴随出现反应性淋巴结，^{18}F-FDG PET/CT 不能有效鉴别这些淋巴结是转移性还是反应性淋巴结，因此，大部分专家并不建议将 ^{18}F-FDG PET/CT 作为结直肠癌和胃癌的分期选择。有资料显示，^{18}F-FDG PET/CT 对结肠癌淋巴结转移的敏感度仅为 29%；对胃癌局部区域的淋巴结转移、腹膜或粟粒样转移的探测灵敏度有限；对区域淋巴结分期为 N1～N3 的探测灵敏度仅 34%～50%。

（三）M 分期

肿瘤常见的远隔转移包括脑、肺、肝脏、骨骼，^{18}F-FDG PET/CT 显像于探测除脑转移之外的其他转移灶具有 CT 和 MRI 不可比拟的优势。通过 ^{18}F-FDG PET/CT 显像，发现常规显像不能发现的远处转移病灶，会改变临床分期并影响治疗决策，为临床制定更为合理的治疗方案提供更为有力的证据。

^{18}F-FDG PET/CT 在肺癌患者探测远处转移病灶的灵敏度、特异性和准确性分别可达 94%、97% 和 96%，改变了近 30% 肺癌患者的治疗决策。大约 50%～60% 的结直肠癌患者在确诊时已发生转移，大约 15%～25% 的结直肠癌患者同时伴有肝脏转移。^{18}F-FDG PET/CT 可以很好地判断结肠癌的肝转移情况（图 18-18），其探测灵敏度和特异性分别可达 90% 和 85%。Delbeke 等对 61 例患者结肠癌患者 ^{18}F-FDG PET/CT 显像研究显示，PET 对肝内转移灶的灵敏度为 91%，较肝门静脉造影 CT 稍低（97%），但 PET 的准确性（92%）明显高于后者（80%）。在肝外转移灶检测方面，PET 对腹部淋巴结、腹膜、肠系膜及盆腔内转移灶检出较 CT 灵敏，306 例 PET 与 CT 的直接对比结果显示，PET 与 CT 对盆腔、腹膜后及腹部其他部位（除外肝脏）转移灶的检出率分别为 97%、100%、79% 和 68%、58%、46%。Ogunbiyi 等回顾性分析了 58 例可疑复发或转移患者的 FDG PET 和 CT 扫描，表明 ^{18}F-FDG PET 对肝转移的灵敏度和特异性分别为 95% 和 100%，明显高于 CT 扫描（74% 和 85%）。

脑实质转移瘤是颅内最常见的肿瘤（约 50%），恶性肿瘤脑转移的发生率较高，途径为血行转移，原发肿瘤以肺癌、乳腺癌最为常见，其次是胃肠道及泌尿系肿瘤，恶性黑色素瘤和绒癌也易转

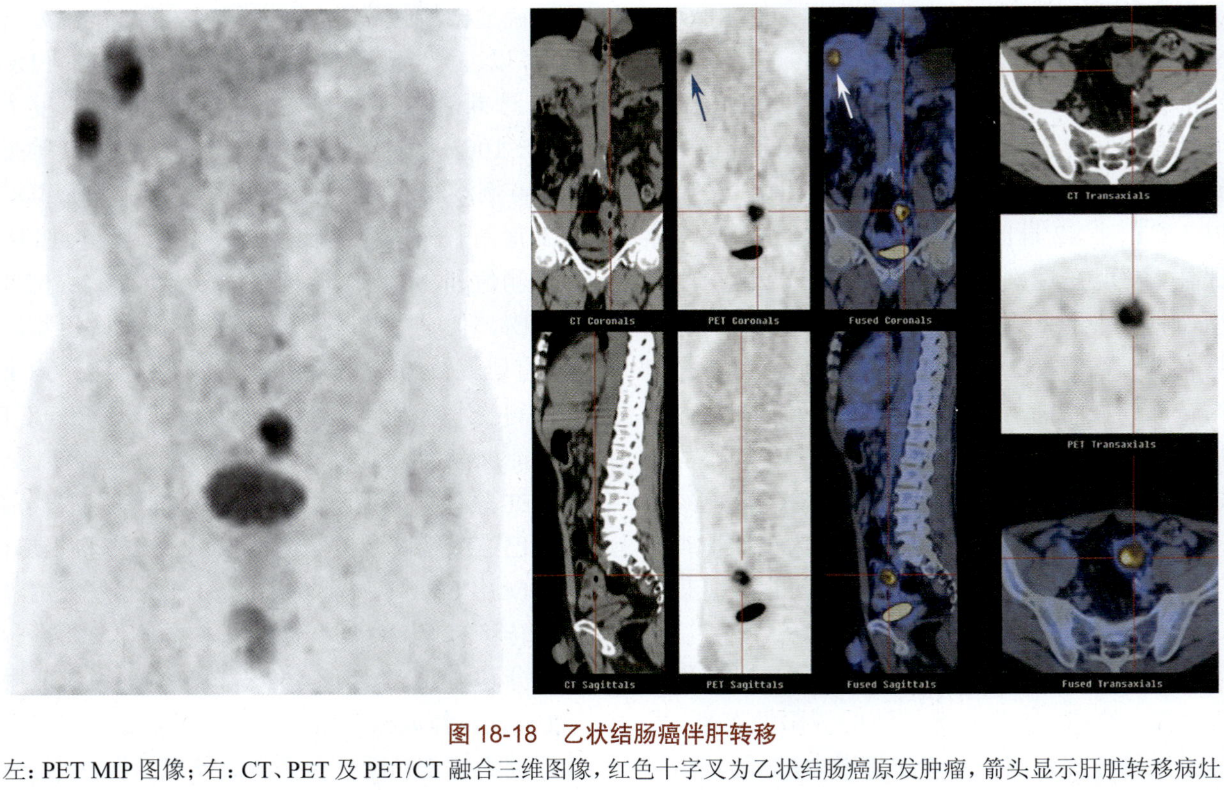

图 18-18 乙状结肠癌伴肝转移

左：PET MIP 图像；右：CT、PET 及 PET/CT 融合三维图像，红色十字叉为乙状结肠癌原发肿瘤，箭头显示肝脏转移病灶

移至脑。但是 ^{18}F-FDG PET/CT 对于脑转移瘤诊断价值有限，主要的原因是脑转移瘤 CT 平扫时密度近似脑实质，以及 ^{18}F-FDG 在脑实质中摄取较多、本底较高，影响对小的脑转移病灶的评估。MR 是评估脑转移瘤较好的影像学方法，结合增强扫描，有利于检出平扫不能显示的小肿瘤病灶，对脑转移瘤的检出率可提高 13%～43%。

临床分期是恶性淋巴瘤最重要的预后因素。准确的临床分期对合理制订治疗计划，判断恶性淋巴瘤患者预后具有重要指导意义。^{18}F-FDG PET/CT 显像是进行恶性淋巴瘤分期最好的影像方法（图 18-19）。大部分恶性淋巴瘤，尤其是霍奇金淋巴瘤（Hodgkin's lymphoma，HL）和高侵袭性非霍奇金淋巴瘤（Non-Hodgkin lymphoma，NHL），会聚集大量 ^{18}F-FDG，影像的肿瘤 / 本底比值很高，病灶显示清晰。通过 PET/CT"一站式"显像，发现全身几乎所有被侵犯的淋巴结和结外器官，包括小于 1cm 而具有高摄取 ^{18}F-FDG 的受侵犯淋巴结，亦可探测脏器淋巴瘤（图 18-20）。临床资料显示，^{18}F-FDG PET/CT 对恶性淋巴瘤分期准确性较 CT 增加 10%～20%，约有 10%～20% 的患者改变了治疗计划。^{18}F-FDG PET/CT 也可以灵敏地探测到局灶性的骨髓侵犯。Adams H J 等的一项基于 955 例 HL 患者的荟萃分析发现，^{18}F-FDG PET/CT 对 HL 患者骨髓浸润判断的综合灵敏度为 96.9%、特异性为 99.7%。因而，在 HL 患者中，^{18}F-FDG PET/CT 显像可以替代骨髓活检。对于高侵袭性 NHL 患者脊髓的高代谢病灶，可用于引导活检。有报道显示，几乎所有的 HL、套细胞淋巴瘤、间变大细胞淋巴瘤、伯基特淋巴瘤患者有 ^{18}F-FDG 中 - 高度摄取；大于 85%～90% 的患有弥漫大 B 细胞淋巴瘤、滤泡淋巴瘤、外周 T 细胞淋巴瘤、NK/T 淋巴瘤患者的病灶有中 - 高度 ^{18}F-FDG 摄取；说明这些类型的恶性淋巴瘤适合用 ^{18}F-FDG PET/CT 进行诊断、分期和再分期。而对于慢性淋巴细胞性白血病、小淋巴细胞性淋巴瘤、结外黏膜相关边缘区淋巴瘤等，由于其摄取 ^{18}F-FDG 程度不一，近 50% 淋巴瘤浸润病灶并不摄取 ^{18}F-FDG，因而这些类型的淋巴瘤不推荐应用 ^{18}F-FDG PET/CT 进行分期诊断。

三、恶性肿瘤疗效评估

在恶性肿瘤治疗过程中，早期、准确的评价治疗反应和疗效是提高有效率的基础。肿瘤疗效评估是决定患者治疗方案是否继续进行的依据。早期确定肿瘤对治疗的反应，有利于制订准确的治疗计划，及时对治疗方案进行调整，减轻患者经济负担，避免不必要的化疗和放疗的毒副作用。

（一）实体瘤疗效评价标准

目前临床常用的肿瘤疗效评价标准是发布

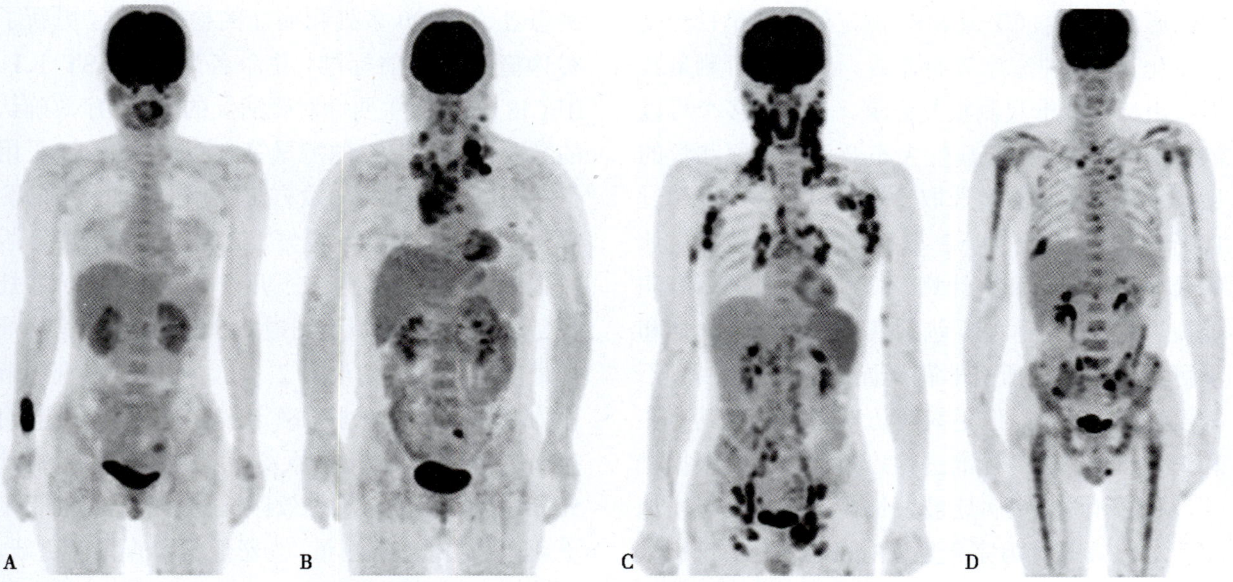

图 18-19　^{18}F-FDG PET 显像对恶性淋巴瘤进行正确分期

A. Ⅰ期，左侧扁桃体受累；B. Ⅱ期，累及颈部、锁骨上及纵隔淋巴结；C. Ⅲ期，累及横膈两侧多个淋巴结区及脾脏；D. Ⅳ期，累及骨髓

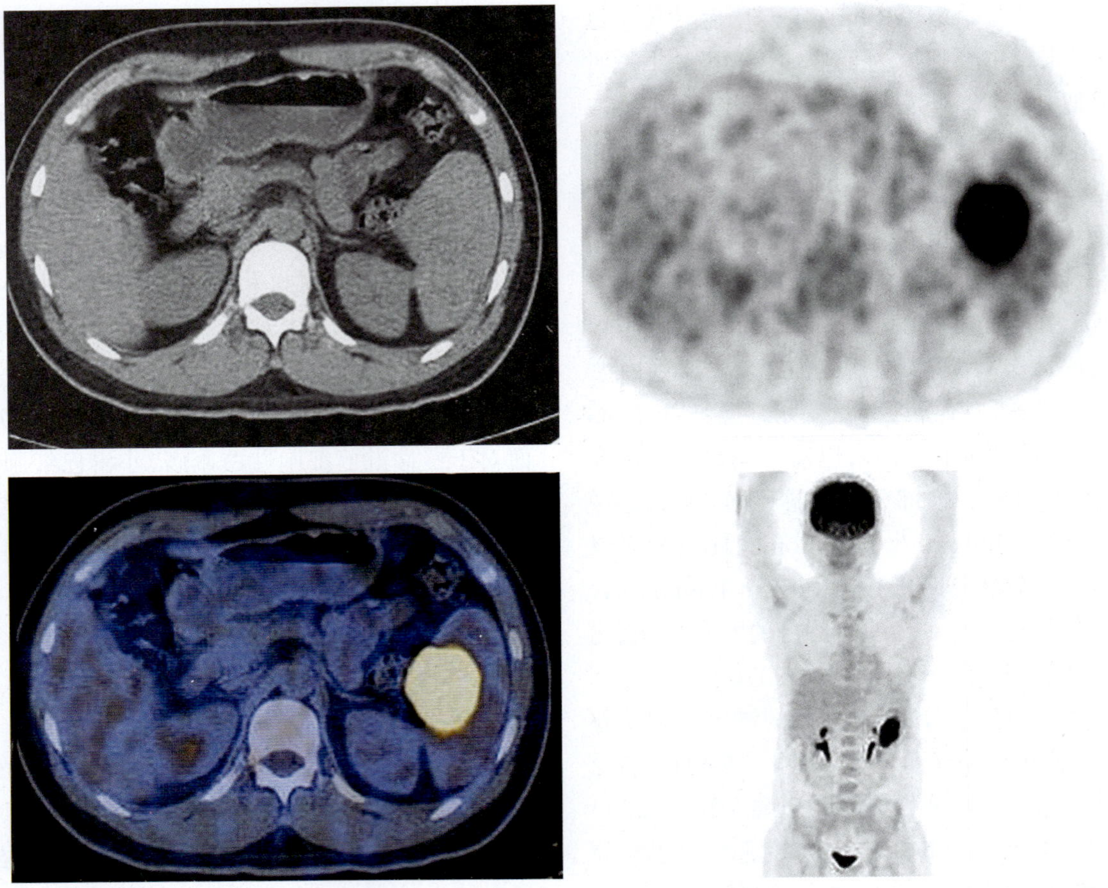

图 18-20 不明原因发热患者，^{18}F-FDG PET/CT 显像发现脾脏高代谢病灶，病理证实为 B 细胞淋巴瘤

于 2000 年的国际公认的实体肿瘤疗效评价方法，即实体瘤治疗疗效评价标准（Response Evaluation Criteria in Solid Tumors，RECIST）。该标准通过解剖影像（X 线、CT 或 MR）测定的病变单径长度的变化，进行肿瘤疗效的评估。所有的可测量数据使用标尺或卡尺测量并记录。当存在多个可以测量的病灶时，按照病灶大小及可以重复测量的原则，每个脏器最多选取 5 个病灶，总共不超过 10 个病灶作为靶病灶。靶病灶的评价根据病灶的最大长径的总和来计算。靶病灶以外的所有病灶被看作为非靶病灶，包括其他可以测量病灶和不可测量病灶。所有非靶病灶应在基线纪录，不需要测量其大小，但是在随访期间应注意其存在和消失。RECIST 标准进行疗效评价只要根据靶病灶是否消失、靶病灶最大长径总和减少与增加程度对疗效评价为完全反应（complete response，CR）、部分反映（partial response，PR）、病情稳定（stable disease，SD）和病情进展（progress disease，PD）。

在 RECIST 标准基础上，2009 年在基于循证并以文献为基础，采用了欧洲癌症研究治疗协会（EORTC）实体瘤临床试验数据库中 6 500 例患者、18 000 多处靶病灶的检验数据，更新了实体瘤疗效评估标准，并命名为 RECIST 1.1。RECIST 1.1 版主要针对靶病灶的数目、疗效确认的必要性及淋巴结的测量等方面作了更新，采用了新的肿瘤大小的测量方法，使得肿瘤大小的测量误差更小、重复性更好。RECIST 1.1 修订版较 1.0 版主要更新为以下几个方面：①评价病灶数目从最多 10 个减少到最多 5 个，每个器官病灶从最多 5 个减少到最多 2 个；②对于以客观缓解作为主要终点的试验，确定缓解是必要的；③对疾病进展的定义：包括原发灶增大 20% 以及病灶 5mm 的绝对增大；④有效评价受累淋巴结的指南更新，增加淋巴结测量；⑤影像学检查指南更新，包括影像学在发现新病灶中的应用以及 PET 结果的解读。RECIST1.1 标准对于靶病灶和非靶病灶的评价标准如表 18-3 所示。靶病灶的评价根据病灶的最大长径的总和来计算。

当 ^{18}F-FDG PET 用于评估疗效时，该指南推荐以下标准（表 18-3）：①基线 PET 扫描为阴性，随访中 PET 显像为阳性，因为有新病灶可判定为恶化。②基线测试中没有做 PET 显像，但随访研究中 ^{18}F-FDG PET 阳性时，有以下三种情况：若随访中 PET 阳性的病灶可以被 CT 证实，可判定为恶化；但若 PET 阳性的病灶不可以被 CT 证实，那么需要在随访中下一次 CT 扫描来决定是否是真正的恶化，如果后期 CT 证实，那么 ^{18}F-FDG PET 扫描发现异常的时间就是判定为恶化的时间；若随访中 ^{18}F-FDG PET 阳性的病灶是 CT 发现的已经存在的病灶且根据解剖学成像没有恶化，那么就不是恶化。

表 18-3 RECIST 1.1 标准对于靶病灶和非靶病灶的评价标准

	靶病灶	非靶病灶
完全反应（CR）	所有靶病灶全部消失，淋巴结短轴＜10mm，并至少持续 4 周以上	非靶病灶消失和治疗后肿瘤标志物恢复正常
部分反应（PR）	所有靶病灶的最大长径总和减少 30% 以上，并至少持续 4 周以上	
病情稳定（SD）	既不能满足 PR，又不能满足 PD 的病变	既不满足 CR，又不满足 PD
病情进展（PD）	观察期间与最小值相比较最大长径的总和增加 20%，或至少病灶增加 5mm，或出现新的病灶	出现新的病灶或已经存在的非靶病灶有明显的变化

（二）基于 ^{18}F-FDG PET 显像用于肿瘤疗效评估

过去 20 年里，有大量的文献报道了 ^{18}F-FDG PET（或 PET/CT）在监控肿瘤治疗反应中的应用。研究显示，相比 CT，^{18}F-FDG PET 能更准确地区分残存的肿瘤组织和治疗后坏死和纤维化组织。尤其是当 CT 检查肿瘤团块无明显变化时，^{18}F-FDG PET 依然能够将有良好治疗反应的肿瘤鉴别出来。而且，^{18}F-FDG PET 可以更早期地监控治疗反应，使患者在仅接受 1～2 个周期化疗后即可进行治疗反应的评估并预测最终的结局。应用 PET 评估葡萄糖代谢的优势，使得肿瘤的个体化治疗成为可能，极大地影响临床对患者的决策。实际上，^{18}F-FDG PET 显像已经越来越多用于监测肿瘤治疗效果。在 2008 年美国有关 PET 肿瘤临床应用的研究报告显示，大约有 19% 的 PET 扫描用于肿瘤疗效评估。

随着 PET/CT 在临床广泛使用，以及 EORTC 标准在临床使用经验的积累，2009 年 Wahl R L 在回顾 WHO、RECIST 实体瘤治疗疗效评价标准基础上，结合 ^{18}F-FDG PET 和 PET/CT 在肿瘤治疗效果预测和评价研究的大量数据后，提出实体瘤疗效 PET 评估标准草案，这一指南被称为 PET 实体瘤疗效评价标准（positron emission tomography response criteria in solid tumors，PERCIST），并发表在 *Journal of Nuclear Medicine* 上。毫无疑问，这一指南需要在进一步的临床实践中不断地应用、修改和改进，以便适应更多不同的肿瘤和不同的治疗方法，因而这一标准被定义为 PERCIST 1.0 版。PERCIST 1.0 建立在不同时间点连续监测肿瘤对 ^{18}F-FDG 摄取变化的基础上，对肿瘤治疗的各种不同状态进行了定义。在 PERCIST 1.0 中应用瘦体重（lean body mass）校正的 *SUV*（SUL）作为定量评价指标，较少依赖于检查时的身体状态，去除了脂肪摄取的影响，在不同患者之间具有更为恒定的优势。作为一种新的实体瘤疗效评估标准，与 RECIST 1.1 相比，在基线测量依据、可测量病灶、不可测量病灶和疗效评价方面均有差异（表 18-4）。

RECIST 标准和 PERCIST 标准之间存在很好的互补性，对于不摄取 ^{18}F-FDG 的肿瘤病灶或以

表 18-4 RECIST 1.1 与 PERCIST 1.0 实体瘤治疗疗效标准比较

	RECIST 1.1	PERCIST 1.0
基线测量依据	依据解剖结构	依据肿瘤病灶对 ^{18}F-FDG 的摄取
可测量病灶	依据解剖结构测量病灶最长径	SUL 峰值
不可测量病灶	小的、不可见病灶	不摄取 ^{18}F-FDG 的病灶
疗效评价	CR、PR、SD、PD	CMR、PMR、SMD、PMD

SUL：瘦体重（lean body mass）校正的 *SUV*；CMR：完全代谢缓解（complete metabolic response）；PMR：部分代谢缓解（partial metabolic response，PMR）；SMD：代谢无变化（stable metabolic response）；PMD：代谢进展（progressive metabolic response）

细胞毒性治疗为主的肿瘤治疗，RECIST 标准是最佳的选择；而对于以靶向治疗药物为主，或希望早期监测到肿瘤治疗疗效，则 PERCIST 是较好的选择。研究证实，RECIST 标准和 PERCIST 标准有较好的一致性，但在评定完全缓解和疾病进展方面，PERCIST 有更高的灵敏度，二者联合应用将为临床医生提供更精确的治疗反应信息（表 18-4）。

（三）临床应用

应用 ^{18}F-FDG PET 显像进行恶性肿瘤疗效评估已经在很多恶性肿瘤中开展，其中包括对术前的新辅助化疗、普通化疗和放疗的评估。在化疗早期和中期进行疗效评估时，需与治疗前（即基线）^{18}F-FDG PET 比较，观察 ^{18}F-FDG 摄取的变化。通常情况下，病灶对 ^{18}F-FDG 摄取减低为治疗有效的标志；而病灶摄取进一步增高或出现新发 ^{18}F-FDG 摄取增高，病灶被判断为转移或恶性浸润病灶，则说明病情进展。在化疗结束时，^{18}F-FDG 在肿瘤组织的摄取降至相当于周围正常组织的水平，则提示治疗有效，或为完全代谢反应（complete metabolic response，CMR）；相反，如果探测到残余组织中有 ^{18}F-FDG 摄取时，则提示残存对治疗无反应且有活性的肿瘤细胞。另外，在化疗或放疗过程中标准摄取值（standard uptake value，SUV）的变化，可以预测随后肿瘤体积的缩小和患者的生存情况。

在应用 ^{18}F-FDG PET/CT 显像对于疗效评估的临床应用中，最为成熟的是对恶性淋巴瘤疗效的评估。大量研究证实，^{18}F-FDG PET/CT 显像对于恶性淋巴瘤，尤其是 HL 和高侵袭性 NHL，在治疗中和治疗后的疗效评估具有较好的价值，可以在第一疗程化疗后即通过 ^{18}F-FDG 摄取的减低评估疗效；治疗早期和中期疗效评估的结果同时有较高的预后价值，并与患者生存时间相关。

在恶性淋巴瘤疗效评估中，可以通过肉眼分析简单定性评估疗效：对于任何部位最大横径 ≥2cm 的残留病变，^{18}F-FDG 摄取超过纵隔血池为阳性；对于较小的残留病变或正常大小的淋巴结，摄取超过周围本底为阳性；≥1.5cm 的肺结节，且摄取高于纵隔血池则可考虑淋巴瘤浸润；≥1.5cm 的肝脾结节，摄取高于正常肝脾组织应考虑淋巴瘤浸润；骨（骨髓）局灶性摄取增高，应考虑淋巴瘤，而骨髓弥漫 ^{18}F-FDG 摄取增高，多为治疗后骨髓增生；如无其他代谢活性病灶，出现新的、有活性的肺结节则判断为炎症。对治疗早期的疗效评估，由于治疗未完成，此时对病变治疗反应程度的评估要比图像是阳性还是阴性的评估更为重要。因此，最初应用这种方法评估疗效时，简单地将治疗反应分成 3 组：阴性、少许残留和阳性，显然这样的评估是不够的。

为了更好地表示淋巴瘤病灶摄取 ^{18}F-FDG 的不同等级以便更好地评估疗效，并统一标准，2009 年在法国 Deauville 第一届 PET 淋巴瘤国际工作会议上，提出了五分量表（5-point-scale，5-PS）评分法，其适合于评价治疗中期和治疗结束后病灶的不同反应程度。随后，5-PS 经过大量实践证实并被推荐作为标准的报告工具，即 Deauville 标准（表 18-5）。2014 年在 *Journal of Clinical Oncology* 上发表了恶性淋巴瘤成像工作小组国际会议的共识，推荐使用 5-PS 报告淋巴瘤患者 PET/CT 图像，并认为这一评分方法简便、重复性好。一系列研究证实，在 HL、弥漫大 B 细胞型淋巴瘤和滤泡型淋巴瘤中应用 5-PS 法，不同观察者之间具有很好的一致性。共识推荐 1 分和 2 分表示完全代谢反应（CMR）。在接受标准治疗的患者，3 分也可能代表 CMR；但是需谨慎判断 3 分病变，以免出现治疗不足。将 4 分和 5 分中适度浓聚与显著浓聚定义如下：适度浓聚是指病灶的最大标准摄取值（SUV_{max}）> 正常肝脏的 SUV_{max}；显著浓聚是指病灶的 SUV_{max} > 正常肝脏 SUV_{max} 的 2～3 倍。与治疗前的基线扫描相比，病变 ^{18}F-FDG 摄取减少，即使评分为 4 分和 5 分仍可能代表部分代谢反应；但在治疗结束时，则代表病灶仍有残留代

表 18-5　Deauville 评分标准

评分	PET/CT 扫描结果评判标准
1	病灶代谢的摄取值不超过背景显像（−）
2	病灶代谢的摄取值≤纵隔血池影（−）
3	纵隔血池影＜病灶代谢的摄取值≤肝血池影（−/+）
4	任何病灶部位的摄取值相对肝血池影有适度浓聚（+）
5	任何病灶部位的摄取值相对肝血池影有显著浓聚（+）
X	新部位有摄取，但与淋巴瘤无关

谢活性。如果治疗后病灶 ^{18}F-FDG 摄取增加并评分为 5 分、或病灶经治疗后摄取没有减少评分为 5 分、以及新发的符合淋巴瘤诊断的亲 ^{18}F-FDG 病灶，这些均代表治疗失败和 / 或病情进展。图 18-21、图 18-22 分别为治疗前后经过 Deauville 标准评分为 1 分（呈完全代谢反应，CMR）和 5 分（呈代谢进展，PMR）的典型病例。

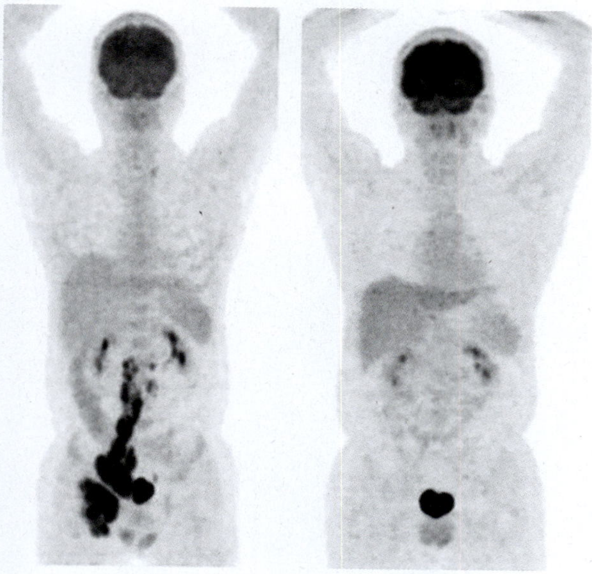

图 18-21 经典霍奇金淋巴瘤患者经化疗后，腹腔及盆腔高代谢病灶完全消失，呈完全代谢反应，按 Deauville 标准评分为 1 分

最近，^{18}F-FDG PET 显像已经纳入修正后的侵袭性淋巴瘤疗效评估标准，目前正在进行一系列临床试验对这一新的标准进一步评价。但是，对于 ^{18}F-FDG PET 显像作为监测非侵袭性淋巴瘤疗效的直接支持证据较少。

应用 ^{18}F-FDG PET/CT 显像在肺癌、乳腺癌、结直肠癌、头颈部肿瘤、卵巢癌的疗效评估中均有大量的研究报道。总体结果显示，^{18}F-FDG PET/CT 显像可以早期、准确评估治疗效果（图 18-23）。Weber 等人报告了一组进展期 NSCLC 患者，在接受一个疗程化疗后，代谢活性明显下降，其结果与患者最后转归密切相关。应用代谢反应预测最终治疗反应的灵敏度和特异性分别为 95% 和 76%。1993 年，Wahl 等人首次报道 ^{18}F-FDG PET 显像用于评估原发性乳腺癌激素联合化疗的疗效。在治疗前、激素 + 化疗治疗后第 8 天、一周期后（第 21 天）、二周期后（第 42 天）和三周期后（第 63 天）进行 PET 扫描。对治疗后有反应的患者，在第一周期化疗结束时（第 21 天），肿瘤的 ^{18}F-FDG 摄取率相当于基线水平的 68% 左右；而化疗三周期结束时，^{18}F-FDG 摄取率仅相当于基线水平的 52%。而对治疗无反应的患者，^{18}F-FDG 摄取水平无明显变化。这一结果说明，对化疗有反应者，代谢活性可以在早期、治疗后一周内即可发生明显的改变。Guerra 等研究了直肠癌患者新辅助治疗开始后（3 周内）及新辅助治疗完成后（12 周内）肿瘤的 *SUV* 变化与肿瘤退化分级（tumor regression grade，TRG）之间的关系，结果显示治疗完成后肿瘤对 ^{18}F-FDG 的摄取，即 post-*SUV* 值的截断值（cutoff）为 4.4，是最好的 TRG 预测因素，其灵敏度、特异性、准确性分别达到 77.3%、88.9% 和 80.7%。大量的研究显示，无论在治疗早期、中期和结束后，还是新辅助化疗，^{18}F-FDG PET 均可以用于疗效评估，并以此预测预后。

虽然，^{18}F-FDG PET 显像已经应用于多种实体肿瘤疗效评估中，但是在不同的临床状况下，^{18}F-FDG PET 预测疗效的准确性也不尽相同。造成差异的原因多种多样，比如：由于治疗反应的定义各不相同，有活性的肿瘤细胞的数目变化很大，因而在探测不同类型肿瘤对治疗的反应时，^{18}F-FDG PET 的诊断效能也不尽相同。在不同的研究中，^{18}F-FDG PET 对肿瘤疗效早期评估结论差异的另一重要原因是源自图像分析方法的多样性。虽然 ^{18}F-FDG PET 显像定量分析使临床判断更为客观，但是影响因素颇多，患者准备和干预程序、^{18}F-FDG 给药程序、PET/CT 图像采集、图像质量和信噪比、数据分析程序、*SUV* 标准化、设备的质控和操作人员的考核等都可能是定量分析结果差异的因素，需要在每一环节上和流程上制定统一、规范的标准。

另外，需要注意的是，应用 ^{18}F-FDG PET 显像评估疗效还有很多待解决的问题，如理想的进行 PET 显像时点，即何时进行 PET 显像进行疗效评估为最佳时间，不同肿瘤可能有不同的时点；化疗及放疗后多久可以进行 PET 显像评估疗效？目前推荐在肿瘤化疗后至少 10 天再进行 PET 显像，这个时间窗可以使化疗药物有完全反应的过程，而且可以错过 ^{18}F-FDG“闪烁”现象。“闪烁”

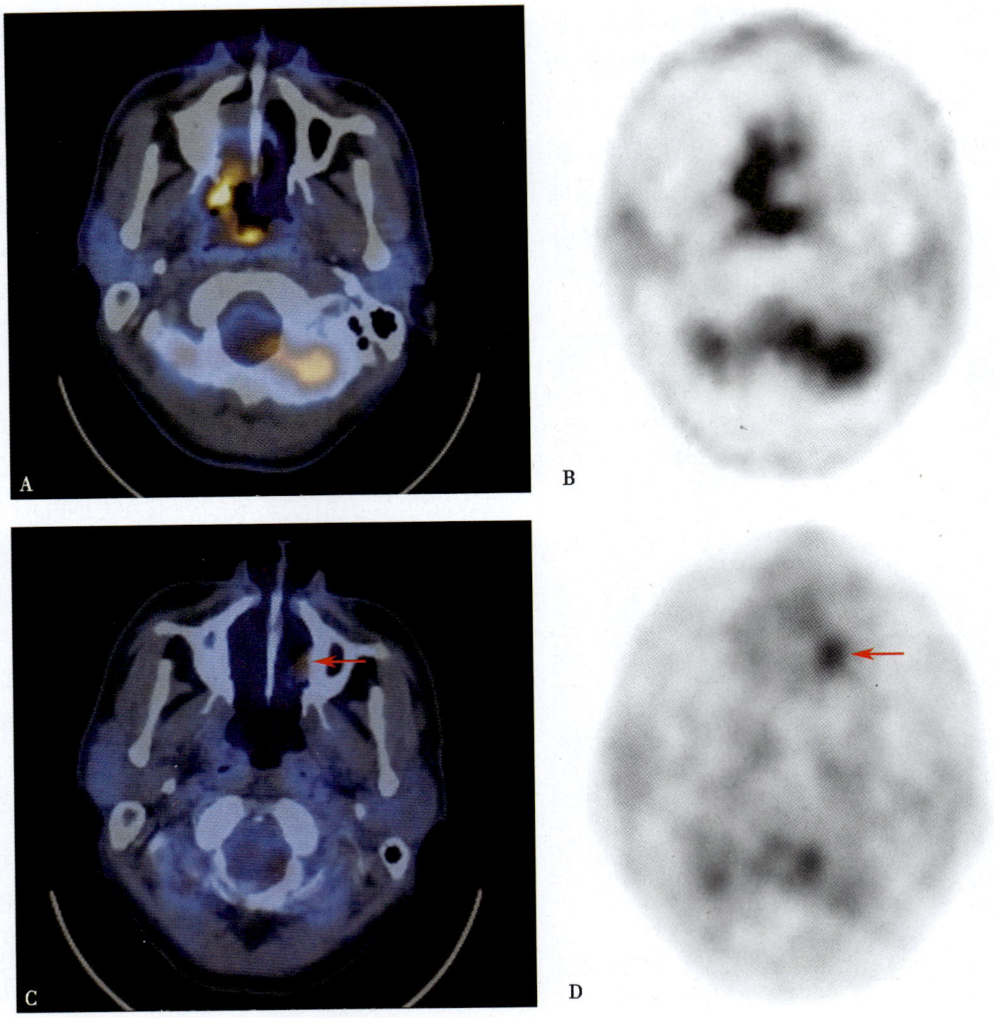

图 18-22　NK/T 淋巴瘤患者

治疗前（A、B）显示右侧鼻腔后部、鼻咽右侧壁及后壁代谢增高病灶，治疗后（C、D）上述病灶相应区域未见异常高代谢，但在左侧鼻腔内见新发高代谢病灶，提示病情进展，按 Deauville 标准评分为 5 分，经活检病理证实为 NK/T 淋巴瘤

现象常出现在治疗后早期。在外照射治疗后，推荐在 8～12 周后行 PET 显像以评估疗效。随着 ^{18}F-FDG PET 显像应用的不断普及，其在疗效评估中将发挥越来越重要的作用。当然，PET 用于实体瘤疗效评估还需要在循证医学的基础上，统一标准，设计大样本、多中心、前瞻性研究，以获得更为丰富的证据。

四、恶性肿瘤预后判断

大量研究表明，^{18}F-FDG PET/CT 显像可以预测恶性肿瘤的预后，其中包括治疗前基线 ^{18}F-FDG PET/CT 显像对肿瘤的临床分期评估、治疗过程中通过肿瘤对治疗反应的早期评估，以及治疗后 ^{18}F-FDG PET/CT 显像的再分期。在预后判断指标上，除常用的反映葡萄糖代谢水平的 SUV_{max} 以外，肿瘤代谢体积（metabolic tumor volume，MTV）和病灶糖酵解总量（total lesion glycolysis，TLG）等指标均在一些肿瘤的预后判断中有较好的价值。

很多恶性肿瘤的治疗前的 ^{18}F-FDG PET/CT 显像对预后判断有意义，这主要是因为 PET 显像可以提供较准确的临床分期。一般而言，临床分期越早则预后相对越好，而有远隔转移的恶性肿瘤预后较差。非小细胞肺癌临床Ⅰ期 5 年生存率可以达到 60%～80%，Ⅱ期 40%～50%，而Ⅲ期及Ⅳ期明显下降至 25%～30% 及 2%。天津医科大学一项回顾分析显示，胃癌伴肺转移患者中位生存时间仅为 7 个月（97% CI：5.9～8.8 个月）；1、2 和 3 年的总生存率仅为 32.8%、18.8% 和 7.8%。

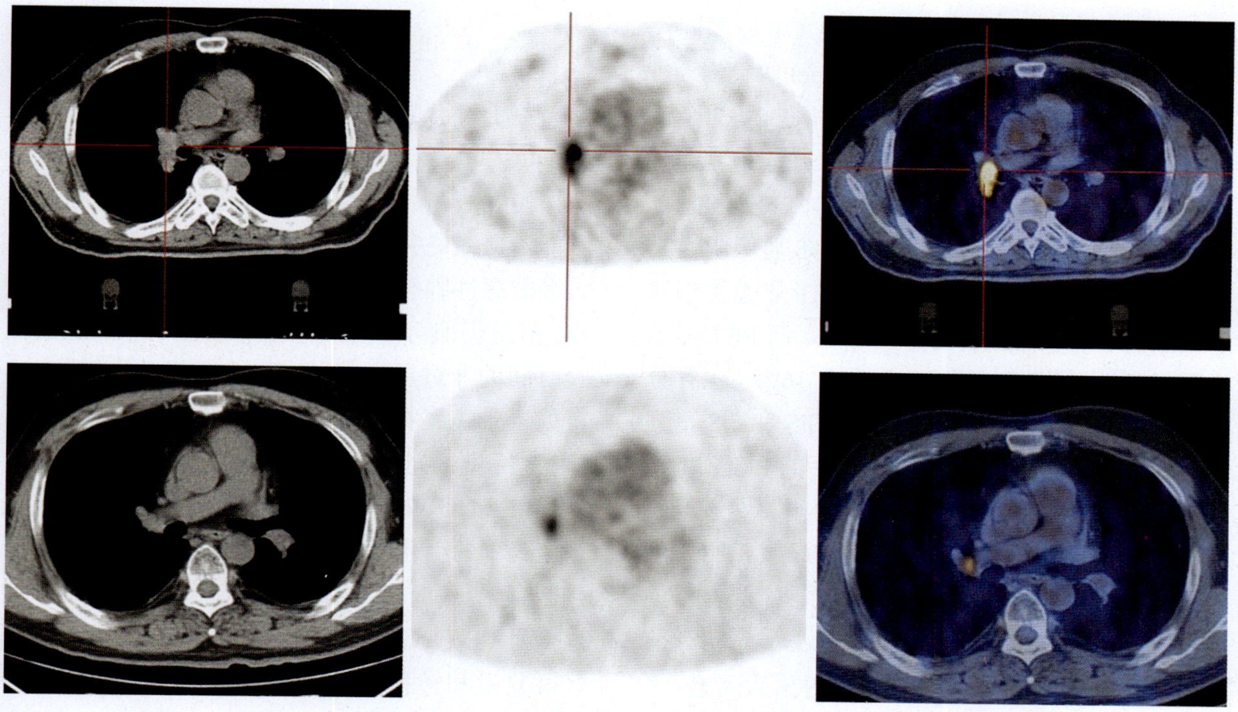

图 18-23 小细胞肺癌患者，化疗前后右肺门肺癌病变 ^{18}F-FDG 摄取变化

上排：治疗前，SUV_{max} 为 6.5；下排：2 疗程化疗后，SUV_{max} 为 3.5，说明治疗有效

因此越早诊断恶性肿瘤并进行早期治疗，可以使患者生存受益。

大量文献报告，^{18}F-FDG PET/CT 显像的原发肿瘤病灶的 *SUV* 值与预后有关。Ahuja 等报道 155 例非小细胞肺癌患者，排除肺癌临床分期、病理类型、治疗方式等因素的影响，结果显示 118 例患者的 $SUV<10.0$，其平均中位生存期为 24.6 个月；37 例患者的 $SUV>10.0$，其平均中位生存期仅为 11.4 个月。D'Amico Thomas 等对 57 例术前行 PET 显像的非小细胞肺癌患者进行研究，Ⅰ期患者若 $SUV<5.0$，5 年生存率达 80%；若 $SUV>5.0$，5 年生存率仅为 17%。Ohtsuka 等对 98 例Ⅰ期肺腺癌的研究发现，高 *SUV* 组的复发率明显高于低 *SUV* 组，SUV 是比肿瘤分化程度及分期更有意义的复发影响因子。有研究者通过研究认为治疗前 SUV_{max} 值能够为 NK/T 淋巴瘤患者的预后提供参考价值，高 SUV_{max} 组初始治疗的失败率（31.3%）与低 SUV_{max} 组（8.2%）相比明显升高。韩国研究者也发现，NK/T 淋巴瘤组织 FDG 摄取越多，SUV_{max} 越高，患者越容易出现肿瘤局部浸润以及初始治疗反应较差等状况。

兰晓莉等回顾性分析 47 例上皮源性卵巢癌患者术后行 ^{18}F-FDG PET/CT 显像，随访时间 4～89 个月，中位随访时间 24 个月，总病灶数 142 个。对患者年龄、病灶中最大 SUV_{max}、FIGO 分期、肿瘤细胞分化程度、WBMTV（全身肿瘤代谢体积）和 WBTLG（全身病灶糖酵解总量）与预后的关系进行 Cox 多因素风险模型分析，发现只有 WBTLG 与预后相关（$P=0.011$，HR 1.043，95% CI 1.01～1.078）。将 WBTLG 值分为 0～20，20～70 和 >70 三组，对其进行生存分析（Kaplan-Meier 法）。统计结果表明：三个组随着 WBTLG 的增加，中位生存时间也在依次减少，分别为 72，26 和 10 个月（$X^2=65.472$，$P<0.001$）。该课题组在另一项对应用 ^{18}F-FDG PET/CT 显像对鼻咽癌患者预后判断的回顾性分析中，共纳入 221 例治疗后鼻咽癌患者，共探测到 576 个病灶；该组患者 5 年总体生存率为 71.6%，平均生存时间为（90.9±0.6）个月。在年龄、性别、治疗方法、病灶数量、SUV_{max}、WBMTV 和 WBTLG 等诸多因素分析中，仅有年龄和 WBTLG 是影响总体生存率的预后因素。这些均说明 ^{18}F-FDG PET/CT 显像在治疗前、治疗后均对疾病预后有一定意义。对于原发肿瘤 SUV_{max} 较高、治疗后肿瘤负荷仍旧较大的患者（WBTLG 较高），需要加强治疗以改善患者的预后。

在治疗过程中的 ^{18}F-FDG PET/CT 显像同样对预后有一定的判断价值。Mikhaeel 等针对 121 例侵袭性 NHL 患者回顾研究证实，在 2～3 个治疗周期后 ^{18}F-FDG PET 显像可以很好地预测非进展生存期（progression free survival，PFS）和总体生存期（overall survival，OS）。PET 显像阴性结果的患者中，五年 PFS 达 89%；PET 显像微小残余摄取的患者，其五年 PFS 为 59%；而 PET 显像为明显阳性的患者，五年 PFS 只有 16%。生存分析显示 ^{18}F-FDG PET 显像结果与 PFS 和 OS 呈强相关。田蓉课题组对治疗前、中、后的 PET/CT 检查结果与 NK/T 淋巴瘤患者预后的相关性进行研究，结果显示治疗前 SUV_{max} > 10.00 组，81.8% 的患者治疗反应较差，SUV_{max}≤10.00 组，86.4% 的患者治疗反应较好；单因素分析结果显示治疗前 SUV_{max} 是患者 PFS 及 OS 有意义的预后因素；多因素分析结果显示治疗前及治疗结束后 SUV_{max} 是患者 PFS 及 OS 的独立预后因素，但是治疗过程中 PET/CT 对 NK/T 淋巴瘤患者的预测价值有限，不能对患者 PFS 及 OS 进行有效的预测。兰晓莉课题组新近发表的一篇关于 ^{18}F-FDG PET/CT 显像在 NK/T 淋巴瘤患者预后的研究中，建立了一种新的预测模型，这一模型中将 Ann Arbor 分期为Ⅲ/Ⅳ期、血清乳酸脱氢酶（lactate dehydrogenase，LDH）> 正常值、β2- 微球蛋白（β2-MG）> 正常、以及 ^{18}F-FDG PET 显像治疗中期疗效评估 5-PS 评分为 4～5 分作为危险因素，建立了一个新的预测 NK/T 淋巴瘤预后系统。当存在 0～1 个危险因素时，评分为 1 分；存在 2～3 个危险因素时，评分为 2 分；存在 4 个危险因素时，评分为 3 分。这一新的评分系统可以对 NK/T 淋巴瘤的 PFS 和 OS 有较好的预测价值，评分越低，PFS 和 OS 越长。

综上，在恶性肿瘤的各个时期进行的 ^{18}F-FDG PET/CT 显像对不同肿瘤均有一定的预后价值。当然，恶性肿瘤的预后还与年龄、性别、分期、肿瘤分化程度、治疗方案、对治疗的反应等诸多因素有关。在肿瘤诊治的不同时期，正确解读 ^{18}F-FDG PET/CT 图像，并结合患者临床状态、实验室指标等因素，对恶性肿瘤进行正确的预后评估和判断，并在此基础上选择合适的临床治疗决策和方案是十分重要的。

五、恶性肿瘤随访观察和监测

鉴于已有的进展和新的认识，世界卫生组织（WHO）2006 年起把癌症明确定义为一种慢性病。所谓慢性病，就是病理变化缓慢、病程长、短期内不能治愈或终身不能治愈的疾病。虽然目前认为大多数恶性肿瘤如果生存超过 5 年则复发可能性小，但是仍旧可以看到部分肿瘤在 5 年后甚至更长时间的非进展生存期（PFS）后复发，或患者一直处于带瘤生存状态，此时对恶性肿瘤的定期随访观察和监测十分重要。

^{18}F-FDG PET/CT 显像通过“一站式”扫描，获得全身葡萄糖代谢影像，是较好地观察残余病灶、判断有无复发、转移的影像学方法（图 18-24）。通过全身 ^{18}F-FDG PET/CT 显像对 27 例乳腺癌术后怀疑复发和转移的患者共 61 个病灶进行探测研究。以患者为基础，^{18}F-FDG PET 准确发现了 17 例患者中 16 例具有复发和转移性病灶，探测灵敏度、特异性和准确性分别为 94%、80% 和 89%；以探测病灶为基础，^{18}F-FDG PET 准确发现了 48 个病灶中 46 个确认为复发和转移的病灶，其灵敏度、特异性和准确性分别为 96%、85% 和 93%。

恶性肿瘤随访过程中经常会复查肿瘤标志物，某些肿瘤标志物具有较好的灵敏度和特异性，但是血液学标志物不能对肿瘤病灶进行定位诊断。在恶性肿瘤随访过程中出现肿瘤标志物进行性增高，是应用 ^{18}F-FDG PET/CT 显像进行进一步检查的适应证，常常能够发现隐匿转移病灶（图 18-25），以指导临床进一步治疗。如 CA-125 是卵巢癌的肿瘤标志物，可以灵敏地反映卵巢癌的复发。Menzel 等报道 71 例经过初次治疗后的卵巢癌患者 90 次 ^{18}F-FDG PET 显像和 CA-125 随访结果发现，除 1 例外，凡 CA-125 大于 30U/ml 者，^{18}F-FDG PET 显像均异常；在 20～30U/ml 的范围内，有 4/7 的病例 ^{18}F-FDG PET 阳性；他们认为血清 CA-125 达到 30U/ml 左右是 PET 显像的指征。

六、指导恶性肿瘤生物靶区放射治疗计划的制定

放射治疗是利用高能量射线对肿瘤患者体内的病灶进行照射，靠其特有的穿透力和强大的电

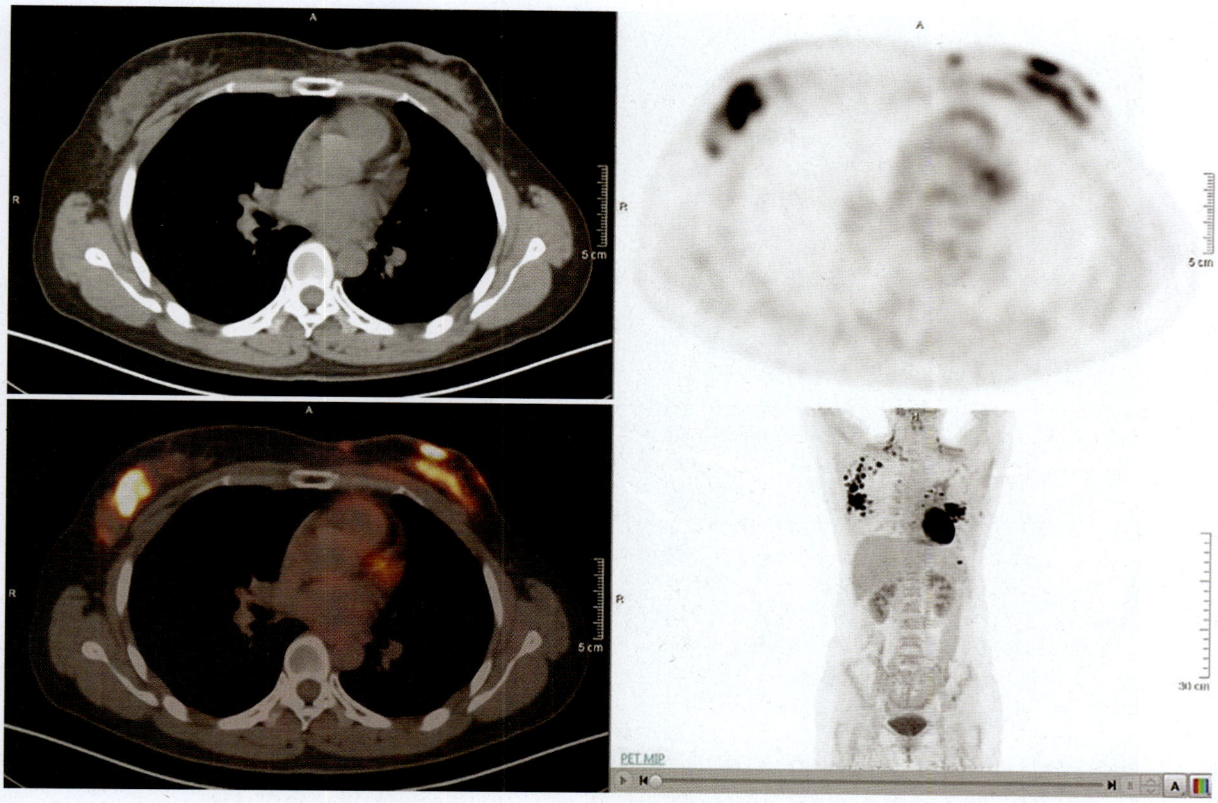

图 18-24 该患者 2008 年行左侧乳腺癌保乳手术，术后行放化疗；2018 年左侧乳腺出现多发硬块伴乳头溢血。^{18}F-FDG PET/CT 显示左侧乳腺癌复发、右侧乳腺癌伴多发淋巴结（腋窝、纵隔、颈部）及骨骼（肋骨、髂骨）转移

离生物效应使癌细胞被破坏或抑制，是局部消灭肿瘤病灶的重要手段。放射治疗的基本目标是提高治疗增益比，即最大限度地将放射剂量集中到病灶（靶区）内，杀死肿瘤细胞，同时借助于现代先进的计算机系统制定精确放射治疗计划，保护肿瘤周围正常组织和器官免受或少受不必要的照射。放射治疗经历了一百多年的历史，已经从简单的二维常规放射治疗发展到现在精确放射治疗时代。

目前放射治疗计划设计的依据是由 CT、MRI 等提供的断层序列解剖图像。近年来，在放疗计划中更多地应用反映肿瘤功能状态的图像，以便更精确地靶向定位有活性的肿瘤细胞，从而减少射线对正常组织的损伤。PET/CT 可以通过对不同放射性药物的探测显示肿瘤的功能状态，如 ^{11}C- 蛋氨酸可以反映肿瘤蛋白质代谢、^{18}F-FLT 可以反映肿瘤核酸代谢、^{18}F-FMISO 可以反映肿瘤乏氧状态等，而最为常用的是 ^{18}F-FDG 用于反映葡萄糖代谢的变化。目前已经显示，^{18}F-FDG PET 显像在肿瘤放疗计划中有一定的优势和价值。

随着影像技术的迅速发展，功能影像已经逐渐应用于靶区勾画、确定靶区内癌细胞分布以及靶区内不同区域放疗敏感性的差异等，直接导致了生物靶区（biological target volume，BTV）及生物适行调强放射治疗（biological intensity modulated radiation therapy，BIMRT）概念的产生。生物靶区是指由一系列肿瘤生物学因素决定的治疗靶区内放射敏感性不同的区域，这些因素包括：代谢、血供、乏氧、增殖、凋亡及细胞周期调控、癌基因和抑癌基因改变、侵袭及转移特性等（图 18-26）。它既包括肿瘤区内的敏感性差异，也应考虑正常组织的敏感性差异，而且均可通过分子影像技术进行显示。BIMRT 则是指利用先进的调强放射治疗（intensity modulated radiation therapy，IMRT）技术，给予不同的生物靶区不同剂量的照射，并达到最大程度地杀灭肿瘤和最大限度地保护敏感组织的目的。图 18-27 为一例肺癌纵隔转移淋巴结患者，通过增强 CT 进行放疗靶区规划，可对 ^{18}F-FDG PET 显像中葡萄糖高代谢区域进行生物调强治疗。

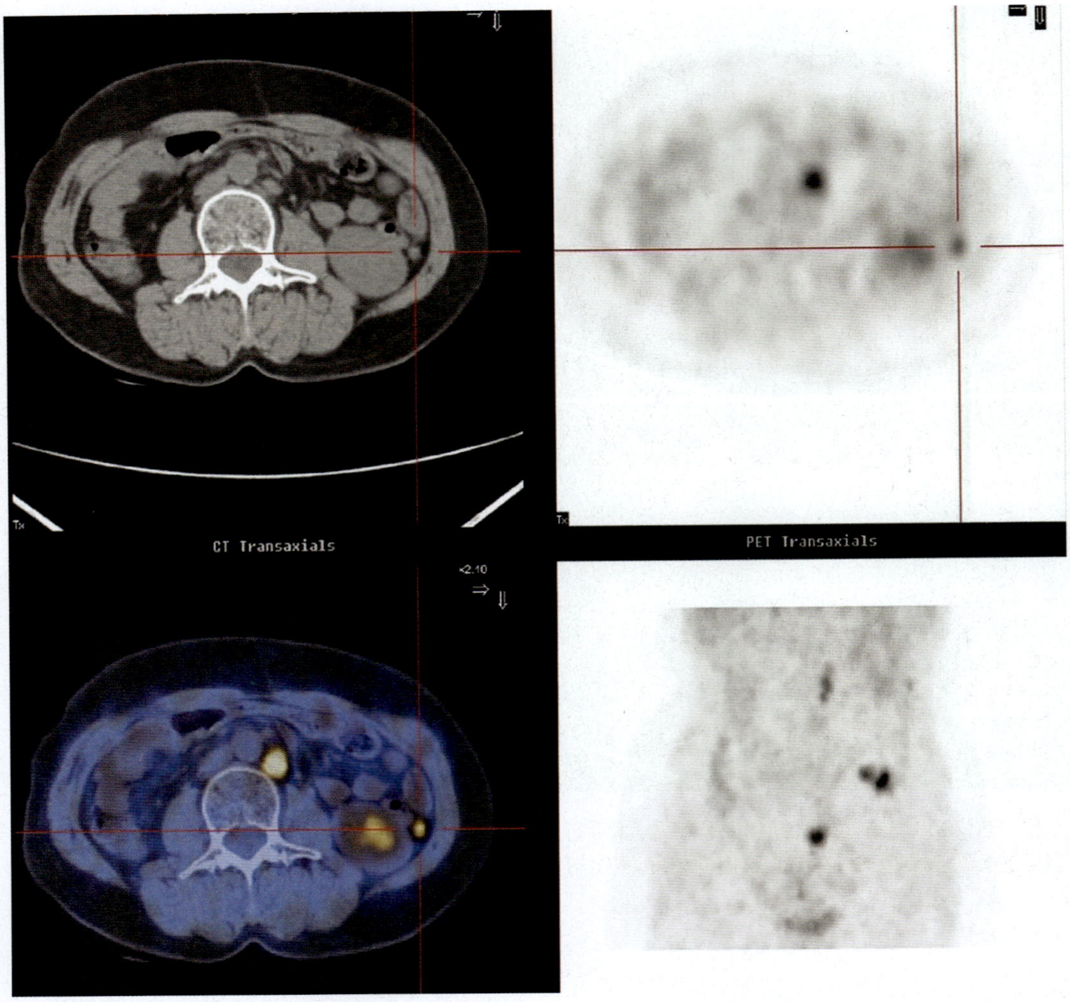

图 18-25　卵巢癌术后化疗后患者，CA-125 持续增高，^{18}F-FDG PET/CT 显示腹部及盆腔多发高葡萄糖代谢病灶（红色十字叉标示一腹膜较小转移灶具有明显 ^{18}F-FDG 摄取）

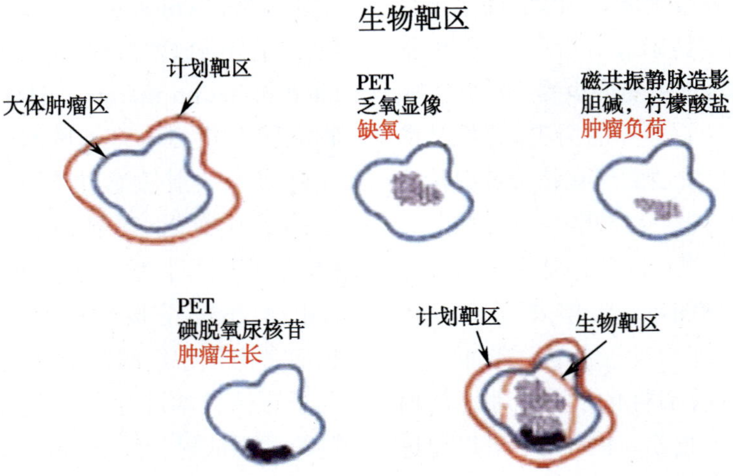

图 18-26　生物靶区示意图

放疗是鼻咽癌的主要治疗手段，PET 能够从分子水平显示病灶内肿瘤分布的非均质性改变，为肿瘤放疗勾画“生物靶区”。Paulino 等比较了单用 CT 图像和单用 PET 图像勾画头颈部肿瘤大体肿瘤区（gross tumor volume，GTV）时的差别，结果显示 75%（30/40）的患者 CT GTV 大于 PET GTV，以 CT GTV 为基础进行 IMRT 计划时，约 1/4 患者的 PET GTV 区的剂量覆盖不足，充

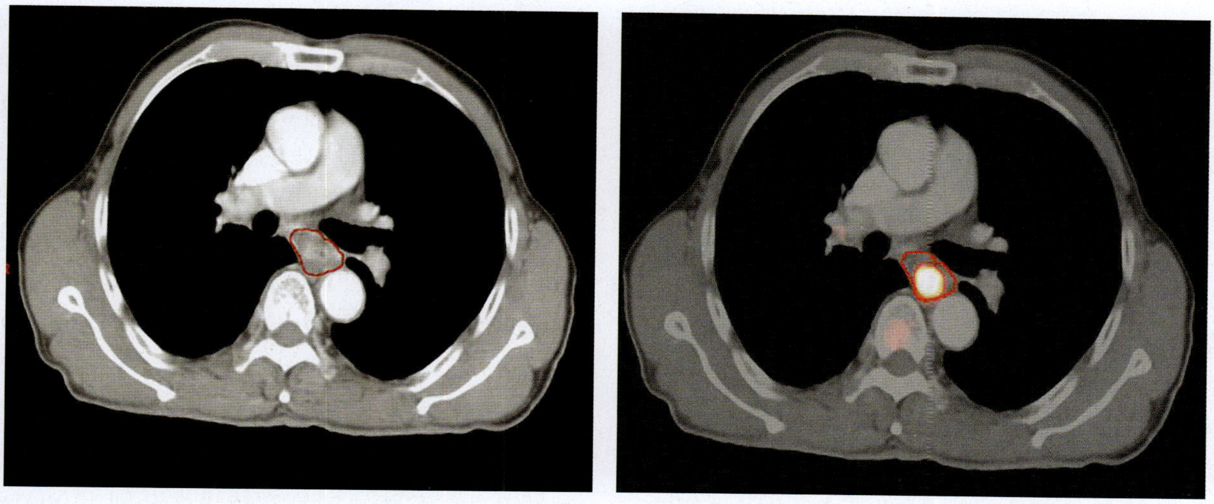

图 18-27 应用增强 CT（左）和 ¹⁸F-FDG PET/CT（右）规划放疗靶区（红色为放疗靶区规划，应在葡萄糖高代谢区域给予生物调强治疗）

分显示了 PET 在靶区勾画上的重要性。刘滔等对 PET/CT 在鼻咽癌调强放疗计划制定中的价值进行研究，基于 PET/CT 制定计划后 21 例患者中有 3 例（14%）分期改变，2 例改行化疗为主的综合治疗，19 例最终进行调强放疗的患者 GTV 均发生改变，9 例（47.4%）患者的 GTV 缩小，10 例（52.6%）扩大，其中 6 例（31.6%）发生显著改变。

国际原子能机构（International Atomic Energy Agency，IAEA）报告中指出，在 NSCLC 的肿瘤体积勾画中推荐常规使用 PET/CT 显像。PET 能够有效区别肺癌组织与肺不张组织，是其用于肿瘤大体范围划定的最重要优势之一。对于存在肺不张的患者来说，PET 显像常常能对放疗区域的界定产生重大的影响。另外，用 CT 勾画 NSCLC 靶区常会将转移淋巴结遗漏，而 ^{18}F-FDG PET 从代谢水平对淋巴结进行检测，能检出在 CT 上看来是正常大小的转移淋巴结，使 GTV 勾画更加准确。于金明院士课题组对 58 例确诊 NSCLC 患者进行了 PET/CT 检查，并以 CT 图像、PET/CT 融合图像勾画大体靶区，以相同参数制订三维适形放射治疗技术（three-dimensional conformal radiation therapy，3D-CRT）计划，评定两个计划的优劣。结果显示 PET/CT 使 21 例（36.2%）患者的临床分期发生改变、16 例（27.6%）患者的治疗计划发生改变。由 PET/CT 与 CT 制订的放疗计划的 GTV 体积、受照量≥20Gy 的肺占全肺体积的比例（V20）和平均全肺受照剂量之间均有显著性差异（P 均 <0.01），前者小于后者；而脊髓受照剂量、肿瘤控制概率、正常组织并发症概率的差异无显著性（P>0.05）。结果说明应用 PET/CT 勾画靶区，在伴有肺不张和阻塞性肺炎时可明显减少 GTV，可更好地保护周围正常肺组织；PET/CT 可更精确地确定 NSCLC 放疗靶区和制订放疗计划。

七、鉴别肿瘤复发与放射性坏死、纤维化

恶性肿瘤的常规治疗方法包括手术、化疗、放疗和生物靶向治疗。手术后局部组织结构紊乱，局部放射治疗后会出现坏死、纤维化，此时通过常规传统影像方法难以将术后和放疗后改变与恶性病灶的残留和复发区分开来，给临床进一步治疗方案的确定带来困难。^{18}F-FDG PET/CT 显示分子水平葡萄糖代谢情况，恶性肿瘤残留或复发时，肿瘤摄取 ^{18}F-FDG，局部出现显像剂浓聚区；而结痂或坏死组织，则不摄取或低摄取 ^{18}F-FDG。^{18}F-FDG PET/CT 通过无创显示残留 / 复发病灶的葡萄糖高代谢与瘢痕 / 纤维 / 坏死组织的低代谢，从而有助于治疗后病变鉴别诊断，精确判断肿瘤治疗后复发亦或纤维化，具有较大的临床应用价值。

在一项鉴别乳腺癌患者术后或放疗后局部瘢痕形成与复发的临床研究中，^{18}F-FDG PET/CT 鉴别手术或放疗后局部瘢痕形成与复发的特异性（94% vs 72%）、准确性（88% vs 84%）均较 MRI

要高，而灵敏度（79% vs 100%）较 MRI 低。因此，鉴于 ^{18}F-FDG PET/CT 显像在局部瘢痕形成与复发的鉴别能力，^{18}F-FDG PET/CT 可以作为乳腺癌综合治疗后不能鉴别或仍存在怀疑局部复发的进一步鉴别手段。

手术和放疗是脑胶质瘤常用的治疗方式。脑胶质瘤术后局部结构紊乱伴水肿，应用 CT 或 MRI 难以鉴别病变为术后改变还是存在肿瘤残留病灶。脑放射损伤是放疗的主要并发症，其症状也为颅内高压的表现，与肿瘤复发相似；由于两者都有占位效应，并且皆有血脑屏障破坏，CT 和 MRI（包括增强）表现也多相仿，故两者鉴别诊断困难，但两者预后和治疗方案又完全不同，故是临床上十分棘手的问题。由于术后改变和放射性损伤后脑细胞较正常组织少，故损伤区葡萄糖代谢低于正常。如果局部病灶存在 ^{18}F-FDG 摄取，则提示有活力的肿瘤存在（图 18-28）。胶质瘤治疗后的复发在 ^{18}F-FDG PET 图像上可表现为不规则片状、环状、局灶性或点状的异常放射性浓聚。相反，如果无 ^{18}F-FDG 摄取，则为坏死。^{18}F-FDG PET 鉴别脑肿瘤复发与放射性坏死的灵敏度为 80%～90%。需要说明，由于正常脑组织摄取 ^{18}F-FDG 作为能源物质，病灶代谢增高边界可能并不清晰，此时应用氨基酸显像剂（如 ^{11}C-MET 或 ^{18}F-FET 等），会进一步提高诊断效能。

鼻咽癌治疗后由于肉芽增生、瘢痕形成，局部软组织明显增厚，导致 CT 在鉴别肿瘤残余、复发和瘢痕方面存在较大困难。以鼻咽部组织增厚作为 CT 诊断鼻咽癌复发、残余的标准，假阳性高、特异性差。而复发肿瘤组织的葡萄糖代谢明显高于治疗后形成的纤维瘢痕，因此 PET 在这方面较 CT、MRI 有明显优势。一项荟萃分析 21 篇关于 PET/CT 对鼻咽癌局部残余和复发评估的相关文献显示，PET/CT 检测复发的综合灵敏度（95%）远远高于 CT（76%）和 MRI（78%）；PET/CT 的综合特异性（90%）远远高于 CT（59%）和 MRI（77%）。Ng 等对 MRI 显像提示可疑复发的 37 例鼻咽癌患者行 PET 显像，PET 对鼻咽癌复发的诊断灵敏度和特异性分别为 91.6% 和 76.0%，对淋巴结转移的灵敏度和特异性分别为 90.0% 和 88.9%，对远处转移的灵敏度和特异性分别为 100% 和 90.6%，总体灵敏度和特异性为 89.5% 和 55.6%；PET 为其中 18 例患者提供了重要信息，包括正确诊断 10 例患者无复发，发现 3 例患者的额外转移灶及发现 5 例患者有远处转移。目前的观点认为，在使用 PET 判断头颈部肿瘤复发方面，PET 显像阴性通常可以提示瘢痕形成；而 PET 显示阳性一般需要进行进一步活检，如果活检为阴性，2～3 个月后可以再次进行 PET 显像，此时如果 PET 显像提示摄取减少，则不考虑复发；而如果提示摄取增加，则需提示肿瘤复发。

八、对原发灶不明转移癌的临床价值

原发灶不明转移癌（carcinoma of unknown primary，CUP）即以淋巴结或非淋巴结部位肿块为临床首发表现，经组织病理学证实为恶性转移

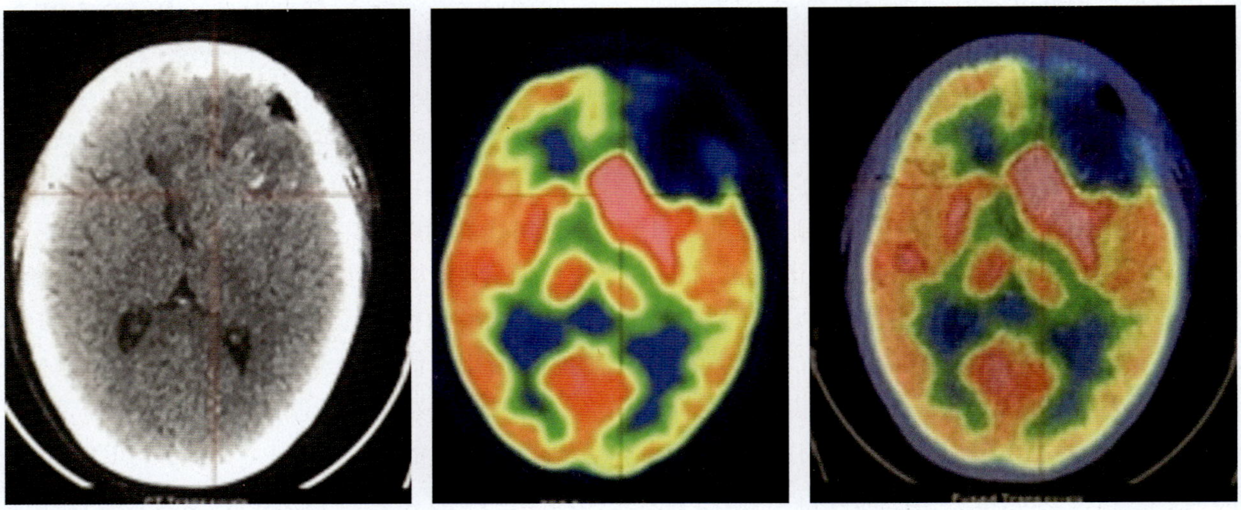

图 18-28 左额叶胶质瘤（WHO Ⅳ级）患者术后 1 个月，^{18}F-FDG PET/CT 显示病灶明显残留

瘤(不包括淋巴瘤),在确诊 CUP 之前无肿瘤史,虽经临床、实验室、影像学、内窥镜等一系列检查仍未确定原发灶者。此类患者约占恶性肿瘤的 3%~5%,男性发病率稍高,往往以早期转移、非常规部位转移及预后差为特点,患者初次被诊断时往往处于晚期或已广泛转移,其中位生存期为 6~12 个月,成为第四大常见癌症相关死亡原因。有研究表明尸检前仅有不到 30% CUP 患者的原发肿瘤病灶能够得以明确,尸检能发现 60%~80%,其诊断及治疗至今仍是临床一大挑战。

随着多种治疗方法的开展,早期、正确找到 CUP 原发灶对患者的诊断及治疗有着重要意义,明确原发灶部位及类型往往意味着更具体的治疗方案,从而降低因治疗给患者带来的伤害。传统影像学中 CT 和 MRI 是目前临床应用最广泛的影像学检查方式,常用于 CUP 患者原发肿瘤病灶的探寻,但二者对于某些较小的病灶和/或无强化的尚无异常形态学及血供变化的病灶会易于漏诊。

^{18}F-FDG PET/CT 可应用于 CUP 原发灶的探测是因为:^{18}F-FDG PET 可用于大多数肿瘤的诊断,具有较高的灵敏度;在疾病的早期阶段(功能、代谢发生异常时)PET 可以发现异常;PET/CT 系全身显像,可发现新的或其他部位的转移(包括隐匿部位、少见/罕见转移),改变临床分期,影响治疗决策;PET/CT 实现了功能与解剖结构的同机融合,提高病灶定位及定性,可避免 ^{18}F-FDG 阴性肿瘤的漏检,二者优势互补;指导对可疑原发灶部位进行穿刺活检,提高活检阳性率。因而,^{18}F-FDG PET/CT 显像在探寻原发肿瘤病变方面有较高的诊断价值(图 18-29)。有研究表明在 PET/CT 应用之前颈部淋巴结转移癌占头颈部肿瘤的 2%~9%,而现在下降至 1%~2%,而且 PET/CT 显像能同时发现是否有其他部位转移及范围,对患者肿瘤的分期、再分期及治疗有重要影响。

系列文献报告,^{18}F-FDG PET/CT 显像探测 CUP 原发灶的灵敏度在 33%~57%。除可检出

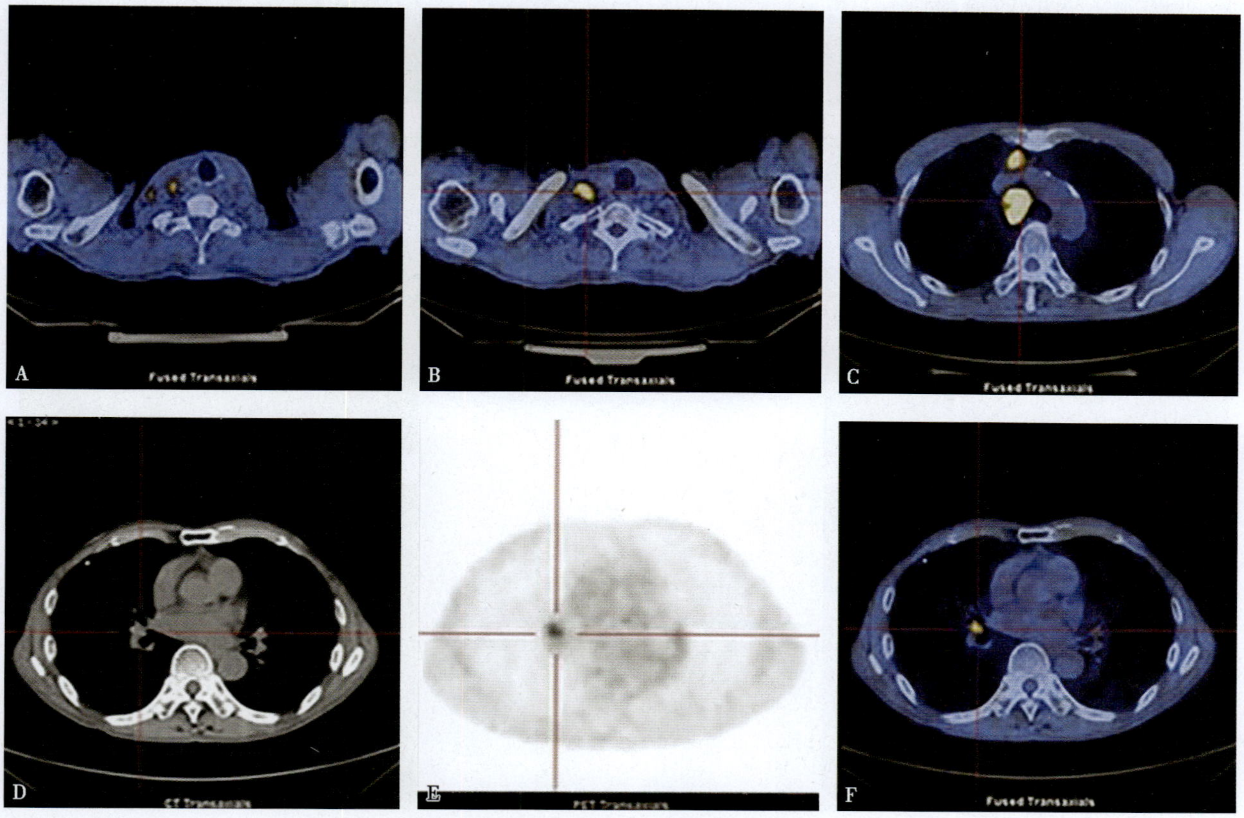

图 18-29 不明颈部淋巴结转移癌患者 ^{18}F-FDG PET/CT 显像

患者右侧颈部偶然发现肿大淋巴结,活检示淋巴结转移性腺癌,常规影像未能找到原发病灶。^{18}F-FDG PET/CT 显示右肺门高代谢病灶(D~F),建议行纤维支气管镜进一步检查,活检确诊为肺腺癌;右侧颈部、锁骨上下区及纵隔多发转移淋巴结(A~C)

CUP 原发灶外，还可发现其他部位的转移灶，为临床治疗方案的制定提供重要依据（图 18-30）。兰晓莉课题组回顾分析 137 例原发灶不明颈部淋巴结转移癌患者 ^{18}F-FDG PET/CT 显像结果，并与金标准（病理或临床长期随访）对比，在 96 例最终找到原发肿瘤病灶的患者中，^{18}F-FDG PET/CT 正确探索到 87 例病例，诊断的灵敏度、特异性、准确性、阳性预测值及阴性预测值分别为 90.6%（87/96）、80.5%（33/41）、87.6%（120/137）、91.6%（87/95）和 78.6%（33/42）。有 40.1%（55/137）CUP 患者经 ^{18}F-FDG PET/CT 全身检查探寻到颈部淋巴结以外的转移灶，从而改变了肿瘤分期并影响其治疗方案。对该组病例进一步生存分析发现，在 PET/CT 显示有远隔转移的患者（$n=55$）与无远隔转移的患者（$n=82$）相比，1、3、5 年生存率明显降低（63.6%、43.6%、36.4% vs 89.0%、76.8%、74.4%）。

一项纳入 10 项研究 221 例患者的荟萃分析显示，42 例（34.7%）患者临床治疗方案发生改变，这主要是因为：原发灶的发现使治疗方案从广泛治疗改变为针对原发灶的具体治疗；由于发现 CUP 的局部或远处转移灶使得治疗方案由根治性治疗改变为姑息性治疗，或者是放疗野的调整。Wartski 等研究显示，PET/CT 发现原发灶的 26 例 CUP 患者中，17 例在 PET/CT 引导下再一次行全消化道内镜并取活检，其中 13 例证实为恶性肿瘤。这说明 ^{18}F-FDG PET/CT 显像可指导选择对可疑病灶部位的活检取材，以提高活检阳性率。

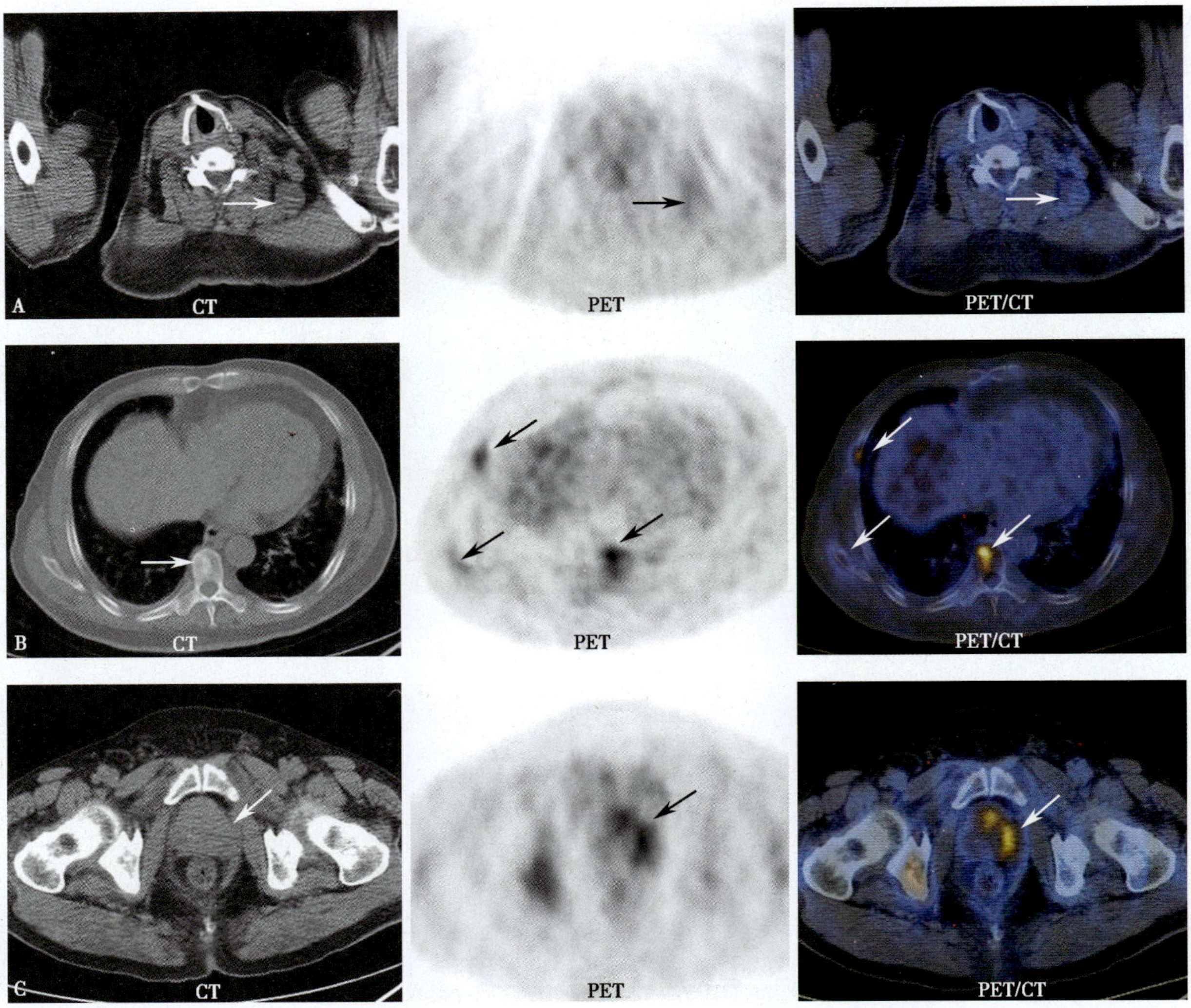

图 18-30　原发灶不明颈部淋巴结转移癌患者 ^{18}F-FDG PET/CT 显像

A. 显像示左颈部肿大淋巴结（箭头示）SUV_{max} 为 3.5；B. 部分骨质呈成骨性改变、部分骨质未见明显异常（箭头示），SUV_{max} 为 10.9；C. 前列腺左外侧叶凸向包膜外生长（箭头示），SUV_{max} 为 8.0。^{18}F-FDG PET/CT 显像诊断为前列腺癌并全身多部位转移，后期经细针穿刺细胞学检查证实为前列腺癌

九、对不明原因发热、不明原因多浆膜腔积液临床价值

不明原因发热和不明原因多浆膜腔积液是临床疑难病例，发病率较高，对病因明确诊断是治疗的基础和关键。^{18}F-FDG PET/CT 显像具有重要价值。

（一）不明原因发热

不明原因发热（fever of unknown origin，FUO）定义为发热持续 2～3 周，体温在 38.5℃以上，经详细询问病史、体格检查和常规实验室检查仍不能明确诊断者。FUO 的病因有 200 余种，大体可分为感染性疾病、结缔组织病、肿瘤以及其他。因此，需要结合详细的病史资料、全面的体格检查、实验室检查、影像学检查等结果，有目的地仔细分析，才有可能明确其病因，但仍有部分原因不明。对我国 FUO 患者进行的最新统计分析发现，其中感染性疾病占 46.2%～50.5%，结缔组织病占 16.1%～29.0%，肿瘤占 6.3%～27.4%，其他占 2.4%～12.8%，另有 6.5%～15.6% 原因仍不明确。由此可见，明确 FUO 的病因，对治疗决策的选择十分重要。

^{18}F-FDG PET/CT 不仅可以发现大多数恶性肿瘤病变，也可以显示感染及炎性病变，对 FUO 的病因诊断具有重要意义，并可缩短治疗时间，降低诊疗成本。^{18}F-FDG PET/CT 可以及时发现比较隐匿的感染病灶（图 18-31），如慢性骨髓炎、下肢假体修复或金属植入物炎症等，同时也能及时对长期复杂的炎症性疾病做出判断，并评估治疗后的效果。在一项 4 368 例 FUO 患者的统计中，结缔组织病占诊断明确患者中非感染性疾病的 41.45%，其中成人 Still 病是引起 FUO 的主要疾病，^{18}F-FDG PET/CT 可以在排除感染、肿瘤、其他疾病后对其做出诊断，并且还能够同时显示全身淋巴结的情况。FUO 在老年患者的病因中，有 17% 来自大动脉炎。^{18}F-FDG PET/CT 有较高的灵敏度和特异性，可以进行早期诊断并能够评估疾病的活动程度和预后情况。虽然肿瘤在 FUO 的病因中所占的比例低于感染，但 ^{18}F-FDG PET/CT 对肿瘤具有很高的检出能力，这对肿瘤的诊断、分期、再分期、评估预后、定位活检等方面具有优势，对指导肿瘤治疗方案的制订至关重要。有研究表明 ^{18}F-FDG PET/CT 对 FUO 患者的恶性淋巴瘤病因的检出率高达 92.7%。

武汉协和医院回顾分析了 144 例 FUO 患者，通过 ^{18}F-FDG PET/CT 显像发现 119 例患者至

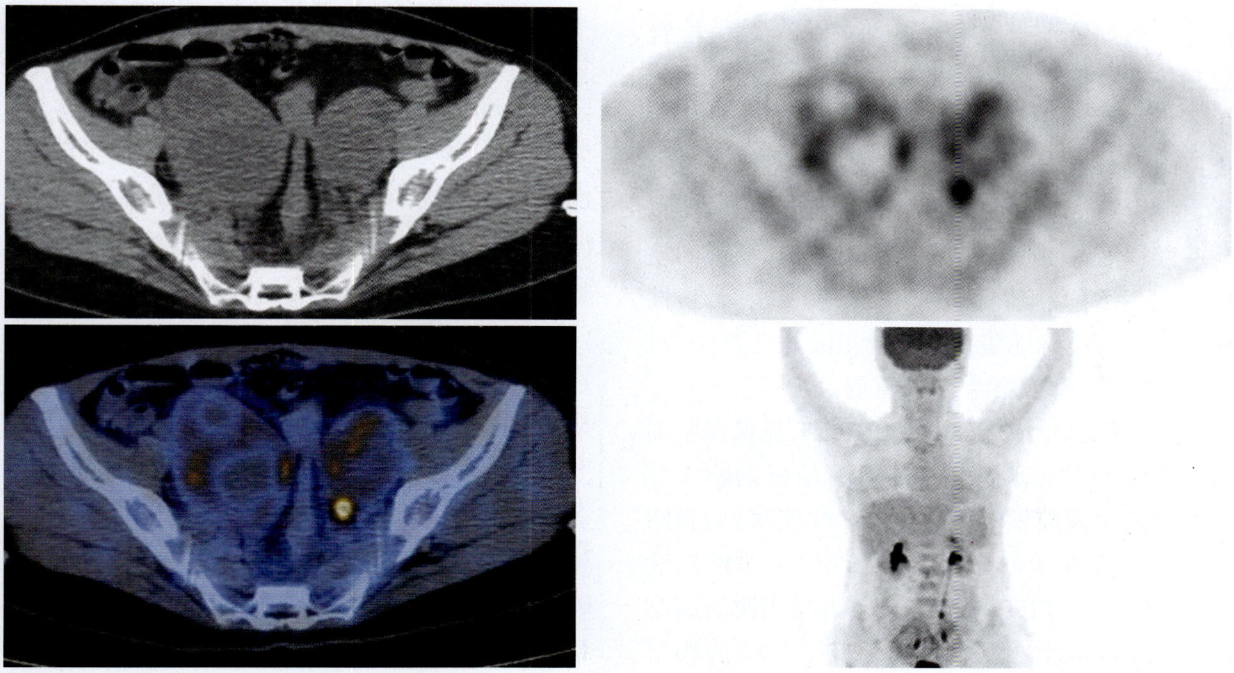

图 18-31 患者发热半个月，体温 39℃，无明显规律，常规影像学检查未发现病灶。^{18}F-FDG PET/CT 显像示双侧附件不均质包块伴中央液化，包块边缘区代谢增高，考虑脓肿。术后病理示双侧附件化脓性炎症

少有 1 处异常 ^{18}F-FDG 浓聚灶，检出率达 82.6%（119/144）；25 例未发现异常放射性分布浓聚灶，其中 11 例病因最终明确，余 14 例病因不明。130 例患者病因最终明确，其中恶性肿瘤 41 例（其中恶性淋巴瘤 28 例、其他恶性肿瘤 13 例）；良性病变 89 例，包括感染 / 炎性病变 65 例（结核、细菌感染、肺炎等）、结缔组织病 15 例（成人斯蒂尔病、风湿病、系统性红斑狼疮等）、其他良性病变 9 例（亚急性甲状腺炎、药物热等）。该课题组近期研究纳入 252 例 FUO 患者，经由 ^{18}F-FDG PET/CT 确诊 196 例（77.8%，196/252），其中感染性病变、非感染炎症、肿瘤、其他病因、未明原因分别占 40.1%、11.9%、27.8%、13.5% 和 6.0%。

既往研究表明，在感染、结缔组织病、肿瘤、其他病因中 ^{18}F-FDG PET/CT 的准确性分别为 58.3%～85.7%、25%～90%、100%、0～66.7%。Dong 等的一项荟萃分析发现，^{18}F-FDG PET/CT 对 FUO 病因的灵敏度和特异性分别为 98.2% 和 85.9%。这些均说明 ^{18}F-FDG PET/CT 对 FUO 病因探测具有良好的诊断效能，并能指导穿刺活检部位。

（二）不明原因浆膜腔积液

浆膜腔积液指在疾病情况下，胸腔、腹腔或心包腔（总称为浆膜腔）内积聚的过多液体。多浆膜腔积液是指两个或两个以上浆膜腔同时发生积液，包括恶性积液和良性积液。不明原因浆膜腔积液是指浆膜腔积液患者在完成相关检查包括传统影像学诊断及相关实验室检查后，诊断仍不明确者。引起浆膜腔积液的常见病因分 3 类：①内脏型：如心源性、肝性、肾性浆膜腔积液；②炎症性：如化脓性、结核性、结缔组织病等所致浆膜腔积液；③肿瘤型：如恶性淋巴瘤、腹膜间皮瘤、癌转移性浆膜腔积液等。前两种统称为良性腹水。及时准确地鉴别浆膜腔积液的良恶性，对确定疾病进一步的治疗至关重要。

大量研究显示 ^{18}F-FDG PET/CT 显像在鉴别浆膜腔积液的良恶性病变中具有较好的临床意义。恶性浆膜腔积液伴随原发恶性疾病（胸膜间皮瘤或腹膜癌等）或转移病灶产生。恶性积液患者 ^{18}F-FDG PET 显像可表现为高代谢的原发灶和 / 或转移灶，胸膜或腹膜 CT 表现为肿块型或结节病灶伴葡萄糖代谢升高；良性积液患者 ^{18}F-FDG PET 显像多为密度均一的液体，且全身无异常高葡萄糖代谢病灶。PET/CT 显像为全身显像（从头部扫描至双侧大腿根部），可全面了解全身情况，有利于肿瘤原发灶的诊断。

武汉协和核医学 PET 中心团队回顾分析 97 例不明原因腹水患者的 PET/CT 显像结果，在恶性病变 56 例（卵巢癌 16 例、腹膜癌 6 例、胃癌 4 例、腹膜假性黏液瘤 3 例等）中，PET/CT 正确诊断 51 例；良性病变 41 例中（包括结核性腹膜炎 21 例、肝源性腹水 8 例、肾源性腹水 2 例等），PET/CT 正确诊断 33 例；PET/CT 总体诊断不明原因腹水的灵敏度、特异性和准确性分别为 91.1%、80.5%、86.6%。回顾性分析 PET/CT 影像特点，发现恶性腹水患者多表现为大网膜、腹膜呈宽条带状、粗乱条索状或“编织袋”状增厚且较致密，通常伴有 ^{18}F-FDG 异常高摄取，以中腹部或上腹部为著。肠系膜放射性分布增高，脂肪密度增高。从腹水分布情况看，腹膜转移累及的范围有相似之处，好发部位有大网膜、右侧结肠旁沟、直肠膀胱（或子宫）陷凹等处（图 18-32）。而结核性腹水的 PET/CT 影像特点：沿肝包膜、腹膜及网膜细条形代谢增高，代谢程度均匀；大部分网膜无明显增厚；可伴有腹部淋巴结代谢增高，部分可伴有纵隔、膈上及锁骨下淋巴结代谢增高；淋巴结可伴有钙化（图 18-33）。

李亚明等回顾性分析了 93 例不明原因胸腔积液的 ^{18}F-FDG PET/CT 显像的影像特征，其中结核性胸腔积液 27 例、恶性胸腔积液 66 例。以胸膜病变 ^{18}F-FDG 摄取结节状增高视作恶性、弥漫性增高视作结核，^{18}F-FDG PET/CT 显像的灵敏度为 78.8%（52/66），特异性为 81.5%（22/27），阳性预测值为 91.2%（52/57），阴性预测值为 61.1%（22/36）。PET 显像发现原发癌灶 43 例，未发现原发灶 23 例。PET/CT 显像有助于恶性胸腔积液原发灶的寻找；且图像定性方法对恶性胸腔积液和结核性胸腔积液具有较好的鉴别诊断价值。王全师等发现 PET/CT 在鉴别腹腔积液性质中，其检查结果与最后诊断结果吻合度较强（Kappa = 0.776，$P < 0.001$），而定位 CT 和腹腔积液细胞学检查与最后诊断结果吻合度较弱（Kappa = 0.236 和 0.238）。这些均说明不明原因浆膜腔积液可以应用 ^{18}F-FDG PET/CT 显像进行病因学诊断。

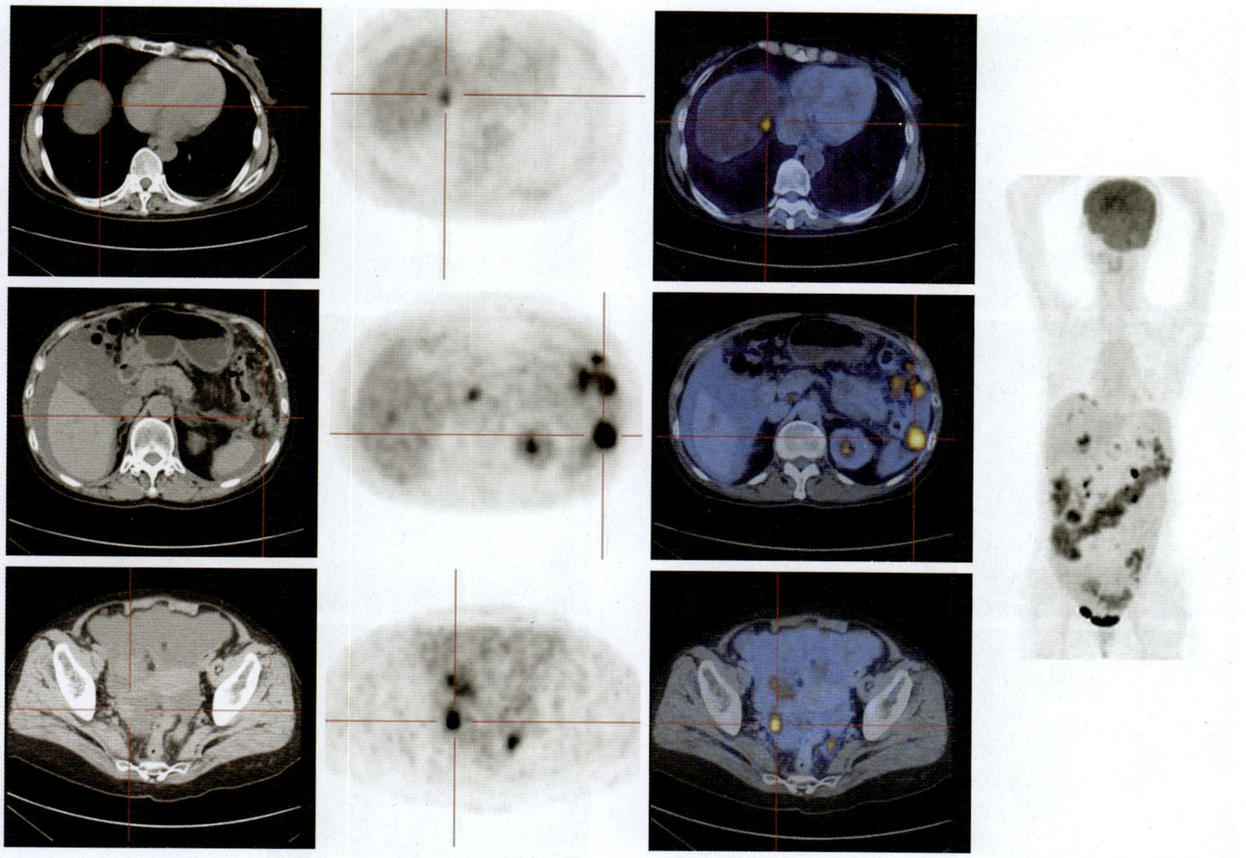

图 18-32 女性患者，发现腹水 20 余天入院

抽腹水检查未找到癌细胞。PET/CT 示右侧附件区异常软组织密度影，代谢异常增高；右侧横膈、腹腔及盆腔多发结节，网膜多发条形异常软组织影，盆底腹膜增厚，代谢异常增高；肝内多发低密度影，代谢异常增高。诊断为恶性肿瘤病变可能性大，以右侧附件为原发可能。后患者行手术探查，病理检查提示卵巢癌Ⅳ期

十、指导临床选择有价值的活检部位或介入治疗定位

对于临床上怀疑或不能排除恶性肿瘤的病变，即使经实验室检查、传统影像学检查、^{18}F-FDG PET/CT 等多种检查方法仍难以鉴别良恶性的病变，需要进行活检取得组织标本进一步得到病理组织学明确诊断。某些情况下，虽然经过影像学、实验室检查确诊为恶性肿瘤，但随着肿瘤治疗方式的增多，特别是生物靶向治疗的发展，获得病理组织学诊断、肿瘤组织学亚型分类并进行相关分子病理检测亦十分重要。常规影像学引导的经皮活检从形态结构上难以区分实体瘤坏死区域与肿瘤活性部分，无法确定取材靶点；难以确定小病灶是否可以作为有效靶点；且经常会出现对没有代表性的病灶进行活检而延误诊断的情况。细针穿刺进行细胞学检查，往往提供的细胞标本量少，无组织结构，对肿瘤分类和分型不够准确，难以满足肿瘤定性、组织学亚型分类、分子病理检测的要求。

^{18}F-FDG PET/CT 显像可提供高葡萄糖代谢病灶，是指引临床进行有效活检的较好方法。中华医学会核医学分会 2015 年在《中华核医学与分子影像杂志》上发表了《PET/CT 引导下微创经皮生物靶区活组织检查术专家共识》，将这一技术定义为：将 PET/CT 全身显像发现需要进一步明确病理诊断的异常摄取病灶或同机 CT 检查医师异常形态的病灶、或其他影像检查发现的病理性质未定病变，在 PET/CT 图像引导下经皮穿刺取出病灶样本，完成病理定性、肿瘤组织学亚型分类和分子病理检测。临床意义在于：①肿瘤原发灶及最高分期转移灶活检，可以提高活检手术安全性，避免不必要的外科手术；②肿瘤活性部位活检，可以避免坏死组织，减少无效活检；③治疗后

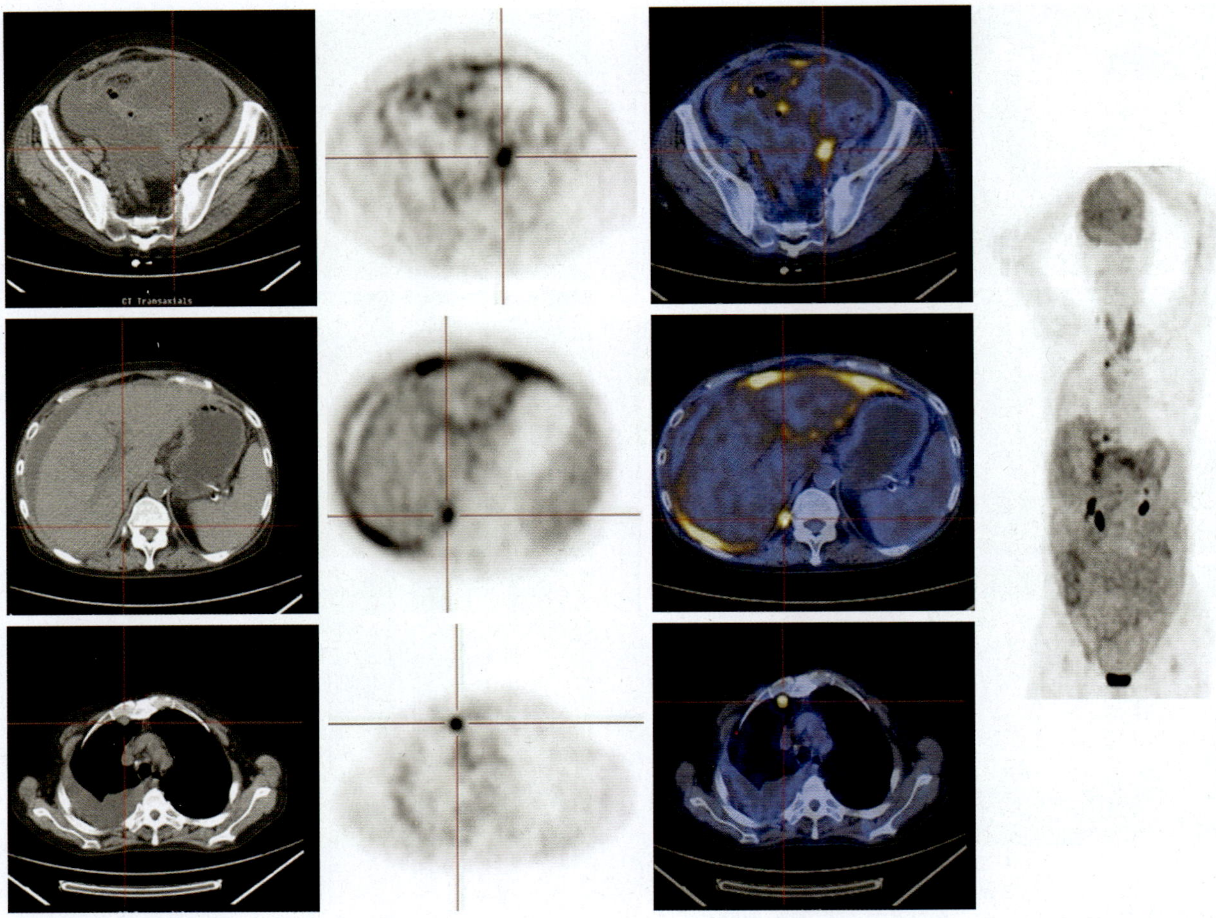

图 18-33 患者因腹胀 1 个月余入院

^{18}F-FDG PET/CT 示右侧胸膜及叶间胸膜、腹腔内肝包膜、腹膜及肠壁代谢弥散异常增高，右侧锁骨上区、胸骨右旁、右侧心膈角、纵隔、右侧膈肌脚及腹膜后区、右侧腹股沟区多发淋巴结肿大，代谢异常增高，SUV_{max} 4.8～8.4，拟诊断为结核。患者后行诊断性抗结核治疗，病情好转，腹水消失

残余病灶、耐药后进展病灶活检，可以明确复发转移灶的病理亚型、有无组织学类型的转化及肿瘤驱动基因的改变；④多重癌的活检，可以指导临床治疗决策，避免无效治疗或过度治疗。

十一、PET/CT 在肿瘤筛查中的作用

肿瘤筛查的关键目的是及早发现具有治愈可能性的恶性肿瘤，有效提高肿瘤治愈率和生存时间。目前并不推荐应用 ^{18}F-FDG PET/CT 显像进行肿瘤筛查，但是特殊人群中可以进行筛查：如体检发现肿瘤标志物增高者；有肿瘤家族史者；有不良生活习惯者（吸引、酗酒等）。与其他影像学方法比较，PET 具有一定的优势：①大多数恶性肿瘤 ^{18}F-FDG 呈高代谢，且随恶性程度的增高 ^{18}F-FDG 摄取亦增加，^{18}F-FDG 显像诊断肿瘤的灵敏度较高；② PET 能在疾病的早期阶段发现异常，有可能较临床提前数个月乃至数年发现病变；③ PET 系全身显像，可以发现全身大多数脏器的肿瘤，而其他筛查方式，如乳腺钼靶摄影、结肠镜、PSA 等只能针对特定脏器的肿瘤。随着 PET/CT 应用的不断增加，对 ^{18}F-FDG 生理性摄取的鉴别和低 ^{18}F-FDG 摄取肿瘤的诊断将更准确，势必进一步提高 ^{18}F-FDG 全身显像肿瘤筛查的准确性和特异性，同时 CT 还可以发现部分良性病变。

中国台湾科学家对 3 631 例无症状人群行肿瘤筛查研究，所有受检者进行肿瘤标志物、B 超和 ^{18}F-FDG PET 或 PET/CT 全身显像，并进行一年以上的随访，1.29%（47 例）发现恶性肿瘤，多数为可早期切除的肿瘤。PET 诊断真阳性 38/47 例（灵敏度 80.9%）。47 例恶性肿瘤患者中 32 例是 PET/CT 显像，其中 PET 发现 28/32 例恶性，而

同机CT仅发现15/32例。2005年日本11家PET中心联合报道了一组39 785例肿瘤筛查的研究，筛查肿瘤的程序包括全身^{18}F-FDG PET和其他影像学检查（全身CT、颈部腹部盆腔和乳腺超声、腹部MRI），共查出526例恶性肿瘤（1.32%），检出率明显高于日本其他常规的肿瘤筛查方法（0.1%）。检出的肿瘤类型主要包括甲状腺癌、肺癌、肠癌、前列腺癌和乳腺癌，均为早期肿瘤。约2/3检出的恶性肿瘤^{18}F-FDG高摄取。PET筛查出的恶性肿瘤占各类肿瘤总数的百分比从高到低依次为结肠癌（89%）、甲状腺癌（87%）、乳腺癌（80%）、肺癌（72%）和胃癌、食道癌、胰腺癌（均为66%）。PET检出率较低的肿瘤有卵巢癌和肾癌（33%）、前列腺癌（18%）、膀胱癌（PET均阴性）。

我国在PET筛查肿瘤方面也有相关报道，但与日本的研究相比样本量相对较少。2002年郭勇等对367例以健康查体为目的的人群（平均年龄50.3岁）探讨^{18}F-FDG PET筛查肿瘤的价值，PET阳性共107例（29.2%），其中8例（2.2%）为恶性肿瘤；另外99例（27%）确诊为良性病变。2007年瑞金医院对1 086例健康体检人群的^{18}F-FDG PET结果进行分析，PET共发现^{18}F-FDG高代谢灶130例（11.97%），其中恶性病变8例（0.74%），63例随访证实为良性病变，另59例随访未发现异常。

^{18}F-FDG PET/CT在肿瘤筛查中检出的恶性肿瘤大多处于早期病变，为早期诊断并最终提高患者生存率带来了希望。但是，炎性病变、感染性病变可能带来假阳性，泌尿系统恶性肿瘤、低葡萄糖摄取肿瘤或恶性病灶较小时，影响^{18}F-FDG PET/CT的检出率。因此，对于普通大众，并不推荐应用^{18}F-FDG PET/CT进行肿瘤筛查。

十二、肿瘤治疗新药与新技术的客观评价

近年来，抗肿瘤药物和新技术已成为药物和技术研发的热点。在药物治疗方面，从普通的化疗药物到靶向治疗、再到免疫治疗药物，针对各种新的治疗靶点的新型药物不断涌现；而新的治疗方法，如介入治疗、热疗、低温治疗、腔内支架等医疗技术进入临床，这些新型药物和治疗方法为肿瘤患者带来了新的治疗希望。如何准确、早期评估这些新药和新的治疗方法的疗效，是临床面临的重要问题。

既往对恶性肿瘤疗效评估是应用以解剖形态改变为基础的RECIST标准，而应用^{18}F-FDG PET显像PET实体瘤疗效评价标准（PERICST），能够更早期通过评价葡萄糖代谢情况而评估治疗反应，较RECIST提供的信息更早、更为准确。目前很多大型制药公司新开发的肿瘤治疗靶向药物，均应用^{18}F-FDG PET/CT显像评估治疗效果，这也在某种程度上进一步拓展了PET的临床应用。

第五节 葡萄糖代谢显像在肿瘤诊疗实践中的一些问题

葡萄糖代谢显像在恶性肿瘤诊断、鉴别诊断、分期和再分期、疗效评估、随访观察等诸多方面均有重要作用，可以说^{18}F-FDG PET/CT显像为肿瘤的诊疗开创了一个新的时代。在应用过程中，有一些问题需要注意。

一、关于辐射吸收剂量

不同研究所计算的全身^{18}F-FDG PET/CT检查有效剂量的个体值各不相同，范围从6.2～77.38mSv，所得平均值也有所不同，范围从11.8～25mSv。受检者有效剂量主要源自于CT外照射有效剂量，范围从6.3～20.3mSv，而PET内照射对应的有效剂量范围从4.4～6.3mSv，仅占18.5%～43.4%。造成这些研究结果间差异的原因可能为CT扫描序列的差异、算法的差异、研究人群的差异等。全球每年人均自然本底剂量约为2.4mSv，1次PET/CT检查的剂量平均为本底剂量的4.9～10.4倍。因此，可以肯定的是，^{18}F-FDG PET/CT检查是安全的，对于肿瘤患者或高度可疑肿瘤的患者来讲，^{18}F-FDG PET的辐射剂量是可以忽略的。如果应用PET/MR进行检查，去除来自CT的辐射剂量，则患者受照剂量更低。

国际辐射防护委员会（International Commission on Radiological Protection，ICRP）特别指出，核医学影像所用的短半衰期核素防护的重要性相对较低，因此在进行核医学诊断后，很少需要对公众采取防护措施。根据中华医学会核医学分会发表的《临床核医学辐射安全专家共识》指出，对

于应用 ^{18}F-FDG PET 显像患者不会产生对其探视者及家属等周围人群的辐射剂量约束（无施用量的限制）。国际原子能机构（IAEA）建议在进行 ^{18}F-FDG PET 显像后可中止哺乳 2 小时；而 ICRP 建议不必中止哺乳。这些均说明 ^{18}F-FDG 进行检查是安全的。

二、卫生经济学评价

卫生经济学分析表明，虽然 PET/CT 检查费用较昂贵，但只要掌握好适应证，正确使用，首选这种一步到位的方法对于很多肿瘤的诊断和分期比用传统的检查方法都经济，并且能够缩短确诊时间，改变临床治疗决策，在总体上降低了社会医疗成本。正因为如此，包括美国、欧洲在内的很多发达国家才将 PET 检查纳入医疗保险支付的范围。

PET 在单发肺结节方面进行了最早的成本效益分析。1996 年，Valk 等在美国做了病例追踪后得出结论：因为避免开胸手术或活检术，每例患者节省将近 2 200 美元。上海仁济医院分析了中国使用 ^{18}F-FDG PET/CT 行肺癌术前分期的经济效益，与常规 CT 比较，所有患者行 PET/CT 的增量成本 - 效益比（ICER）为每一生命年 23 800 人民币，ICER 会由于 PET 特异性的减低而明显增加。因此 PET/CT 被推荐用于肺癌术前分期检查，CT 图像显示淋巴结肿大的患者也应加行 PET/CT 检查。

PET 可以早期发现较小的而其他检查手段不易发现的结直肠肿瘤，或者在明确原发肿瘤病灶的同时发现较小的转移灶或者多发的远处转移，多发远处转移是手术的禁忌证，而孤立的转移灶实施切除已证实有助于肿瘤预后。Valk 等对一组肿瘤标志物增高和准备切除孤立转移灶的结肠癌患者的诊治过程进行随访后，发现其中 25% 的患者不能进行手术，这样 PET 平均为每名患者节省了 2 618 美元。头颈部的解剖结构在许多影像学检查中较难区分，因此 PET 在头颈部肿瘤方面的诊断分期准确性较其他方法有明显优势。Valk 等通过病例追踪提示，通过 PET 检查，每例患者节省了 500 美元。Hollenbeak 等通过模型分析法得出结论认为，PET 对 CT 诊断为 N0 期的患者其效率更高，原因是 PET 能检出 CT 无法诊断的淋巴结转移，从而改变分期，影响后续的治疗方案及预后。Valk 等对黑色素瘤的病例追踪报道认为，PET 通过避免不必要的手术（包括确定诊断为手术禁忌和确定为良性病灶）以及较高的诊断效率，为每例患者节省了 2 175 美元。在乳腺癌腋窝淋巴结分期方面，美国和澳大利亚的研究人员分别得出，PET 为每例患者节省了 2 300 美元和 550 澳元。

^{18}F-FDG PET 对于指导治疗方案有积极的影响，决定了其独特的卫生经济学意义。2005 年美国国家肿瘤 PET 显像登记计划（NOPR）的支付政策覆盖了所有肿瘤的各种应用范围，只要申请医师和患者就肿瘤 PET 显像在 NOPR 做了登记，都将由美国医疗服务中心支付费用，这一措施使几乎所有肿瘤患者都能够享受和得益于 PET 这一高精度检查方式。根据美国药品及食品管理局统计结果，PET 的临床使用可以节省 20% 以上社会医疗费用以及 10% 以上个人医疗费用。在美国和西欧，许多医疗保险公司都愿意为患者支付 PET 在肿瘤疾病方面的检查费用。通过 PET 检查使患者获得更加准确的诊断而得到及时合理而有效的治疗，可避免许多不恰当的检查、误诊和误治。到目前为止，中国也有部分省市将 PET/CT 的部分费用纳入医保支付范围之内，期待在更多数据的支持下，中国的 PET/CT 检查可以纳入医保或商业保险范围之内。

（兰晓莉　刘　芳）

参 考 文 献

[1] 张永学，李亚明，王铁. 核医学 [M]. 2 版. 北京：人民卫生出版社，2014.

[2] 安锐，黄钢. 核医学 [M]. 3 版. 北京：人民卫生出版社，2014.

[3] 潘中允. 实用核医学 [M]. 北京：人民卫生出版社，2014.

[4] 潘中允，屈婉莹，周诚，等. PET/CT 诊断学 [M]. 北京：人民卫生出版社，2009.

[5] 中华医学会核医学分会. 肺占位病变 18F-FDG PET/CT 显像技术操作和临床应用指导原则(试行版•2008)[J]. 中华核医学杂志，2008，28(5)：359-360.

[6] 中华医学会核医学分会分子介导精确诊断工作委员会. PET/CT 引导下微创经皮生物靶区活组织检查术专家共识 [J]. 中华核医学与分子影像杂志，2016，36(6)：542-545.

[7] 中华医学会核医学分会《临床核医学辐射安全专家共识》编写委员会. 临床核医学安全专家共识 [J]. 中华核医学与分子影像杂志，2017，37(4)：225-229.

[8] Christian PE，Waterstram-Rich KM. Nuclear Medicine and PET/CT[M]. 7th ed. Amsterdam：Elsevier，2011.

[9] Jonas Francisco Santiago. Positron Emission Tomogtaphy with Computed Tomography (PET/CT) [M]. Berlin：Springer，2014.

[10] Wang YT，Huang G. Is FDG PET/CT cost-effective for pre-operation staging of potentially operative non-small cell lung cancer? – From Chinese healthcare system perspective[J]. European Journal of Radiology，2012，81(8)：E903-909.

[11] Eisenhauer EA，Therasse P，Bogaerts J，et al. New response evaluation criteria in solid tumours：revised RECIST guideline (version 1.1) [J]. Eur J Cancer，2009，45(2)：228-247.

[12] Wahl RL，Jacene H，Kasamon Y，et al. From RECIST to PERCIST：Evolving Considerations for PET response criteria in solid tumors[J]. J Nucl Med，2009，50 Suppl 1：122S-150S.

[13] Weber WA. Assessing tumor response to therapy[J]. J Nucl Med，2009，50 Suppl 1：1S-10S.

[14] Qin C，Yang S，Sun X，et al. 18F-FDG PET/CT for Prognostic Stratification of Patients With Extranodal Natural Killer/T-Cell Lymphoma[J]. Clin Nucl Med，2019，44(3)：201-208.

[15] Tian Y，Bakari KH，Liao S，et al. Prognostic Value of Volume-Based Positron Emission Tomography/Computed Tomography in Nasopharyngeal Carcinoma Patients after Comprehensive Therapy[J]. Contrast Media & Molecular Imaging，2018：1-8.

[16] Han N，Sun X，Qin C，et al. Value of 18F-FDG PET/CT combined with tumor markers in the evaluation of ascites[J]. AJR Am J Roentgenol，2018，210(5)：1155-1163.

[17] Liao S，Lan X，Cao G et al. Prognostic Predictive Value of Total Lesion Glycolysis From 18F-FDG PET/CT in Post-Surgical Patients With Epithelial Ovarian Cancer[J]. Clinical Nuclear Medicine，2013，38(9)：715-720.

第十九章　肿瘤非葡萄糖代谢显像

^{18}F-FDG PET 显像通过显示葡萄糖代谢进行肿瘤显像，是临床常用的肿瘤代谢显像方法。但细胞的代谢途径很多，除葡萄糖代谢外，还包括氨基酸、胆碱、核苷酸等代谢。因此，也可以通过氨基酸代谢、胆碱代谢等进行肿瘤显像。由于代谢显像反应细胞代谢的旺盛程度，非肿瘤的代谢旺盛病变如炎症等病变常被显示，造成假阳性，影响肿瘤的诊断的准确性。肿瘤细胞常大量表达一些相对特异的受体，利用核素标记与受体特异结合的配体，实现对肿瘤的显像。由于受体在肿瘤的异常表达具有一定的特异性，因而受体显像对肿瘤诊断的特异性相对较好。本章将分别阐述受体显像及非葡萄糖的代谢显像。

第一节　受体显像

受体是细胞表面的一种或一类分子，它们能识别、结合专一的生物活性物质（配体），生成的复合物能激活和启动一系列物理化学变化，从而导致该物质的最终生物效应。不同生物细胞可表达一种或多种不同受体，而肿瘤细胞在变异及分化过程中，常伴随细胞膜某些受体表达的异常增高，如表皮生长因子受体、叶酸受体、雌激素受体、类固醇受体及整合素受体等。肿瘤受体显像是利用放射性核素标记配体或配体类似物作为显像剂，依据配体与受体高特异结合的特性，显示肿瘤受体的空间分布及密度，最终对肿瘤进行显像的一种方法。在肿瘤受体显像中核素所标记的受体配体或配体类似物多为小分子的肽类，具有分子量小、血液清除速度快、容易到达肿瘤组织的优点。因此，肿瘤受体显像是一种安全且有效的显像方法。受体显像发展迅速，许多受体显像已经或正在进行临床应用，如生长抑素受体、整合素受体及前列腺特异性膜抗原受体显像等。

一、生长抑素受体显像

（一）原理和方法

以放射性核素标记的生长抑素类似物（somatostatin analogue，SSA）为显像剂，进入体内后与肿瘤组织表达丰富的生长抑素受体（somatostatin receptor，SSTR）高特异结合，而使放射性核素浓聚在肿瘤组织，通过体外显像实现对肿瘤的检测和诊断。SSTR 为 G 蛋白偶联的七次跨膜型受体，共发现 5 种不同的受体亚型（SSTR1～5），多种肿瘤组织尤其是神经内分泌肿瘤表达 SSTR。天然的生长抑素（SST14 及 SST28）因其在体内易被酶迅速降解，生物活性期很短，不适合临床应用。对天然 SST 分子结构进行改造，人工合成的 SSA 具有半衰期较长、稳定性好、作用持久及使用方便等优点而广泛用于生长抑素受体显像。

（二）显像剂

已有多种人工合成 SSA，如奥曲肽（octreotide），兰乐肽（lanreotide）、[Tyr3]型奥曲肽及[Tyr3]醋酸奥曲肽（octreotide acetate）等。将这些 SSA 与螯合剂（HYNIC 或 DOTA 等）连接可分别进行 ^{99m}Tc 或 ^{68}Ga 标记，形成临床常用的 SPECT 显像剂 ^{99m}Tc-HYNIC-Octerotide 或 PET 显像剂 ^{68}Ga-DOTA-TATE 等。用正电子核素标记生长抑素类似物，其能特异性、高亲和性地与 SSTR 结合，从而进行显像。近年来，^{68}Ga-DOTA-D-Phe1-Tyr3-octreotide（DOTA-TOC）、^{68}Ga-DOTA-[1-NaI3]-octreotide（DOTANOC）及 ^{68}Ga-DOTA-（Tyr3，Thr8）-octreotide（DOTATATE）等几种正电子显像剂成功用于临床，极大地改善了对神经内分泌肿瘤（neuroendocrine tumors，NETs）的诊断及指导治疗。

（三）图像特点

静脉注射 111～185MBq 的 ^{68}Ga-DOTA-NOC，注射 1 小时后扫描，垂体、肝、脾、肾上腺、肾、小肠、膀胱等均可见放射性摄取，其中脾脏放射性浓聚最高，依次为肾、膀胱、肾上腺、肝、垂体。

（四）临床应用

神经内分泌肿瘤是一类起源于肽能神经元和神经内分泌细胞、能够产生生物活性胺和/或多肽激素的肿瘤，神经内分泌肿瘤常高度表达生长抑素受体，因此，生长抑素受体主要用于对神经内分泌肿瘤的显像。^{68}Ga-DOTATOC 等 PET/CT 显像，较传统影像具有一定的优势，在显像特异性方面甚至也优于 ^{18}F-FDG PET/CT 显像（图 19-1），广泛用于神经内分泌肿瘤的诊断、分期、复发监测、疗效评估、预后及生存期的预测等方面。

1. 神经内分泌肿瘤的诊断 传统对神经内分泌肿瘤的诊断主要依靠临床症状、体征、肿瘤标志物，MRI、CT、超声等影像学及组织病理学信息综合判断，缺乏特异性诊断方式。生长抑素受体显像依据神经内分泌肿瘤高度表达生长抑素受体的特点，提供特异性显像方法。研究显示 ^{68}Ga-DOTATOC、^{68}Ga-DOTANOC 和 ^{68}Ga-DOTATATE 等 PET/CT 显像对原发性神经内分泌肿瘤诊断的灵敏度高达 93%，特异性可达 91%，成为神经内分泌肿瘤诊断的有效方法。

2. 神经内分泌肿瘤的分期 准确分期对神经内分泌肿瘤的治疗至关重要，手术是神经内分泌肿瘤治疗的主要方法，但术前明确是否有转移病灶，便于准确筛选手术治疗患者。由于 ^{68}Ga-DOTATATE PET/CT 灵敏度高，能检测小的病灶，有利于手术患者的筛选（图 19-2）。在 N 分期中，有研究显示 ^{68}Ga-DOTATOC PET/CT 对转移淋巴结的检测灵敏度达 100%，优于全身 MRI 的检出率（73%）。对于 M 分期检测远处转移灶，^{68}Ga-DOTATOC PET/CT 也显示了良好的效果，如肝脏为神经内分泌肿瘤的常见转移部位，^{68}Ga-DOTATOC PET/CT 对肝脏转移灶的检测同样优于 MRI。

3. 检测原发灶及复发病灶 在神经内分泌肿瘤中约 10%～22% 的原发部位不明确，由于 ^{68}Ga-DOTATOC PET/CT 显像良好的灵敏度和分辨率，因而该法能有效地检测神经内分泌肿瘤的

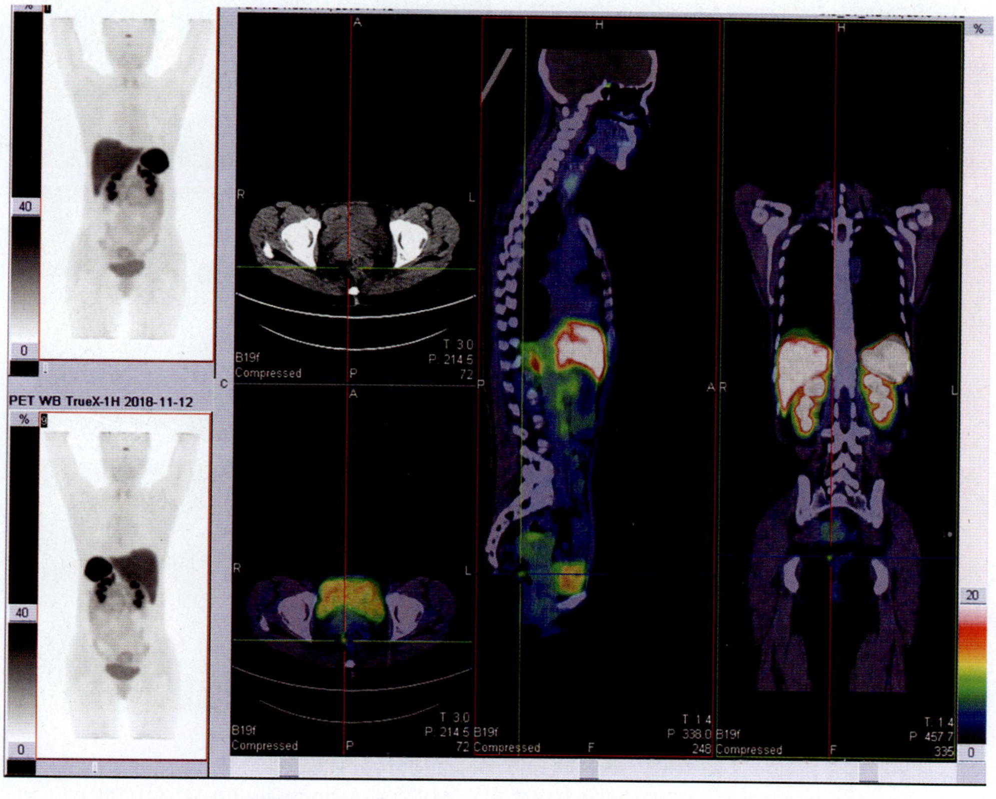

图 19-1 患者做肠镜时发现直肠中段右侧壁长径约 0.8cm 小病变，不能定性

^{68}Ga-DOTA-NOC 显示该部位代谢增高病灶（十字箭头），SUV 最大值 4.7、平均值 3.6，同机 CT 相应部位病变显示不清。诊断神经内分泌肿瘤，术后证实。提示 ^{68}Ga-DOTA-NOC PET/CT 对微小神经内分泌肿瘤病变的定性诊断有较高的灵敏度

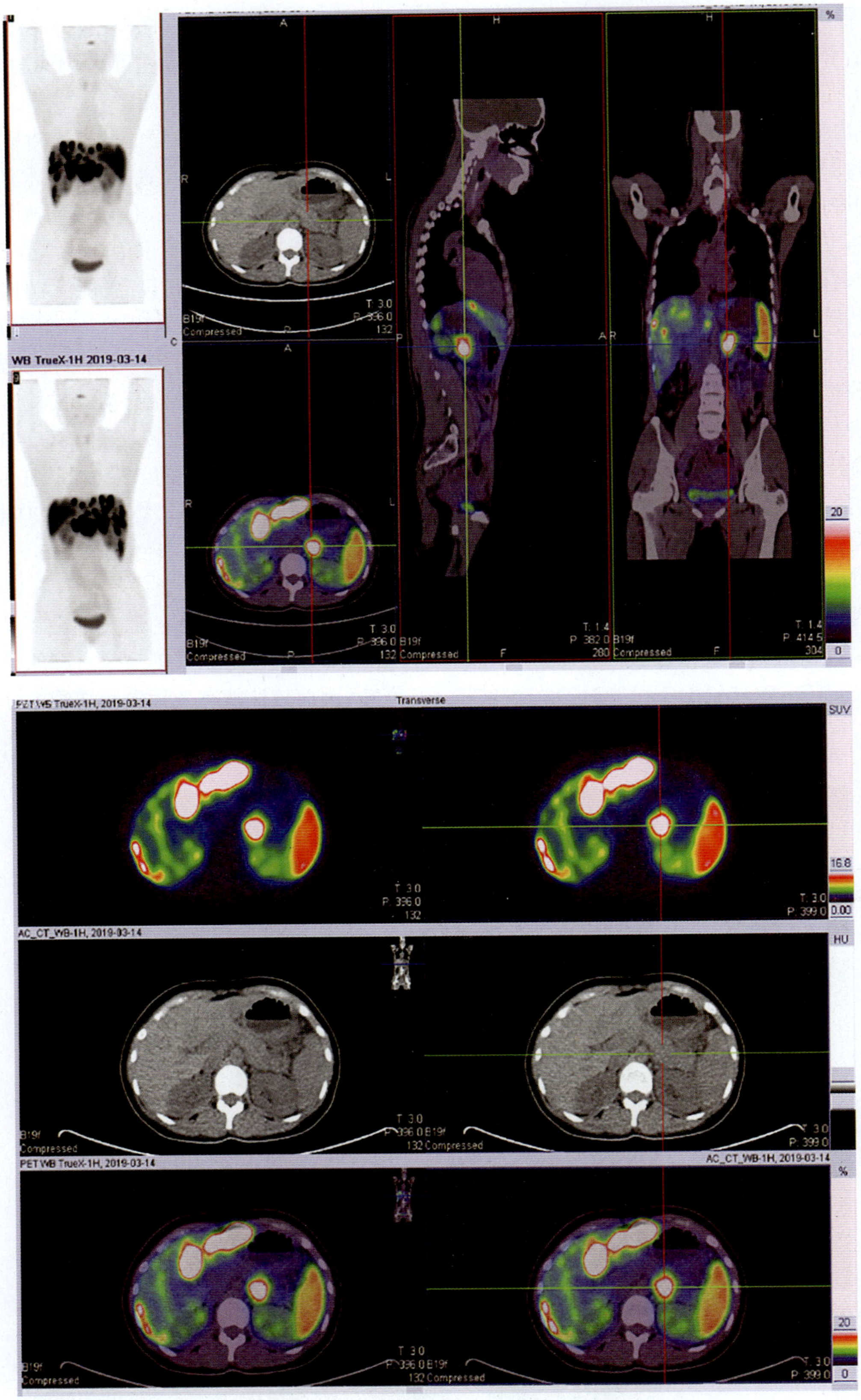

图 19-2 确诊胰腺体部神经内分泌肿瘤患者

^{68}Ga-DOTA-NOC PET/CT 显示原发病灶（十字箭头），大小 2.8cm×2.7cm×1.9cm，*SUV* 最大值 27.6、平均值 20.4；肝脏出现弥漫性结节状转移病灶，长径介于 0.6～3.5cm，*SUV* 最大值介于 7.3～91.0、平均值介于 4.8～71.1。提示 ^{68}Ga-DOTA-NOC 在神经内分泌肿瘤的分期上可以一步到位，对于治疗方案的选择有一定的指导意义

原发灶及复发病灶等（图 19-3）。一项对 59 例原发部位不明确的神经内分泌肿瘤患者的研究显示，CT 仅能明确其中 20% 的原发部位，而 ^{68}Ga-DOTATOC PET/CT 可确定 59% 患者的病灶原发部位。肿瘤标志物及 CT、MRI 和超声等影像学方法均有助于对复发病灶的检测，但 ^{68}Ga-DOTATOC 等 PET/CT 能更好地检测复发病灶，其对复发病灶的检测均优于传统影像学方法。但术后炎症易于导致 ^{68}Ga-DOTATOC PET/CT 摄取增高，此时，联合肿瘤标志物等能更准确地检测复发病灶。

4. 神经内分泌肿瘤的诊疗一体化　诊疗一体化（theranostics）1998 年由 John Funkhouser 首先提出的，最初是指“根据疾病状态干预治疗手段的能力”，随着认识不断的深入，现在的诊疗一体化主要是指用恰当的方法将疾病的诊断或监测与治疗有机结合，有效提高疾病的治疗效果。由于是将诊断和治疗整合为一体，因而相对于单一的诊断或治疗手段具有明显的优势，肿瘤诊疗一体化正成为肿瘤治疗的有效途径。由于针对同肿瘤异常表达的受体，利用同一靶向分子探针既可进行肿瘤受体下显像（^{68}Ga-DOTATOC PET/CT），又可进行核素靶向治疗（^{177}Lu-DOTATOC PET/CT）。因而核素受体显像在这类肿瘤诊疗一体化中有着更高重要的应用。如神经内分泌肿瘤级别从 G1 到 G3，这种分级具有重要的治疗意义，不同级别神经内分泌肿瘤的治疗方法不尽相同。如不可切除的分化良好的 G1 和 G2 肿瘤，由于其高表达 SSTR 可以通过核素标记生长抑素类似物实施核素靶向治疗（^{177}Lu-DOTATATE 已于 2018 年被 FDA 批准用于神经内分泌肿瘤的治疗）。^{68}Ga-DOTATOC 等 PET/CT 显像也可用于筛选此类治疗患者，因为，只有生长抑素受体显像阳性的患者才可进行 ^{177}Lu-DOTATATE 的核素治疗。此外，在治疗过程中可随时进行 ^{68}Ga-DOTATOC PET/CT 显像观察治疗效果，指导或调整的 ^{177}Lu-DOTATATE 治疗。

二、前列腺特异性膜抗原显像（PSMA 显像）

（一）原理和方法

前列腺特异性膜抗原（prostate specific membrane antigen，PSMA），PSMA 是具有广泛细胞外结构域、跨膜片段和细胞内结构域的膜糖蛋白。PMSA 通常在前列腺癌的上皮细胞中表达，并在该病各个阶段中表达均显著增高，PSMA 的表达水平与肿瘤的分级和早期复发呈正相关，且

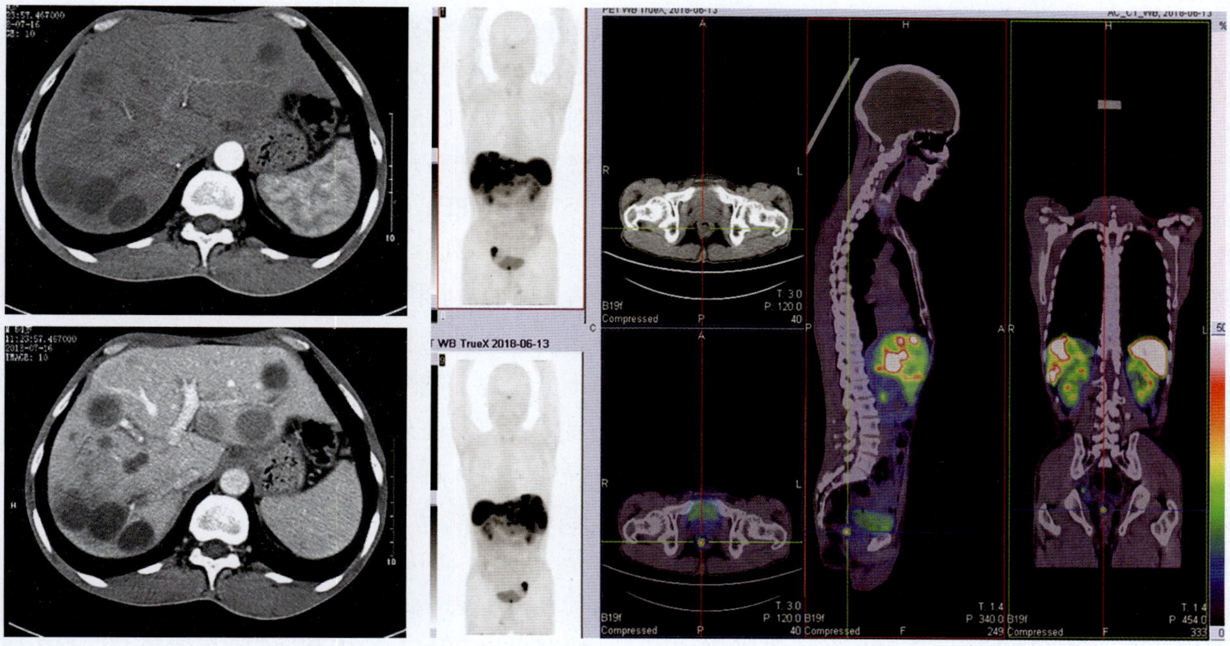

图 19-3　患者右上腹部不适，增强 CT 发现肝脏多发转移病变，后经穿刺活检证实是转移性神经内分泌肿瘤，常规影像检查未发现原发病灶

^{68}Ga-DOTA-NOC PET/CT 发现原发病灶位于直肠上段右侧壁，长径约 1.2cm，SUV 最大值 11.4、平均值 5.6。提示 ^{68}Ga-DOTA-NOC PET/CT 对于检测神经内分泌肿瘤的原发灶比常规影像有明显的优势

PSMA 的表达增加与肿瘤侵袭性、转移及疾病复发有关。与前列腺癌细胞相比，正常人体组织包括前列腺上皮细胞，小肠，肾小管和唾液腺中 PSMA 的表达水平极低。因此，基于配体 - 受体的成像原理，利用核素标记与 PMSA 特异性结合的分子探针将有助于前列腺癌的显像。

（二）显像剂

小分子 PSMA 配体可以结合在 PSMA 细胞外的活性区域，经过内化和胞内体循环可以增加肿瘤摄取和滞留，从而提高显像效果。^{68}Ga 标记 PSMA 配体 PET 显像使用最广泛的是 ^{68}Ga-PSMA-11（^{68}Ga-PSMA-HBED-CC）和诊疗药物 ^{68}Ga-PSMA-617 和 ^{68}Ga -PSMA-I&T。^{18}F 标记药物包括 ^{18}F-DCFBC、^{18}F-DCFPyL 和 ^{18}F -PSMA 1007 等。这些药物均成功用于临床，相反，被 FDA 批准的核素标记的 PSMA 单抗，由于该抗体靶向 PSMA 的细胞内抗原决定部位（7E11），无法在活肿瘤细胞表面探测从而限制了其临床应用。

（三）图像特点

^{68}Ga 标记 PSMA 配体按照每千克体重 2MBq 静脉注射。注射后 1～2 小时采集显像。所有用于 PET 显像的小分子量 PSMA 配体均可以被泪腺、腮腺、颌下腺、肝、脾、小肠、肾和结肠等器官生理性摄取。由于所有的 ^{68}Ga 和 ^{18}F 标记 PSMA 配体均通过肾脏排出，因此肾脏和尿液中有较高的放射性。

（四）临床应用

^{18}F-FDG 是肿瘤 PET/CT 显像最常使用的显像剂，然而只有极少一部分前列腺癌（如侵袭性的、分化不良或未分化的前列腺癌）有着较高的糖酵解代谢速率，因此限制了 ^{18}F-FDG PET 显像在前列腺癌中的应用。核素标记的胆碱衍生物（^{18}F-fluorocholine 或 ^{11}C-choline）也常作为前列腺癌的 PET 显像剂，其在前列腺癌的原位淋巴结分期中特异性高达 95%，但灵敏度仅有 49%。由于这些被广泛研究的 PET 显像剂具有一定的局限性，靶向 PSMA 的分子影像技术最近受到越来越多的关注。由于 PSMA 在大多数前列腺癌类型中均高表达（100 或者 1 000 倍），且其表达水平随着肿瘤级别和分期的增加而增加，因而 ^{68}Ga 标记的靶向 PSMA 的 PET 显像的临床应用正快速推进。^{68}Ga-PSMA PET 显像对前列腺癌的早期诊断、疗效评估、复发监测等均具有重要的临床价值。

1. 前列腺癌的早期诊断 ^{68}Ga 标记靶向 PSMA 的分子探针，由于检测灵敏度高可用于前列腺癌的早期诊断（图 19-4）。^{68}Ga-PSMA-11 PET/CT 显像与前列腺特异抗原（prostate specific antigen，PSA）及 Gleason 评分之间具有一定的相关性，其对病灶检出的灵敏度随 PSA 增加而升高，尤其当 PSA 大于 0.5μg/L 时，检测灵敏度超过 50%。^{68}Ga-PSMA-617 PET/CT 对前列腺癌癌的诊断效能甚至优于 MRI，借助 PET 半定量分析更能有效鉴别前列腺良恶性病变。

2. 前列腺癌的生化复发 大约有 30%～40% 的患者初始治疗失败，上升的 PSA 预示着复发和转移。根据疾病位置、程度及前期治疗情况的不同采取不同治疗方法。补救性手术或补救性放射治疗用于原位和淋巴结复发，立体定向放射治疗用于寡转移性病灶和播散性肿瘤的系统治疗。因此准确的再分期对复发性前列腺癌患者十分关键。^{68}Ga-PSMA 的 PET/CT 显像对生化复发性前列腺癌进行显像已为临床所接受，是其有效的适应证。研究表明，^{68}Ga-PSMA-11 对于复发性前列腺癌的探测率分别是 88%，90% 和 79.5%。^{68}Ga-PSMA-11 PET/CT 的检测效率与 PSA 水平相关，当 PSA 水平分别为 0～0.2，0.2～1，1～2 和大于 2ng/ml 时，^{68}Ga-PSMA-11 PET/CT 显像的阳性率对应为 42%、58%、76% 和 95%。对于经过根治性治疗且 PSA 水平低于 0.5ng/ml 的患者，^{68}Ga-PSMA-11 PET/CT 显像的探测效率也可达 50%。

3. 前列腺癌的分期 高危险度前列腺癌患者，病灶大小和前列腺外扩散（包括淋巴结位置、程度和远处转移）的诊断对制定进一步治疗计划十分关键。越来越多的证据表明 PSMA PET/CT 显像在原发前列腺癌中的重要价值，特别是对于高危险度人群的 N/M 分期（图 19-5）。对于术前患者的病灶位置和骨侵袭位置的探测，CT 分别是 39% 和 82%，而 MRI 对于 80% 淋巴结转移的前列腺癌患者表现为正常大小的淋巴结。许多研究指出 PSMA 配体 PET/CT 显像较 CT、MR 或骨显像有明显的优势。一项纳入 130 例原发前列腺癌患者（中到高危险度）的回顾性研究中，^{68}Ga-PSMA-11 PET/CT 对于淋巴结的分期较形

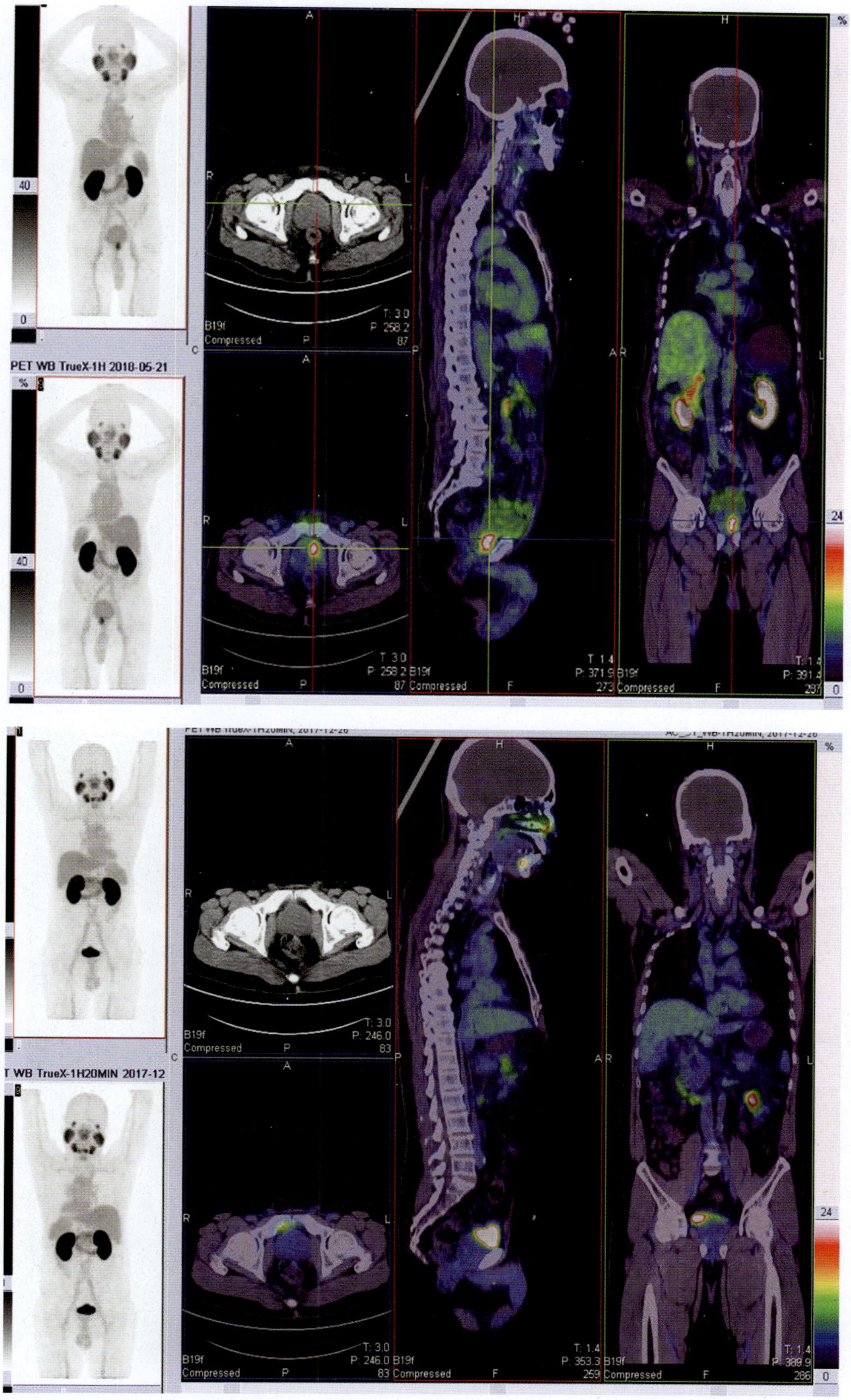

图 19-4 ^{68}Ga-PSMA PET/CT 显像对前列腺良恶性疾病的诊断及鉴别诊断有重要价值

左：患者 66 岁，PSA：23.69ng/mL，^{68}Ga-PSMA PET/CT 显示前列腺轻度增大，*SUV* 最大值 2.49，诊断为良性病变，后经穿刺证实为前列腺增生伴前列腺炎。右：患者 74 岁，PSA：17ng/mL，^{68}Ga-PSMA PET/CT 显示前列腺轻度增大，前列腺左侧外周带长径 1.0cm 的等密度病灶，*SUV* 最大值 10.1，诊断为前列腺癌，手术切除病理证实为前列腺癌

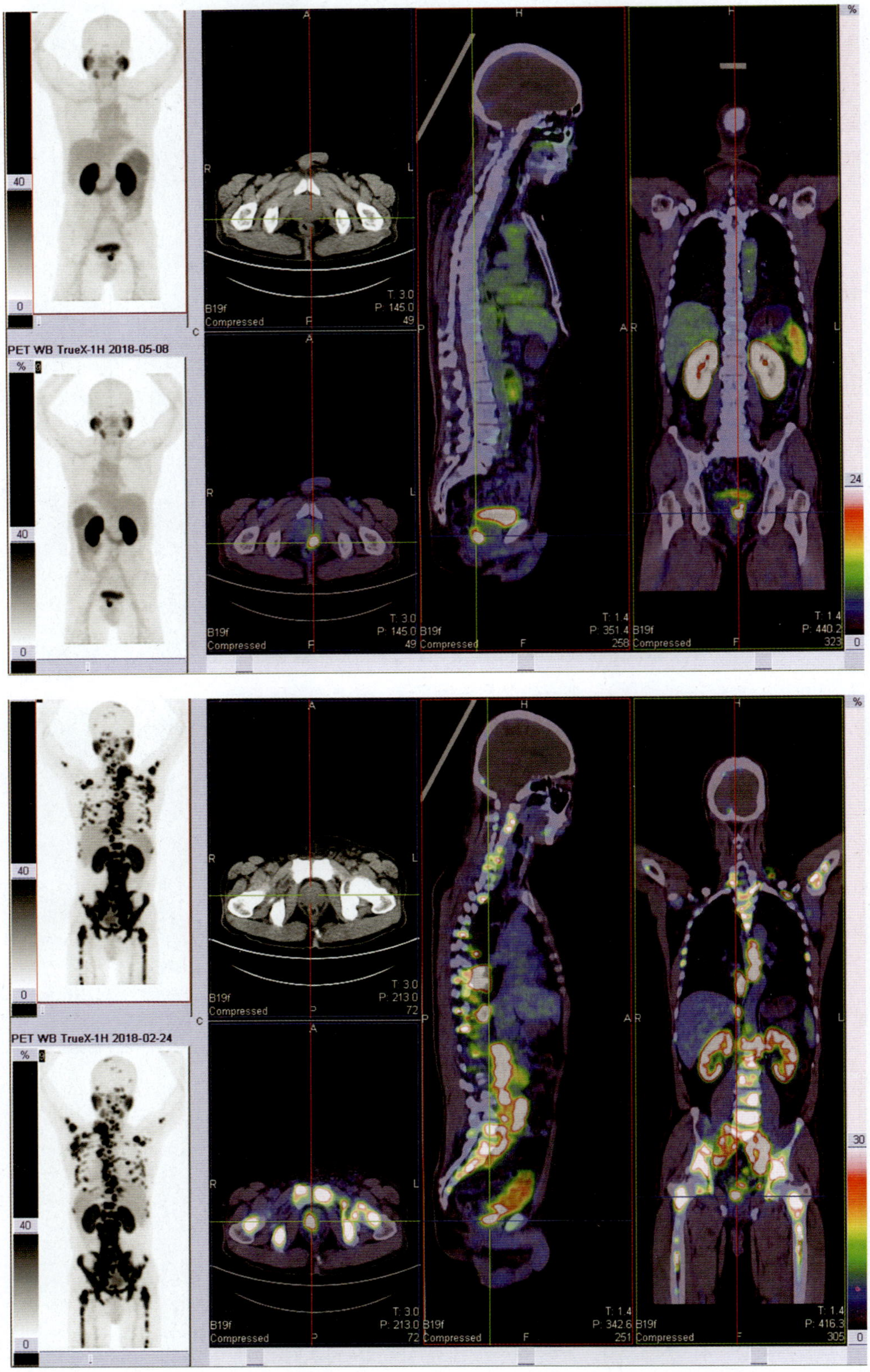

图 19-5 ^{68}Ga-PSMA PET/CT 显像对前列腺癌的准确分期同样具有重要价值

左：患者，68 岁，PSA：17.2 2ng/mL，确诊前列腺癌，^{68}Ga-PSMA PET/CT 显示前列腺左后外周带局限性病灶，全身其余部位未发现转移病变，分期 T1N0M0，Ⅰ期。右：患者，49 岁，确诊前列腺癌，^{68}Ga-PSMA PET/CT 显示前列腺右侧外周带原发病灶及全身广泛骨转移，分期 T2N0M1，Ⅳ期态学影像有明显优势。^{68}Ga-PSMA-11 PET/CT 的灵敏度、特异度和准确率分别是 68.3%、99.1% 和 95.2%，而形态影像分别为 27.3%、97.1% 和 87.6%。对于骨转移，^{68}Ga-PSMA-11 PET/CT 显像具有高灵敏度和高特异性，明显优于骨扫描。此外，^{68}Ga-PSMA PET/CT 显像也有助于前列腺癌术后监测是否复发或转移(图 19-6)，有利于指导进一步的治疗。

4. 前列腺癌的治疗规划 前列腺癌的治疗管理和病灶位置、程度等密切相关。治疗前后 PET 图像的改变可以反映不同临床治疗策略的调整。随着 PSMA 配体 PET/CT 显像的普及，将更好地指导制定治疗方案。一项对 45 例患者的小型对照研究显示，其中 19 例(42.2%)患者改变了治疗方式，包括对于随后的局部复发扩大放疗范围，增加放疗剂量。对 15 例患者进行的 PSMA 配体 PET/CT 显像显示，最终显像结果改变了 53.3% 的患者 TNM 分期和 33.3% 患者的放疗计划。另有研究报道 PSMA 配体 PET/CT 显像在原发疾病和复发疾病中分别影响了 50.8% 和 53.7% 的患者的放疗参数设定，以上研究均显示 PSMA 配体 PET/CT 显像对指导治疗的重要意义。另外，^{68}Ga-PSMA PET/CT 显像和 ^{177}Lu-PSMA 治疗也是进行诊疗一体化的良好范例，同神经内分泌肿瘤的诊疗一体化应用一样，^{68}Ga-PSMA PET/CT 显像和 ^{177}Lu-PSMA 的前列腺癌诊疗一体化也能有效提高前列腺癌的治疗效果。基于 PSMA 良好的 PET/CT 显像，^{177}Lu-PSMA 前列腺癌治疗正显示良好的潜力，虽然其尚未被 FDA 或欧洲药监局批准，但越来越多的临床治疗正在不断开展。对于此类方法 PSMA 配体 PET/CT 显像尤为重要，因为只有 PSMA 配体 PET/CT 显像阳性的患者才能进行 ^{177}Lu-PSMA 靶向治疗。因而 PSMA 配体 PET/CT 显像是筛选 ^{177}Lu-PSMA 治疗不可替代的方法。同时，在 ^{177}Lu-PSMA 治疗后 PSMA 配体 PET/CT 显像也是评价其治疗效果的重要方法。

三、整合素受体显像

(一) 原理和方法

整合素是细胞表面受体的主要家族，由 α 和 β 两个亚单位形成的异二聚体。整合素在多种肿瘤表面和新生血管内皮细胞中高表达，对肿瘤血管生成起着重要作用，其中 $\alpha_v\beta_3$ 的作用尤为重要。成熟血管内皮细胞和绝大多数正常器官系统中，整合素 $\alpha_v\beta_3$ 表达减少或缺乏，但在多种肿瘤细胞表面、炎症、创伤的新生血管内皮细胞中整合素 $\alpha_v\beta_3$ 的表达显著增高。利用肿瘤新生血管丰富且整合素高表达的特点，以核素标记与整合素受体特异性结合的配体即可实现整合素受体显像，最终对肿瘤进行显像。

(二) 显像剂

精氨酸 - 甘氨酸 - 天冬氨酸(arginine-glycine-aspartate，RGD)肽是整合素 $\alpha_v\beta_3$ 受体的特异性识别位点，RGD 能特异性与 $\alpha_v\beta_3$ 结合。针对 $\alpha_v\beta_3$ 受体，已经设计了各种不同结构的 RGD 多肽分子，在各种 RGD 多肽中，未经修饰的 RGD 肽相对分子质量较小，在体内很快被代谢而排出，核素标记 RGD 虽在肿瘤浓聚，但浓聚量较少，而其在肝、肾的摄取却很高，严重影响显像效果。RGD 依据空间构象不同而分为线性和环形多肽两种类型，环形 RGD 肽含有两个二硫键，较线形 RGD 与整合素受体结合的特异性更高。而含有 2 个二硫键的环形 RGD 肽对肿瘤新生血管内皮细胞的结合力更强，是含单一二硫键环形 RGD 肽的 20 倍，是线形 RGD 肽的 100 倍。^{18}F、^{68}Ga、^{64}Cu 等标记的线性、环状及二聚体 RGD 均已成功对肿瘤进行显像。^{18}F-Galacto-RGD、^{18}F-AH111585、^{18}F-RGD-K5 和 ^{68}Ga-NOTA-RGD 等都可用于整合素受体显像。^{99m}Tc-HYNIC-3PRGD2(简称 ^{99m}Tc-3PRGD2)是研究相对成熟的一种 SPECT 新生血管显像剂，现已有很稳定的试剂盒可用于临床试验研究，对实现临床转化具有重要意义。

(三) 图像特点

正电子核素标记 RGD 静脉注射后，1～2 小时进行显像，显像剂主要通过肝脏和肾脏代谢，其他组织如脑组织、肺及肌肉等显像剂摄取较低。

(四) 临床应用

由于整合素受体主要在新生血管表达，而肿瘤组织新生血管丰富，因此，整合素受体可广泛用于多种肿瘤的显像。同时由于肿瘤早期即可出现新生血管，因而整合素受体可对肿瘤进行早期显像。^{18}F-FDG 等肿瘤代谢显像由于仅反映组织的代谢状况，难以区分炎症与肿瘤组织。而整合素受体在炎症部位表达有限，而在肿瘤高度表

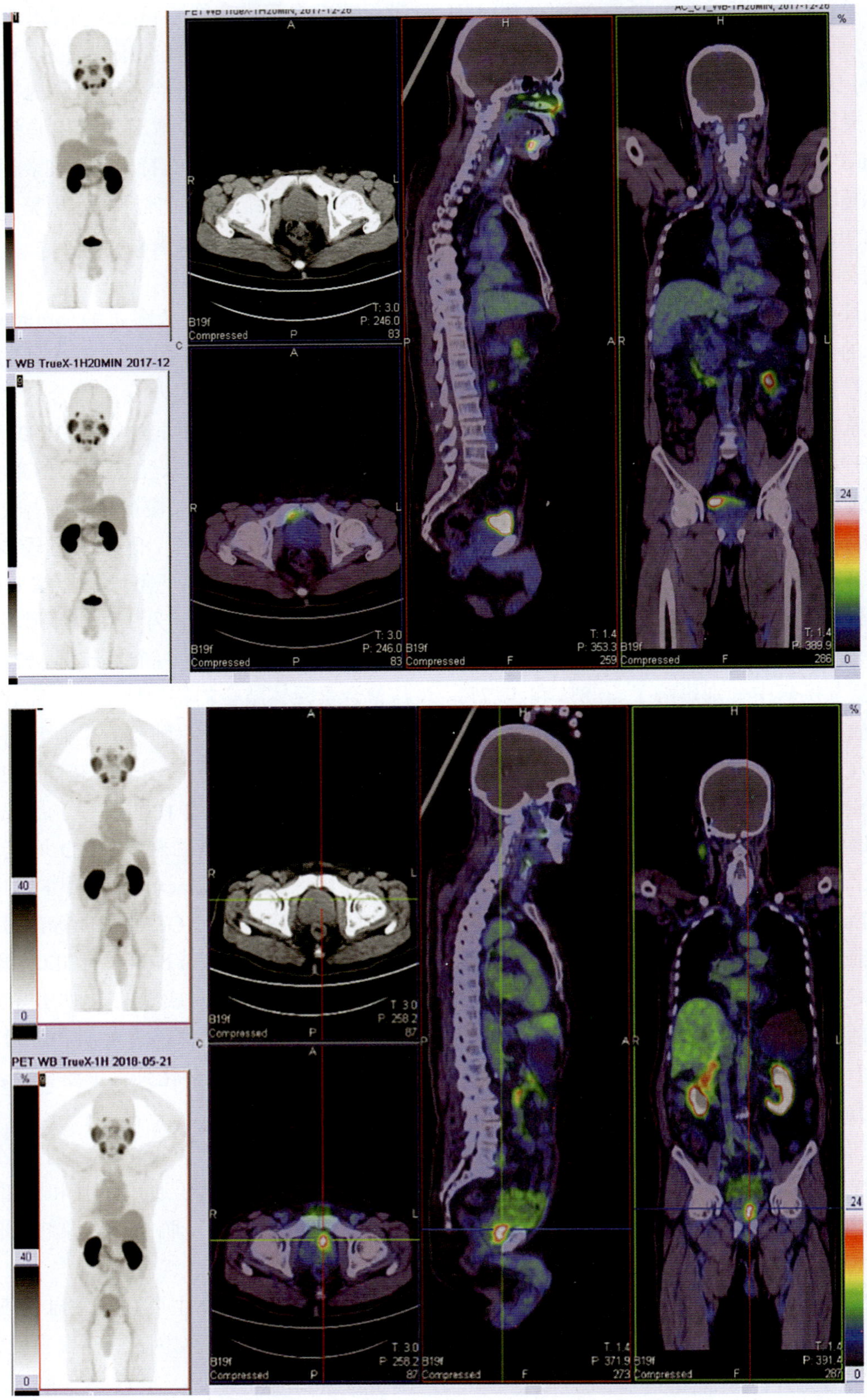

图 19-6 患者，65 岁，前列腺癌根治术后

PSA 逐渐轻度升高，常规影像未发现异常，^{68}Ga-PSMA PET/CT 显示左侧髂血管旁一枚长径 1.0cm 的淋巴结，*SUV* 最大值 8.8，诊断淋巴结转移，后经微创手术切除证实达，因此整合素受体显像还可有效区分炎症等良性病变与恶性肿瘤。

【延伸拓展】

1. 利用配体与受体高特异、高亲和性结合的特点，以肿瘤细胞异常高表达的受体为靶点，通过放射性核素标记相应的配体，可对肿瘤进行特异性显像。除上面所列举的肿瘤受体显像外，还有很多受体在肿瘤组织异常表达（如叶酸受体在卵巢癌异常表达、血管内皮生长因子受体在肿瘤新生血管大量表达等），以这些在肿瘤异常表达的受体为靶点均可实施肿瘤受体显像。现在基础生物医学研究发展迅速，大规模差异化分子筛选技术进展很快，会有更多肿瘤异常表达受体被发现，因而受体显像会有更广阔的发展空间。

2. 受体存在相应的天然配体，但天然配体存在半衰期短、在血液循环时间短等诸多不足，不利于肿瘤显像，通过功能集团替换、结构修饰等方法对配体进行改造可制备更理想的受体靶向分子探针。这些分子探针的分子量小、便于制备、易于到达肿瘤组织，形成理想的肿瘤 / 非肿瘤比值而进行肿瘤显像。因此，密切关注基础研究中所筛选的肿瘤异常表达的受体，开发相应的靶向结合分子探针，并进行受体显像将有助于拓展受体显像内容、开辟肿瘤显像新方法，提高肿瘤的诊疗效果。

3. 受体不仅仅在肿瘤组织异常表达，也会在其他病变组织异常表达，利用受体显像不仅可显示肿瘤，也可有效显示或监测其他相关疾病。如利用核素标记进行多巴胺受体显像，可显示多巴胺受体的表达状况，可对帕金森病的诊断及病情发展提供有益的信息。此外，利用受体显像还可研究相关组织器官的功能状况，神经组织表达多种功能各异的受体，利用神经受体显像有助于神经功能的研究，将是脑科学研究的重要内容和方法（更多内容请查看神经系统核医学相关专著）。

第二节　乙酸盐显像

一、原理和方法

^{11}C 标记的乙酸（^{11}C-acetate）被肿瘤组织摄取的确切机制尚不十分清楚，^{11}C-acetate 静脉注射后迅速从血液中清除，在单羧酸转运体的作用下进入细胞，在乙酰辅酶 A 合成酶（acetyl-coenzyme A synthetase，ACS）的作用下转化成 ^{11}C- 乙酰辅酶 A，进而参与脂质的合成。因此，乙酸盐可以进入肿瘤组织的脂质池中，进行低氧代谢以及脂质高合成，肿瘤组织中的浓聚可能与肿瘤组织中脂肪合成增加有关，细胞摄取乙酸盐的量与脂肪合成与磷脂酶形成呈正相关，当肿瘤细胞生长旺盛时，其细胞内的脂肪代谢活跃。

二、显像剂

^{11}C-acetate 是常用的乙酸盐代谢显像剂，但由于 ^{11}C 半衰期短，仅 20 分钟，不便于储存和运输，需要在加速器生产后马上使用，只能在配备有加速器的 PET 中心应用。因此，人们着手进行 ^{18}F 标记乙酸盐的研究，^{18}F-acetate 在动物（前列腺癌模型大鼠）体内的生物学分布研究显示在注射药物 30 分钟后靶本比值要高于 ^{11}C-acetate，^{18}F-acetate 所获得的图像质量要优于 ^{11}C-acetate 图像。

三、图像特点

^{11}C-acetate 经静脉注射入人体后，胰腺为全身放射性摄取最高脏器，不随时间变化是 ^{11}C-acetate PET 图像特征之一；注射后 3 分钟，心脏、肾皮质内的 ^{11}C-acetate 达到摄取高峰，20～30 分钟时心脏内的放射性接近本底水平；^{11}C-acetate 不通过泌尿系统排泄，肾盂、输尿管及膀胱内均无放射性尿液滞留；大脑及肺内放射性最低，肝和脾内有中度摄取，唾液腺内放射性摄取轻度增高，两侧对称，分布均匀；骨髓、纵隔、膀胱、子宫、胃壁对 ^{11}C-acetate 有轻度摄取。

四、临床应用

^{11}C-acetate PET/CT 在脑肿瘤、头颈部肿瘤、高分化肺癌、前列腺癌、肝癌、肾透明细胞癌及膀胱肿瘤的诊断中较灵敏。由于 ^{18}F-FDG 在正常脑组织的摄取较高、通过泌尿系统排泄导致较高的膀胱本底；另一方面，肝癌及肾透明细胞癌对 ^{18}F-FDG 的摄取不佳。因此，^{18}F-FDG 对以上肿瘤的显像效果较差，^{11}C-acetate 显像可以弥补单纯 ^{18}F-FDG PET 显像在上述肿瘤诊断中的局限性，两者联合应用，可优势互补，提高诊断的准确率。

第三节 胆碱显像

一、原理和方法

胆碱（choline）是细胞膜的主要构成成分，所有细胞都利用胆碱合成磷脂酰胆碱。恶变肿瘤细胞的胆碱激酶活性明显上升，导致对代谢底物胆碱的需求增加；此外，肿瘤细胞分裂增殖旺盛，肿瘤组织内细胞膜的生物合成活跃，需要大量胆碱作为原料合成磷脂酰胆碱，致使肿瘤细胞胆碱利用率增高；一旦胆碱在细胞内磷酸化后，因带有电荷不能再次通过细胞膜而停留在细胞内，这就是“化学滞留”。胆碱在肿瘤组织中的高代谢方式，决定了放射性核素标记的胆碱可用于 PET/CT 肿瘤显像。

二、显像剂

胆碱显像常用的显像剂是 ^{11}C- 胆碱（^{11}C-choline），但由于 ^{11}C 半衰期短、且 ^{11}C 的 β^+ 的能量（0.97MeV）比 ^{18}F（0.64MeV）高，其在组织中的最大射程约是 ^{18}F 的 2 倍，图像分辨率低于 ^{18}F，特别是在分辨率小的肿瘤病灶中。因此，利用具有较长半衰期的 ^{18}F 标记的胆碱类化合物如 ^{18}F- 乙基胆碱（^{18}F-fluoroethyl choline，^{18}F-FEC）得以不断的发展。

三、图像特点

静脉注射 ^{11}C- 胆碱（^{11}C-choline）后 10～15 分钟后进行显像，其在唾液腺、肝、肾实质、胰腺呈高度摄取，脾、骨髓、肌肉呈中度摄取，肠道、膀胱、小脑、纹状体和脑皮质的摄取很低。但人肺和心肌对 ^{11}C-choline 的摄取量很低；小肠的显影情况与禁食有关，如果餐后马上注射，放射性将会由胰腺分泌入上段小肠；而如果禁食后注射，放射性将会留在胰腺内而不排入小肠。

四、临床应用

^{18}F-FDG 和 ^{11}C-choline 都是代谢显像，对于高代谢的肿瘤都能进行显像，因而 ^{11}C-choline 等可用于包括肺癌等多种肿瘤的 PET 显像。但虽然都是代谢显像，但两种示踪剂在体内的代谢途径有一定的差异，因此对不同肿瘤的显像效果也存在一定的差异。如正常脑组织代谢旺盛，对 ^{18}F-FDG 的摄取较高，利用 ^{18}F-FDG 对脑部肿瘤进行显像时常因为较高的本底而影响显像效果；而 ^{11}C-choline 在正常脑组织的本底相对较低，因此对脑部肿瘤的显像效果优于 ^{18}F-FDG，同样由于 ^{18}F-FDG 经泌尿系统排泄，膀胱的本底较高影响了对前列腺癌的显像，而 ^{11}C-choline 在膀胱的摄取较少，因此对前列腺癌的显像效果较好。另外，肝癌细胞对 ^{18}F-FDG 的摄取较低，而对 ^{11}C-choline 的摄取较好，因此 ^{11}C-choline 也可用于肝癌的显像。总之，^{11}C-choline 在脑肿瘤、肝癌、前列腺癌等肿瘤的诊断、分期、复发检测等方面具有重要价值，一定程度上弥补了 ^{18}F-FDG PET/CT 的不足。

第四节 氨基酸显像

一、原理和方法

氨基酸是生命活动中最基本的物质，是生命代谢的物质基础。肿瘤细胞生长除需要摄取葡萄糖，还需要大量氨基酸。肿瘤恶性化程度增强可引起肿瘤组织的快速生长和细胞无限制增殖，需要摄取并消耗大量的氨基酸，导致机体氨基酸代谢缺陷，因而肿瘤恶性化程度与氨基酸代谢异常密切相关。由于肿瘤细胞对氨基酸的需求量远大于正常组织，将正电子核素标记氨基酸引入体内，导致肿瘤细胞对氨基酸选择性摄取，因而肿瘤细胞中标记氨基酸及其浓度可反映肿瘤细胞代谢和氨基酸转运体表达状况。此外，氨基酸代谢除包括氨基酸参与蛋白质的合成代谢外，还包括参与氨基酸转运的分解代谢。恶性肿瘤细胞增殖速率增加也可引起氨基酸转运速率的增加，许多肿瘤细胞中某些氨基酸转运体过度表达，而正常组织或炎症组织中低表达或不表达。因而氨基酸转运体也可作为氨基酸代谢的特异性靶标。

二、显像剂

目前，较常用的有 L- 甲基 -^{11}C- 蛋氨酸，此外，L-1-^{11}C- 亮氨酸、L-^{11}C- 酪氨酸、L-^{11}C- 苯丙氨酸、L-1-^{11}C- 蛋氨酸、L-2-^{18}F- 酪氨酸等也有应用。

其中 ^{11}C- 蛋氨酸（^{11}C-methionine，^{11}C-MET）是最常用的氨基酸代谢显像剂，能够在活体反映氨基酸的转运、代谢和蛋白质的合成。由于 ^{11}C 半衰期短，^{18}F 标记的氨基酸，如 ^{18}F- 酪氨酸（^{18}F-FET）等氨基酸代谢显像剂正不断发展。

三、图像特点

^{11}C-MET 的正常生理分布主要见于胰腺、唾液腺、肝脏和肾脏。^{11}C-MET 的时间 - 放射性曲线表明，静脉注射后 5 分钟左右，正常脑组织和肿瘤组织就能迅速摄取 MET，并且脑肿瘤组织标准化摄取值（SUV）明显高于正常组织，注射后 10 分钟，肿瘤 *SUV* 达到峰值，且稳定保持在高水平上。由于 ^{11}C-MET 的摄取、达到平衡和清除较快，临床显像在静脉注射后 1 小时内完成效果较为理想。

四、临床应用

目前 ^{11}C-MET PET 显像主要用于脑肿瘤、头颈部肿瘤、淋巴瘤和肺癌等肿瘤的诊断。特别在鉴别脑肿瘤的良恶性、肿瘤复发、勾画肿瘤的浸润范围、早期评价治疗效果等有其特定的临床价值。与 ^{18}F-FDG 相比，^{18}F-FET 的优点是：脑肿瘤组织与周围正常组织的放射性比值高，肿瘤边界清楚，图像清晰，更易辨认；肿瘤组织与炎症部位或其他糖代谢旺盛的病灶更易鉴别。

【延伸拓展】

代谢是细胞生存的基本特征、不同来源、不同功能状态细胞的代谢各不相同。相对而言，肿瘤细胞由于增殖非常快、与正常细胞相比，肿瘤细胞的代谢非常活跃。代谢活跃的组织细胞需要大量的原材料（葡萄糖、氨基酸等），利用不同细胞间代谢差异及其对原材料（或底物）摄取的差异而开展的代谢显像，将有助于病变的确认及病情的监测。前面所列举的包括葡萄糖、氨基酸等的显像都属于代谢显像，当然代谢显像不仅仅局限于上述的几种类型。参与细胞代谢的物质或分子都可以用于代谢显像，如除以上代谢显像外，还有核苷酸代谢显像（如 ^{18}F-FLT 进入细胞内并被胸腺激酶磷酸化，其代谢产物不能进一步参与 DNA 合成亦不可返回到细胞外，从而在细胞内滞留得以显像，处于 S 期的细胞 DNA 合成增加，而对肿瘤进行显像）。

虽然代谢显像能很好地显示代谢旺盛的肿瘤组织，但同时我们应该明确，代谢显像主要是显示细胞的代谢状况，凡是代谢旺盛的组织都会呈现阳性代谢显像，并不仅仅是肿瘤代谢显像呈阳性，如炎症组织，其代谢也很旺盛，代谢显像也呈阳性。因此，代谢显像的特点是灵敏度较高、但在确定代谢阳性性质时需要综合判断。从代谢显像的特点我们可以推断，凡是有效参与细胞代谢的物质都可以考虑用于代谢显像，凡是代谢异常的组织或病变都应该可以通过代谢显像进行确认。

第五节 其他非特异肿瘤显像

放射性核素或其标记物可被肿瘤细胞摄取，在肿瘤组织浓聚，实现对肿瘤的显像，其中放射性核素包括 ^{67}Ga、^{201}Tl 等；核素标记化合物包括 ^{99m}Tc-MIBI 及 ^{99m}Tc（V）-DMSA 等。这些非特异性的放射性核素或其标记物的亲肿瘤机制目前尚不十分清楚，除与肿瘤生长快、局部血流丰富、代谢旺盛等有关外，还与肿瘤本身的某些其他特性有关。近年来，由于前文所述的肿瘤代谢显像（葡萄糖、氨基酸、胆碱代谢）及受体显像，尤其是 ^{18}F-FDG 代谢显像成功的临床应用，这些非特异肿瘤显像正逐步退出临床，但在尚缺乏 PET 的单位，部分非特异性亲肿瘤显像仍有一定的应用价值（如 ^{99m}Tc-MIBI）。

一、显像原理

^{99m}Tc - 甲氧基异丁基异腈（^{99m}Tc-Sestamibi，^{99m}Tc-MIBI）是临床常用的心肌灌注显像剂，为亲脂性的阳离子显像剂，所带的正电荷与带负电荷的线粒体内膜之间的电位差促使 MIBI 进入细胞，其中 90% 进入线粒体。肿瘤细胞代谢异常活跃，线粒体非常丰富，因此 ^{99m}Tc-MIBI 在肿瘤细胞内有明显的聚集，同时 ^{99m}Tc-MIBI 在肿瘤细胞摄取迅速而排泄相对缓慢，因而利用 ^{99m}Tc-MIBI 进行肿瘤显像。

二、显像剂

^{99m}Tc-MIBI 亲肿瘤显像所用的显像剂是临床用于心肌灌注显像的 ^{99m}Tc-MIBI。受检者一般无

需特殊准备，静脉注射 ^{99m}Tc-MIBI 740～925MBq（20～30mCi），注射后 10～30 分钟及 2 小时分别进行早期及延迟显像。

三、图像特点

早期显像见双侧甲状腺浓聚，而延迟显像时甲状腺影像消失。双上肢、腋窝和胸部轮廓影清晰，中央部条状浓影为纵隔，左下方可见心肌影，双乳房影对称，放射性分布均匀，有时可见乳头浓集，肝脏、脾脏、肠道、肾脏、膀胱显影，骨骼不显影。

四、临床应用

^{99m}Tc-MIBI 亲肿瘤显像是一种光谱的肿瘤显像方法，可用于乳腺癌、肺癌、脑肿瘤、甲状腺肿瘤、甲状旁腺肿瘤及骨和软组织肿瘤等多种肿瘤。其对乳腺癌诊断的灵敏度为 84%～94%，特异性为 72%～94%；诊断甲状腺癌的敏感性为 80%～91%，对分化型甲状腺癌复发或转移的灵敏度为 50%～86%，特异性为 76%～96%。^{99m}Tc-MIBI 可用于鉴别骨病变的良恶性，其灵敏度为 81%，特异性为 87%。

（汪 静）

参考文献

[1] Antwi K，Nicolas G，Wild D，et al. Molecular imaging for neuroendocrine tumours[J]. Swiss Med Wkly，2019（149）：w20017.

[2] Singh S，Poon R，Wong R，et al. 68Ga PET Imaging in Patients with Neuroendocrine Tumors：A Systematic Review and Meta-analysis[J]. Clin Nucl Med，2018，43（11）：802-810.

[3] Pauwels E，Cleeren F，Bormans G，et al. Somatostatin receptor PET ligands - the next generation for clinical practice[J]. Am J Nucl Med Mol Imaging，2018，8（5）：311-331.

[4] Geijer H，Breimer LH. Somatostatin receptor PET/CT in neuroendocrine tumours：update on systematic review and meta-analysis[J]. Eur J Nucl Med Mol Imaging，2013，40（11）：1770-1780.

[5] Johnbeck CB，Knigge U，Kjær A. PET tracers for somatostatin receptor imaging of neuroendocrine tumors：current status and review of the literature[J]. Future Oncol，2014，10（14）：2259-2277.

[6] Partelli S，Bertani E，Bartolomei M，et al. Peptide receptor radionuclide therapy as neoadjuvant therapy for resectable or potentially resectable pancreatic neuroendocrine neoplasms[J]. Surgery，2018，163（4）：761-767.

[7] Cai H，Conti PS. RGD-based PET tracers for imaging receptor integrin αv β3 expression[J]. J Labelled Comp Radiopharm，2013，56（5）：264-279.

[8] Shi J，Wang F，Liu S. Radiolabeled cyclic RGD peptides as radiotracers for tumor imaging[J]. Biophys Rep，2016，2（1）：1-20.

[9] Schwarzenboeck SM，Rauscher I，Bluemel C，et al. PSMA Ligands for PET Imaging of Prostate Cancer[J]. J Nucl Med，2017，58（10）：1545-1552.

[10] 刘大亮，李国权，陈玲，等. 68Ga-PSMA-617 PET/CT 与多参数 MRI 诊断前列腺癌的对比研究 [J]. 中华核医学与分子影像杂志，2019，39（2）：72-76.

[11] 刘辰，刘特立，杨志，等. 68Ga-PSMA-617 PET/CT 对高危前列腺癌的预测价值 [J]. 中华核医学与分子影像杂志，2019，39（2）：77-80.

[12] Karanikas G，Beheshti M. 11C-acetate PET/CT imaging：physiologic uptake，variants，and pitfalls[J]. PET Clin，2014，9（3）：339-344.

[13] Spick C，Herrmann K，Czernin J. Evaluation of Prostate Cancer with 11C-Acetate PET/CT[J]. J Nucl Med，2016，57（Suppl 3）：30S-37S.

[14] Glaudemans AW，Enting RH，Heesters MA，et al. Value of 11C-methionine PET in imaging brain tumours and metastases[J]. Eur J Nucl Med Mol Imaging，2013，40（4）：615-635.

第二十章 炎症显像

炎症是各种致炎因子损伤机体而刺激机体产生的以防御为主的病理过程，感染性因素（细菌、病毒、真菌等）引起感染性炎症，而非感染性因素（外伤、化学性的）则引起非感染性炎症。在致炎因子作用下，组织内受损细胞及血细胞释放各种炎症介质，引起病灶局部血管舒张和血管通透性增加，并对神经末梢产生刺激，从而导致局部出现红、肿、热、痛，重者可出现功能障碍及全身性反应。炎症时受趋化物质影响，各种血细胞可在炎症部位聚集，细菌性感染早期以白细胞浸润为主，病毒 / 真菌感染则以单核细胞及淋巴细胞浸润为主。

炎症虽然是临床常见病症，但其病因繁多，发病过程及临床表现复杂多样，给临床诊治带来困难。快速而准确定位炎症病灶（尤其是隐匿性病灶），可以帮助临床制定有效的治疗方案，从而提高疾病治愈率，改善患者预后。临床用于定位诊断炎症的显像方法多种多样。近些年，随着核医学的发展，核素炎症显像在临床诊疗工作中的地位逐步提升。放射性核素显像的优点是能早期发现病灶且能全身显像，是探测炎症病灶的有力手段。^{67}Ga、核素标记白细胞、抗粒细胞抗体、非特异性人免疫球蛋白和抗生素等均可用于炎症显像。近年来 ^{18}F-FDG PET/CT 显像在炎症诊断中的应用越来越受到重视。^{18}F-FDG PET/CT 显像用于炎症显像的优势在于探测病灶的灵敏度高，且具有良好的空间分辨率，往往在解剖结构变化之前已能显示病灶的存在；而且通过 CT 图像可对病灶进行精确定位及明确病变与周围组织的关系。与核素标记白细胞、^{67}Ga 等比较，可大大缩短检查时间，以便患者得到及时、精确的治疗。

第一节 FDG 在炎症显像中的应用

一、显像原理

^{18}F-FDG（2- 氟 -2- 脱氧 -D- 葡萄糖）是葡萄糖类似物，能经细胞膜葡萄糖转运蛋白（glucose transporter，GLUT）进入细胞，经己糖激酶作用，生成 6- 磷酸 -FDG，6- 磷酸 -FDG 不能进一步进入糖酵解过程，若未经葡萄糖 -6- 磷酸酶去磷酸化，也不能穿透细胞膜离开细胞，从而滞留在细胞内，使病灶局部 ^{18}F-FDG 浓聚增高。细胞摄取 ^{18}F-FDG 的程度与细胞的葡萄糖代谢率及细胞所表达的 GLUT 相关。活化后的炎性细胞（如单核细胞、中性粒细胞、淋巴细胞等）表面大量表达 GLUT1 和 GLUT3，加速细胞摄取 FDG；另一方面，细胞内糖酵解速率加快，细胞内己糖激酶活力上调，加速 FDG 磷酸化形成 6- 磷酸 -FDG；故炎性病灶在 ^{18}F-FDG PET 图像上呈现放射性浓聚表现，且 FDG 摄取增高通常提示炎症处于活动期。

但需注意的是，由于炎性细胞内葡萄糖 -6- 磷酸酶的表达较高，己糖激酶与葡萄糖 -6- 磷酸酶比值较低，6- 磷酸 -FDG 能较快地被去磷酸化而从细胞内清除，故不同时相（己糖激酶与葡萄糖 -6- 磷酸酶综合作用），炎性病灶 ^{18}F-FDG 摄取程度不同。

二、临床应用

1. 不明原因发热 不明原因发热（fever of unknown origin，FUO）的定义是免疫功能正常患者发热持续 3 周以上，体温超过 38.3℃，经过详细询问病史、体格检查及常规实验室检查不能明确病因。在我国，感染是 FUO 最常见的病因，其次是肿瘤及自身免疫性疾病。绝大多数感染性疾病系局灶性病变，在发病早期无症状和体征，常规影像学检查难以发现，从而给诊断带来困难。而放射性核素炎症显像系全身显像，能灵敏地显示活动性炎症/感染病灶。^{67}Ga 及核素标记白细胞因肝脾内大量生理性摄取，而使肝脾及邻近部位感染灶的探测困难，且检查时间长，图像分辨率差；^{18}F-FDG PET/CT 显像则具有快速、简便、图像分辨率高等优点，且诊断的灵敏度更高，逐渐成为估测 FUO 病因的主要方法（图 20-1），文献报道，约 38%～75% 的 FUO 患者通过行 ^{18}F-FDG PET/CT 而获益。另外，^{18}F-FDG PET/CT 显像的阴性预测值很高，既可排除感染性病灶，又能排除活动性非感染性炎症病变，如动脉炎、结节病和慢性肉芽肿性炎等。值得一提的是，当 ^{18}F-FDG PET/CT 显像结果为阴性时，随访观察寻找新的潜在诊断线索（如隐性病灶等）可能比立即进行更多的筛选检查更有价值。

2. 炎症性肠病　炎症性肠病（inflammatory bowel disease，IBD）指特发性慢性肠道炎症病变，即克罗恩病（Crohn disease，CD）和溃疡性结肠炎（Ulcerative colitis，UC），至今病因不明，可能与遗传或免疫因素相关。UC 是慢性非特异性结肠炎，以黏膜溃疡形成为特征，严重时可累及黏膜下层和肌层，一般从远段结肠起病，逆行向近段结肠发展，严重者可累及全结肠甚至回肠末段，病变连续性分布，可表现为结肠倒灌型 FDG 摄取明显增高；CD 可以累及从口腔至肛门的任意部位，以全肠壁炎症和非干酪性肉芽肿为特征，病变通常呈不连续的节段性分布，可表现为口腔至肛门任意部位跳跃性 FDG 摄取增高。文献报道，^{18}F-FDG PET/CT 显像能够很好地评价疾病活动性，且与 IBD 的国际临床活动评分具有很好的相关性；另外，对于一些常规检查无法得出诊断性结论的病例，部分患者能从 ^{18}F-FDG PET/CT 检查中获益。目前一些小样本研究结果表明，^{18}F-FDG PET/CT 应用于 IBD，不仅能准确地定位病变部位及范围，还能可靠地区分活动性炎症与非活动性炎症，定期随访还能对治疗效果进行客观评估。但 ^{18}F-FDG PET/CT 不能取代内镜和 X 线常规钡剂检查，而是补充其不足，起相辅相成的作用。另外，肠道生理性 FDG 摄取，尤其是结肠，如部分服用二甲双胍的患者甚至出现全结肠弥漫性 FDG 摄取，在临床工作中需加以区分，避免产生假阳性诊断。

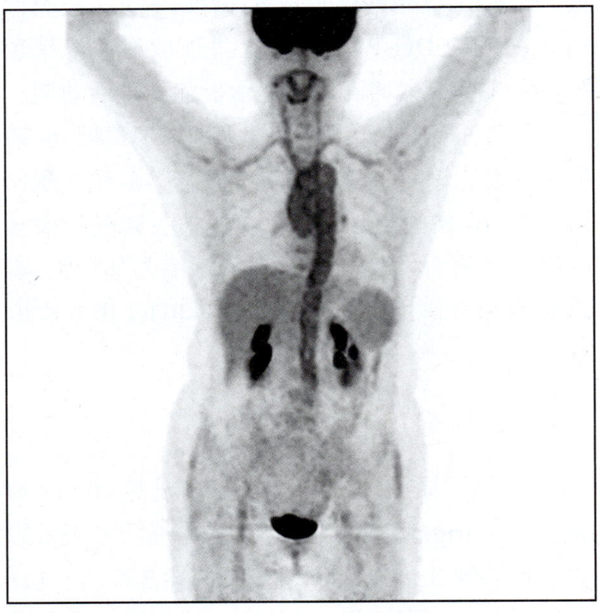

图 20-1　FUO 患者 ^{18}F-FDG PET/CT MIP 图，可见颈总动脉、锁骨上动脉、升主动脉、降主动脉及腹主动脉管壁放射性摄取明显增高，最后诊断为大动脉炎

3. 人工关节感染（prosthetic joint infection）　人工关节成形术应用最多的是人工髋关节成形术，术后最常见的并发症主要是假体松动及假体感染，两者临床表现类似，但治疗措施完全不同。由于假体内金属固定材料的使用，CT 及 MRI 对其应用相对受限。过去常用骨三相显像、^{67}Ga 显像或白细胞显像鉴别人工关节松动及感染，近些年，^{18}F-FDG PET/CT 显像也被用于人工关节感染的诊断。以髋关节成形术为例，当股骨颈及假体髋臼部/假体骨干出现线性均匀 FDG 摄取，多为假体松动表现；当出现假体周围软组织摄取 FDG，则提示假体感染。Reinartz 等比较了骨三相及 ^{18}F-FDG PET/CT 对人工关节松动及感染的诊断效能，结果显示，^{18}F-FDG PET/CT（敏感性为 94%，特异性为 95%，准确性为 95%）明显优于骨三相（敏感性为 68%，特异性为 76%，准确性为 74%）。但也有文献报道，^{18}F-FDG PET/CT 诊断人工关节感染的敏感性高而特异性不佳。目前仍然将白细胞显像/核素标记粒细胞单克隆抗体显像作为人工关节感染诊断的金标准。

4. 血管炎性疾病　血管炎（vasculitis）是血管壁的炎症，常伴有白细胞浸润，血管壁及周围组织反应性破坏，可分为非感染性血管炎及感染性血管炎；在前者中，^{18}F-FDG PET/CT 主要应用于全面评估大动脉炎（Takayasu's arteritis）/ 巨细胞动脉炎的累及范围、疗效评估及监测疾病复发（图 20-2）；虽然也有少数报道提到了 ^{18}F-FDG PET/CT 在中小型血管炎（如结节性多动脉炎、Wegener 肉芽肿）中的应用，但并不能作为疾病诊断的可靠依据。而在感染性血管炎性病变如感染性血栓性静脉炎或感染性动脉炎中，可表现为病灶局部 FDG 摄取增高；另外血管移植物感染虽然少见，但因其致死 / 致残率高，再手术风险大，因此早期准确诊断至关重要。术后修复改变及机体对假体的反应性改变会产生假阳性 FDG 摄取，一般认为，若出现均匀线性弥漫 FDG 摄取，则感染的可能性不高；若出现血管局部灶性或不均匀 FDG 摄取，则提示感染可能。总体来说，^{18}F-FDG PET/CT 较常规影像学检查具有更高的敏感性和特异性。另外，需要注意的是，动脉粥样斑块局部亦可呈现 FDG 高摄取。

5. 结节病 结节病（sarcoidosis）是一种原因不明的系统性疾病，是一种非干酪样肉芽肿性炎，可累及全身各个脏器，如淋巴结、肺、涎腺、胸膜、心包膜、肝、脾、骨等。80% 结节病患者可见淋巴结肿大，以双肺门及纵隔淋巴结肿大最为常见，两侧基本对称，一般表现为孤立肿大淋巴结，坏死罕见，无融合，20%～50% 可见钙化。结节病另一常见累及部位为肺，虽然其表现形式多种多样：不同大小的结节或团块、磨玻璃样改变、网格影或纤维化改变，也可以是气管或细支气管病变，但其分布具有一定特点，通常累及上肺，可分布于支气管血管束旁、叶间裂上或胸膜下。结节病的 ^{18}F-FDG PET/CT 图像多数表现为纵隔及双肺门对称性淋巴结肿大，FDG 摄取明显增高（图 20-3），伴或不伴有各种形式肺内病变，但这种表现缺乏特异性，需结合 CT 上淋巴结和肺内病变特点、其他临床资料和检验结果进行综合分析，尤其需注意的是部分结节病与淋巴瘤及癌性淋巴管炎鉴别诊断困难。^{18}F-FDG PET/CT 在结节病中的应用价值更多在于描述病变范围（发现隐匿病灶及肺外累及病灶）及反映疾病的活动性，从而有助于疗效评估。

6. 骨髓炎 快速、准确诊断及定位骨髓炎，对于早期使用抗菌药物或外科治疗至关重要，并显著影响患者预后。对于急性骨髓炎，白细胞显像联合骨髓显像或核素标记单克隆抗体显像可作为可靠诊断手段，其准确性 > 90%。虽然文献报道，^{18}F-FDG PET/CT 也有很高的敏感性（> 95%）和特异性（> 87%），但与 MRI 及其他核医学检查相比，它并不能带来更多的诊断效益。慢性骨髓炎的诊断更为复杂，^{18}F-FDG PET/CT 在其诊断中发挥着重要作用，且可用于监测抗菌药物疗效及确定安全停药时机。

7. 免疫缺陷者感染 免疫缺陷可分为原发性和继发性，前者病因不明，较少见；后者可由肿

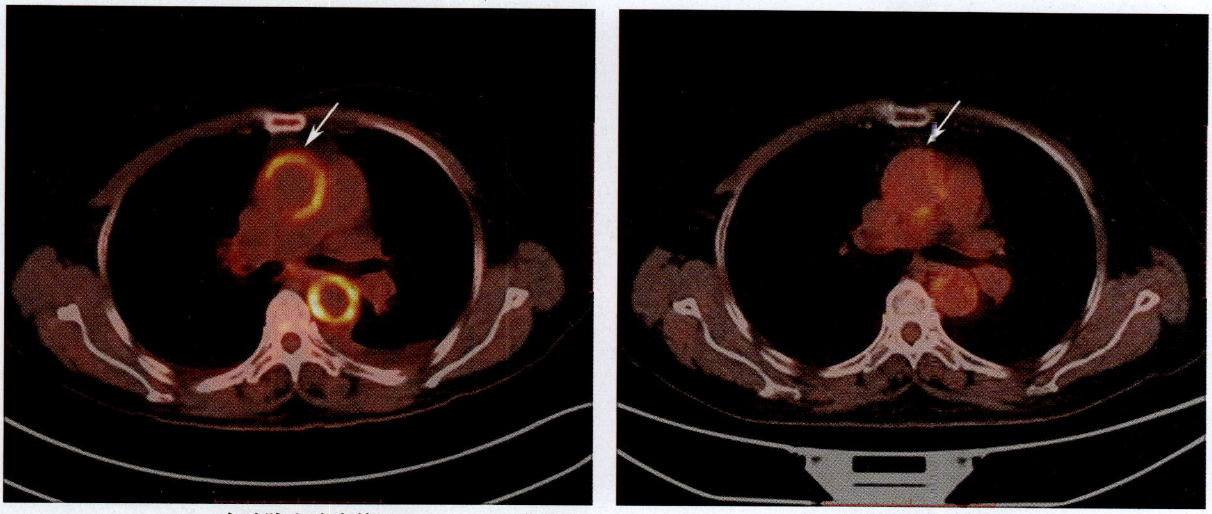

大动脉炎治疗前　　大动脉炎治疗后

图 20-2 大动脉炎患者治疗前后 ^{18}F-FDG PET/CT 对比图

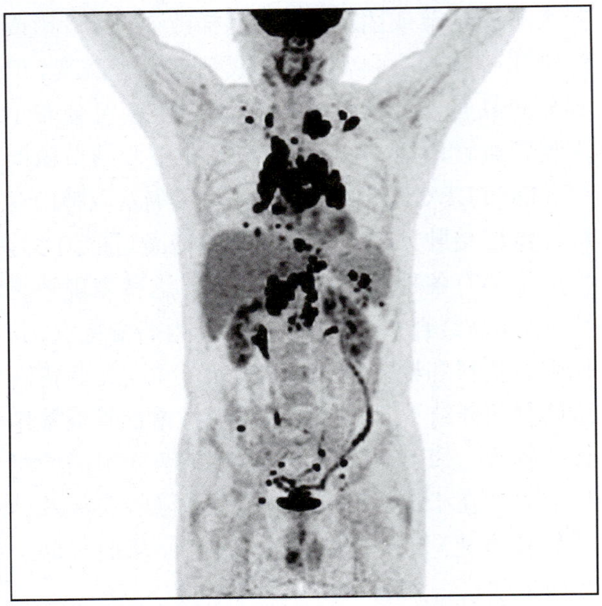

图 20-3 结节病患者 ^{18}F-FDG PET/CT MIP 图

瘤、药物及感染（HIV）所致，临床较常见。免疫缺陷者不仅易感于各种致病微生物，很多对正常人不致病的微生物也易引起其感染（机会感染），而且由于患者免疫力低下，感染发生后的临床症状常不典型，从而给临床诊断带来困难。白细胞显像及核素标记粒细胞单克隆抗体显像在免疫缺陷者中的应用价值有限，一方面由于部分免疫缺陷患者存在粒细胞减少或缺乏及功能障碍；另一方面是由于部分感染并不会引起白细胞反应。但是 ^{67}Ga 显像在探测骨及软组织感染灶中有较高的敏感性，尤其是肺感染。^{67}Ga 经肠道排泄，使其对于腹部感染灶探测效果不佳。目前，对于探测免疫缺陷者感染灶，^{18}F-FDG PET/CT 被认为是最有希望的检查手段。据文献报道在不明原因发热 HIV 感染患者中，^{18}F-FDG PET 诊断的敏感性达 92%，特异性达 94%。另外，近半数 AIDS 患者在病程中有神经系统并发症，其中以弓形体病和淋巴瘤最常见，两者的治疗方案完全不同，但其在 CT 和 MRI 上表现类似，往往难以区分。^{18}F-FDG PET 则可以根据两者代谢的差异进行鉴别诊断，弓形体病的病灶局部 FDG 代谢减低，而淋巴瘤病灶表现为 FDG 代谢异常增高。

8. 自身免疫性胰腺炎 自身免疫性胰腺炎（autoimmune pancreatitis）是胰腺炎的一种类型，一般表现为胰腺实质肿大，主胰管不规则狭窄，伴有明显浆细胞浸润及胰腺纤维化。^{18}F-FDG PET/CT 在检测自身免疫性胰腺炎及胰腺外受累病灶方面有重要价值，且可以评估疾病的活动性及监测疗效。文献报道，^{18}F-FDG PET/CT 可以用于鉴别诊断自身免疫性胰腺炎及胰腺癌，但需注意的是自身免疫性胰腺炎有时与弥漫性胰腺癌极难区分，两者均可表现为 FDG 摄取弥漫增高（图 20-4），且无胰管扩张，此时需借助 CT 或 MRI 辅助诊断；另外胰外病灶累及情况也可以辅助诊断。

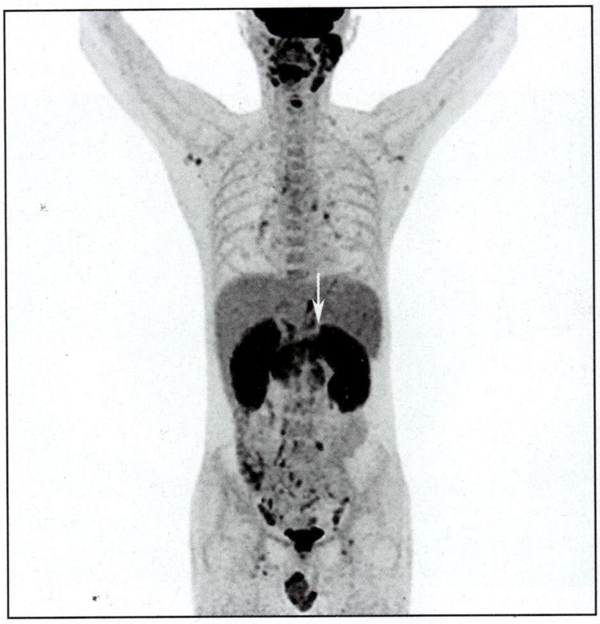

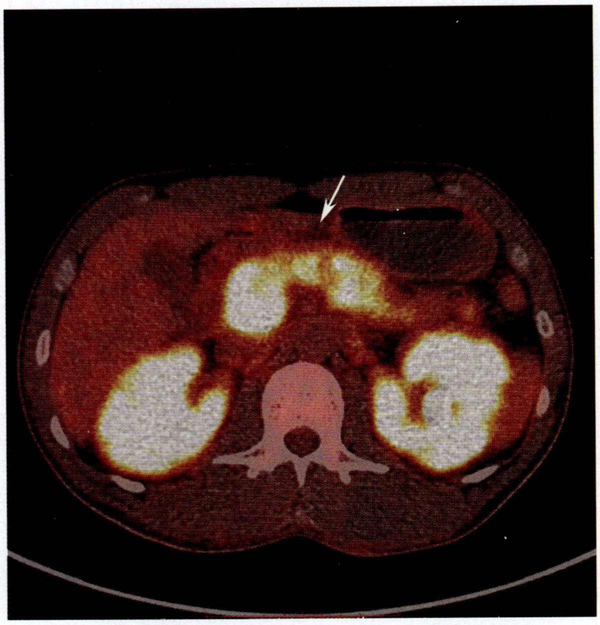

图 20-4 IgG4 相关疾病患者 ^{18}F-FDG PET/CT 显像 MIP 图（左）及胰腺横断层图（右），箭头所示为胰腺部位高摄取

9. 其他 ^{18}F-FDG PET/CT 显像可用于辅助诊断结核及非结核分支杆菌病，这类特殊感染容易形成肉芽肿性病变，因此可以有高摄取的表现（图 20-5）。^{18}F-FDG PET/CT 还可以用于寻找包虫病活动病灶，鉴别诊断椎间盘炎症及椎体退行性变，并监测治疗反应。

第二节 白细胞显像

一、原理

白细胞作为人体主要的防卫系统的一部分，当细菌等病原体入侵人体时，能被细菌及受损组织所释放的具有趋化作用的炎症介质所吸引，从而穿出毛细血管壁，聚集到炎症所在部位，吞噬及消化细菌和机体自身坏死组织。白细胞一旦在炎症部位聚集，就不再返回循环系统及骨髓。因此，当放射性核素标记白细胞进入血液循环后，机体组织有炎症时可进入病灶部位并在局部滞留，通过体外显像显示其在体内的位置及分布情况，即可对炎症部位进行定位，是目前公认的炎症显像的金标准，但因其制备过程复杂而费时，临床推广应用有一定困难。

二、显像剂

目前常用放射性标记白细胞的方法有两种，分别是 ^{111}In- 羟喹啉（^{111}In-Oxine）及 ^{99m}Tc-HMPAO。

（一）^{111}In- 羟喹啉 - 白细胞

1. 制备 ^{111}In- 羟喹啉 取 $^{111}InCl_3$ 溶液 3 MBq（1mCi），加入等体积消毒蒸馏水中，再顺次加入 50μg 羟喹啉溶液（1mg/ml 无水酒精）及 200μl 0.3mol/L 醋酸缓冲液（pH 5.5），充分混匀。混匀后再加入与上述反应液等量的氯仿进行萃取，移取氯仿层在沸水中蒸发至干，以 50μl 无水酒精溶解，并以 200μl 生理盐水稀释，制成 ^{111}In- 羟喹啉。

2. 标记白细胞 在白细胞混悬液中加入 ^{111}In- 羟喹啉 37MBq（1mCi），室温孵育 20 分钟（期间周期性轻轻搅动，防止细胞沉淀）。混合培养后，加入 10ml 生理盐水 10ml，150g 离心 5 分钟，弃上清液，再加入 5ml 生理盐水重新悬浮标记白细胞，制成 ^{111}In- 羟喹啉 - 白细胞混悬液，标记白细胞最好在 1 小时内回输患者体内。

3. 该显像剂的特点是体内生物分布稳定，在泌尿生殖系统及胃肠道内无放射性浓聚，故在肾脏、膀胱、胆囊及胃肠道等腹部感染灶的探测中有优势；但其标记过程复杂、耗时，费用昂贵。

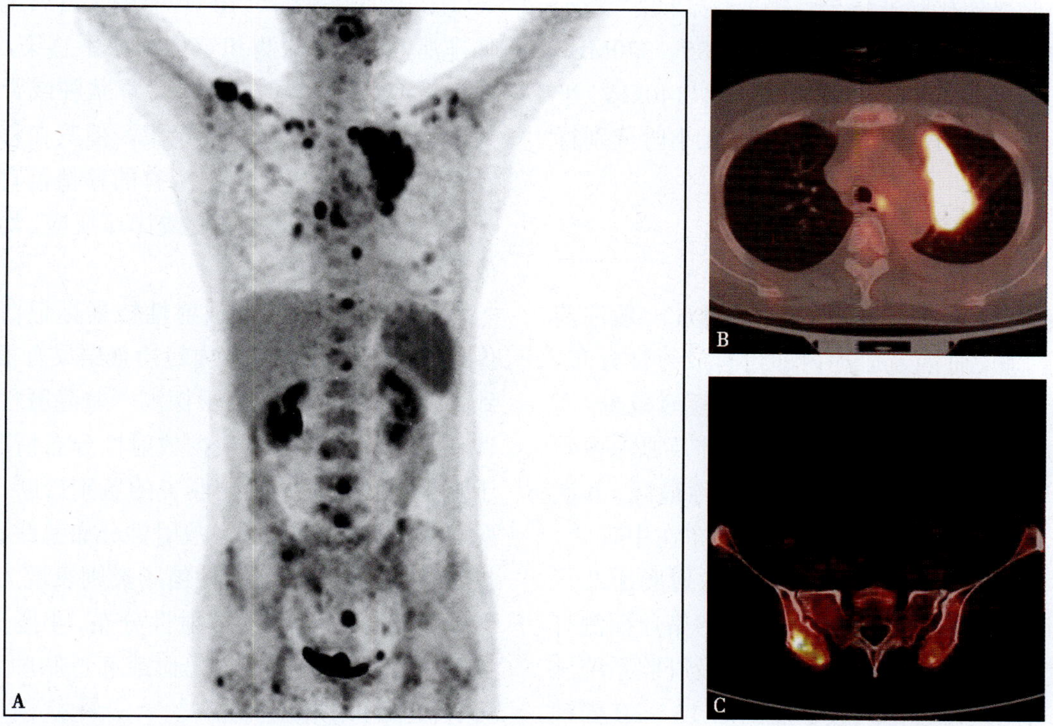

图 20-5 结核性肉芽肿 18F-FDG PET/CT 显像 MIP 图（A）及左肺（B）、骨盆（C）病灶局部横断位融合图像

（二）^{99m}Tc-HMPAO-白细胞（^{99m}Tc-HMPAO-WBC）

1. ^{99m}Tc-HMPAO 制备方法简单，以药盒制备。

2. 标记白细胞 抽取新鲜标记的 ^{99m}Tc-HMPAO（放射性浓度＜740MBq/mL）加入等体积的白细胞混悬液内，室温孵育 15～30 分钟，150g 离心 5 分钟，弃上清液。以生理盐水 10ml 清洗 ^{99m}Tc-HMPAO-白细胞 2 次，每次均以 450g 离心 5 分钟，最后用不含血细胞的自体血浆 3～5ml 重新悬浮 ^{99m}Tc-HMPAO-白细胞。

3. 该显像剂的特点是廉价易得、比 ^{111}In 显像的辐射剂量低、显像时间短和图像质量好。但体内稳定性差，^{99m}Tc-HMPAO 以 7% 每小时的速度与白细胞解离形成水溶性化合物，经肾脏及肠道排泄，一般注射后 3～4 小时，肠道可出现放射性。

三、显像流程

1. 采集受检者血液，制备 ^{111}In-羟喹啉-白细胞或 ^{99m}Tc-HMPAO-白细胞。

2. 患者无需特殊准备，静脉注射 ^{111}In-羟喹啉-白细胞悬浮液 10～18.5MBq（儿童 0.15～0.25MBq/kg）后，采用中能（280keV）平行孔准直器，根据具体情况于 1～4 小时及 16～24 小时进行显像，24 小时图像最为清晰，必要时可加做 48 小时显像排除非特异性摄取；若采用 ^{99m}Tc-HMPAO-白细胞，则在注射显像剂 185～370MBq（儿童 3.7～7.4MBq/kg）后，采用低能（140keV）平行孔准直器，于 1 小时、4 小时及 24 小时分别行全身显像。

四、正常显像表现

两种显像剂的正常分布基本相似，一般注药后肺、肝、脾、骨髓及血池内即可有放射性分布，在最初 4 小时内，肺及血池放射性逐渐减少，而肝脾内放射性逐渐增加；18 小时，肺及血池内基本无放射性分布，此时脾脏内放射性最高，其次是肝和骨髓，骨髓内放射性主要分布在中轴骨，两侧对称。^{111}In-羟喹啉-白细胞在胃肠道及肾脏内无明显放射性浓聚，对该部位感染灶探测有优势；^{99m}Tc-HMPAO 水溶液经肾脏及肝胆系统排泄。肾功能正常患者一般于注药后 15～30 分钟即可有泌尿系统显影；2～4 小时，4% 患者可有胆囊显影，延迟至 24 小时，约 10% 患者可有胆囊显影，且放射性聚集在胆囊内；约 20～30% 儿童于注射药物 1 小时后可出现肠道显影，2%～6% 成人于 3～4 小时出现肠道显影，因此早期显像可在一定程度上减少干扰。

五、异常显像表现

如中轴骨呈不对称性放射性分布或除肝、脾、骨髓外其他部位出现异常放射性浓聚，较本底有轻微增加，就可能有临床意义，须仔细加以鉴别。

六、临床应用

1. 腹盆腔感染 ^{111}In-羟喹啉-白细胞不经胃肠道及肾脏排泄，因而其在腹盆腔感染灶的探测及定位诊断中有明显的优势。^{99m}Tc-HMPAO-白细胞部分经胃肠道清除，早期认为其不是探测腹部感染灶的最佳选择，但研究结果显示，在肠道排泄显像剂前显像亦可获得较高的诊断准确性。当腹部脓肿发生肠瘘时，首选 ^{111}In-羟喹啉-白细胞显像，其不仅可以显示脓肿位置，亦能对漏口进行定位。文献报道，注射后 4 小时显像，2/3 以上的漏口部位能显示，加做 24 小时延迟显像，能显示 90% 以上的漏口部位。

2. 肾脏病变 ^{111}In-羟喹啉-白细胞不经肾脏排泄，可用于探测和定位泌尿系感染，当存在炎症反应如肾盂肾炎、肾炎、肾脓肿或肾周脓肿等，病变局部可有显像剂聚集。但其在移植肾患者中的诊断价值有限，因所有的移植器官无论有无伴随有临床意义的病变或排斥反应，均会显示放射性摄取增加。

3. 炎症性肠病 放射性核素标记白细胞显像结果与消化道造影及内镜检查结果有很好的一致性。此外，它还能用于探测一些隐匿性病灶及评估治疗疗效。另外根据放射性分布情况，有助于克罗恩病及溃疡性结肠炎的鉴别诊断，如若直肠无病变，小肠受累，且放射性分布呈跳跃性，则提示克罗恩病；而溃疡性结肠炎则表现为直肠至结肠的倒灌型连续性放射性分布，小肠无累及。需要注意的是当消化道出血或邻近脓肿肠瘘时，可有假阳性结果。

4. 骨髓炎 包括骨和骨髓的感染，一般情况下通过三种途径受到感染：血源性播散、邻近组织感染扩散和植入性感染。MRI 虽然具有良好的诊断价值，但任何引起骨髓水肿的病变（骨折、水肿）均会造成鉴别诊断困难，另外，当患者体内有人工关节时，则无法行 MRI 检查。目前临床常用 ^{99m}Tc-MDP 骨三相显像辅助诊断骨髓炎，但当患者伴发其他骨的并发症（如骨折、骨梗死和关节炎等）时，骨三相显像诊断的特异性降低。而此时核素标记白细胞显像的诊断价值就显而易见了，因白细胞在正常骨髓及感染灶中均可聚集，所以联合胶体骨髓显像能够帮助鉴别感染灶和正常骨髓。当受累骨髓在骨髓显像上表现为放射性减低或缺损区，而核素标记白细胞显像表现为放射性增高区，则提示局部存在感染灶。据文献报道，两者联合诊断骨髓炎的准确性达 90% 以上。

5. 血管移植物感染 临床工作中大动脉修补移植物的感染往往是致命的，因此及时确诊至关重要。由于此类感染病灶一般比较隐匿，所以常规影像学检查常常难以发现，放射性核素白细胞显像在其诊断中有重要作用。

6. 肺部感染 局限性的肺浓聚可以由肺炎、脓胸和肺脓肿所致，亦可由肺不张或肺栓塞等非感染性病变所致；弥漫性肺摄取增高一般与感染无关，可由心力衰竭或呼吸衰竭所致。

第三节 其 他

一、^{67}Ga 显像

^{67}Ga 在正常及病理组织中聚集的确切机制目前仍不完全清晰，目前普遍接受的理论是：作为铁的一种类似物，^{67}Ga 柠檬酸盐以离子形式与循环转铁蛋白结合，利用转铁蛋白受体进入细胞，然后滞留在细胞内（红细胞除外）。当局部存在炎症时，滞留于白细胞内的 ^{67}Ga 可随白细胞迁移到炎症部位；炎症部位血管通透性增加，^{67}Ga 亦以离子形式或转铁蛋白结合形式漏出血管进入炎症部位；此外，^{67}Ga 尚可能被感染微生物摄取，生成含铁蛋白 ^{67}Ga 复合物而滞留于局部，从而使病灶局部出现放射性聚集。

临床上均用无载体 ^{67}Ga- 枸橼酸镓作为显像剂，系由加速器产生，一般于静脉注射显像剂（150～220MBq）后 6～8 小时和 24 小时显像，必要时加做 48 小时或 72 小时显像；为减少肠道内放射性干扰，部分患者可在注射药物后作肠道清洁。

^{67}Ga 在体内主要分布在肝、脾及骨髓，在软组织中鼻咽部、泪腺、唾液腺及乳腺也可有不同程度摄取。在注射药物后 24 小时内，10%～25% 显像剂经泌尿系统排泄。10% 左右注射量经胃肠道排泄，需要注意的是，^{67}Ga 体内分布个体差异较大，一些肿瘤也可出现非特异摄取，从而导致诊断困难。目前主要用于慢性脊椎骨髓炎、发热待查及免疫缺陷患者肺部 / 纵隔感染的诊断。基于其诊断的特异性低，通常需要与其他显像手段联合应用。

二、核素标记抗粒细胞单克隆抗体显像

核素标记的抗粒细胞单克隆抗体能通过与粒细胞表面的抗原结合从而在炎症部位聚集。目前已应用于临床的有 ^{99m}Tc-SSEA-1、^{99m}Tc-IMMU-MN3、^{99m}Tc-MCA-480、^{99m}Tc-NCA-90Fab′、^{99m}Tc-NCA-95 等。核素标记抗粒细胞单克隆抗体显像诊断炎症或感染灶的作用与核素标记白细胞类似，放射性药物进入人体后，主要分布在肝脏、骨髓及感染灶，脾脏、肾脏及胃肠道可有少量放射性分布。在欧洲，^{99m}Tc-NCA-90Fab′ 和 ^{99m}Tc-NCA-95 常用，其中 ^{99m}Tc-NCA-95 是核素标记的完整鼠源性单克隆抗体，能刺激人体产生人抗鼠抗体，反复使用一方面会改变显像剂在体内的分布情况，另一方面会产生过敏反应，因此一生中仅能应用一次；^{99m}Tc-NCA-90Fab′ 是核素标记的单克隆抗体片段，可以反复使用，且血液清除快，显像时间缩短，但在欧洲，仅被许可用于骨骼和肌肉组织感染的辅助诊断。

三、核素标记人非特异性免疫球蛋白显像

核素标记人非特异性免疫球蛋白（nonspecific immunoglobulin，HIgG）在炎症部位聚集的机制尚不完全清楚，目前认为 HIgG 在炎症病灶的定位可能与病灶局部微血管通透性增加有关，循环中的 HIgG 漏出血管，进入细胞外间隙，聚合而沉淀在病灶部位，因此核素标记 HIgG 在感染灶的聚集是非特异性的。^{111}In 和 ^{99m}Tc 均可用于标记

人非特异性免疫球蛋白，由于 ^{99m}Tc 更易获得，且显像条件佳，临床多用 ^{99m}Tc 作为标记核素。其制备方法简单，价格低廉，可以制成药盒，无明显毒副作用，且显像敏感度高，具有临床实用价值。

一般静脉注射 ^{99m}Tc-HIgG 370～740MBq（10～20mCi）或 ^{111}In-HIgG 74MBq（2mCi）后 4 小时及 18～24 小时进行全身显像，如用 ^{111}In-HIgG 显像，必要时加做 48 小时显像，可疑病灶部位加做局部平面 / 断层显像。

静脉注射药物后，早期除显示心血池与大血管外，体内血容量丰富的脏器如肺、肝、脾、肾、骨髓及鼻咽部等均有不同程度的放射性浓集；延迟期，心血池及肺内放射性逐渐消退，肝、脾及肾脏内仍有较高放射性滞留，肠道内无明显放射性，骨髓放射性分布则接近于本底水平。

若在非正常生理性放射性积聚部位出现放射性浓集，且随时间延长逐渐增浓，往往提示为炎症部位。由于核素标记 IgG 在全身骨和骨髓内无明显浓集，因此其对骨关节系统炎症 / 感染灶的诊断具有非常高的灵敏性；在诊断腹部感染、肺部感染及炎性肠病方面，准确性与白细胞显像相当。

四、标记抗生素显像

放射性核素标记抗生素是炎症显像剂中新的研究领域，其中以核素标记环丙沙星的研究最为成熟。1993 年 Solanki 等首次报道 ^{99m}Tc- 环丙沙星（^{99m}Tc-ciprofloxacin）用于炎症显像。环丙沙星是一种广谱抗生素，属奎诺酮类，标记方法简单，标记物稳定性好（能稳定 8 小时），即使是白细胞减少患者及细菌对环丙沙星有抗药性也能适用。其作用机制为放射性标记的环丙沙星穿透细胞壁与细菌的 DNA 促旋酶（DNA gyrase）特异性结合。尽管 ^{67}Ga、^{99m}Tc- 纳米胶体（nanocolloid）、$^{111}In/^{99m}Tc$ 标记的白细胞、抗中性粒细胞单克隆抗体等已普遍应用于炎症显像，但其无法区分有菌性炎症和无菌性炎症。而动物模型结果显示，^{99m}Tc- 环丙沙星仅在细菌感染病灶呈高摄取，而在无菌性炎症或细菌已被灭活的感染灶无明显摄取，故 ^{99m}Tc- 环丙沙星在区别细菌性感染及非细菌感染性炎症方面优于其他显像剂。

显像过程一般为注射显像剂后 1 小时及 4 小时行全身显像，必要时加做 24 小时延迟显像。显像剂主要经过肾脏排泄，肝、脾在显像早期可见放射性分布，随着时间延长，其放射性逐渐减低；胆囊及肠道也可以有轻度显像剂摄取；而脑、正常骨、骨髓及软组织则无显像剂摄取。骨髓及软组织不摄取显像剂这一特点使 ^{99m}Tc- 环丙沙星在诊断骨、关节感染（特别是慢性感染）及软组织感染中较 ^{99m}Tc- 白细胞具有高的敏感性。Sonmezoglu 等研究表明，^{99m}Tc- 环丙沙星在骨感染诊断中的敏感性为 94%，特异性为 83%，准确性为 89%。另一项纳入 500 例患者的研究结果显示，^{99m}Tc- 环丙沙星诊断感染的敏感性为 93%，特异性为 86%，准确性为 90%。但也有文献结果显示，炎症性肠病 ^{99m}Tc- 环丙沙星显像多为阴性结果。

（霍　力）

参 考 文 献

[1] Ben-Haim S，Gacinovic S，Israel O. Cardiovascular infection and inflammation[J]. Semin Nucl Med，2009，39（2）：103-114.

[2] Jamar F，Buscombe J，chiti A，et al. EANM/SNMMI guideline for ^{18}F-FDG use in inflammation and infection[J]. Nucl Med，2013，54（4）：647-658.

[3] Kouijzer IJE，Mulders-Manders CM，Bleeker-Rovers CP，et al. Fever of Unknown Origin：the Value of FDG-PET/CT[J]. Semin Nucl Med，2018，48（2）：100-107.

[4] Andor WJMG，Francesca M，Luigi M，et al. Imaging of cell trafficking in Crohn's disease [J]. Journal of Cellular Physiology，2010，223（3）：562-571.

[5] 周前，屈婉莹. 中华影像医学：影像核医学卷 [M]. 2 版. 北京：人民卫生出版社，2010.

[6] Seabold JE，Forstorm LA，Schauwecker DS，et al. Procedure guideline for indium-111-leukocyte scintigraphy for suspected infection/inflammation. Society of Nuclear Medicine[J]. J Nucl Med，1997，38（6）：997-1001.

[7] Datz FL，Seabold JE，Forstorm LA，et al. Procedure guideline for technetium-99m-HMPAO-leukocyte scintigraphy for suspected infection/inflammation[J]. J Nicl

Med, 1997, 38(6): 987-990.

[8] Seabold JE, Palestro CJ, Brown ML, et al. Procedure Guideline for Gallium Scintigraphy in Inflammation [J]. J Mucl Med, 1997, 38(6): 994-997.

[9] Signore A, Jamar F, Israel O, et al. Clinical indications, image acquisition and data interpretation for white blood cells and anti-granulocyte monoclonal antibody scintigraphy: an EANM procedural guideline [J]. Eur J Nucl Med Mol Imaging, 2018, 45(10): 1816-1831.

[10] Fitzgerald A, Mori R, Lakhanpaul M, et al. Labeling of antibiotics for infection diagnosis [J]. QJ Nucl Med Mol Imaging, 2006, 50(2): 147-152.

第二十一章　放射性核素治疗原理

第一节　治疗放射性核素的物理特点及种类

1936年Lawrence用^{32}P治疗白血病、1942年Hertz和Roberts用^{131}I治疗甲亢，经过半个多世纪的研究探索，放射性核素内照射治疗已成为临床主要的治疗手段之一，是近年来最活跃和发展最快的领域之一，是核医学最主要的组成部分之一。分子生物学的发展促进了分子核医学的发展，放射免疫显像、受体显像、反义显像和报告基因表达显像促使放射免疫治疗、受体介导放射性核素靶向治疗、放射反义治疗和基因转染介导核素靶向治疗的发展，在理论和技术上充实和丰富了核医学的内容，放射性核素靶向治疗已展示出独特的优势和广阔的发展前景。放射性核素血管内照射预防再狭窄和放射性粒子植入治疗肿瘤，这两项技术都是放射源植入治疗，与镭针插入治疗一脉相承，这说明科学技术发展是在不断循环基础上的进步和提高。放射性核素靶向治疗的理论和实践都不是一个学科能完全涵盖，学科之间的交叉融合和各种技术的综合利用是核素治疗的主要发展趋势。

根据衰变发出射线的不同，可将治疗用放射性核素分为三类。

第一类是发射β射线的核素，根据射线在组织内的射程可分为：短射程（<200μm，如^{223}Ra），中射程（200μm～1mm，如^{131}I），长射程（>1mm，如^{125}I）。其中的一些核素已被广泛用于临床，如^{131}I、^{32}P、^{89}Sr、^{90}Y等。

第二类核素是α粒子发射体，α粒子射程50～90μm，约为10个细胞直径的距离。α粒子在短距离内释放出巨大能量，使其在内照射治疗中有巨大的发展潜力。其LET为100～200keV/μm，约为β粒子的400倍。当α粒子穿过细胞核时释放的能量为1.0MeV，足以在多处打断DNA。细胞存活研究显示，被α射线照射后的细胞氧耗量无增加和无任何辐射损伤的修复反应。^{211}At（砹）和^{212}Bi（铋）作为α射线发射体用于治疗已受到极大的关注，半衰期分别为7.2小时和60.6分钟。^{211}At作为元素或化学复合物，已被用于动物实验模型。其他可能作为治疗使用的发射α射线的核素有^{223}Ra（镭）和^{225}Ac（锕）。^{225}Ac的物理半衰期为10天，^{213}Bi是其子核素，所以可由发生器获得。

第三类核素通过电子俘获或内转换发射俄歇电子或内转换电子，射程多为10nm，只有当衰变位置靠近DNA时才产生治疗作用。如^{125}I衰变位置在DNA附近比在细胞膜上杀死细胞的效率要高300倍。放射性药物在细胞内的定位，是影响治疗效果的决定因素。^{123}I发射俄歇电子和一个能量为125～155keV的内转换电子，在约一个细胞直径范围内产生与^{131}I相似的照射剂量。

第二节　放射性核素治疗原理

一、放射性核素靶向治疗的原理

放射性核素治疗是利用荷载放射性核素的放射性药物能高度集中在病变组织中的特性（高度靶向性），以放射性核素衰变过程中发出的射线近距离照射病变组织，使之产生电离辐射生物效应从而治疗疾病。

放射性核素治疗主要机制是利用载体或介入措施将放射性核素靶向运送到病变组织或细胞，或病变组织与细胞能主动摄取放射性药物，使放射性核素在病变部位大量浓聚，照射剂量主要集中于病灶内，在发挥最大治疗作用同时对周围正常组织的损伤尽可能减轻。

放射性粒子(radioactive seed)植入治疗肿瘤、放射性支架植入防止血管再狭窄等都属于近距离放射治疗(brachytherapy，BT)。通过一定的方法将放射源植入病灶，使其长期滞留病灶内，利用放射性核素不断衰变发射 γ 射线、核衰变中电子俘获以特征 X 线和俄歇电子等形式释放能量，属于低剂量持续照射。由于事先制订放射治疗计划，根据病灶大小、形状和内照射治疗处方剂量，制订植入放射源的方案，可最大限度地提高病灶部位与周围正常组织的放射性分布比，在提高疗效的同时降低毒副作用。制作放射性粒子常用的核素有 ^{125}I、^{169}Yb 和 ^{103}Pd 等。制作放射性支架常用的放射性核素有 ^{90}Y、^{32}P、^{186}Re、^{188}Re 和 ^{125}I 等。

放射性核素衰变发出射线直接作用于生物大分子，如核酸和蛋白质等，使其化学键断裂，导致分子结构和功能的改变，起到抑制或杀伤病变细胞的作用。DNA 是对射线最敏感的物质，DNA 的断裂和合成障碍可导致细胞周期阻滞或细胞凋亡；射线的作用可引起水分子的电离和激发，形成各种活泼的自由基，自由基的细胞毒性作用是内照射治疗的机制之一；由于辐射作用引起病灶局部的神经体液失调、生物膜和血管壁通透性改变、某些物质氧化形成的过氧化物具有细胞毒性，内照射引起的生物学效应是物理、化学和生物学综合反应的复杂过程，其作用机制至今未完全阐明。

二、放射性核素内照射治疗的特点

(一) 靶向性

放射性核素内照射治疗是以病变组织能高度特异性浓聚荷载放射性核素的放射性药物为基础，放射性药物具有高度靶向性，所以疗效好，毒副作用小。如 ^{131}I 治疗甲亢，放射免疫治疗等，已广泛应用于临床。

(二) 持续性低剂量率照射

浓聚于病灶的放射性核素在衰变过程中发出射线对病灶进行持续的低剂量率照射。与外照射治疗相比，连续照射使病灶受到相当于低剂量超分割放射治疗，病变组织无时间进行修复，所以疗效好。由于放射性药物能高度集中在病变组织中且剂量率较低，病灶周围的剂量限制器官对放射性核素内照射有更好的耐受性。

(三) 高吸收剂量

放射性内照射治疗的吸收剂量决定于病灶摄取放射性核素的量和放射性核素在病灶内的有效半衰期，由于放射性药物能高度集中在病变组织中，正常组织受照量小，故可提高病变组织受照剂量。如 ^{131}I 治疗甲亢，甲状腺的吸收剂量可高达 200～300Gy，这是内照射治疗疗效好的主要原因之一。

第三节　放射性核素治疗的内照射剂量计算方法

估算患者的治疗剂量需首先精确计算放射性药物在体内造成的吸收剂量，根据脏器吸收剂量限值可估算得到治疗剂量。因此，吸收剂量是核素内照射治疗评估的一个重要方面。动物实验可处死动物后直接测定相应脏器的放射性活度，但由于难以对人活体进行直接测量，因此人体研究多为剂量估算。内照射剂量估算和核素衰变种类、衰变释放能量、人体器官的质量、在器官内的分布及器官的相对位置有关。主要的剂量估算方法为体积元 S 值法，剂量点核法和蒙特卡罗计算法。近年来，基于影像学如 SPECT、CT、MRI 等方法的个体化剂量估算得到了广泛应用，大致流程为：采集 CT 或 MRI 图像，勾画源器官和靶器官边界，计算相应部位的体积和质量；采集不同时相 SPECT 图像，勾画器官的感兴趣区(region of interest，ROI)，分别测得各器官的放射性活度；通过数学模型计算、绘制全身和各器官的时间放射性曲线，再按相应模型，将器官、组织中累计放射性活度转换成为内照射吸收剂量。

(李　林)

参 考 文 献

[1] Bahn RS，Burch HB，Cooper DS，et al. Hyperthyroidism and Other Causes of Thyrotoxicosis：Management Guidelines of the American Thyroid Association and American Association of Clinical Endocrinologists[J]. Thyroid，2011，21（6）：593-646.

[2] Silberstein EB，Abass AA，Balon HR，et al. The SNMMI Practice Guideline for Therapy of Thyroid Disease with ^{131}I 3.0[J]. J Nucl Med，2012，53（10）：1633-1651.

[3] 匡安仁，李林．核医学 [M]．2 版．北京：高等教育出版社，2017.

第二十二章　^{131}I治疗甲状腺功能亢进症

甲状腺毒症（thyrotoxicosis）是指甲状腺激素增高，作用于机体组织所导致的一种临床状态，引起以神经、循环、消化等系统兴奋性增高和代谢亢进为主要表现的一组临床综合征。根据甲状腺的功能状态，分为甲状腺功能亢进型和非甲状腺功能亢进型。

甲状腺功能亢进型：包括弥漫性毒性甲状腺肿，又称格雷夫斯病（Graves' disease，GD），约占80%～85%；多结节毒性甲状腺肿（toxic multinodular goiter，TMNG），约占10%；甲状腺自主高功能腺瘤，又称普卢默甲亢，约占5%。

非甲状腺功能亢进型：亚急性甲状腺炎，桥本甲状腺炎，外源甲状腺激素替代，异位甲状腺激素产生等。

甲状腺毒症病因多种，临床表现多样，多种治疗方法。恰当的治疗方法需要准确诊断，且受并发疾病和患者的选择意愿影响。

甲状腺毒症诊断的临床思维：

（1）根据病史和体检得出甲状腺毒症的初步印象。

（2）TSH、FT_3、FT_4证实诊断。

（3）甲状腺摄碘功能（radioactive iodine uptake，RAIU）和甲状腺影像检查（核素显像、超声）鉴别甲亢类型和确定甲亢病因：格雷夫斯病、TMNG、普卢默甲亢。

甲状腺功能亢进（hyperthyroidism）是甲状腺毒症的一种，简称“甲亢”，是指甲状腺合成和分泌甲状腺激素不恰当的增高。可发生于任何年龄，多见于30～50岁女性。成年人临床甲状腺功能亢进症患病率为0.78%，亚临床甲状腺亢进症为0.44%，格雷夫斯病为0.53%，GD每年发病率约为20～30/10万，30～60岁为高发年龄段。

甲状腺功能亢进症的诊断依据：①高代谢症状和体征；②甲状腺肿，伴或不伴血管杂音。③血清FT_4增高、TSH减低。具备上述三项诊断即可成立。

在甲亢诊断成立下，GD的诊断依据：①甲状腺肿大呈弥漫性；②伴浸润性突眼；③TRAb和TSAb阳性；④其他甲状腺自身抗体阳性；⑤胫前黏液性水肿。具备前两项者诊断即可成立，其他项进一步支持诊断成立。

第一节　^{131}I治疗格雷夫斯病

格雷夫斯病（也称Basedow病、Parry病）由Parry于1825年首次报告，Robert Graves和Von Basedow分别于1835年和1840年详细报告。GD是甲状腺功能亢进症最常见病因。临床主要表现为：①甲状腺毒症；②弥漫性甲状腺肿；③眼征；④胫前黏液性水肿。

目前公认本病的发生与自身免疫有关，属于器官特异性自身免疫病。它与自身免疫甲状腺炎等同属于自身免疫性甲状腺病（autoimmune thyroid disease，AITD）。本病有显著的遗传倾向，目前发现它与组织相容性复合体（major histocompatibility complex，MHC）基因相关。环境因素可能参与了GD的发生，如细菌感染、性激素、应激等都对本病的发生和发展有影响。

一、格雷夫斯病临床常用治疗方法及优缺点

目前尚不能对GD进行病因治疗。治疗GD的方法有三种，抗甲状腺药物（antithyroid drugs，ATD），放射性碘和手术治疗，三种疗法均在临床应用。

1. ATD治疗　ATD抑制甲状腺合成甲状腺激素。单纯ATD治疗的治愈率仅有40%左右，复发率高达50%～60%，可导致部分患者发生白

细胞降低、肝功能损害及粒细胞缺乏症。ATD 治疗的适应证是：①病情为轻、中度的患者；②甲状腺轻度和中度肿大；③孕妇、高龄或由于其他严重疾病不适宜手术者；④手术或放射性碘治疗前的准备；⑤手术后复发且不适宜放射性碘治疗者。

2. 手术治疗 适应证：①中、重度甲亢，长期服药无效，或停药复发，或不能坚持服药者；②甲状腺肿大显著，有压迫症状；③胸骨后甲状腺；④结节性甲状腺肿伴甲亢；⑤伴有恶性 / 可疑恶性甲状腺结节。主要并发症是甲状旁腺损伤导致甲状旁腺功能减退和喉返神经损伤，发生率为 1%～2%。术后甲亢复发率在 10% 左右。5%～10% 的患者于术后即发生甲状腺功能减低，术后 10 年有 40% 的患者继发永久性甲状腺功能减低。

3. 放射性碘治疗（radioactive iodine，RAI） 在美国，RAI 是成人 GD 患者的首选治疗方法。RAI 治疗 GD 易发生甲状腺功能减退症（hypothyroidism），以下简称“甲减”，国内报道治疗一年内的发生率为 4.6%～5.4%，以后每年递增 1%～3%；国外报道甲减的发生率明显高于国内，因国外治疗 GD 使用的 ^{131}I 剂量较大，特别是北美地区，目的是获得更高的一次治愈率。

1942 年 Hertz 等首次报告用 ^{131}I 治疗甲亢，临床应用已有近 80 年的历史。国内外大量临床应用证明，^{131}I 治疗甲亢具有疗效确切、简便安全、复发率低等优点，已被越来越多的临床医生和患者接受，^{131}I 治疗已成为 GD 的一线治疗方法。大量长期的研究表明，^{131}I 治疗不会导致发生肿瘤和白血病的危险性升高，甲状腺恶性肿瘤的发生率无增加；对生育和后代发育无不良影响，自然流产率未增加，胎儿畸形不超过自然发生率。在临床工作中，应当把三种治疗方法各自的优点和不足充分告知患者，选择个体化的治疗方法。

二、适应证和禁忌证

1. 适应证

（1）格雷夫斯病甲亢患者。

（2）特别适用于对 ATD 过敏或出现其他不良反应；ATD 疗效差或多次复发；有手术禁忌证或手术风险高；有颈部手术或外照射史；病程较长；老年患者（特别是有心血管疾病高危因素者）；合并肝功能损伤；合并白细胞或血小板减少；合并心脏病患者；或手术后复发的青少年格雷夫斯甲亢患者。

（3）格雷夫斯病甲亢伴白细胞或血小板减少的患者。

（4）格雷夫斯病甲亢伴房颤的患者。

（5）格雷夫斯病甲亢合并慢性淋巴细胞性甲状腺炎摄 ^{131}I 率增高的患者。

2. 禁忌证

（1）妊娠和哺乳期患者。

（2）已确诊或临床怀疑伴有甲状腺癌的患者。

三、^{131}I 治疗 GD 的原理

①碘是合成甲状腺激素的物质之一，甲状腺滤泡细胞通过钠 / 碘共转运子（Na^+/I^- symporter，NIS）摄取 ^{131}I。甲亢患者甲状腺滤泡细胞的 NIS 过度表达，对 ^{131}I 的摄取明显高于正常甲状腺组织。② ^{131}I 在甲状腺内的有效半衰期多为 3.5～4.5 天，在甲状腺内停留时间较长。^{131}I 的物理半衰期为 8.04 天，衰变过程中释放的 β 射线占 99%（最大能量 0.61MeV，平均能量 0.192MeV）。^{131}I 发射的 b 射线在甲状腺组织中的平均射程为 0.8mm，几乎全部被甲状腺组织吸收，所以对甲状腺周围正常组织的影响较小。③由于“交叉火力”效应，甲状腺中心部位接受的照射剂量大于腺体边缘部位，如给予适当剂量的 ^{131}I，利用 β 射线的电离辐射生物效应，对功能亢进的甲状腺组织产生抑制和破坏作用，减少甲状腺激素的合成分泌，从而达到治疗目的。

四、患者准备

（1）停止服用影响甲状腺摄取 ^{131}I 的药物和禁用含碘食物；进行体检和血、尿常规检查及肝功和心电图检查；心率过快和精神紧张者，可给予 β 受体阻断药或镇静剂。

（2）甲状腺激素和 TSH 水平检测、甲状腺摄 ^{131}I 功能测定。

（3）甲状腺重量计算：叩诊结合甲状腺显像和 / 或超声检查确定甲状腺重量。

（4）病情较重的患者，可先用抗甲状腺药物治疗，病情减轻后再进行 ^{131}I 治疗。

（5）治疗前健康教育：向患者充分介绍目前治疗甲亢的方法及其优缺点；解释患者提出的问题；

详细介绍 ¹³¹I 治疗的注意事项、疗效、可能出现的近期反应及远期并发症；患者签署知情同意书。

（6）如甲亢合并周期性麻痹、心脏病、突眼等，应采用相应治疗措施处理。

五、¹³¹I 剂量计算

目前国内外采用的剂量计算方法主要有三种：固定剂量法、半固定剂量法和计算剂量法。

1. 固定剂量法（fixed-dose approach）　给予固定剂量的 ¹³¹I 370～555MBq（10～15mCi），简单方便，一次治愈率高，甲减发生率也高。

2. 半固定剂量法（semi-fixed dose approach）　是基于甲状腺重量基础上的固定剂量法。较小甲状腺（30g 以内）用 185MBq（5mCi），中等大小甲状腺（30～50g）用 370MBq（10mCi），较大甲状腺（50g 以上）用 555MBq（15mCi）。

3. 计算剂量法 / 个体化剂量方案（calculated dose/individualized dose regimen）　根据甲状腺重量和甲状腺吸碘率进行的计算剂量法。每克甲状腺组织一般给予 2.59～4.44MBq（70～120μCi）

$$\text{剂量}(\text{Bq 或 }\mu\text{Ci})=\frac{\text{计划量}(\text{Bq 或 }\mu\text{Ci/g 甲状腺组织})\times\text{甲状腺重量}(\text{g})}{\text{甲状腺最高（或 24h）摄 }^{131}\text{I 率}(\%)}\times 100\%$$

固定剂量法和半固定剂量法的优点是简单方便，治愈率高，缺点是早发甲减发生率较高，在北美和部分欧洲国家应用较多。计算剂量法必需的参数是甲状腺重量和 24 小时甲状腺摄碘率，早发甲减的发生率较低，但其一次治疗的治愈率也较低。

4. 剂量调整

（1）应考虑增加剂量的因素有：①甲状腺较大和质地较硬者；②年老、病程较长、长期抗甲状腺药物治疗效果不好者；③有效半衰期较短者；④首次治疗疗效差或无效的患者。

（2）应考虑减少剂量的因素有：①病程短、年轻、甲状腺较小的患者；②未进行任何治疗或术后复发的患者；③前一次治疗后疗效明显，但未痊愈者；④有效半衰期较长者。

六、给药方法及注意事项

1. 给药方法　一般采用一次口服法。空腹口服 ¹³¹I，服 ¹³¹I 后 2 小时方能进食。

2. 治疗后注意事项　嘱患者注意休息，防止感染和避免精神刺激，不要挤压甲状腺。忌碘 1 个月，一周内避免与婴幼儿长时间密切接触。治疗后 4 个月内应采取避孕措施。¹³¹I 治疗 3～6 个月后未痊愈或疗效差的患者根据病情需要可考虑进行再次 ¹³¹I 治疗。

七、治疗反应及处理

1. 早期反应　部分患者服 ¹³¹I 后几天内出现乏力、食欲差、恶心、皮肤瘙痒、甲状腺肿胀等反应，无须特殊处理，多数可自行消失，或可进行对症处理。个别病情严重的患者或服 ¹³¹I 后并发感染的患者，应注意防止甲状腺危象的发生，一旦出现，按内科治疗甲状腺危象的方法处理。

2. 甲减　¹³¹I 治疗甲亢后部分患者可发生甲状腺功能减低。甲减分为早发甲减与迟发甲减。任何治疗方法都不可避免产生一定比例的甲减，现在能方便、敏感地早期诊断甲减和进行生理性替代，所以世界上部分地区（以北美地区为代表）的临床医师治疗甲亢使用 ¹³¹I 的剂量偏大，以确保能获得较高的治愈率。

（1）早发甲减：指治疗后一年内发生的甲减。早发甲减发生的原因是射线对甲状腺细胞的直接破坏，与给予的 ¹³¹I 剂量、个体对射线的敏感性等因素有关。目前对早发甲减的发生无法预测和无法避免，即使采用较低的治疗甲亢的 ¹³¹I 剂量也不能保证绝对不发生甲减。如通过降低 ¹³¹I 剂量来降低早发甲减的发生率，则必然使治愈率降低。采用 ¹³¹I 治疗的主要目的和主要优点是尽快控制甲亢，而不是避免甲减的发生。发生甲减后及时给予甲状腺激素替代治疗，患者可正常的生长发育和生育，保持正常的生活质量。部分早发甲减患者甲状腺功能可自行恢复。

（2）晚发甲减：指接受 ¹³¹I 治疗一年以后发生的甲减，以每年 2%～3% 的比例递增。晚发甲减发生的原因尚不明确，可能与自身免疫功能紊乱有关，与 ¹³¹I 剂量的大小无关。晚发甲减并非 ¹³¹I

治疗所特有，内科药物治疗和外科手术治疗后也可发生甲减，甚至不采用任何治疗措施 GD 自发性甲减发生率可高达 16%～20%。所以甲减可能是 GD 病程发展的自然转归之一。处理原则是早期发现，及时替代治疗。

八、随访

一般情况下，^{131}I 治疗后 3～6 个月复查，如病情需要可于 ^{131}I 治疗后每个月随访一次。观察和检查的内容包括症状、体征、血清甲状腺激素、TSH、血常规。甲亢治愈后，随访间隔时间可延长。^{131}I 治疗后 6 周，甲状腺体积的明显缩小是治疗成功的可靠征象，即使血液中甲状腺激素仍处于高水平。抽筋、月经量增加、持续感觉怕冷和便秘提示有甲减的可能。^{131}I 治疗后 6 周，如果甲状腺激素水平降低或在正常范围低限，即使 TSH 仍处于受抑状态，可考虑使用 L-T_4。

九、疗效评价

1. 对甲亢的疗效 ^{131}I 治疗后甲状腺内将发生一系列组织学变化：服 ^{131}I 后 14～24 天，甲状腺中央部分已有明显破坏性变化，如基质水肿、变性、急性血栓性和出血性脉管炎、上皮细胞肿胀并有空泡形成、滤泡破坏。2～3 个月，甲状腺内开始有纤维组织增生，腺体实质有淋巴细胞浸润，小动脉管壁变厚并有透明变性，滤泡上皮脱落以致逐渐死亡。1～3 年后甲状腺的正常结构完全为致密的纤维组织所代替。上述组织学变化过程说明，甲亢患者从口服 ^{131}I 到开始出现各种甲状腺组织学变化大约需要 2 周的时间，因此 ^{131}I 治疗效果的出现常在 2 周以后。

此外，甲状腺细胞从发生不同程度的破坏性变化，以致最后被结缔组织所代替，这个过程需要 2～3 个月以上的时间，故 ^{131}I 治疗的成败至少要 3 个月，甚至长达一年以后方能做出结论。

^{131}I 治疗后 2～3 周疗效逐渐出现，表现为甲亢的症状减轻，甲状腺缩小，体重增加，2～3 个月后，病情基本控制。体征中以甲状腺缩小最明显。大多数患者在 3 个月内甲亢症状基本缓解，6 个月至 2 年症状及体征全部消失。由于治疗方法和治疗目标不同，国内外报道 ^{131}I 的一次治愈率约为 50%～80% 不等，总有效率在 95% 以上，复发率仅 1%～4%，无效率约为 2%～4%。治愈率与 ^{131}I 剂量呈正相关，剂量小一次治愈率低，早发甲减发生率低；剂量大一次治愈率高，早发甲减发生率高。

根据患者血清中甲状腺激素的变化及临床表现的改善情况，将 ^{131}I 治疗甲亢的疗效评价标准分为四种类型。

（1）痊愈：患者的甲亢症状和体征完全消失，血清甲状腺激素及 TSH 恢复到正常水平。

（2）好转：患者的甲亢症状减轻，体征未完全消失，血清甲状腺激素未降到正常范围或降到正常范围又上升超过正常值。

（3）无效：患者的甲亢症状和体征无变化或加重，血清甲状腺激素一直高于正常水平。

（4）甲状腺功能减低：患者出现甲减症状，血清甲状腺激素低于正常，TSH 高于正常。

2. 对甲亢合并症的疗效

（1）甲亢性肌病：包括肌无力，周期性麻痹和重症肌无力等。其发病机制不清楚。已知甲亢患者肌力减退与大量甲状腺激素直接抑制磷酸肌酸激酶，使肌细胞内的磷酸肌酸及 ATP 等能量物质减少有关；亦有人认为与低血钾有关，或认为甲状腺激素分泌增加可诱发周期性麻痹。^{131}I 治愈甲亢后，肌无力或肌萎缩绝大多数可好转或恢复，周期性麻痹一般不再发作。重症肌无力较少见，一般认为治疗甲亢对其帮助不大，但亦有报告 ^{131}I 治疗后有明显好转者。

（2）甲亢合并心脏病：包括甲亢性心脏病和甲亢合并其他心脏病。过去研究者一直认为心脏是甲状腺激素的靶器官，甲状腺激素的分泌增多直接作用于心肌和血管，导致心搏量和心率增加，造成高输出状态。新近的一些研究提示，部分甲亢患者的心肌病变可能是自身免疫损伤所致。Koshiyama 等对甲亢患者的心肌进行活检，发现有大量的淋巴细胞浸润、脂肪变性、黏多糖聚集、心肌细胞的坏死和纤维化，这与甲亢患者眼外肌的组织学改变相似。

甲亢性心脏病治疗在于控制甲亢。甲亢经 ^{131}I 治愈后，房颤自动消失，心脏扩大可恢复正常。对持久性心房颤动者，配合应用心得安、奎尼丁、心律平或电转复等治疗亦可恢复窦性心律。对心力衰竭者，应用洋地黄等综合治疗能获得满意的效果。甲亢合并其他心脏病，如风湿性心脏病、动脉硬化性心脏病等，一般甲亢治愈后，心脏病的症状可以减轻，但不能完全恢复。

（3）格雷夫斯眼病（Graves' Ophthalmopathy，GO）：又称为甲状腺相关眼病，是GD常见的表现之一。可以是单眼球突出，也可以双眼球突出。常见的症状有眼内异物感、视物不清、畏光、流泪、复视、深部压迫感。典型的体征包括突眼、眼外肌功能障碍、眼周和眼睑水肿、眼结膜充血水肿、上睑挛缩和暴露性结膜炎。GO的发病机制尚未完全阐明，可能与TRAb有关。

组织学研究发现GO患者的眼眶脂肪组织和结缔组织中聚集有大量的黏多糖。这些大分子水溶性物质由眼眶内的成纤维细胞产生。在GD患者中，大约有13%～45%患GO，大多数患者无症状，不需特殊治疗。

GO与甲亢既相互独立又互相关联，GO可以发生于甲状腺激素水平正常的患者，也可发生于甲亢治疗后数年的患者，甚至可以发生于甲减患者。有39%患者GO与甲亢同时发生，20%发生在甲亢出现前，41%患者发生在甲亢出现后。轻度突眼一般在^{131}I治疗后3～6个月内可逐渐减轻或消失。临床治疗GO主要有三种方法，即免疫抑制治疗、放疗和眼眶减压术。

不伴有突眼的甲亢患者，^{131}I治疗后诱发突眼的机率极小。治疗前伴有突眼的甲亢患者，^{131}I治疗后多数恢复正常、好转或保持稳定，极少数患者突眼恶化。^{131}I治疗联合应用糖皮质激素，及时应用左旋甲状腺素防止或纠正临床甲减或亚临床甲减，可有效地防止突眼加重或防止突眼的发生。

（4）甲亢合并肝脏损害，不论是甲亢引起代谢障碍所致的肝功能异常或是甲亢合并其他肝脏疾病（如慢性肝炎、肝硬变等），在甲亢痊愈后，肝功能均有所改善，尤其是前者更为明显。甲亢合并糖尿病者，^{131}I治疗在消除甲亢的同时，部分患者的糖尿病可获改善。甲状腺激素有对抗胰岛素的作用，故可使血糖增高，甲亢缓解能改善糖尿病患者的碳水化合物代谢。甲亢性精神病用^{131}I治疗后可痊愈。

十、进展

自1942年Hertz等报道^{131}I治疗甲亢以来，全球已达150万例，国内超过30万例患者接受了^{131}I治疗，已积累了丰富的临床经验及研究成果。治疗的目的是希望达到一次性治愈甲亢。虽然^{131}I治疗甲亢已有近80年的历史，临床疗效确切、简便安全，被越来越多的学者和患者接受，但仍存在一些问题有待解决。

1. ^{131}I剂量 ^{131}I治疗剂量和疗效密切相关。^{131}I使用剂量越大，甲亢治愈率越高，早发甲减发生率也越高。Suhail等研究发现剂量增加时，甲功正常率随之升高，这是由于部分甲亢控制失败者转为甲功正常；当剂量继续增加时，甲功正常率反而降低，这是由于甲功正常者转为甲减，而甲减发生率随着剂量的增加而升高。Grosso等在研究甲状腺吸收剂量与^{131}I疗效的关系时发现，吸收剂量≥150Gy时，^{131}I治疗后1年持续（或复发）甲亢发生率和剂量无关，而甲减发生率随着吸收剂量的增加而升高。Kita和Sabri研究发现^{131}I治疗GD的疗效与甲状腺组织的吸收剂量、每克甲状腺组织的治疗剂量有关，而与治疗总剂量无关。

2. ATD对疗效的影响 ^{131}I治疗前服用ATD者由于碘转换速度加快导致T_{eff}缩短，可降低^{131}I的疗效。有学者研究发现^{131}I治疗后1年，失败率与甲状腺组织吸收剂量和^{131}I治疗前卡比马唑的服用有关。^{131}I治疗前使用卡比马唑降低了^{131}I的疗效，甚至增加^{131}I治疗剂量仍不能提高其治疗成功率。另有学者证实当^{131}I使用剂量较低时，治疗前后ATD的应用对其治愈率有干扰，而高剂量时无影响，可能原因是高剂量^{131}I掩盖了ATD对T_{eff}、甲状腺摄碘率的影响。^{131}I治疗前ATD服用时间≥4个月对疗效有影响，而服用时间＜4个月对疗效无明显影响。另有学者认为，^{131}I治疗前ATD的使用对^{131}I疗效的影响仅限定于丙基硫氧嘧啶（propylthiouracil，PTU），且PTU及其代谢产物在甲状腺内的残留较他巴唑（methimazole，MMI）及其代谢产物的残留浓度高、时间长，即使^{131}I治疗前停用PTU55天，仍可影响^{131}I的疗效。^{131}I治疗前使用MMI对疗效的影响较小，^{131}I治疗前停用4天MMI，既不影响^{131}I治疗的1年成功率，也不延迟^{131}I控制甲亢所需时间。现普遍认为，^{131}I治疗前停用ATD一段时间，ATD对T_{eff}、24小时摄^{131}I率的影响可以完全或部分消除。

3. 甲状腺重量的确定 甲状腺重量是计算 ^{131}I 剂量的重要参数。甲状腺重量测量方法有超声法、触诊法、放射性核素显像法、CT 法。其中放射性核素显像法包括平面显像法、断层显像。各种方法都很难准确反映甲状腺的重量。许多学者以手术结果为“金标准”，同样存在一定误差，这是由于术中处理、出血以及残留腺体重量估算的视觉误差。

超声法简便、无创、价廉，能较准确测量甲状腺体积，区分有无结节，但不能反映腺体功能，只能反映甲状腺的解剖体积，且甲状腺形态不规则，峡部体积的忽略及经验公式的应用，导致计算体积与真实体积有一定误差。Szebeni 等发现，超声最常用的椭圆形模型公式高估甲状腺体积 20%。且超声法还受操作者按压轻重的影响。超声在甲状腺重量为 40～80g 时，能较准确反映甲状腺体积，而当甲状腺过大或过小时，超声值与真实值偏差较大。

触诊法带有一定的主观性，且某些甲状腺触诊欠佳，如个别甲状腺位于胸锁乳突肌下，甲亢术后复发，^{131}I 再次治疗者等。特别是 ^{131}I 再次治疗者，甲状腺的缩小以厚径最明显，宽径次之，长径最小，加大了甲状腺触诊的难度，这时可参考超声值。

SPECT 不仅直接反映腺体功能，而且准确反映甲状腺体积，测算时根据三维数据而不是二维投影和一定几何形态的假设，弥补了放射性核素平面显像法不能反应甲状腺厚度的不足。当衰减和散射校正后，SPECT 是甲状腺模型体积估算法里最准确的重量测算方法。

CT 能较准确地反映甲状腺体积，且能反应甲状腺周围组织情况，如气管受压、移位等，但不能反应甲状腺功能，且价格较昂贵。

PET 能反映的信息较齐全，但由于价格昂贵，目前尚不能普及。

4. 基础病因 首先应明确甲亢的基础病因，不同病因的甲亢 ^{131}I 治疗后甲减发生率各不相同。GD 患者经 ^{131}I 治疗后甲减发生的几率是结节性甲状腺肿的 3 倍多。可能原因是在结节性甲状腺肿结节外正常甲状腺组织功能受抑制，以致于不能浓聚 ^{131}I，表现为 ^{131}I 治疗后甲功正常率较高，甲减发生率较低，而 ^{131}I 治愈率在二者之间无差异。甲状腺小者易发生甲减，甲状腺大者不易发生甲减，极有可能在甲状腺大者合并多结节性甲状腺肿，降低了甲减发生的危险性。另外，GD 患者 ^{131}I 在甲状腺的有效半衰期较结节性甲状腺肿长，则吸收剂量大，^{131}I 治疗后甲减发生率高。

Ahmad 等发现甲状腺自身抗体阳性是 GD 患者 ^{131}I 治疗后甲减发生的独立预测因子，可能与 ^{131}I 治疗后，甲状腺滤泡细胞破坏，引起一系列自身免疫反应有关。年龄一直是关注的焦点问题。已有的大量临床数据证明 ^{131}I 治疗不会诱发甲状腺癌、白血病和其他恶性肿瘤及后代先天性异常。同时由于儿童、青少年对辐射敏感性高，^{131}I 治疗可迅速控制甲亢，有利于青少年生长发育，提高生活质量。

第二节 ^{131}I 治疗功能自主性甲状腺结节

一、原理

自主功能性甲状腺结节（autonomously functioning thyroid nodule，AFTN）分泌过量的甲状腺激素，抑制垂体 TSH 的分泌，TSH 水平降低使结节外正常甲状腺组织摄取 ^{131}I 功能下降。当给予患者治疗剂量 ^{131}I 时，自主功能结节摄取大量 ^{131}I，^{131}I 发射的 β 射线发挥治疗作用。被抑制的正常甲状腺组织不摄取或极少量摄取 ^{131}I，所以接受的照射剂量小，随后可恢复其功能。

二、适应证

自主功能性甲状腺结节，伴心律不齐，心房纤颤，有手术禁忌证或不愿手术者。

三、禁忌证

妊娠和哺乳患者；临床上不适于采用甲状腺激素作为 ^{131}I 治疗前后辅助用药的患者；怀疑甲状腺有恶性病变的患者；自主功能性结节摄 ^{131}I 率过低的患者。

四、治疗方法

1. 患者准备 治疗前患者的准备基本上与

^{131}I 治疗甲亢相同，但还应采用相应措施保护结节外甲状腺组织。当 ^{131}I 甲状腺显像显示结节外甲状腺组织未被完全抑制时，应当用外源性甲状腺激素抑制其 ^{131}I 摄取，直到再次 ^{131}I 显像证实结节外甲状腺组织不摄取 ^{131}I，才能进行治疗。治疗后应继续服用甲状腺激素 1 个月，防止 ^{131}I 被结节外甲状腺组织摄取。治疗前停用抗甲状腺药物防止内源性 TSH 升高。如因诊断使用过 TSH 的患者，^{131}I 治疗至少应在两周以后进行。

2. ^{131}I 剂量的确定 AFTN 的治疗，没有统一的剂量模式，但共同的原则是结节外甲状腺组织完全抑制，再用大剂量 ^{131}I“切除”腺瘤。

（1）标准剂量法：一次性给予 ^{131}I 555～1 110MBq（15～30mCi），可参考结节大小、有效半衰期、^{131}I 摄取率及患者的其他情况酌情增减。

（2）计算法：根据结节重量、^{131}I 摄取率和有效半衰期（T_{eff}）进行计算，使结节组织的吸收剂量达 200～300Gy。

$$^{131}\text{I 剂量}(kBq)=\frac{\text{cGy/g}\times\text{结节重量(g)}\times 247}{T_{eff}(\text{天})\times {}^{131}\text{I 摄取率}(\%)}$$

$$\text{结节重量(g)}=4/3\pi\cdot X\cdot Y^2$$

注：X = 1/2 结节长径；Y = 1/2 结节短径

五、疗效

结节可在治疗后 2～3 个月逐渐缩小，甲亢症状和体征也随之逐渐改善。3～4 个月后甲状腺显像可能的改变是：①热结节消失，被抑制的结节外甲状腺组织功能恢复；②结节变小，周围甲状腺组织功能未完全恢复，这种情况应严密随访，如 6 个月后还未痊愈，结合临床症状、体征及相关实验室检查结果，可考虑再次 ^{131}I 治疗。

^{131}I 治疗 AFTN 是否成功由多种因素决定，靶组织的吸收剂量是最关键的因素。局限性 AFTN 的吸收剂量达到 300～400Gy，弥散性 AFTN 达到 15～200Gy，成功率（甲亢症状消失，甲状腺显像恢复正常）可达 90% 以上。AFTN 经 ^{131}I 治疗后，极少发生甲减。

第三节 ^{131}I 治疗非毒性甲状腺肿

非毒性甲状腺肿是指无甲状腺功能亢进症的甲状腺肿大，是临床最常见的甲状腺疾病之一。未经治疗的非毒性甲状腺肿患者随病程进展可发生甲减或甲亢。用 ^{131}I 治疗非毒性甲状腺肿简单、安全、有效，能明显缩小甲状腺，复发率低，可重复治疗。缺点是部分患者可能发生甲减。

1. 适应证 确诊为非毒性甲状腺肿，甲状腺明显肿大，内科治疗疗效差，有手术高危因素，拒绝手术或术后复发者；非毒性甲状腺肿患者，为美容的目的要求 ^{131}I 治疗者。

2. 禁忌证 妊娠和哺乳患者，怀疑有甲状腺恶性病变者。

3. 治疗方法 患者的准备和计算 ^{131}I 剂量的方法与 ^{131}I 治疗甲亢相同。每克甲状腺组织计划给予的 ^{131}I 剂量为 2.96～4.44MBq（80～120μCi），根据患者的其他具体情况酌情增减。如病情需要，半年后可考虑重复治疗。

4. 疗效 80% 的患者经治疗后颈部压迫症状得以改善，甲状腺体积明显缩小。影响疗效的因素有甲状腺体积的大小、病程长短和给予的 ^{131}I 剂量。甲状腺体积缩小的程度与 ^{131}I 用量大小有关，年轻、病程短者效果最好。少数患者在治疗后可出现放射性甲状腺炎，但一般症状轻微，可观察或对症处理。^{131}I 治疗后甲减是主要并发症，需要给予外源性甲状腺激素替代治疗。

（李 林）

参 考 文 献

[1] 陆再英，钟南山. 内科学 [M]. 7 版. 北京：人民卫生出版社，2008.

[2] Li Y，Teng D，Ba J，et al. Efficacy and safety of long-term universal salt iodization on thyroid disorders：epidemiological evidence from 31 provinces of mainland China[J]. Thyroid，2020，30（4）：568-579.

[3] Burch HB，Cooper DS. Management of Graves disease：a review[J]. JAMA，2015，314（23）：2544-2554.

[4] Bahn RS，Burch HB，Cooper DS，et al. Hyperthyroidism and other causes of thyrotoxicosis：management

guidelines of the American Thyroid Associationand American Association of Clinical Endocrinologists[J]. Thyroid，2011，21（6）：593-646.

[5] Silberstein EB，AbassAlavi A，Balon HR，et al. The SNMMI practice guideline for therapy of thyroid disease with ^{131}I 3.0[J]. J Nucl Med，2012，53（10）：1633-1651.

[6] 黄钢，李亚明，汪静，等. 核医学分子影像临床技术操作规范 [M]. 北京：人民卫生出版社，2014.

第二十三章　^{131}I 治疗分化型甲状腺癌

第一节　分化型甲状腺癌的术后分期与复发危险度分层

甲状腺癌是内分泌系统最常见的恶性肿瘤。按病理类型分为乳头状癌、滤泡状癌、髓样癌和未分化癌，甲状腺乳头状癌和滤泡状癌又称为分化型甲状腺癌（differentiated thyroid carcinoma，DTC）。甲状腺乳头状癌约占甲状腺癌的 85% 以上，虽然恶性程度不高，但易于淋巴转移，大部分患者确诊时即发生颈部淋巴结转移。甲状腺滤泡状癌恶性程度略高于乳头状癌，易发生局部浸润和血行转移。甲状腺髓样癌恶性程度较高，易发生血行转移。未分化癌虽然少见，但恶性程度高，预后差。

DTC 细胞膜表面可表达钠 / 碘共转运子（Na^+/I^- symporter，NIS）受体，具备主动摄碘功能，因此可采用 ^{131}I 治疗。根据手术中及术后病理进行疾病分期，以便术后进行 ^{131}I 治疗、评估病变残留及复发的危险度、TSH 抑制治疗。

DTC 治疗是手术治疗、^{131}I 治疗和 TSH 抑制的综合治疗。有效的患者术后复发和死亡风险的分层有助于预测患者的预后、制定个体化治疗和随访方案，可避免过度治疗及治疗不足问题。

目前有多个 DTC 的分期系统，如 TNM，基于远处转移、年龄、肿瘤是否完全切除、甲状腺腺外侵犯及肿瘤大小的评分（MACIS）等。目前最常使用的肿瘤术后分期系统是美国癌症联合委员会的 TNM 分期，此系统是基于病理学特征和年龄的分期系统（表 23-1）。但这些分期系统主要侧重预测 DTC 的死亡相关风险，均未将近年来逐渐引人关注的与 DTC 复发、死亡率密切相关的分子特征（如 TERT、$BRAF^{V600E}$ 突变等）纳入评估范围。对于 DTC 这种长期生存率很高的恶性肿瘤，更应对患者进行复发风险分层。目前尚无公认的“最佳”分层系统，多采用下述的 3 级分层（表 23-2）。

表 23-1　分化型甲状腺癌的 TNM 分期

年龄	T	N	M
<45 岁			
Ⅰ期	任何 T	任何 N	M0
Ⅱ期	任何 T	任何 N	M1
≥45 岁			
Ⅰ期	T1	N0	M0
Ⅱ期	T2	N0	M0
Ⅲ期	T3	N0	M0
	T1	N1a	M0
	T2	N1a	M0
	T3	N1a	M0
Ⅳa 期	T4a	N0	M0
	T4a	N1a	M0
	T1	N1b	M0
	T2	N1b	M0
	T3	N1b	M0
	T4a	N1b	M0
Ⅳb 期	T4b	任何 N	M0
Ⅳc 期	任何 T	任何 N	M1

表 23-2 分化型甲状腺癌的复发危险度分层

复发危险度	符合条件
低危	符合以下全部条件者 - 无局部或远处转移 - 所有肉眼所见的肿瘤均被彻底清除 - 肿瘤没有侵犯周围组织 - 肿瘤不是侵袭型的组织学亚型，并且没有血管侵犯 - 如果该患者清甲后全身 ^{131}I 显像，甲状腺床以外没有发现碘摄取
中危	符合以下任一条件者 - 初次手术病理检查可在镜下发现肿瘤有甲状腺周围软组织侵犯 - 有颈部淋巴结转移或 ^{131}I 清甲治疗后行全身 ^{131}I 显像发现有异常放射性摄取 - 肿瘤为侵袭型的组织学类型，或有血管侵犯 - 伴有 $BRAF^{V600E}$ 基因突变
高危	符合以下任一条件者 - 肉眼下可见肿瘤侵犯周围组织或器官 - 肿瘤未能完全切除，术中有残留 - 伴有远处转移 - 全甲状腺切除后，血清甲状腺球蛋白(thyroglobulin，Tg)水平仍较高

第二节 分化型甲状腺癌 ^{131}I 治疗的原理及类型

一、治疗原理

分化型甲状腺癌的原发灶和转移灶癌细胞具有正常甲状腺滤泡细胞的部分功能，其细胞膜表面具有钠/碘共转运子(NIS)并具有摄碘能力，通过 NIS 将 ^{131}I 从血液中选择性地摄入到甲状腺癌细胞及残留的正常甲状腺滤泡细胞中，利用 ^{131}Iβ 射线的辐射生物学效应清除甲状腺癌细胞及残留甲状腺组织，达到降低肿瘤复发及转移的目的。

二、治疗类型

^{131}I 治疗分化型甲状腺癌包含三个内容：一是采用 ^{131}I 清除手术后残留的甲状腺组织，简称“清甲”治疗；二是采用 ^{131}I 清除手术后隐匿的微小肿瘤病灶，称为辅助治疗；三是采用 ^{131}I 清除手术不能切除的分化型甲状腺癌转移灶，简称“清灶”治疗。

第三节 分化型甲状腺癌术后 ^{131}I 治疗方法

一、^{131}I 清除 DTC 术后残留甲状腺组织和隐匿肿瘤病灶

（一）^{131}I 清除残留甲状腺组织和隐匿肿瘤病灶的必要性

1. 辅助治疗潜在的 DTC 病灶 DTC 常具有双侧、微小多灶性、局部潜伏及发展期长、复发率高的特点。乳头状癌术后残留甲状腺组织中高达 88% 有微小癌灶，滤泡状癌多中心癌灶比例为 13%～16%。残留甲状腺组织仍有摄取 ^{131}I 功能，口服大剂量的 ^{131}I 可清除残留的甲状腺组织。^{131}I 清甲治疗对术后可能残存的癌细胞有清除作用，包括隐匿于术后残留甲状腺组织中的微小癌病灶、已侵袭到甲状腺以外的隐匿转移灶、或因病情不允许或手术无法切除的潜在 DTC 病灶等，可明显降低复发率和转移率。

2. 有利于术后进一步清灶治疗 残余的正常甲状腺组织对 ^{131}I 摄取能力要强于 DTC 病灶，清甲的完成有助于提高 DTC 转移灶的摄 ^{131}I 能力，有利于 ^{131}I 显像寻找 DTC 转移灶和利用 ^{131}I 治疗 DTC 转移灶。

3. 有利于 DTC 术后的再分期 清甲治疗时的 ^{131}I 全身显像及 SPECT/CT 融合显像可发现部分诊断剂量 ^{131}I 全身显像未能发现的 DTC 转移灶，包括颈部淋巴结转移甚至远处转移灶，并因此能改变 DTC 的分期和风险分层，指导后续的 ^{131}I 清灶治疗及制定随访计划。

4. 有利于术后随访监测 ^{131}I 清除手术残留或无法切除（如出于保护甲状旁腺、喉返神经等）的正常甲状腺组织后，血清 Tg 水平的增高常提示 DTC 复发或转移，便于对 DTC 患者进行血清监测，并提高 ^{131}I 全身显像诊断摄碘性 DTC 转移灶的灵敏度。

（二）适应证和禁忌证

1. 适应证 对于术后患者应根据病理结果，综合评估是否有周围组织侵犯、淋巴结转移、远处转移以及患者的意愿等，根据评估结果确定是否进行清甲治疗和辅助治疗。对存在癌组织周围

组织明显侵犯（术中可见）、淋巴结转移或远处转移（如肺、骨、脑等器官）者需行 ^{131}I 清甲治疗。

肿瘤较小（≤1cm），没有周围组织的明显侵犯、淋巴结转移及其他侵袭性特征者可不推荐行 ^{131}I 清甲治疗。但如果甲状腺组织已经全切，为了方便随诊，可以行 ^{131}I 清甲治疗，这些患者残留甲状腺组织被清除后，在随访中可以通过检测 Tg 及 ^{131}I 全身显像（^{131}I whole body scan，^{131}I-WBS）了解 DTC 的复发和转移，简化随诊检查内容。

2. 禁忌证 ①妊娠期和哺乳期妇女；②甲状腺术后创口未愈合者；③计划 4 个月内妊娠者。

（三）治疗方法

1. ^{131}I 治疗前准备

（1）升高血清 TSH 水平。当血清 TSH>30mU/L 可明显增加 DTC 肿瘤组织对 ^{131}I 的摄取。有 2 种方法可升高 TSH 水平：升高内源性 TSH 水平和给予外源性 TSH。即停服甲状腺素药物 3～4 周，使 TSH 水平升至 30mU/L 以上。或用重组人促甲状腺激素（recombinant human thyrotropin，rhTSH），肌注 0.9mg/ 天，连续两天，第 3 天口服 ^{131}I 行清甲治疗。

（2）低碘饮食 2 周以上（碘摄入量 <50μg/d），提高残留甲状腺组织或病灶对 ^{131}I 的摄取率。

（3）如患者使用了含碘造影剂，则应间隔 1～2 个月后才可行 ^{131}I 治疗。有条件时可监测尿碘含量。

（4）测定甲状腺激素、TSH、Tg、TgAb，行 X 光胸片或胸部平扫 CT、心电图、肝肾功能、电解质、甲状旁腺素检查。育龄妇女推荐进行妊娠测试。

（5）可以选择 $^{99m}TcO_4^-$ 甲状腺显像或甲状腺摄 ^{131}I 率测定了解残留甲状腺组织的多少。鉴于“顿抑效应”可能影响治疗效果，目前大多数学者不推荐做治疗前行诊断性 ^{131}I 显像（^{131}I diagnostic whole body scan，Dx-WBS）。如确需行诊断性 ^{131}I 显像，推荐用低剂量的 ^{131}I（<185MBq），并在显像后 72 小时内实施清甲治疗。

2. ^{131}I 清甲治疗剂量 常规给予 ^{131}I 1.11～3.7GBq（30～100mCi）。如清甲前已发现有转移灶或无法切除的残留肿瘤组织，则可给予 3.7～7.40GBq（100～200mCi），清甲的同时兼顾清灶治疗。对于青少年和高龄患者可酌情减少 ^{131}I 剂量。

3. 服用 ^{131}I 方法和注意事项

（1）空腹一次口服 ^{131}I。

（2）患者应住院隔离治疗，体内残留 ^{131}I 剂量小于或等于 400MBq（10.8mCi）方可出院。

（3）服 ^{131}I 后多饮水，及时排空小便，减少对生殖腺、膀胱和全身的照射，每天至少排大便一次，以减少肠道的照射。

（4）服 ^{131}I 24 小时内，嘱患者常含话梅或维生素 C 或咀嚼口香糖，按摩唾液腺或补液等，以促进唾液分泌，预防或减轻辐射对唾液腺的损伤。

（5）^{131}I 治疗后一周，常规口服泼尼松 15～30mg/d，预防和减轻 ^{131}I 可能引起的局部水肿、疼痛。

（6）在服 ^{131}I 去除治疗后 2～10 天行全身显像，了解有无残留甲状腺组织、转移灶及其摄碘功能状态，为进一步随访和治疗方案的制定提供依据。因治疗后 ^{131}I 全身显像（post-treatment ^{131}I whole body scan，Rx-WBS）可发现更多 ^{131}I 治疗前未知的转移灶，因此 Rx-WBS 是对 DTC 进行再分期和确定后续 ^{131}I 治疗方案的基础。采用 ^{131}I SPECT/CT 检查可以进一步提高 Rx-WBS 诊断的准确性。

（7）清甲治疗后 24～72 小时开始口服甲状腺素，常规用药为左旋甲状腺片（levothyroxine，L-T_4），空腹顿服。如清甲前残留较多甲状腺组织者，因清甲的 ^{131}I 破坏甲状腺组织后使甲状腺激素释放入血，造成血液中甲状腺激素水平短期升高，故服用甲状腺素的起始时间可适当推迟。年长或伴有基础疾病者补充甲状腺素的剂量宜逐步增加。服用甲状腺素 1 个月后根据血清甲状腺激素和 TSH 水平调整剂量。

（8）^{131}I 治疗后 4 个月内须避孕。

4. 治疗反应及处理 服 ^{131}I 治疗后，早期可出现甲状腺部位肿痛、上腹不适、恶心，部分可见唾液腺肿痛，应作对症处理，很少出现晚期并发症。

（四）^{131}I 清甲治疗后的随访及疗效评价

清甲治疗 1～3 个月应常规随诊，进行甲状腺激素、TSH、Tg、TgAb 水平监测，及时了解 Tg 变化，调整甲状腺素剂量，将 TSH 控制至相应的抑制水平。定期行颈部超声监测可疑转移淋巴结经 ^{131}I 治疗后的变化。^{131}I 治疗 6 个月左右，可进行清甲评估，了解清甲是否成功。

清甲治疗成功标准：①临床上无肿瘤存在的证据；②无肿瘤存在的 ^{131}I-WBS 和/或颈部超声证据（清甲治疗时 ^{131}I-WBS 未见甲状腺床外有异常摄取；或有摄取但近期的 Dx-WBS 及颈部超声均为阴性）；③抑制状态 Tg＜0.2ng/mL 和刺激状态 Tg＜1ng/mL，且 TgAb 为阴性。

经评估后达到上述清甲成功标准且未发现转移灶，则每年随访 1 次。若首次清甲未成功者，可再次 ^{131}I 清甲治疗，直至达到上述标准。若发现有转移灶则行转移灶的 ^{131}I 治疗。

二、^{131}I 清除分化型甲状腺癌术后转移灶

（一）原理

由于 DTC 转移灶（包括局部淋巴结转移和远处转移）具有摄取 ^{131}I 的能力，虽然其摄取 ^{131}I 能力不如正常甲状腺滤泡细胞，但在 ^{131}I 清甲治疗后及高 TSH 刺激下仍能摄取足够的 ^{131}I，^{131}I 发出的 β 射线可杀伤或摧毁 DTC 病灶，使患者的病情得到缓解或清除病灶。清灶治疗的疗效与转移灶摄取 ^{131}I 的程度和 ^{131}I 在病灶中的滞留时间直接相关，还受到患者年龄、转移的大小和部位以及病灶对 ^{131}I 的辐射敏感性等因素的影响。

（二）适应证与禁忌证

1. 适应证 DTC 局部复发、转移灶或远处转移灶，无法手术切除，且具备摄 ^{131}I 功能。

2. 禁忌证 同清甲治疗。

（三）治疗方法

1. ^{131}I 治疗前准备 患者准备同清甲治疗。在 ^{131}I 治疗前应对患者的病情进行评估及再分期，制定相应的治疗方案。

2. 淋巴结转移病灶的 ^{131}I 治疗 颈部淋巴结是 DTC 最常见的转移部位，既可以发生肿瘤同侧淋巴结转移，也可发生双侧淋巴结转移。锁骨上区、纵隔区也是淋巴结转移的好发部位。经过治疗后多数患者病情得到缓解，转移的淋巴结病灶部分或全部消失。常用的 ^{131}I 治疗剂量为 3.7～5.55GBq（100～150mCi）。

较大的淋巴结转移病灶宜采用手术切除，术后经评估可进一步行 ^{131}I 治疗。对较大转移灶、且无手术适应证、^{131}I 治疗效果不佳者，可考虑粒子植入治疗。

3. 肺转移的 ^{131}I 治疗 DTC 肺转移时只要病灶能摄取 ^{131}I，就是治疗的指征，常用的 ^{131}I 治疗剂量为 5.55～7.4GBq（150～200mCi），对 70 岁以上的高龄患者，治疗剂量不宜超过 5.55GBq（150mCi）。

肺转移有多种表现：①单发结节；②多发小结节（直径≤1cm）；③多发大结节；④双肺弥漫性转移等。单发结节转移灶可考虑手术切除。多发小结节 ^{131}I 治疗效果较好，大多数患者经过多次治疗后转移病灶消失，达到临床治愈。多发大结节转移病灶治疗效果不如多发小结节，但大多数患者治疗后结节体积缩小，部分消失，临床病情得到明显缓解。双肺弥漫性转移者，经过多次治疗后，病情常可得到明显缓解，但由于肺组织受到弥漫性照射，可能导致肺纤维化，在多次治疗后应注意减少 ^{131}I 治疗剂量和增大治疗间隔时间，并采取措施预防肺纤维化。对较大转移灶、且无手术适应证、^{131}I 治疗效果不佳者，可考虑粒子植入治疗。

4. 骨转移的 ^{131}I 治疗 ^{131}I 对 DTC 骨转移病灶治疗的疗效不如肺转移病灶，但大部分患者经过治疗后可实现病情稳定，部分患者的转移病灶数量可减少或消失。常用的 ^{131}I 治疗剂量为 5.55～7.4GBq（150～200mCi）。

对孤立的有症状且可切除的转移灶应考虑外科手术治疗。不能手术切除的疼痛病灶或多发骨转移时可以单独行 ^{131}I 治疗或 ^{131}I 外照射、二膦酸盐药物等联合治疗，或辅以粒子植入治疗。此外对于骨痛患者还可以给予 ^{89}Sr 等放射性药物治疗。无症状、不摄碘、对邻近关键组织结构无威胁的稳定期骨转移灶，目前无充分证据支持进行 ^{131}I 治疗。

5. 脑转移的 ^{131}I 治疗 DTC 脑转移者预后很差。手术切除和外照射是主要治疗手段。无论转移灶是否摄取 ^{131}I，都应当首先考虑外科手术，不适合手术切除的转移灶应考虑立体定向放疗。如转移病变能聚集 ^{131}I，在手术切除或外照射治疗后可考虑用 ^{131}I 治疗，但在 ^{131}I 治疗时应同时使用糖皮质激素，以减轻或预防治疗前可能 TSH 刺激下的肿瘤增大及治疗后放射性炎症反应导致的脑水肿发生。

6. ^{131}I-WBS 阴性和 Tg 升高的 DTC 患者的经验性 ^{131}I 治疗 Dx-WBS 阴性，而其他检查方法（X 线、超声检查等）未发现 DTC 病灶，如停

用 L-T_4 后患者 Tg≥10μg/L 时高度提示体内有弥散的微小 DTC 病灶，可经验性给予 3.7～7.4GBq（100～200mCi）^{131}I 治疗。如 Rx-WBS 发现有摄碘功能的病灶，或治疗后 Tg 水平下降说明治疗有效，可进一步实施经验性 ^{131}I 治疗，直至病灶缓解或无反应，此后以 TSH 抑制治疗为主。如 Rx-WBS 阴性，而其他影像检查发现转移灶，提示转移灶癌细胞已转化为失分化或低分化状态，应采用其他治疗措施。经验性治疗前可行 ^{18}F-FDG PET 显像，阳性提示病灶摄取 ^{131}I 能力差，患者预后不佳；阴性患者可行经验性 ^{131}I 治疗。

（四）^{131}I 清灶治疗后的随访及疗效评价

1. 随访与疗效评估 清灶治疗 1～3 个月应常规随诊，进行甲状腺激素、TSH、Tg、TgAb 水平监测，及时了解 Tg 变化，调整甲状腺素剂量，将 TSH 控制至相应的抑制水平。清灶治疗 6 个月后，可进行疗效评估。清灶成功标准同清甲成功标准。

2. 重复治疗 如治疗有效（血清 Tg、TgAb 持续下降，影像学检查显示转移灶缩小、减少），可重复清灶治疗。重复治疗间隔为 6～12 个月。若清灶治疗后血清 Tg 仍持续升高或无明显下降，或影像学检查显示转移灶增大、增多，或 ^{18}F-FDG PET 发现新增的高代谢病灶，应重新评估患者病情后决定是否继续 ^{131}I 治疗。

重复治疗的次数和累积接受的 ^{131}I 总活度没有明确的限制，根据上次治疗的效果和副作用、本次治疗希望达到的目的以及患者身体状况而定。但随 ^{131}I 治疗次数增多和 ^{131}I 的累积活度越高，发生毒副作用和并发症的风险性也越高，所以应慎重评估重复治疗的风险与效益。

3. 治疗反应及处理 服 ^{131}I 治疗后，早期可出现甲状腺部位肿痛、上腹不适、恶心，部分可见唾液腺肿痛，应作对症处理。较常见的后期副作用包括慢性唾液腺损伤、龋齿、鼻泪管阻塞或胃肠道反应等。弥漫性肺转移患者多次 ^{131}I 治疗可能导致放射性肺炎或肺纤维化，这类患者每次治疗应控制在治疗 48 小时后体内 ^{131}I 滞留量低于 2.96GBq，并监测患者肺功能。^{131}I 治疗罕见引起骨髓抑制、肾功能异常，可通过治疗前后监测血常规和肾功能及时发现。^{131}I 治疗与继发性肿瘤的关系无一致结论。没有足够的证据表明 ^{131}I 治疗影响生殖系统。

（五）增强 DTC 病灶摄取 ^{131}I 功能的措施

DTC 病灶摄取 ^{131}I 的量和 ^{131}I 在病灶内的有效半衰期，是直接影响 ^{131}I 清灶治疗疗效和患者预后的关键因素。采用某些方法可提高 DTC 转移灶摄取 ^{131}I 的能力，从而提高疗效。

1. 提高血 TSH 水平 TSH 调控甲状腺滤泡细胞碘代谢的多个关键环节。TSH 升高可促使 DTC 细胞摄取 ^{131}I 增加，当 TSH 水平 > 30mIU/L 以上时 DTC 细胞摄碘能力显著提高，因此把 TSH 水平 > 30mIU/L 作为 ^{131}I 清甲和清灶治疗的前提条件。部分患者因残留甲状腺组织较多或广泛转移时，停用甲状腺激素后 TSH 升高不明显，或部分患者不能耐受甲减的反应，对这样的患者可用重组人 TSH（rhTSH），肌注 0.9mg/ 天，连续两天，第 3 天行 ^{131}I 治疗。

2. 降低体内碘池 限制碘的摄入和促进碘的排出，可使 DTC 病灶摄取 ^{131}I 增加。有效的低碘饮食 2 周以上，可明显降低体内碘池含量，提供摄取 ^{131}I 能力和延长 ^{131}I 在病灶内的有效半衰期。服用利尿剂双氢克尿塞 25mg，每日三次，7 天就可使 DTC 病灶摄取 ^{131}I 增加，此法尤其适用低碘饮食控制不理想者。低碘饮食与促排碘相结合具有协同效应，可测量尿碘监测体内碘池含量情况。

3. PPAR-γ 受体激动剂诱导再分化 研究显示合成类 PPAR-γ 受体激动剂环格列酮可以抑制表达 PPAR-γ 受体甲状腺癌从 G1 期向 S 期的转化，并且 p27 表达增加，因此可通过上调 p27 表达而抑制细胞周期进展。PPAR-γ 配体还可上调 p21 的表达，而诱导细胞的凋亡。p21 的表达的增加在放射治疗中有重要作用，因此可以推测 PPAR-γ 配体也可能增加甲状腺癌对放射性碘和外放射治疗的敏感性。PPAR-γ 激动剂不仅可以通过抑制甲状腺癌细胞细胞周期进展、促进甲状腺癌细胞凋亡而发挥治疗甲状腺癌的作用，还可诱导其分化，促进甲状腺癌细胞摄碘而增加甲状腺癌对 ^{131}I 治疗的敏感性。一般推荐剂量罗格列酮 4mg 每日一次 ×1 周，8mg 每日一次 ×7 周，2 个月一疗程。

4. 司美替尼 司美替尼（selumetinib）可使一些晚期甲状腺癌患者克服 ^{131}I 耐药性。细胞吸收

^{131}I 的能力是由促分裂原活化蛋白激酶（MAPK）通道来控制的，司美替尼（一种 MAPK 抑制剂）在这个通道上通过抑制遗传突变信号来逆转 ^{131}I 耐药性，特别是在含有 RAS 基因突变（MAPK 通道的一个组成部分）的甲状腺癌患者中。目前的研究显示司美替尼可有效改善 ^{131}I 难治性甲状腺癌细胞的摄碘能力。

（六）^{18}F-FDG PET 显像

1. ^{18}F-FDG PET 显像的指征 ①血清 Tg 水平增高（>10g/L）而 ^{131}I-WBS 阴性时，协助寻找和定位病灶；②对病灶不摄碘者，评估和监测病情；③针对侵袭性或转移性 DTC 者，评估和监测病情。

2. ^{18}F-FDG PET 显像评价预后 显像阳性的患者预后较差，可根据显像结果改变治疗方案，做到个体化治疗，有助于改善预后。

第四节 分化型甲状腺癌术后 TSH 抑制治疗

TSH 抑制治疗是指手术后或清甲清灶治疗后应用甲状腺激素将 TSH 抑制在正常低限或低限以下、甚至检测不到的程度，一方面补充 DTC 患者所缺乏的甲状腺激素，另一方面抑制 DTC 细胞生长。此治疗方法可明显降低甲状腺癌复发和死亡的危险性、提高患者的生存率、显著延长患者的生存时间。TSH 抑制治疗不是单纯的甲状腺激素替代治疗，是一种新的治疗理念。

TSH 抑制水平是 DTC 的复发、转移和病死率的独立预测因素，两者间呈正相关的关系，尤其对高危 DTC 患者。TSH>2mU/L 时癌症相关死亡和复发增加。高危 DTC 患者 TSH 抑制<0.1mU/L 时，肿瘤复发、转移及病死率均显著降低。低危 DTC 患者 TSH 应抑制在 0.1～0.5mU/L，TSH 抑制<0.1mU/L 时，无额外收益。而某些分化低的 DTC 的生长、增殖并非依赖于 TSH，对此类患者，即使将 TSH 抑制到很低水平，仍难减缓病情进展。

目前临床上主要根据患者的复发风险分层来决定 TSH 抑制的水平，中、高危 DTC 患者 TSH 抑制至<0.1mU/L，低危 DTC 患者 TSH 抑制在 0.1～0.5mU/L。

长期使用超生理剂量甲状腺激素，可造成亚临床甲亢。特别是 TSH 需长期维持在很低水平（<0.1mU/L）时，会加重心脏负荷，引发或加重心肌缺血和心律失常，特别是心房颤动；影响患者体内钙代谢，可能加大绝经后妇女骨质疏松症的发生率，并可能导致骨折风险增加。在进行 TSH 抑制治疗时，应注意上述并发症的预防与治疗，改善患者的生活质量。

近年来，TSH 抑制治疗的理念发生了转变，提倡兼顾 DTC 患者肿瘤复发危险度和 TSH 抑制治疗不良反应风险，制定个体化治疗目标，摒弃单一标准。根据双风险评估，在 DTC 患者初治期和随访期中，设立相应 TSH 抑制治疗目标。

第五节 分化型甲状腺癌术后分子靶向治疗

DTC 患者由于初始治疗方案以及肿瘤分子病理等提示预后的因素不同，部分患者出现复发或转移。局部复发患者和远处转移患者的病死率分别约为 8% 和 50%。对于复发转移性 DTC 患者经评估后采用一种或多种治疗措施的综合治疗，如手术切除、^{131}I 治疗、外照射治疗、TSH 抑制治疗、分子靶向治疗、射频消融等。部分复发转移性 DTC 最终转变为 ^{131}I 难治性甲状腺癌（radioiodine-refractory differentiated thyroid cancers，RAIR-DTC）。

目前对 RAIR-DTC 的界定仍有争议。近年来，随着临床循证医学和影像学技术的发展，对 RAIR-DTC 的判定也越来越严格，目前多参照以下标准。在无外源性碘负荷干扰的情况下，TSH（>30mIU/L）刺激状态时出现以下情况之一即可判定为 RAIR-DTC：①转移灶在成功清甲后的首次 ^{131}I 治疗中即表现不摄碘，致其无法从后续的 ^{131}I 治疗中获益；②摄碘性转移灶逐渐出现的不摄碘现象且呈现病情进展；③部分转移灶摄碘，而部分转移灶不摄碘且可被 ^{18}FDG-PET 或 CT 等影像学手段所显示；④摄碘转移灶在经过多次 ^{131}I 治疗后虽然保持摄碘能力但仍出现病情进展。但以上条款仍有争议。

对确诊为 RAIR-DTC 的患者应结合临床资料及影像学检查结果等再次进行评估，进一步的处置方案为手术切除、外照射治疗、通过适当的干预措施提高或恢复复发转移灶摄 ^{131}I 能力、分子靶向治疗以及 TSH 抑制治疗下随诊观察等。下面简要介绍分子靶向治疗。

一、基本原理

细胞膜上的酪氨酸激酶受体（tyrosine kinase receptors，TKRs）的基因突变和异常表达，以及其下游的激酶路径的异常激活，是甲状腺癌发生进展的重要机制。一些基因突变能够引起细胞内激酶通路的持续激活，从而影响细胞的生长、凋亡、转移等，最终参与肿瘤的发生和发展，如：PTC 中的 RET/PTC 基因重排和 BRAF 基因突变，FTC 中的 RAS、PTEN 和 PPAR/PAX8 基因突变，ATC 中的 RAS 和 BRAF 基因突变，以及 MTC 中的 RET 基因突变等。阻断他们就可能直接抑制肿瘤生长和 / 或通过阻断肿瘤新生血管生成而间接抑制肿瘤生长，因此他们成为新型治疗方法的潜在靶点，而 TKIs 就是针对这些靶点发挥作用的一类药物。事实上，激酶抑制剂（kinase inhibitors，KIs）这一术语更为确切，因为这类小分子药物中的大多数并非选择性针对 TKRs，也针对 TKRs 下游通路中的多种激酶如 RAS、RAF 和 MEK 等。

二、适应证

手术、^{131}I 以及 TSH 抑制治疗无效或存在禁忌、且病情呈现进展的复发转移性 DTC 患者。

三、治疗方法

应用于复发转移性 DTC 的分子靶向治疗包括了多激酶抑制剂及选择性激酶抑制剂在内的多种药物，目前索拉非尼是目前我国唯一被批准用于治疗进展期 RAIR-DTC 的靶向药物。

大多数临床试验治疗剂量采用口服索拉非尼每次 400mg，每天 2 次。国内有学者报道了应用低剂量索拉非尼治疗 RAIR-DTC（每次 200mg，每天 2 次）也获得了良好的疗效，且副作用相对较轻，提高了患者的依从性。

四、终止治疗指征

1. RAIR-DTC 患者经分子靶向治疗后 RECIST 疗效评价仍判定为 PD。

2. RAIR-DTC 患者经分子靶向治疗后 Tg 未见下降或反而上升。

3. 治疗过程中因出现严重的药物毒副作用而不能耐受继续治疗者。

第六节 分化型甲状腺癌 ^{131}I 治疗的辐射防护原则

根据相关法规，^{131}I 单次治疗剂量超过 400MBq，应为患者建立辐射隔离区。辐射隔离的时间至少不低于 48 小时。为保证患者以及医疗工作人员的辐射安全，^{131}I 治疗场所设计要符合相关法规的要求。为了保障放射性工作人员和公众人群的安全，需对治疗病房的设置和管理、患者和家属的放射防护，^{131}I 治疗患者出院时间的确定等做了相关的规定和限制。

1. 做好甲状腺癌 ^{131}I 治疗病房的选址、设计和建造，有相应的仪器设备及防护设施 核素病房应设有患者及医护人员出入双通道，配备电子门禁系统以防止患者随意出入、高清电视监控系统以便在隔离期间医护人员对患者进行实时监控和病情观察。住院隔离区的设计和监控基本要求为：隔离区患者间宜有适当的距离防护。为方便应急处理，应设计紧急隔离病室，方便在屏蔽防护下对患者的紧急情况进行处理。病房区应有专用的放射性下水管和一定容量的衰变池，污物处理装置需符合相关法规要求。

2. ^{131}I 治疗患者辐射剂量约束及出院时间的确定 对于接受 ^{131}I 治疗的患者何时允许解除隔离，国际原子能机构（IAEA）及部分国家都制定了相应的法律法规，并提出了界限标准及应采取的措施。我国《临床核医学放射卫生防护标准》（GBZ120-2006）规定，接受 ^{131}I 治疗的患者，当其体内的放射性活度降至 400MBq（11mCi）即可出院。

（高再荣）

参考文献

[1] 中华医学会核医学分会. 分化型甲状腺癌术后 ^{131}I 治疗临床路径专家共识(2017 版)[J]. 中华核医学与分子影像杂志，2018，38(6)：416-419.

[2] 高再荣. 分化型甲状腺癌术后 ^{131}I 治疗临床路径专家共识(2017 版)解读 [J]. 中华核医学与分子影像杂志，2018，38(6)：420-421.

[3] 中华医学会核医学分会. ^{131}I 治疗分化型甲状腺癌指南(2014 版)[J]. 中华核医学与分子影像杂志，2014，34(4)：264-278.

[4] Haugen BR，Alexander EK，Bible KC，et al. 2015 American thyroid association management guidelines for adult patients with thyroid nodules and differentiated thyroid cancer[J]. Thyroid，2016，26(1)：1-133.

第二十四章　生物分子介导的核素靶向治疗

第一节　靶向肾上腺素受体治疗

一、治疗原理及适应证

（一）治疗原理

胍乙啶和溴苄胺均是神经元阻滞剂，将胍基和苄基相结合而成的碘代苄胍抗肾上腺素能神经元的作用明显增强。^{131}I-MIBG（metaiodobenzyl guanidine，间碘苄胍）的化学结构与去甲肾上腺素相似，所以能被肾上腺髓质和交感神经分布丰富的组织器官摄取。^{131}I-MIBG 被摄取的机制尚未完全阐明，可能是通过需能的主动摄取过程；其次是通过依赖浓度差而产生的弥散作用；^{131}I-MIBG 与肾上腺素能神经递质的受体有特异结合力，这也是 ^{131}I-MIBG 被浓聚的机制之一。

（二）治疗适应证

能摄取 ^{131}I-MIBG 且保留时间较长的肿瘤可用此方法治疗。恶性嗜铬细胞瘤对外放疗和化疗均不敏感，适合于用 ^{131}I-MIBG 治疗。神经母细胞瘤进行常规的放疗和化疗后复发的Ⅳ期患者，可用 ^{131}I-MIBG 治疗。有学者认为，先用 ^{131}I-MIBG 治疗神经母细胞瘤患者，使肿瘤体积缩小和功能减弱，以利于手术切除和随之进行的化疗。其他能摄取 ^{131}I-MIBG 的肿瘤，如甲状腺髓样癌、类癌瘤等，当常规方法治疗效果不好，都可用 ^{131}I-MIBG 治疗。适应证如下：不适合手术、化疗或放疗的患者；术后复发或广泛转移的患者；预期存活 1 年以上的患者；示踪剂量 ^{131}I-MIBG 显像证实病灶摄取放射性药物；广泛骨转移所致剧烈骨痛；高血压不能控制者。

治疗禁忌证：①孕妇或哺乳期；② WBC < 2 500/dl；HGB < 10g/dl。

二、治疗方法

（一）治疗前准备

1. 停用影响 ^{131}I-MIBG 被摄取的药物，如可卡因、利血平、苯丙醇胺、N- 去甲麻黄碱等。

2. 治疗前 3 天开始用复方碘溶液封闭甲状腺，每日 3 次，每次 10 滴，直到治疗后 4 周。

（二）治疗方法及注意事项

静脉滴注给药，速度应较慢，在 60～90 分钟滴注完毕。给药时严密监测脉博、血压和心电图，每 5 分钟 1 次；给药后 24 小时内每小时测 1 次。并收集 3 天的尿液做放射性废物处理。

^{131}I-MIBG 治疗要求每疗程给予 200Gy 的吸收剂量。由于摄取率和有效半衰期会因治疗次数增加而减低，因此第一次和第二次的治疗量宜采用允许量的最高剂量，以提高疗效。第一次给药以静脉滴注 7 400MBq（200mCi）/5mg 的 ^{131}I-MIBG 为佳。再次治疗的条件主要观察肿瘤是否仍具有摄取 131I-MIBG 的功能。间隔治疗的时间宜在 4 个月至 1 年。根据病情和患者体质条件可缩短间隔时间，每次给药如低于 3 700MBq（100mCi），治疗的间隔时间可缩短到 1～2 个月。治疗要求达到消除所有摄取 ^{131}I-MIBG 的病灶为止。

（三）治疗副反应及处理

^{131}I-MIBG 治疗副作用主要包括：短期内可能有恶心、呕吐。治疗后 4～6 周通常出现暂时性的骨髓抑制。少数患者可出现骨髓严重抑制，但与治疗剂量无关，可能主要与患者的体质、对射线的敏感性等有关。大部分患者仅见一过性白细胞下降，但数周后即恢复正常。

（四）治疗后随访及注意事项

治疗后患者应多饮水，及时排空小便，以减少膀胱的辐射剂量。患者应住院隔离至少 5～7 天。治疗后 3～6 个月随访 1 次，随访观察内容，包括症状、体征、血/尿儿茶酚胺，必要时进行影像学检查。治疗的疗效评估包括以临床症状消失，血儿茶酚胺降至至正常，CT 和 ^{131}I-MIBG 显像均见病灶消失为治疗终点。

三、临床应用

恶性嗜铬细胞瘤尚没有可以治愈的方法，手术的目的是降低激素分泌和缓解局部并发症。^{131}I-MIBG 治疗、放射标记生长抑素类似物（如奥曲肽）和化疗是其他可供选择的治疗方案。常规化疗方案（如环磷酰胺、长春新碱和达卡巴嗪等）疗效有限。^{131}I-MIBG 最先应用于恶性嗜铬细胞瘤的治疗。几项研究探讨了应用 ^{131}I-MIBG 治疗恶性嗜铬细胞瘤，剂量方案和肿瘤反应均不同，因为目前还没有公认的相关方面的指南。一项包括 50 名恶性嗜铬细胞瘤或副神经节瘤患者的Ⅱ期临床研究显示，大剂量 ^{131}I-MIBG 治疗后，总体 5 年生存率为 64%，8% 的患者病情持续稳定。另一项研究报道了恶性嗜铬细胞瘤患者经大剂量 ^{131}I-MIBG 治疗后的中位生存期为 4.7 年。

在 20 世纪 90 年代早期，^{131}I-MIBG 首次被发现在儿童中使用是安全的，并且对于复发/难治性神经母细胞瘤患者具有治疗效果。随着 ^{131}I-MIBG 治疗剂量的增加，显示出有效性，直到最大耐受剂量 18mci/kg。一些小型临床试验增加了 ^{131}I-MIBG 的周期数和/或累积剂量，也证明了其治疗的可行性和疗效。时至今日，^{131}I-MIBG 仍然是一种研究性治疗方法，提供缓解疼痛和治愈的希望，主要是多模式治疗中的一种方法。目前的研究表明复发/难治性神经母细胞瘤联合应用 ^{131}I-MIBG 治疗、大剂量化疗和自体干细胞移植可改善疗效，但没有显著提高长期生存率。最近几项欧洲研究发现对于新诊断的高危神经母细胞瘤，^{131}I-MIBG 作为一种诱导性单一疗法或联合多药化疗治疗有效。目前的研究均发现，MIBG 的摄取和治疗反应之间的存在差异。

第二节 靶向生长抑素受体治疗

一、治疗原理及适应证

（一）治疗原理

神经内分泌肿瘤（neuroendocrine tumour，NET）分布广泛，且近年来其发病率有上升趋势。此类肿瘤发病隐秘、诊断困难，常被当做疑难杂症；又因其不易早期定性和定位，且多数对放、化疗不敏感，正日益成为肿瘤诊治的难点之一。研究表明，NET 的细胞表面过度表达特异性的生长抑素受体（somatostatin receptor，SSTR）。SSTR 是一种糖蛋白，目前所发现的亚型有 5 种，分别是 SSTR1、SSTR2、SSTR3、SSTR4、SSTR5，生长抑素能与其特异性的结合，从而发挥生物效应。利用这个原理，我们将放射性示踪剂标记的生长抑素类似物（somatostatin analogs，SSA）引入体内，与肿瘤表面的 SSTR 特异的结合，达到使肿瘤显像或治疗的目的。将放射性标记的生长抑素引入体内，即以生长抑素为载体，将大剂量的放射性核素导向肿瘤部位，用放射性核素的辐射电离作用对肿瘤和其转移病变进行治疗，达到肿瘤治疗的目的，即肽类受体介导的放射性核素治疗（peptide receptor radioligand therapy，PRRT）。^{111}In 是最早用于 PRRT 的放射性核素，利用其发出的俄歇电子产生的电离生物学效应对肿瘤进行治疗，但由于其能量较低，组织穿透力弱，治疗效果欠佳。此后逐步改用组织穿透力较强的 β 射线发射体的放射性核素 ^{90}Y（yttrium 90，90 钇）及 ^{177}Lu（lutetium 177）用于肿瘤受体靶向治疗。用于核素介导治疗的生长抑素受体配体主要是人工合成的各种 SSA，包括奥曲肽、醋酸奥曲肽及 Tyr3-醋酸奥曲肽等。在 NET 治疗方面，目前临床应用及研究较广泛的放射性核素标记的生长抑素类似物包括以下几种：[^{111}In-DTPA^0]-octreotide、[^{90}Y-DOTA^0，Tyr^3]octreotide 及[^{177}Lu- DOTA^0，Tyr^3]-octreotate 等。

生长抑素及其类似物与肿瘤细胞膜上高表达的生长抑素受体特异结合，通过抑制 cAMP 及基因转录、诱导细胞凋亡及抑制表皮生长因子等的合成、释放，从而抑制肿瘤增殖。此外，生长抑素及其类似物还可通过减少自分泌和/或旁分泌降低生长因子的释放，发挥间接抑瘤作用。生长抑素及其类似物已用于生长抑素受体表达阳性肿瘤的治疗，尽管治疗 NET 可提高患者生存质量，但单一治疗并不能使生存期延长。利用放射性核素标记 SSA 可对此类肿瘤进行生物治疗与核素内照射的联合治疗，以进一步提高治疗效果，如

[^{177}Lu-DOTA^0，Tyr^3]-octreotate 的抗肿瘤效应是未标记奥曲肽的百余倍。

（二）治疗适应证

1. 经组织学证实为神经内分泌肿瘤，且生长抑素受体显像阳性表达生长抑素受体。

2. 经常规治疗后残余或复发的神经内分泌肿瘤。

3. 病变范围可用 CT，MRI 或 US 评估。

4. 至少在 1 个月前未接受化疗或放疗，或接受 PRRT 放疗后 2 个月。

根据欧洲神经内分泌肿瘤协会（The European Neuroendocrine Tumor Society，ENETS）指南，应用 ^{177}Lu-Octreotate 治疗神经内分泌肿瘤的纳入标准如下：

1. 不可手术 / 转移性高分化的 NET（G1/2 级）。

2. 可考虑分化良好的 G3 的 NET（需要关于这个新定义的亚组的应答率和存活率的进一步数据）。

3. 生长抑素受体显像显示肿瘤高摄取。

4. 充足的骨髓储备（通常接受 1 至 2 级血液毒性）。

5. 肌酐清除率 > 50ml/min。

6. Karnofsky 评分 > 50。

7. 预期生存期 > 3 个月。

8. 签署知情同意书。

（三）治疗禁忌证

1. 孕妇或哺乳期。

2. 年龄 < 21 岁。

3. Karnofsky 评分 < 60 且预期寿命 < 6 个月。

4. 明确患有第二种肿瘤。

5. WBC < 2 500/dl，HGB < 10g/dl，Plt < 100 000/dl，Bil（胆红素）> 2.5mg/dl。

6. 血 BUN > 45mg/dl；Cr > 1.5mg/dl。

7. 与长效的生长抑素类似物同时使用。

二、治疗方法

（一）治疗前准备

1. 治疗前应完善临床病史采集和各项实验室检查，如血常规、便常规、肝功能、肾功能、血清肿瘤标志物（NSE、胃泌素、胰岛素、CA-199、CA-242、CA-50、CEA 等）、TSH 等，以及病变部位的影像学检查，如 CT、MRI 或 US 及 SRI 等。患者应签署知情同意书。

2. 停止使用生长抑素类似物，长效释放制剂的停药周期为 4～6 周，短效制剂的停药周期至少为 24 小时，在临床实践中，可在治疗前 1 个月将短效制剂取代长效释放制剂。

（二）治疗方法及注意事项

1. 治疗剂量 ^{90}Y-DOTATATE/^{90}Y-DOTATOC 的治疗剂量为 3.7GBq（100mCi）/m^2 体表面积，2 个治疗周期，周期间隔 6～12 周；或治疗剂量 2.78～4.44GBq（75～120mCi），2～4 个治疗周期，周期间隔 6～12 周。^{177}Lu-DOTATATE/^{177}Lu-DOTATOC 的治疗剂量为 5.55～7.4GBq（150～200mCi），治疗周期为 3～5 周期，周期间隔 6～12 周。在有足够能力和丰富经验的中心，可尝试进行 ^{90}Y 和 ^{177}Lu 的联合治疗，其中 ^{90}Y 的剂量 2.5～5.0gbq（68～135mci），^{177}Lu 的剂量 5.55～7.4gbq（150～200mCi），2～6 个治疗周期，周期间隔 6～16 周。对于肾功能受损的患者，可减少给药剂量，并治疗周期进行个体化。^{90}Y-DOTATOC 已用于儿童患者治疗，每周期剂量为 1.5～1.85GBq/m^2 体表面积，最多三个周期。尚未有广泛的 ^{177}Lu-DOTATATE 用于儿童患者的经验。

2. 治疗方法 在 PRRT 的给药过程中，需做好急救准备。使用生理盐水将放射性药物稀释至 10～100ml，通过留置导管在 10～30 分钟内进行给药，以确保安全的静脉给药和防止血管旁浸润。放射性药物可通过三通旋塞与氨基酸溶液混合。在治疗前后应监测生命体征，必要时采取治疗干预措施来治疗功能综合征的影响或恶化（如类癌综合征 / 低血压、低血糖、高胃泌素血症、高血压、低血压、WDHA 综合征、电生理失衡等）。

在进行 PRRT 治疗时，须进行肾脏保护。通过联合使用正电荷氨基酸（如 L- 赖氨酸和 / 或 L- 精氨酸），竞争性抑制放射性肽在近端小管重吸收，可减少放射性药物的肾内潴留。在开始氨基酸输注之前，应通过服用止吐药（如 5-HT3 拮抗剂，如格拉司琼）和 / 或皮质类固醇（如地塞米松）来防止恶心和呕吐。在 1L 生理盐水中适当稀释 25g 氨基酸。氨基酸输注应在给药前 30～60 分钟开始，并应保持 4 小时以上。应特别注意和小心避免可能的电解质失衡（高钾血症和高钠血症），以及随后可能导致轻度恶心和呕吐的代谢性酸中毒。对于严重心功能不全的患者，应避免出现急性心功能不全和失代偿的容量负荷过量，建议心脏疾病方面的专家参与制定严格的监测方案。对于已知肾结石患者，强制利尿可能会使肾结石移动，导致急性肾绞痛。静脉炎与注射氨基酸溶液的高渗性有关，可能发生在注射部位，这种情况可以用局部血管保护霜治疗。

（三）治疗副反应及处理

毒性评估以 WHO 毒性分级标准为准。急性副反应主要和应用氨基酸或放射性肽本身有关，如恶心、头痛，以及由氨基酸联合用药引起的代谢性酸中毒，通过给患者补充生理盐水和重复使用皮质类固醇或止吐药来缓解代谢性酸中毒。在有大量肝转移和肝功能受损的患者中，可能会发生肝毒性，应降低给药活性。慢性副反应包括肾毒性和骨髓毒性等，肾脏毒性包括肾功受损，血 BUN、CR 升高等，骨髓毒性包括血红蛋白、白细胞、血小板及淋巴细胞减少等。可通过联合应用正电荷氨基酸降低肾毒性，严重的（3 级和 4 级）骨髓抑制大部分是可逆的。急性骨髓损伤在 ^{90}Y-DOTATOC 治疗周期中低于 10%～13%，在 ^{177}Lu-DOTATATE 治疗周期中低于 2%～3%。

（四）治疗后随访及注意事项

1. 治疗后随访 治疗后随访中肾功能的评估至关重要，应包括血清肌酐水平的评估和肌酐清除率的测定。对于存在延迟肾毒性危险因素的患者（高危组），尤其是长期且控制不良的高血压和糖尿病、单肾或以前记录的肾损伤（主要是肾毒性化疗），推荐更精确的肾功能评估方法，如 GFR 测量等。治疗周期间隙，每 2～4 周检查全血细胞计数，如有需要，可更高频率，在确认后续周期之前，应进行肾和肝功能测试。治疗后最初的 12 个月内，应每 8～12 周进行一次完整的血细胞计数（包括平均红细胞体积）及肾和肝功能测试，如果有临床指征，则应之后每年进行两次。

2. 治疗后的辐射防护 在治疗后 1 周内避免弄脏内衣或马桶周围的区域。治疗后，患者应避孕至少 6 个月。由于生育能力的暂时受损，主要与睾丸支持细胞的短暂损害有关，男性患者在治疗前应考虑精子储存。

（五）疗效评估

对治疗反应的评估包括考虑患者的临床、生化、形态和 PET/SPECT 功能状态以及健康状况。形态反应由增强 CT 或 MRI 决定。客观反应可使用 WHO、SWOG 和 RECIST 标准来确定。这些检查每 3～6 个月重复一次，但在长期随访中，对有持久反应的患者可延长至每 12 个月一次。功能成像包括 ^{111}In-pentetreotide SPECT 和 ^{68}Ga-DOTA-peptides PET/CT，或者代谢显像如 ^{18}F-DOPA PET/CT。

三、临床应用

应用放射核素标记生长抑素类似物进行 NET 的靶向放射治疗已经引起了临床极大的兴趣，最常用放射性核素包括 ^{90}Y 和 ^{177}Lu，它们在发射粒子、粒子能量和组织穿透方面彼此不同。总的来说，NET 的客观反应率高达 30%，大约三分之一有症状改善。长期副作用包括肾功能丧失、全血细胞减少和骨髓增生异常综合征（MDS）等。

^{90}Y-DOTATOC 治疗最广泛的经验来自一个单一机构的大型临床研究，共 1 109 名患者，纳入标准为研究开始近 12 个月内出现转移或进展的胃肠胰腺 NET，生长抑素受体显像示肿瘤高摄取。应用初始剂量后，如果出现肿瘤进展或永久性毒性，则暂停治疗；否则，给予患者再次治疗；未规定具体的治疗间隔时间。共有 378 名患者（34%）出现“形态学”反应，即通过 CT、MRI 或超声在治疗前检测到的所有肿瘤病灶的最大直径之和出现任何可测量的减少；172 名患者（15%）表现为生化反应，即治疗后肿瘤标记物水平降低，而在入组前已显示进展；329 例患者（29.7%）表现为症状改善。患者的中位生存期为 94.6 个月。根据上述任何一个标准，更长的生存期与治疗反应相关。142 例（12%）出现短暂的 3 级或 4 级血液毒性。肾功能丧失是主要的剂量限制性毒性，103 名患者（9%）有永久性 4 级或 5 级（致命，$n=35$）肾毒性。年龄越大，肾小球滤过率越低，肾摄取分数越高，则肾毒性越严重。

目前的研究表明，尽管尚未进行随机试验，应用 ^{177}Lu-DOTATATE 治疗 NET 优于 ^{90}Y-DOTATOC。在一项可信度最高的Ⅲ期国际多中心临床实验中，应用 ^{177}Lu-DOTATATE 治疗中肠 NET。该研究共纳入 230 名生长抑素受体显像阳性、无法手术的中肠 NET 患者，应用标准剂量 SSA 出现疾病进展。将患者随机分为每 4 周应用 SSA 加上每 8 周应用 ^{177}Lu-DOTATATE 治疗（共 4 疗程治疗），或每 28 天应用 60mg SSA。在第 20 个月时，^{177}Lu-DOTATATE 组的无进展生存率（PFS）明显高于其他组（65.2% 对 10.8%），总生存期更长（14 对 26 例死亡，死亡危险比为 0.40，$P = 0.000\ 4$）。在可评价影像学反应的患者中，^{177}Lu-DOTATATE 组也有更高的客观反应率（18% 对 3%）。^{177}Lu-DOTATATE 组的生活质量发生恶化的时间明显长于高剂量 SSA 组，包括全球健康状况、身体功能、角色功能、生活质量、疲劳、疼痛、腹泻、疾病相关的忧虑和身体形象等。这些差异在全球健康状况（生活质量发生恶化的中位时间 28.8 个月与 6.1 个月）和身体功能（25.2 个月与 11.5 个月）方面具有临床意义。

与 PRRT 相关的最严重的长期毒性是不可逆的骨髓毒性。长期随访的大型研究证实骨髓增生异常综合征的发生率约为 2%，急性白血病的发生率约为 0.5%。一项荷兰的多中心研究，共有 1 200 多名晚期胃肠胰腺和肺 NET 患者接受 ^{177}Lu-DOTATATE 治疗，中位随访 78 个月。安全性分析包括 610 名累计剂量至少为 100mci（3.7GBq）的患者。长期毒性包括 4 例急性白血病（0.7%，3 例死亡）和 9 例 MDS（1.5%，5 例死亡）。没有治疗相关的长期肾或肝功能衰竭。据报道，高龄、骨转移和大量的预处理会增加继发性骨髓发育不良的风险，尽管之前使用烷基化药物如替莫唑胺是否会增加风险存在争议。

肾辐射可导致肾小球损害。另一份荷兰研究显示，接受 ^{177}Lu-DOTATATE 治疗的 209 名患者中，治疗期间肌酐升高评估的肾毒性发生率较低（1%，2 级）。治疗后，肌酐清除率的年平均下降率为 3.4%，没有患者肾功能的年下降率超过 20%。未发现肾毒性的危险因素。

在 2018 年 1 月，FDA 批准 ^{177}Lu-DOTATATE 治疗成人生长抑素受体阳性胃肠胰 NET，建议剂量为 7.4GBq（200mci），每 8 周静脉输注 30 分钟，共治疗 4 次。目前 ^{177}Lu-DOTATATE 治疗的局限性包括给药的复杂性、缺乏将该药与其他全身疗法（如依维莫司）进行比较的试验，以及缺乏广泛的可用性。

第三节　靶向前列腺特异性膜抗原治疗

一、治疗原理及适应证

前列腺特异性膜抗原（prostate-specific membrane antigen，PSMA）在前列腺上皮细胞表面高度表达，且随前列腺癌的发生而表达上调，其表达水平与雄激素水平下降、肿瘤转移及疾病进展直接相关。因此，PSMA 可作为转移性去势难治性的前列腺癌（metastatic castration-resistant prostate cancer，mCRPC）诊断及治疗靶点。mCRPC 患者如果已经疲惫不堪或不符合应用批准的替代方案，并且治疗前显像提示肿瘤有足够的 PSMA 表达，可以考虑进行 PSMA 介导的放射性核素靶向治疗。关于治疗前显像提示肿瘤有足够的 PSMA 表达的标准，目前仍有争论。一项应用 ^{177}Lu-PSMA617 治疗的 II 期临床研究，要求基线 ^{68}Ga-PSMA11 PET 显像肿瘤受累优势部位的 SUV_{max} 至少是肝脏 SUV_{mean} 的 1.5 倍，但也包括 FDG PET/CT 以排除缺乏 PSMA 表达的肿瘤病灶。治疗应排除肝转移瘤 PSMA 表达阴性的患者，即使其余病灶高度表达 PSMA。

指南推荐的禁忌证包括：预期寿命不到 6 个月（ECOG 表现状态＞2），除非主要目标是减轻疾病相关症状的痛苦；隔离的核医学治疗病房存在不可接受的医疗或辐射安全风险（根据国家法规要求）；无法控制的尿路梗阻或肾积水，在确诊或有尿潴留高危患者中，^{99m}Tc-MAG3 或者 ^{99m}Tc-DTPA 肾动态显像应作为基线检查；器官功能进行性恶化（GFR＜30ml/min 或肌酐＞2 倍正常上限，肝酶＞5 倍正常上限）；骨髓抑制，白细胞 $< 2.5 \times 10^9$/L，血小板 $< 75 \times 10^9$/L；需要及时干预的情况（放射治疗、手术），如脊髓压迫和不稳定骨折，PSMA-RLT 可在患者病情好转后进行；临界病例应在多学科肿瘤委员会内进行评估，以确定个体的受益风险比。

二、治疗方法

（一）治疗方法及注意事项

目前的指南主要基于两种低分子量的 PSMA

配体研究，即 PSMA-617 和 PSMA-I&T。应用发射 β- 负粒子的 ^{177}Lu 标记，这两种放射配体具有相似的生物分布和剂量学特征，因此指南建议两种配体可交换应用。目前，第二代配体的开发仍在进行中。

开始治疗前，应根据个人心血管和排尿情况进行静脉或口服补液。对于心血管风险较低的患者，可以以 20ml/min 的流速静脉注射 1～2 升生理盐水。^{177}Lu-PSMA-617 通过缓慢静脉注射，通常在 1～30 分钟完成。在注射前 30 分钟开始，直到注射后 4 小时，使用冷却包冷却唾液腺，减少血池期 ^{177}Lu-PSMA 的摄取，冷敷的价值仍有争议。根据个体情况，可有一些一般性建议，包括治疗后可服用利尿剂和中度泻药，以清除未结合的 ^{177}Lu-PSMA；预防性止吐治疗；对于有疼痛或阻塞性肿胀风险的脑转移、脊柱转移或其他转移，治疗前一天和术后几天必须使用皮质类固醇。当然，以上方法是可选的，视情况而定。全身显像和 / 或断层显像在注射后 24～48 小时至少进行 1 次，以确认 ^{177}Lu-PSMA-617 在肿瘤组织中的摄取和滞留。患者按照当地法规指南出院（2 米距离测量射线的放射性计量率：3.5msv/h）。

多项研究每次治疗的给药活度为 3.7～9.3GBq（100～250mci）。最近开始的一项和其他当前正在进行的Ⅱ期临床研究，大多数情况下都支持每次治疗标准活度为 6～8.5GBq（160～230mci）的方案。一项正在进行的Ⅲ期临床研究以 6 周为间隔，在总共 4 到 6 个周期内实施每次治疗剂量 7.4GBq 的标准方案，周期间隔为 6～8 周，共进行 2 到 6 个周期（取决于治疗反应、预后和肾脏的危险因素）。对于预期寿命大于 1 年的患者，不应超过 40Gy 的累积肾脏吸收剂量。但是，对于导致肾脏吸收剂量接近或高于此限值的治疗剂量，应评估患者个体的受益风险比。最大累积吸收剂量应在临床合理的最长时间内进行分配，通过个体的降阶梯方案或停止治疗（一旦达到初始缓解）实现，直到疾病进展再次开始治疗。

^{177}Lu-PSMA 治疗属于非标准化类别，应单独规划和验证目标量的暴露，同时考虑到非目标量的剂量应尽可能低。目前指南中给出了 ^{177}Lu-PSMA-617 和 ^{177}Lu PSMA-I&T 对特定器官吸收剂量的现有认识，已确定红骨髓耐受限值为 2Gy（单次照射），肾脏为 28～40Gy（取决于危险因素），唾液腺为 35Gy。剂量测定评估可以在治疗周期后进行，以验证未来给药的疗效。然而，由于最初周期的治疗效果，随后周期的肿瘤吸收剂量可能较低。正常器官的生理性摄取似乎不受先前治疗周期的影响。为了进行最佳剂量测定，应在多个时间点进行顺序成像，最好使用定量 3D 技术，如 SPECT/CT。由于晚期时间点在很大程度上决定了对器官或肿瘤的吸收剂量，因此至少应在用药后 4～7 天进行显像。对于以器官为基础的剂量测定，应针对剂量限制器官确定患者个体的器官质量，并引用人群有效半衰期的范围来描述剂量测量的不确定性。

由于 ^{177}Lu-PSMA 对骨髓抑制的附加作用，应用 ^{177}Lu-PSMA 治疗时，体外照射放疗、化疗或应用趋骨性放射性药物治疗应至少停止 4 周。在治疗后 1 周内避免弄脏内衣或马桶周围的区域。治疗后，患者应在至少 6 个月内避免怀孕。

（二）治疗副反应

多个临床研究报道了 ^{177}Lu-PSMA 治疗的安全性，3～4 级血液毒性发生在不到 10% 的患者中，基线时低血细胞计数水平和弥漫性骨髓受累与个别患者的严重血液毒性有关。所有其他类别的 3～4 级事件发生率较低（低于 5%），包括唾液腺功能受损。最近的Ⅱ期临床试验报告了 87% 的患者出现 1 级口干，50% 的患者出现 1 级或 2 级短暂恶心，50% 的患者出现 1 级或 2 级疲劳。最常见的毒性反应可能与 ^{177}Lu-PSMA-617 有关，其中 11 例（37%）为 3 级淋巴细胞减少症，4 例（13%）为 3 级贫血，4 例（13%）为 3 级或 4 级血小板减少症。总之，研究数据表明 ^{177}Lu-PSMA 治疗具有良好的安全性。

（三）治疗后随访

^{177}Lu-PSMA 治疗的后续检查包括：应在每个周期后的 12 周内每 2～3 周（取决于基线条件）检查血细胞计数；进行 PSA 随访和解释；每 6～8 周应评估一次基本的肝肾情况；每次治疗前都进行体格检查；治疗过程中显像（用药后 0～3 天）确认示踪剂摄取情况，在以后的时间点进行时，可作为 PSMA 阳性病灶随访反应的影像学检查。

^{177}Lu-PSMA 治疗几个周期后的随访检查包括：基于影像学的再次检查，应包括第二种检查

方式以检测 PSMA 表达阴性的病变，可能是诊断性 CT/MRI、作为 PSMA 配体 PET/CT 或 PET/MRI 检查、骨显像或单独 FDG PET 显像的一部分。可根据治疗后显像和 PSA 反应的可靠性调整放射性治疗的频率。

（四）治疗疗效评估

PSA 和治疗后放射显像应在每个周期进行评估，并且应每 2 个周期考虑使用横截面成像的附加分期检查，最好是 PSMA 配体 PET 显像。^{177}Lu-PSMA 治疗的疗效通过多个荟萃分析和观察试验进行评估，重复进行。^{177}Lu-PSMA 重复治疗后的生化反应指 PSA 下降 > 50%，一半以上的患者可以达到。^{177}Lu-PSMA 重复治疗后，三分之一以上的患者的影像学检查提示部分反应。在最近的Ⅱ期临床试验中，57% 的患者 PSA 下降了 50% 或更多，82% 的病灶可测得患者的影像学检查提示淋巴结或内脏转移灶有客观反应。研究发现内脏转移和血清碱性磷酸酶超过 220U/L 与不良预后相关。小规模的观察试验发现，超过一半的患者的疼痛和生活质量显著改善。

三、临床应用

一些临床研究评估了使用放射性标记的 PSMA 配体进行放射治疗的疗效，正式其具有高反应率、低毒性和减轻疼痛的作用，标记的核素有 ^{131}I、^{177}Lu 等。以自 2014 年 2 月至 2015 年 7 月底，在德国 12 个核医学中心进行的临床研究为例进行阐述，共 145 名 MCRPC 患者（中位年龄 73 岁，范围 43～88 岁）接受了共 248 个周期的 ^{177}Lu-PSMA-617 治疗，每人 1～4 个周期。在研究中，每人每周期给予 ^{177}Lu-PSMA-617 2～8GBq。在第一个周期后 6 周内进行实验室随访，主要表现为血液系统的不良反应，包括白细胞减少，血小板减低，贫血等。未出现严重肾毒性。可有轻度至中度口干症。部分可出现轻度至中度恶心等。目前，^{177}Lu-PSMA 治疗已经在欧洲的一些国家被临床接受，正在进行临床验证，属于“临床实践中未经证实的干预措施”。

（李　方）

参 考 文 献

[1] Strosberg J, El-Haddad G, Wolin E, et al. Phase 3 Trial of ^{177}Lu-Dotatate for Midgut Neuroendocrine Tumors[J]. N Engl J Med, 2017, 376(2): 125-135.

[2] Gill MR, Falzone N, Du Y, Vallis KA. Targeted radionuclide therapy in combined-modality regimens[J]. Lancet Oncol, 2017, 18(7): e414-423.

[3] Goldsmith SJ. Targeted radionuclide therapy: A Historical and Personal Review[J]. Semin Nucl Med, 2020, 50(1): 87-97.

[4] Wester HJ, Schottelius M. PSMA-targeted radiopharmaceuticals for imaging and therapy[J]. Semin Nucl Med, 2019, 49(4): 302-312.

[5] Sharp SE, Trout AT, Weiss BD, et al. MIBG in neuroblastoma diagnostic imaging and therapy[J]. Radiographics, 2016, 36(1): 258-278

第二十五章　转移性骨肿瘤的放射性核素治疗

骨骼系统是恶性肿瘤第三位常见的转移部位，其中发生率最高的三种肿瘤依次为前列腺癌、乳腺癌和肺癌。脊柱、盆骨、肋骨、颅骨和长骨干骺端是骨转移肿瘤的好发部位。骨转移肿瘤的主要症状为逐渐加剧的顽固性骨疼痛、活动受限，疼痛如果得不到缓解，可导致或加重患者的焦虑、抑郁、乏力、失眠、食欲减退等症状，严重影响患者整体生活质量。骨转移性肿瘤可能发生病理性骨折、脊髓和神经压迫以至截瘫、高血钙等骨相关不良事件。“让癌症患者无痛”是 WHO 提出的口号。肿瘤骨转移患者治疗的主要目标为：①缓解疼痛，恢复功能，改善生活质量；②预防和治疗骨相关事件；③控制肿瘤进展，延长生存期。

骨转移性肿瘤患者目前可以选择的治疗手段有化疗、内分泌治疗、靶向治疗、双膦酸盐治疗、止痛药物治疗、手术治疗、外放射治疗、放射性药物靶向治疗等。放射性药物靶向治疗利用辐射生物效应可以杀伤肿瘤细胞，有效缓解骨痛、改善患者生活质量，是一种安全有效的治疗方法。常用的放射性药物有 ^{89}Sr、^{153}Sm-EDTMP、^{223}Ra 等。

第一节　转移性骨肿瘤的靶向 β 粒子治疗

一、治疗原理

β 粒子放射性核素治疗（radionuclide therapy with beta-particle）在转移性骨痛的姑息治疗方案中扮演着至关重要的角色，是治疗癌性骨痛药物的有效替代和支持治疗方法。用于治疗转移性骨肿瘤（bone metastases）的理想放射性核素应具有以下特征：被骨转移灶选择性摄取；软组织和正常骨中快速清除；最大能量在 0.8～2MeV 之间；生物分布类似于二膦酸盐；对骨髓辐射剂量低；即时可用；成本合理。

治疗骨肿瘤的放射性药物对骨重建部位具有特异性亲和力，靶向浓聚于骨肿瘤病灶内，β 粒子在生物组织中的射程为 50～10 000μm，所以对周围正常组织的损伤较小。β 粒子照射病灶产生辐射生物效应，使骨肿瘤微环境中疼痛调节剂（细胞因子和干扰素）的释放减少，水肿和炎症反应减轻，同时伴有相关间质压降低和释放的致痛物质减少，从而减轻疼痛。

二、治疗适应证

β 粒子治疗骨肿瘤的适应证包括但不限于以下几种：

1. 转移性骨肿瘤伴有弥漫性骨痛的患者，且全身骨显像示转移性骨肿瘤病灶部位显像剂分布异常增高。

2. 原发性恶性骨肿瘤伴有疼痛未能手术切除或手术后有残留癌灶，且全身骨显像证实病灶有较高的显像剂分布。

3. 同时，患者需满足以下条件：①预期寿命长于 3 个月；②治疗前数周（6 周）未使用长效骨髓抑制作用的化疗药和 / 或大野放疗；③骨髓储备功能正常（BCC：Hb＞90g/L，WBC＞3.5×10^9/L，PLT＞100×10^9/L）；④肾功能：肌酐在 0.5～1.5mg/mL。

三、治疗禁忌证

（一）绝对禁忌证

1. 孕妇、哺乳期妇女。

2. 急性或慢性肾衰竭（肌酐＞1.8mg/mL 和 / 或肾小球滤过率＜30mL/min）。

3. 急性脊髓压迫和骨髓抑制（血小板＜60×10^9/L，白细胞＜2.5×10^9/L）。

4. 预期生存期小于 1 个月。

（二）相对禁忌证

1. 存在骨外脏器转移。

2. 弥漫性骨髓浸润伴有高风险的骨髓毒性（在骨显像上表现为“超级骨显像”）。

3. 在过去6周内进行过放疗和/或化疗。

4. 弥散性血管内凝血伴有高风险的严重血小板减少症。

5. 骨髓抑制（血小板 $<100\times10^9$/L，白细胞 $<3.5\times10^9$/L，血红蛋白 <90g/L）。

6. 病理性骨折。

四、放射性药物及其特征

目前已经有多种产生β粒子的放射性核素进入临床使用，其中研究最广泛的有锶-89（strontium-89，^{89}Sr）、钐-153（samarium-153，^{153}Sm）、磷-32（phosphorus-32，^{32}P）和铼-186（rhenium-186，^{186}Re）。在临床应用中，最广泛使用的是 ^{89}Sr 和 ^{153}Sm，目前国内使用较多的是 ^{89}Sr。

^{89}Sr 是一种碱金属，属于钙同族元素，其化学性质和体内生物学行为与钙类似，能够在没有载体的情况下与骨结合。它以氯化物（$^{89}SrCl_2$）的形式存在。$^{89}SrCl_2$ 静脉注射后很快通过血液循环到达骨组织，因转移性骨肿瘤代谢旺盛，血流丰富，所以 $^{89}SrCl_2$ 很快聚集在转移性骨肿瘤病灶区。一般情况下，其聚集量是正常骨的2～25倍。静脉注射后10天，^{89}Sr 在肿瘤部位的积累达到高峰，然后非常缓慢地下降。相比之下，在邻近的正常骨组织，注射后1天即达到峰值，并很快下降。$^{89}SrCl_2$ 在骨肿瘤病灶的生物半衰期（T_b）大于50天，而在正常骨骼的 T_b 为14天。一旦进入转移灶后，能较长时间滞留在病灶内，发射β射线持续发挥电离辐射作用，使肿瘤细胞坏死、凋亡。因此，其具有在体内靶向性强和维持治疗作用时间长的优点。

其他几种放射性核素以磷酸盐类化合物为载体，磷酸盐类物质直接参与骨代谢因而被骨摄取。如 ^{153}Sm 与 EDTMP 螯合为 ^{153}Sm-EDTMP，^{153}Sm-EDTMP 的体内生物学行为与 ^{99m}Tc-MDP 相似，与骨组织有较强的亲和力，静脉注射后迅速被骨组织摄取，且大多数滞留在骨及转移肿瘤灶内，转移性骨肿瘤病灶与正常骨组织摄取比值可达16∶1，骨组织吸收剂量在注射后3小时达到高峰，注射后5天骨中仍有较高的滞留，而非骨组织中放射性在注射后5～8小时几乎被完全清除。^{188}Re 与 HEDP 螯合为 ^{188}Re-HEDP，HEDP 为亲骨的二磷酸盐化合物，具有很强的络合作用，可参与骨盐代谢，抑制溶骨反应，浓聚于骨组织，特别是代谢活跃的转移性骨肿瘤病灶中。

治疗转移性骨肿瘤常用的放射性核素特征见表25-1。

五、治疗方法

（一）治疗前准备

1. 治疗前需要收集的信息：了解病史，估计预期生存期，放射影像学检查，骨显像，血常规，肾功能评估和妊娠试验。

2. 在没有禁忌证的情况下，治疗前患者无特殊准备。告知患者注射前后适量饮水，正常饮食。

3. 高钙与磷酸盐对疗效的影响目前尚不明确，但在治疗前及治疗后48小时内不应使用钙剂或磷酸盐。

4. 签署知情同意书。应告知患者在治疗后初始阶段部分患者可能出现骨痛加重（疼痛“闪烁”现象），但在治疗后2～4周内疼痛程度会逐步减轻。

（二）治疗剂量及给药方法

1. 给药方法 通常一次静脉缓慢推注给药（1～2分钟）。建议先建立静脉通道便于注射后

表25-1 放射性核素（发射β射线）的特征

放射性核素	半衰期/天	β能量/MeV 平均/最大	组织内最大射程/mm	使用剂量/mCi
^{89}Sr（$SrCl_2$）	50.5	0.58/1.46	6.8	4
^{153}Sm（EDTMP）	1.9	0.35/0.80	3.3	0.5～1/kg
^{32}P（Phosphate）	14.2	0.69/1.70	8.0	3～12
^{186}Re（HEDP）	3.7	0.36/1.07	4.7	25～35

用生理盐水冲洗，避免注射液渗漏。发生渗漏后局部热敷可增加药物的吸收，减少局部的辐射剂量。

2. 治疗剂量

（1）$^{89}SrCl_2$ 的剂量：以 1.48～2.22MBq/kg（40～60μCi/kg）为宜，成人一般为每次 148MBq（4mCi）。临床结果表明，低于 1.11MBq/kg（30μCi/kg）缓解疼痛的疗效不佳，但过大的剂量不但加重经济负担和毒副作用，而且疗效并不随剂量的增加而提高。

（2）^{153}Sm-EDTMP 的剂量：推荐的剂量为 37MBq/Kg。

3. 重复治疗 在疼痛未缓解或复发的情况下，是否再次治疗应基于个体反应、症状和血细胞计数，通常建议治疗间隔 ^{153}Sm 为 10～12 周，^{89}Sr 不小于 90 天。

六、骨转移灶 β 粒子治疗的疗效

骨转移患者治疗的主要目标是：优化疼痛控制、保存和恢复功能、稳定骨骼结构、降低骨骼相关事件（skeletal-related events，SRE）的风险、提高生活质量和局部肿瘤控制。广泛而持续的骨痛仍是最难以控制的症状。因此，疗效评价主要包含三个方面：疼痛控制、生活质量及生存期。

（一）疼痛控制

1. 疼痛反应的评价标准 目前有几种疼痛评分及疗效评价方法，如何选择没有统一标准，但治疗前后需要使用统一的评分标准。

（1）视觉模拟评分法（visual analog scale，VAS）：评分 0 分为无痛，10 分为最剧烈疼痛。让患者进行疼痛分数自评。

1）疼痛分级：无痛：0 分；轻度疼痛：1～3 分，患者能正常活动，症状和体征轻微，疼痛可以忍受；中度疼痛：4～6 分，疼痛影响睡眠，应给予适当的镇痛药物；重度疼痛：7～10 分，疼痛剧烈或难忍，睡眠严重受到干扰，可伴有植物神经功能紊乱表现或被动体位，须应用镇痛药物。

2）疗效评价：1 级为无变化，疼痛维持原水平或增加，止痛药用量未减少或增加；2 级为疼痛轻度减轻，止痛药用量减少；3 级为疼痛显著减轻，止痛药用量较前显著减少；4 级为疼痛消失，停用所有止痛药。

（2）WHO（1989）分级标准

1）疼痛分级：0 分为无痛；1 分为轻度疼痛，不影响睡眠及食欲；2.5 分为疼痛反复发作，发作时中断工作，影响食欲及睡眠；5 分为持续疼痛，表情痛苦，疲惫感；7.5 分为疼痛明显，尚能忍受，有显著的痛苦表情；10 分为疼痛剧烈难忍，伴表情、体位的明显改变。总分：疼痛分级 × 疼痛时间（h）/d。

2）疗效评价：显著效果：总分下降＞50%；有效：总分下降＜50%；无效：总分无下降。

（3）《临床诊疗指南核医学分册》标准

1）疼痛分级：Ⅰ级无疼痛；Ⅱ级轻度疼痛，能忍受，睡眠不受干扰，不需服用止痛剂；Ⅲ级中度疼痛，正常生活和睡眠受到干扰，要求服用止痛剂；Ⅳ级重度疼痛，正常生活和睡眠受到严重干扰，须用较大剂量止痛剂。

2）疗效评价：Ⅰ级为所有部位的骨痛完全消失；Ⅱ级为至少有 25% 以上部位的骨痛消失或骨痛明显减轻，必要时服用少量止痛剂；Ⅲ级为骨痛减轻不明显，或无任何改善，甚至加重。

2. β 粒子治疗对疼痛控制的疗效 β 粒子靶向治疗对成骨型或混合型（溶骨 / 成骨）转移患者的疼痛控制有益。其主要优点是快速、选择性地同时靶向作用于所有骨骼病变。β 粒子放射性核素治疗可以缓解骨痛，其治疗反应率在 50%～95% 之间，约 15%～30% 的患者完全缓解。约 70% 的患者接受单次 ^{89}Sr 或 ^{153}Sm 治疗后疼痛减轻，约 74% 的前列腺癌或乳腺癌患者采用 β 粒子治疗联合其他治疗，疼痛减轻更为有效。

一般给药后 1～4 周才能达到疼痛缓解的疗效，^{153}Sm 通常比 ^{89}Sr 起效快。给予 ^{153}Sm 后疼痛缓解可持续 2～4 个月，给予 ^{89}Sr 后疼痛缓解可持续 3～6 个月。通常，溶骨性骨转移（42%）比成骨型（62.50%）或混合型（60%）骨转移的治疗反应差。

（二）对生活质量和生存期的影响

1. 生活质量评价指标 主要包括患者食欲、睡眠、活动能力的变化。具体如下。

食欲：分为四级。Ⅰ级正常；Ⅱ级食量减少 1/3；Ⅲ级食量减少 1/2；Ⅳ级食量减少 2/3 或无食欲。

睡眠：分为四级。Ⅰ级正常；Ⅱ级睡眠略差，无需服用安眠药物；Ⅲ级需服用药物帮助入睡；Ⅳ级服用药物后也难以入睡。

活动能力：分为五级。Ⅰ级活动能力正常，与其发病前活动能力无差异；Ⅱ级能自由走动，能从事轻度体力劳动（包括一般家务或办公室工作）；Ⅲ级能走动，生活能自理，但已丧失工作能力，日间一半时间可以起床活动；Ⅳ级生活仅能部分自理，日间一半时间卧床或坐轮椅；Ⅴ级卧床难起，生活完全不能自理。

2. 对生活质量和生存期的影响 β粒子靶向治疗可改善成骨型或混合型骨转移患者的生活质量。但目前尚没有足够的证据能证明其可以延长患者的生存期。但有研究表明，如果联合其他药物治疗可提高患者的生存期，如一项前列腺癌Ⅱ期临床研究显示，^{89}Sr 联合化疗，患者的生存期有所延长（27.7 个月 vs 16.8 个月）。

七、放射性核素联合其他治疗

1. 联合放疗 β粒子靶向治疗与外放疗各具特色，相互补充。对于单发病灶或病灶分布在较局限的部位且疼痛明显者，外放疗具有优势；对于多发转移，β粒子靶向治疗优势明显。二者可以分别使用，或者依次使用，也可以联合使用。但对于骨显像结果为阴性（提示溶骨性转移）且即将发生病理性骨折的患者，应首先选择外放疗（external beam radiotherapy，EBRT）。

2. 联合化疗 由于存在潜在的骨髓毒性，目前的研究表明放射性核素治疗和化疗同时或先后联合治疗并不能使患者获益。如一项随机对照试验报道了 757 名患者的研究结果，提示 ^{89}Sr 联合多西紫杉醇对患者临床无进展生存期具有一定的改善，但对患者的总体生存期和无 SRE 间期并无改善。因此，在β粒子放射性核素治疗给药前 4～6 周应避免使用长效骨髓抑制的化疗药物，治疗后 12 周内（无论 ^{89}Sr 或 ^{153}Sm），应避免全身化疗。

3. 联合双膦酸盐治疗 多篇研究结果均表明放射性核素和双膦酸盐同时或先后联合治疗可明显缓解患者疼痛及改善预后。尽管有研究认为双膦酸盐可能会降低骨病灶对放射性核素的摄取，但多数研究表明双膦酸盐与 ^{89}Sr 或 ^{153}Sm 之间并不存在竞争关系。

4. 联合内分泌治疗 激素依赖型肿瘤，如乳腺癌、前列腺癌和子宫内膜癌等常采用内分泌治疗，单纯的内分泌治疗无导致骨髓抑制的风险。因此，这些肿瘤患者如发生骨转移，联合使用放射性核素治疗是安全的。

5. 联合靶向药物治疗 靶向治疗是针对恶性肿瘤细胞某一特定靶点进行的治疗。由于其作用位点明确，与常规的化疗相比，其对正常细胞或组织的毒副作用相对较小。对于具有肿瘤骨转移的患者，靶向治疗联合放射性核素治疗，可能有助于提高疗效，但需要进一步研究其有效性和毒性反应。

放射性核素治疗可以联合双膦酸盐、化疗、放疗、靶向治疗、内分泌治疗等多种方法治疗肿瘤骨转移，但需要进行多中心前瞻随机对照的大样本研究，筛选毒副作用小、疗效高的联合治疗方案。

八、治疗的风险、并发症和副作用（短期 / 长期）

放射性药物注射引起的不良反应非常罕见。有报道在快速（<30 秒）注射后患者注射部位有冲洗感，未发现与其他药物有相互作用。

（一）短期副反应

1. 疼痛“闪烁”现象 疼痛“闪烁”现象（pain-flair phenomenon）是指治疗后出现的短暂的疼痛加重现象，通常发生在用药后 3～6 天，可持续 2～7 天，发生率约 5%～15%。这种症状是暂时性的，用常见的镇痛药即可控制。疼痛“闪烁”现象是由于辐射引起的“炎性”反应所导致，出现该现象提示患者对治疗具有良好的反应。

2. 恶心和呕吐 治疗对全身的辐射剂量很小，无明显过敏及消化道反应。

（二）长期副反应

治疗后部分患者可出现轻度到中度短暂性骨髓毒性，主要表现为血小板和白细胞计数降低。血小板和白细胞计数达最低点时间及恢复时间与个体状况和注射药物剂量有关。通常在药物注射 2 周后开始出现骨髓抑制，3～5 周（^{153}Sm）或 12～16 周（^{89}Sr）血细胞计数达最低点，3～6 个月内完全或部分恢复。

3 级或 4 级骨髓毒性的发生与治疗前 4～6 周

接受细胞毒性化疗和/或放疗，以及患者骨髓储备功能下降有关；肿瘤广泛累及骨骼也可能加剧骨髓抑制。因此，对于放射性核素治疗前4～6周接受了细胞毒性化疗和/或放疗的患者以及弥漫骨髓浸润引起骨髓功能严重受损的患者，不建议使用放射性核素治疗(除非潜在的获益超过风险)。

用^{153}Sm治疗后6周内，建议进行血液学检测，及时发现患者出现骨髓抑制的情况，减少相关风险。鉴于^{89}Sr骨髓毒性持续时间长(12～16周)，且毒性更明显，^{89}Sr给药后需要更长时间的随访。

九、辐射安全防护

如在门诊治疗，患者在给药后4～6小时应在核医学科留观以评估可能出现的早期副作用。在给药后的最初24～48小时，患者的尿液需要特别的辐射防护措施。住院治疗需要护理人员对其进行严格的辐射安全指导，尿失禁患者必须留置导尿管(尽量减少衣物，床上用品和/或环境的放射性污染)。

十、β粒子治疗转移性骨肿瘤的总结

β粒子放射性核素治疗转移性骨肿瘤的治疗目标为缓解疼痛和改善患者生活质量。关键的临床适应证为预期生存期大于3个月、在治疗前6周未使用长效骨髓抑制作用的化疗药和/或大野放疗，并且骨髓储备功能充足的患者。β粒子骨靶向放射性核素治疗对于成骨型或混合型(成骨/溶骨同时存在)骨转移患者的疼痛症状控制和生活质量的改善效果明确。其主要优点是快速、选择性地同时靶向作用于所有骨骼病变。尚无充足的数据证明EBRT和化疗联合β粒子放射性核素治疗可提升患者生存期，但有充分的数据证明放射性核素与双膦酸盐联合治疗可使患者获益。在治疗前，必须进行预期生存期评估、骨显像和其他影像学检查、血常规检查、肾功能评估以及妊娠试验。治疗后监测血细胞计数(^{153}Sm治疗后6周内，^{89}Sr治疗后12～16周内)有利于减少患者出现骨髓毒性相关事件的风险。

β粒子放射性核素治疗快速使用指南见表25-2。

第二节 转移性骨肿瘤的靶向α粒子治疗

一、靶向α粒子治疗的原理

与β粒子相比，α粒子最主要的优点是其具有较高的线性能量传递(linear energy transfer，LET)(80keV/μm)。镭-223(radium-223，^{223}Ra)二氯化物($^{223}RaCl_2$)是第一个被美国FDA批准用于临床的靶向α粒子治疗药物，用于治疗患去势难治性前列腺癌(CRPC)、有症状性骨转移且无已知内脏转移的患者。镭-223是镭的同位素，属于第二主族的化学元素。镭与钙是同族元素，具有相似

表25-2 β粒子放射性核素快速使用指南

适应证	转移性骨肿瘤伴有弥漫性骨痛的患者，且全身骨显像示转移性骨肿瘤病灶部位显像剂分布异常增高
药物注射	β粒子放射性核素应经静脉在1～2分钟内缓慢给药
治疗前血常规	血红蛋白>90g/L，白细胞计数>3.5×10^9/L，血小板>100×10^9/L
重复治疗	根据个体反应、症状、血常规，^{89}Sr的间隔时间不小于90天，^{153}Sm间隔10～12周
血液系统副作用	短暂的骨髓毒性主要影响血小板和白细胞；在3～5周(^{153}Sm)或12～16周(^{89}Sr)达到最低点，在3～6个月内完全或部分恢复正常
非血液系统副作用	疼痛"闪烁"现象(骨痛的短暂加重)。恶心和呕吐非常罕见，在弥漫性骨转移的患者中偶尔观察到
联合治疗	应仅在特定患者中评估EBRT和放射性核素治疗的联合应用。没有数据支持联合使用(同时或先后)放射性核素和化疗可使患者获益。通常在β粒子放射性核素给药前4～6周避免长效骨髓抑制化疗。骨靶向放射性核素治疗后(无论^{153}Sm或^{89}Sr)，应避免全身化疗约12周
与其他药物的相互作用	放射性核素和双膦酸盐同时或先后联合治疗可明显缓解患者疼痛及改善预后

的生物学特性，因此具有"亲骨性"。其可以选择性地积聚在骨中，特别是在高骨转换的区域，例如正常骨和骨转移灶的交界区域。镭-223通过与矿物质羟基磷灰石（骨的无机基质）形成复合物而在这些区域积聚。其放射性衰变产生的α粒子具有高LET，可导致受照射细胞的DNA双链断裂，并对转移灶内微环境/基质（包括成骨细胞和破骨细胞）产生破坏作用，因而具有抗肿瘤作用。^{223}Ra发射的α粒子在生物组织中的射程小于0.1mm（相当于约10个细胞直径），因此，辐射主要集中作用于肿瘤病灶，对转移灶周围正常组织的作用较小。

^{223}Ra的半衰期为11.4天，静脉注射后，$^{223}RaCl_2$在血液中被迅速清除，主要分布于骨骼。其主要通过粪便排泄，由于肠道通过缓慢导致肠道的辐射暴露较高，可能增加胃肠道毒性。肾脏排出量很小（1%～5%），因此肾毒性较小。肝肾功能损害并不会影响其药代动力学。心脏毒性也较小，注射$^{223}RaCl_2$后6小时内没有观察到心电图明显的平均QTc间期改变（如大于20ms）。

二、适应证和禁忌证

（一）适应证

目前$^{223}RaCl_2$被FDA及欧洲药品管理局（EMA）批准用于有症状的去势抵抗性前列腺癌骨转移的成年患者，且患者没有已知内脏转移。

去势抵抗的前列腺癌（CRPC）是指：尽管进行持续的激素治疗，睾酮血清水平<50ng/dL或<1.7nmol/L，前列腺特异性抗原（PSA）连续三次上升，导致PSA两次进展超过最低水平50%的增加，影像学上（如骨显像）原有的骨转移病灶增大或出现新的病变。

症状性骨转移是指：两处或两处以上骨转移灶伴随一种或多种以下症状：疼痛，功能或活动性受损，病理性骨折，肿瘤导致的高钙血症。

（二）禁忌证

1. 绝对禁忌证 $^{223}RaCl_2$没有绝对的禁忌证。

2. 相对禁忌证

（1）卡氏活动状态评分（Karnofsky performance scale，KPS）<50%或美国东部肿瘤协作组（eastern cooperative oncology group，ECOG）活动状态评分>2（这些情况下应考虑住院治疗）。

（2）有限的骨髓储备

1）在第一次注射/治疗周期之前：绝对中性粒细胞计数<1.5×10^9/L；血小板<100×10^9/L；血红蛋白<10.0g/dL；

2）在后续的注射/治疗周期中：绝对中性粒细胞计数<1.0×10^9/L；血小板<50×10^9/L；

3）大便失禁（这些情况下强烈建议住院治疗）。

虽然$^{223}RaCl_2$没有绝对的禁忌证，但尚未研究$^{223}RaCl_2$在18岁以下儿童和青少年中的安全性和有效性，在批准的适应证中，没有儿童和青少年人群，儿童和青少年是否禁用目前暂不明确。另外，不建议在有已知存在内脏转移的患者中使用。

三、$^{223}RaCl_2$的疗效

（一）对总生存期的影响

临床试验表明，$^{223}RaCl_2$可以有效提高患者总生存期（14.9个月 vs 11.3个月，危险比（HR）=0.70，95%置信区间（CI）=0.58～0.83，P=0.001 85）。

（二）延迟骨相关事件的发生

临床试验表明，$^{223}RaCl_2$可明显延迟骨骼事件的出现时间（15.6个月 vs 9.8个月，HR=0.66，95%CI=0.52～0.83，P<0.001）。

（三）提高生活质量

临床试验表明，$^{223}RaCl_2$可明显改善患者生活质量，$^{223}RaCl_2$治疗后ECOG体力状态评分增加2分及以上的患者数量明显减少（HR=0.62，95%CI=0.46～0.85，P=0.003）。

（四）治疗监测

$^{223}RaCl_2$治疗应由泌尿肿瘤科/核医学科医师共同完成。每一次$^{223}RaCl_2$治疗之前必须进行血液学检查，并且需在$^{223}RaCl_2$治疗前对疾病进行再分期。

循环生物标志物如碱性磷酸酶（ALP）及前列腺特异性抗原（PSA）是总体疗效的反应指标。但这两者都是间接指标，且治疗过程中可能出现波动，另外，这两个指标不能提供受累部位的信息。因此，在$^{223}RaCl_2$治疗前和治疗后3个月，应定期检测ALP和PSA，对疑似肿瘤进展或复发者，尤其是有骨骼症状患者，可行形态学及功能影像学检查（例如骨扫描、PET/CT、CT及MRI），评估骨转移灶、新发或进展的淋巴结转移及脏器转移。

四、治疗方法

（一）患者准备

1. ^{223}Ra 给药前10天内进行血常规检查。

2. 治疗前不需要禁食，患者应保持充足的水份补充（口服或静脉补液）。

3. 药物治疗应照常进行，但在每次注射^{223}Ra 前后4天内应暂停补充钙、磷酸盐或维生素D。如需要同时进行化疗，应仔细评估获益和风险。

4. 患有尿失禁的患者注射^{223}Ra 前，建议使用导尿管，并保留到治疗后24小时。可以使用吸收垫、橡胶片或尿布。

（二）治疗剂量和方法

通常在门诊给药，对于大便失禁或重病患者建议住院治疗。$^{223}RaCl_2$ 应通过留置针或中心静脉通路缓慢注射（通常在1分钟内），避免外渗。注射剂量为50kBq/kg（即1.35μCi/kg），一个疗程需要注射6次，每次注射间隔4周。超过6次注射^{223}Ra 的安全性和有效性尚有待研究。

在Ⅲ期临床研究中，老年患者（年龄≥65岁）和年轻患者（年龄<65岁）之间的安全性和总疗效无明显差异，因此，不需要调整老年患者的给药剂量。

虽然^{223}Ra 在肝功能损害患者中的安全性和有效性尚未明确，由于它既不被肝脏代谢也不通过胆汁排出，预测肝脏功能异常不会影响^{223}Ra 的药代动力学，因此，肝功能损害患者不需要调整给药剂量。

由于尿液中^{223}Ra 的排泄量很少，药物排泄主要途径是经粪便排泄，肾功能受损不会影响^{223}Ra 的药代动力学，因此，肾功能不全患者不需要调整给药剂量。如患者需要透析，建议在注射^{223}Ra 约24小时后进行，因为此时血液中仅有不到1%的注射活度。患者应在肾病专家和负责^{223}Ra 治疗的核医学专家的指导下，在有衰变池的核医学科进行透析。

五、治疗风险、并发症及副作用

（一）安全性及副作用

最常见的不良反应（≥10%）是腹泻、恶心、呕吐和血小板减少。最严重的不良反应是血小板减少症和中性粒细胞减少症。有骨髓功能受损的患者（例如$^{223}RaCl_2$ 治疗前接受了化疗、EBRT或骨转移性弥漫性浸润患者），骨髓不良反应风险增加，但3～4级骨髓毒性很少发生。骨髓毒性高峰出现在用药后2～4周，多在24周内恢复。骨髓抑制与剂量相关且可逆转。

（二）$^{223}RaCl_2$ 再次治疗的毒性

近期发表的初步结果表明，患者对$^{223}RaCl_2$ 再次治疗有良好耐受力，再次治疗能持续控制骨转移病灶，且骨髓毒性低。

（三）致癌、畸变及生育损害

$^{223}RaCl_2$ 治疗会导致患者辐射暴露累积，增加癌症风险，特别是骨肉瘤、骨髓增生异常综合征和白血病的风险可能会增加。但有临床试验对接受$^{223}RaCl_2$ 治疗的患者随访3年未发现$^{223}RaCl_2$ 诱发的癌症病例。

$^{223}RaCl_2$ 的基因毒性目前还未进行研究。然而，$^{223}RaCl_2$ 治疗的机制包括使DNA双链断裂，因而可能导致畸变。

$^{223}RaCl_2$ 治疗对男性或女性生育能力或其生殖功能的影响还未进行评估，但由于其作用机制，$^{223}RaCl_2$ 可能影响生殖功能。

（四）联合治疗的安全性

$^{223}RaCl_2$ 联合化疗的安全性和有效性尚未见报道。由于潜在的骨髓抑制作用，除临床试验外，不推荐联合化疗。如果在$^{23}RaCl_2$ 治疗期间需要使用化疗、其他全身放射性同位素或体外放疗，则应中止$^{223}RaCl_2$ 治疗。由于存在骨折的风险，进行糖皮质激素治疗时也应中止$^{223}RaCl_2$ 治疗。

（五）与其他药物的相互作用

随机临床试验的亚组分析结果显示同时使用双膦酸盐或钙通道阻滞剂不影响$^{223}RaCl_2$ 的安全性和有效性。联合阿片类药物的使用也具有良好的安全性。

六、辐射安全与防护

^{223}Ra 主要发射α粒子，与用于治疗目的的其他放射性核素相比，^{223}Ra 对参与治疗的医务人员的直接照射量相当低。然而，$^{223}RaCl_2$ 可通过血液、呕吐等体液污染导致对工作人员及周围人群的照射。根据辐射防护的尽可能低剂量原则，建议最大限度地减少辐射暴露时间，增加与辐射源的距离，并进行足够的屏蔽，避免污染或吸入。

因此，应尽量减少与治疗患者的密切接触，门诊接受治疗的患者应立即离开医疗机构，如患者接受住院治疗应加强辐射防护措施。

参与放射性药物治疗的医务人员必须经过严格的辐射安全及防护培训，掌握放射性药品相关知识，熟悉放射性药物的使用方法。药物注射应在具备辐射防护设施的注射间进行。

七、^{223}Ra 治疗需要进一步研究的问题

1. ^{223}Ra 在溶骨性骨转移为主的转移瘤中的安全性和有效性。

2. ^{223}Ra 与钙、磷酸盐或维生素 D 同时使用的效果、安全性以及有效性。

3. ^{223}Ra 与其他延长寿命的药物（如阿比特龙、恩杂鲁胺、化疗药物）同时使用的效果、安全性和有效性。

4. ^{223}Ra 与其他延长寿命的药物（如阿比特龙、恩杂鲁胺、化疗药物）联合治疗的最佳治疗方案。

5. 患者血细胞计数低于相应禁忌规定的限度时，使用 ^{223}Ra 的安全性及有效性。

6. ^{223}Ra 疗程不达标或注射间隔超过 4 周的有效性。

7. 已接受过完整 ^{223}Ra 6 个周期治疗的患者，再次行 ^{223}Ra 治疗的安全性和有效性。

8. ^{223}Ra 成像和患者个体化吸收剂量测定在治疗计划中的作用。

八、^{223}Ra 治疗转移性骨肿瘤的小结

^{223}Ra 被批准用于治疗有症状性骨转移且无已知内脏转移的去势难治性前列腺癌（CRPC）患者。其能延长生存期及提高生活质量，延迟骨相关事件的发生。^{223}Ra 治疗发生 3～4 级骨髓毒性的概率非常小。推荐静脉注射 6 次为一个疗程，治疗间期为 4 周。在每次 ^{223}Ra 治疗前必须进行标准的血液学检查，并需在 ^{223}Ra 治疗前对疾病进行准确的再分期。正确的时间窗能够保证在个体化多模式治疗情况下完成 6 个周期 ^{223}Ra 治疗（表 25-3）。

如正在进行的临床试验所示，未来 ^{223}Ra 可能不仅用于治疗有骨转移症状的去势难治性前列腺癌患者，也可用于治疗有转移高危因素的骨肉瘤患者和激素难治性乳腺癌骨转移患者。

第三节 转移性骨肿瘤的其他治疗方法

一、手术治疗

手术治疗（surgery）转移性骨肿瘤包括肿瘤病灶清除和稳定性重建。位于脊柱及四肢长骨的转移灶、有明显的神经受压者，可做刮除术，减压以缓解疼痛，需维持正常生理功能的部位也可采用骨水泥重建和钢制品内固定法，乃至关节置换术或截肢。

二、外放射治疗

局部放射治疗（radiotherapy）是治疗转移性骨肿瘤的常用方法。对较大的转移灶或发生病理性骨折使神经、脊髓受压者可缓解疼痛，尤其单发较大的转移灶，经放射治疗后骨痛明显改善。

表 25-3 ^{223}Ra 快速使用指南

适应证	有骨转移症状而无内脏转移的去势难治性前列腺癌患者
使用	6 个月内完成 6 次 ^{223}Ra 注射，治疗间期为 4 周
治疗前血液学检查	血小板计数≥100×10^9/L，血红蛋白水平≥10g/dl，中性粒细胞绝对值≥1.5×10^9/L
治疗检测	每次 ^{223}Ra 治疗前必须进行标准的血液学检查
血液学毒性	3～4 级的骨髓毒性（少见）。毒性高峰期为治疗后 2～4 周，且在 24 周内恢复
非血液学副作用	腹泻、恶心、呕吐及乏力
联合治疗	目前不推荐 ^{223}Ra 联合化疗或联合外放疗。如果在治疗期间要进行化疗、其他全身放射性药物或体外放射治疗，则要停止 ^{223}Ra 治疗
与其他药物的相互作用	同时使用双膦酸盐或钙通道阻滞剂不影响 ^{223}Ra 的安全性和有效性

三、双膦酸盐治疗

双膦酸盐(bisphosphonates)是焦膦酸盐分子的稳定类似物,可以抑制破骨细胞介导的骨重吸收作用,还可抑制破骨细胞的成熟,并抑制成熟破骨细胞的功能和破骨细胞在骨质吸收部位的聚集,同时抑制肿瘤细胞扩散、浸润骨基质。临床研究已经证实,双膦酸盐可有效治疗转移性骨肿瘤。临床常用的药物有氯膦酸二钠、帕米膦酸二钠、伊班膦酸钠、唑来膦酸等。

四、化学治疗

化学治疗(chemotherapy)是针对原发肿瘤的全身治疗,根据原发病灶选择相应的治疗方案。全身化疗对实体瘤的原发与转移灶有一定效果,但对部分患者转移性骨肿瘤疼痛的止痛效果不佳。

五、内分泌治疗

内分泌治疗(hormonal therapy)适用于前列腺癌、乳腺癌等激素依赖性肿瘤的患者。前列腺癌应用激素剥夺治疗降低睾酮水平能取得很好的疗效。常用的前列腺癌内分泌治疗药物有黄体生成激素释放激素类似物、甾体类及非甾体类抗雄激素。雌激素受体和/或孕激素受体阳性的乳腺癌患者内分泌治疗有效,预后较好。常用的乳腺癌内分泌治疗药物有芳香化酶抑制剂类、抗雌激素类等。

六、转移性骨肿瘤的治疗方法选择

对于患者最佳治疗方案的选择受多种因素(生活质量、功能状态、估计的预期寿命、患者依从性)的影响,通常需要在各种可用治疗方案的引导下采用逐步疼痛管理方法。化疗、靶向治疗和激素治疗可通过减少肿瘤体积和/或通过调节疼痛信号通路来缓解疼痛。在疾病晚期,很少有药物是有效的,因此,除了镇痛策略之外,其他治疗方法如放疗和使用双膦酸盐对于镇痛也很有必要。骨靶向放射性核素治疗,可作为多发性骨转移瘤患者疼痛缓解的有效治疗方法,尤其适用于EBRT和/或其他形式的治疗后具有持续或复发性多灶性骨痛的患者。

(田 蓉)

参考文献

[1] 李亚明,匡安仁,丁虹等. 氯化锶[^{89}Sr]治疗转移性骨肿瘤专家共识[J]. 中华核医学与分子影像杂志,2018,38(6):412-415.

[2] Paone G, Nitzsche EU. Radiometabolic therapy of bone metastases[M]. Cham: Springer, 2019.

[3] Poeppel TD, Handkiewicz-Junak D, Andreeff M, et al. EANM guideline for radionuclide therapy with radium-223 of metastatic castration-resistant prostate cancer[J]. Eur J Nucl Med Mol Imaging, 2018, 45(8): 824-845.

[4] Kratochwil C, Bruchertseifer F, Rathke H, et al. Targeted α-therapy of metastatic castration-resistant prostate cancer with ^{225}Ac-PSMA-617: dosimetry estimate and empiric dose finding[J]. J Nucl Med, 2017, 58(10): 1624-1631.

[5] Du Y, Carrio I, De Vincentis G, et al. Practical recommendations for radium-223 treatment of metastatic castrationresistant prostate cancer[J]. Eur J Nucl Med Mol Imaging. 2017, 44(10): 1671-1678.

[6] Handkiewicz-junak D, Poeppel TD, Bodei L, et al. EANM guidelines for radionuclide therapy of bone metastases with beta emitting radionuclides[J]. Eur J Nucl Med Mol Imaging, 2018, 45(5): 846-859.

第二十六章　放射性粒子植入治疗的原理及临床应用

第一节　放射性粒子治疗原理及TPS计划系统

放射性粒子植入（radioactive seed implantation）治疗肿瘤具有局部剂量高和周围正常组织损伤小的特点，已成为早期前列腺癌标准治疗手段之一。粒子植入借助CT、超声、MRI等影像引导将放射性粒子送入到肿瘤靶区，放射性粒子治疗兼具外科治疗和介入治疗的特点，而粒子植入治疗的剂量学评估、危及器官剂量控制又隶属放射治疗范畴，粒子植入治疗是跨学科、跨专业的治疗手段。因此，建立一支多学科合作团队，才有可能实现精准的粒子植入治疗。目前前列腺癌粒子植入技术已经非常成熟，已经成为早期前列腺癌标准治疗手段。2002年中国学者将CT引导技术引入粒子植入治疗领域，拓宽了粒子治疗应用范围，丰富和发展了近距离治疗，取得了一系列研究成果。

一、放射性粒子植入治疗肿瘤概况

放射性粒子植入治疗属于近距离放射治疗（brachytherpy，BT）范畴。近距离治疗包括组织间插植和腔内治疗两种。组织间插植又根据植入时间分为短暂性植入和永久性植入两种。短暂性植入是指根据治疗计划将放射源植入到肿瘤内，经过一定时间达到处方剂量后将放射源取出。使用的放射源主要为初始剂量率高的核素，如^{192}Ir、^{60}Co等。永久植入是根据计划将放射性粒子植入到肿瘤部位，永久保留在体内，不再取出。永久植入使用的放射源为初始剂量率低的核素，如^{125}I和^{103}Pd，放射性粒子植入治疗属于永久植入。

（一）放射性粒子特性

早期临床使用的放射性粒子主要是^{226}Ra、^{222}Rn、^{192}Ir等（表26-1）。这些核素由于释放中能到高能的γ射线，防护颇为困难，前两种核素已经停止使用。^{192}Ir仍用于短暂插植治疗和后装治疗。目前临床常用的永久性植入粒子主要包括^{125}I和^{103}Pd，大小为4.5mm×0.8mm，包壳为镍钛合金。^{125}I粒子示意图见图26-1。

表26-1　^{226}Ra、^{192}Ir和^{125}I粒子特性

	^{226}Ra	^{192}Ir	^{125}I
植入类型	短暂	短暂	永久
半衰期	1 600年	74天	59.4天
平均光子能量	780keV	350keV	28keV
每颗粒子平均活度	0.5mCi	0.5mCi	0.4～0.8mCi
肿瘤周边剂量	6 000cGy/h	6 000cGy/h	1 200cGy/h
初始剂量率	50mR/h	30mR/h	<1mR/h
半价层（铅）	7cm	1.5cm	0.025mm

1. 外观　焊接后两个焊端光滑不漏穿，无毛刺，无变形。

2. 外型尺寸　长为（4.50±0.3）mm；外径为（0.80±0.03）mm。

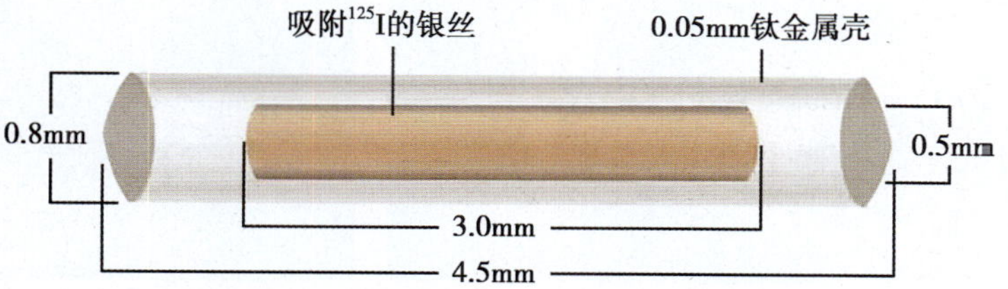

图26-1　^{125}I粒子示意图

3. 核物理性质　$T_{1/2}$=59.4天，电子俘获衰变伴随有特征X射线和内转换电子。电子被^{125}I密封籽源的壁所吸收，主要发射27.4KeV特征X射线，31.4KeV和35.5KeV的γ射线。同时还有从Ag棒发射的22.1KeV和25.2KeV荧光X射线。通过微创介入的方式将具有放射活性的^{125}I粒子或钯-103粒子永久性植入到肿瘤组织，放射性粒子释放出低剂量的γ射线，对肿瘤进行持续低剂量率照射，抑制肿瘤再生。^{125}I粒子的平均放射性活度为11.1～37.0MBq。本章以最常用的^{125}I放射性粒子为例，介绍放射性粒子植入治疗的原理及临床应用。

（二）放射性粒子治疗原理

放射性粒子组织间植入治疗（图26-2、图26-3、图26-4）是利用放射性粒子持续性释放的低剂量γ射线，在肿瘤靶区及受浸润区域持续不间断地积累损伤效应，使肿瘤靶区获得高剂量的照射治疗。放射性粒子治疗的特点是：它不仅使肿瘤细胞停滞于静止期，还能不间断地消耗肿瘤干细胞，使其失去增殖能力，尤其是处于敏感期的肿瘤细胞，因辐射效应而遭到最大限度的毁灭性杀伤；其次是对氧的依赖性很小，不仅对繁殖周期各时相的肿瘤病变细胞有效，而且能克服乏氧肿瘤细胞对射线的抗拒性；另外因放射性粒子对靶区周围危及器官（organs at risk，OAR）的照射剂量很低，靶区周围正常组织仅受轻微的损伤。因此，相比于“分次治疗时间短”的外照射放疗，具有较高的局部控制疗效和很低的毒副作用。

（三）放射性粒子植入治疗计划系统与剂量验证系统

1. 放射性粒子植入治疗计划系统（treatment planning system，TPS）　早期放射性粒子近距离治疗主要是根据巴黎系统布源原则进行，后出现列解图计算方法。20世纪90年代，美国研究开发了治疗前列腺癌的计划系统，并获得美国FDA认证，进入临床使用，确保了放射性粒子治疗的精度和剂量评估。

粒子治疗计划系统应具备：

（1）图像处理功能，包括可与超声和CT实现信号传送，图像三维重建。

（2）计算肿瘤最小周边剂量或匹配周边剂量。

（3）提供粒子个数与活度。

（4）提供粒子在肿瘤内空间分布。

（5）提供粒子针数量和植入路径。

（6）提供剂量-体积直方图和进行剂量验证。

前列腺癌的治疗计划必须具备术中实施计划功能，即时指导治疗，2003年，我国先后研制出国产的放射性粒子治疗计划系统并进入临床使用。

2. 剂量验证系统　由于粒子植入过程中存在技术误差、体位变化和粒子移位。导致粒子治疗后肿瘤实际接受剂量与术前或术中计划发生变化，因此粒子治疗后需要明确肿瘤和周围危险器官实际所接受的剂量。剂量验证需要重新扫描CT或MRI。计算机软件需要具有识别各层面粒子的功能，既不能多计算粒子也不能丢失粒子。目前国内外治疗计划系统均有这一功能。

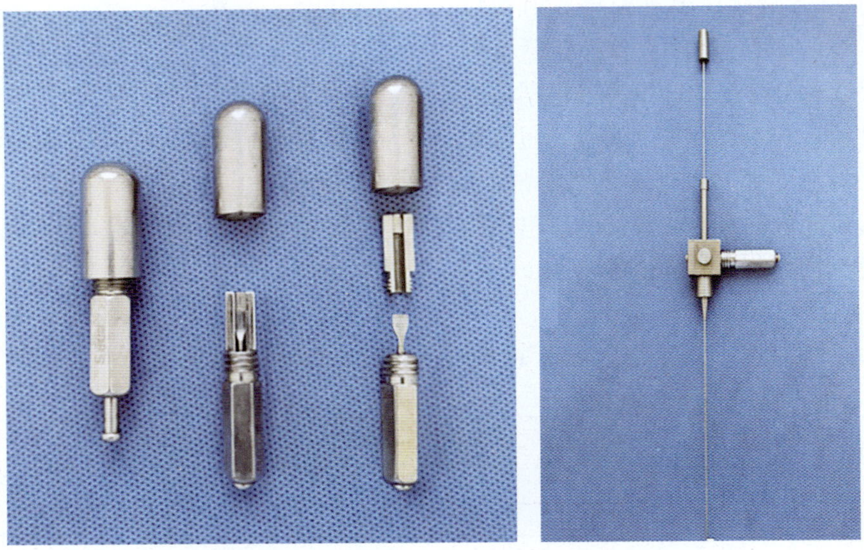

图26-2　粒子植入枪及粒子仓

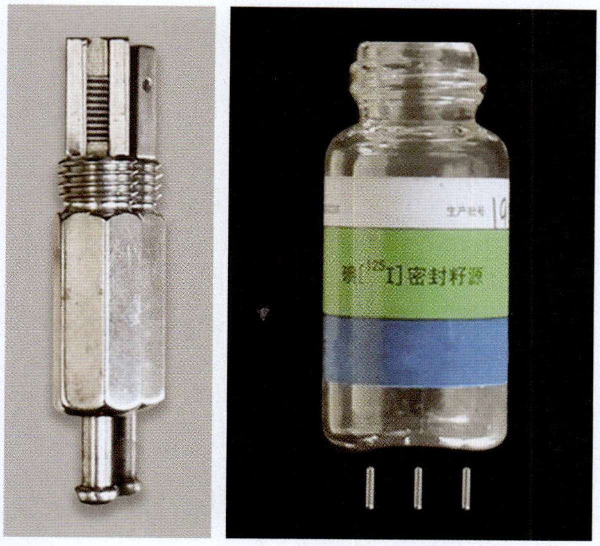

图 26-3 ^{125}I 放射性粒子

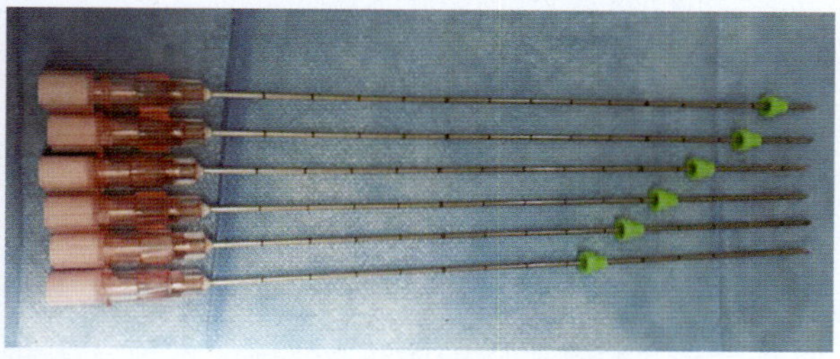

图 26-4 粒子植入针

（四）放射性粒子治疗肿瘤剂量学

肿瘤剂量学遵循组织间近距离放疗原则，包括靶区确定、危及器官定义、处方剂量设定和危及器官剂量限值等。

靶区和危及器官：根据国际辐射单位与测量委员会（The International Commission on Radiation Units and Measurement，ICRU）第 83 号报告，放射治疗中涉及靶区和危及器官名称如下：大体肿瘤区（gross tumor volume，GTV），临床靶区（clinical target volume，CTV），计划靶区（planning target volume，PTV），危及器官（organ at risk，OAR）。

粒子治疗的剂量描述术语为匹配周边剂量（matched peripheral dose，MPD）和最小周边剂量（minimum peripheral dose，mPD）。MPD 定义为与肿瘤具有相同平均尺寸的体积所接受的剂量。mPD 定义为靶体积周边绝对最小剂量。

1. 处方剂量 即目标靶区根据循证医学研究或临床实践得到的对肿瘤局部可以控制的照射剂量。但是关于粒子植入治疗的处方剂量，除前列腺癌外，尚没有前瞻性剂量试验研究。美国近距离治疗协会推荐前列腺癌单纯粒子植入治疗处方剂量为 140～160Gy。其他部位肿瘤处方剂量参考前列腺癌，推荐 110～160Gy。

2. 剂量学评估参数 包括靶区和危及器官剂量学描述，D_{90}（90% 靶区所接受的处方剂量，临床要求≥100% 处方剂量）、D_{100} 和 V_{100}、V_{150} 和 V_{200} 等。

此外，通常也采用如适形指数（CI）、均匀指数（HI）、靶区外体积指数（EI）等参数评价治疗计划。

3. 危及器官剂量限制 粒子植入治疗中，大部分正常组织剂量与不良反应关系尚不明确，需要进一步研究。

4. 粒子植入术后，要求尽快拍摄靶区正、侧位 X 线片。确认粒子植入数目。经皮穿刺引导下粒子植入术后即刻验证。必须要记录植入术与质量评估间隔的时间。前列腺癌植入术后 30 天内行 CT 检查（建议层厚 5mm，CT 引导下粒子治疗术后即刻实施剂量验证）。超声引导局部麻醉下粒子植入术可以在 24 小时内进行 CT 扫描进行剂量验证。

5. 依据 CT 检查的影像资料，用 TPS 计算靶区及相邻正常组织的剂量分布，根据评估结果，必要时作补充治疗。

6. 评估参数 处方剂量的靶体积（V）百分比，常用 V_{200}、V_{150}、V_{100}、V_{80} 和 V_{50} 等；靶区达到处方剂量的百分数（D），常用 D_{100}、D_{90} 和 D_{80}；靶体积比（TVR），理想的靶体积比等于 1。

7. 评估方法 等剂量曲线，最主要的是 90%、100%、150% 处方剂量线；剂量 - 体积直方图；粒子植入的数量及位置；重要器官的剂量分布。

8. 根据质量评估结果，必要时结合其他治疗。

二、治疗技术及流程

影像植入引导包括 CT 引导、超声引导、内镜引导、放疗模拟机引导或 3D 打印模板引导等，也可采用 PET/CT、MRI 以及新纳米靶向显像等协助靶区的确定和引导植入，其中，CT 和超声是临床上常用的引导方式。CT 引导植入的优势是图像清晰，有利于治疗计划系统采集用于植入治疗前计划和治疗后的剂量学验证。超声引导与其他引导方式相比，具有创伤小、费用低、简便快捷等特点，可避开血管等结构，防止粒子随血迁移而造成正常组织损伤或出现其他严重并发症。

粒子植入时患者靶区及危及器官的剂量是影响疗效和并发症的关键，依据国外的研究，应用不同的影像学手段来确定靶区及粒子位置，以及不同的计划方式都会影响术后计划的剂量学参数，应用TPS计算剂量时受靶区范围、粒子活度、粒子位置、粒子种类、计算点阵网格密度等多种因素的影响，物理师在制订治疗计划时，应充分考虑上述因素对剂量的影响，使靶区得到最佳的剂量分布。

第二节 ^{125}I粒子临床应用

一、治疗前列腺癌

（一）概述

前列腺癌是指发生在前列腺的上皮性恶性肿瘤，前列腺癌病理类型包括腺癌（腺泡腺癌）、尿路上皮癌、导管腺癌、腺鳞癌、鳞状细胞癌。其中前列腺腺癌占95%以上，因此，通常我们所说的前列腺癌就是指前列腺腺癌，常从前列腺萎缩的外周部发生，多数患者为多病灶，是男性生殖系统最常见的恶性肿瘤，55岁前处于较低水平，55岁后逐渐升高，发病率随着年龄的增长而增长，高峰年龄是70～80岁。随着诊断方法的不断改进，使前列腺癌得以早期诊断。前列腺癌的治疗方法包括：根治性前列腺切除、经尿道前列腺切除术、内分泌治疗、放射治疗和综合治疗等。早在1983年Holm等就首创了超声引导下经会阴^{125}I粒子种植治疗前列腺癌技术（图26-5）。1987年Blasko等发展了计算机治疗计划系统和超声引导下会阴部模板植入技术，使^{125}I粒子在靶区剂量分布更均匀，对周围重要器官损伤更小，从而使该项技术更趋于成熟。前列腺癌粒子治疗适用于早期局限性患者，治愈率与外放疗和根治手术基本相当，且并发症少，因此在美国放射性粒子植入治疗已经成为早期前列腺癌的标准治疗手段之一。我国在近年也累积了大量的临床研究，总体疗效优于单纯外放射，与手术切除相近，副作用较低。

（二）适应证与禁忌证

1. 适应证

（1）单纯粒子治疗时：$T1\text{-}T2_a$；Gleason分级2～6；PSA≤10ng/ml。

（2）联合外照射治疗时：$T2_b\text{-}T2_c$；Gleason分级7～10；PSA＞10ng/ml；MRI示肿瘤穿透包膜；前列腺多点或两侧针吸活检阳性。

（3）联合外照射和雄激素阻挡治疗时：前列腺体积＞60cm^3。

2. 禁忌证

（1）预计生存期小于5年。

（2）经尿道前列腺切除术后，局部缺损较大或预后不佳者。

（3）一般状况差，不能耐受手术者。

（4）明确有远处多发转移者。

（5）患有严重精神疾病的患者。

（6）患有严重心血管疾病的患者。

（三）操作方法及程序

1. 植入术前 由泌尿外科医师对患者及其家属进行病情分析、术前解释以及签署手术知情同意书等，术前2周停服抗凝类药，术前3天半流食，术前24小时进流食，术前排空肠道、清洁灌肠、备皮以及预防用药（抗生素等），术前肠道准备旨在保证术中无肠内容物流出，以防污染伤口。引导方式包括超声引导和CT引导，目前临床较多应用超声引导。其他仪器设备要求：模板、固定架、步进器、放射性粒子治疗计划系统、植入器、粒子植入针和辐射剂量检测设备等。

2. 植入术中

（1）按照睾丸切除术的标准进行消毒。早期开展前列腺癌粒子植入术最好采用全麻，待操作技术熟练后可采取腰麻。患者麻醉后取膀胱截石位，固定体位和留置导尿管，便于术中超声识别尿道，防止穿刺针刺入尿道或粒子种植在尿道上。

（2）安装固定架、模板和步进器。

（3）连接直肠B超探头或CT定位，获取图像，输入治疗计划系统，以便实施植入方案。

（4）先于尿道两侧穿入两支固定针固定前列腺。一般在插入粒子植入针之前，先插入两根固定针，插入深度达基底层。此针既起到固定作用，又可作为标志针，通过此针针体上的刻度，确定每根粒子植入针的进针深度，所有粒子植入针均

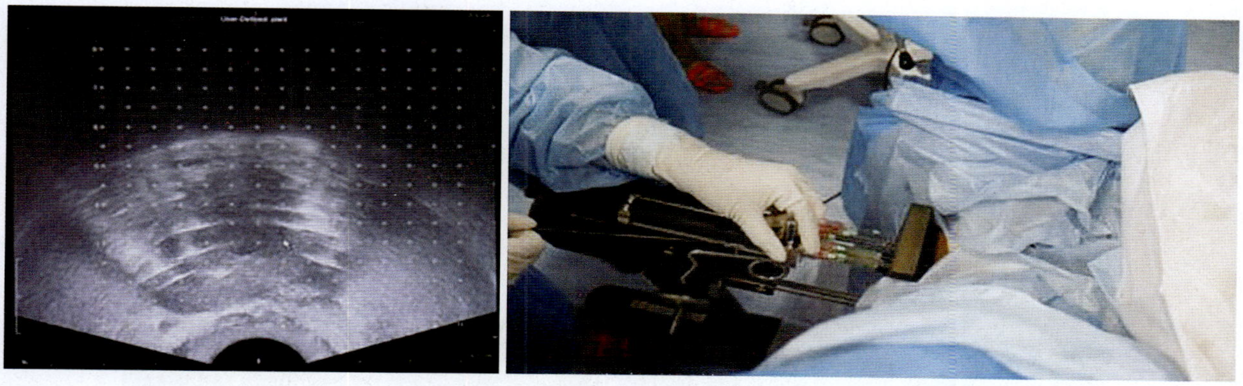

图 26-5　前列腺癌 ^{125}I 粒子植入术

不能超过固定针的深度。插入植入针时一般先从模靶纵坐标最高的位置开始，通过超声横断面或纵断面图像实时监测植入针的进针深度，保证每支针不穿出前列腺包膜。待所有植入针插入后，确定进针位置准确无误，即可按计划逐针边退针边植入粒子。

（5）植入粒子期间术中超声实时取图，实施术中治疗计划。

3. 植入术后　清点手术器械，结束手术，探测是否有粒子丢失；术后 24 小时要进行盆腔平片或 CT 扫描，进行剂量学验证与质量评估。

（四）注意事项

1. 自超声采集图像开始，患者位置即不可移动，否则 TPS 系统给出的治疗计划将不能与实际穿刺点吻合。

2. 插入植入针时，超声需实时监视针与尿道的距离，两者距离不能小于 0.5cm，否则需及时调整植入针位置。

3. 植入针需距离直肠 1.0cm 以上，以防止放射性直肠炎的发生。

4. 术后要进行剂量学验证。

5. 嘱患者术后 15 天内注意观察尿液，确认是否有粒子排出；术后 15 天内应避免性生活；术后 2 个月内不要与妊娠妇女或儿童密切接触。

（五）并发症

1. 放射性尿道炎　尿频、尿急、血尿等。

2. 放射性直肠炎　大便次数增多，偶有便血。

3. 尿道直肠瘘　植入针距尿道太近，粒子活度高造成。

（六）疗效评估

外科根治术、外照射治疗和放射性粒子植入治疗，随访 5 年结果显示：Gleason 评分 <7 时三者治疗效果无明显差异。但本疗法的优势是尿道刺激小，尿道梗阻症状或会阴部肿胀轻微，少数出现放射性直肠炎，多能较快消失，性功能障碍、直肠溃疡或直肠瘘等非常罕见。粒子迁移到其他器官一般不会引起相关的并发症。

二、治疗非小细胞肺癌

（一）概述

目前肺癌是发病率和死亡率增长最快，对人群健康和生命威胁最大的恶性肿瘤之一。绝大多数肺癌起源于支气管黏膜上皮，故亦称支气管肺癌，常有局部或纵隔淋巴结转移，预示可能已有全身扩散。肺癌的治疗根据不同的类型有化学疗法、外科治疗、放射治疗和免疫疗法。外科治疗被公认为是治疗肺癌的首选方法，肺叶切除术治疗对早期局限于支气管或肺内和无转移者适用，术后再辅以化疗或放疗等，然而肺癌的早期发现和早期诊断工作还很不理想，临床就诊患者中 80% 确诊时已属中晚期，手术完全切除的可能性很小，加之手术也不适合晚期非小细胞肺癌（non-small-cell lung cancer，NSCLC）的治疗。外照射放疗对小细胞肺癌局部治疗及早期 NSCLC 有一定的疗效。中晚期肿瘤或身体虚弱患者不能盲目使用化疗，否则会导致病情迅速恶化，从而加速患者的死亡。因此许多有根治手术禁忌证或无法耐受手术和外放疗的 NSCLC 患者，可选择应用放射性粒子植入治疗（图 26-6、图 26-7），因为该疗法具有靶区高剂量、周围剂量低的特点，能最大限度地毁灭性杀伤病灶，取得较好的控制效果，能够显著减少治疗后的副作用。

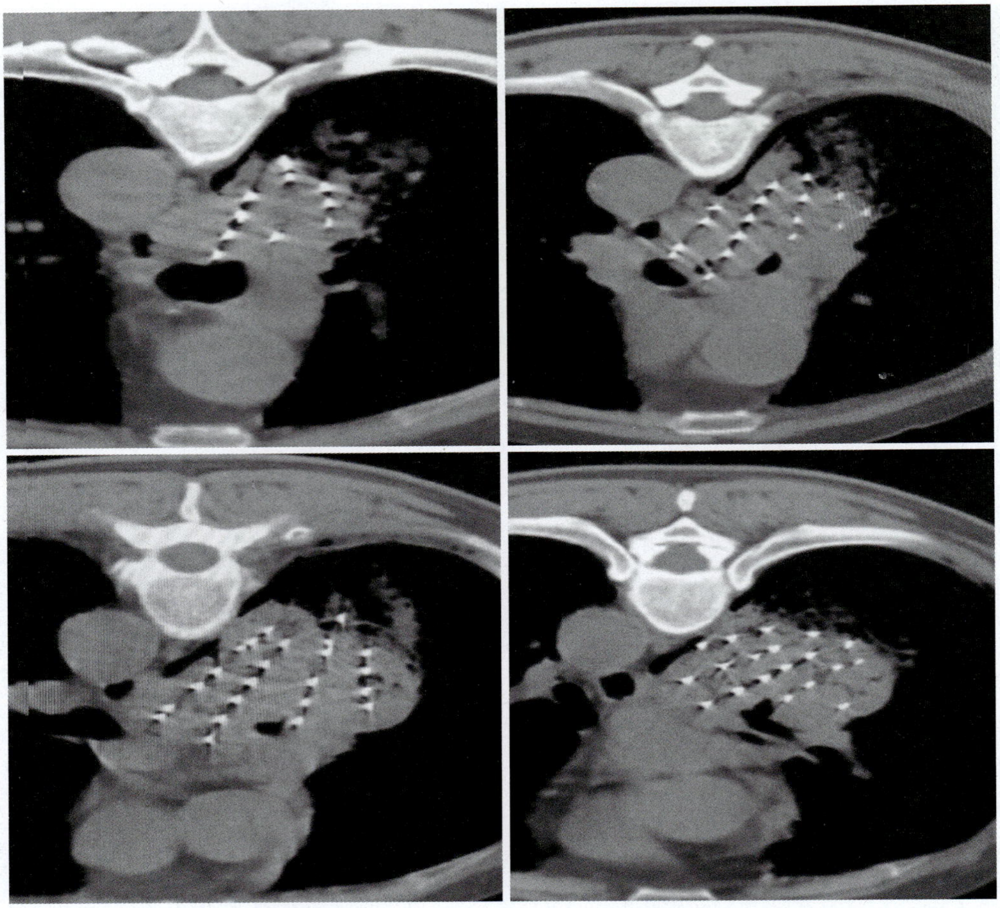

图 26-6 左肺门肿块粒子植入术后

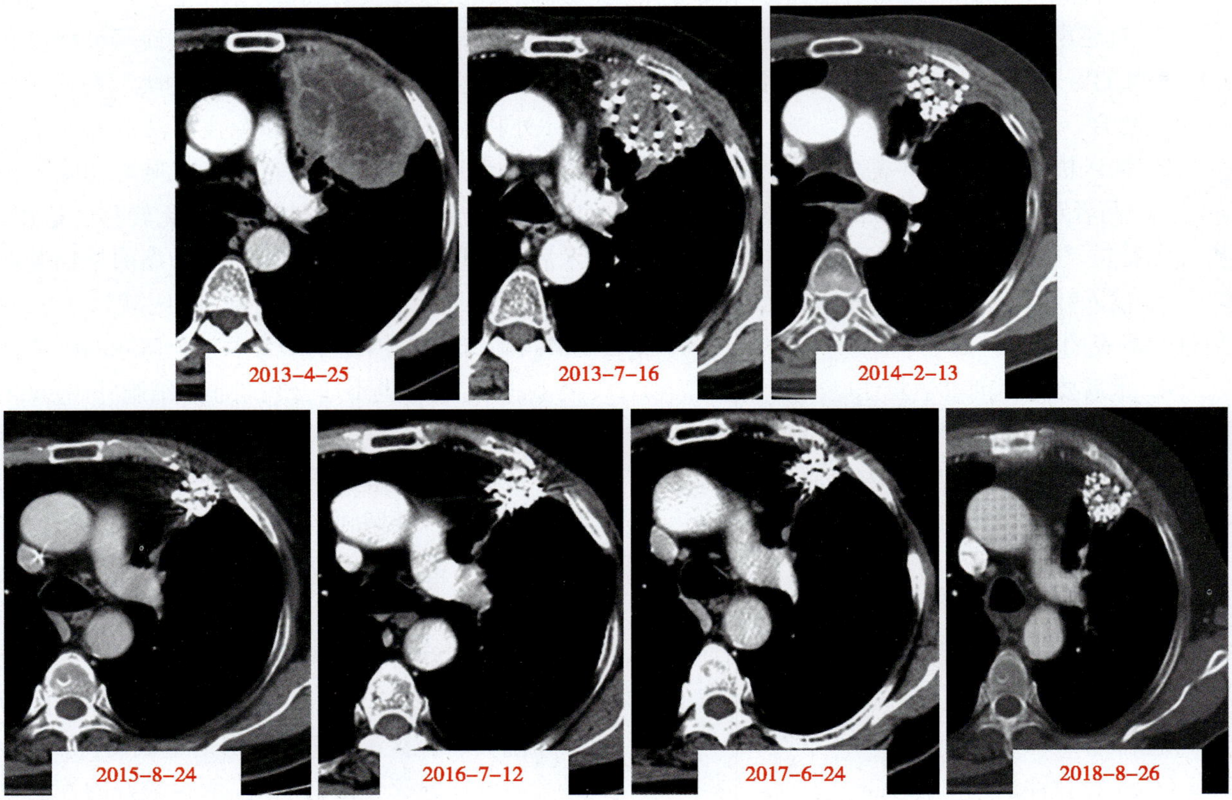

图 26-7 左肺癌粒子植入术后及随访

（二）适应证与禁忌证

1. 适应证

（1）外科手术切除肿瘤过程中出现肉眼无法完全切除的肿瘤残余组织。

（2）肿瘤与周围组织及重要器官浸润粘连成团块，无法切除者。

（3）无手术指征或手术禁忌且肿瘤直径 $<7cm$ 的 NSCLC 患者。

（4）Ⅰ期和Ⅱ期患者不能或不愿手术治疗，但 KPS 评分 >60、预期生存时间 >6 个月 NSCLC 患者。

（5）Ⅲ期和Ⅳ期肿瘤手术切除后残留或复发的 NSCLC 患者。

2. 禁忌证　肿瘤已经广泛转移；严重的恶病质。

（三）操作方法及程序

1. 术前准备　改善患者心肺功能，术前常规化验凝血时间以及患者或家属签署组织间粒子植入治疗知情同意书。

2. 治疗计划的设计与实施　根据放射物理学的要求，放射性粒子植入时需要严格的剂量学保证，要使近放射源处剂量最高，即肿瘤局部受到的放射剂量最高，而周围正常组织剂量很低，如果在无严格的剂量学保证时随意或盲目的植入会造成肿瘤周围正常肺组织、心脏、脊髓的放射性损伤，将无法取得满意的治疗效果。

肺部恶性肿瘤一般采用 CT 引导。术前增强扫描常规要进行三期扫描（动脉期、静脉期、平衡期），以清晰显示动静脉血管和病灶。

术中 CT 引导规范要求有符合观察粒子位置、显示穿刺针的 CT 图像。为确保操作安全，通常要反复对照 CT 增强扫描图像或者 MRI、B 超资料，以确定血管等重要结构，必要时术中加做 CT 增强或薄层扫描。要进行全病灶扫描，根据 CT 图像及 TPS 计划，设计穿刺层面位置、层面数、进针路线、进针角度、进针深度，每层面粒子数。扫描条件：层厚 5mm 或者 10mm，层间距 5mm 或者 10mm，KV：120、100，MA：40～50，提倡采用低剂量扫描，以减少辐射。扫描方式：螺旋扫描或者轴扫描，连续扫描。手术过程中通过复查 CT 随时监视并发症（如出血、气胸、血胸、肿瘤破裂等）。为观察粒子或者针尖的确切位置，可单层扫描或者连续扫描 3～5 层。胸部扫描需要屏气，在穿刺或者扫描过程中要训练患者保持同一呼吸频率，术中及术后嘱患者尽量避免剧烈咳嗽，减少气胸发生。

3. 辐射剂量学验证　利用等剂量曲线图和剂量体积直方图等推算出靶区 90% 体积受到的照射量、平均匹配周缘剂量、靶区接受的平均照射剂量、表示承受处方剂量的体积与靶区体积的比值即适形系数 r 和危及器官（如心、肺和脊髓等）的受量。如发现有稀疏或遗漏，立即补植粒子，以期与植入前治疗计划相符。

（四）常见并发症

1. 气胸，发生率为 2.2%～30.0%，一般发生在穿刺 1 小时左右。

2. 咯血、肺内出血，发生率约 5%，血胸少见。

3. 疼痛。

4. 气道痉挛、呼吸困难。

5. 肺栓塞，罕见。

6. 其他，肿瘤种植转移发生率万分之 0.6。

（五）疗效评估

粒子植入治疗的疗效通常与肿瘤的大小、局部接受的放射剂量等因素相关，临床一般通过术前、术后的影像学检查观察病灶变化。本疗法的局部控制效果明显有效，与其他疗法（如外照射放疗等）相比，毒副作用小。

三、胰腺癌

（一）概述

胰腺癌是消化系统常见肿瘤，恶性程度高，诊断和治疗困难，约 90% 起源于腺管上皮的导管腺癌，近 20 余年来我国有些城市胰腺癌发病率大幅度上升，男女之比为 1.5∶1～2∶1，确诊后患者 1 年生存率不到 10%，5 年生存率 $<1\%$，是预后最差的恶性肿瘤之一。目前胰腺癌治疗仍是以外科手术治疗为主，结合放、化疗等综合治疗，但由于胰腺癌的生物学特性差和确诊时多属晚期，因此外科手术疗效差，另外胰腺癌对射线也不够敏感，所以外照射放疗效果也差。因放射性粒子对增殖周期各时相的肿瘤细胞均有效，并能克服乏氧肿瘤细胞对射线的抗拒性，因此对胰腺癌具有局部控制和止痛的效果。

（二）适应证和禁忌证

1. 适应证

（1）无手术禁忌且预计生存期大于 3 个月；拒绝外科手术者。

（2）分期较晚且有局部淋巴结和远处转移。

（3）原发肿瘤最大径＜7cm 的患者，化疗或放疗效果不佳者。

（4）预计生存期小于 3 个月，为提高生存质量，减轻疼痛或黄疸者。

2. 禁忌证

（1）肿瘤已广泛全身转移。

（2）凝血功能异常。

（3）一般状况差，不能耐受手术者。

（4）患有严重精神疾病的患者。

（5）患有严重心血管疾病的患者。

（三）操作方法及程序

由外科医师分析患者病情、进行术前解释以及签署手术知情同意书等，并进行术前必要的化验检查、肠道准备以及腹部术后护理准备等。

治疗计划应该使得靶区在三维方向上，放射性剂量分布更加均匀，能最大限度地减少周围正常组织的放射剂量分布，而且可以精确显示粒子种植的部位（图 26-8～图 26-11）。超声引导植入时布针和植入粒子要避开血管、胆管和胰管；如有出血，调整针的位置至不出血后再植入粒子。手术中植入时要求外科开腹要充分暴露肿瘤部位。胸腔镜和腹腔镜等微创技术的应用可明显减少患者的损伤，也扩大了该疗法的应用范围。

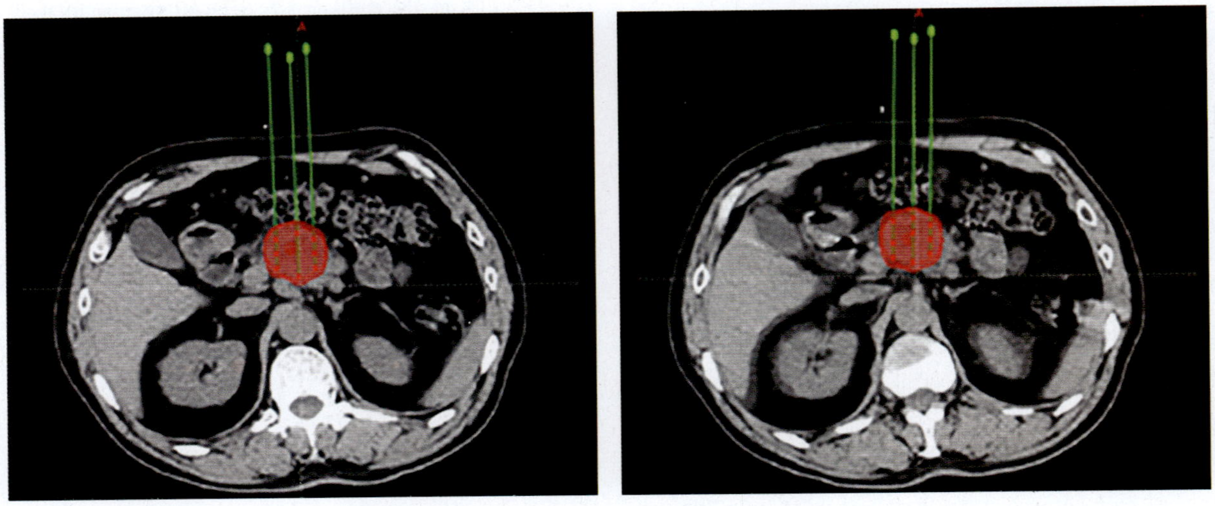

图 26-8　胰腺癌患者术前计划

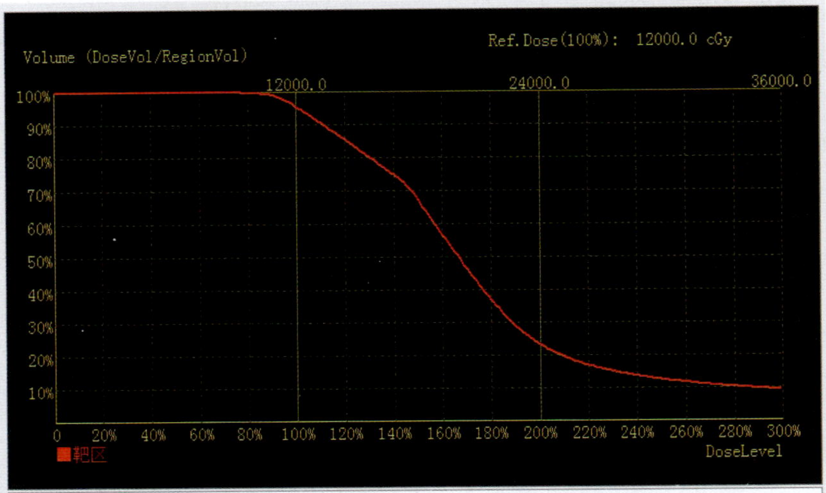

Name	Plan	Min	Max	Mean
靶区	Plan0	7958.9	193514.7	25501.7

图 26-9　术前计划剂量曲线

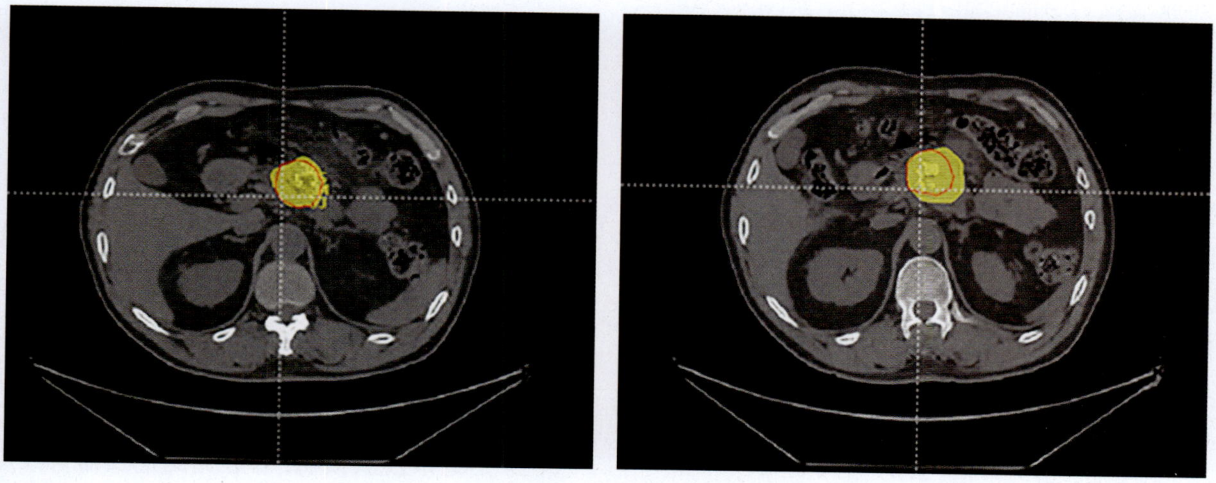

图 26-10　术后验证

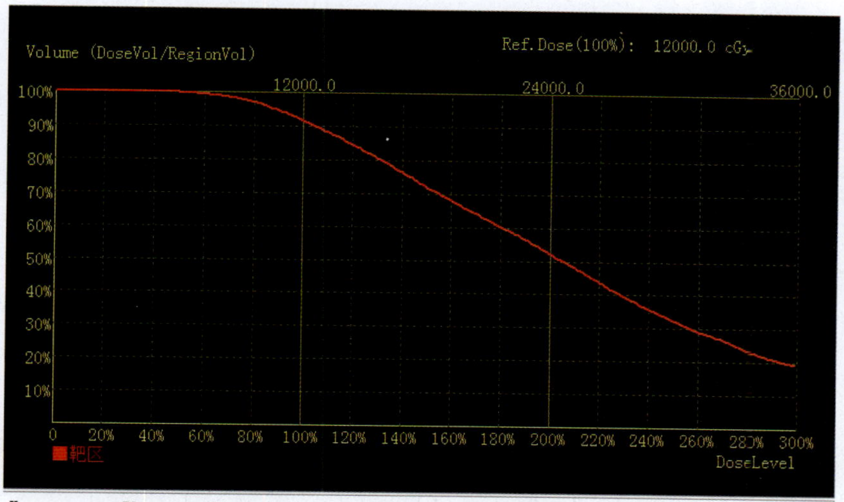

Name	Plan	Min	Max	Mean	D90.0	D100.0	V100	V150
靶区	Plan0	5216.5	207870.9	31100.4	12589.4	5216.5	35.9cc(91.6%)	28.3cc(72.1%)

图 26-11　术后验证剂量曲线

（四）并发症

1. 放射性胃肠炎　恶心、呕吐。

2. 发热　由于肿瘤消融过快，患者术后会出现组织吸收热。

3. 粒子迁徙　粒子进入门静脉，随血液循环进入肝脏。

4. 腹水　放射性损伤可导致腹腔渗出液，多在 1 周内消失。

（五）疗效评估

疗效评估、疗效判断的方法主要包括超声、CT、MRI 和血清 CA19-9、CEA 等肿瘤标记物以及患者疼痛缓解的程度等。病灶大小的变化通常用以影像学资料进行评估。本疗法对胰腺癌疼痛的疗效，总有效率达 80% 左右，显著高于其他治疗方法。并发症有胰瘘，可出现腹膜刺激征和 / 或进行性腹痛，应用抑制胰酶分泌药物等处理治疗。另外有腹水、胃肠道反应、感染、出血或乳糜漏等，临床不多见，经对症治疗后一般均可治愈。

四、治疗脑部、头颈部肿瘤

（一）概述

脑部、头颈部肿瘤包括脑部、颈部肿瘤、耳鼻喉科肿瘤以及口腔颌面部肿瘤四大部分。颈部肿瘤比较常见的就是甲状腺肿瘤；耳鼻喉科肿瘤常见的有喉癌、副鼻窦癌等；口腔颌面部肿瘤常见的为各种口腔癌，如舌癌、牙龈癌、颊癌等。同时，脑部、头颈部重要器官比较集中，解剖关系复杂，治疗方法各异。我国近年头颈部肿瘤的年发病率为 15.22/10 万，占全身恶性肿瘤的 4.45%。传统的头颈部肿瘤治疗包括手术、放疗和化疗等。对于无法手术切除、术后和 / 或外放疗后失败的病例，^{125}I 粒子植入治疗对延缓肿瘤发展和缓解症状等具有较好的局部控制疗效，能够较好克服手术和放化疗对周围正常组织损伤的缺点，明显减少周围正常组织的损伤（图 26-12、图 26-13）。

（二）适应证与禁忌证

1. 适应证

（1）有手术禁忌且不适合外照射放疗的患者。

（2）经病理证实术后或外照射放疗后残存或复发的患者。

（3）分期较晚、手术和外照射放疗禁忌的患者。

（4）手术残存可考虑术中粒子植入。

2. 禁忌证

（1）肿瘤侵犯大血管，有颅底侵犯，有远处转移。

（2）鼻小隔和咽旁间隙受侵，有麻醉禁忌。

（3）肿瘤部位存在活动性出血、坏死或溃疡。

（4）病灶范围广泛，一般状况差，预计生存期小于 6 个月。

（5）凝血功能障碍或患有血液病的患者。

（6）肿瘤直径 > 5cm。

（三）操作方法及程序

采用局部麻醉，按治疗计划，在超声、窥镜或 CT 等影像引导下应用相关手术器械进行微创植入，植入时须避开血管、神经及其他危及器官；尽量选择沿肿物长轴进针，可减少穿刺次数；进针点选择距体表较深部位进针，防止进针部位浅植入粒子后造成皮肤损伤；若肿瘤距危及器官或皮肤较近，可以适当选择较低放射活度粒子；植入后要进行剂量学验证及治疗质量评价。

（四）疗效评价与并发症

对肿瘤病灶的局部控制效果好，可避免出现严重的毒副作用，提高患者的生存质量。并发症包括皮肤或黏膜溃疡、局部伤口感染和骨坏死等，较少见。轻度一般不需要处理，中度者则通过保守治疗多可治愈，如重度者即症状持续 6 个月以上，需要手术切除坏死组织。

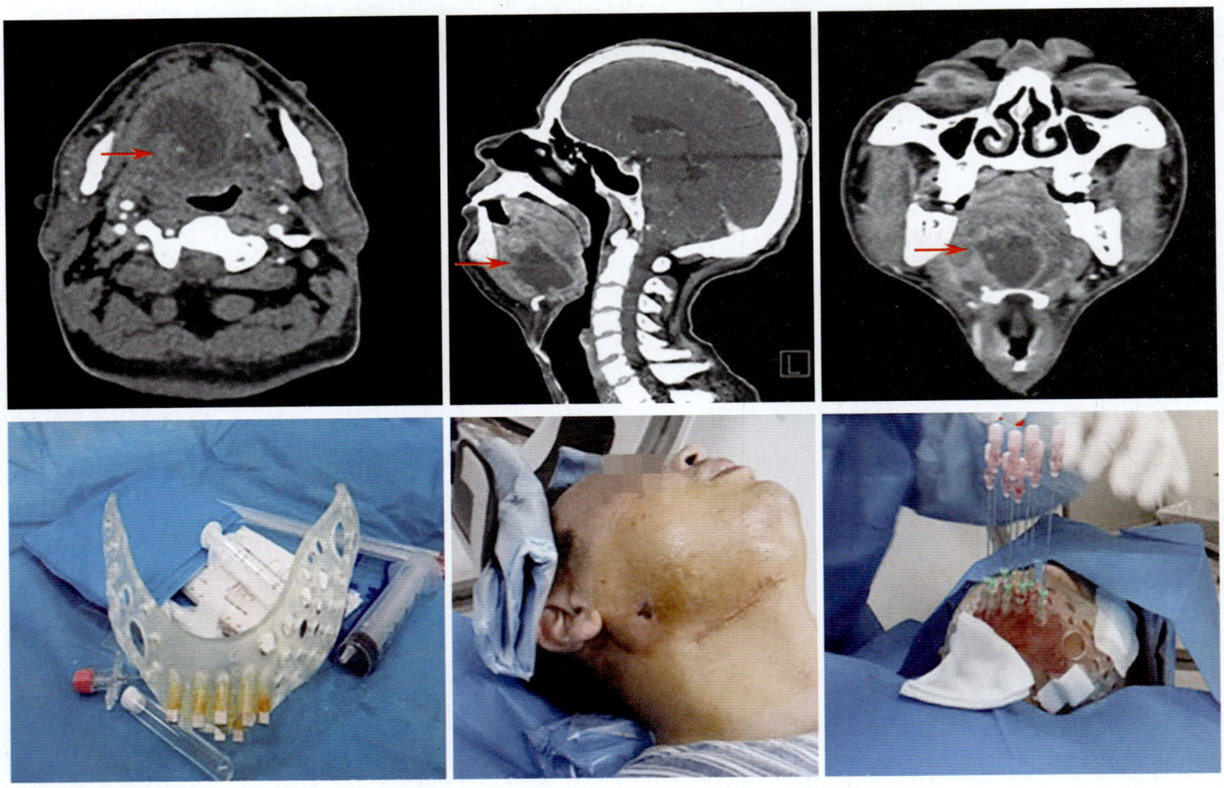

图 26-12　舌根部肿物 3D 模板粒子植入

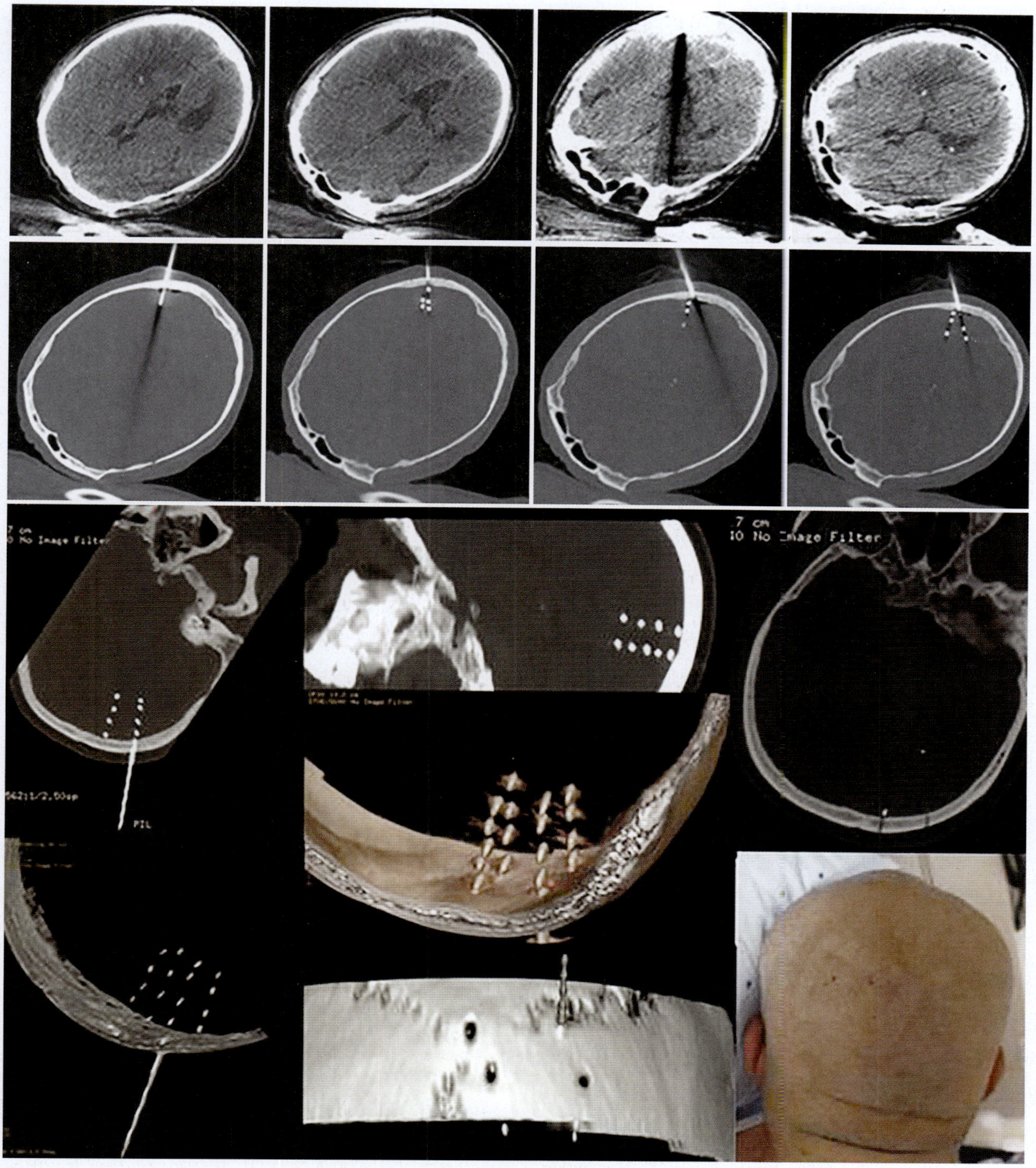

图 26-13　脑转移瘤粒子植入

第三节　粒子植入放射防护

一、工作人员的放射防护

操作人员应站在屏风后分装粒子，屏风上方应有 1mm 铅当量的铅玻璃。操作前要穿戴好防护用品。主要操作人员应穿铅防护衣，戴铅手套、铅玻璃眼镜、铅围脖等。防护衣厚度不应小于 0.25mm 铅当量。

粒子分装操作室台面和地面应无渗漏易于清洗，分装应在铺有吸水纸的托盘内完成。分装过程中使用长柄镊子（30cm），轻拿轻放，避免损伤或刺破粒子，禁止直接用手拿取粒子。拿取粒子应使用长柄器具（如镊子），尽可能增加粒子与操作人员之间的距离。在整个工作期间，应快速完成必要的操作程序，所有无关人员尽可能远离放射源。

如粒子破损引起泄漏而发生污染，应封闭工作场所，将源密封在屏蔽容器中，控制人员走动，以避免放射性污染扩散，并进行场所去污和人员应急处理。

二、住院患者管理

植入粒子术后的患者，应当在植入部位对应的体表进行适当的辐射屏蔽。植入粒子患者床边1.5m处或单人病房应划为临时控制区。控制区入口处应有电离辐射警示标志，除医护人员外，其他无关人员不得入内。医护人员查房，家属成员如需长时间陪护应与患者保持1m以上的距离。

植入粒子患者，住院期间需要在医院其他科室检查或治疗时，为了保证公众的辐射安全，负责治疗科室应告知患者穿戴防护用品。

接受植入粒子治疗的前列腺患者和胃肠道患者应使用专用便器或专用浴室和厕所。肺部或气管植入粒子患者，如发现粒子咳出，应报告主管医生并采取相应的应急措施。

前列腺植入粒子的患者为防止放射性粒子随尿液排出，在植入后两周内，应使用容器接尿液。如果发现植入的粒子流失到患者的膀胱或尿道，应用膀胱内镜收回粒子并放入铅罐中贮存。

当患者或家庭成员发现患者体外的粒子时，不应用手拿，应当用勺子或镊子夹取粒子，放在预先准备好的铅容器内（主管医师事先给予指导）。该容器返还给主管医师。

临时控制区内，任何物品在搬离病房之前应进行监测，被污染物品按放射性废物处理。

植入粒子出院患者应建立登记制度，信息卡内容应包括：患者姓名、住址、电话、年龄、身份证、植入部位、医院及电话、植入粒子个数、植入时间、出院粒子数量、检查日期等。

植入粒子患者出院时，医生应给患者提供一张信息卡，其内容应包括患者姓名、出生年月、照片，植入粒子位置、时间、活度、个数以及治疗医院电话等。

三、出院患者的防护告知及随访

植入粒子的患者出院2个月内，陪护或者探视者与患者长时间接触时，应保持1米以上的距离；由于儿童（尤其是5岁以下的儿童）、青年和孕妇对辐射损伤敏感，建议植入粒子患者术后6个月内尽量避免与这些人近距离接触，探视时至少距离1m以上，避免同室居住。在植入粒子240天后（除到医院复诊外），方能到公共场所活动。

除了粒子植入第4～6周时的随访外，建议每3个月随访一次，共随访两年。

（韩星敏）

参 考 文 献

[1] De Brabandere M，Al-Qaisieh B，De Wever L，et al. CT- and MRI-based seed localization in postimplant evaluation after prostate brachytherapy[J]. Brachytherapy，2013，12（6）：580-588.

[2] 高贞，王娟，赵静，等. 头颈部复发癌 ^{125}I 粒子植入治疗剂量学评估与临床观察 [J]. 中华肿瘤防治杂志，2013，20（2）：133-136.

[3] Lin L，Wang J，Jiang Y，et al. Interstitial ^{125}I Seed Implantation for Cervical Lymph Node Recurrence after Multimodal Treatment of Thoracic Esophageal Squamous Cell Carcinoma[J]. Technology in Cancer Research & Treatment，2014，14（2）：42-42.

[4] 王娟，王绍其，徐建彬，等. ^{125}I 粒子不同分布组织间植入对荷人胃癌裸鼠移植瘤疗效的影响 [J]. 中华核医学与分子影像杂志，2008，28（5）：313-316.

[5] 吴娟，王娟，隋爱霞，等. ^{125}I 粒子植入术后肿瘤靶体积缩小对剂量的影响 [J]. 中华实验外科杂志，2015，32（2）：309-309.

[6] 张宏涛，唐富龙，吴立丽，等. TPS 计算点阵网格大小对 ^{125}I 粒子植入剂量计算精度的影响 [J]. 中华放射医学与防护杂志，2014，34（1）：59-61.

[7] 王俊杰，张福君，张建国，等. 肿瘤放射性粒子治疗规范 [M]. 北京：人民卫生出版社，2016.

[8] 王荣福，安锐，李亚明，等. 核医学 [M]. 北京：人民卫生出版社，2018.

[9] 王娟，张宏涛，赵文清，等. ^{125}I 粒子平面布源剂量学研究 [J]. 中华核医学与分子影像杂志，2010，30（5）：339-342.

第二十七章　其他放射性核素介入治疗

第一节　^{90}Y-微球治疗肝癌

放射性栓塞治疗指应用放射性同位素标记的微球通过动脉内给药，导致肿瘤组织内供血的动脉分支末梢栓塞并停留在肿瘤组织内，通过放射性核素的辐射作用杀灭临近肿瘤组织。^{90}Y-微球放射性栓塞治疗是一种新兴的治疗肝脏恶性肿瘤的方法，对于中晚期肝癌具有良好的临床疗效及安全性。与经动脉化疗栓塞治疗中晚期肝癌的疗效相似，但患者耐受性更好。

一、治疗原理

^{90}Y-微球放射性栓塞治疗是应用发射高能β射线的^{90}Y（$T_{1/2}$=64.1小时）标记的微球，通过肝动脉导管给药治疗肝癌。^{90}Y-微球目前有两种类型的微球，具有不同的物理性质，包括玻璃微球和树脂微球。玻璃微球的直径为25（±10）μm，每个球体承载2 500Bq的放射性。树脂微球的直径为35（±10）μm，每个球体的活性为50Bq。最显著的区别是在单个球体加载的放射性活度不同，树脂微球的注入量远大于玻璃微球的量。虽然两种球体的物理特性不同，目前在临床应用上没有区别。

^{90}Y-微球放射性栓塞治疗肝癌是基于相对于正常的肝细胞实质，^{90}Y-微球优先分布于肿瘤组织内。肿瘤组织血供主要来源于肝动脉，因为肿瘤的新生血管是以肝动脉分支为基础的。注入肝动脉的治疗物质在肿瘤组织的分布与肿瘤血流灌注呈正比，因此，将^{90}Y-微球注入肝动脉，包埋在微血管内，获得极高的肿瘤与肝脏的放射性摄取浓度的比值，最终肿瘤组织获得极高剂量的辐射损伤，对正常肝实质造成的辐射损伤有限，达到治疗肝癌的目的。

二、治疗适应证

1. 无法手术切除的结直肠癌肝转移。
2. 中晚期肝细胞癌，特别是术后复发的大肿瘤病灶。
3. 神经内分泌肿瘤肝转移。

三、治疗方法

^{90}Y-微球放射性栓塞治疗前需要进行两次血管造影。第一次血管造影对来自肝动脉的动脉分支进行栓塞，使其他器官（如胃、十二指肠和横膈等）血管化，应用^{99m}Tc-MAA模拟微球的位置，检测肝外的^{99m}Tc-MAA摄取。必须考虑两个不同的肝外摄取部位：胃肠道和肺。胃肠道摄取在血管造影过程中通常可以通过卷曲相关动脉来有效避免。应测量肝肺分流率，高于20%的分流率或导致超过30Gy的肺照射是^{90}Y-微球放射性栓塞的禁忌证。第一次血管造影可以确定肿瘤和周围肝脏的活性水平，给药剂量通常根据肝脏预期接受的剂量来计算，因此肿瘤实际接受的剂量可能取决于肿瘤的大小以及肿瘤和肝脏体积与放射性摄取的比率。建立^{99m}Tc-MAA的放射性分布参数可以确定注射^{90}Y-微球的剂量，目的是向靶区输送超过120Gy的能量，向肺部输送少于20Gy的能量。在第一次血管造影后延迟1周或2周后重复血管造影，便于应用计算量的^{90}Y-微球。

^{90}Y-微球放射性栓塞治疗剂量的测定指决定合理安全或可接受剂量的给药方法。^{90}Y-微球放射性栓塞治疗剂量的计算有三种推荐方法：体表面积法，医学内照射剂量（medical internal radiation dose，MIRD）非隔离大剂量测定法和MIRD区域大剂量测定法（分割法）。治疗方案应包括治疗的总活度，放射性微球的类型（树脂或玻璃）以及治疗部位（整个肝脏、叶或节段）等。在^{90}Y-微

球放射性栓塞治疗过程中，导管通常位于所需治疗模式（全肝、肝叶或节段）确定的位置。由于 ^{90}Y- 树脂微球每单位剂量的微球数量要高得多，因此存在栓塞倾向，尤其是在给药的最后阶段，通过荧光镜监测以及手动控制的方式进行。观察到反流增加是栓塞效果增加和肝纤维化的风险增加的标志，因此可能是停止用药的一个迹象。

^{90}Y- 微球放射性栓塞治疗通常是门诊治疗。有中度栓塞综合征的患者可在 24 小时内入院。

四、治疗后随访

对于 ^{90}Y，韧致辐射成像是获得 ^{90}Y- 微球治疗后定位研究的唯一方法，通常在患者出院前和治疗后立即进行。由于韧致辐射具有连续的宽能量谱，它的成像具有极大的挑战性，通常建议将韧致辐射成像作为治疗质量保证的常规影像方法，证明不存在肺或肝外胃肠道的摄取。由于其固有的成像质量差，这项技术并不能准确可靠地评估微球的分布情况，阴性显像结果并不能保证微球的非靶向传递。

五、治疗后辐射防护事项

尽管 ^{90}Y 发射纯 β 射线，提供短距离（小于 10 毫米）的辐照，使人们不需要采取辐射防护措施，也不存在 γ 射线的暴露，但是其所致的韧致辐射不能忽略。在治疗后的几天，韧致辐射还是非常明显的。治疗后的护理并不需要对其进行特殊屏蔽，但是怀孕的工作人员或家庭成员需要规避，不能承担治疗后的护理工作。

^{90}Y- 树脂微球表面可能含有微量的游离 ^{90}Y，可在治疗后最初 24 小时内通过尿液排出。建议患者在排尿后洗手，男性应坐着小便，小便后应加倍冲洗，这些预防措施应在治疗后的前 24 小时内实施。相比之下，^{90}Y- 玻璃微珠在治疗过程中不存在微量的游离 ^{90}Y，所以不需要特别的预防措施来处理患者的尿液。

六、治疗后并发症

（一）常见的治疗后不良反应

^{90}Y- 微球放射性栓塞治疗后，嗜睡和轻度恶心是常见的症状，约持续 10 天，可能需要药物治疗。大多数患者在治疗后几天出现低热，不需要治疗。

（二）栓塞后综合征

栓塞后综合征（post-embolization syndrome，PES）是指因急性肝脏缺血性损伤引起的急性腹痛、恶心、呕吐和发热等临床表现。PES 最严重的表现出现在化疗栓塞后，但 ^{90}Y- 微球放射性栓塞治疗并不是去血管化治疗。但是，大约三分之一的患者应用 ^{90}Y- 微球治疗后因早期、短期的腹痛需要麻醉镇痛，而且这种副作用会随着使用的微球数量的增加发生率更高。对于经验丰富的医师，通过缓慢、良好地控制 ^{90}Y- 微球的注入，可以避免该副作用的发生。因栓塞负荷的不同，^{90}Y- 玻璃微球治疗通常不会发生典型的 PES。

（三）肝损伤

^{90}Y- 微球治疗肝癌，微球的辐射作用主要在远离中心静脉的肝门区域，因此放射性栓塞继发的放射性性肝损伤虽然并不常见，但已有报道，而且可能在接受全身化疗的患者中更常见。门静脉高压症是 ^{90}Y- 微球治疗后的一个并发症，在早期研究和病例报告中已有报道。亚临床门脉高压可表现为脾肿大。

（四）放射性肺炎

一部分 ^{90}Y- 微球可以通过肝脏进入肺部。据报道，预估肺的辐射剂量为 30Gy 时，可能发生放射性肺炎。因此，应当将肺分流评估研究和将其纳入剂量测定模型定为常规实行。如果肺的累积剂量限制在 50Gy 以下，发生放射性肺炎的风险就会降低。

（五）胃肠道并发症

胃肠道最常见的受累部位是胃十二指肠段，由于丰富的离肝血流所致。对非靶点栓塞有高度危险的侧支血管应卷曲。^{90}Y- 微球治疗引起的胃肠道溃疡发生率低于 5%，对于经验丰富的医师，这种并发症几乎不会发生。然而，当这些溃疡发生时，放射性栓塞治疗诱导的溃疡比习惯性消化性溃疡更具挑战性，并且可能标准的治疗方案不起作用。在胆囊摄取的情况下，^{90}Y- 微球治疗可引起放射性无菌性胆囊炎，如果治疗后的 SPECT 显像显示胆囊摄取，通常建议使用抗生素和类固醇预防。尽管需要行胆囊切除术的临床相关辐射性胆囊炎是罕见的，但胆囊损伤的影像学表现是相当常见的。有文献报道，其他可能出现的胆道并发症包括胆道坏死、胆汁瘤和胆道狭窄等。

七、临床应用范围及价值

研究表明，^{90}Y- 微球放射性栓塞治疗可用于不同类型的肿瘤，但其在中晚期肝细胞癌中的应用是最广泛的，其临床价值也得到了肯定。Riaz 等人介绍了 ^{90}Y- 微球放射性栓塞后移植肝的病理分析。在对 35 例患者中 38 例肿瘤的系列分析中，显微镜检查证实 23 例肿瘤有完全的组织学反应。当肿瘤最大直径小于 3 厘米时，其反应率高达 89%；治疗后 3 个月以上进行肝移植时，其反应率高达 66%。这些数据显然为 ^{90}Y- 微球放射性栓塞治疗肝癌的有效性提供了强有力的理论依据，当对小肿瘤进行治疗时，在允许时间内实现最大治疗反应后，完全反应率（肿瘤消除率）很高。

有关 ^{90}Y- 微球放射栓塞治疗肝癌的非对照研究大多是回顾性的研究，这些研究总共包括大约 1 000 名患者，证明了 ^{90}Y- 微球放射栓塞治疗肝癌的可行性，并报告了与应用经导管动脉化学栓塞治疗中期肝癌相似的结果。此外，^{90}Y- 微球放射栓塞治疗在晚期肝癌中显示出临床效果，据报道中位总生存率与索拉非尼相当。然而，这些数据可能会受到比较机构的批评。

有关 ^{90}Y- 微球放射栓塞治疗肝癌与标准治疗方案的对照研究大多局限于少数患者，主要是回顾性地比较了经导管动脉化学栓塞治疗和 ^{90}Y- 微球放射栓塞治疗的结果。但 Salem 等人的一项重要研究回顾性地比较了 123 例接受 ^{90}Y- 微球放射栓塞治疗的患者和 122 例接受经导管动脉化学栓塞治疗的患者，发现接受 ^{90}Y- 微球放射栓塞治疗的患者的中位数进展时间（TTP）更长，但中位总生存率差异无统计学意义。多项研究均指出 ^{90}Y- 微球放射栓塞治疗的毒性较低，生活质量更好，主要是由于没有栓塞后综合征，这就降低了腹痛、恶心和发烧的发生率。

八、疗效评估

与其他肝细胞癌的治疗方法一样，疗效评估不能仅通过如实体瘤疗效反应的评价标准（response evaluation criteria in solid tumors，RECIST）的依赖病变的最大直径来进行。通常可能需要 4～6 个月才能达到肿瘤体积的最大缩小。目前，已经提出了替代的疗效评估标准，如 EASL、修正后的 RECIST 和 Choi 标准。一些研究显示，与 RECIST 或世界卫生组织的评估标准比较，这些新的疗效评估标准对于肿瘤病变活性部分的评估可能比 RECIST 更准确，与病理性坏死的相关性更好。此外，也有报道提出其他的评价方法，如弥散加权 MRI 或灌注 CT、血 AFP 等，均需要进一步验证。

过去的几年中，在多中心研究中证明了 ^{90}Y- 微球放射栓塞治疗的可行性，并取得了一致的结果。回顾性比较研究的结果表明，^{90}Y- 微球放射栓塞治疗中晚期肝癌的疗效和耐受性优于经导管动脉化学栓塞治疗，而且有证据表明在晚期肝癌，特别是在门静脉血栓形成患者中有疗效。这些结果使一些组织将 ^{90}Y- 微球放射栓塞治疗作为一种治疗方案纳入他们指南，例如欧洲肿瘤医学学会，国家综合癌症网络等。^{90}Y- 微球放射栓塞治疗是一种新兴的治疗策略，在未来几年中许多要点和问题需要进一步明确和解决，包括疗效评估方法，^{90}Y- 微球放射栓塞治疗后肝脏体积的变化，选择性 ^{90}Y- 微球放射栓塞治疗（放射性节段性切除）的疗效，随机对照研究，以增加肿瘤剂量为重点的治疗方案，以及 ^{90}Y- 微球放射栓塞治疗与其他治疗的结合等。

第二节 放射性核素腔内介入治疗

恶性胸腔积液或腹腔积液的放射性核素治疗是应用放射性同位素进行治疗的“最古老”的疗法之一，其治疗用的药物几经发展，其中应用最广泛的是 ^{32}P- 胶体和 ^{90}Y 的氟化物、氯化物或硅酸盐等。

一、治疗原理及适应证

放射性核素腔内介入治疗作为一种姑息性的治疗方法，基本上可以应用于所有恶性胸腔积液和腹腔积液。毫无疑问，积液与内脏腔的癌变有关。对于与心血管、代谢或风湿性疾病有关的积液，不适宜应用放射性同位素治疗。此外，由于放射性同位素分布不均匀，包裹性的积液是放射性核素腔内介入治疗的禁忌证，发生放射性坏死的风险很高。

二、治疗方法

（一）治疗方法及注意事项

在进行放射性核素腔内介入治疗之前，必须

排除积液腔的形成。所以，应在站立和躺下时进行胸部X光检查。此外，诊断性同位素在胸膜或腹膜中的放射性分布应该被记录下来，可在胸腔内或腹腔内注射约185MBq硫化锝胶体后应用ECT显像。如果积液在水平方向和垂直方向自由分布，则可以排除积液腔的形成。之后，胸膜腔内或腹膜腔内给予放射性同位素治疗是安全的。

对于胸膜腔穿刺，可以使用市售的穿刺装置。首先，应尽可能释放胸腔积液，同时保留约250～500毫升的残余体积，残余体积可通过胸部X光或胸膜腔超声检查定量。残余体积的积液对于治疗用放射性同位素在胸腔或腹膜腔中的均匀分布是必需的。随后，可进行治疗放射性核素腔内注射，^{90}Y-硅酸盐胸膜腔注射剂量约50mci（1 850MBq），腹膜腔约100mci（3 700MBq）。注射和无菌覆盖穿刺部位后，患者应在最初6～8小时内每隔15分钟改变身体位置，以实现放射性同位素在整个腔隙中的均匀分布，这应该在有经验的医生的监督下进行。24小时后，约90%的放射性药物活性固定在胸膜腔或腹膜腔。

（二）治疗后副作用

基本上骨髓的辐射损伤包括白细胞和/或血小板减少等不能排除，但这些副作用相当罕见。此外，粘连或坏死也不常见。

（三）治疗后辐射防护事项

由于^{90}Y或^{32}P是纯β辐射，不会影响周围组织或器官，不需要特殊的辐射防护。放射性胶体只在很小的程度上被重新吸收，因此对于尿液或粪便中可能的放射性，不需要特殊的保护措施。

三、临床应用范围及价值

不同方案治疗恶性胸腔积液或腹膜腔积液所得结果的可比性是有限的，因为患者特征、研究设计和研究终点大多不同。然而，一些研究表明，50%～70%的治疗患者暂时停止了积液的渗出，特别是卵巢癌或乳腺癌的患者取得了最好的效果。研究发现，经过放射性核素腔内介入治疗后，两次穿刺引流之间的时间间隔从腔内治疗后10天延长至68天。在高达55%的患者中，可以观察到患者总体情况的改善。Augsgen等报告了^{90}Y-硅酸盐用于腔内治疗，20名接受治疗的患者中，有9人平均3.5个月内停止了积液的再次渗出。Kramer发现^{90}Y-硅酸盐胸膜内装置应用，可作为一种安全有效的抗肿瘤治疗方法，在特定的恶性胸膜间皮瘤患者中应用推广。

在过去的几十年中，放射性核素腔内介入治疗的数量急剧减少，主要用于有积液的胸膜癌。主要是由于经胸腔镜胸腔内注射硅酸镁（滑石粉）对治疗持续性恶性胸腔积液有良好的效果，这种姑息性的治疗方法在全身麻醉状态下应用，成功率约为90%（Daniel等人于1990年报到）。其后新的治疗替代方案，如胸膜内给予5-氟尿嘧啶、博莱霉素、诺万他酮等，也在进一步的发展应用。放射性核素腔内介入治疗可能在应用硅酸镁给药后的难治性积液中发挥特殊作用，特别是对于全身情况差或者因为伴随疾病致全身麻醉为禁忌证的患者。

与恶性胸腔积液相比，腹膜癌所致的恶性腹腔积液的患者情况不同。除了肿瘤细胞减灭术，这些患者通常没有手术选择，他们主要是生长级别更高的肿瘤，主要与卵巢癌腹膜转移的姑息性治疗有关。针对这类癌症，放射性核素腔内介入治疗的应用逐渐开展。Young等报道，对于卵巢癌患者（肿瘤分期FIGOⅡ，局限于骨盆的肿瘤），与马法兰标准化疗比较，腹腔内给予^{32}P胶体治疗，5年生存率明显提高，证实放射性核素腔内介入治疗对于这类肿瘤的恶性腹腔积液是有效的。

然而，放射性核素腔内介入治疗的效果不仅受限于肿瘤细胞，还必然限制了放射性同位素的抗肿瘤作用。人们努力寻找使电离辐射分布更有效的方法，研究主要集中在放射性核素标记的抗体的应用上，这些研究包括放射性核素标记的抗体引导的恶性胸腔和心包积液的放射性核素腔内介入治疗。应用^{131}I标记肿瘤相关抗体，随后对患有恶性积液的患者进行胸膜和心包注射。13例积液中有10例（3例心包积液和7例胸腔积液）在3～18个月之间完全无新的积液渗出，没有发现临床或血液学毒性。Epenetos等对卵巢癌患者进行长期评估，应用^{90}Y标记的单克隆抗体进行腹腔注射。初步结果表明，应用^{90}Y标记的抗体进行腹膜内放射免疫治疗时，通过常规治疗方法获得完全缓解的患者中有相当一部分可以长期获益。

（景红丽）

参考文献

[1] İnce S，Karaman B，Alagoz E，et al. Yttrium-90（Y-90）Resin Microsphere Therapy for Patients with Unresectable Hepatocellular Carcinoma：a Single-Center Experience[J]. J Gastrointest Cancer，2017，48（3）：281.

[2] Gulec SA. Y-90 Radiomicrosphere Therapy for Colorectal Cancer Liver Metastases[J]. Semin Nucl Med，2016，46（2）：126-134.

[3] Cumali A，Stanley J.Nuclear Medicine Therapy[M]. New York：Springer，2013.

[4] Emilio B，Ettore S，Laura E，et al. Clinical Applications of Nuclear Medicine Targeted Therapy[M]. Cham：Springer，2018.

第二十八章　放射性核素敷贴治疗

放射性核素敷贴治疗（therapeutics of radionuclide applicators）是将放射性核素制作成敷贴器（applicators），作为外照射源紧贴于病变部位，通过射线的电离辐射生物效应，达到治疗目的，是核医学治疗的传统项目之一。一般选择产生β射线的核素制成敷贴器，因为β射线具有穿透能力弱、组织内射程短、电离能力强等优势，不会对深部组织和临近脏器造成辐射损伤，适于体表的直接照射治疗（敷贴治疗），尤其是在皮肤毛细血管瘤及瘢痕疙瘩等治疗方面有其独特优势。敷贴器使用方便、造价低廉，现广泛应用于皮肤病的治疗。

第一节　治疗原理及适应证

一、敷贴治疗原理

一般来说，电离辐射作用于人体后，会产生一系列生物物理和生物化学效应，会出现诸如生理、生化和组织形态结构等的改变。敷贴器放射性核素发射β射线作用于病变组织后会发生同样的生物学效应，形态和机能的改变大致如下。

（一）形态上的改变

1. 细胞膜的改变　细胞膜消失，变成合体细胞，其主要原因是构成细胞膜的类脂质分子的分解。

2. 细胞浆的改变　细胞浆受射线作用后，胶质黏稠度发生改变，黏稠度开始降低，以后黏稠度增加，细胞浆内有空泡形成。线粒体破碎，影响细胞代谢。照射后还会破坏溶酶体，并释放出许多特异性酶，加速细胞死亡。

3. 细胞核的改变　细胞核出现细胞质的积聚、缩小、凝固、线粒体断裂，核内出现空泡，核碎裂及核溶解等变化。

（二）机能上的改变

1. 细胞活力变得迟钝，甚至停止活动，发生凋亡。

2. 细胞功能改变，因酶系统的活性被抑制，细胞代谢产生严重紊乱。

3. 细胞生长受到抑制，使生长过程发生紊乱。

4. 细胞繁殖能力显著降低，甚至完全失去繁殖能力。

5. 细胞外环境平衡打破，由通透性增加又变为通透性降低，代谢发生紊乱。细胞的特殊机能如分泌机能减低或完全终止。

二、适应证与禁忌证

（一）适应证

1. 毛细血管瘤、瘢痕疙瘩和鲜红斑痣等。

2. 局限性慢性湿疹、银屑病（牛皮癣）、扁平苔藓、神经性皮炎。

3. 口腔黏膜白斑和女性会阴白斑。

4. 角膜和结膜非特异性炎症、溃疡、翼状胬肉、角膜移植后新生血管等眼部疾病。

5. 浅表鸡眼、胼胝、寻常疣、尖锐湿疣。

（二）禁忌证

1. 日光性皮炎、复合性湿疹等过敏性疾病。

2. 泛发型神经性皮炎、湿疹、银屑病。

3. 开放性皮肤损伤与感染。

第二节　治 疗 方 法

一、治疗方法及注意事项

皮肤病治疗方法分为一次大剂量法和多次小剂量法，大多采用后者。不同皮肤病治疗总剂量不相同，因此要根据剂量率计算出敷贴照射的时间。

（一）毛细血管瘤的敷贴治疗

毛细血管瘤（hemangioma）是由胚胎期间成血管细胞增生而形成的，常见于皮肤和软组织内的先天性良性肿瘤或血管畸形，好发于面部，因此治疗中要掌握好照射剂量，避免出现皮肤后遗症。根据患者不同年龄给予不同的剂量：一疗程总剂量，婴儿 12～15Gy，1～6 岁儿童 15～18Gy，7～17 岁青少年 15～20Gy，成人 20～25Gy。可一次大剂量给予，也可分次给予（每日 1 次，连续 10 次），如经一次治疗未愈，则间隔 3～6 个月行第二次治疗，剂量可参照第一个疗程的治疗剂量确定，通常第一个疗程疗效明显时应减少剂量，疗效不明显时应加大剂量。一般情况下不宜超过 2～3 个疗程。

治疗效果采用分次治疗方法，当病变区出现干性皮炎时，表明已达疗效，应终止治疗。放射性皮炎是由于适量的治疗剂量的射线照射皮肤后致皮肤发生的皮肤炎症反应，分为干性皮炎和湿性皮炎两类，自觉症状可有瘙痒、烧灼及胀痛感，皮损轻时局部呈色素加深或消失、鳞屑脱落、皮肤干燥或裂纹等干性皮炎现象，反应消退时间在 1～4 周；皮损重时发生水疱或大疱等湿性皮炎现象，甚至溃疡、皮肤萎缩等不良后果。为了用最小吸收剂量治疗达到满意治疗效果，通常以治疗结束 3～10 天后出现干性皮炎为治疗最适吸收剂量。与年龄密切相关，年龄越小，疗效越佳，婴、幼儿疗效明显好于成人，一般 1 岁以下治愈率最高。疗效还与血管瘤的类型有关，单纯毛细血管瘤疗效最佳。

（二）局限性慢性湿疹、扁平苔藓、牛皮癣、神经性皮炎的敷贴治疗

治疗方法有两种。一次大剂量法：把敷贴器持续地放在病灶部位，一次完成疗程总剂量。常用剂量为 5～10Gy，如无效，可再给予 4～6Gy。使用时要注意准时取下敷贴器，否则可发生过量照射或其他意外。分次敷贴治疗法：每次敷贴给予 1～3Gy，总剂量 6～15Gy 为一疗程。在一个疗程中，开始剂量可偏高，视反应调整剂量。

（三）尖锐湿疣的敷贴治疗

尖锐湿疣（condyloma acuminata）是由人乳头瘤病毒（human papilloma virus，HPV）引起的生殖器皮肤黏膜表皮良性肿瘤。先用 1% 新洁尔灭溶液充分清洗疣的局部，用消毒好的铅橡皮屏蔽疣周围 2～3mm 以外的正常组织，将消毒后的 ^{90}Sr-^{90}Y 敷贴器活性面直接敷贴于尖锐湿疣表面（也可衬一块塑料薄膜）。每日照射 1 次（每次吸收剂量为 2～3Gy）。7～10 次为一个疗程，总吸收剂量为 20～30Gy。

（四）翼状胬肉的敷贴治疗

翼状胬肉（pterygium）是一种侵犯到角膜的结膜变性及增殖，切除术后 4～6 天即可行敷贴治疗，整个治疗过程严格执行无菌操作。患者平卧，行角膜表面麻醉，用开睑器张开眼睑，嘱患者眼睛向颞侧注视，使眼球固定保持不动，将消毒好的敷贴器垂直贴于翼状胬肉切除处，采用分次间隔治疗，每周治疗 1～2 次，照射剂量 5～8Gy，照射后滴用抗生素眼药水并用眼垫遮盖，一疗程照射剂量为 30Gy。敷贴后，角结膜缘的表层组织发生变化，新生血管只能远处迂回，而无法前进，从而得到治疗。

（五）瘢痕疙瘩的敷贴治疗

瘢痕疙瘩（keloid）是皮肤受损后在修复过程中结缔组织大量增生形成的软组织良性肿瘤。实质上是胶原纤维过度增生及透明性变而形成的一种疾病。一般认为手术切除有效，但复发率较高，结合核素敷贴可取得满意效果。治疗总用量 20Gy，每周 2 次法或每周 1 次法。根据病情可重复治疗。

（六）注意事项

1. 实施敷贴治疗前，必须详细登记治疗日期、使用敷贴源的编号、辐射类型、活度、照射部位与面积，治疗应建立治疗病历，如实向患者交代疗效及可能出现的不良反应。签署核素敷贴治疗知情同意书，知情同意书上必须写明治疗过程中可能出现的反应和有关副作用。

2. 应设单独的敷贴治疗室，治疗中采用 3 毫米厚的橡皮防护周围正常皮肤，但一般照射视野大小应包括病变四周 0.5 厘米，以使用肉眼难以观察到的病变也在照射视野内，避免病变的边缘型复发，但在面部时应以 0.1 厘米为宜。一次敷贴面积原则上成人一次总面积应小于 $200cm^2$，儿童应小于 $100cm^2$，婴儿应小于 $50cm^2$。较大面积病变移动照射时，应事先划分好照射野，以免重复照射或漏照；同一病变区治疗不应超过三个疗程，以防近、远期副作用的发生。

3. ^{32}P 敷贴器和 ^{90}Sr-^{90}Y 敷贴器均应定期进行衰变校正，还应检查有无 ^{90}Sr 渗出，若渗出，则必须停止使用。

4. 敷贴治疗时必须保证合理设计治疗方案，精准计算疗程的分次照射剂量时间和累积照射剂量时间。

5. 治疗时敷贴器应与病变部位尽量紧密贴紧，以保证治疗剂量的均匀一致。并要密切观察皮肤反应，若出现明显的局部红肿、灼热，应停止治疗；敷贴部位不可搔抓或热水洗烫；若出现水疱可用消毒注射器抽取，局部涂 1% 龙胆紫，保持无菌和干燥。

6. 治疗后应将治疗过程详细记录并存入治疗档案；若一个疗程后（3 个月后）仍未痊愈，考虑再次治疗时，必须根据前一个疗程的疗效慎重决定，并制订新的治疗方案。

7. 将带有放射性的注射器及纱布按放射性废物处理，敷贴器必须在核素敷贴治疗室专用贮源箱内存放，严禁把敷贴器带出治疗室，必须由专人负责使用登记和保管。

二、治疗后随访

治疗后随访主要是观察治疗效果，观测有无并发症的发生。在皮病放射性同位素治疗过程中，由于控制照射量或一次大剂量照射而引发的治疗处皮肤过度损伤，临床称为放射性皮炎或放射性皮肤损害。放射性皮炎可分为急性放射性皮炎和慢性放射性皮炎。其次是局部感染及色素脱失或沉着。

（一）急性放射性皮炎（湿性皮炎）

通常由一次或多次大剂量照射或个体对射线的耐受性不同而发生，约 8～20 天。分为三度。

1. **Ⅰ度** 如同暴晒后一样，皮肤发红充血，以后呈暗红色斑，或有轻度水肿。自觉灼热与轻痒。此时应终止治疗，否则将向湿性皮炎过渡。3～6 周后出现脱屑及色素沉着。可自愈，无需特殊处理。

2. **Ⅱ度** 通常称为湿性皮炎，照射局部呈急性炎症水肿性红斑，表面紧张有光泽，可形成如同烫伤一样的水泡，透明，内充满液体，水泡破裂可出现糜烂面。自觉灼热疼痛。经 1～3 个月痊愈，愈后可能遗留毛细血管扩张和皮肤萎缩等。遇此情况必须采取处理措施。

3. **Ⅲ度** 红斑水肿后迅速发生组织坏死，以后形成顽固性溃疡。溃疡深度不定，合并感染时加深，一般可穿透皮肤及肌肉，直至骨组织。溃疡底面有污秽的黄白色坏死组织块，很难痊愈，愈后形成萎缩性疤痕、色素沉着、色素脱失和毛细血管扩张。损害严重者大血管闭塞，肢体发生干性坏疽。可伴全身症状，如头痛、头晕、精神萎靡、食欲不振、恶心、呕吐、腹痛、腹泻、出血及白细胞减少等，严重者可危及生命。通常不会发生，如遇此情况要停止治疗，止痛，积极预防感染，对伴全身症状者给予静脉输注抗生素及其他支持疗法。

（二）慢性放射性皮炎（干性皮炎）

多由长期、反复多疗程敷贴治疗引起，或由较轻微的急性放射性皮炎转变而来。临床炎症表现不显著，可有皮肤干燥、粗糙、发硬、间断性脱屑、明显的色素沉着、毛发脱落等。为避免慢性放射性皮炎的发生，应尽量减少疗程次数或延长疗程间时间间隔。

（三）感染

只要严格按照敷贴治疗的操作规程操作，感染发生的几率是很低的，但是放射性损伤一旦感染，由于射线对局部皮肤的电离作用，较一般的感染更难愈合，所以预防感染非常重要。造成感染的原因首先是吸收剂量过大与机体的敏感性太强所致，所以治疗过程中随时观察放射性反应程度，及时终止治疗，以及采用小剂量分次治疗法至关重要。在每次敷贴治疗后，以 0.1% 洗必泰涂擦消毒患处，也有较好的预防感染的效果。

（四）色素脱失

在皮肤病敷贴治疗中，色素脱失是一个很难避免的问题，因为个体差异、病变部位、病变程度、吸收剂量的大小、辐照均匀性等都会导致色素的脱失，所以既想达到理想的效果，又要避免色素脱失，很难实现。只能在治疗过程中，尽量考虑到这些影响因素并加以防范，尽力避免，最大限度降低其发生率，同时要与患者及家属做好沟通，签署知情同意书。

（五）色素沉着

色素沉着也是敷贴治疗中难以绝对避免的问题。与色素脱失一样，都是造成色素沉着的影响因素。个体对射线的敏感性，病变的部位、程度、形态，病程的长短等因素都对其有影响。

（六）关于致恶变

从已有的报道来看，敷贴治疗导致恶变的说法是无根据的。至于本组病例恶性肿瘤的发生率反而低于正常人群恶性肿瘤发生率的情况，可能与敷贴治疗患者多为婴幼儿，观察时间尚短有关，有待于进一步随访观察。

（七）关于白细胞降低

敷贴治疗照射剂量很小，射线射程短，不可能对深部组织构成损害，不会大量杀伤白细胞，更不可能引起骨髓抑制，因此一般不会使全身白细胞降低。因此治疗前后定期检查外周血象变化有一定必要性。

三、治疗后辐射防护事项

治疗后一般无需特殊防护。

第三节 临床应用

一、皮肤疾病的治疗

（一）毛细血管瘤

敷贴治疗与激光等其他治疗手段相比，方法简便，疗效与年龄及病变类型有关，对幼儿，特别是面积不大的粟粒状、点状，或面积不大的略高出皮肤1～2毫米的皮内型毛细血管瘤疗效满意，早期治疗，剂量适当，一般一个疗程结束后3～6个月即可治愈且不留瘢痕，发生色素沉着等现象消失也早。1岁以下婴儿治愈率达70%～80%。成人及其他类型的毛细血管瘤疗效稍差。海绵状或皮下型毛细血管瘤则不适合敷贴治疗。

大部分患者于照射后2～3天出现血管颜色加深（充血）、局部发热、刺痛或蚁行感，几天后可减轻。疗程结束后数个月可出现薄片状脱屑（持续1～3个月），血管颜色变淡，即干性皮炎。若治疗后出现充血、水肿、灼痛、渗出和水疱形成则提示产生湿性皮炎，应及时处理，避免其发生感染或扩大，治疗后除保持较长时间的色素沉着外也可不留痕迹。

（二）局限性慢性湿疹、牛皮癣、扁平苔藓、神经性皮炎

疗效和反应取决于辐射剂量和患者对射线的敏感性，敷贴期间部分患者局部痒感可能加剧，撤除敷贴后2～5天可减轻，一周后明显好转或消失。一般在疗程结束1～2个月后病变皮肤开始逐渐吸收、软化、变平，近期治愈率可达70%～80%，有效率达98%～100%。

（三）瘢痕疙瘩

核素敷贴治疗瘢痕疙瘩总有效率在90%～100%，对于较大、较厚的瘢痕，应采用手术切除，待伤口愈合后及时应用核素敷贴预防性治疗，治愈率可达80%～100%。此法疗效可靠、方法简便、极少复发，已成为治疗瘢痕疙瘩的常规有效的治疗方法。

二、眼疾病的治疗

（一）翼状胬肉

照射后虽有不同程度的结膜刺激症状，但数天后即消失，目前未见严重并发症出现，治愈率超过80%。

（二）角膜新生血管

敷贴治疗是角膜移植术后角膜新生血管的预防与治疗的重要手段（同翼状胬肉），预防和治疗角膜新生血管有效率超过80%。

（三）慢性角膜炎症

敷贴治疗单纯疱疹性角膜炎（包括树枝状溃疡、地图状溃疡和盘状角膜炎）和蚕蚀性角膜溃疡疗效较好，有效率为75%～90%。

三、耳鼻咽喉疾病的治疗

（一）慢性航空性中耳炎

治愈率达80%，总有效率达95%。局部反应可有红肿，可引起暂时性耳鸣或听力减退，短期内即可恢复正常。

（二）慢性扁桃体炎

有效率为81.5%。治疗后一般无任何不良反应，仅有辐射部位的局部红肿或有时感到咽痛，不需治疗，数天后可自愈。

（三）耳聋

传导性耳聋敷贴治疗的有效率可达80%左右，而治疗神经性耳聋的有效率为70%左右，治愈率近20%，复发率在20%左右。

（四）鼻息肉预防术后复发

治愈率达80%。但不进行手术，单纯采用敷

贴治疗效果不佳。为提高疗效，敷贴治疗应在术后及时进行。一般无不良反应。少数患者出现暂时的黏膜水肿。

（五）过敏性鼻炎

四、妇科疾病的治疗

（一）外阴白斑

治愈率为23%，有效率为74%左右。疗效判定：治愈为白斑消失，黏膜颜色接近正常，与正常区一致；显效为临床症状基本消失；有效为临床症状减轻，白斑面积缩小。

（二）宫颈柱状上皮异位（宫颈糜烂）

治愈率为11.43%，有效率为84.76%。治疗效果分为四级：治愈为糜烂面完全愈合，症状消失或明显减轻；显效为糜烂面愈合50%以上，症状明显减轻；好转为糜烂面缩小，症状有所减轻；无效为糜烂面无缩小或扩大，症状无减轻。

五、前列腺增生的治疗

应用 ^{90}Sr-^{90}Y 前列腺增生专用敷贴治疗器（直肠型）治疗前列腺增生，β射线可抑制和破坏增生的腺体，从而达到治疗目的。据报道，90%的患者症状得到了改善，前列腺体积有不同程度的缩小，剩余尿量减少。治疗尚未见明显并发症发生。

（赵长久）

参考文献

[1] 潘中允. 实用核医学[M]. 北京：人民卫生出版社，2014.

[2] 王荣福，安锐. 核医学[M]. 9版. 北京：人民卫生出版社，2018.

[3] 张奇亮. 敷贴治疗核医学[M]. 济南：济南出版社，2004.

[4] 中华人民共和国卫生部. WS179-1999放射性核素敷贴治疗卫生防护标准[S]. 北京：中国标准出版社，2000.

[5] 国家药典委员会. 中华中华人民共和国药典临床用药须知——化学药与生物制品卷[S]. 北京：中国医药科技出版社，2010.

中英文名词对照索引

A

K

L

M

T

Y

Z

登录中华临床影像库步骤

公众号登录 >>

扫描二维码
关注“临床影像库”公众号

点击“影像库”菜单
进入中华临床影像库首页

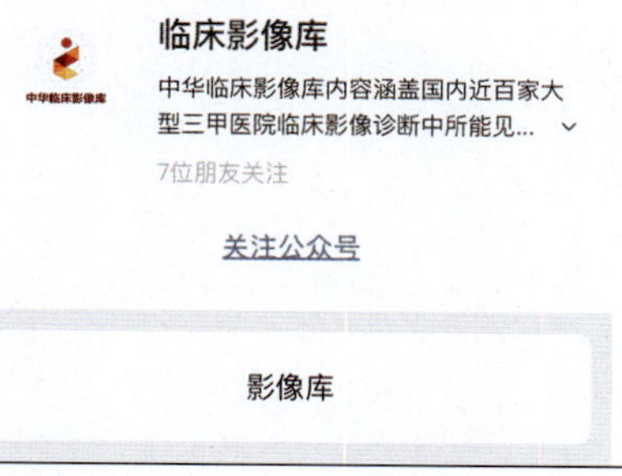

网站登录 >>

输入网址 medbooks.ipmph.com/yx
进入中华临床影像库首页

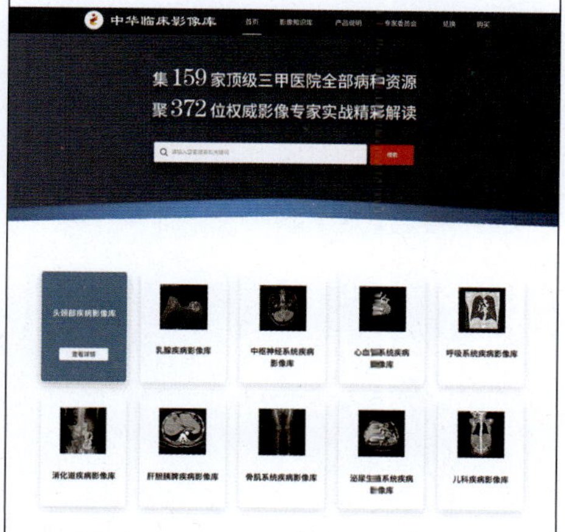

进入中华临床影像库首页

注册或登录

PC 端点击首页“兑换”按钮
移动端在首页菜单中选择“兑换”按钮

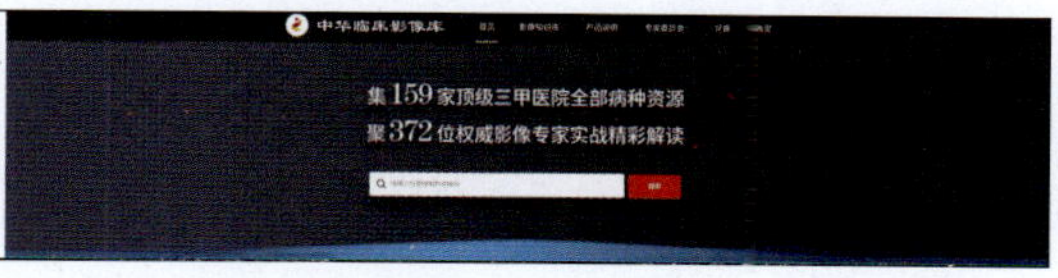

输入兑换码，点击“激活”按钮
开通中华临床影像库的使用权限

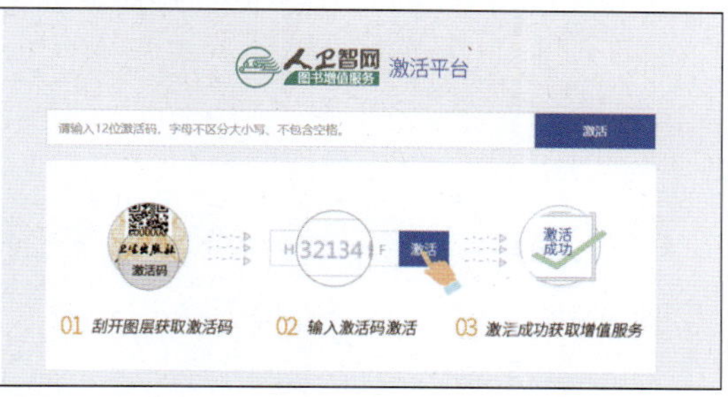
人卫智网
图书增值服务
激活平台
请输入12位激活码，字母不区分大小写，不包含空格。
激活
01 刮开图层获取激活码
02 输入激活码激活
03 激活成功获取增值服务